Lehrbuch der Orthopädie und Traumatologie

Max Lange† und Erwin Hipp

Lehrbuch der Orthopädie und Traumatologie

Band II
Erworbene Erkrankungen
Teil 2: Spezieller Teil

2., neubearbeitete Auflage
von Erwin Hipp
unter Mitarbeit von K. Zielke

1196 teils farbige Einzelabbildungen

Ferdinand Enke Verlag Stuttgart 1981

Prof. Dr. Erwin Hipp
Direktor der Orthopädischen Klinik und
Poliklinik am Klinikum Rechts der Isar
der Technischen Universität
Ismaninger Straße 22
D-8000 München 80

CIP-Kurztitelaufnahme der Deutschen Bibliothek

Lange, Max
Lehrbuch der Orthopädie und Traumatologie/
Max Lange u. Erwin Hipp. – Stuttgart: Enke.
NE: Hipp, Erwin
Bd. II. Erworbene Erkrankungen.
Teil 2. Spezieller Teil. – 2., neubearb. Aufl. /
von Erwin Hipp unter Mitarb. von K. Zielke. – 1981.
ISBN 3-432-83552-3

Satz und Druck: Carl Maurer, Geislingen/Steige

Vorwort

Eine Neubearbeitung des vorliegenden Bandes wurde notwendig, da sich in den letzten 10 Jahren wesentliche neue Erkenntnisse auf dem Arbeitsgebiet der Orthopädie ergeben haben. Entscheidend wichtige diagnostische Verfahren konnten entwickelt werden, wie die Angiographie einschließlich der superselektiven Gefäßdarstellungen, die nuklearmedizinischen Methoden und die Computertomographie. Die Computertomographie hat in der Skelettradiologie etwas grundsätzlich Neues gebracht. Das Computertomogramm bietet das Bild eines Querschnittes, der in seiner Dicke variiert werden kann. Das Bild entsteht indirekt, wobei hochempfindliche Detektoren messen, wie stark die Strahlen bei Durchtritt durch das Gewebe abgeschwächt werden. Aus diesen Meßwerten – bis zu eineinhalb Millionen pro Schicht – wird das Bild rechnerisch zusammengesetzt. Man kann es dann auf einem Monitor betrachten und von dort abfotografieren und außerdem die Daten speichern. Die Erfahrungen mit der Computertomographie sind auch in der Orthopädie bereits umfangreich. Die Computertomographie bringt vor allem im Bereich der Wirbelsäule, des Beckens und der Gliedmaßengürtel entscheidende Einblicke, z. B. bei der präoperativen Tumordiagnostik. Der derzeitige Stand der Erkenntnisse wird im vorliegenden Buch eingehend berücksichtigt. Weiter wurden in den letzten Jahren wichtige therapeutische Verfahren erarbeitet. Es ist notwendig, bereits bewährte Methoden ausführlich zu beschreiben und an Hand von schematischen Darstellungen zu besprechen. Großer Wert wird auf eine exakte radiologische Dokumentation gelegt.

Einige Krankheitsbilder werden besonders ausführlich behandelt, da sie vielfach in der Literatur keine eingehende Abhandlung erfuhren oder aber erst in den letzten Jahren diagnostiziert werden können (Bandscheibenvorfälle) bzw. therapeutisch entsprechend beeinflußt werden können (Tumor der Wirbelsäule, Verschleißvorgänge der verschiedenen Gelenke).

Im einzelnen ist dies das Kapitel der Skoliose, das schon *Max Lange* mit großer Sorgfalt behandelte. Er hat dabei in Deutschland ohne Zweifel Pionierarbeit geleistet. Völlig neue Erkenntnisse haben sich in den letzten Jahren ergeben. Herr *K. Zielke* hat die Neubearbeitung des Kapitels übernommen. Er verfügt im deutschsprachigen Raum über eine außerordentlich große Erfahrung und konnte die Behandlung der Skoliose auch entscheidend beeinflussen. Ihm darf ich für die Übernahme des Kapitels herzlich danken. Weiter konnte im Wirbelsäulenkapitel die operative Behandlung der Bandscheibenverlagerung eingehend beschrieben werden, und zwar unter Berücksichtigung langjähriger Erfahrungen und unter Berücksichtigung von Spätergebnissen. Zwischenzeitlich wissen wir sehr genau, wann die Bandscheibenverlagerung operativ angegangen werden muß und wann konservativ behandelt werden kann. Auch konnten die Behandlungsergebnisse bei der Spondylolyse und Spondylolisthese verbessert werden, weshalb gerade dieses Kapitel eingehend besprochen wurde.

Auch im Bereich der oberen Extremitäten werden einige Krankheitsbilder ausführlich beschrieben, wobei die Schulterluxation eine umfangreiche Abhandlung unter Abwägung bewährter Operationsmethoden erfuhr.

An den unteren Extremitäten steht die Behandlung der Arthrose nach wie vor im Vordergrund. Wir können jetzt die Leistungsfähigkeit der Umstellungsosteotomien überblicken und verfügen über eine mehr als zehnjährige Erfahrung mit Gelenkplastiken. Die Indikation zur Gelenkplastik ist immer noch kritisch zu stellen. Bei der Durchführung der Alloarthroplastik müssen verschiedene Prothesenmodelle Berücksichtigung finden. Die technisch perfekte Einbringung des neuen Gelenkes unter optimalen äußeren Gegebenheiten ist unumgänglich. Reinraumbedingungen bringen einen weiteren Sicherheitsfaktor, wie wir anhand von jetzt mehr als 1000 Totalplastiken feststellen konnten.

Nach wie vor verdient die Behandlung der Fußdeformitäten größte Beachtung, was vielfach nicht gebührend zur Kenntnis genommen wird. Dem Hallux valgus wird deshalb seit Jahren – nicht unbeeinflußt durch *M. Brandes* – größte Aufmerksamkeit geschenkt. Erkenntnisse, wie sie an mehr als 1500 Hallux-valgus-Operationen gewonnen werden konnten, wurden in diesem Kapitel verwertet. Besonders aufschlußreich waren Nachuntersuchungen, die wir damals an Patienten vornehmen konnten, die von *Brandes* vor mehr als 30 Jahren operiert wurden.

Unter meinen Mitarbeitern soll vor allem Fräulein Pigerl erwähnt werden, die mit besonderer

Sorgfalt wiederum die Herstellung der Zeichnungen übernommen hat. Dafür danke ich ihr recht herzlich.
Die fotografischen Dokumente stammen zum Teil noch von Sr. M. Columbiera, zum Großteil aber fertigte sie Herr Sutor in meisterhafter Weise an. Dafür gilt mein besonderer Dank und Anerkennung.
Das Manuskript haben Frau Albert und zum Teil Frau Runge geschrieben. Auch ihnen gilt mein Dank.
Bedanken möchte ich mich ferner auch bei meinen ärztlichen Mitarbeitern, vor allem aber bei meinen Oberärzten, voraus Herr Priv.-Doz. Dr. *M. Karpf,* Frau Dr. E. Kircher und Herr Dr. K. Glas. Sie unterstützen mich tatkräftig und haben durch eine hervorragende Zusammenarbeit wichtige Entwicklungen möglich werden lassen. Herr Dr. K. Glas war bei der Neufassung des Hand-Kapitels behilflich, Frau Dr. E. Kircher hat das Lesen der Korrekturen übernommen. Frau Meier übernahm die Erstellung des Sachregisters. Außerordentlich dankbar bin ich weiter meinem alten Freund, Prof. Dr. *J. Rastetter,* Leiter der Abteilung für Hämatologie und Onkologie, für eine langjährige enge Zusammenarbeit. Auch von ihm kommen wichtige Dokumente.
Zahlreiche Röntgenaufnahmen und Spezialaufnahmen wurden im Institut für Radiologie, Direktor Professor Dr. H. Anacker, angefertigt, Computertomogramme im Institut für Strahlentherapie, Direktor Professor A. Breit, und von Dr. H. Heller und Szintigramme im Institut der Nuklearmedizin, Direktor Professor Dr. H. W. Pabst. Für die Überlassung der Dokumente bedanke ich mich sehr.
Mein besonderer Dank gilt ferner dem Ferdinand Enke Verlag, der wiederum in hervorragender Weise die Ausstattung des Buches übernommen und die Abbildungen zum Teil im Großformat gebracht hat. Besonders verdienstvoll ist es, zahlreiche Aufnahmen in Farbe abgebildet zu haben. Frau Dr. M. Kuhlmann, Herr Schmidt-Gabain, Herr K. Schneider und Herr D. Kosmidis waren hervorragende Ratgeber bei der Neugestaltung des Lehrbuches und stets bemüht, auf die zahlreichen Sonderwünsche einzugehen. Dafür bedanke ich mich sehr.
Mit dem letzten Teil des II. Bandes ist nun das Fachgebiet der *Orthopädie* abgehandelt.
Der III. Band des Lehrbuches befaßt sich dann wiederum mit der orthopädischen Traumatologie. Es wird darauf geachtet, die besonderen Probleme der Wiederherstellung des Halte- und Bewegungsapparates zu berücksichtigen.

München 1980
E. Hipp

Inhalt

A. Wirbelsäule

I. Form, Haltung, Abweichungen

a) Normale Form und Haltung der Wirbelsäule sowie Abweichungen

Die *Rückenform des Menschen* erfährt von der Geburt an eine artspezifische Entwicklung, nämlich von der Totalkyphose, wie sie intrauterin zu beobachten ist (Abb. 1) bis zur Normalform der Wirbelsäule, wie sie nach Wachstumsabschluß besteht (Abb. 2). Gelegentlich entwickelt sich dann beim alten Menschen im Verlaufe der Involution erneut eine manchmal hochgradige Totalkyphose (Abb. 3).

1. Entwicklung der Wirbelsäule

Zwischen Neuralrohr und Darmrohr befindet sich die Anlage der *Chorda dorsalis*, zunächst in Form einer Platte und später als stabförmige Anordnung von Zellen. *Die Chorda dorsalis bildet das primitive Achsenskelett.*

Insgesamt werden beim Menschen 40–42 Ursegmente angelegt. Eine Gliederung erfolgt von oben nach unten. Kranial werden 5 Segmente zur Bildung des Okziput mit einbezogen, kaudal werden 3–4 Segmente mit der Schwanzanlage abgestoßen. Zwischen 32 und 34 Ursegmente bleiben erhalten.

Durch Proliferation von Zellen der *ventralen* Lamelle eines Ursegmentes entsteht das Sklerotom. Die Sklerotome dehnen sich zur Chorda dorsalis hin aus. Die Chorda selbst wird von ungegliedertem Mesenchym, der Perichordalröhre, umgeben. Nach dem 40. Tag beginnt die *Verknorpelung* des Mesenchyms. Es bilden sich im Wirbelkörper und in der ventralen Bogenhälfte Knorpelkerne. Deshalb wird eine Umformung der Chorda dorsalis notwendig, die ja anfangs noch ununterbrochen durch die knorpelige Wirbelsäule verläuft. Erst gegen Ende des 3. Entwicklungsmonats kommt es zur *Verknöcherung der Wirbelkörper*. Zunächst erfolgt die *Verkalkung* des unpaaren, zentralen Knorpelkerns sowie der exzentrisch in dem Wirbelbogen gelegenen Knorpelherde, die in Höhe des Processus transversus gelegen sind. Die *enchondrale Verknöcherung* beginnt mit dem Einwachsen von Blutgefäßen. Von der Peripherie her wird der Verkalkungsherd aufgelöst. Der *Ossifikationskern* ist ventral breiter als dorsal (Hantelform). Er kann aber auch die Form eines Pilzes oder einer Sanduhr aufweisen und auf der frontalen Röntgensicht sogar zweiteilig erscheinen, was noch an den Wirbelkörpern Neugeborener beobachtet wurde. Diese frontalen Spalten wurden am Übergang vom mittleren zum hinteren Wirbelkörperdrittel gefunden (Chordareste).

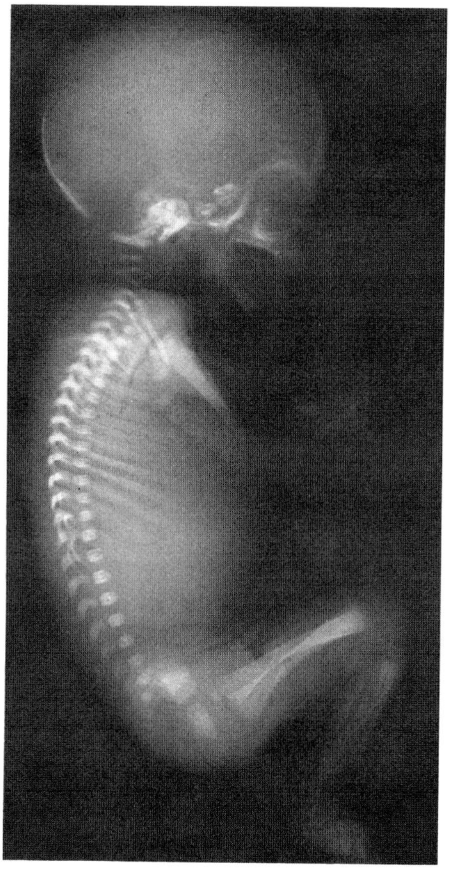

Abb. 1 Röntgenbild der Wirbelsäule beim Neugeborenen

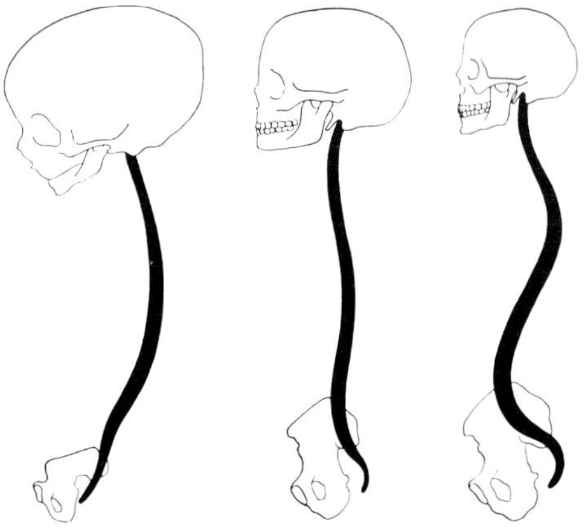

Abb. 2 Schematische Darstellung der Wirbelsäulenform in Anlehnung an *F. Merkel.* a) Intrauterin; b) beim Kind; c) beim Jugendlichen

Die *Form des Rückens* wird gebildet durch die Gestalt der knöchernen Elemente und weiter auch die der Bandscheiben. Die einzelnen Wirbel haben eine gewisse Grundform, die noch beim Neugeborenen einen Zustand der Indifferenz zeigt. Diese Grundform wird allerdings später im Verlauf des Wachstums – in den verschiedenen Regionen mehr oder weniger ausgeprägt – gewandelt.

Zunächst wird die intrauterin bestehende Form der Wirbelsäule weitgehend beibehalten (Abb. 2a). Sie wird bei den ersten Sitzversuchen, vor allem bei schwacher Muskulatur, dann noch verstärkt.

Wenn die Kinder anfangen sich aus der Bauchlage unter Aufstützung auf die Ellbogen aufzurichten, fängt die Lendenwirbelsäule an, sich leicht zu lordosieren. Das Gehen und Stehen erfolgt zunächst wegen der noch mangelhaft ausgebildeten Lendenlordose mit leicht gebeugten Hüft- und Kniegelenken. Die Streckung der Hüft- und Kniegelenke beginnt mit der Entwicklung der Lendenlordose. Die Lendenlordose, die also mit der Aufrichtung der Wirbelsäule erfolgen muß, erzeugt eine kompensatorische Brustkyphose. Die oberen Lendenwirbel leiten bereits zur entgegengesetzten Krümmung über. Die Brustkyphose umfaßt sämtliche Brustwirbel und auch oft die unteren Halswirbelkörper. Dort beginnt erst die Halslordose.

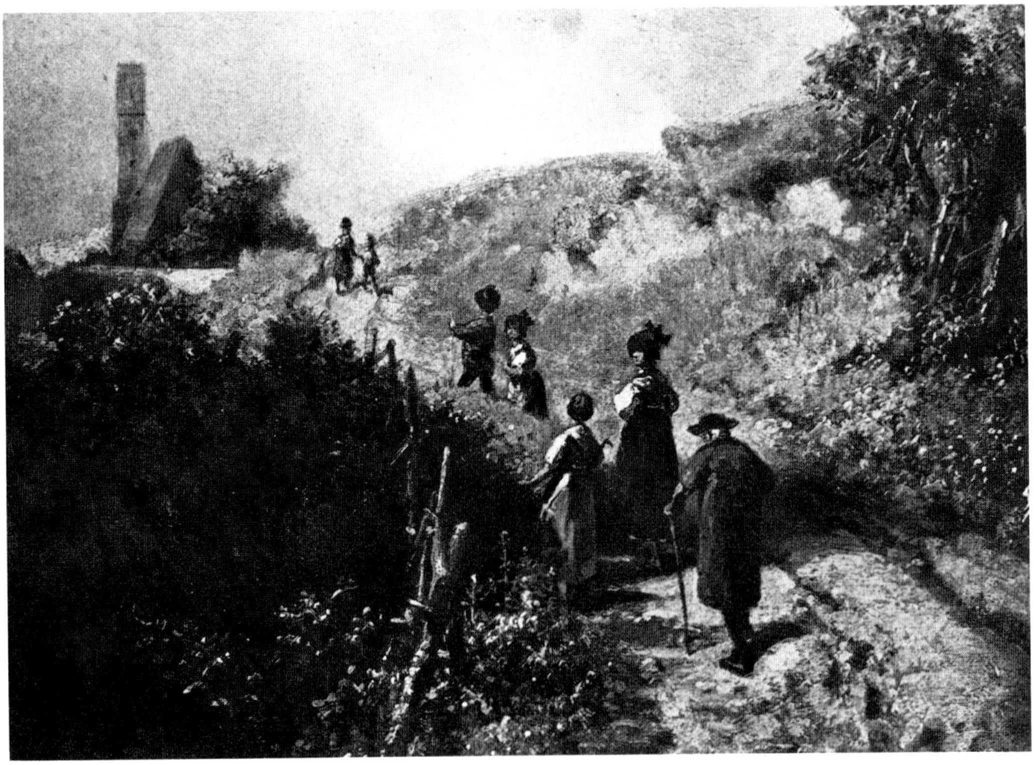

Abb. 3 Kirchgang (Spitzweg 1834). Beachte Alterskyphose der alten Frau

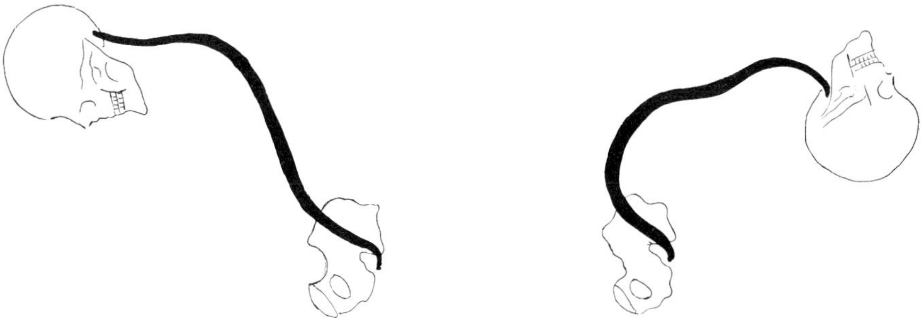

Abb. 4 Bewegungsstudie der Wirbelsäule (Präparat). Es zeigt sich ein weitgehender Ausgleich der Krümmungen bei Maximalbewegungen

Diese mehrfach gekrümmte Wirbelsäule, die auch aus dem Körper herausgelöst eine Eigengestalt hat (anlagemäßig), bietet statisch gesehen beim Vergleich mit der einfach gekrümmten Säule wesentliche Vorteile. Bei gleicher Belastung verteilt sich die Spannung auf verschiedene Krümmungsscheitel. Die Krümmungen können durch die Gewichte der einzelnen Körperabschnitte (dicker Bauch), dann auch durch die Muskulatur beeinflußt werden.

Das *Bewegungsausmaß* der Wirbelsäule ist abhängig von dem Bandapparat (Sperrmechanismus) und der Muskulatur, die schließlich jede Stellung zwischen maximaler Beugung und Streckung bzw. Drehung halten kann. Mittelstellungen der Wirbelsäule fordern von der Muskulatur den geringsten Kraftaufwand, weshalb sie über lange Zeit eingenommen werden, sozusagen *gehalten* werden können. Die Muskulatur hält also die Wirbelsäule in verschiedenen Stellungen, wobei Extremstellungen einen hohen Energieaufwand für die Muskulatur notwendig machen. Die Wirbelsäule besitzt nicht in allen Abschnitten eine gleiche Beweglichkeit, was zum Teil auf der Konstruktionsform der Wirbelgelenke beruht. Weiter bestehen individuelle Unterschiede. Bei maximaler Vorwärtsbeugung bildet die Wirbelsäule einen fast gleichmäßigen Bogen, wobei sich die Halslordose, Brustkyphose und Lendenlordose weitgehend ausgleichen. Dadurch entsteht ein fast gleichmäßiger Bogen, wobei nur die Enden gerade verlaufen. Bei Rückbeugung wird die Halslordose und Lendenlordose verstärkt, die Brustkyphose ausgeglichen (Abb. 4). Zwischen Form und Funktion bestehen enge Beziehungen.

Ganz allgemein unterscheidet man nach Staffel die Normalform der Wirbelsäule und drei Variationen, nämlich den Hohlrundrücken, den Rundrücken und den Flachrücken (Abb. 5a–d).

Eine genaue Analyse der Wirbelsäulenform gelang eigentlich erst mit Hilfe der Wirbelsäulenganzaufnahme ohne Haltungskorrektur, wie es die Technik von Schlegel, Viernstein und Hipp sowie Gajewski ermöglichen.

Anhand von eingehenden Untersuchungen konnte Leger schließlich acht Hauptformen der Wirbelsäule unterscheiden (Abb. 6).

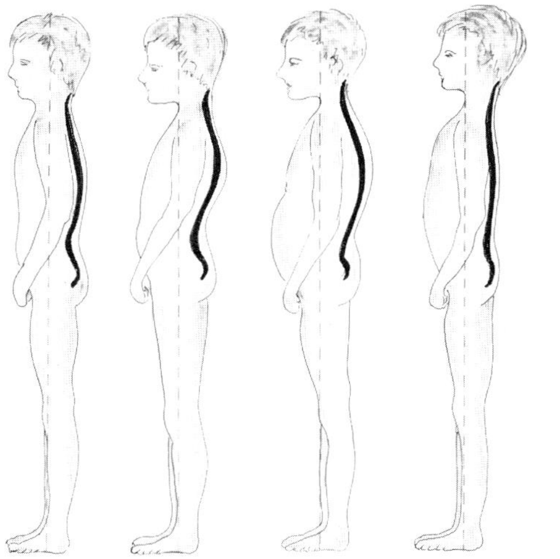

Abb. 5a–d Formen der Wirbelsäule nach *Staffel* (1889)

1.1. Flachrücken

Bleibt die Entwicklung der Lordosen und Kyphose zu einer Form, die wir als Normalrücken bezeichnen, aus, so sprechen wir vom *Flachrükken*. Die Abflachung der physiologischen Wirbelsäulenkrümmungen hat statische Bedeutung. Sehr leicht kann es zu muskulären Dekompensationserscheinungen infolge einer vermehrten Belastung der Muskulatur kommen (Abb. 7a). Statisch erweist sich der Flachrücken weiter als un-

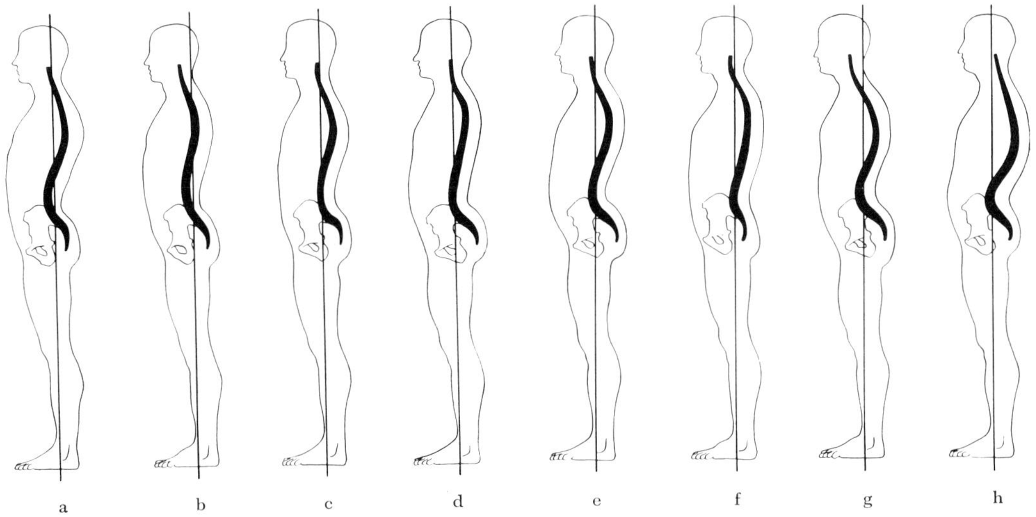

Abb. 6a–h Verschiedene Formen der Wirbelsäule beim Erwachsenen nach Wirbelsäulenganzaufnahmen (gez. nach *Leger*). a) Normaler Typ; b) flachnormale Wirbelsäule; c) flachlordotische Wirbelsäule; d) gestreckte Wirbelsäule; e) mittlerer Rundrücken; f) tiefkyphotische Wirbelsäule; g) allgemeiner Rundrücken; h) tiefer Rundrücken

günstig, da vor allem im Bereich der unteren Lendenwirbel eine vermehrte Belastung der Bandscheiben erfolgt. Bevorzugt kommt es beim Flachrücken zur Protrusion oder auch zum Prolaps der vorletzten und letzten Lendenwirbelbandscheibe, wie auch eigene Untersuchungen ergeben haben *(Lange, Hipp)*.

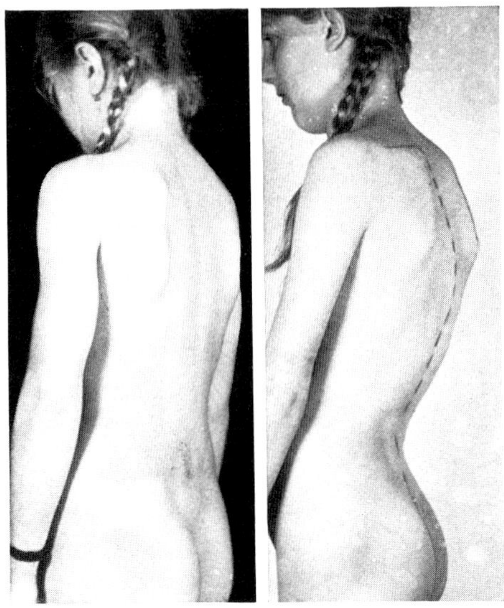

Abb. 7 a) Flachrücken; b) Rundrücken

1.2. Rundrücken

Der Rundrücken als Formvariation entwickelt sich vorwiegend zwischen dem 6. und 12. Lebensjahr. Für die Entwicklung des Rundrückens hat ohne Zweifel eine Schwäche der Rücken- und Bauchmuskulatur Bedeutung (Abb. 7b). Beziehungen zwischen der Entwicklung eines Rundrückens und der Entwicklung zum Schreibtisch-Menschen, wie es beim Schulkind ja der Fall ist, werden angenommen. Der alte Begriff des Sitzschadens, wie er von *A. Blenke, F. Lange* und *H. Spitzy* geprägt wurde, wird zurecht heute immer noch verwendet. Das Spielkind, das ungebunden herumspringt, wird in der Schule zu einem Sitzkind, das mehrere Stunden am Tag an die Schulbank gefesselt wird. Diese Veränderung der Lebensart fällt zusammen mit der Periode des Längenwachstums. Die Kräftigung der Muskulatur erfolgt langsamer als das Knochenwachstum, vor allem wenn keine entsprechenden Muskelübungen stattfinden. Die Schulbänke, die in ihrer Bauform oft nur in bescheidenem Maße orthopädischen Ansprüchen entsprechen, unterstützen die Entwicklung des Rundrückens, da die Kinder in den einzelnen Klassen verschieden groß sind. Da immer nur für eine Klasse eine Durchschnittsgröße von Schulbänken vorliegt, werden auch bei an und für sich zweckmäßigen Schulbänken diese für einen Teil der Kinder zu groß oder zu klein sein.

Man hat untersucht, weshalb sich beim Schulkind der Rundrücken unter Verstärkung der physiologischen Brustkyphose ausbildet. *Güntz* glaubte, es liege in der Anordnung der langen Rückenstreckmuskulatur. *M. Lange* war der Meinung, daß durch die physiologische Brustkyphose die Einleitung einer Verstärkung dieser Kyphose schon vorgezeichnet ist. Sie muß an dieser Stelle aus mechanisch dynamischen Gründen entstehen, sobald es zu einer Auseinandersetzung der Schwerkraft mit Muskelkräften kommt. Als Folge der Verstärkung der Brustkyphose ist im oberen Teil der Brustkyphose eine Vergrößerung des sagittalen Durchmessers des Brustkorbes, eine Seitwärtsverschiebung beider Schulterblätter und ein Nach-vorne-Sinken der Schultern mit anschließender Brustmuskelverkürzung (Pektoralisverkürzung) zu nennen. Unterhalb der Kyphose erfolgt eine Verstärkung der Lendenlordose als kompensatorischer Ausgleichsvorgang. Das Becken neigt sich nach vorne. Die bei diesen Kindern an und für sich schon schwache Bauchmuskulatur wird weiter überdehnt, was zur Entwicklung eines Hängebauches führt.

1.3. Hohlrundrücken

Zum *Hohlrundrücken* zählt man Rückenformen, die eine Verstärkung der physiologischen Brustkyphose und Lendenlordose vor allem aufweisen, was oft infolge einer vermehrten Beckenneigung im Zuge einer mangelnden Beckenaufrichtung (endogen) zu beobachten ist, oder aber bei äußeren Einflüssen wie der Hüftluxation oder aber der Glutealmuskellähmung. Klinisch gesehen hat der Hohlrundrücken insofern besondere Bedeutung, als es infolge der vermehrten Lendenlordose vorzeitig zu degenerativen Veränderungen im Bereich der Lumbosakralgelenke kommt (Lumbosakralgelenksarthrose).

2. Haltung

Unter der Haltung des Menschen versteht man die durch ein ausgewogenes Zusammenspiel der Muskulatur (Agonist-Antagonist) bewerkstelligte aufrechte Haltung des menschlichen Körpers. Die Haltung zeigt eine Abhängigkeit von der Gestalt der Wirbelsäule und weiter von verschiedenen anderen Faktoren wie der Leistungsfähigkeit der Muskulatur und auch der Psyche. Die Haltung ist nach *Schede* Ausdruck der seelisch-körperlichen Ganzheit, der Persönlichkeit, und ist Maßstab ihrer Kraft. Man spricht von der aufrechten Haltung und von einer gedrückten Haltung. *Haltungsstörungen* entstehen durch Beeinträchtigung der Muskulatur infolge von Lähmungen oder aber eines mangelnden Trainings der Muskulatur. Störungen der Haltung führen zur Haltungsschwäche oder aber Haltungsschäden bzw. zum Haltungsverfall.

Es hat sich gezeigt, daß eine Abweichung der Wirbelsäule von der Normalform häufig eine Haltungsstörung nach sich zieht. Selbstverständlich kommen auch beim normal geformten Rükken Störungen vor, sofern Leistungsbeeinträchtigungen der Muskulatur vorliegen (Atrophie bei fehlendem Training, Dystrophie bei Stoffwechselstörungen sowie Leistungsänderungen bei Beeinträchtigung der zerebral-nervösen Steuerung). *Matthiass* konnte anläßlich einer Reihenuntersuchung feststellen, daß bei einer fixierten Kyphose in 29,7 % gleichzeitig eine Haltungsschwäche und in 21,3 % ein Haltungsverfall vorliegt, wohingegen ohne krankhafte Kyphose eine Haltungsschwäche in 24,6 % und ein Haltungsverfall in 9,3 % vorzufinden war.

2.1. Entwicklung der Körperhaltung

Die Reifung des Zentralnervensystems hat einen typischen Einfluß auf die Haltungsentwicklung des Individuums in den einzelnen Phasen, wenn berücksichtigt wird, daß im *Säuglingsalter* der sozusagen physiologische Hypertonus noch im Vordergrund steht und auch in der *Kleinkindesphase* z. B. der Gang noch tapsig und breitbeinig ist, bei einer sogenannten physiologischen Ataxie. Dies ist dann beim *Schulkind* weitgehend behoben. Während der *Pubertät* nun kommt es zur Ausbildung eines Mißverhältnisses zwischen muskulärer und skelettärer Entwicklung, wobei die Muskulatur sich oft im Rückstand befindet. Zusätzlich spielen andere Faktoren eine Rolle (Psyche).

2.2. Beurteilung der Körperhaltung

Nach wie vor bereitet die Beurteilung der Haltung größte Schwierigkeiten. *Schede* meinte noch, daß die Haltung nicht meßbar ist und daß nur eine jahrelange individuelle Erfahrung in der Haltungsbeurteilung, die Betrachtung vieler Menschen, die immer wiederholte Gegenüberstellung vorbildlicher und krankhafter Haltungsbilder zum Verständnis und Gefühl für die Haltung führe. Zwischenzeitlich haben verschiedene Test *(Matthiass)*, Wirbelsäulenganzaufnahmen und die synchrone Fotogrammetrie oder die stereofotogrammetrische Untersuchung *(Groeneveld)* eine zuverlässige Erfassung der Haltung ermöglicht.

Technik der Untersuchungen: Zunächst wird der Patient beim Gehen und dann im Stehen beobachtet sowie der Körperbau, Konstitutionstyp und das Reifungsstadium beurteilt. Dabei ist auf Deformitäten im Bereich des Thorax (Trichterbrust, Kielbrust) zu achten. Mit einzubeziehen in die Beurteilung ist weiter die Beckenstellung sowie die muskuläre Beschaffenheit der Rückenmuskulatur und auch der Bauchmuskulatur. Bei der Beurteilung der Rückenform erfolgt zunächst eine erste Einordnung als Normalform (normalrunder Rücken) oder als Formvariation (Flachrücken, Rundrücken, Hohlrundrücken). Zu achten ist weiter auf eine Pektoraliskontraktur als Folge eines Haltungsverfalls.

Einen wichtigen Einblick in die aktive und passive Aufrichtungsmöglichkeit der Wirbelsäule gibt uns das Simonsche Zeichen (Abb. 8).

Das Kind läßt man aus dem Vierfüßlerstand heraus mit weit ausgestreckten Armen nach vorne rutschen und prüft dann durch Auflegen der Hand die Aufrichtung der Brustwirbelsäule. Die Aufrichtung der Lendenwirbelsäule erfolgt in ähnlicher Weise durch Druck auf den oberen Beckenrand. Dadurch lassen sich Bewegungsbehinderungen der Lendenwirbelsäule, wie sie z. B. beim lumbalen Scheuermann zu beobachten sind, im frühen Stadium schon objektivieren.

Über die *Leistungsfähigkeit der Muskulatur* kann anhand von *Haltungsleistungstest* Einblick gewonnen werden *(Matthiass)*. So führt die Armvorhalte zu einer Verlagerung des gemeinsamen Schwerpunktes von Rumpf, Kopf und Arm nach vorne, weshalb es zu einer Verlängerung des Lastarmes kommt. Die Wirbelsäule kann nur durch eine verstärkte Anspannung der Rückenmuskulatur gehalten werden. Kann ein Kind die Armvorhalte 30 Sekunden unverändert ausführen, so sprechen wir von einer *vollen Haltungsleistungsfähigkeit*. Liegt eine Haltungsschwäche vor, so kommt es zur Dorsalverlagerung des Rumpfes, die aus dem Bestreben zu erklären ist, den gemeinsamen Schwerpunkt von Kopf und Rumpf und Arme wieder zurückzuholen und dadurch die Rückenmuskulatur zu entlasten. Wird der Rumpf so weit nach dorsal zurückverlegt, daß das Lot von der Kyphose der Brustwirbelsäule dorsal am Gesäß vorbei läuft, so ist der Haltungsleistungstest einfach negativ. Es liegt eine *Haltungsschwäche 1. Grades* vor, die sich oft im Zuge der Harmonisierung der Reifungsentwicklung wieder zurückbildet *(Matthiass)*.

Sofern sich das Kind zwar voll aufrichten kann, aber schon bei Beginn der Armvorhalte eine starke Rücklage des Rumpfes erfolgen muß, so sprechen wir von einem *negativen Ausfall* des Haltungstests, oder von einer Haltungsschwäche 2. Grades, und, sofern sich das Kind überhaupt nicht aufrichten kann, von einer Haltungsschwäche 3. Grades. Haltungsschwächen 2. und 3. Grades wurden früher als Haltungsverfall bezeichnet *(Schede)*. Wie *Matthiass* auch empfohlen hat, soll der Ausdruck Haltungsverfall psychologisch gesehen nicht Anwendung finden. Man soll besser von der *Haltungsschwäche* sprechen. Bei der Haltungsschwäche 2. und 3. Grades finden wir neben der schlechten allgemeinen muskulären Leistungsfähigkeit einen relativ geringen Brustkorbumfang, eine geringe Atemtiefe und eine verminderte Muskelentwicklung (Abb. 9). Die Kinder sind kreislaufmäßig labil und vermindert körperlich leistungsfähig.

Mit Hilfe der *Stereofotogrammetrie* läßt sich eine Haltungsänderung objektivieren, d. h., es kann der Mittelwert eines normal runden Rückens bestimmt werden und entsprechende Abweichungen.

Ein aus dem seitlichen Foto durch Überprojektion des Dauerbelastungsbildes auf das Ruhebild gewonnene Orthogramm zeigt, was die Bewegung des Beckens unter Dauerbelastung betrifft, ein signifikant unterschiedliches Verhalten zwischen haltungsschwachen und haltungsgesunden

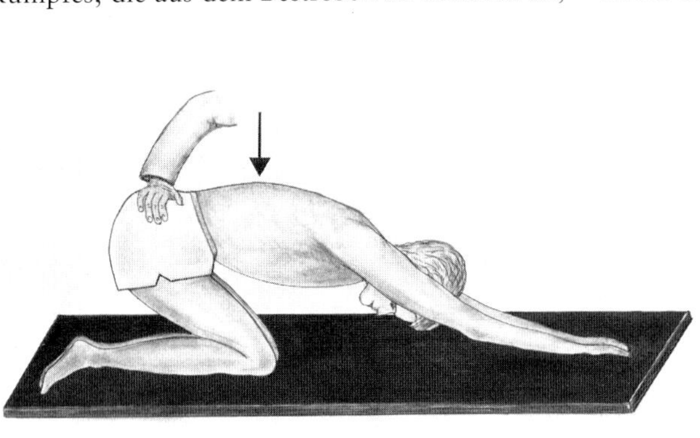

Abb. 8 Simonsches Zeichen

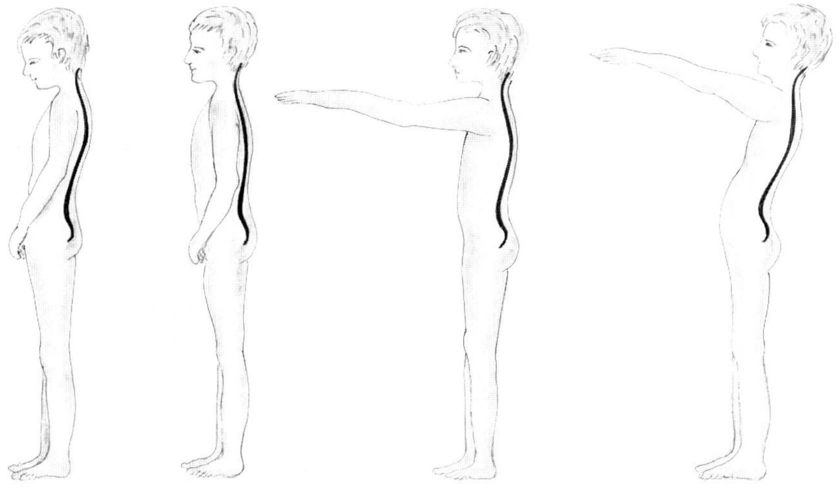

a b c d

Abb. 9a–d Haltungstest nach *Matthiass*

Kindern. Durch die Vorverlagerung des Schwerpunktes unter Dauerbelastung wurde bei den haltungsgesunden Kindern in 39 % eine kompensierende Bewegung des gesamten Körpers um den Drehpunkt im oberen Sprunggelenk nach hinten ausgelöst, wobei das Becken gut um 1 cm nach dorsal ging, oder aber Oberschenkel und Becken blieben an gleicher Stelle wie in der Ruhestellung. Bei haltungsschwachen Kindern ging dagegen in mehr als 65 % unter Dauerbelastung das Becken um mehr als 1 cm nach ventral. Dabei wurde der Oberkörper entsprechend weiter nach dorsal gelegt. Es fand eine Bewegung im oberen Sprunggelenk und im Hüftgelenk sowie in der Lendenwirbelsäule statt. Nach *Groeneveld* ist der Armvorhaltetest bei der klinischen Untersuchung, der ja eine rein visuelle Beurteilung bedeutet, zu einem nicht unerheblichen Teil bei haltungsschwachen und haltungsgesunden Kindern auf das differente Verhalten des Beckens zurückzuführen. Nach *Groeneveld* erfordert ein nach ventral bewegtes Gesäß eine größere Gegenregulation des Oberkörpers. Er muß sich stärker zurück verlagern, damit kommt der charakteristische visuelle Eindruck haltungsschwach beim Armvorhaltetest zustande.

Röntgenuntersuchung: Das seitliche Röntgenbild der Wirbelsäule als Ganzaufnahme in Normalhaltung kann ein objektives Bild der Körperhaltung geben. Die Möglichkeit ohne Röntgenbild von der Körperoberfläche auf die Form der Wirbelsäule zu schließen, ist relativ genau, weshalb auf die Röntgenganzaufnahme, die eine erhebliche Strahlenbelastung bedeutet, im allgemeinen verzichtet werden kann.

Therapeutisch ist es notwendig, sämtliche Maßnahmen zur Muskelkräftigung durchzuführen (Krankengymnastik, Turnen, Schwimmen), um eine Verbesserung der Haltung zu erzielen, wobei der Haltungsschaden nicht alleine ein Problem der Muskelkraft, sondern auch ein Problem der Koordination der Muskelkraft ist *(Matthiass).*

Die *Prophylaxe* hat hierbei eine besondere Bedeutung. Entscheidend ist es, dem Kind eine entsprechende Bewegungsmöglichkeit zu bieten, am besten in frischer Luft, um die Muskulatur zu kräftigen. Sportliche Betätigungen im richtigen Ausmaß sind günstig, wobei sich das Schwimmen unter Miteinbeziehung von Wasserspielen als besonders zweckmäßig erweist; weiter sind es gymnastische Übungen, aber auch verschiedene andere Sportarten dienen dem Muskeltraining.

Ein besonderes Augenmerk muß während der Entwicklungsphasen der Wirbelsäule im Sitzen in der Schule und zu Hause bei Schularbeiten gewidmet werden. Die sitzende Haltung ist für den Menschen dann nicht Ruhe- oder Regenerationshaltung, sondern Arbeitshaltung, weshalb es verständlich wird, daß der Sitzplatz in Schule und Haus entsprechend gestaltet sein muß. Eine ideale Sitzhaltung als Dauerhaltung gibt es nicht. Es gibt jedoch relativ gute und dann schlechte Sitzhaltungen. Sitzhaltungen, die eine extreme Belastung hervorrufen, sind schädlich, wenn sie als Dauerhaltung, oder aber immer über längere Zeit eingenommen werden. Während Muskeln und Bänder sich relativ rasch erholen, wenn zwischendurch eine andere Haltung eingenommen wird, so ist es bei den bradytrophen Geweben, z. B. der Bandscheibe, nicht der Fall. Langes Sitzen bedeutet also immer eine Überlastung der Muskulatur, insbesondere beim Heranwachsenden. Selbst das beste Schulgestühl kann bei langem Sitzen eine Beeinträchtigung nicht verhindern. *Spitzy* meinte: „Eine Schulbank ist um so besser, je weniger das Kind an ihr sitzt."

Bei einer individuellen Anpassung der *Sitzbank (Berquet)* wird die Sitztiefe durch die Oberschenkellänge bestimmt, die Sitzhöhe durch die Länge der Unterschenkel und des Fußes. Bei senkrecht aufgestellten Unterschenkeln und voll aufstehendem Fuß darf die Unterseite des Oberschenkels sowie die Hinterseite des Unterschenkels die Vorderkante des Stuhles nicht berühren. Der Oberschenkel muß bei rechtwinkelig gebeugtem Kniegelenk waagrecht liegen. Die Sitzfläche soll grundsätzlich waagrecht verlaufen, aber eine Gesäßmulde aufweisen, vielleicht von vorne nach hinten abfallend. Dadurch kommt es zu einer Neigung der Sitzfläche, die im Höchstfall 5° betragen darf. Der Stuhl muß bis zum Beckenrand eine nicht fehlende Lehne haben, die alle Sitzhaltungen zuläßt. Die Sitzfläche sollte normal im Unterricht nicht drehbar sein, es sei denn, sie ist zu fixieren. Zu empfehlen ist eine verstellbare Tischplatte zwischen 10 bis 20°. Die Tischhöhe soll so bemessen werden, daß der Schüler die Unterarme voll auflegen kann, ohne die Schultern heben zu müssen (Abb. 10).

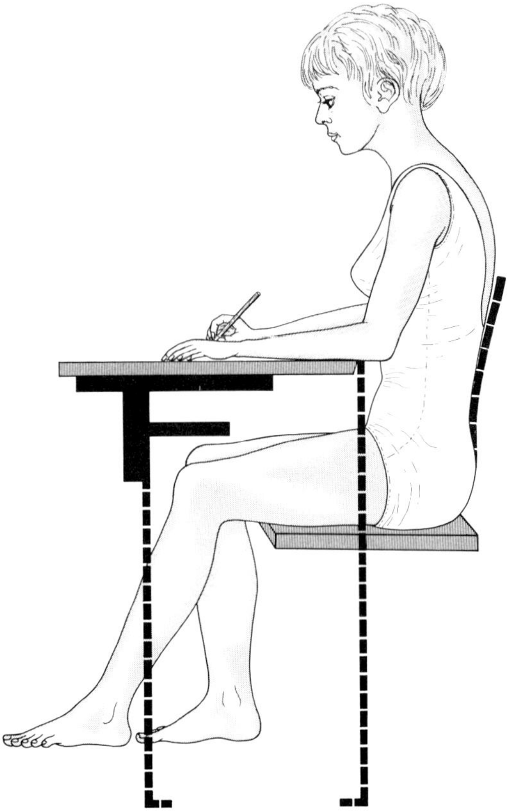

Abb. 10 Der „richtige Sitz und Stuhl" nach British standard, wobei die Rückenlehne unterhalb des Schulterblattes enden soll, genügend Bewegungsfreiheit für die Beine vorhanden ist, die Tischplatte leicht geneigt sein darf und die Höhe der Tischplatte nicht höher als die Ellbogenspitze gelegen sein soll (*Berquet*)

b) Kyphosen

Als Kyphose, κύφος = gebückt, gebeugt, wird grundsätzlich eine verstärkte Dorsalkrümmung der Wirbelsäule bezeichnet. Eine als physiologisch zu bezeichnende Kyphose muß im Bereich der Brustwirbelsäule angelegt sein, um gemeinsam mit der Halslordose und der Lordose der Lendenwirbelsäule eine statisch günstige Form der Wirbelsäule zu bilden. Die Kyphose wird nicht zuletzt durch die morphologische Gestalt der Wirbelkörper und deren Anhangsgebilde sowie der Bandscheibe geprägt. Weiter hat selbstverständlich der Bandapparat und die Muskulatur als aktiver Anteil Bedeutung. Die Kyphose soll gradmäßig erfaßt werden, was z. B. durch die Messung des Kyphosewinkels möglich wird. Man verbindet die Wirbelkörpermittelpunkte vom Scheitelwirbel mit den Neutralwirbeln und erhält so den Kyphosewinkel.

Schwierigkeiten bereitet ohne Zweifel die Definition des Überganges von der Kyphose, wie sie als normal zu bezeichnen ist, zur Kyphose, die wir als *krankhaft* bezeichnen. Die pathologische Kyphose kann einen Krankheitswert erhalten. Sehr oft verläuft sie aber auch asymptomatisch.

Entscheidend für die Definition der Kyphose als pathologische Kyphose ist das Röntgenbild. Damit lassen sich morphologische Veränderungen im Bereich der Wirbelkörper und dann auch der Kyphosewinkel endgültig beurteilen (Abb. 11). Man unterscheidet 2 Gruppen von pathologischen Kyphosen, nämlich erstens die *angeborenen Kyphosen* bei Wirbelfehlbildungen und Systemerkrankungen (enchondrale Dysplasie), zweitens die *erworbenen Kyphosen,* die idiopathisch auftreten können, als Rachitis (selten), als Folge von Wirbeldestruktionen (Entzündungen,

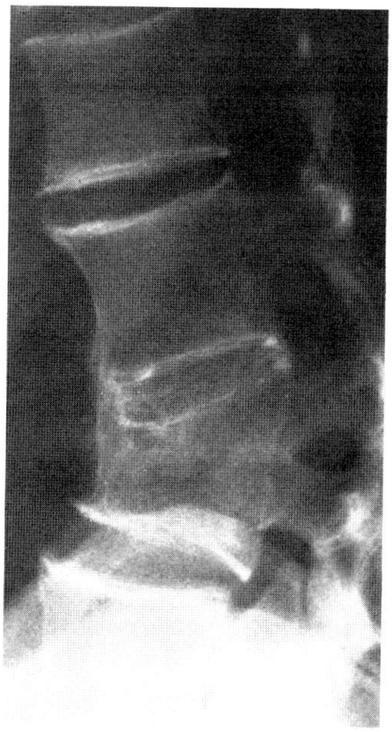

Abb. 11 In Kyphosestellung erfolgte Verblockung von 3 Wirbelkörpern

Tumoren), als Adoleszentenkyphose (häufig) und dann als Alterskyphose (Abb. 21).

1. Rachitische Kyphose

Die Rachitis der Wirbelsäule (heute selten) entwickelte sich früher vor allem am thoraco-lumbalen Übergang, wobei die Deformierung des 12. Brustwirbelkörpers und des 1. Lendenwirbelkörpers im Vordergrund stehen. Durch das Ausbleiben der Verkalkung des neu gebildeten Knochens mit nachfolgender Instabilität kommt es infolge der am häufigsten eingenommenen Sitzhaltung des Kleinkindes zur Ausbildung der Totalkyphose (Abb. 12). Radiologisch finden sich neben den Formveränderungen der Wirbelkörper vor allem auch Veränderungen der Struktur (osteoides Gewebe).

2. Adoleszentenkyphose

Scheuermann beschrieb 1922 die *Kyphosis dorsalis juvenilis,* den *jugendlichen Rundrücken* als eine Erkrankung der Wirbelsäule, die häufiger bei Knaben als bei Mädchen zu beobachten ist und meist ohne Schmerzen zur Rundrückenbildung bei einer Abflachung der Lendenlordose führt. Vielfach wird auch von einer Osteochondrosis juvenilis dorsi gesprochen. Die Adoleszentenkyphose tritt zum Zeitpunkt der Präpubertät und Pubertät auf und macht sich durch die äußere Verkrümmung vor allem bemerkbar. Früher wurde vielfach von einer *Lehrlingskyphose* gesprochen und festgestellt, daß sich die Rundrükkenbildung vor allem bei Jugendlichen entwikkelt, die von der Schule in einen Beruf gehen, der mit schwerem Tragen oder Arbeiten in gebückter Stellung verbunden war. Im übrigen erhob *Scheuermann* seine ersten Beobachtungen über die Adoleszentenkyphose vorwiegend bei der Landbevölkerung, was auch von *Mau* bestätigt wurde.

Ätiologie: Die Ursache der *Scheuermann*schen Erkrankung ist nicht endgültig geklärt. *Scheuermann* selbst zählte die Erkrankungen zu den *aseptischen Nekrosen,* was auch heute noch am meisten Wahrscheinlichkeit erlangt.
Auffällig ist eine familiäre Häufigkeit der Erkrankung, weshalb *Lindemann* eine auf das Achsenskelett begrenzte Beeinträchtigung des *enchondralen Wachstums,* – deren Grundlage pränatal-konstitutionell determiniert sei – annahm. Der Vererbungsmechanismus wurde als unregelmäßig dominant angegeben. Weitere Einwirkungen können durch äußere Einflüsse wie verschiedenen statisch dynamischen Gegebenheiten und auch durch *hormonelle Dysregulationen* zur Auswirkung kommen. Man gibt dann ein Über-

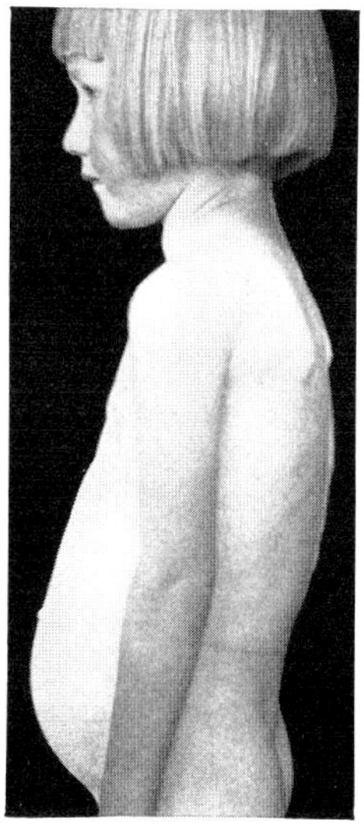

Abb. 12 Rachitische Kyphose (4 Jahre alt) mit ausgesprochenem Hängebauch

angebot von somatotropen Wachstumshormonen bei einem Minderangebot von Sexualhormonen an.
Bei der *Entstehung* der *Scheuermann*schen Erkrankung haben eine unregelmäßige Verknöcherung mit Ausbildung von Defekten im Bereich der Grund- und Deckplatten Bedeutung. *Töndury* spricht aufgrund histologischer Untersuchungen von einem Fehlen von Basisstruktur in bestimmten Arealen der Abschlußplatte. Von dort aus entwickeln sich die sogenannten *Schmorl*schen Knötchen als Hernie des Nukleus pulposus. Das Bandscheibengewebe stülpt sich sozusagen in diese Defekte. *Schmorl* fand diese Knötchen an verschiedenen Stellen der Grund- und Deckplatten (Durchtritt der Chorda dorsalis und Durchtrittsstellen der Gefäße).
Der *Scheuermann*-Kyphose liegt nach *Aufdermaur* ein *großräumiger Faserausfall der knorpeligen Abschlußplatten zugrunde.* Diese Veränderungen können nicht als degenerativ bezeichnet werden, da Zellen und Grundsubstanz keine entsprechenden Befunde festhalten lassen. Denkbar ist eine Störung des Faseraufbaus aus Kollagen (Entwicklungshemmung). Beziehungen zwischen der Zahl und der Ausdehnung der Faserausfallherde und der radiologisch faßbaren Veränderungen konnten erarbeitet werden.

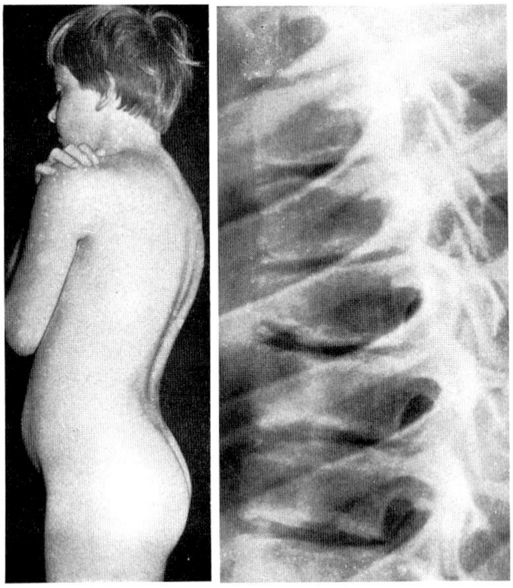

a b

Abb. 13a und b Scheuermannsche Erkrankung der Brustwirbelsäule (12 Jahre alt). Zu beachten die schweren Veränderungen an den Wirbelkörperrandleisten und die beginnende keilförmige Deformierung der Wirbelkörper

Nach *Aufdermaur* bestehen die Veränderungen der Wirbelendflächen in Verlagerungen und in Lücken der Knorpelplatte mit Einbruch von Bandscheibengewebe in den Wirbelmarkraum. Es gibt Knorpelplatten, die ohne Lücken und ohne Bandscheibenvorfall in die Wirbelkörper hinein verschoben sind und weiter Knorpelplatten, die alle Übergänge von mikroskopisch kleinen bis zu großen Lücken mit ausgedehnten Bandscheibenvorfällen zeigen (Randsklerose im Röntgenbild).
Folge der Verlagerung von Bandscheibengewebe in die Wirbelkörper ist eine Höhenminderung der Zwischenwirbelscheiben. Bandscheibengewebe kann sich aber auch zwischen die ventralen Randleisten ausdehnen und später zu einer isolierten Ossifikation der Randleisten Anlaß geben (Abb. 16). Im Verlaufe der intraossären Bandscheibenverlagerung kommt es zu *enchondralen Ossifikationsstörungen* im Bereich der Wirbel mit nachfolgendem Fehlwachstum der Wirbelkörper (keilförmige Deformierung der Brustwirbelkörper und dadurch bedingte Kyphosierung der Brustwirbelsäule). Im Zuge der Wachstums- und Aufbaustörungen kann eine fibröse Versteifung des befallenen Wirbelsäulenabschnittes, manchmal sogar eine knöcherne Überbrückung in mehr oder weniger ausgeprägter Kyphosestellung auftreten.

Klinisches Bild: Man unterscheidet die dorsale Form der *Scheuermann*schen Erkrankung, wobei hauptsächlich die Brustwirbelsäule betroffen ist, weiter eine lumbodorsale und eine lumbale Lokalisation. Entsprechend dem Sitz der Veränderung ist die Symptomatik verschieden, wobei die dorsale Form die geringsten Beschwerden verursacht. Am ausgeprägtesten sind die Beschwerden bei der lumbalen Form der *Scheuermann*schen Erkrankung (Abb. 15).
Die äußere Deformierung steht bei einer *dorsalen* Lokalisation im Vordergrund (Abb. 13, 14). Bei der Bewegungsprüfung finden wir eine Beweglichkeitsbehinderung sowie ausgeprägte muskuläre Verspannungen. Im allgemeinen führt also nicht der Schmerz, sondern die Deformierung den Patienten zum Arzt, wobei die Eltern über eine zunehmend schlechte Haltung beunruhigt sind. Bei der Untersuchung findet man noch gelegentlich einen Klopf- oder Stauchungsschmerz.
Beim *lumbalen* Befallensein berichten die Patienten über eine rasche Ermüdbarkeit, Leistungs-

schwäche bei bestehenden Lumbalgien. Gelegentlich kann sogar eine Wurzelreizsymptomatik von den unteren beiden Bandscheiben vorliegen. Bei der Untersuchung findet man eine Aufhebung der Lendenlordose und eine ausgeprägte Bewegungsbehinderung in Form einer segmentären Fixation.

Im extremen Fall kann ein lumbaler Gibbus vorliegen.

Röntgenbefund: Die Diagnose der *Scheuermann*schen Erkrankung ist abhängig von dem Nachweis der typischen *Schmorl*schen Knorpelknötchen, wobei mehrere nachgewiesen werden sollen. Die Ausstülpung der Bandscheibe ist von einer reaktiven schalenförmigen Knochenverdichtungszone umgeben (Randsklerose). Im Röntgenbild sieht man die Knorpelknötchen als von der oberen oder unteren Wirbelkörperbegren-

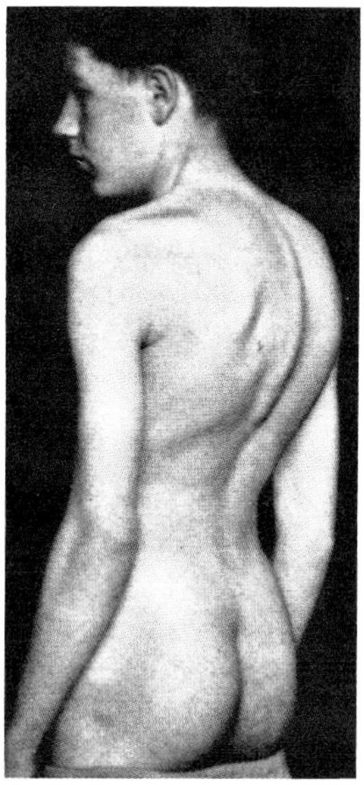
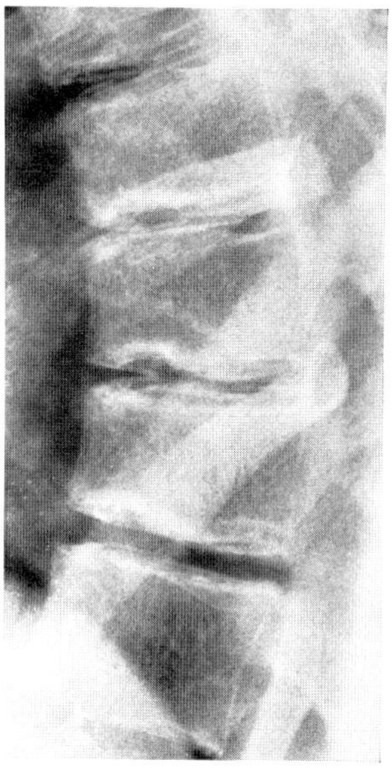

a b

Abb. 14a und b Ausgeprägte Scheuermannsche Erkrankung (16 Jahre alt). a) Klinisches Bild; b) Röntgenbild; Beachte die Schmorlschen Knorpelknötchen und die Deformierung der Wirbelkörper

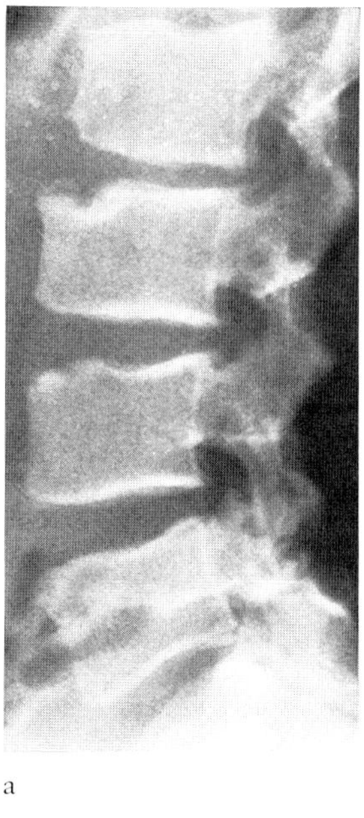
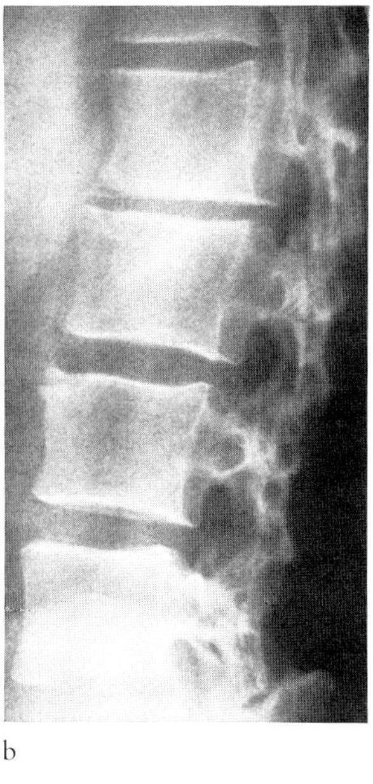

a b

Abb. 15 a) Lumbaler Scheuermann mit typischen Umbauvorgängen im vorderen oberen Wirbelkörperbereich (16 Jahre alt); b) Defekt im Bereich der vorderen oberen Wirbelkanten der 2. und 3. Lendenwirbelkörper nach überstandenem lumbalem Scheuermann (25 Jahre alt). Beachte die Knickbildung der Wirbelsäule mit dem Scheitelpunkt zwischen dem 1. und 2. Lendenwirbelkörper. Der Bandscheibenraum zwischen dem 1. und 2. Lendenwirbelkörper ist höhengemindert zung ausgehende leicht gebogene oder halbkreisförmig gewölbte, gelegentlich auch unregelmäßig gezackte Defekte (Abb. 17). Weiter kann die Wirbelendfläche insgesamt verlagert sein *(Aufdermaur)*.

Im Zuge des Eintretens von Bandscheibengewebe in den Wirbelkörper kommt es zur Bandscheibenverschmälerung. Nachfolgend entstehen Wachstumsstörungen der Wirbelkörper, die sich durch eine mehr oder weniger ausgeprägte keilförmige Deformierung auszeichnen. Relativ früh schon können degenerative Veränderungen im Sinne der Spondylose folgen (Abb. 17). Im sagittalen Strahlengang findet man als Folge der Wachstumsstörungen der Wirbel eine mehr oder weniger ausgeprägte fixierte seitliche Verbiegung im Sinne einer *Scheuermann*-Skoliose.

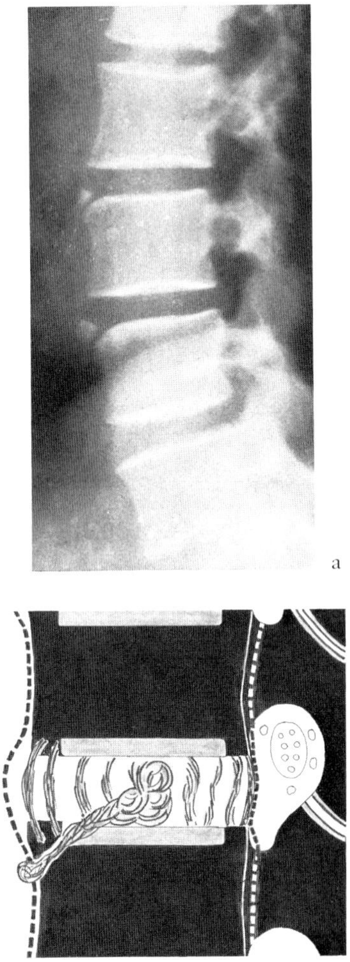

a

b

Abb. 16 a) Isolierte dreieckförmige Wirbelkanten am 2. und 3. Lendenwirbelkörper nach Aufbaustörungen. Cave: Verwechslung mit traumatischen Wirbelkantenabsprengungen; b) Schematische Darstellung des Bandscheibeneinbruches zwischen Wirbelkörper und Randleisten (gezeichnet nach *Schmorl – Junghanns*)

Eine vorzeitige Spondylosis deformans entwikkelt sich im Bereich der Kyphose. Sie ist am stärksten an der Stelle der Hauptbelastung mit Scheitelpunkt der Krümmung. Die Wirbelkörper im sagittalen Durchmesser sind vergrößert.

Differentialdiagnose: Die *Schmorlschen* Knorpelknochenknötchen können grundsätzlich mit Tumoren oder aber auch Entzündungen verwechselt werden (Abb. 18). Im Bereich der Lendenwirbelsäule führt vor allem bei einer isolierten Entwicklung der Randleiste diese Verformung zu Verwechslungen mit posttraumatischen Veränderungen (Abb. 16).

Therapie: Da eine ursächliche Behandlung der *Scheuermann*schen Erkrankung nicht möglich ist, stehen prophylaktische Maßnahmen im Vordergrund. Von entscheidender Bedeutung ist eine Fehlform der Wirbelsäule bei gleichzeitiger Haltungsschwäche rechtzeitig zu erkennen und Maßnahmen durchzuführen, die eine Muskelkräftigung bewerkstelligen können. Dabei hat sich ein regelmäßiges Schwimmen im Gegensatz zum orthopädischen Turnen als leichter durchführbar erwiesen. Unter allen Umständen soll aber versucht werden, mit Hilfe der Krankengymnastin eine Auflockerung der eingesteiften Segmente im Kyphosescheitel zu erzielen und auch eine Entlastung der Wirbelkörperwachstumszonen durch Kräftigung der Rückenstrekker. Vermehrte Belastungen im Sinne von Heben und Tragen sind unbedingt zu vermeiden, was auch bei der Berufswahl wichtig ist. Dem Patienten ist von *wirbelsäulenbelastenden Sportarten* abzuraten (Turnsport, Rudersport, Radsport und Sportarten, die mit Sprüngen verbunden sind, sowie Gewichtheben).

Eine früher vielfach geübte Lagerungsbehandlung in einer *Gipsschale* mit entsprechenden Filzpelotten konnte keine wesentliche Beeinflussung der Erkrankung bringen, weshalb sie heute nur noch ausnahmsweise vorgenommen wird.

Bei schweren progredienten Verläufen empfiehlt sich eine Versorgung mit einem aktiven Korsett *(Milwaukee-Brace)* womit man einmal einen reklinierenden (Pelotten) und einen extendierenden Effekt bekommt (Abb. 19). Die Korsettversorgung ist aber nur gemeinsam mit einer intensiven Übungsbehandlung erlaubt. Zur isometrischen

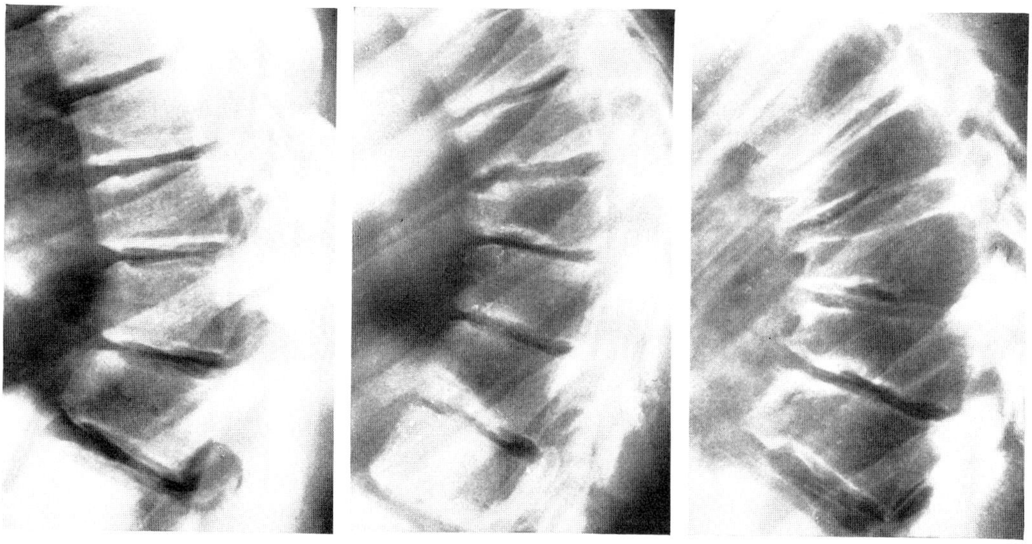

a b c

Abb. 17 a) Scheuermannsche Erkrankung. Umbauvorgänge im Alter von 18 Jahren bereits abgeschlossen. Ausgeprägte keilförmige Deformierung der Brustwirbelsäule; b) Scheuermannsche Erkrankung. Umbauvorgänge im Alter von 18 Jahren abgeschlossen. Hochgradige keilförmige Deformierung der Brustwirbel. Starke Kyphose; c) Ausgedehnte spondylotische Veränderungen nach einer Scheuermannschen Erkrankung bereits im Alter von 26 Jahren

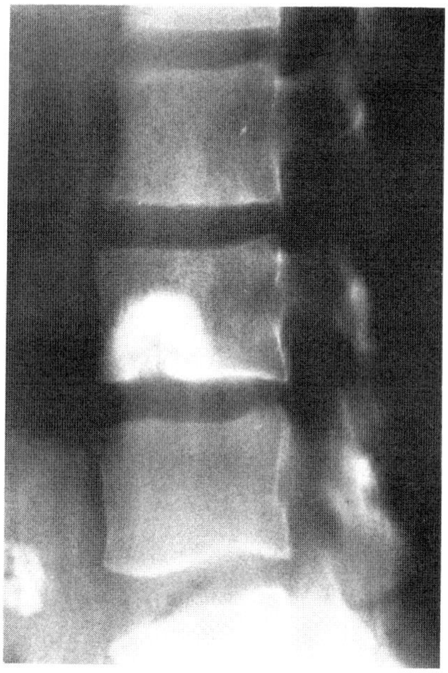

Abb. 18 Wirbelkörperdefekt nach spezifischer Spondylitis, wie er Ähnlichkeit mit einer Scheuermannschen Knotenbildung zeigt. *Beachte jedoch:* Die vermehrte Randsklerose um den Herd im Wirbelkörper und die Verkalkung einer retroperitonealen Lymphdrüse!

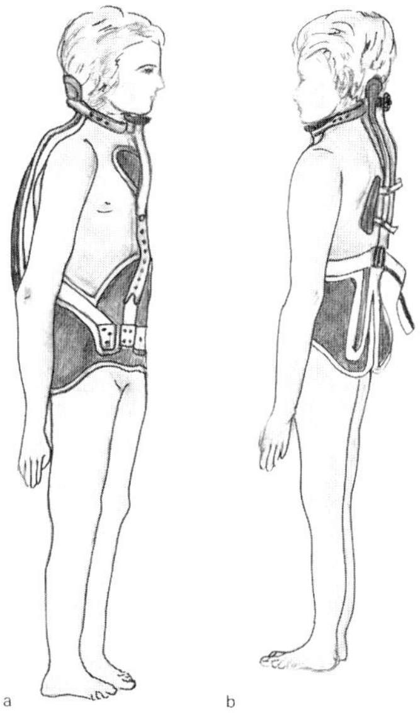

a b

Abb. 19 a und b *Milwaukee-Brace* mit thorakaler und dorsaler Pelotte zur Korrektur des hochgradigen Rundrückens

Kräftigung der Muskulatur des Rumpfes und des Schultergürtels sollen Übungen, welche die Lendenlordose unterstützen, vermieden werden, weshalb die Übungen aus dem Kniestand (Abb. 20), dem Vierfüßlerstand, dem Hocksitz oder Schneidersitz zu bevorzugen sind *(Götze)*. Bei einer starken Progredienz und schweren Verbiegung der Wirbelsäule soll eine *operative* Behandlung in Erwägung gezogen werden. Dies gelingt allerdings nur begrenzt von dorsal her mit Kompressionsstäben bei gleichzeitiger Spondylodese oder aber transthorakal durch eine Aufrichtungsosteotomie *(Morscher)*. Operative Eingriffe sind jedoch grundsätzlich nur selten erforderlich und bedeuten große Eingriffe, die einer kritischen Indikationsstellung bedürfen.

3. Alterskyphose

Im Verlaufe des Alters kommt es gelegentlich zu extremen Formen der Kyphosebildung (Abb. 3 und 21). Die Alterskyphose kann einmal auf ein Zusammensintern der Zwischenwirbelscheiben, wie es von *Junghanns* 1931 angegeben wurde, beruhen, und weiter im Zuge einer keilförmigen Deformierung der Wirbelkörper bei einer vorangehenden Involutionsosteoporose. Bei der Entstehung der Alterskyphose haben ohne Zweifel die Erschlaffung der Bänder und weiter das Nachlassen der Muskulatur Bedeutung.
Therapeutisch ist die Beeinflussung des Grundleidens (Osteoporose) zunächst vordergründig, weiter sind aktive Maßnahmen zur Kräftigung der Rückenmuskulatur notwendig. Gelegentlich wird man um eine vorübergehende passive Stützung mit einem Korsett nicht umhinkommen. Analgetika sind zeitweise notwendig, um die Schmerzhaftigkeit zu beeinflussen.

c) Skoliosen

1. Sogenannte „Säuglings-Skoliose"

Unter der sogenannten Säuglingsskoliose versteht man eine im Säuglingsalter auftretende teilfixierte c-förmige Seitausbiegung der Wirbelsäule, die bevorzugt beim männlichen Geschlecht zu beobachten ist (8 : 5).
Hinsichtlich der Entstehung haben eine reflexbedingte asymmetrische Dauerlage schräg auf dem Rücken in den ersten Lebensmonaten Bedeutung (Resolving-infantile-scoliosis). Weiter weiß man, daß zerebrale Bewegungsstörungen ätiologisch auf die Entstehung der Fehlhaltung Einfluß haben.

Diagnose: Bevorzugt findet sich eine c-förmige linkskonvexe Seitverbiegung mit dem Scheitel im thorakolumbalen Bereich, ausnahmsweise liegt die Krümmung thorakal bzw. lumbal. Selten sind kurzbogige thorakale fixierte Krümmungen mit Gegenschwingungen in der Nachbarregion.

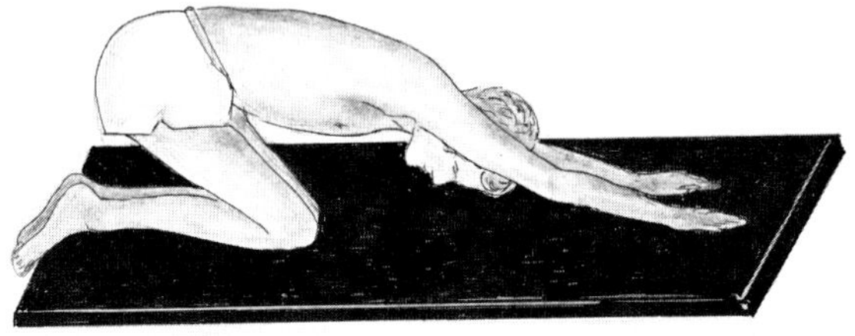
a

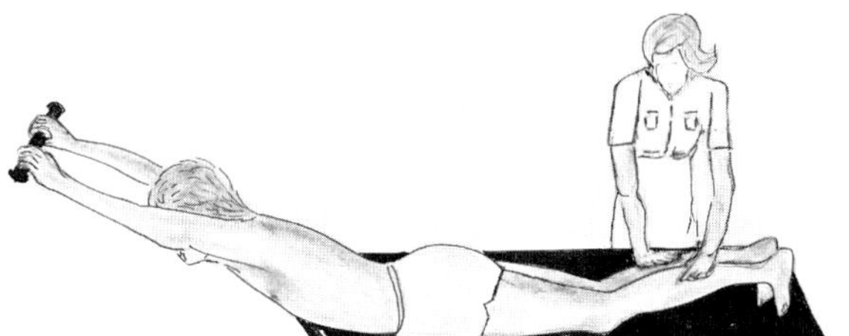
b

Abb. 20 Richtlinien für die Übungsbehandlung der Scheuermannschen Erkrankung

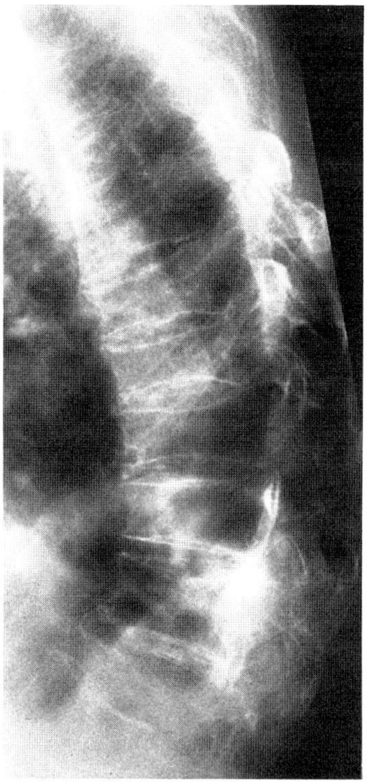

a

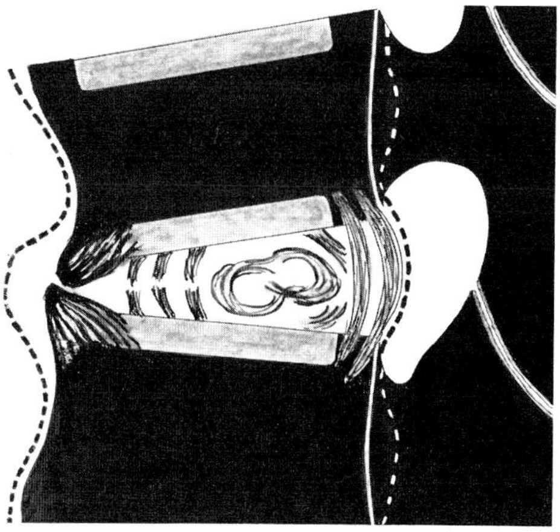

b

Abb. 21 a) Alterskyphose; b) Schematische Darstellung der morphologischen Veränderungen bei der Alterskyphose (gezeichnet nach *Schmorl-Junghanns*)

Diese Formen der Skoliose sind sehr oft progredient.
Meist fällt den Eltern etwa im 3. Lebensmonat eine einseitige Gewohnheitshaltung auf. Zu diesem Zeitpunkt lernen die Säuglinge nämlich zunehmend sich selbständig halbschräg auf die gewünschte Seite zu drehen.
Bei der Untersuchung in Bauchlage sieht man manchmal eine leichte Seitabweichung der Wirbelsäule im Sinne einer langbogigen Totalskoliose der Wirbelsäule. Als ein sehr wichtiger Befund gilt die Asymmetrie des Thorax, was am besten beim sitzenden, nach vorn übergebeugten Säugling zu beobachten ist. Der Thorax ist auf der konvexen Seite schmäler als auf der konkaven Seite.
Das **Röntgenbild** zeigt den Scheitel der skoliotischen, meist linkskonvexen Verbiegung in Höhe von BWK 8–11, wobei eine großbogige c-förmige Verbiegung zu sehen ist (Abb. 22). Anders bei der progressiven Skoliose in diesem Alter, die dann eine s-förmige Krümmung aufweist. (Abb. 23).

Sehr häufig finden sich bei der Säuglingsskoliose Begleiterkrankungen, die *Mau* als *Siebener-Syndrom* zusammengefaßt hat. Auffällig sind die Sitzkyphose, der

a b

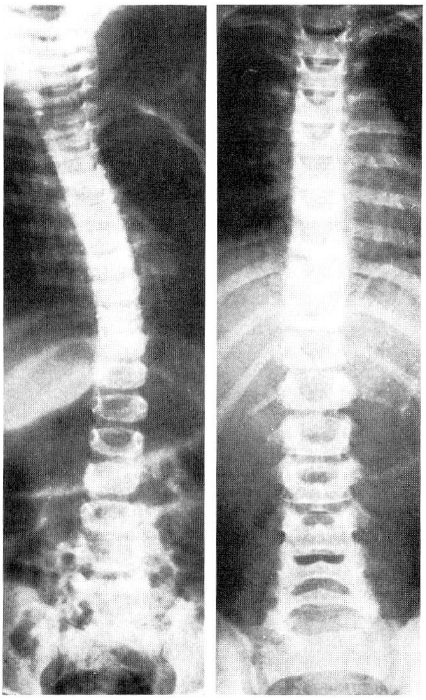

Abb. 22 a und b Säuglingsskoliose vor und nach konservativer Behandlung

Hackenfuß, die Schiefhaltung des Kopfes, Schädelasymmetrie, Hüftdysplasie mit Abspreizhemmung des Beines, die Beckenasymmetrie und die Skoliose. Die Sitzkyphose und der Hakenfuß nehmen dabei eine Sonderstellung ein. Sie kommen gehäuft bei der Säuglingsskoliose vor, wahrscheinlich als Zeichen einer allgemeinen Bindegewebsschwäche. Die anderen Erkrankungen sind dagegen in Zusammenhang mit der Schräglage zu sehen.

Differentialdiagnostisch müssen neuromuskuläre Erkrankungen oder aber Wirbelsäulenfehlbildungen ausgeschlossen werden.

Therapie: Bei der Behandlung der Säuglingsskoliose ist *funktionellen Maßnahmen* unbedingt Vorrang zu geben. Allein schon die Bauchlagerung wirkt antiskoliotisch und kann bereits als Therapie bezeichnet werden. *Mau* ist der Meinung, daß bei Anwendung der Bauchlagerung gleich nach der Geburt in den allermeisten Fällen die Entstehung einer seitlichen Rückgratverkrümmung verhindert werden kann. Man kann die Bauchlage auch, wie *Lübbe* es empfiehlt, mit abduzierten und in den Hüftgelenken etwas gebeugten Beinen vornehmen, was durch eine entsprechende Unterlage mit Kissen möglich ist. Diese Lagerung kann allerdings nicht so wirkungsvoll sein. Selbstverständlich soll das Kind nicht nur die Bauchlage einnehmen, um sekundäre Schädigungen zu vermeiden.

Wichtig ist weiter eine *krankengymnastische Übungsbehandlung*. Nur selten wird man sich auch der aktiven Umkrümmungsbandage nach *Kallabis* bedienen müssen (Abb. 24), oder gar einer Umkrümmungsliegeschale bzw. dem korrigierenden Liegebrett nach *Schede*. In mehr als 90 % der Fälle kommt es nach Ablauf des 1. Lebensjahres zu einer Begradigung der Wirbelsäule. Anders bei der s-förmigen Skoliose. Gar nicht selten muß dann schon im 2. Lebensjahr, sofern mit der Umkrümmungsbandage keine ausreichende Begradigung erreicht wird, ein Milwaukee-Korsett angefertigt werden.

Zur Krankengymnastik bleibt noch anzuführen, daß nach neueren Auffassungen in den ersten Lebensmonaten asymmetrische zentralnervöse Re-

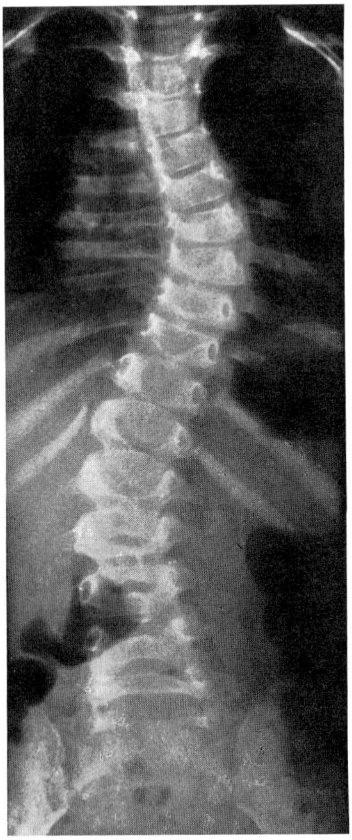
a

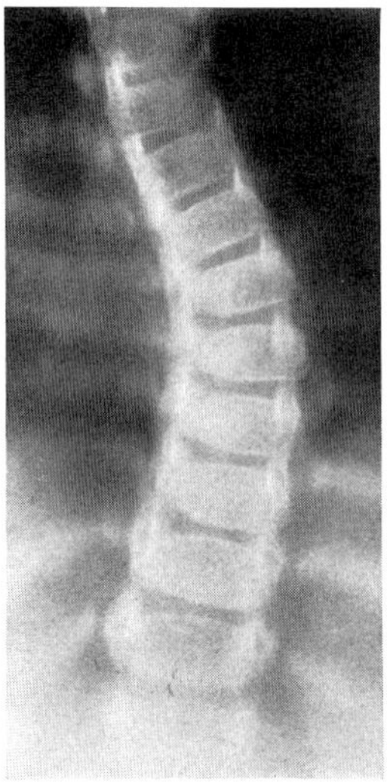
b

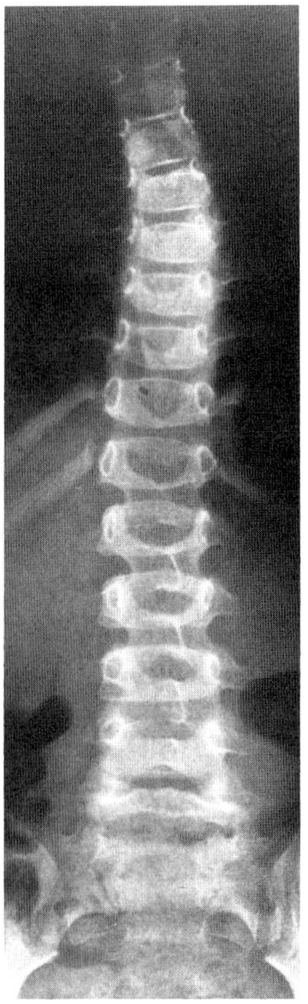
c

Abb. 23 a) S-förmige Skoliose bei einem $2^1/_2$jährigen Kind; b) Radiologisch lassen sich auf dem Schichtbild vor allem bereits strukturelle Veränderungen im Sinne der keilförmigen Deformierung der Wirbelkörper nachweisen; c) Weitgehende Begradigung der Wirbelsäulenverkrümmung im Alter von 6 Jahren im Anschluß an eine Behandlung mit einer Umkrümmungsbandage

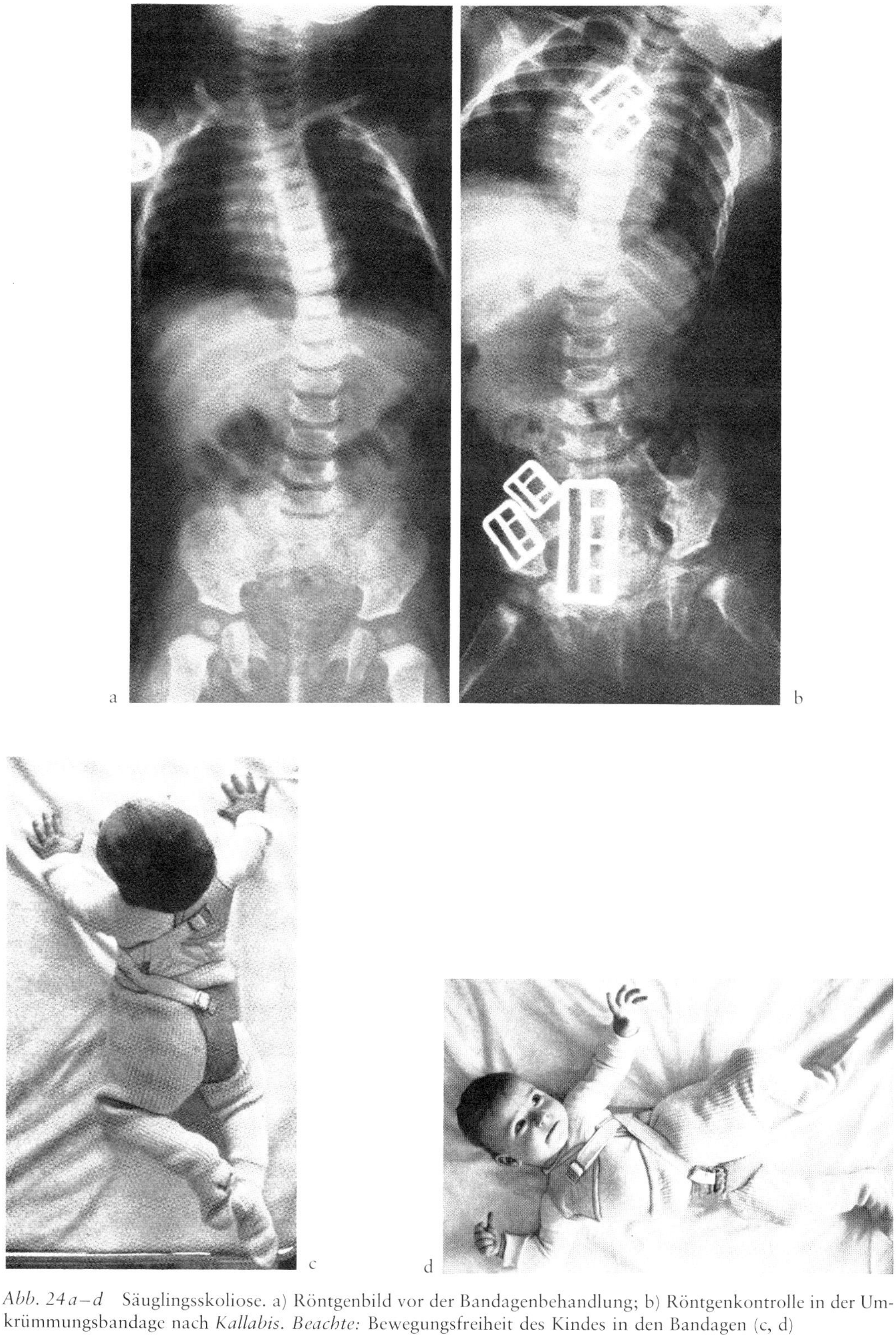

Abb. 24a–d Säuglingsskoliose. a) Röntgenbild vor der Bandagenbehandlung; b) Röntgenkontrolle in der Umkrümmungsbandage nach *Kallabis*. *Beachte:* Bewegungsfreiheit des Kindes in den Bandagen (c, d)

flexe pathogenetisch von Bedeutung sind, so daß eine Wendung von der klassischen krankengymnastischen Behandlung nach *Neumann-Neurode* zu Bobath ähnlichen Technik hin verständlich ist.

2. Strukturelle Skoliosen

von Klaus Zielke*, Bad Wildungen, Deutsches Skoliosezentrum

In diesem Abschnitt finden nur Seitverbiegungen der Wirbelsäule Berücksichtigung, bei denen die Wirbelsäulenbausteine unphysiologisch verformt sind (fixierte seitliche Wirbelsäulenverbiegung). *Seitverbiegungen ohne solche strukturellen Veränderungen sind in diesem Sinne keine Skoliosen.* In Nomenklatur und Systematik wird in Anlehnung an die American Scoliosis Research Society und die amerikanische Schule in Minneapolis (MOE) verfahren.

Ätiologie: Die Skoliose ist ein Krankheitsbild, welches überwiegend am wachsenden Skelett auftritt. Die Skoliose wurde deshalb früher als „Wachstumsstörung" bezeichnet. Die Skoliose ist jedoch nicht eine eigene Erkrankung, sondern Symptom verschiedener Grunderkrankungen. Von diesen Grunderkrankungen sind viele bekannt – etwa 20% der insgesamt feststellbaren Skoliosen. Die restlichen 80% sind sog. idiopathische Skoliosen, über deren Ursache oder Grundkrankheit wir nichts wissen. Neuere amerikanische Forscher legen die Grundkrankheit mit Wahrscheinlichkeit in den intermediären Stoffwechselbereich aufgrund bestimmten Färbeverhaltens von Fibroblastenkulturen. Dies ist in den letzten Jahren allerdings nicht unbestritten geblieben. Die Tatsache, daß die idiopathische Skoliose familiär auftritt (*James* und *Winny Davis*), spricht nicht gegen eine (ebenfalls erbliche) Grundkrankheit. Die frühere Ansicht, die Skoliose sei eine primäre Wachstumsstörung, ist also falsch. Nicht eine Wachstumsstörung ruft die Skoliose hervor, sondern die Skoliose – bzw. die der Skoliose zugrunde liegende Krankheit – stört das Wachstum. Ursache und Wirkung sind gegenüber früherer Ansicht zu tauschen.

Anatomie: Die Skoliose wird anatomisch durch folgende Kriterien, die in verschieden starker Ausprägung vorhanden sind, definiert:

Fixation der Seitverbiegung: Die Seitverbiegung ist im Stehen wie im Liegen vorhanden. Die Wirbelsäule läßt sich auch passiv nicht nach beiden Seiten gleich weit ausbiegen. Der nicht fixierte Anteil einer Skoliose kann aus der Differenz zwischen Röntgenaufnahmen im Stehen und Liegen ausgemessen werden.

Rotation der Wirbelkörper gegeneinander: Im Bereich der Seitverbiegungen sind die Wirbelkörper in ihrer ventrodorsalen Achse verdreht. Die Verdrehung ist als *Folge der Seitverbiegung* anzusehen. Sie entsteht zwangsläufig durch die Stellung der Wirbelgelenke, durch den Wirbelsäulenbandapparat und die Muskulatur. Die Verdrehung geschieht so, daß in der Regel die Wirbelkörper nach der Konvexität, die Dornfortsätze nach der Konkavität gedreht werden. Die Reihe der Dornfortsätze beschreibt daher einen schwächeren Bogen als die Reihe der Wirbelkörper (Abb. 25). Durch die Rotation werden im Bereich der Brustwirbelsäule die an den Querfortsätzen befestigten Rippen „mitgenommen" und verformt (Abb. 43, 44b). Im Bereich der Konvexität werden die Rippen nach hinten herausgedreht. Es entsteht der *Rippenbuckel* (Abb. 26a). Im Bereich der Konkavität werden sie dorsal nach vorn gezogen. Es entsteht das *Rippental.* Ventral finden sich am Brustkorb die entgegengesetzten Veränderungen. Die Ausprägung eines Rippenbuckels scheint nicht immer der Stärke der Rotation zu entsprechen: Skoliosen mit starker Rotation haben zuweilen flache, Skoliosen mit schwacher Rotation zuweilen deutliche Rippenbuckel (*Moe*). Im Bereich der Lendenwirbelsäule findet sich an Stelle des Rippenbuckels der *Lendenwulst* auf der Konvexseite und als Rotationsfolge.

Warum bei den meisten Skoliosen (ca. 80%), unabhängig von der Ätiologie, die Konvexität rechts liegt, ist nicht klar. Zerviko-dorsale und hochthorakale sowie lumbale Verkrümmungen sind gewöhnlich linkskonvex, mittlere thorakale Krümmungen rechtskonvex. Unabhängig davon, ob diese mittleren rechtskonvexen thorakalen und thorakolumbalen Verkrümmungen tatsächlich die „Primärkrümmungen" waren, verursachen sie die stärkste anatomische Veränderung, welche durch den Rippenbuckel augenscheinlich wird. Zerviko-dorsale, hochthorakale und lumbale Verkrümmungen fallen weniger ins Auge, weil hier die unter Umständen ebenfalls deutliche Rotation nur relativ geringgradige klinisch bemerkbare Folgeerscheinungen hervorruft. Wegen dieser betonten Auffälligkeit hat man früher dazu geneigt, alle großen rechtskonvexen thorakalen Krümmungen als Primärkrümmungen zu bezeichnen. Anhand von Verlaufsserien läßt sich jedoch oft nachweisen, daß es gerade die hochthorakalen

---

* Für die Überarbeitung der Manuskripte sowie für die Übernahme der fotografischen Arbeiten danke ich meinen früheren Mitarbeitern Fräulein *Erika Kümmel* und Herrn *Joachim Romero.*

linkskonvexen Krümmungen sind, die weniger ins Auge fallen, aber dennoch die „Primärkrümmung" waren und in deren Folge erst die große thorakale Verbiegung als „Sekundärkrümmung" entstand. Die Bezeichnung Primär- oder Sekundärkrümmung sollte wegen der Bestimmungsunsicherheit zugunsten der Bezeichnung Haupt- und Nebenkrümmung als verlassen gelten (s.a. S. 20). In seltenen Fällen und gewöhnlich nur bei schwächer ausgeprägten Lordoskoliosen findet sich ein umgekehrter Drehmechanismus. Die Wirbelkörper sind nach der Konkavseite verdreht. Die Dornfortsätze zeigen nach der Konvexseite. Man spricht von paradoxer Rotation.

Strukturelle Veränderungen: Durch den beschriebenen Verbiegungs- und Drehmechanismus kommt es zu einer Veränderung der auf die Wirbelkörper und Wachstumszonen einwirkenden Belastungen. Die Annahme, daß an der Konkavseite der Druck auf die wachsenden Bezirke der Wirbelsäule größer sei als auf der Konvexseite und damit das Wachstum konkavseits gehemmt werde, hat augenscheinlich viel für sich. Diese Annahme läßt die konkavseitige Verschmälerung der Wirbelkörper und ihre keilförmige Verbreite-

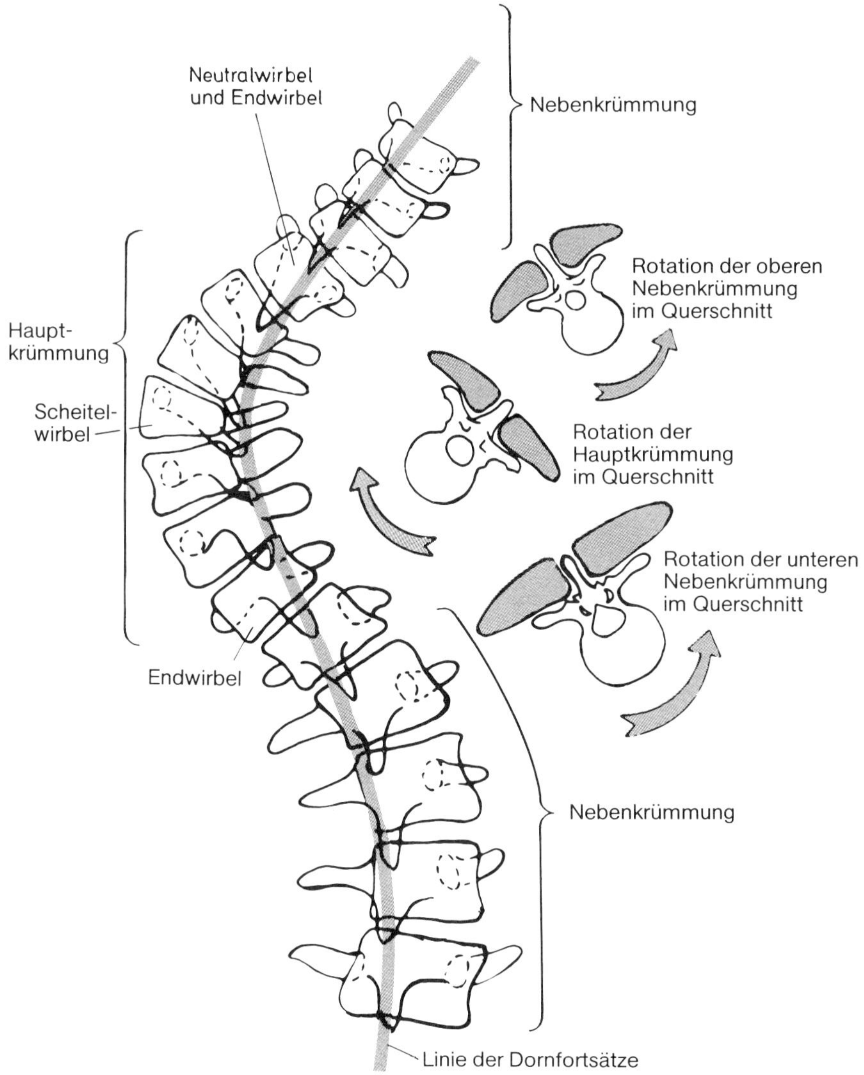

Abb. 25 Röntgenpause einer typischen, rechtskonvexen, strukturellen thorakalen Skoliose. Man erkennt, daß sich im Scheitelpunkt die stärksten strukturellen Deformierungen der Wirbelkörper (Keilform, Rotation) finden. Die Querschnittsskizzen der Wirbelkörper rechts im Bild zeigen die verschiedenartige Verdrehung der Wirbelkörper in den verschiedenen Abschnitten von Haupt- und Nebenkrümmungen der Skoliose

rung nach außen durch eine Druck-Wachstumshemmung erklären. Ähnliche Veränderungen finden sich an Gelenken und Wirbelbögen.
Auch die weiteren, asymmetrisch auf die Wirbelkörper einwirkenden Kräfte von Muskeln und Bandapparat tragen zur Verformung bei. Die Dornfortsätze werden durch die ansetzende Muskulatur zusätzlich nach medial verbogen, der Effekt der Rotation, welche die Abflachung der Kurve der Wirbelkörperdornfortsätze bereits zur Folge hatte, wird noch verstärkt (Abb. 25, 43, 44b).
Durch den Skolioseentstehungsmechanismus kommt es außerdem zu einer Torquierung der Wirbelkörper in sich, d. h. zu einer schraubenförmigen Verdrehung der Wirbelkörperlängsachse. Diese *Torsion* darf nicht mit Rotation verwechselt werden. Das klinisch und radiologisch entscheidende Kennzeichen ist die Rotation!
Wirbelsäulenseitverbiegungen, welche diese Kriterien nicht aufweisen, sind keine Skoliosen im Sinne der Definition.

Keine Skoliosen im Sinne der Definition sind z. B. die sog. „Ischiasskoliose". Hier handelt es sich um eine schmerzbedingte Abweichung der Wirbelsäule zur Seite. Sie verschwindet nach Beseitigung des schmerzverursachenden Bandscheibenprolapses. Auch die „hysterische Skoliose" ist keine echte Skoliose. Sie verschwindet unter entspannender Anästhesie. Die „statische Skoliose" ist ebenfalls meist keine strukturelle Skoliose, sondern eine nichtfixierte Seitabweichung der Wirbelsäule bei Beinverkürzung. Möglicherweise müssen zu den statischen Skoliosen auch Seitverbiegungen der Brustwirbelsäule beim Bestehen eines muskulären Schiefhalses gerechnet werden. Über die Frage, ob aus statischen Skoliosen im Laufe längeren Bestehens echte strukturelle Skoliosen werden können, herrscht keine Einigkeit. Wir sind im Gegensatz zu anderen Skoliologen davon überzeugt.

Die vielerorts noch übliche Benutzung des Wortes „Rotationsskoliose" oder „Torsionsskoliose" ist zwar nicht falsch. Das Wort „Skoliose" beinhaltet jedoch bereits die Begriffe Rotation und Torsion, so daß die Kombination dieser Begriffe mit dem Wort Skoliose unnötig und auch international nicht üblich ist.
Anders verhält es sich mit der Bezeichnung „Kyphoskoliose". Jede Wirbelsäule weist physiologische Sagittalkrümmungen auf. Sie sind als Halslordose, Brustkyphose oder Lendenlordose bekannt. Eine Brustkyphose bis zu 40 Grad (Meßmethode analog zur Skoliose s. S. 31) gilt als physiologisch. Der überwiegende Anteil der Skoliosen hat im jugendlichen Alter keine über das Physiologische hinausgehende Kyphosierung. Fälschlicherweise wird aber oft der Rippenbuckel als Kyphose bezeichnet. Der Begriff Kyphoskoliose wird daher zu häufig benutzt. Der Kyphosierungsmechanismus selbst in der echten Kyphoskoliose ist ein besonderer Vorgang, zumeist als Folge der Skoliose. Auf ihn wird weiter unten eingegangen (s. S. 22ff).
Ein praktisch nie benutzter Begriff ist die Bezeichnung „Lordoskoliose". Von Lordoskoliose wird dann gesprochen, wenn die physiologische Brustwirbelsäulenkyphosierung abgeflacht ist bei gleichzeitigem Vorliegen einer Seitverbiegung.
Jede Skoliose weist eine oder mehrere *Hauptkrümmungen* und eine obere und eine untere *Nebenkrümmung* auf (Abb. 25). Inwieweit eine Hauptkrümmung auch die Primärkrümmung ist, kann durchaus nicht immer entschieden werden. Es hat sich deshalb international eingebürgert, nicht mehr von Primärkrümmung zu sprechen. Als Hauptkrümmung (major curve, courbe majeure) werden jene Krümmungen bezeichnet, welche die beschriebenen, zur Skoliosedefinition gehörigen Veränderungen aufweisen. Aus Nebenkrümmungen kann im Laufe der Evolution einer Skoliose eine Hauptkrümmung werden.
Klassifizierung der Skoliosen: Die Bezeichnung der Skoliose richtet sich nach der Hauptkrümmung. Die Seite der Konvexität dieser Krümmung, die Lokalisation ihres Scheitelpunktes, der ätiologische Oberbegriff, der Winkelgrad der Hauptkrümmung und der Zeitraum ihrer Entstehung werden angegeben.
Bei der Angabe des *Entstehungszeitpunktes* hat sich die anglo-amerikanische Bezeichnungsweise eingebürgert:

Frühkindliche Skoliose (infantile scoliosis). Entwicklung innerhalb der ersten drei Lebensjahre.

Juvenile Skoliose (juvenile scoliosis). Entwicklung zwischen dem dritten Lebensjahr und dem Beginn der Pubertät.

Adoleszentenskoliose (adolescent scoliosis). Entwicklung vom Beginn der Pubertät bis zum Abschluß der Skelettreife).

Erwachsenenskoliose (adult scoliosis). Skoliosen, die nach der Skelettreife bestehen.

Die Angabe der *Lokalisation* richtet sich nach dem Scheitelpunkt der Skoliose:

Zerviko-dorsale Skoliosen. Scheitelpunkt oberhalb bis einschließlich TH 2.

Thorakale Skoliosen. Scheitelpunkt TH 3 bis TH 10.

Thorakolumbale Skoliosen. Scheitelpunkt TH 11 bis TH 12.

Lumbale Skoliosen. Scheitelpunkt L 1 bis TH 4.

Lumbosakrale Skoliosen. Scheitelpunkt L 4 und Sakrum.

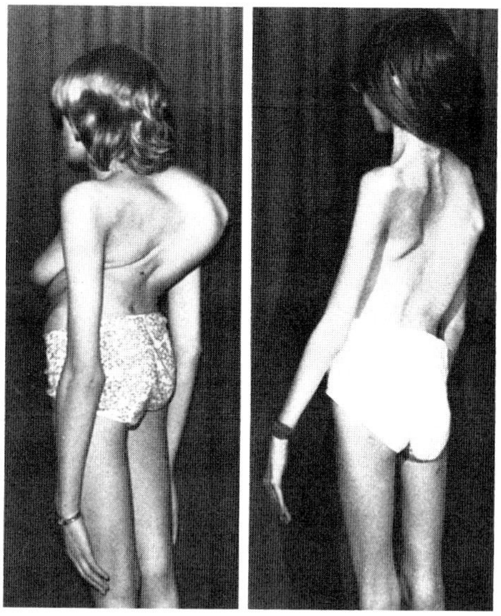

Abb. 26 a) Darstellung einer typischen rechtskonvexen thorakalen Kyphoskoliose. Man erkennt die Ausbiegung der Wirbelsäule zur Seite (Skoliose) und nach hinten (Kyphose) und den massiven Rippenbuckel an der rechten Thoraxseite. Die Rumpfverkürzung ist deutlich. Die Fingerspitzen reichen bis zu den Kniekehlen; b) Rechtskonvexe thorakale Lordoskoliose. Die Dornfortsätze im Scheitelpunkt der Skoliose sind durch die Lordosierung nicht erkennbar. Starker, gratartiger, lang ausgezogener Rippenbuckel

Kombinierte Skoliosen. Hier bestehen zwei Hauptkrümmungen, deren Scheitelpunkte sowohl im thorakalen wie im thorakolumbalen oder im lumbalen Bereich liegen können.

Alle Hauptkrümmungen müssen ausgemessen werden. Besteht eine zusätzliche pathologische Kyphose, so muß man entweder die Winkelgrade von Skoliose und Kyphose gesondert oder den Winkelgrad der Kyphoskoliose im sog. plan d'éléction ausmessen (Methode s. S. 31).

Nach dem bisher Ausgeführten lautet die Bezeichnung für folgende, in diesem Kapitel abgebildete Skoliosen:

Folgen der Skoliose

Klinisch: Die Skoliose hat klinisch und röntgenologisch erkennbare Folgen. Durch die Seitverbiegung der Wirbelsäule kommt es zur *Verkürzung des Rumpfes.* Diese Rumpflängenverkürzung kann so extrem sein, daß die Fingerspitzen der Patienten im Stehen die Kniegelenke erreichen (Abb. 26). Sie bringt eine *Einengung* und damit *Volumenverminderung* von Brust- und Bauchhöhle mit sich. Die *Vitalkapazität* ist proportional zur Schwere der Skoliose eingeschränkt. Bei Einschränkung der Vitalkapazität von mehr als 50% der Norm kommt es anfänglich erst unter Belastung, später bereits in Ruhe zu einem erhöhten Gefäßwiderstand des Pulmonalkreislaufs. Bei den Patienten entwickelt sich ein *Cor pulmonale* mit typischen EKG-Veränderungen (Abb. 27).

Das Vorliegen einer Bronchialstenose durch Wirbelsäulenseitverbiegungen will *Huzley* beobachtet haben.

Auch die Bauchhöhle ist kleiner. Der untere Rippenrand berührt das Becken, taucht in das Becken

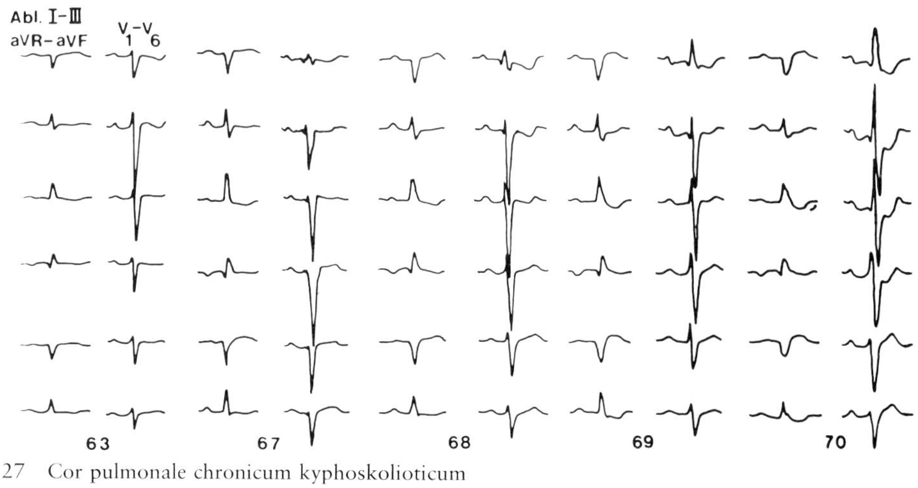

Abb. 27 Cor pulmonale chronicum kyphoskolioticum

hinein oder hängt über das Becken auf einer Seite heraus – je nach *Überhang des Rumpfes* zur rechten oder linken Seite. Klinisch erkennt man, daß die Taillendreiecke verstrichen sind (Abb. 32). Die inneren Organe sind entsprechend deformiert und verlagert (Abb. 28). In seltenen Fällen tritt mechanische Magenentleerungsstörung auf. Sie kann zum operativen Eingreifen zwingen.

Histologische Veränderungen an den skoliotischen Wirbelkörpern finden sich vornehmlich im Bereich der Wachstumszonen. Hier sind u. a. von *Harrington* und *Täger* Untersuchungen durchgeführt worden. Sie zeigen, daß das Wachstum des Knorpels auf der Konkavseite vermindert ist. Bereits im Laufe des Adoleszentenalters weisen die Wirbelgelenke Spuren frühzeitigen Verschleißes auf. Knorpeldefekte und Arrosionen im Sinne arthrotischer Veränderungen wurden schon von *Max Lange* im Jahre 1936 beschrieben.

Röntgenologisch: Im Bereich der Konkavität der Wirbelsäule findet sich eine vermehrte Kalksalzeinlagerung, Sklerosierung und damit Röntgenstrahlendichte. Die Konvexseite ist röntgenstrahlendurchlässiger. Dies entspricht vielleicht nicht einer Osteoporose der Konvexseite, aber doch einer Vermehrung degenerativer Veränderungen auf der Konkavseite (Abb. 29). Konkavseits kommt es zur Verschmälerung der Zwischenwirbelscheiben, osteophytischen Randwucherungen und zur Berührung derselben miteinander, zur Berührung der Querfortsätze und zur teilweisen spontanen Ankylosierung derselben. Oft bilden sich zwischen den Rippen, die sich übereinander schieben können, Nearthrosen aus, die später ankylosieren (Abb. 30). Das hat Konsequenzen für die Atmung. Die Atemexcursion des Thorax wird eingeschränkt. Die meßbare Atemweite wird kleiner. Die Vitalkapazität wird vermindert. Der Lungentotraum vergrößert sich. Das Verhältnis von Vitalkapazität zu Totalkapazität ändert sich. Die letztere nimmt relativ zu.

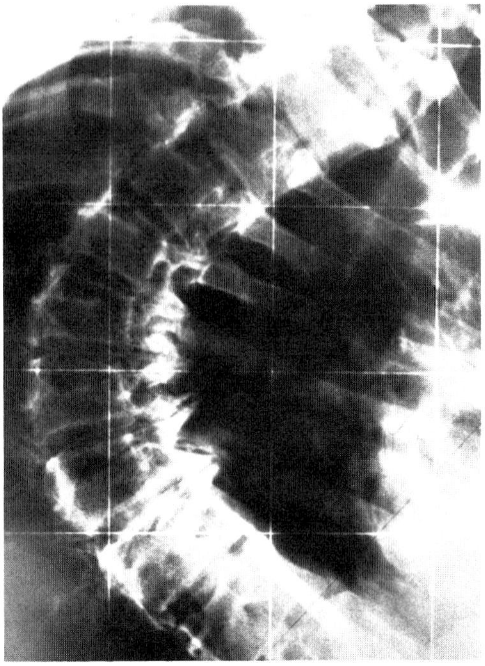

Abb. 29 Konkavseitige degenerative Veränderungen bei rechtskonvexer thorakaler Skoliose. Die spondylotischen Randzackenbildungen sind besonders deutlich auf dieser Aufnahme im „Plan d'élection" (s. d.)

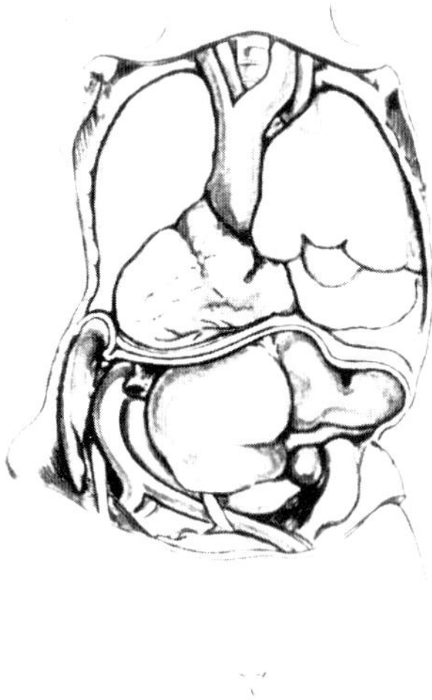

Abb. 28 Brust- und Bauchorgane bei hochgradiger rechtskonvexer thorakaler Skoliose der Wirbelsäule (Intestinum zur besseren Übersicht entfernt). Situs modifiziert nach *Wullstein* von *M. Pilstl.*

Kyphosierungsmechanismus: Das Auftreten einer pathologischen Kyphosierung beim Vorhandensein einer Skoliose ist nicht selten. Während die Lordoskoliosen sich bei bestimmten, mageren und schlankwüchsigen Menschen finden (Abb. 26b), oft auch in Vergesellschaftung mit einem Marfan-Syndrom, ist das Entstehen der meisten Kyphoskoliosen einem bestimmten *Drehmechanismus* zuzuschreiben. Außerdem können destruktive oder kongenitale Veränderungen an den Wirbelkörpern Ursache einer Kyphoskoliose sein. Steht die Kyphose im Vordergrund der Wirbelsäulenverformung, spricht man von *Skolio-Kyphose.*

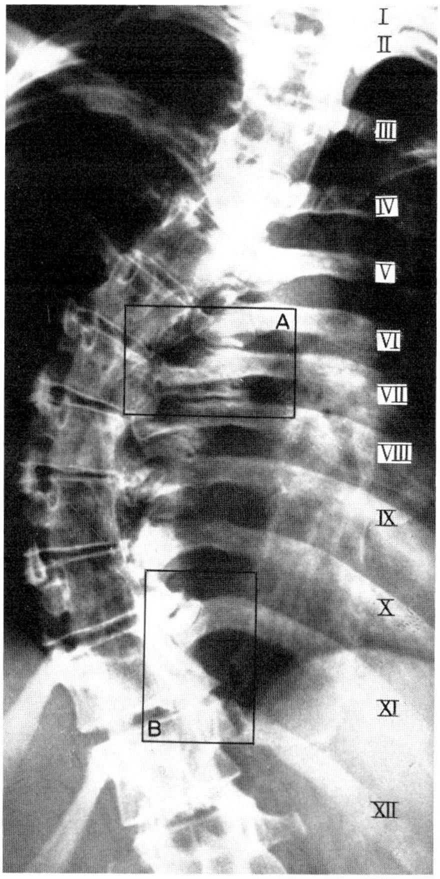

Abb. 30 Rechtskonvexe idiopathische Erwachsenen-Thorakalskoliose. Zwischen den Rippen ist es zum Teil zur Ausbildung von Nearthrosen (A) und erheblichen arthrotischen Veränderungen der Rippenwirbelgelenke (A + B) gekommen

Die Beschreibung des *Entstehungsmechanismus der thorakalen Kyphose* bei Skoliosen gaben *Zielke* und *Pellin*. Zwischen zwei strukturellen Krümmungen (major curve, courbe majeure) weist ein Wirbelkörper die stärkste Schrägeinstellung auf. An diesem kommt es aufgrund eines „physiologischen“ Drehmechanismus zur Ausprägung der Kyphose. Der oberhalb dieses mehr oder weniger horizontal eingestellten *Neutralwirbels* befindliche Wirbelsäulenabschnitt wird gewissermaßen nach vorn unten, der darunter befindliche Anteil nach vorn oben gekippt, wenn man sich den Neutralwirbel als punctum fixum denkt. Dadurch entsteht der Scheitelpunkt der Kyphose im Bereich dieses zwischen beiden strukturellen Krümmungen gelegenen Wirbelkörpers (Abb. 31 a). Dorsolumbale oder lumbale Kyphosen entstehen durch starke Rotation der Wirbelkörper zur Seite. In ventro-dorsaler Richtung kommt es durch die mehr frontale Einstellung der Gelenkflächen vermehrt zur Instabilität. Es tritt das *Drehgleiten* der Wirbelkörper untereinander auf. Dadurch wird die normalerweise große und vorn liegende Abstützungsfläche der Wirbelkörper untereinander verkleinert und nach lateral verlagert. Es entsteht die Kyphose als Folge dieser Instabilitätsfaktoren (Abb. 31 b).
Weitere Kyphosierungsmechanismen gibt es bei Defektbildungen im Bereich der ventralen Wirbelsäulenanteile, z. B. bei neurofibromatotischer Fehlbildung, bei angeborenem Fehlen von Wirbelkörpern (Mißbildungen), nach Laminektomien oder auch bei Kompressionsfrakturen u. a.

Alle Kyphosierungen führen zu einer zusätzlichen Verkürzung des Rumpfes. Röntgenologisch projizieren sich die Rippen im pfeilgerechten Strahlengang übereinander (Abb. 36 a), oft ist dieses auch klinisch tastbar („chevalet costal“). Hierdurch entstehen wiederum typische anatomische Veränderungen an den Rippen, die sich an einem hakenförmigen Querschnitt (Abb. 31 c) zeigen. Dieses „Chevauchement costal“ findet sich mit einem Scheitelpunkt direkt unter dem Neutralwirbel zwischen zwei strukturellen Krümmungen und auf der Konkavseite der klinisch am meisten ins Auge fallenden, gewöhnlich rechtskonvexen thorakalen Hauptkrümmung.

Schmerzen: Der Schmerz ist nicht meßbar. Über Häufigkeit und Intensität von Schmerzen bei Skoliosekranken finden sich unterschiedliche Angaben. Schmerzen werden vor allem von amerikanischen Autoren für die Skoliose angegeben. Der erfahrene Orthopäde weiß und der unerfahrene wundert sich oft darüber, daß Schmerzen bei hochgradigen Wirbelsäulenverbiegungen meist überhaupt nicht geklagt werden – zumindest hierzulande. Unser Eindruck, daß Skoliosekranke nicht häufiger über Rückenschmerzen zu klagen haben als die übrige Bevölkerung, wird täglich in der Skoliosenambulanz bestätigt. Dies berichtet auch *A. Nachemson*. Es kommt immer wieder heraus, daß die Patienten, welche zur (operativen) Therapie drängen, sich schämen, die kosmetische Beeinträchtigung als subjektiv gravierenden Grund anzugeben und Schmerzen in den Vordergrund stellen. Auf der anderen Seite wird es Patienten geben, die bei schwerster Kyphoskoliose Schmerzen haben, diese aber untertreiben, um als leistungsfähig angesehen zu werden. Immerhin erscheint es heute nicht mehr gerechtfertigt, Patienten mit einer Skoliose düstere Schmerzprognosen zu stellen. Schmerzen spielen in der Indikation für therapeutisch-operatives Vorgehen bei Skoliosekranken eine untergeordnete Rolle (s. S. 37, 50 ff).

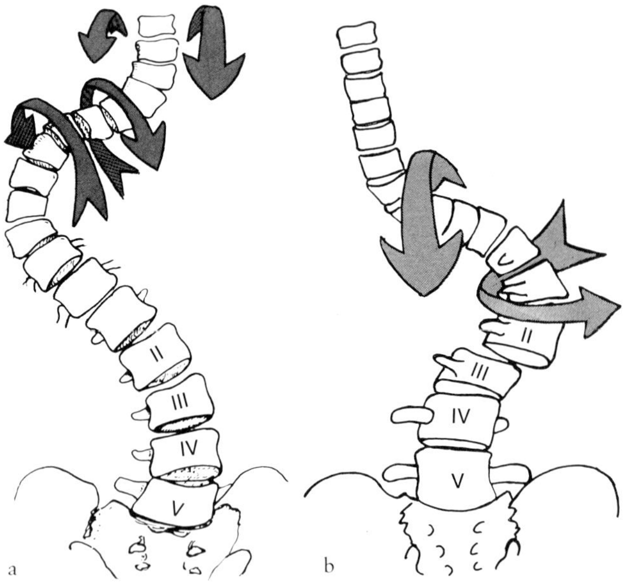

a b

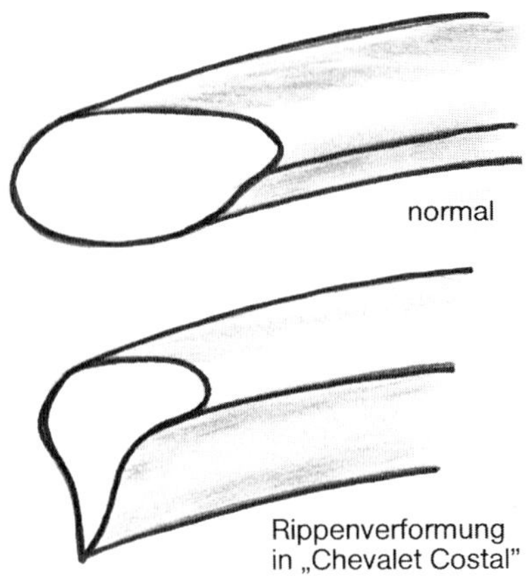

c

Abb. 31 c Rippenquerschnitt normal und verformt im Bereich des sogenannten „chevalet costal" der Konkavseite der Kyphoskoliose

Abb. 31 a und b Darstellung des Kyphosierungsmechanismus
a) Es bestehen zwei strukturelle Verkrümmungen (major curves). Zwischen beiden Krümmungen besteht ein Wirbel mit maximaler Horizontaleinstellung. Es handelt sich meistens um den Neutralwirbel. Über diesen und die benachbarten Wirbel kommt es zu einem Drehmechanismus, wie er durch die Pfeile angedeutet ist. Dies trägt dazu bei, daß die Kyphose gewissermaßen nach hinten hinausgedreht wird
b) Im lumbalen Bereich entsteht gewöhnlich über dem normalen Rotationsvorgang ein Drehgleiten. Dieses bringt Instabilität mit sich, über die es dann zur Kyphose kommt

Psychische Beeinträchtigung: Die äußere Verunstaltung seines Körpers bleibt nicht ohne Einfluß auf die psychische Situation des Skoliosekranken. Kinder werden oft von den Eltern versteckt, Erwachsene meiden Kontakte oder werden von der Umwelt gemieden.

Umfangreiche empirisch-psychologische Untersuchungen von *Kaminski* und *Walliczek* (1976) über die Auswirkungen operativer Skoliosenbehandlung weisen darauf hin, daß die operative Korrektur für die Mehrzahl der Patienten die Voraussetzung und Ausgangsbasis zur Bewältigung bestehender psychosozialer Probleme und zur Minderung psychischer Beeinträchtigungen bildet. Dies ist relativ unabhängig von Ätiologie und Ausprägungsgrad der Skoliose. Es ergaben sich bei einer überwiegenden Zahl von Patienten deutliche Hinweise dafür, daß leichte bis deutliche positive, im wesentlichen auch anhaltende Veränderungen des Selbstwertgefühls und des Sozialkontaktes eintraten. Positivere Einstellungen zum eigenen Körper, Verbesserungen des körperlichen und seelischen Allgemeinzustandes wurden nach der operativen Behandlung beobachtet, dies vor allem bei Patienten mit idiopathischer Skoliose, wenn sie im Alter von 13–15 Jahren operiert wurden. Waren Patienten bis zum Zeitpunkt der Operation durch ihre Skoliose kosmetisch und funktionell nur wenig beeinträchtigt, psychisch unauffällig und sozial integriert, bestand die Gefahr, daß die durch die Operation gesetzten Beschränkungen des gewohnten Lebensvollzuges intensiv und konfliktreich als körperliches und psychisches Handicap erlebt wurden.

Hinsichtlich der **Häufigkeit der Skoliose** besteht eine gewisse Abhängigkeit von ihrer Ätiologie. So sind bei uns Skoliosen nach Poliomyelitis heute selten geworden. Wird über die Häufigkeit der idiopathischen Skoliose gesprochen, die etwa 80% des gesamten Kollektivs ausmacht, so ist diese Frage eng verknüpft mit der Frage genetischer Aspekte. Während in früheren Untersuchungen von Bevölkerungsgruppen 0,1–0,4% Skoliosen angegeben wurden, läßt sich heute anhand zahlreicher großangelegter und genauer Schuluntersuchungen in Südafrika, Kalifornien, Minnesota, Nordrhein-Westfalen erkennen, daß die Skoliose weit häufiger ist, als früher vermutet wurde. Teilweise wird im Alter von 10–14 Jahren eine Häufigkeit bis zu 12% konstatiert – allerdings eingeschlossen alle Wirbelsäulenseitverbiegungen ab fünf Grad. Auffällig ist dabei, daß im

Alter von 10–11 Jahren die Häufigkeit der Skoliose bei Knaben und Mädchen etwa gleich groß ist. Bei den Mädchen besteht dann aber im Laufe des weiteren Wachstums eine größere Verschlechterungstendenz. Dies hat dazu geführt, die Skoliose als überwiegende Erkrankung des weiblichen Geschlechts zu bezeichnen. In der Tat wird die signifikante Skoliose über 20 Grad beim weiblichen Geschlecht häufiger beobachtet als beim männlichen, etwa im Verhältnis 80:20.

Worauf diese häufigere Verschlechterungstendenz bei Mädchen wirklich beruht, ist unklar. Es ist naheliegend, hormonelle Faktoren anzunehmen. Bewiesen ist dies nicht.

Sicher ist, daß die Häufigkeit der Skoliose bei den verschiedenen Rassen unterschiedlich ist. Bei Eingeborenen Südafrikas beträgt sie 2%, bei Kaukasiern 6%. Genau so sicher ist auch, daß die Veranlagung zur (idiopathischen) Skoliose familiär ist. Nicht nur das Bekanntwerden von Skoliotikerfamilien ist hierfür signifikant. Umfangreiche Untersuchungen, besonders aus der englischen Schule von *James* haben überzeugend klargelegt, daß die Morbidität von Kindern, bei denen ein Elternteil eine nachweisbare Skoliose hat, etwa zwanzig Mal so hoch ist, wie die Morbidität der Gesamtbevölkerung. Dazu sei erneut bemerkt, daß die Skoliose lediglich Symptom einer noch nicht definierten Grundkrankheit ist, so daß grundsätzlich an die Vererbung dieser unbekannten Grundkrankheit mit oder ohne Symptom Skoliose zu denken ist.

Hinsichtlich der **ätiologischen Einteilung** kann es heute nicht mehr genügen, die Wirbelsäule schematisch in osteopathisch, neuropathisch, myopathisch, fibropathisch usw. einteilen zu wollen. Diese Einteilung wird sowohl der Skoliose wie den verschiedenen Krankheitsbildern nicht gerecht. Es müßte doch bei einer solchen Einteilung z. B. die kongenitale Skoliose zusammen mit der Skoliose bei Neurofibromatose, mit den posttraumatischen Skoliosen und denen, die durch Tumordestruktion entstanden sind, als „osteopathisch" erfolgen. Dabei könnte man sich darüber streiten, ob man die Neurofibromatose besser zu den neuropathischen Skoliosen oder möglicherweise zu den fibropathischen Skoliosen rechnen will. Die Beispiele ließen sich vermehren. Wir geben aus diesem Grund die etwas genauere – dafür natürlich auch umfangreichere – Einteilung der amerikanischen Schule (MOE) gekürzt wieder. Für den Studierenden mag es dabei genügen, wenn er erkennt, daß es neben der idiopathischen Skoliose (80%) die meisten der neuromuskulären Erkrankungen das Symptom „Skoliose" haben können; daß es ferner angeborene Veränderungen, also Mißbildungen der Wirbelsäule gibt, die zur Seitabweichung oder Sagittalabweichung führen und daß es neben der wichtigen Neurofibromatose auch Erkrankungen gibt, deren Hauptveränderung im intermediären Stoffwechsel liegen mag, die aber nachfolgend eine Skoliose entwickeln, wie z. B. das Marfan-Syndrom oder die Ehlers-Danlos'sche Erkrankung.

Ätiologische Einteilung der strukturellen Skoliosen (nach MOE)

I. *Idiopathische Skoliose*
  1. frühkindliche Skoliose (infantile scoliosis)
    a) resolving scoliosis (sog. Säuglingsskoliose) spontane Heilungstendenz
    b) progrediente Skoliose
       bösartige, frühkindliche Skoliose, die später sich meist zur Kyphoskoliose ausbildet
  2. juvenile Skoliose (juvenile scoliosis)
  3. Adoleszentenskoliose (adolescent scoliosis)

II. *Neuromuskuläre Skoliosen*
  1. neuropathische Skoliose, oberes motorisches Neuron betroffen
    a) frühkindlicher Hirnschaden/CP
    b) spino-zerebellare Ataxien (Friedreichsche Ataxie, Charcot-Marie-Tooth-Syndrom u.a.)
    c) Syringomyelie
    d) Rückenmarkstumoren
    e) Rückenmarkstraumen

  2. Neuropathische Skoliose, unteres motorisches Neuron betroffen
    a) Poliomyelitis
    b) andere Virusmyelitiden
    c) post-traumatisch
    d) neurogene Muskelatrophien (Kugelberg-Welander-Syndrom, Werdnig-Hoffmann-Syndrom)
    e) Myelomeningozele

  3. Dysautonomie – Riley-Day-Syndrom
  4. myopathische Skoliosen
    a) Arthrogryposis
    b) Muskalatrophien (Duchenne-v.-Leyden-Syndrom)

III. *Kongenitale Skoliosen*
  1. Fehler in der Wirbelkörperform (Keilwirbel, Halbwirbel, Wirbelrudimente)
  2. Segmentierungsstörungen (einseitig, unsegmented bar) oder zweiseitig
  3. Kombinationsformen

IV. *Skoliosen mit Neurofibromatose (Morbus Recklinghausen)*
  1. Skoliosen bei Neurofibromatose, Formgebung wie idiopathische Skoliosen
  2. Skoliosen durch Neurofibromatose (Formgebung wie kongenitale Kyphoskoliosen)

V. *Skoliosen bei messenchymalen Störungen*
  1. Marfan-Syndrom
  2. Ehlers-Danlos-Syndrom

VI. *Skoliosen im rheumatischen Formenkreis*

VII. *Posttraumatische und iatrogene Skoliosen*
  1. Wirbelkörperfrakturen
  2. Nach chirurgischen Eingriffen
    a) nach Laminektomie
    b) nach Thorakoplastik
    c) nach Röntgenbestrahlungen

VIII. *Narbenskoliosen*
  1. Nach Lungenempyem
  2. Nach Verbrennungen

IX. *Skoliosen bei Dysostosen*
  1. Dystrophischer Zwergwuchs
  2. Mukopolysaccharidose (Morquio-Syndrom)
  3. Andere

X. *Skoliose aufgrund von Osteomyelitiden*

XI. *Skoliose bei Stoffwechselstörungen*
  1. C-Avitaminose (Skorbut, Moeller-Barlowsche Krankheit)
  2. Osteogenis imperfecta
  3. Homozystinurie

XII. *Skoliosen bei Aufbaustörungen des lumbosakralen Übergangs*
  1. Spondylolysen und Spondylolisthesen
  2. Kongenitale Anomalien

XIII. *Skoliose bei Tumoren*
  1. Tumoren der Wirbelsäule
  2. Tumoren des Rückenmarks

Befunderhebung

Das Examinieren des Patienten beginnt in der Erhebung der eigenen und der *Familienvorgeschichte*. Beim Skoliosekranken ist nach Vorkommen von Wirbelsäulenseitverbiegung oder überhaupt Wirbelsäulenerkrankungen bei den Vorfahren und der eigenen Familie zu fragen. Fehlbildungen sind meistens nicht bekannt oder werden auch bei der Erstuntersuchung verschwiegen. Das Augenmerk hat sich auf neurologische und neuromuskuläre Erkrankungen zu richten. Bei Zwillingen sollte auf Untersuchung beider bestanden werden.

Die *eigene Vorgeschichte* des Patienten muß Angaben über den Zeitpunkt des Auftretens der Wirbelsäulenverkrümmung enthalten. Wer hat die Skoliose bemerkt und bei welcher Gelegenheit (Anpassen neuer Kleider, beim Duschen oder bei Beschwerden)? Ist die Verkrümmung seither schlechter geworden? Die bisherige Behandlung (Korsette, welche Art; Gipsschalen, Übungsbehandlungen, Extensionen usw.) ist mit der jeweiligen Altersangabe und Behandlungsdauer festzuhalten. An Poliomyelitis wie an die erblichen neuromuskulären Erkrankungen, z. B. Friedreichsche Ataxie, ist zu denken. Es muß vermerkt werden, ob vorhergegangene Operationen in Bauch- und Brusthöhle oder an der Wirbelsäule erfolgten. Ist ein Herzfehler bekannt? Sind andere Mißbildungen bekannt? Oft sind diese von Wirbelsäulenfehlbildungen begleitet. Nach Thorakotomien kommt es zum Auftreten von Skoliosen. Operationen an den inneren Organen mit nachfolgender Röntgenbestrahlung in früher Kindheit haben ebenfalls oft eine Skoliose zur Folge – z. B. nach Entfernung eines Wilms-Tumors im Säuglingsalter. Die letzten Fragen beziehen sich darauf, warum eigentlich der Patient zur Behandlung kommt. Was hat er zu klagen? Ist es hauptsächlich ein kosmetisches Problem oder hat er Schmerzen, ist er kurzatmig, fürchtet er Verschlechterung für die Zukunft?

Die *Inspektion* ist beim Skoliosekranken genau so wichtig wie die Untersuchung. Sie vermag bereits den größten Teil der notwendigen Aufschlüsse über die Art des Leidens zu geben. Zu beurteilen ist zunächst der Allgemeinzustand, das Verhältnis der Extremitäten zur Rumpflänge, die Hautfarbe, evtl. Hautpigmentation (café-au-lait-Flecken), anormale Behaarung über den Wirbelsäulenabschnitten, die auf Bogenschlußstörungen und entsprechende Mißbildungen hinweisen können. Hauttumoren (Neurofibrome). Beschaffenheit des Unterhautfettgewebes und der Haut (Marfan-Syndrom) sind wichtig zu vermerken. Die Inspektion zeigt die typische Silhouette des Skoliosekranken, die je nach Sitz der Skoliose ganz verschieden ist (Abb. 32). Wichtig ist ferner die Entwicklung der sekundären Geschlechtsmerkmale, also der Brüste (*Tanner*) und Schambehaarung. Nach Stimmbruch und Menarche wurde bereits bei Erhebung der Vorgeschichte ge-

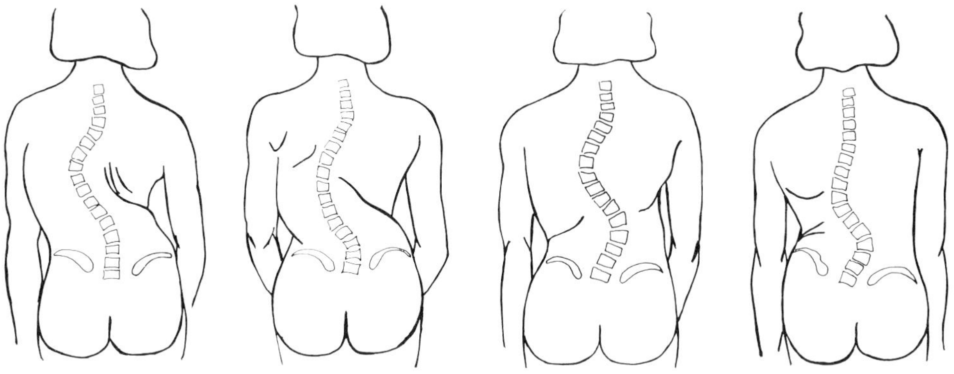

Abb. 32 Die verschiedenen Lokalisationen der Hauptkrümmung verändern die Silhouette des Körpers jeweils in typischer Weise. Man beachte den Überhang zu einer Seite und die verschiedene Verformung der Taillendreiecke. a) Rechtskonvexe thorakale Skoliose, b) rechtskonvexe thorakolumbale Skoliose, c) kombinierte rechtskonvexe thorakale, linkskonvexe lumbale Skoliose, d) linkskonvexe lumbale Skoliose

fragt. Gesichtsasymmetrien, Ohrmuschelmißbildungen, Neigung des Kopfes zur Seite, Schultern- und Beckenstand sind zu beachten, die Beurteilung der Taillendreiecke, ein klinisch beschriebener Eindruck von Skoliose, Kyphose und Lordose schließen die Inspektion ab.

Klinisches Bild: Weil die Wirbelsäulendeformität in den meisten Fällen nur das Symptom einer Gesamt- oder Grunderkrankung ist, ist die Erhebung eines Allgemeinstatus notwendig. Die Untersuchung der Wirbelsäule und ihrer Folgen selbst kann sich dann auf wenige *„harte" Daten* beschränken. *Gemessen* werden sollte zunächst der *Überhang*. Dies ist der Abstand des Lots vom Dornfortsatz des siebten Halswirbelkörpers rechts oder links zur Rima ani. Der Abstand zur Rima ani ist in Zentimetern anzugeben. Ferner sind zu messen *Körpergewicht, Sitz- und Stehgröße, die Atemweite,* die über der Spitze des Schwertfortsatzes des Brustbeines gemessen wird. Ein einseitiger *Hoch- oder Tiefstand* von Schultern und Becken sind festzuhalten. Es soll auch festgestellt werden, ob der Rippenbogen den Beckenrand berührt, die Rippen in das Becken hineintauchen oder seitlich überragen. Der *Rippenbuckel* – gratartig oder gerundet – in vornübergeneigter Haltung ist zu messen (Abb. 33).

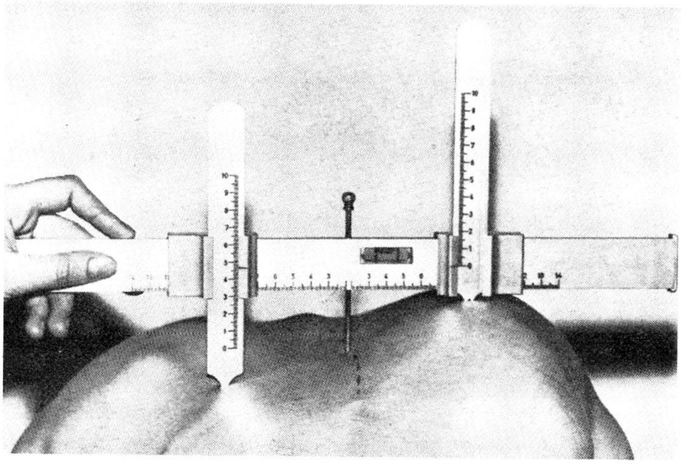

Abb. 33 Der tangentiale Blick über den Rücken bei waagrecht gebeugtem Rumpf zeigt am ehesten einen beginnenden Rippenbuckel. Hier Anwendung des Rippenbuckelmeßgerätes nach *Goetze* (mit freundlicher Genehmigung von Herrn Priv.-Doz. Dr. *Goetze*)

Die Höhe wird zum Rippental auf der Gegenseite festgestellt. Der Abstand der Meßpunkte vom Dornfortsatz des Scheitelwirbels ist zu vermerken. Schließlich ist die Wirbelsäule klinisch noch in Beugung und Streckung hinsichtlich Kyphosierung und Lordosierungsmöglichkeit sowie der Seitneigungsmöglichkeit und Rotationsfähigkeit klinisch zu überprüfen. Auch die einfache manuelle Extension des Patienten am Kopf gibt einen Eindruck davon, wie weit die Verkrümmung mobil oder fixiert ist.

Hinsichtlich der *Lungenfunktion* genügt nach den ausführlichen Untersuchungen von *Hilpert* an jugendlichen und erwachsenen Skoliosekranken unseres Zentrums die Vitalkapazität, da sie sehr weitgehend mit allen anderen Parametern der Lungenfunktion parallel verläuft und somit einen entsprechenden Hinweis auf diese gibt. Die Messung der Vitalkapazität muß aber mit einem entsprechend genauen und empfindlichen Gerät durchgeführt werden. Bewährt hat sich der Vitalograph (Abb. 34a). Das Taschenspirometer nach *Buhl* eignet sich nur als persönliches Übungsgerät für den Patienten (Abb. 34b). Für Untersuchungsaussagen ist es zu ungenau.

Lungenfunktionsprüfungen sind wissenschaftlich interessant. Für die Operationsindikation helfen sie wenig. Zeigt die Lungenfunktion ein erhebliches Defizit zwischen „Soll" und „Ist", muß u. U. der Patient erst recht aus „vitaler Indikation" operiert werden. Die operative Aufrichtung und Stabilisation der Wirbelsäule bringt oft, gerade bei gravierenden Kyphoskoliosen, eine zumindest absolute Vergrößerung der Vitalkapazität mit sich. Es ist meines Erachtens irrig, hierin nur deshalb keine Verbesserung sehen zu wollen, weil der absolute Zuwachs an Vitalkapazität dem absoluten postoperativen Zuwachs an Rumpflänge und damit dem neuen höheren Normalwert relativ gleich defizitär entspricht. Die Vitalkapazität bezieht sich vor und nach der Operation auf den gleichen Menschen. Sie muß dem gleichen Organismus genügen, so daß ihre absolute Vergrößerung in der Regel auch einer absoluten Verbesserung entspricht – was im übrigen auch mit dem subjektiven Empfinden der Patienten übereinstimmt.

Mit diesen wenigen harten Daten, die der Untersucher bei der Erstuntersuchung nehmen sollte – *Sitz-/Stehgröße, Atemweite, Rippenbuckelhöhe, Überhang und Vitalkapazität* – besitzt er feste und objektiv vergleichbare Meßwerte, die bei der späteren Untersuchung die Beurteilung hinsichtlich Progredienz und evtl. zu treffender therapeutischer Entscheidung erleichtern. Alle diese Maße können in der Praxis durch die eingearbeitete Sprechstundenhilfe genommen werden. Alle Empfehlungen, weitere Meßdaten in die klinische Untersuchung mit hinein zu nehmen, erscheinen unwichtig, zumal ihre Aussagen hinsichtlich therapeutischer Konsequenzen gering sind.

Bei der *Schuluntersuchung* ist es nicht einmal möglich, diese Daten festzuhalten. Die Schuluntersuchung wird sich auf Prüfung der Mobilität und auf Feststellung

a
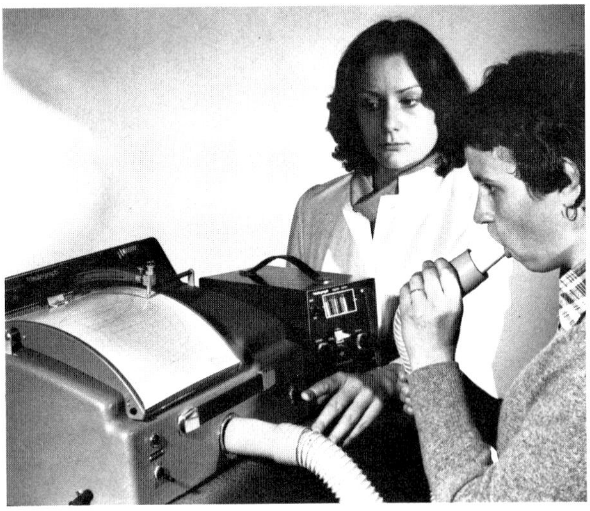

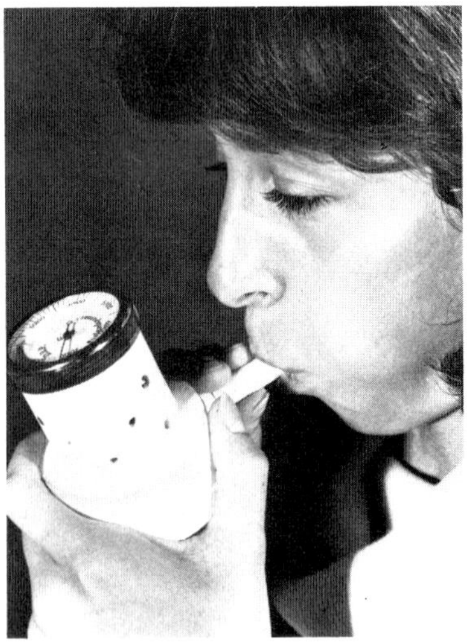
b

Abb. 34a Bestimmung der Lungenfunktion mit dem Vitalographen. Das empfindliche Gerät ist bei richtiger Einstellung und richtiger Handhabung sehr genau und ergibt objektiv vergleichbare Werte

Abb. 34b Benutzung des Taschenspirometers nach *Buhl*. Es handelt sich um ein preiswertes Gerät, welches sich gut zur persönlichen Übungsbehandlung für die Patienten eignet eventueller Rotationszeichen beschränken. Der tangentiale Blick über den Rumpf des vornübergeneigten Patienten (Abb. 33) hat schon manchen beginnenden Rippenbuckel entdecken lassen. In wieweit die vor allem von japanischen Autoren *(Takemitsu, Inoue)* propagierte *Moiré-Fotografie* tatsächlich in der Lage ist, differenziert beginnende Wirbelsäulendeformitäten im Rahmen der Schuluntersuchung festzuhalten und damit Röntgenaufnahmen zu ersparen, kann nach den bisherigen Ergebnissen noch nicht entschieden werden. Der Wert der Moiré-Fotografie (Abb. 35) liegt vermutlich darin, daß aus einem einfachen dorsalen Ansichtsfoto die Rippenbuckelhöhe entnommen werden kann.

Röntgenuntersuchungen sollen am gleichen Patienten unter vergleichbaren Bedingungen erfolgen. Nur so ergibt sich auch eine vergleichbare Auswertbarkeit der Bilder. Nur so kann dem Patienten vermehrte Strahlenbelastung durch Wiederholung von Aufnahmen erspart werden. Nur wirklich vergleichbare Techniken aber können Grundlage zu späteren, weiteren Untersuchungen, Beurteilungen und therapeutischen Konsequenzen geben.

Bei der Röntgenuntersuchung ist zu unterscheiden zwischen den Standardaufnahmen, die in jeder orthopädischen Fachpraxis möglich sein sollten und Spezialaufnahmen. Schichtaufnahmen, Darstellung der ableitenden Harnwege sowie des Rückenmarks mit Kontrastmitteln, ggf. Computertomographien u. a. sind Programme, die gewöhnlich dem Radiologen, Internisten oder Urologen überlassen bleiben müssen.

Grundsätzlich sollte die Wirbelsäule zur Beurteilung der Statik und zur korrekten Beurteilung des Ausmaßes der Verkrümmung *im Stehen* geröntgt werden. Liegeaufnahmen lassen zwar das Vorliegen einer Skoliose erkennen bzw. ausschließen. Sie sind aber für die Beurteilung einer klinisch erkannten Skoliose nur von geringem Wert. Schließlich wird die Wirbelsäule geröntgt, weil eine Skoliose vorliegt und nicht, weil man das mit dem Röntgengerät beweisen muß. Die Aufnahme soll auch mindestens beide Rumpfwirbelsäulenabschnitte umfassen. Teilaufnahmen der Wirbelsäule sind zur Beurteilung einer Skoliose nur von begrenztem Wert. Die verschiedenen Einstellungen der Röntgenröhre zwischen den Wirbelsäulenabschnitten bedeutet verschiedene Fokus, so daß die entstehenden Verzeichnungen nicht ohne weiteres gestatten, Einzelaufnahmen von Wirbelsäulenabschnitten zur Auswertung aneinander zu heften. Es ist deshalb eine unumgängliche Forderung, bei Skoliosen, die *Stamm-Wirbelsäule vollständig* auf einer Platte darzustellen. Die Aufnahme muß den Wirbelsäulenbereich von C 7–S 1 beinhalten. Die Beckenkämme müssen zur Beurteilung der Darmbeinkammapophysen dargestellt sein. Im allgemeinen genügt hierzu das Format 30 × 50 cm oder 30 × 60 cm. Der Film-Fokus-Abstand kann bei Darstellung der Rumpfwirbelsäule 150 cm betragen – im Gegensatz zu den sonst benötigten 250 cm für die Ganzaufnahme des Patienten. Hierdurch wird die abgegebene Strahlendosis vermindert. Ganzkörperaufnahmen, die den Schädel, das Becken und die Oberschenkel darstellen, halte ich für eine unnötige Strahlenbelastung des Patienten. Gegenüber den o. g. Aufnahmen im Format 30 × 50 oder 30 × 60 cm ist ihr Mehrwert für die Beurteilung der Skoliose gering, ihre Herstellungskosten sind jedoch außerordentlich hoch. Einzelheiten werden auf den großformatigen Aufnahmen meist schlecht dargestellt. Die abgegebene Strahlendosis ist groß, der Strahlenschutz unsicher.

Für den niedergelassenen Orthopäden ist die Anfertigung von Wirbelsäulenganzaufnahmen ohnedies problematisch. Er verfügt kaum über ein Rasterstativ für so große Kassettenmaße. Es empfiehlt sich aus diesem Grunde, die Spezialkassette der Firma Goos, Heidelberg, mit dem Format 30 × 50 cm oder 30 × 60 cm zu beschaffen. Filmgrößen 30 × 60 cm werden von verschiedenen Herstellern angeboten, 30 × 50 cm ist in der Regel jedoch ausreichend, oder selbst die Röntgenfilme aus den vorhandenen Standardmaßen zusammenschneiden. Man kann sich aber auch aus den großen 30 × 90 cm Filmen durch einen geschickten Lieferanten die entsprechenden Zuschnitte herstellen lassen.

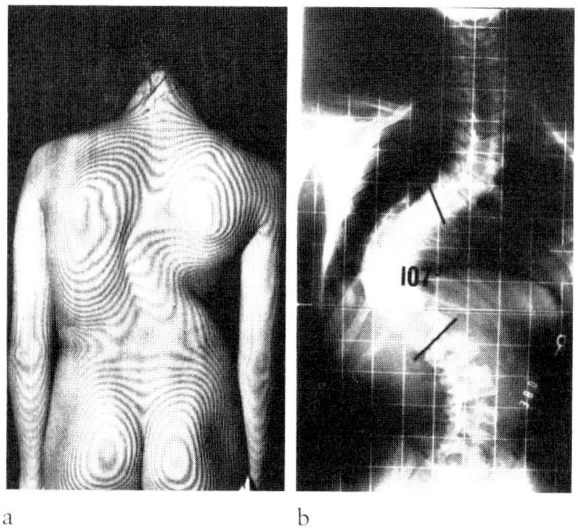

a b

Abb. 35 a und b Moiré-Fotografie einer Patientin mit linkskonvexer tiefthorakaler Skoliose. Zugehöriges Röntgenbild rechts (mit freundlicher Genehmigung von Herrn Prof. *Inoue*, Chiba-Universität, Japan)

Besonders wirtschaftlich ist das Format 15 × 50 cm, welches die Rumpfwirbelsäule in der Regel sehr schön zur Darstellung bringen kann. Das Raster in der Kassette muß auf den Film-Fokus-Abstand von 150 cm zentriert werden. Die Kassette muß eine entsprechende Ausgleichsfolie haben.

2.1 Röntgenaufnahmen der Skoliose und ihre Auswertung

2.1.1. Standardaufnahmen im Stehen

Wirbelsäule ap (im pfeilgerechten Strahlengang). Diese Aufnahme dient zur Beurteilung der Gesamtstatik und zum Ausmessen der Krümmungen. Sie läßt in der Regel feine Details nicht erkennen, doch gibt sie einen Eindruck von der Rotation, vom Verhalten des Brustkorbs zum Becken und sie läßt u. U. bereits ein „chevauchement costal", d. h. eine Übereinanderprojektion von Rippen erkennen (Abb. 36a + b, 60a–c). Damit gibt sie bereits einen Hinweis auf eine eventuell vorliegende stärkergradige Kyphosierung. Sie gibt möglicherweise auch Hinweise auf das Bestehen von Wirbelsäulenmißbildungen. Auf einer ausreichend breiten Aufnahme werden die Beckenkämme darstellbar und lassen eine Beurteilung der Darmbeinkammapophysen zu. Zusammen mit den Ringapophysen der Wirbelkörper ergibt sich ein Hinweis auf das noch zu erwartende Wirbelsäulenwachstum.

Wirbelsäule seitlich. Die Wirbelsäule steht im Raum. Sie weist bereits physiologische Sagittalverbiegungen auf. Diese werden durch eine Skoliose in verschiedener Weise verändert. Um einen dreidimensionalen Eindruck von der Skoliose hinsichtlich der Gesamtstatik und ihrer Stellung im Raum zu bekommen, ist die Seitaufnahme zumindest bei der Erstuntersuchung erforderlich. Bei Anwendung lordosierender Therapiemaßnahmen (Milwaukee-Korsett) müssen auch Verlaufskontrollen durchgeführt werden. Die seitliche Darstellung der Wirbelsäule ist allerdings oft durch Überlagerungen infolge von Skoliose und Rotation stärkergradig beeinträchtigt. Wegen des von der Röntgenröhre divergierenden Strahlenbündels muß die Aufnahme mit der Konvexität zur Platte geschossen werden (Abb. 36c). Die

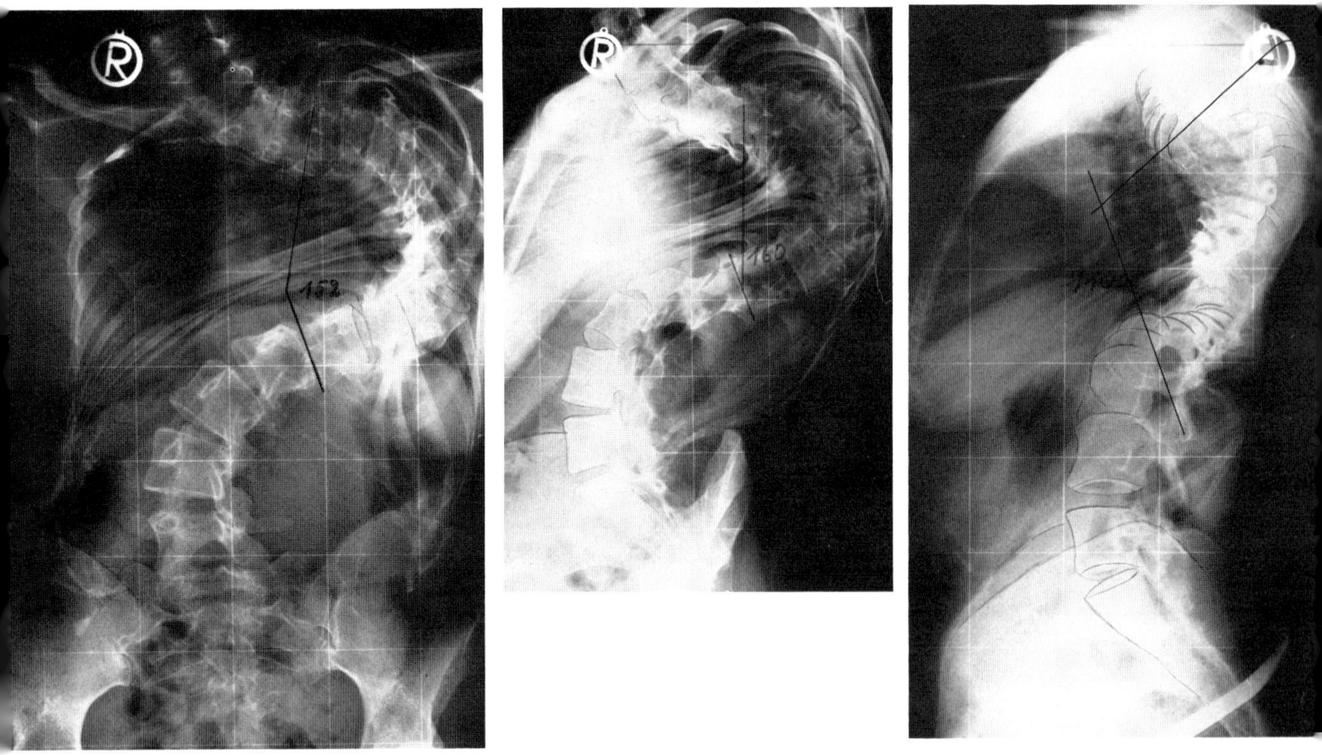

Abb. 36 a–c Linkskonvexe idiopathische thorakale Erwachsenen-Kyphoskoliose. a) Standard-Aufnahme im pfeilgerechten Strahlengang ap. b) Aufnahme in der Wahlebene (Plan d'élection). c) Standardebene seitlich, Konvexität zur Platte. Während die ap-Aufnahme durch die Rotation im Scheitelpunkt und die Seitaufnahme durch die teilweise orthograde Projektion der beiden horizontal eingestellten Schenkel der Hauptkrümmung und die Überlagerung durch den Rippenbuckel Details nicht erkennen lassen, zeigt die in der Mitte dargestellte Aufnahme im sogenannten Plan d'élection sehr deutlich die Einzelheiten dieser strukturellen Verkrümmung. Beachte auch die schraubenförmige Darstellung der Wirbelkörper auf den weitgehend horizontal eingestellten Schenkel der Skoliose auf der Seitaufnahme

Wirbelkörper stellen sich dabei oft dar wie das Gewinde einer Schraube als Folge ihrer schrägen Einstellung im auf- und absteigenden Schenkel der Skoliose. Die Auswertung der Aufnahmen ist daher nicht immer einfach. Man erhält einen Eindruck von Kyphose, Lordose und – durch die vergrößernde Projektion allerdings ungenau – von der Rippenbuckelhöhe.

Auswertung der Standardaufnahmen. Röntgenologisch hat die skoliotische Wirbelsäule mehrere Verkrümmungen zur Seite. Als *Hauptkrümmung* (major curve, courbe majeure) wird diejenige bezeichnet, die fixiert und röntgenologisch strukturell verändert ist (Verformung der Wirbelkörper, Rotation). Es können mehrere Hauptkrümmungen vorhanden sein. Unter Umständen wird im Laufe der Evolution der Skoliose eine *Nebenkrümmung* zu einer (weiteren) Hauptkrümmung. Jede Hauptkrümmung hat einen *Scheitelwirbel.* Es ist der Wirbel, der die stärkste Rotation zeigt. Danach nimmt bis zum *Neutralwirbel* die Rotation ab (Abb. 25). Der Neutralwirbel hat die Rotation null. Der Neutralwirbel ist im thorakalen Bereich im allgemeinen identisch mit dem *Endwirbel* einer Krümmung. Im Lumbalbereich ist der Neutralwirbel aber oft in die Gegenkrümmung integriert. Der Endwirbel ist der letzte Wirbel, der zu einer Krümmung gehört. Er ist am meisten schräg geneigt. Im Zweifel läßt er sich auf Bendingtestaufnahmen (Abb. 39b + c) definieren. Hier erkennt man genauer, welcher Wirbel zu welcher Krümmung gehört.

Der Begriff „Hauptkrümmung" ist unglücklich. Dieser Begriff ist bereits anstelle der früher benutzten Bezeichnung „Primärkrümmung" getreten (s. S.18, 20). Die Primärkrümmung ist klinisch und röntgenologisch nicht immer sicher zu definieren. So gelingt es in wenigen Fällen zu beweisen, daß eine klinisch im Vordergrund stehende große Krümmung, die man als Primärkrümmung angesehen hätte, eigentlich eine Sekundärkrümmung ist. Ganz besonders häufig und deutlich ist dies bei kongenitalen Skoliosen. Die amerikanische Bezeichnung „major curve" und die analoge französische „courbe majeure" werden dem Gegenstand einer strukturellen Krümmung besser gerecht und vermeiden die unsichere Bezeichnung Primär- und Sekundärkrümmung. Es ist aber offenbar nicht möglich gewesen, eine bessere Übersetzung als „Hauptkrümmung" für die amerikanische und französische Bezeichnung zu finden.

Jede Skoliose hat eine obere und untere *Nebenkrümmung* zum Ausgleich (Abb. 25, 32). Bestehen mehrere Hauptkrümmungen, haben sie zusammen eine obere und untere Nebenkrümmung. Liegen zwei Hauptkrümmungen vor, spricht man von kombinierter Skoliose oder aber auch von zwei Hauptkrümmungen (double major curve, courbe double majeure).

Das Ausmessen der Skoliose geschieht heute international nach der Methode von *Cobb.* Das früher von vielen Autoren geübte Verfahren nach *Ferguson-Risser* mag als genauer angesehen werden. Es ist jedoch im allgemeinen verlassen und hat seine Berechtigung nur noch vereinzelt bei jenen kongenitalen Skoliosen, die eine exakte Beurteilung der Wirbelkörperdeckplatten nicht, wohl aber die Beurteilung eines Wirbelkörpermittelpunktes zulassen. In weit über 90% der Fälle kommt man mit der Methode nach *Cobb* aus. Sie ist schneller, einfacher und am besten mit Hilfe des von *Cobb* entworfenen Winkelmessers auszuführen (Abb. 37). Die Skoliose wird nicht am Neutralwirbel sondern am Endwirbel gemessen. Die Kontur der Deckplatten dieser Wirbel – vom oberen Endwirbel in der Regel die obere und vom unteren Endwirbel die untere – wird nach konkavseits mit dem Lineal verlängert. Im Schnittpunkt dieser Geraden läßt sich der Verkrümmungswinkel, der zur Konkavität hinliegt, ausmessen (Abb. 52a). Bei kleinen Skoliosen würde die Verlängerung der Deckplatten über das Röntgenbild hinausgehen. Hier wird auf den Geraden die Senkrechte errichtet. Im Schnittpunkt dieser beiden Senkrechten läßt sich der Skoliosewinkel ausmessen. Er liegt diesmal nach kranial oder kaudal zeigend (Abb. 52b, 39, 67a). Die Nebenkrümmungen werden in gleicher Weise ausgemessen.

2.1.2. Spezialaufnahmen

Aufnahme im plan d'éléction. Die dritte Stehaufnahme ist bei Kyphoskoliosen notwendig. Es handelt sich bereits um eine Aufnahme, deren Herstellung und Auswertung größerer Erfahrung bedarf. Sie wird im allgemeinen nicht mehr in ausreichender Qualität in einer orthopädischen Fachpraxis hergestellt. Die Indikation ist hierzu selten und deshalb die Erfahrung gering. Die Aufnahmetechnik beruht auf einer Idee von *Stagnara* und *Fauchet.* Sie geht auf die weitgehend richtige Tatsache zurück, daß bei Kyphoskoliosen die kyphotische Komponente und die skoliotische Komponente einen Wirbelsäulenabschnitt betreffen. In diesem fallen die Skoliose aus der rein frontalen Ebene und die Kyphose aus der rein sagittalen Ebene heraus in einer gemeinsamen schrägen Ebene zusammen. Diese Ebene wurde von *Fauchet* als „plan d'éléction" oder „incidence *de Stagnara*" bezeichnet. Der Begriff läßt sich am besten mit „Wahlebene" (nicht Wahlfläche) übersetzen. Wegen der Variabilität der Schrägeinstellung der Kyphoskoliose ist sie nicht mit den international geläufigen Begriffen des „ersten oder zweiten schrägen Durchmessers" identisch.

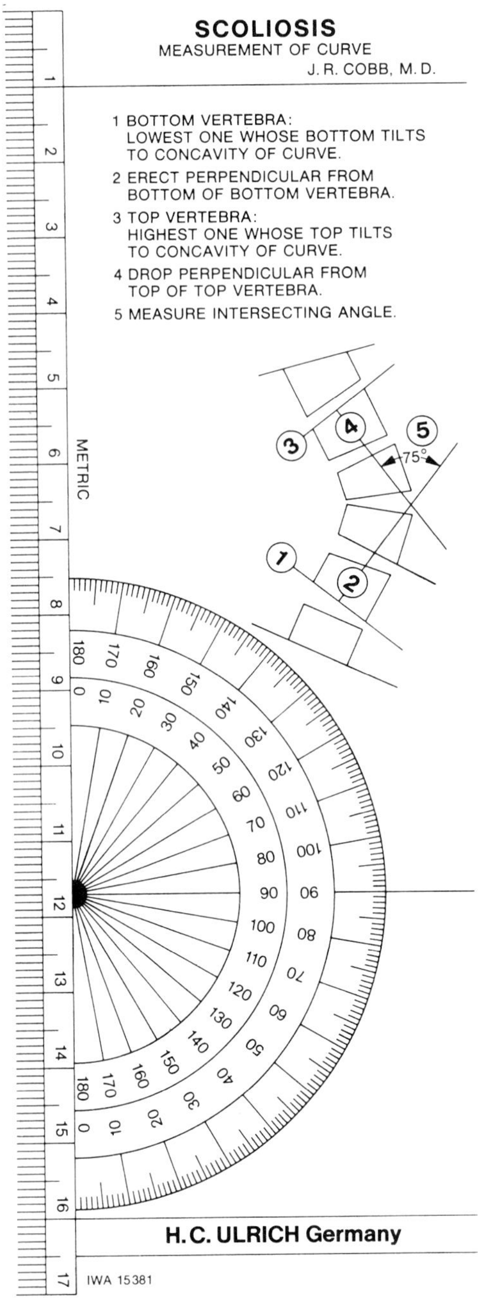

Abb. 37 Original-Meßgerät nach *Cobb* zum Ausmessen skoliotischer Verkrümmungen

Zur Anfertigung solcher Aufnahmen folgt man den Angaben *Fauchets*: der Patient wird stehend vor der Kassette solange gedreht, bis die zwischen den Spitzen der Dornfortsätze der Hauptkrümmung konkavseits liegende Fläche parallel zur Kassette verläuft. In der Regel genügt es, die konkavseitige Fläche des Rippenbuckels parallel zur Kassette einzustellen (Abb. 38).

Auswertung der Aufnahme im plan d'éléction. Diese Technik gibt eine wesentlich bessere Darstellung und einen besseren Eindruck vom Gesamtausmaß der Kyphoskoliose. Er gibt darüber hinaus eine bessere Darstellung der Details und läßt unter Umständen Wirbelsäulenmißbildungen ausschließen oder erkennen. Die Aufnahme ermöglicht einen Einblick in die Zwischenwirbelräume und eine Erkennung vorliegender struktureller Veränderungen. Für den erfahrenen Skoliologen ist sie heute zur Gesamtbeurteilung der Kyphoskoliose und der therapeutischen Konsequenzen unentbehrlich.

Bendingtestaufnahmen. Die Aufnahmen des Bendingtestes sind ap-Aufnahmen der Wirbelsäule im Liegen mit passiv gehaltener, maximal

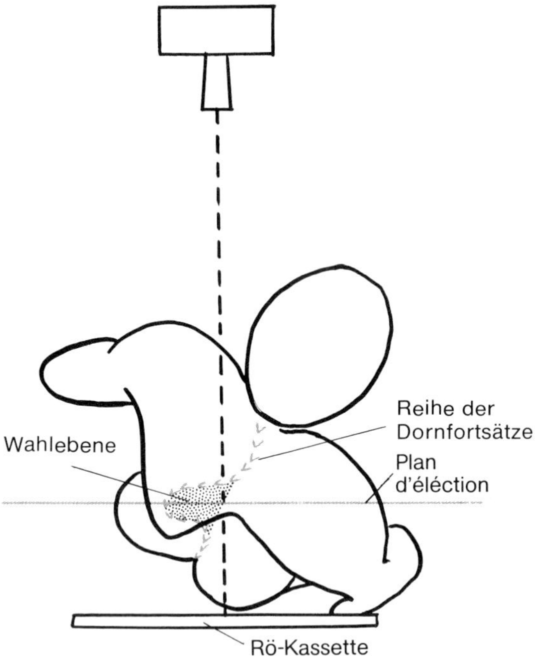

Abb. 38 Darstellungsversuch der Einstellung der Wirbelsäule in der Wahlebene oder im sogenannten Plan d'élection. Die zwischen den Dornfortsätzen der Hauptkrümmung gedachte Fläche – im Bild grau gepunktet – soll parallel zur Röntgenkassette eingestellt werden

möglicher Rechts- und Linksausbiegung des ganzen Rumpfes (Abb. 39b + c).

Auswertung der Bendingtestaufnahmen. Diese Aufnahmen dienen vorwiegend dem Entscheid, ob ein ventrales Korrekturverfahren (s. S. 59ff), welches oft mit vollständiger Korrektur einhergehen kann, durchführbar ist. Die Gegenkrümmungen müssen Korrektur versprechen. Die Bendingtestaufnahmen ergeben dafür einen gewissen Anhalt. Sie sind von besonderer Bedeutung für die Beurteilung des lumbosakralen Abschnittes, kommt es doch bei ventralen Korrekturverfahren darauf an, daß zumindest die Wirbelkörper L 4 und L 5 sich auf S 1 bzw. der Bekkenquerachse ausreichend horizontal einstellen lassen (wir halten dabei 15 Grad Seitneigung des ersten, nicht in die Spondylodese einbezogenen Wirbelkörpers für vertretbar). Bendingtestaufnahmen geben, trotz der passiv gehaltenen Einstellung, keinen Hinweis auf das Ausmaß operativ zu erzielender Korrektur und schon gar nicht auf die post-operativ zu erwartende Spontankorrektur der Nebenkrümmungen. Dies haben Untersuchungen von *Onimus, Michel, Kohler, Zielke* u. a. ergeben. Die Indikation zur Anfertigung von Bendingtestaufnahmen ist aus diesem Grunde in der Praxis nicht mehr gegeben. Aus Gründen der Strahlenbelastung sollten sie nur von erfahrenen Skoliologen gestellt werden und nur dort erfolgen, wo tatsächlich die operative Therapie durchgeführt wird. Jeder Operateur ist mit seinen eigenen Aufnahmen am besten vertraut.

2.1.3. Sonstige Aufnahmen

Liegeaufnahmen, Extensionsaufnahmen. An weiteren Ganzaufnahmen der Wirbelsäule kommt in seltenen Fällen zur präoperativen Diagnostik noch die Aufnahme der Wirbelsäule im Liegen zur Anwendung. Diese Aufnahme gibt hinsichtlich der diagnostischen und therapeutischen Konsequenz – mit Ausnahme eventuell deutlicherer Darstellung – im Vergleich zur Stehaufnahme wenig Nützliches, so daß sie meist aus Strahlenbelastungsgründen unterlassen werden kann. Das gleiche gilt auch für die Extensionsaufnahmen, die – ohne daß eine therapeutische Extension zu Mobilisationszwecken vor der Ope-

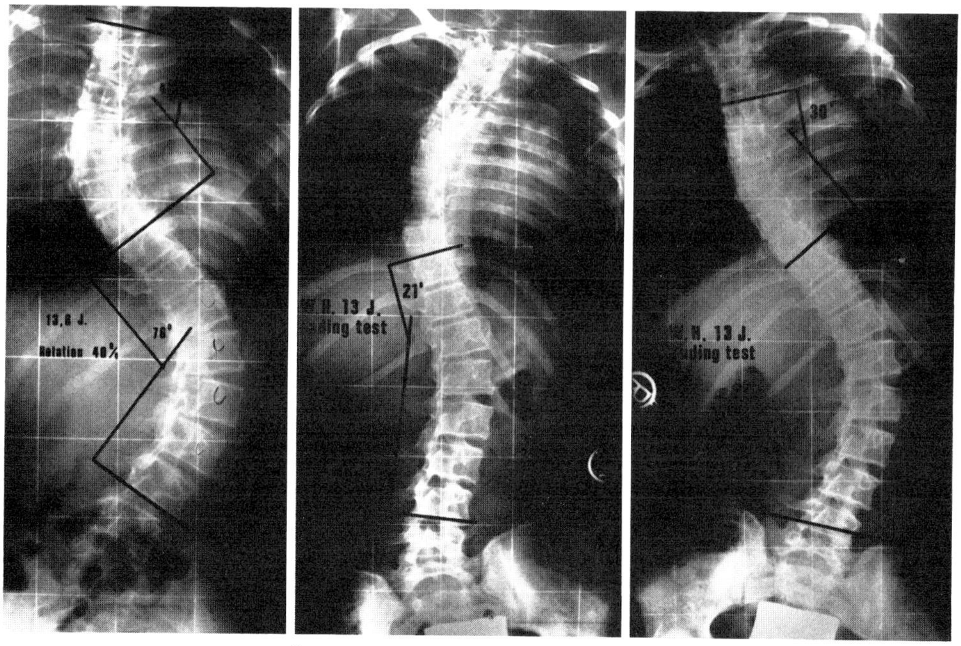

a b c

Abb. 39 Standard-Aufnahme ap und Bending-Test-Aufnahmen bei linkskonvexer idiopathischer juveniler lumbalskoliose. a) ap-Aufnahme. b) der Bending-Test in die Konvexität zeigt die Korrigierbarkeit der Hauptkrümmung. c) der Bending-Test in die Konkavität zeigt, wie weit sich die unteren Wirbelsäulenanteile zur Beckenquerachse horizontal einstellen lassen. Außerdem gibt das Bild einen Eindruck von der Korrigierbarkeit der oberen Nebenkrümmungen. Vergleiche auch Abb. 60 a) und b) mit postoperativem Korrekturergebnis dieser Skoliose ration durchgeführt worden wäre – unterlassen werden können. Liegeaufnahmen sind dagegen angezeigt, wenn eine Seitverbiegung ohne Zeichen einer strukturellen Skoliose vorliegt (hysterische Skoliosen, auch statische Skoliosen). Diese Seitverbiegungen verschwinden auf der Liegeaufnahme. In solchen Fällen wird die Liegeaufnahme am besten in Bauchlage gefertigt.

Schichtaufnahmen, Kontrastmitteldarstellungen. An Spezialaufnahmen für die präoperative Diagnostik sind Schichtaufnahmen bei kongenitalen Skoliosen wichtig. Für diese Aufnahmen fehlt in der orthopädischen Praxis gewöhnlich die Einrichtung. Sie werden besser durch den Radiologen oder in orthopädischen Kliniken angefertigt. Nur selten ist bei kongenitalen Skoliosen die Durchführung einer *Myelographie* erläßlich. Rückenmarkmißbildungen sind bei angeborenen Skoliosen nicht selten. Bestehen sie, insbesondere die gefürchtete Diastematomyelie (knöcherne Spornbildung im Bereich der unteren Anteile des Rückenmarks), so ist bei der operativen Korrektur der Skoliose besondere Vorsicht bzw. Zurückhaltung angezeigt. Unter Umständen sind vorher neurochirurgische Eingriffe notwendig. Die Myelographie kann Rückenmarkmißbildungen weitgehend ausschließen.

Nicht nur aus wissenschaftlichen Gründen sind Aufnahmen der *ableitenden Harnwege* bei kongenitalen Skoliosen interessant. Während sich bei idiopathischen Kyphoskoliosen lediglich Verlagerungsanomalien in der Regel zeigen, sind bei kongenitalen Veränderungen auch Mißbildungen im Bereich der ableitenden Harnwege zu erwarten. Die Darstellung derselben hat gelegentlich therapeutische Konsequenzen zur Folge.

Röntgenologische Kontrastdarstellungen des *Magen-Darm-Traktes* sind notwendig, wenn funktionelle Beschwerden, insbesondere Magenentleerungsstörungen, bestehen. Solche finden sich aufgrund ptotischer Mägen bei Lähmungsskoliosen, insbesondere dann, wenn die Lähmung die Bauchdecken betroffen hat.

Ganz vereinzelt ergibt sich die Indikation zur *Bronchographie.*

Schließlich ist die *röntgenologische Bestimmung der Skelettreife* zur Beurteilung der Prognose einer Skoliose im jugendlichen Alter erforderlich. Diese Bestimmung geschieht immer an der ap-Aufnahme der linken Hand. Bei der Erstuntersuchung Skoliosekranker sollte diese Aufnahme bei juvenilen und Adoleszentenskoliosen nicht unterlassen werden. Im Laufe konservativer Behandlung ist die Bestimmung der Skelettreife zur Beurteilung weiterer Behandlungsnotwendigkeit erforderlich. Anhand der Wachstumsfugen kann durch Vergleichen mit dem heute international benutzten Standardatlas von *Greulich* und *Pyle* das Skelettalter mühelos innerhalb weniger Minuten ausreichend genau bestimmt werden.

Weiterhin ist zur Beurteilung noch ausstehender Progredienz einer Skoliose im jugendlichen Alter die *Darstellung der Darmbeinkammapophysen* und der *Wirbelkörperringapophysen* erforderlich. Nur in seltenen Fällen sind hierzu besondere Aufnahmen erforderlich. Die normalen Übersichtsaufnahmen lassen gewöhnlich eine Beurteilung sowohl der Ringapophysen wie auch der Darmbeinkämme zu.

Es ist das Verdienst *Rissers*, eine gewisse Abhängigkeit der Progredienz der Skoliose von der Entwicklung der Darmbeinkammapophysen festgestellt zu haben. Die Annahme jedoch, daß mit Schluß der Darmbeinkammapophysen die Progredienz abgeschlossen sei, ist nicht stichhaltig. Unter anderem hat *James* dargelegt, daß zwischen erstem Auftreten der Darmbeinkammapophysen und ihrer Vervollständigung neun Grad und danach bis zum vollständigen Schluß der Darmbeinkammapophysen mit den Darmbeinkämmen noch acht Grad durchschnittlicher Progredienz zu erwarten sind. Erst wenn die Wirbelkörperringapophysen in allen Bezirken des skoliotisch verbogenen Wirbelsäulenanteils vollständig geschlossen sind, ist in der Regel bei Skoliosen unter 50 Grad mit einer klinisch bedeutungsvollen Progredienz nicht mehr zu rechnen. Die Darmbeinkammapophysen und die Wirbelkörperringapophysen stellen also eine wesentliche Hilfe dar bei der Beurteilung der Progredienz der Skoliose des Jugendlichen dar. Der Entwicklungsstand der Darmbeinkammapophysen wird nach *Risser* in I–V eingeteilt (sog. Risser-Zeichen, Abb. 40).

2.1.4. Verlaufsaufnahmen

Aufnahmen während der konservativen Behandlung. Während der Überwachung minimaler Skoliosen oder während ihrer konservativen Behandlung ohne Orthesen ist grundsätzlich gesehen der klinischen Untersuchung der Vorzug gegenüber einer röntgenologischen zu geben. Wirbelsäulenganzaufnahmen sind *höchstens* in halbjährlichen Abständen – eher seltener – bei entsprechendem klinischen Befund indiziert. Bei Korsettbehandlung ist die ap-Aufnahme in der Regel in halbjährlichen Abständen erforderlich, die Seitaufnahme seltener. Die ap-Aufnahme gibt Auskunft über die gegebenenfalls erzielte Korrektur und den richtigen Sitz des Korsetts. Der erfahrene Orthopäde kann anhand einer angefertigten Röntgenaufnahme ein Milwaukee-Korsett so korrigie-

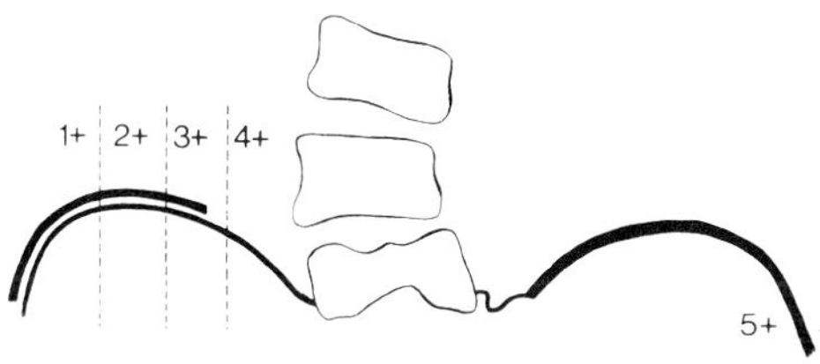

Abb. 40a Die Entwicklung der Darmbeinkammapophysen wird nach *Risser* mit I bis V bezeichnet. Die Skizze zeigt die verschiedenen Stadien

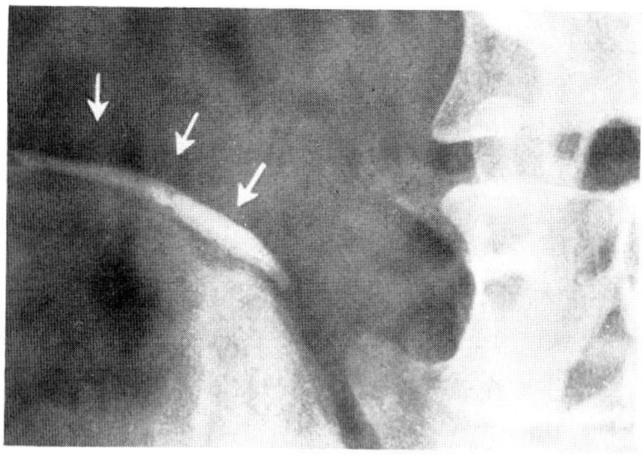

Abb. 40b Die Röntgenaufnahme zeigt das Stadium IV. Die Darmbeinkammapophyse ist vollständig, zeigt aber noch keinen Schluß

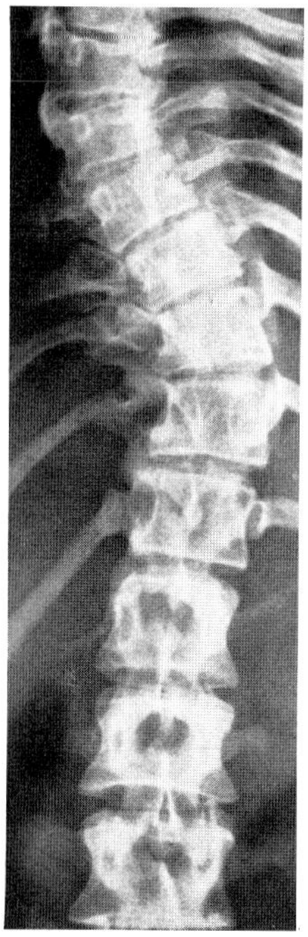

Abb. 40c Offene Wirbelkörperringapophysen zeigen sich an zarter Doppelkonturierung der Wirbelkörperdeckplatten, vornehmlich im Scheitelpunkt der jeweiligen Krümmungen. Sie ermöglichen wichtige Aussagen über das Wirbelsäulenwachstum bzw. die noch zu erwartende Progredienz

ren, daß eine Kontrollaufnahme nach durchgeführter Korrektur der Orthese unnötig ist.

Aufnahmen vor, während und nach der operativen Behandlung. In der präoperativen Phase sind Verlaufsaufnahmen der Wirbelsäule in einer oder zwei Ebenen erforderlich, wenn eine präoperative Mobilisations-/Extensions- oder Redressionsbehandlung (s. S. 48 ff) durchgeführt wurde. Es handelt sich dabei um Aufnahmen, die unter den Bedingungen der Extension im Halo, in Cotrel- oder Glisson-Schlingen respektive in Redressionsgipsen vorgenommen werden.

Aufnahmen während der Operation. Sie dienen im allgemeinen nur zur Lokalisationsbestimmung. Es wird ein Wirbelkörper mit einer Nadel oder einem Instrument markiert und danach eine entsprechende Ausschnittsaufnahme der Wirbelsäule auf dem Operationstisch angefertigt. Nur in seltenen Fällen ist es notwendig, auch die *intraoperativ erzielte Korrektur* zu beurteilen. Im Anschluß an die Operation ist – schon aus forensischen Gründen – eine Übersichtsaufnahme der Wirbelsäule anzufertigen. Damit kann das Operationsergebnis und der Sitz der Implantate beurteilt werden. *Postoperativ* sind Wirbelsäulenaufnahmen angezeigt nach Anfertigung des Gipsmieders. Hier muß die Aufnahme in beiden Ebenen erfolgen, um einwandfreien Sitz der eingebrachten Implantate zu erkennen. Die nächsten Aufnahmen sollten bei regelrechtem Verlauf nach Entfernung des Gipskorsetts erfolgen. Dies ist in der Regel sechs Monate nach durchgeführter operativer Behandlung der Fall. Schließlich wird der Durchbau der Spondylodese ein Jahr nach operativer Behandlung röntgenologisch nochmals überprüft. Hierzu sind nicht nur die Aufnahmen in beiden Standardebenen, sondern auch Schrägaufnahmen der Spondylodesenregion erforderlich (Abb. 41).

Neuere Operationsverfahren können unter Umständen in kürzeren Zeitabschnitten Röntgenaufnahmen zur Feststellung einer bereits eingetretenen, ausreichenden Fusion erfordern.

2.2. Therapie der Skoliosen

2.2.1. Allgemeine Korrekturprinzipien

Ziel der Skoliosentherapie ist die Korrektur und/oder Stabilisation der ggf. korrigierten Formabweichung. Die *Stabilisation* allein wird dann angestrebt, wenn eine nur mäßige Formabweichung mit kosmetisch und funktionell vertretbarer Deformierung vorhanden ist. Die *Korrektur* der Formabweichung ist das therapeutische Ziel bei schwerwiegenden Veränderungen, die u. U. funktionelle und kosmetische Beeinträchtigungen des Patienten zur Folge haben. Stabilisierende Maßnahmen können als alleinige Therapie indiziert sein. Nach korrigierenden Maßnahmen muß stets die operative oder konservative Stabilisation das Korrekturergebnis halten.

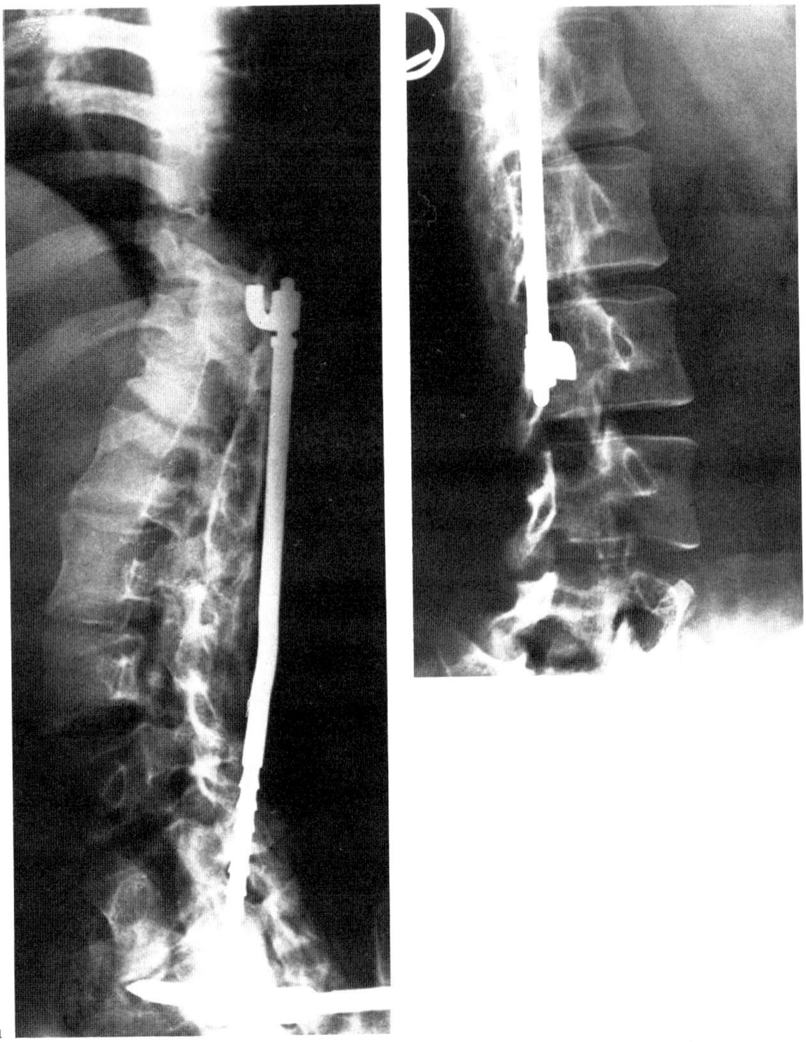

a

b

Abb. 41 a Postoperative Schrägaufnahme der Dorsolumbal-Region. Auf dieser Aufnahme ist die kräftige Fusionsmasse am deutlichsten dargestellt. Es handelt sich um eine lumbosakrale Fusion über den geteilten Sakralstab (siehe Seite 58, 60) bei hochgradiger kongenitaler Lumbalskoliose. b) Diese 45 Grad Schrägaufnahme der Lendenwirbelsäule läßt erkennen, daß die kleinen Wirbelgelenke im Fusionsbereich ordnungsgemäß verödet sind. Links neben dem Stab zeigt sich eine feste, homogen durchgebaute Fusionsmasse. Unterhalb der bis L3 durchgeführten Fusion sind die Wirbelgelenke offen erkennbar

Die Korrektur einer Seitverbiegung kann durch folgende Kräfte erfolgen (Abb. 42)

a) Seitlicher Druck auf den Scheitelpunkt. Korrekturkraft konvexseits.
b) Zug an der Konkavseite des Scheitelpunktes. Korrekturkraft konkavseits.
c) Verlängernder Zug an den Enden der Verbiegung. Korrekturkraft am oberen und unteren Ende der Wirbelsäule.
d) Verlängernd spreizender Druck an den Enden der Verbiegung. Korrekturkraft konkavseits.
e) Verkürzender Zug an der Außenseite der Verbiegung. Korrekturkraft konvexseits.

Die *Korrektur der Rotation* kann durch folgende Kräfte erfolgen (Abb. 43):

a) Dorsaler Druck auf den Rippenbuckel. Korrekturkraft dorsal konvexseits.

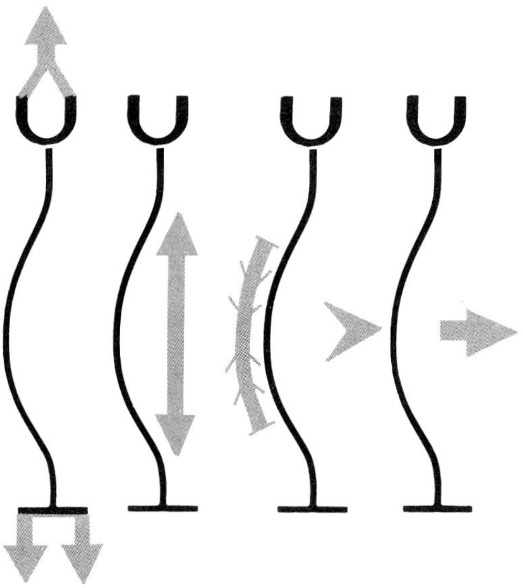

Abb. 42 Schematische Darstellung der verschiedenen konvex- und konkavseitig anwendbaren Korrekturkräfte

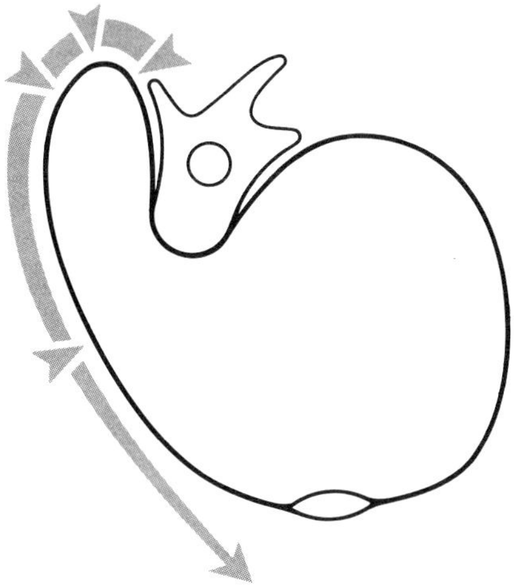

Abb. 43 Horizontalschnitt durch den Scheitelpunkt einer rechtskonvexen Skoliose. Der Scheitelwirbel liegt konvexseitig der Körperlängsachse. Der Wirbelkörper ist nach außen (konvex) rotiert. Die Rippen rechts sind durch die Dornfortsätze „mitgenommen" und bilden den Rippenbuckel. Die grauen Pfeile zeigen die Ansatzmöglichkeiten derotierend wirkender Kräfte. Diese können an der Wirbelsäule nur auf dem Umweg über den Brustkorb ansetzen. Es sind entweder die verschiedenen eingezeichneten Druckkräfte oder tangentiale Zugkräfte

b) Tangentialer Zug auf die nach dorsal verdrehte Thoraxseite. Korrekturkraft konvexseits.

c) Tangentialer, einseitiger Zug nach ventral auf die Konvexseite der Wirbelkörper (Abb. 63 a + 64 b)

Konkavseits anwendbare Kräfte zur Korrektur der Rotation sind bisher nicht bekannt. Der seitliche Druck auf den Scheitelpunkt der Verkrümmung ist – im Gegensatz zur Kyphose – nur beschränkt möglich. Er kann ungünstigerweise nur über den auf der Konvexseite ohnedies abgeflachten Thorax erfolgen. Alle anderen genannten Korrekturprinzipien finden in der konservativen und operativen Korrektur der Skoliose Anwendung.

Die Therapie kann rein konservativ mit und ohne Orthese sowie operativ erfolgen. Die Anzeigen zu den Anwendungen der verschiedenen therapeutischen Maßnahmen unterliegen bestimmten Kriterien. Das wichtigste ist der Winkelgrad der Skoliose. Von ihm läßt sich als Basis für therapeutische Entscheidung folgende Faustregel ableiten:

Skoliosen bis 30 Grad nach *Cobb:*
Konservativ ohne Orthese.

Skoliosen von 30–50 Grad nach *Cobb:*
Konservativ mit Orthese.

Skoliosen über 50 Grad nach *Cobb:*
Operativ.

Diese Regel ist eine Faustregel, nicht mehr. Der Orthopäde muß Form, Lokalisation und Ätiologie der Skoliose zusammen mit chronologischem und Skelettalter sowie der Ausprägung der sekundären Geschlechtsmerkmale beachten und anhand der von diesen Faktoren abhängigen Prognose bestimmen, inwieweit von der Faustregel abgewichen werden soll. Grundsätzlich wird man bei jüngeren Patienten eher zur Orthese greifen oder gar die Indikation zur operativen Stabilisation und Korrektur stellen als bei älteren Patienten, bei denen aufgrund der zu erwartenden Beendigung des Wirbelsäulenwachstums nicht mehr mit einer nennenswerten Progredienz zu rechnen ist. Langbogige Skoliosen sind besser mit Orthesen zu therapieren als kurzbogige, bei denen sich wiederum die operative Indikation eher stellt. Lumbalskoliosen sollte man – im Gegensatz zu Thorakalskoliosen – schon bei 10–20 Grad nach *Cobb* mit einer Orthese versorgen. Bei Lähmungsskoliosen ist die Operationsindikation eher gegeben als bei idiopathischen, die Ausdehnung des Stabilisierungsbezirks ist größer.

2.2.2. Aufgaben der Krankengymnastik in der Skoliosentherapie

Konservative Behandlung ohne Orthese bedeutet Krankengymnastik. Sie wird vom Arzt verordnet.

Krankengymnastik ist eine aktive Therapie. Sie setzt Mitarbeit bzw. Fähigkeit zur Mitarbeit des Patienten voraus. Bei *frühkindlichen Skoliosen*, die einen Schweregrad von nicht mehr als 35 Grad erreicht haben, ist Krankengymnastik als alleinige Therapie ausreichend. Der überwiegende Teil dieser Skoliosen heilt spontan aus – auch ohne Krankengymnastik. Ist die Skoliose strukturell verändert, wird sie durch Krankengymnastik nicht gebessert. Ist sie in solchen Fällen progredient, wird sie weder durch Krankengymnastik noch durch Gipsliegeschalen gehalten.

Die *juvenile Skoliose* heilt selten spontan aus. Ihre Neigung zur Progredienz ist groß. Hier soll Krankengymnastik als alleinige Therapie nur noch dann durchgeführt werden, wenn 15–20 Grad nicht überschritten werden, d. h. eine Stabilisierung eingetreten ist.

Bei *Adoleszentenskoliosen* kann bis zu 20 Grad Verkrümmungswinkel Krankengymnastik als alleinige Therapie angewandt werden. Voraussetzung ist, daß regelmäßige Kontrolluntersuchungen keine Progredienz nachweisen. Besteht aber z. B. in einem Zeitraum von sechs bis acht Monaten eine Progredienz von 12 auf 18 Grad und ist das Wirbelsäulenwachstum (Schluß der Darmbeinkammapophysen und der Wirbelkörperringapophysen) noch nicht beendet, so ist die Versorgung mit einer Orthese erforderlich.

Die *Skoliose des Erwachsenen* mit einer Krümmung unter 50 Grad, die deshalb nicht operiert wird, und erwachsene Patienten, die eine stärkergradige Verkrümmung aufweisen, aber aus anderen Gründen nicht operiert werden können, sind ebenfalls Domäne alleiniger krankengymnastischer Behandlung.

Es ist ein immer noch verbreiteter Irrtum, daß durch Krankengymnastik eine progrediente Skoliose aufgehalten oder gar eine strukturelle Skoliose gebessert werden könne. Es sind bisher sicher über 20 Systeme zur konservativen krankengymnastischen Korrektur von Skoliosen entwickelt worden. Es hat geradezu fanatische Vertreter solcher Behandlungsmethoden gegeben und gibt sie auch heute noch. Keine einzige dieser Methoden (*Klapp, Niederhöfer, Schroth* u. a.) hat das gehalten, was in Büchern, Schriften und Prospekten versprochen wurde. Hierüber besteht in aller Welt unter den Fachleuten wissenschaftlich bewiesene Einigkeit. Krankengymnastik ist unter günstigen Bedingungen in der Lage, die nicht fixierte, also haltungsbedingten Anteile von Skoliosen vorübergehend zu korrigieren – allerdings nur dann, wenn keine stärkergradige Rotation vorliegt.

Oft ist der Behandlungserfolg, der sich fotografisch oder meßbar an der Zunahme der Stehgröße in einstudierter Übungsposition „beweisen" läßt, auch dadurch entstanden, weil die Patienten ihre begleitende Rundrückenhaltung aufgerichtet haben. Kyphotische Komponenten lassen sich nämlich aufgrund der Muskelverhältnisse durch Übungsbehandlung korrigierend beeinflussen (Abb. 44a). Hier zieht die große Streckmuskulatur über die Konvexität der Krümmung. Ihre Kon-

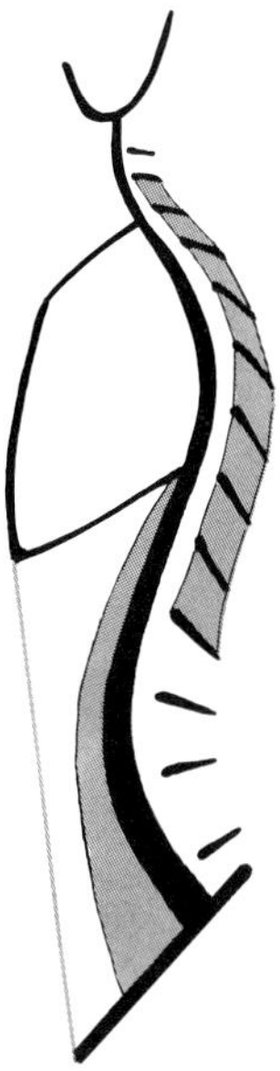

a

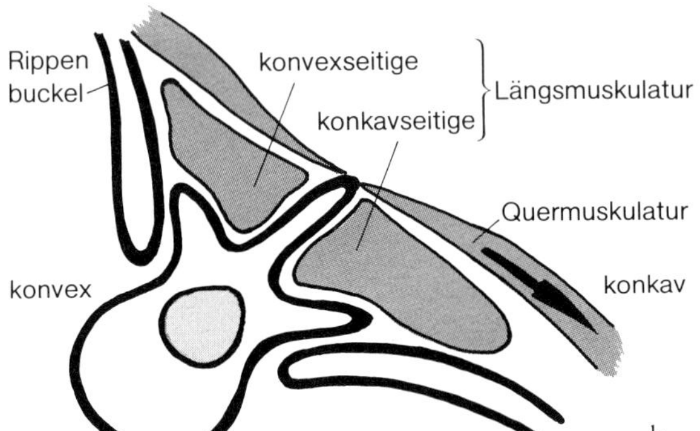

b

Abb. 44a Sagittalschnitt durch die Körpermitte. Über die Kyphose zieht der lange Rükkenmuskel, über die Lordose der Musculus iliopsoas und die Bauchdecken. Die Kraftrichtung der Muskulatur verläuft – im Gegensatz zur Skoliose – exakt über die Konvexseite der Verkrümmung

Abb. 44b Horizontalschnitt durch den Scheitelwirbel einer rechtskonvexen Skoliose (siehe auch Abb. 43). Bei der Skoliose ist auch die konvexseitige Muskulatur durch die Rotation mehr oder weniger nach konkavseits verdreht. Durch die Seitverbiegung erfolgt eine zusätzliche, einseitige Verlagerung. Beides zusammen ändert die Kraftrichtung so, daß die konvexseitige Muskulatur nicht mehr korrigierend über die Konvexität zieht – im Gegensatz zur Kyphose traktionen bringen eine Verkürzung der Konvexität des Kyphosebogens, damit eine Aufrichtung und Rumpfverlängerung mit sich. In der röntgenologischen ap-Projektion bei der Skoliose wird durch Korrektur der kyphotischen Komponente der Winkelgrad der Seitverbiegung abgeflacht dargestellt, ohne daß eine Korrektur der fixierten Verbiegung eingetreten wäre. Der Skoliosebogen erscheint abgeflacht, weil die Verkrümmung durch Aufrichtung der kyphotischen Komponente länger wird.

Hinsichtlich der Korrektur der Seitverbiegung sind die muskelmechanischen Verhältnisse der Kyphose, so einleuchtend es zunächst erscheinen möge, nicht auf die Konvexität einer Skoliose zu übertragen. Zunächst ist es fraglich, ob der Patient überhaupt erlernen kann, seine Rückenmuskulatur einseitig über der Konvexität anzuspannen und dies dauernd aufrechtzuhalten, um eine eventuelle Korrekturposition konstant zu erhalten. Ferner ist es durch die Rotation im Hauptkrümmungsgebiet der Skoliose, also dort, wo die Korrektur wirken sollte, gewöhnlich zu einer Verlagerung der konvexseitigen Muskulatur auf die Konkavseite gekommen (Abb. 44 b). So wirkt die ohnedies kräftigere konvexseitige Muskulatur der Skoliose konkavseits der Verkrümmung und daher beim Anspannen eher skolioseverstärkend als korrigierend. – Auch die Idee, durch Anspannung der konkavseitigen Quermuskulatur den Skoliosebogen abzuflachen, ist zunächst faszinierend. Es muß jedoch bedacht werden, daß die Quermuskulatur an den Dornfortsätzen ansetzt und somit eher rotationsverstärkend als skoliosekorrigierend wirkt. Die ganz gleichen Erfahrungen werden in der operativen Therapie durch Ansetzen von querwirkenden Kräften (Cotrelsches DDT-Querstabilisationssystem) gemacht, wie weiter unten noch geschildert wird.

Der Sinn krankengymnastischer Behandlung kann also nicht darin liegen, eine Korrektur der strukturellen Krümmung zu versuchen. Er liegt darin, daß die Patienten angehalten werden, überhaupt etwas für ihre Wirbelsäulenerkrankung zu tun. Die Rumpfmuskulatur wird gekräftigt. Die Atemleistung wird verbessert. Das Haltungsbild wird geschult. Bei Lähmungsskoliosen können Restfunktionen geschult und gebessert werden. Darüber hinaus bleibt der Patient unter Kontrolle. Die Krankengymnastin hat ein geübtes Auge und wird im Falle einer Verschlechterung den Patienten wieder zum Orthopäden schicken. Oft allerdings schickt sie den Patienten, weil sie erwartet, daß durch die Schulung des Haltungsbildes auch eine Verbesserung der Krümmung eingetreten sei. Die Enttäuschung ist dann groß, wenn sich unter exakt vergleichbaren Bedingungen herausstellt, daß die Progredienz trotz der „intensiven Krankengymnastik" nicht aufgehalten werden konnte. Die Hoffnung gar auf Heilung einer strukturellen Skoliose durch Krankengymnastik sollte auch bei uns endlich genauso der Vergangenheit angehören wie das Abschieben des Skoliosepatienten durch den Arzt zur „Massage". Auch die ständige Benutzung des Adjektivs „intensiv" in Zusammenhang mit durchgeführter Krankengymnastik entschuldigt den Arzt nicht, wenn er schließlich versäumt hat, rechtzeitig wirkungsvollere Behandlungsmöglichkeiten einzuleiten.

Eine wichtige Aufgabe hat die Krankengymnastin bei Patienten, die mit Orthesen, insbesondere mit dem *Milwaukee-Korsett,* behandelt werden (Abb. 45). Hier sind von verschiedenen Skoliosezentren (Orthopädische Universitätsklinik Mün-

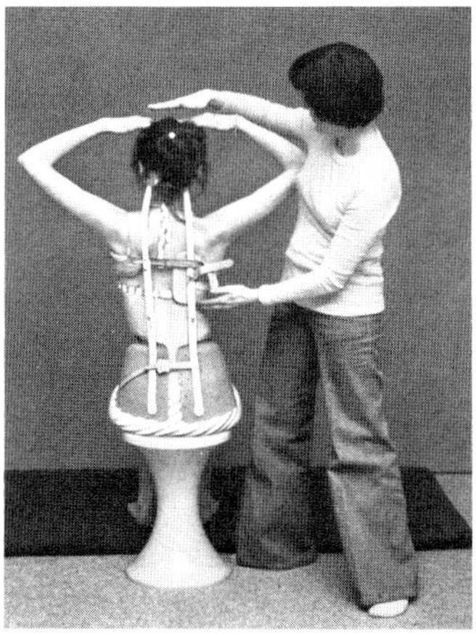
a

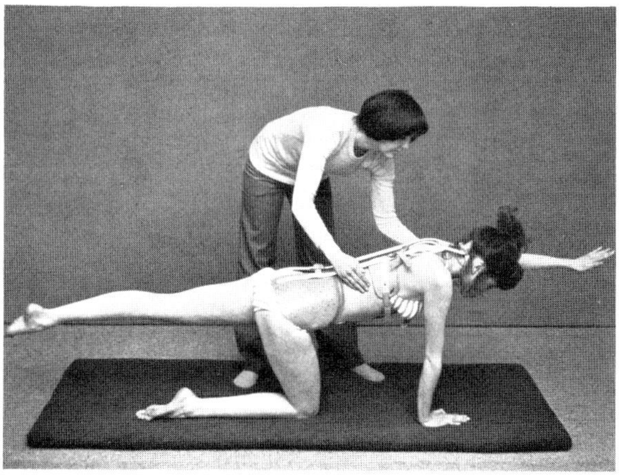
b

Abb. 45 a und b Ausschnitte aus dem krankengymnastischen Übungsprogramm im *Milwaukee*-Korsett. Der Patient lernt, in den verschiedensten Positionen sich von den korrigierenden Pelotten „weg" zu bewegen. Er unterstützt damit die passiven Korrekturdrucke des Korsettes

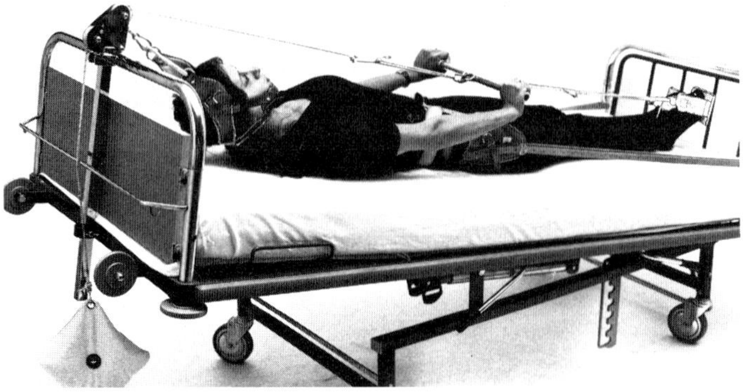

Abb. 46 Selbstextension im Cotrel-Apparat. Der Patient wird über einen Beckengürtel am Bett fixiert. Über ein Rollenzugsystem wirkt ein permanenter, milder Dauerzug am Kopf. Dieser Zug kann über eine Umlenkrolle mit Armen und Beinen verstärkt werden

ster, Deutsches Skoliosezentrum Bad Wildungen u. a.) Übungsprogramme entwickelt worden. Neben einer allgemeinen Kräftigung der Rumpfmuskulatur dienen sie dazu, die Hilfen, die durch die Orthesen gegeben werden, zu nutzen und eine aktive/passive Korrektur zu erzielen. Durch die elastischen Kräfte der abstützenden Pelotten ist es den Patienten möglich, Streckübungen und korrigierende Übungen auszuführen. Die passiven Korrekturkräfte des Korsetts werden durch die aktiven Übungen unterstützt. Werden rein passive Orthesen (Lyoner Korsett o. ä.) verwandt, muß die Krankengymnastik die Muskulatur durch isometrische Spannungsübungen vor Atrophie schützen.

Auch wenn die Arbeit der Krankengymnastin in der *präoperativen mobilisierenden Behandlungsphase* von amerikanischen Autoren kritisiert wird, halten wir dieses Arbeitsgebiet nach wie vor für wesentlich und finden uns hierin in Übereinstimmung mit *Stagnara, Cotrel* u. a.

Für die präoperative Extensionsbehandlung im Cotrel-Selbstextensionsgerät ist Krankengymnastik wichtig (Abb. 46). Für die Extensionsbehandlung im Halo wurde vom ehemaligen Skoliosezentrum am Französischen Krankenhaus Emile Roux in Tübingen eine spezielle Mobilisationsgymnastik entwickelt, die sowohl der Allgemeinkräftigung des Patienten, der Verbesserung seines Allgemeinzustandes schlechthin, der Verbesserung seiner Atemleistung als auch der dreidimensionalen Mobilisation der Wirbelsäule dient (Abb. 47). Eine solche Behandlung sollte allerdings entsprechend eingerichteten Zentren

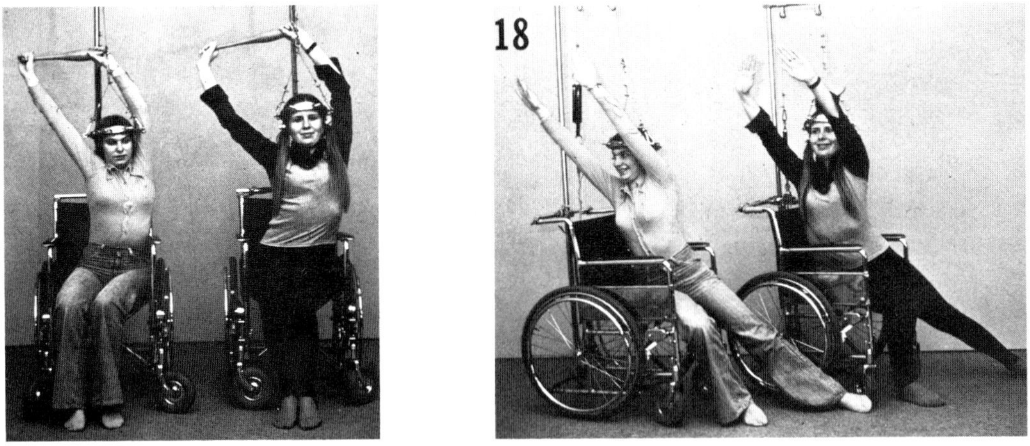

a b

Abb. 47a und b Ausschnitte aus der speziellen präoperativen Mobilisationsgymnastik unter den Bedingungen der Halo-Extension vorbehalten bleiben. Auch wird die hier geschilderte Krankengymnastik mit Vorteil in der Gruppe durchgeführt, d. h. zusammen mit anderen Patienten vorgenommen. Der Vergleich mit anderen Patienten spornt zur Mitarbeit und zur besseren Leistung an.

In der *postoperativen Phase* hat die Krankengymnastin eine wichtige und vordringliche Aufgabe. Die *Lagerung* des Patienten beginnt wenige Stunden nach der Operation. Sie muß den Patienten zum *Durchatmen* anhalten und beim *Abhusten* Hilfe leisten. Passives *Durchbewegen* der Extremitäten, Ausstreichen der Beine, isometrische Spannungsübungen und kleine periphere Übungen zur *Thromboseprophylaxe* werden vom ersten postoperativen Tage an durchgeführt. Ganz entscheidend ist die krankengymnastische Behandlung für die Vermeidung des postoperativen Ileus bei jenen Skoliosen, die einer distrahierenden Korrektur unterzogen wurden (sog. spinal traction syndrom). Die hier durchzuführende sogenannte *Preßatmung,* wie sie vom ehemaligen Skoliosezentrum in Tübingen empfohlen wurde, hat ihre Wirksamkeit erwiesen: während vor der Einführung dieser Preßatmung der postoperative paralytische Ileus eine häufige und gravierende Komplikation in direkter Abhängigkeit vom Ausmaß der erzielten Korrektur darstellte, wurde nach Einführung der sorgfältigen und vom Patienten auch selbständig durchgeführten Übung diese Komplikation in nicht einem einzigen Fall mehr beobachtet! Wir schließen daraus, daß das gefürchtete „spinal traction syndrom", von welchem tödliche Ausgänge beschrieben sind *(J. Hall),* eine funktionell reflektorische, aktiver Therapie zugängliche und nicht eine mechanische Komplikation darstellt.

Durchführung der Preßatmung: Gegen die führende und leichten Widerstand auf die Bauchdecke gebende Hand der Krankengymnastin atmet der Patient tief ein und „bläht" seinen Bauch. Er wölbt die Bauchdecken vor und führt eine möglichst tiefe Einatmung aus. Dann preßt der Patient, ohne Luft auszuatmen. Er kontrahiert die Bauchdecken gegen das angespannte Zwerchfell und den Beckenboden so fest wie möglich. Dann wird langsam unter Nachlassen der Spannung ausgeatmet. Die einfache Anspannung der Bauchmuskulatur wurde von *Harrington* bereits angegeben. Die hier geschilderte Übungsbehandlung wurde von *A. M. Zielke* ausgearbeitet und als „Preßatmung" bezeichnet. Da es in der postoperativen Phase von entscheidender Bedeutung geworden ist, lernt sie der Patient bereits vor der Operation. Bereits am Nachmittag des Operationstages wird die Behandlung begonnen und dann am ersten operativen Tage mehrmals durchgeführt. Die Patienten können und sollen diese Übungen selbst stündlich dreimal ausführen.

Sobald der Patient am *achten postoperativen Tage* seinen Gipsverband erhalten hat, übt die Krankengymnastin mit ihm das Aufstehen. *Balanceübungen, Spiegelarbeit, Treppensteigen* sind neben der stets notwendigen *Atemgymnastik* das Programm. Später folgen Spiele und leichter Sport. Vier bis zwölf Wochen nach der Operation, zum Zeitpunkt der Entlassung, muß der Patient in der Lage sein, selbst aus dem Bett aufzustehen, sich selbst anzukleiden und sich selbst weitgehend hygienisch zu versorgen.

2.2.3. Orthopädisch-ärztliche Behandlung

Historischer Überblick: *Max Lange* sagte 1965, „die Skoliose ist ein orthopädisches Krankheitsbild, zu dessen Erforschung und Auffindung einer erfolgreichen Behandlung selten viel Mühe und Arbeit aufgewandt wurde". Dieser Satz hat in früheren Zeiten Gültigkeit gehabt. Er kann auf die heutige Zeit nicht mehr uneingeschränkt übertragen werden. Seit *Cobb* 1911 die ersten Spondylodesen durchführte, wurden insbesondere von amerikanischer Seite unermüdliche Arbeiten zur Verbesserung der konservativen und operativen Skoliosenbehandlung unternommen. Vorher haben in der konservativen Behandlung deutsche Orthopäden, insbesondere *Wullstein* (1909), sich auf dem Gebiet der Redression der Wirbelsäulenverkrümmung nennenswerte und auch heute noch international anerkannte Verdienste erworben. Gerade die Redressionsmethode *Wullsteins*, die auf einem vertikalen Rahmen durchgeführt wurde, verfolgt die gleichen Prinzipien, die *Risser* auf seinem horizontalen Rahmen später angab und die zur Entwicklung des „localizer cast" und später des „turn buckle cast" geführt haben. *Rissers* Gipsrahmen geht zurück auf den von *Bradfort* und *Bracket* bereits 1883 angegebenen, vollständig gleichen Redressionsapparat. In den dreißiger Jahren sind dann in den USA Behandlungszentren entstanden, die sich speziell mit der operativen Behandlung der Skoliose beschäftigten. *Risser* und *Hibbs* haben eine spezielle Fusionsmethode entwickelt, mit der sich die durch Redression erhaltene Korrektur stabilisieren ließ. Die älteste „Skoliologengeneration", die u. a. *Risser, Hibbs, Blount, Moe* und *Goldstein* umfaßt, kann heute Beobachtungszeiträume nach operativ durchgeführter Skoliosenbehandlung von 40, 50 und mehr Jahren überblicken. In der heutigen Zeit mit gut entwickelten Behandlungsmethoden richtet sich das Augenmerk amerikanischer und finnischer Forscher (*Harrington, Bradford, Langenskjöld* und Mitarb.) mehr auf die Erforschung der Ätiologie der Skoliose. Gut eingerichtete, spezielle Skoliosezentren befinden sich neben den seit Jahrzehnten in den USA bestehenden in Frankreich, Schweden, Schweiz, Italien, Polen. In der BRD ist der Trend zur aktiven Behandlung der Skoliose eigentlich erst wieder nach der einjährigen USA-Studienreise von *Hans Mau*, über die er 1955 berichtete, spürbar geworden. *Hans Mau* hat die zu diesem Zeitpunkt hochentwickelten Redressionsverfahren der Amerikaner übernommen und einmalig der seinerzeitigen Skoliosenbehandlung in Deutschland wertvolle Impulse gegeben. Grundlegend Neues ergaben die Arbeiten des Amerikaners *Paul Harrington* 1962. Hier veröffentlichte er seine instrumentelle Korrekturmethode, die heute zum operativen Rüstzeug der Skoliosezentren gehört. Einige Jahre später (1968/1969) folgte der Australier *Allan Dwyer* mit einem anderen, operativ wesentlich aufwendigeren, transthorakalen inzwischen überholten Korrekturverfahren. Modifikation und Erweiterung der Methode nach *Harrington* wurden in den letzten Jahren von *Stagnara, Cotrel, Zielke* und *Pellin, Scaglietti, Ascani* und *Armstrong* angegeben. 1974 veröffentlichten *Zielke* und *Stunkat* ihre ersten Erfahrungen mit der von ihnen entwickelten „Ventralen Derotationsspondylodese". Dieses auf der Arbeit *Dwyers* beruhende Verfahren ermöglicht erstmals auch operative Korrekturen der Rotation und ist in der Zwischenzeit weltweit verbreitet.

Konservative Behandlung mit Hilfsmitteln

Gipsbetten: Lange Zeit hindurch war es üblich, sogenannte Umkrümmungsgipsbetten herzustellen. In diesen wurden die Patienten nachts, zuweilen auch über 24 Stunden (!) gelagert, und das oft über Monate. Es ist nie bekanntgeworden, daß dieser Behandlung ein korrigierender Erfolg beschieden war. Mit Ausnahme vereinzelter Anwendungen in der Behandlung der sogenannten Säuglingsskoliose gilt *das Gipsbett in der konservativen Skoliosenbehandlung heute als antiquiert und verlassen.* Hierüber bedarf es keiner weiteren Diskussion.

„Bio-feed-back-System": Ein weiteres, konservatives Behandlungsbestreben ist das vor wenigen Jahren von *Dworkin,* Rochester-Universität, U.S.A., inaugurierte „Bio-feed-back-System". Dieses System, von dem sich die Psychologen Behandlungserfolge versprechen, muß zu den Hilfsmitteln für die Behandung der Skoliose gerechnet werden: ein über die mediane Sagittalebene des Rumpfes gezogener Kunststoffaden verändert bei Haltungsverfall des Patienten seine Spannung. Diese Spannungsänderung gibt er an ein elektronisch gesteuertes, taschenlampenbatteriegroßes Gerät weiter, welches nach einer gewissen Wartezeit ein nur dem Patienten wahrnehmbares akustisches Signal auslöst. Das System wird zur Zeit am Deutschen Skoliosezentrum in Bad Wildungen in Zusammenarbeit mit Psychologen erprobt. Die Erfahrungen sind noch gering und gestatten keine Aussage.

Elektrostimulation: So, wie es ein krankengymnastischer Traum war, durch Anregung, Kräftigung und möglichst Aufrechterhaltung einer aktiven Dauerspannung bestimmter Muskeln oder Muskelgruppen korrektiv auf eine Skoliose einwirken zu können, so ist es heute ein mehrerenorts vorgenommener Versuch, Muskelgruppen entsprechend elektrisch zu stimulieren und zu vermehrter korrigierender Kontraktion anzuregen. Die bisher vorgelegten Ergebnisse ergeben keinerlei stichhaltigen Beweis für echte strukturelle Korrekturen und lassen solche auch in Zukunft nicht erhoffen. Die nachgewiesenen sogenannten Verbesserungen liegen – ganz abgesehen von der meist nicht nachgewiesenen Progredienz der behandelten geringstgradigen Skoliosen – im Bereich der Meßfehlerbreite.

Das Milwaukee-Korsett: Hinsichtlich der rein orthopädischen Behandlung ist auch heute noch das Milwaukee-Korsett von *Blount* und *Schmitt,* welches in den Jahren 1944/1945 in Milwaukee/USA entwickelt wurde, die Orthese, welche sich am besten bewährt hat. Allerdings sind in der Zwischenzeit auch Nachteile dieser Art der Korsettbehandlung bekanntgeworden. Inwieweit das Milwaukee-Korsett echte Vorläufer, die von älteren Orthopäden immer wieder zitiert werden, gehabt hat, soll hier nicht diskutiert werden. Entscheidend ist, daß das Milwaukee-Korsett ein aktives und passives Prinzip vereint und zum ersten Mal nicht nur an einer größeren Patientenzahl, sondern nunmehr auch bereits über 30 Jahre bewiesen hat, daß es eine sinnvolle Orthese ist – richtige Herstellung und Anwendung vorausgesetzt. Als einzige nur „aktive" Orthese ist das Korsett von *Spitzy* zu erwähnen.

Das Milwaukee-Korsett ist eine Orthese, die einfach aussieht, aber schwierig zu handhaben ist. *Das zuverlässige Zusammenspiel zwischen Korsetthersteller, Krankengymnast, Patient, Familie und Arzt ist Voraussetzung für seine wirkungsvolle Anwendung.*

Der *Orthopädiemechaniker* wird die in der Herstellung und der orthopädische Facharzt die in der Handhabung dieses Korsetts notwendige Erfahrung nicht gewinnen können, wenn nur ein bis zwei Korsette im Jahr verordnet, hergestellt, kontrolliert, korrigiert und repariert werden. Man muß also die Frage stellen, ob zur Verbesserung der Behandlungsergebnisse die Anfertigung solcher Korsette nicht zentral in erfahrenen Kliniken und Werkstätten durchgeführt werden soll, ob nicht auch dort die Einstellung der Orthese in größeren und regelmäßigen Zeitabständen überwacht werden sollte. Der *Arzt* muß zuverlässig die Kontrolluntersuchungen der Patienten innerhalb von drei, höchstens vier Monaten veranlassen (Wiedereinbestellung). Er muß in der Lage sein, anhand klinischer und röntgenologischer Untersuchungen sowie anhand von Gebrauchsspuren am Korsett Fehler zu erkennen, Reparatur und Neueinstellung differenziert zu verordnen. Die Korsettkorrektur darf nicht dem Krankengymnasten oder dem Orthopädiemechaniker delegiert werden. Der Orthopädiemechaniker muß in der Lage sein, entsprechende Korrekturen und Reparaturen nach der ärztlichen Verordnung sicher und rasch auszuführen und am gleichen Tage dem Arzt in der Sprechstunde zur Kontrolle vorzustellen. Der *Krankengymnast* schließlich muß informiert sein, wie ein ordentliches Milwaukee-Korsett auszusehen hat und zu welchen Übungen im Korsett den Patienten er anleiten muß.

Das Milwaukee-Korsett ist eine Orthese, die aus einem mit einfachen Riemen verschlossenem Beckenkorb, einem vorderen und zwei hinteren Masten besteht (Abb. 48, 50a + b). Diese drei aufrechten Masten halten einen Halsring, an dem Nacken- und Kehlkopfpelotte befestigt sind.

Das Korsett wird über ein *Gipsmodell* hergestellt. Für die Herstellung gibt es genaue Vorschriften. Besonders wichtig ist es, die Modellanfertigung in *Beckenaufrichtung,* d. h. mit *Lordoseausgleich* durchzuführen. Alle Korsette, welche diese Merkmale nicht aufweisen – Modifikationen mit anderen Verschlüssen, Modifikationen mit nur einem Mast hinten, Modifikationen an der Kehlkopfabstützung usw. –, sind keine Milwaukee-Korsette. Die in einer großen Skoliosenambulanz vorgestellten und als Milwaukee-Korsette bezeichneten Orthesen genügen zu 80% nicht den Anforderungen, die an ein richtiges Milwaukee-Korsett gestellt werden müssen.

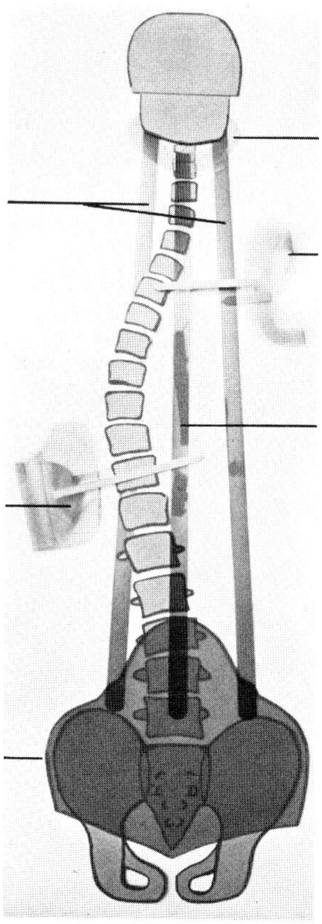

Abb. 48 Schematische Darstellung des Aufbaues eines *Milwaukee*-Korsetts

Das Milwaukee-Korsett ist eine Orthese, die ein halb aktives, halb passives Prinzip darstellt und außerdem durch Korrektur der Skoliose das Wirbelsäulenwachstum korrektiv lenken soll. Daraus ergeben sich zwei Voraussetzungen für die Behandlung mit dem Milwaukee-Korsett:

1. Vorhandensein aktiv einsetzbarer Muskulatur und entsprechende Mitarbeitsfähigkeit sowie Mitarbeitsbereitschaft des Patienten und des Elternhauses.
2. Vorhandensein von Wachstumspotenzen.

Wird eine dieser Forderungen nicht erfüllt, besteht keine Indikation zur Verordnung dieser kostspieligen Orthese, einige spezielle Indikationen in der postoperativen Phase ausgenommen.

Der *Beckenkorb* des Milwaukee-Korsetts wird hinten geschlossen. Eine vordere Bauchpelotte hat die Bauchblase nach innen zu drücken. Das bewirkt bei ordnungsgemäß aufgerichtetem Bekken einen Ausgleich der Lendenlordose und einen relativen Zwerchfellhochstand. Der Patient wird gezwungen, vermehrt mit dem Brustkorb zu atmen. Dadurch wird die Interkostalmuskulatur, die einen wesentlichen Stabilisierungsfaktor darstellt, vermehrt beansprucht und gekräftigt. Der Patient wird gezwungen, vorhandene kyphotische Haltungsfehler im Bereich der Brustwirbelsäule auszugleichen. Ein Beckenkorb, der diese Funktion haben soll, kann nur über ein richtig abgenommenes und richtig bearbeitetes Gipsmodell hergestellt werden (s. oben). Durch den Lordoseausgleich kommt es bereits spontan zu einer Korrektur der Skoliose *(Nachemson).* Korsette in Lordoseeinstellung sind fehlerhaft.
Die *Pelotten* haben die Funktion, die Wirbelsäule durch Druck auf den Scheitelpunkt der skoliotischen Verkrümmung im Sinne des Dreipunkteprinzips zu korrigieren. Die Pelotten haben auch einen *tangentialen Zug* am Rippenbuckel nach vorn und damit *derotierende Wirkung* (Abb. 43, 45a, 48). Der Sitz einer Thorakalpelotte soll mit seinem Hauptkraftansatzpunkt etwa zwei Segmente unterhalb des Skoliosescheitelpunkts angebracht werden. Ob die Pelotten dorsal am linken oder rechten Mast befestigt werden, hängt von der Lordoseeinstellung ab. Es ist ein Nachteil des Milwaukee-Korsetts, daß es oft einen stark lordosierenden Effekt hat. Daher stellen Lordoskoliosen a priori eine schlechte Indikation zur Behandlung mit dem Milwaukee-Korsett dar. Thorakale und lumbale Pelotten sollen grundsätzlich dem gleichen, geschilderten Wirkungsmechanismen entsprechen. Allerdings ist es oft

schwierig, im Lumbalbereich eine befriedigende Wirkung zu erzielen. Lumbalskoliosen sind für die Milwaukee-Korsettbehandlung also ungünstiger.

Kehlkopf- und Hinterhauptstütze. Das Milwaukee-Korsett ist kein „Extensionskorsett". Hinterhaupt- und Kehlkopfpelotte stellen Mahnpunkte dar. Sinkt der Patient in seinem Korsett zusammen, wird er durch Hinterhaupt- und Kehlkopfpelotte aufgehalten und „gemahnt", sich wieder aufzurichten. In der Nacht verhindert das Korsett, daß der Patient sich in seine Verkrümmung hineinlegt. Die Kehlkopfstütze muß so angebracht werden, daß der Patient bequem essen und im aufrechten Stand seine Schuhspitzen sehen kann. Unterkieferverformungen, wie sie früher bei Extensionskorsetten und auch dem früheren Typ des Milwaukee-Korsetts vorgekommen sind, werden seit etwa zehn Jahren durch die Verwendung nur der Kehlkopfstütze vermieden.

Bei richtiger Indikation können mit dem Milwaukee-Korsett beachtliche Ergebnisse erzielt werden (Abb. 49).

Indikationen für die Behandlung im Milwaukee-Korsett:

Lange Wirbelsäulenverkrümmungen lassen sich besser mit dem Korsett korrigieren als kurze. Eine acht Segmente umfassende, 40 Grad messende thorakale Skoliose hat bei Korsettbehandlung bessere Erfolgsaussichten als nur eine fünf Wirbelkörper umfassende gleich starke Skoliose. Günstiger ist, wenn sich die Seitverbiegung vorwiegend durch Verformung der Bandscheiben manifestiert hat und weniger durch eine solche der Wirbelkörper selbst. Letztere kann durch kompensatorisches Mehrwachstum – welches meines Erachtens noch nie mit Sicherheit objektiv nachgewiesen wurde – kaum ausgeglichen werden, auch nicht in einem noch so guten Korsett. Der Rippenbuckel sollte bei Skoliosen, die zur Korsettversorgung vorgesehen sind, gerundet sein und nicht mehr als 3 cm hoch. Ist er höher, bestehen bereits stärkergradige strukturelle Veränderungen, die auf die Behandlung mit dem Milwaukee-Korsett schlecht reagieren. Das chronologische Alter der Patienten spielt bei der Verordnung des Milwaukee-Korsetts eine untergeordnete Rolle. Bei einem 14jährigen kann z. B. das Skelettalter bereits 16 Jahre betragen und damit das Wirbelsäulenwachstum abgeschlossen sein. Hier kann das Korsett keinen Effekt mehr haben. Auf der anderen Seite mag bei einer 14jährigen ein Skelettalter von 12 Jahren bestehen. Die Menarche kann noch nicht eingetreten sein. Aufgrund des verbliebenen, erheblichen Restwachstums ist dies ein Idealfall für die Korsettversorgung. *Skelettalter, sexuelle Entwicklung, Risser-Zeichen und Ausbildung der Ringapophysen an den Wirbelkörpern sind die entscheidenden Kriterien,* die bei der Versorgung mit einem Milwaukee-Korsett Berücksichtigung finden müssen. Wenn die Entwicklung der Mammae und Schamhaare bei den Mädchen beginnt, ist gewöhnlich mit dem gleichzeitigen Beginn des Endwachstumsschubes zu rechnen. Die Menstruation tritt zwei Jahre später ein. Dann sind $^3/_4$ des letzten Wachstumsschubes vorbei. Das Korsett muß noch bis zum Wachstumsende voll getragen werden. Das Wachstumsende ist dann eingetreten, wenn die Ringapophysen der Wirbelkörper in allen Wirbelsäulenabschnitten voll geschlossen sind (s. a. S. 34, 35). Besonders ist dabei auf den Skoliosescheitelpunkt zu achten, wo sich sehr lange offene Apophysen finden.

Besondere Schwierigkeiten treten bei der Behandlung kombinierter Skoliosen mit dem Milwaukee-Korsett auf. Solche Skoliosen sind weniger deformierend als solitäre Krümmungen. Sie sind schwieriger konservativ und operativ zu behandeln. Liegen beide Krümmungen im Thorakalbereich, so kann ein Milwaukee-Korsett unter Umständen ihre Progredienz verhindern. Beträgt eine der Thorakalkrümmungen mehr als 40 Grad, besteht nach amerikanischer Ansicht Operationsindikation. Liegt eine Krümmung im Thorakalbereich und eine Krümmung im Lumbalbereich, können 55–60 Grad akzeptiert werden. Da diese Skoliosen statisch ausgeglichen sind, sind sie nach Abschluß des Wachstums nicht sehr progredient. Diese Grundsätze gelten vornehmlich für die Behandlung idiopathischer Skoliosen. Bei Behandlung von Lähmungsskoliosen muß der Zustand der Muskulatur besonders berücksichtigt werden. Kongenitale Skoliosen werden in der Regel mit einem Milwaukee-Korsett schlecht korrigiert. In einigen Fällen habe ich den Eindruck, daß es gelang, die Progredienz der Deformierung aufzuhalten und so eventuell ein günstigeres Operationsalter zu erreichen.

Frühkindliche Skoliosen, die einen Winkel von 35 Grad überschreiten, oder frühkindliche Skoliosen, bei denen die „ribb vertebral angle difference" nach *Metha* größer als 20 Grad ist, sollten mit einem Milwaukee-Korsett versorgt werden. Dabei kann das Milwaukee-Korsett bereits bei sechs

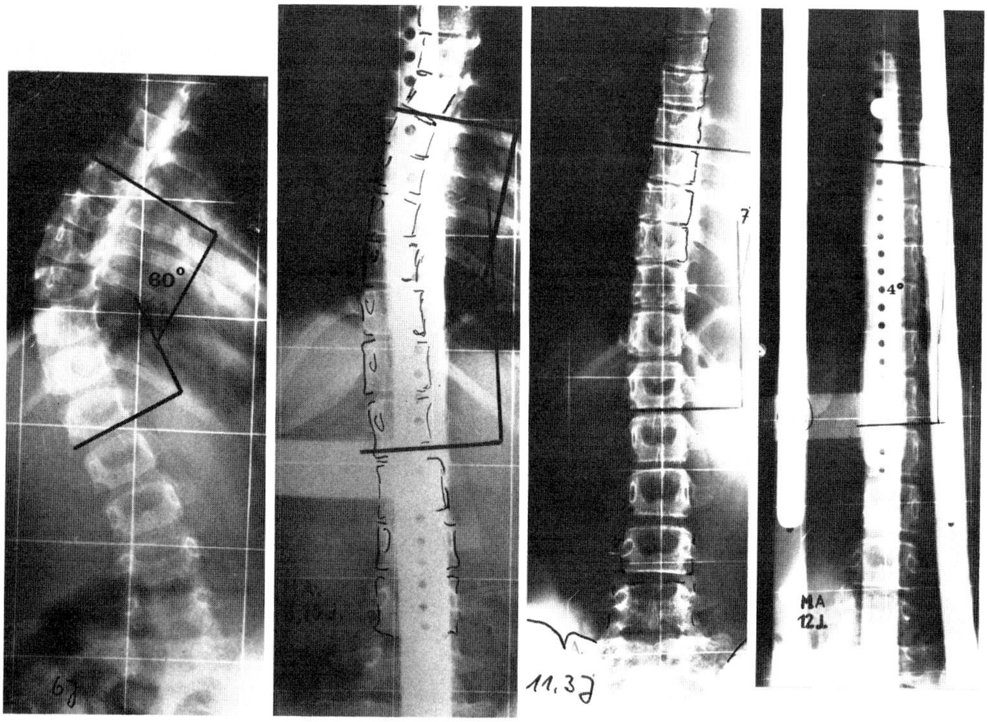

a

Abb. 49 a 60 Grad messende rechtskonvexe thorakale juvenile Skoliose bei einem 6jährigen Mädchen. Mit 8,10 Jahren (2. Bild) deutlich verbesserte Korrektureinstellung im *Milwaukee*-Korsett auf 15 Grad, mit 11,3 Jahren auf 7 Grad (ohne Korsett) und mit 12 Jahren 4 Grad (im Korsett)

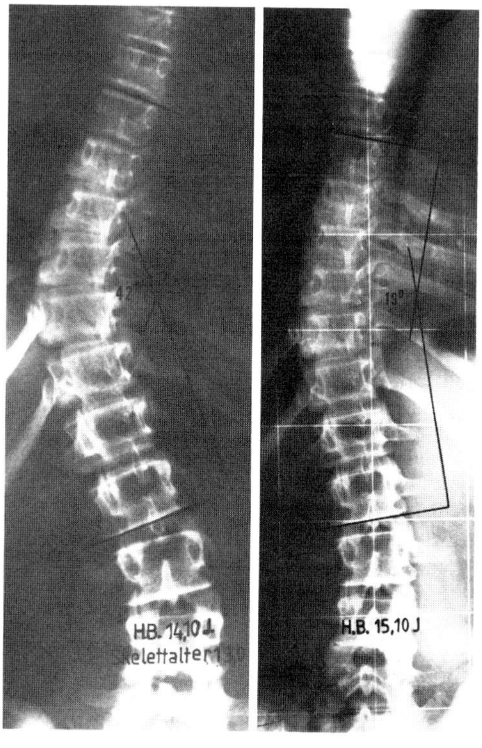

b

Abb. 49 b Idiopathische rechtskonvexe thorakale Adoleszentenskoliose von 42 Grad. *Milwaukee*-Korsett-Versorgung indiziert aufgrund des auf 13 Jahre bestimmten, retardierten Skelettalters. Rechts Korrektur 1 Jahr nach Tragen des *Milwaukee*-Korsetts

Monate alten Kindern benutzt werden. Es ist aufgrund der belassenen Bewegungsfreiheit für das Kind physiologischer als die passive Gipsliegeschale. Das Korsett muß in der Lage sein, skoliotische Verkrümmungen bis zu einem Winkel von 50–60 Grad zu verbessern oder zumindest ohne Verschlechterung zu halten. Solche Skoliosen können dann im Alter von zehn Jahren durch eine Fusionsoperation, falls notwendig, stabilisiert werden. Gelingt es auch mit einem Milwaukee-Korsett nicht, die Krümmung innerhalb dieser Winkelgrade zu halten, sollte man, unabhängig vom Alter, die operative Stabilisation anstreben. Es ist für die Zukunft besser, eine kurze gerade als eine noch kürzere verbogene Wirbelsäule zu haben.

Juvenile idiopathische Skoliosen stellen die Hauptindikation der Behandlung mit dem Milwaukee-Korsett dar. Voraussetzung ist, daß ihr Winkel 50–60 Grad im Thorakalbereich und 40 Grad im Lumbalbereich nicht überschreitet. Beginn der Behandlung bei 20–25 Grad.

Bei der *Adoleszentenskoliose* muß, sofern die Skoliose unter 20 Grad beträgt, schon eine rapide Progredienz innerhalb weniger Monate nachgewiesen werden (s. a. S. 37), wenn man eine Skoliose dieses geringen Ausmaßes mit dem Milwaukee-Korsett versorgen will. Hier wird weniger eine Korrektur erreicht als eine weitere Verschlechterung aufgehalten werden können. Krümmungen über 40 Grad lassen sich bei Adoleszenten nur schlecht behandeln. Oberhalb 50 Grad ist die Behandlung mit dem Korsett ineffektiv – auch wenn es zur vorübergehenden Korrektureinstellung kommt. Unter diesen Adoleszentenskoliosen von 50–60 Grad finden sich die vielen Mißerfolge, die dem Milwaukee-Korsett zugeschrieben werden. Hier aber liegt der Fehler weder beim Korsett noch beim Orthopädiemechaniker, der Krankengymnastin oder dem Patienten. Die Indikation ist falsch. Der Fehler liegt beim Arzt. Solche Skoliosen sollten in der Regel operiert werden.

Andere Korsette: Die französische Schule hat gute Erfolge mit dem von *Stagnara* angegebenen Lyoner Korsett (Abb. 50b) erzielt. Es handelt sich um ein überwiegend passives Korsett, welches ebenfalls über ein Gipsmodell, das in Korrekturstellung angefertigt wurde, hergestellt wird. Erwähnung verdient für die Behandlung der Lumbalskoliose das Lyoner Lumbalkorsett, welches bei geringen Skoliosen bis zu 30 Grad gute Korrekturergebnisse zeigt. Das von *J. Hall* angegebene Boston Brace (Abb. 50c) hat seine Indikation ebenfalls bei lumbalen und eventuell dorsolumbalen Skoliosen. Es

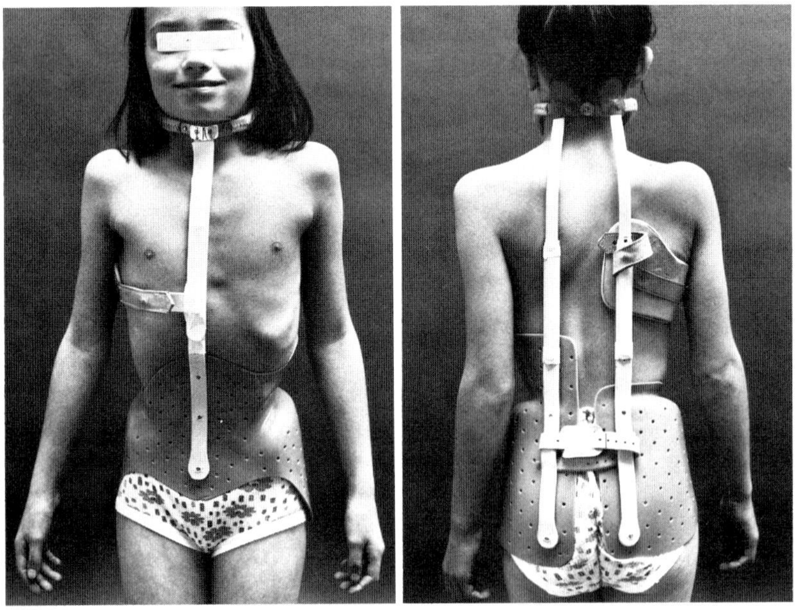

Abb. 50a Patientin im *Milwaukee*-Korsett bei rechtskonvexer thorakaler idiopathischer juveniler Skoliose mit linkskonvexer lumbaler Gegenschwingung. Der Beckenkorb ist links im Sinne des Boston Brace ausgezogen und übt seinen korrigierend seitlich-derotierenden Druck aus

arbeitet über die Beckenaufrichtung und derotierend im Korsett angebrachten, multiplen Pelotten. Es wird in der Regel von den Patienten weniger gern getragen als das Milwaukee-Korsett. Eine 1975 von *Kühnegger* entworfene Orthese folgt dem Prinzip des Milwaukee-Korsetts, bietet gegenüber diesem jedoch Nachteile.

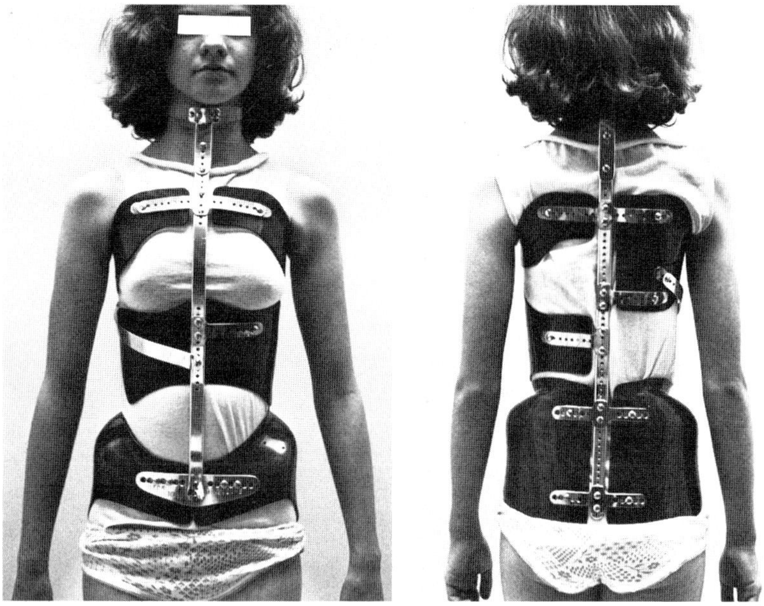

Abb. 50 b Patientin im *Stagnara*-Korsett. Dieses Korsett wird bei uns vorwiegend zur postoperativen Ruhigstellung angewandt

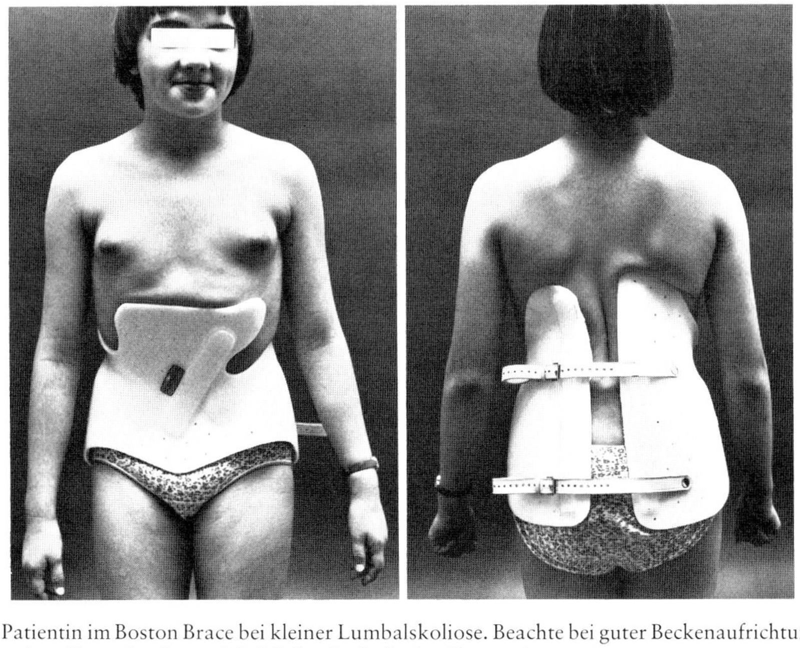

Abb. 50 c Patientin im Boston Brace bei kleiner Lumbalskoliose. Beachte bei guter Beckenaufrichtung die ungünstige Lordoseeinstellung der Brustwirbelsäule oberhalb des Korsetts!

Operative Behandlung

Vorbehandlung: Neben allgemein roborierenden Maßnahmen (Ernährung, Training), die der Besserung des Konditionszustandes dienen sollen, wird mobilisierende Behandlung durchgeführt. Sie besteht in Extension, Redression und Krankengymnastik. Ist mit der Mobilisation fixierter Skoliosen begonnen, müssen sie anschließend stabilisiert werden, um einen größeren Korrekturverlust zu vermeiden (s. a. S. 38).

Extensionen: Extensionsbehandlungen können durch Zug am Kopf mit Gegenzug am Becken oder unteren Extremitäten erfolgen. Zug mit Gegenzug wird als *Distraktion* bezeichnet. Die Maßnahmen werden im Liegen, unter bestimmten Voraussetzungen im Gehen oder im Sitzen in Rollstühlen durchgeführt. Eine Liegebehandlung hat den Vorteil, daß bei einer permanenten sanften Extension unter der Ruhe und der Bettwärme allein eine Entspannung der Muskulatur und damit eine gewisse Mobilität und Korrekturfähigkeit eintritt.

Die einfache *Glisson-Schlingen-Extension* wird mit fünf bis acht Kilogramm Gewicht durchgeführt. Extensionsgewichte werden über eine am Kopfende des Bettes angebrachte Rolle geleitet. Das Gegengewicht bildet der Körper. Um zu vermeiden, daß der Körper zum Kopfende des Bettes gezogen wird, wird das Bett leicht schräg, Füße gesenkt, eingestellt. Die Extensionswirkung ist an der Halswirbelsäule am stärksten und nimmt bis zu den unteren Körperteilen ab. Die Extensionskraft muß die Reibung zwischen Körper und Unterlage überwinden, bevor sie am Rumpf wirksam wird.

Aus diesem Grunde beruht das von *Daubenspeck* angegebene Extensionsbett auf einem Denkfehler. Hier wird der Körper auf einem rollbaren, schräggestellten Schlitten gelagert. Diese Konstruktion vermindert nicht die Reibung zwischen Körper und Unterlage, sondern lediglich die Reibung zwischen Unterlage und Bettgestell. Die Extensionswirkung auf die Wirbelsäule ist daher, aus einfachen mechanischen Gründen, im *Daubenspeck*-Bett nicht besser als in einem schräggestellten Bett.

Verbreitet ist die Selbstextension im *Cotrel-Apparat (Abb. 46).* Durch Streckung von Beinen und Armen kann der Patient über einen Rollenumlenkmechanismus am Kopfende des Bettes sich selbst extendieren. Sein Becken wird durch Beckengurte am unteren Teil des Bettes befestigt. Es handelt sich um eine Distraktion. Die zur Extension anwendbaren, eigenen Kräfte sind erheblich. Das Verfahren hat den Vorteil, daß der Patient zur aktiven Mitarbeit gezwungen wird und sich dabei selbst kräftigt. Atemgymnastik, insbesondere die Preßatmung (s. a. S. 41) sind sinnvolle Behandlungen bei dieser Extensionsübung.

In amerikanischen Skoliosezentren ist die *Cotrel*-Extension in den letzten Jahren einer kritischen Bewertung unterzogen worden. Dabei hat sich herausgestellt, daß die operativ erzielbaren Korrekturen an der Wirbelsäule nach mehrwöchiger Extension im *Cotrel*-Apparat nicht besser waren als ohne solche Vorbereitungen. Die Nutzlosigkeit dieses Verfahrens wird deshalb von amerikanischer Seite als bewiesen angesehen *(Winter, Moe).* Die von *Cotrel* angegebene spezielle Kopfschlinge kann zur Verschmälerung des Kiefergelenkspaltes führen, wobei möglicherweise ein Knorpelschaden anzunehmen ist *(Pellin).*

Ähnlich wie die *Cotrel*-Extension im Liegen wirkt das früher benutzte *Ducroquet-Korsett* im Stehen. An einem vom Orthopädiemechaniker hergestellten Beckengürtel wird ein Extensionsgestänge angebracht, mit Hilfe dessen sich der Patient aktiv durch seine Arme extendieren kann. Die Vorteile dürften auch hier vornehmlich in der Kräftigung des aktiv tätigen Patienten liegen. Das Verfahren ist umständlich, aufwendig und die zur Extension anwendbaren Kräfte sind geringer als im *Cotrel*-Apparat. Das *Ducroquet*-Korsett kann daher als überholt angesehen werden. Zur rein konservativen Behandlung ist und war es absolut ungeeignet.

Das Verfahren, das die größten Extensionskräfte wirksam werden läßt, ist die *Extension im Halo* (wörtliche Übersetzung: Heiligenschein). Der Halo wurde 1959 von *Nickel* im Krankenhaus Rancho Los Amigos, Los Angeles/USA entwickelt. Ausarbeitungen der Halo-Extensionstechnik geschahen vor allem durch *Stagnara,* der die Halo-Extension im Rollstuhl einführte und damit den Patienten weitgehende Mobilität und Selbständigkeit während der Extensionsbehandlung ermöglichte. Eine Erweiterung der Halo-Extension zur Distraktion ist die *Halo-Pelvic-Apparatur,* die von *O'Brien* im Jahre 1973 in Hongkong angegeben wurde. In ähnlicher Weise wirkt die *Halo-femural-distraction.*

Der Halo ist ein Metallring, der mit vier Schrauben in der äußeren Kortikalis des Schädels befestigt wird. Mit Hilfe von einer Setzapparatur *(Zielke/Pellin)* ist es mühelos möglich, den Halo in *Lokalanästhesie* anzulegen.

Die Schrauben werden mit einem Drehmomentschraubenzieher, der auf etwa fünf kp eingestellt ist, angezogen. Ihr Sitz wird wöchentlich zweimal kontrolliert. Im Zweifelsfalle – z. B. nach Sturz – muß eine tangentiale Schädelaufnahme beweisen, daß die Spitzen der Schrauben nicht durch die innere Kalotte gedrungen sind. Diese Komplikation wird vermieden durch den von *Polster* und Mitarb. entwickelten Euro-Halo, bei dem großflächige Plastikblocks zwischen Halo und Schädel eingepaßt werden und ein Eindringen der Schrauben in das Schädelinnere verhindern.

Die Halo-Extension wird im Schrägbett mit hochgestelltem Kopfende ebenfalls über angebrachte Rollenzüge ausgeübt (Abb. 51 a). Sie hat ähnliche Wirkung wie die *Glisson*-Schlingen-Extension. Die Halo-Extension ist für die Patienten jedoch besser erträglich. Größere Extensionskräfte können angewandt werden, tagsüber werden die Patienten in Rollstühlen extendiert (Abb. 51 b). Die Extensionskraft wird mit Gewichten über Rollen oder über eine Federwaage ausgeübt. Die Federwaage läßt sofort die zur Anwendung kommende jeweilige Extensionskraft erkennen. Der Patient kann aber der Extensionskraft, wenn unangenehme Begleiterscheinungen oder Ausfälle ausgelöst werden, durch leichtes Abheben vom Sitz ausweichen. Während der Extension muß der Patient täglich neurologisch kontrolliert werden. Erste Ausfallserscheinungen treten auf am Nervus abducens (Doppeltsehen), als Blasenentleerungsstörungen oder Schmerzen im Bereich der Arme. Rechtzeitig bemerkte Extensionsschäden sind bei Nachlassen der Extension gewöhnlich reversibel.

Die Halo-Extension in Schrägbett und Rollstuhl ist ein nützliches und bewährtes Verfahren, dessen relative Ungefährlichkeit bewiesen ist. Die Halo-Pelvic- und Halo-Femural-Distraktion dahingegen sind keineswegs indifferent. Zahlreiche Komplikationen sind von *O'Brien* selbst beschrieben worden und zahlreiche Querschnittslähmungen waren die Folge dieses starren Extensionsverfahrens. Nach unserer Ansicht gibt es für die *Halo-Pelvic-Distraktion extrem wenige,* für die *Halo-Femural-Distraktion überhaupt keine* Indikation. *O'Brien* gibt auch ausdrücklich an, daß dieses Verfahren zur Extensionsbehandlung schwerster Kyphoskoliosen entwickelt wurde. Im umfangreichen Patientengut des ehemaligen Skoliosezentrums in Tübingen ist uns jedoch kein Fall begegnet, der sich nicht allein durch die oben beschriebene Halo-Extension hätte ausreichend korrigieren lassen. Sind Korrekturmöglichkeiten durch diese erheblichen Extensionskräfte nicht gegeben, bestehen anatomische Veränderungen, welche nur durch brüske Kraftanwendungen zu lösen wären. Hier ist die operative Mobilisation (Osteotomie) als weniger risikoreiches Verfahren vorzuziehen. Die Anwendung der Halo-Pelvic-Extension bei Skoliosen und Kyphoskoliosen unter 100 Grad ist gegenindiziert.

Redressionen wurden früher, als die operative Therapie der Skoliose noch nicht im heutigen Ausmaß möglich war, an spezialisierten Kliniken mit guten Ergebnissen ausgeführt. So sind die von *Wullstein* Anfang dieses Jahrhunderts gezeigten Ergebnisse beachtenswert. Die redressierte Wirbelsäule wurde in Gipsen in ihrer Korrekturform gehalten. Diese Gipse mußten bis zum Abschluß des Wachstums getragen werden. Sie hatten da-

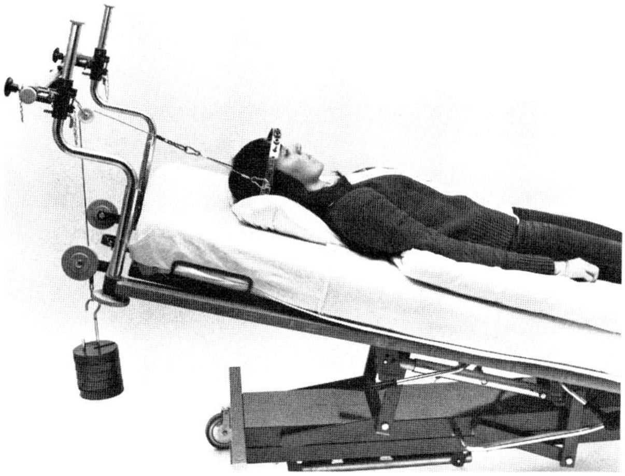

a

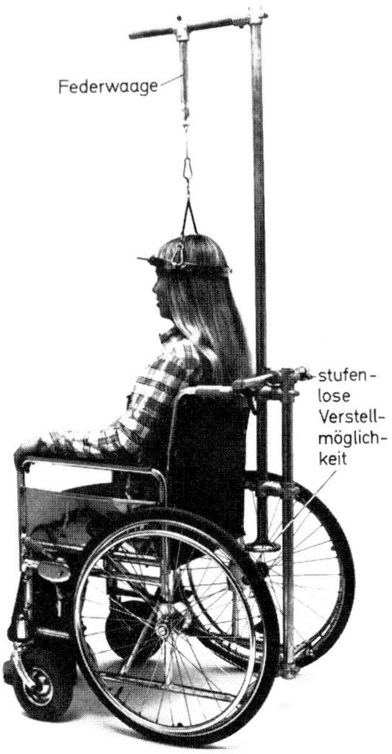

b

Abb. 51 a) Bei der Extension im Schrägbett müssen die Schrägstellung des Bettes und die über Rollen angewandten Extensionskräfte sich so ausgleichen, daß der Patient nicht zum Kopfende des Bettes gezogen wird oder an das Fußende des Bettes rutscht; b) Die Extensionskraft im Rollstuhl (Modell *Zielke*) wird über eine Federwaage ausgeübt, welche die zur Anwendung kommenden Distraktionskräfte direkt ablesen läßt mit eine erhebliche Verschmächtigung des Rumpfes, insbesondere des Brustkorbs zur Folge. Als alleinige Therapie können redressierende Gipse heute nicht mehr anerkannt werden. Sie haben ihren Wert nur noch als vorbereitende Maßnahmen zur Operation – allerdings werden sie auch hier aufgrund der Wirksamkeit der Extensionsverfahren und aufgrund der Wirksamkeit der neuen Korrekturmethoden immer mehr verlassen.

Die heute noch üblichen Redressionsverfahren (*Abbot*-Gips, localizer-cast, turn-buckel-cast und EDF-Gips) gehen auf die Amerikaner *Abbot, Risser* sowie *Bradford* und *Brackett* zurück. Bei juvenilen Skoliosen bis zu 90 Grad lassen sich durch die redressierenden Maßnahmen die Ergebnisse der eventuell nachfolgenden modernen Operationsverfahren nicht oder nicht merkbar verbessern. Am früheren Skoliosezentrum in Tübingen haben wir seit fünf Jahren in Regelfällen keine Gipsredressionen mehr ausgeführt. Ausnahmen stellen frühkindliche Skoliosen dar, deren Ausprägungsgrad die Versorgung mit Korsetten nicht zuläßt und die durch redressierende Gipse in ein höheres Operationsalter gebracht werden sollen (Abb. 52).
Anwendung findet heute vorwiegend noch der Localizer cast von *Risser*. Der Patient wird auf einem Gurt gelagert, der über einen Metallrahmen gespannt ist (Abb. 53). Er wird an Becken und Schädel extendiert. Durch den sogenannten Localizer wird ein Druck auf den Rippenbuckel und damit der Versuch einer Derotation ausgeübt. So redressiert, wird der Rumpf durch einen Gipsverband ruhiggestellt. Zur operativen Behandlung wird der Gips von dorsal weit gefenstert (Abb. 54). Im sog. turn-buckle-cast wird eine Umkrümmung der Wirbelsäulenverbiegung über Scharniere versucht. Im Extensionsgips wird ein an Kinn und Hinterhaupt sowie an den Beckenkämmen abstützend und über dem Scheitelpunkt getrennter Gips durch Wantenspanner langsam auseinandergespreizt (Abb. 55a + b).
Auf den Amerikaner *Abbot* geht schließlich der heutige EDF-Gips von *Cotrel* zurück. *Cotrel* hat das *Abbot*sche Verfahren modifiziert und mit Hilfe eines differenzierten Rahmengestells eine sehr gute Redressionsmöglichkeit für die Wirbelsäule geschaffen. Gleichzeitig wird eine recht wirksame Derotation der Wirbelsäule mit Hilfe sinnreich angebrachter Bandzüge ermöglicht.
(EDF = extension, derotation, flexion). Bei nicht ankylosierten Wirbelsäulen ist diese Gipstechnik die wirksamste (Abb. 56, 57).

Operationsverfahren: Die Operation einer Skoliose besteht darin, die durch Redression und Extension gewonnene und durch innere oder äußere Abstützung gehaltene Korrektur zu stabilisieren. Die Stabilisierung besteht im Versteifen der korrigierten Wirbelsäulenabschnitte. In der Regel hat der Versteifungsbezirk nicht nur die Hauptkrümmung zu erfassen, sondern er muß bis zum oberen und unteren jeweils ersten horizontal eingestellten Wirbel der Nebenkrümmung gehen. Nach Konsolidierung der Versteifungsmasse können äußere abstützende Hilfsmittel entfernt werden, innere abstützende Maßnahmen (Implantate) haben eine gewisse Verstärkungsfunktion, dienen aber auf Dauer nicht dazu, die Korrektur zu halten. Dies ist Aufgabe der operativ angelegten Fusionsmasse. Die Implantate werden heute in der Regel nicht entfernt.
Bei den früheren Operationsverfahren waren die durchschnittlichen Korrekturen geringer. Die Versteifungsbezirke waren daher länger. Zu kurze Versteifungsbezirke führten zum Abknikken der Skoliose oberhalb oder unterhalb des Versteifungsbezirks und damit oft zu katastrophalen Ergebnissen.
Die heutigen Operationsverfahren nutzen zur Korrektur nicht nur die präoperative Mobilisation und gegebenenfalls Redression. Durch korrigierende und abstützende Implantate sind sie in der Lage, zusätzliche Korrekturen zu erzielen. Es gelingt, dem Skoliosescheitelpunkt näher liegende Wirbelkörper horizontal einzustellen und somit den Versteifungsbezirk zu verkürzen. Die Implantate geben eine zusätzliche Stabilisation. Die Pseudarthrosenrate ist geringer. Dieses sind Vorteile. Sie können jedoch nicht darüber hinwegtäuschen, daß jede korrigierende Operation einer Skoliose bis zum heutigen Tag keine Heilung bedeutet. Jede Skoliosenoperation bleibt ein versteifender und damit ein verstümmelnder Eingriff. Er ist nur unter dem Gesichtspunkt zu rechtfertigen, daß eine versteifte gerade Wirbelsäule besser ist als eine kurze, verkrümmte, ebenfalls mehr oder weniger versteifte, funktionell wertlose und unter Umständen auch schmerzhafte.
Operationsverfahren ohne instrumentelle Korrektur der Skoliose sind veraltet und dürften im allgemeinen als verlassen gelten. Verfahren, die sich auf einseitige Blockierung des Wachstums der Konvexseite der Laminae beschränken, sowie Versuche mit Muskel- und Bänderplastiken haben sich nicht bewährt. Auch die Erfolge der transthorakalen, einseitigen Epiphysiodese, welche auf *Witek* zurückgeht, sind keineswegs ermutigend gewesen. Die sogenannte Muskel-/Alloplastik von *Gruca,* bei der ja Federn dorsal über die Konvexseite der Skoliose gespannt werden, hat wegen der Unsicherheit der Ergebnisse ebenfalls keine Verbreitung gefunden.
Die Operationsindikation ergibt sich aus dem Wissen um die Prognose, wobei die Prognose in allen Bereichen menschlicher Existenz zu berücksichtigen ist. Hier sei auf die Ausführungen über

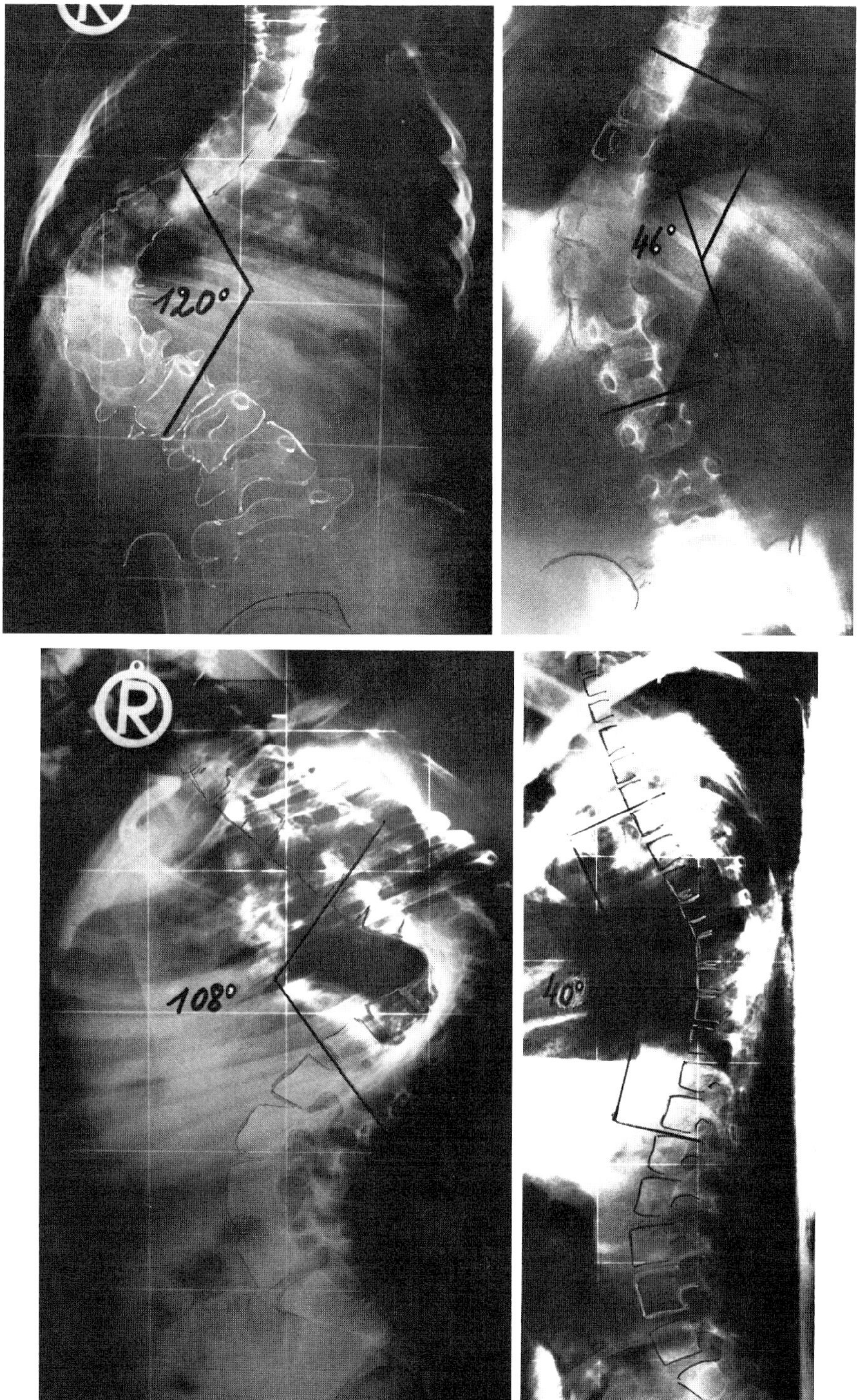

Abb. 52 Frühkindliche idiopathische rechtskonvexe thorakale Skoliokyphose. Röntgenologisches Ergebnis der Gipsredression. Das durch Gipsredression gewonnene Korrekturergebnis läßt sich in der Regel durch nachfolgende Korsettversorgung nicht halten

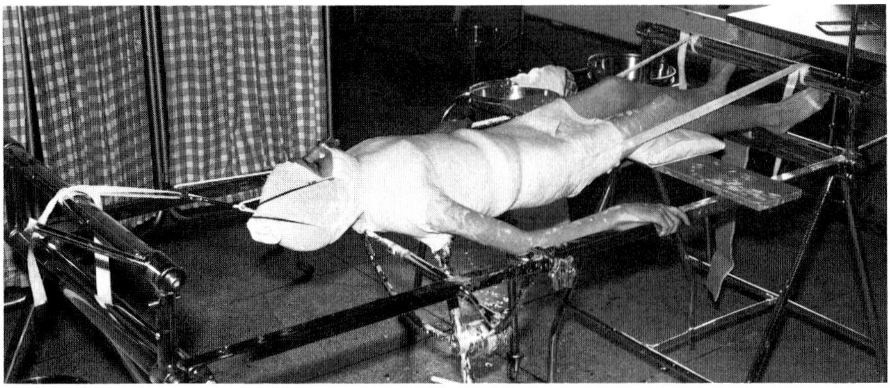

Abb. 53 Herstellung des „Localizer-cast" auf dem Risser-Rahmen (die Originalaufnahme wurde von Prof. *H. J. P. James*, Edinburgh, freundlichst zur Verfügung gestellt)

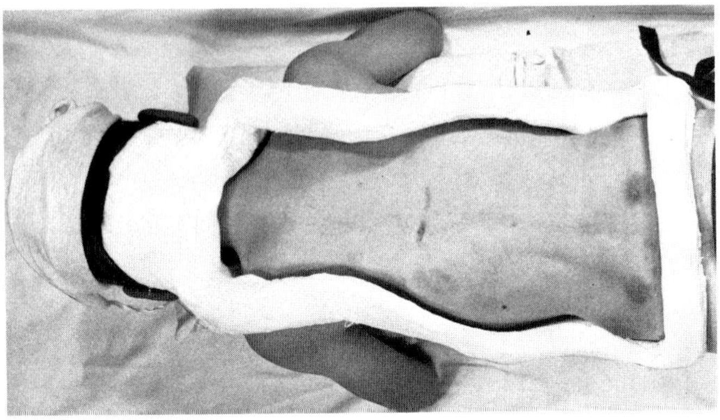

Abb. 54 Für die operative Behandlung dorsal ausgeschnittener Risser-Gips (die Originalaufnahme wurde von Prof. *H. J. P. James*, Edinburgh, freundlichst zur Verfügung gestellt)

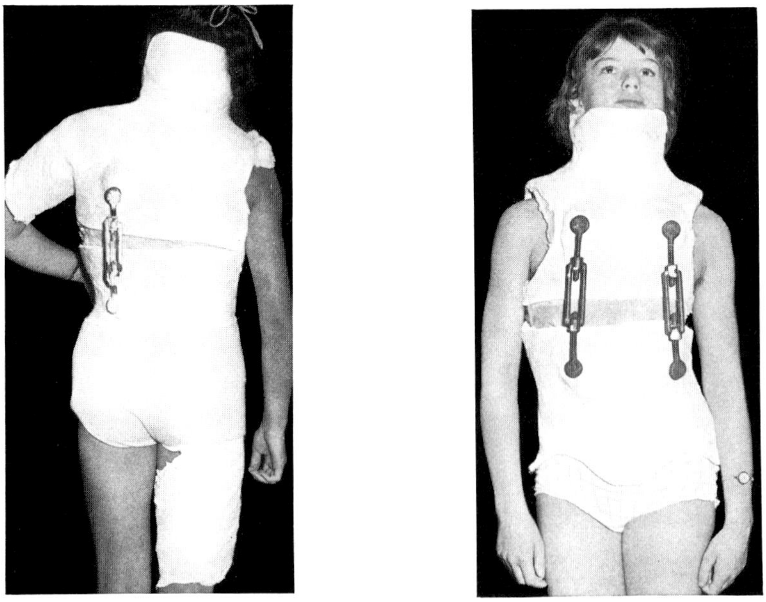

a b

Abb. 55 a) Extensions-Quengel-Umkrümmungs-Gips; b) Extensionsgips. Die Korrektur- bzw. Extensions-Manöver werden über Wantenspanner ausgeübt

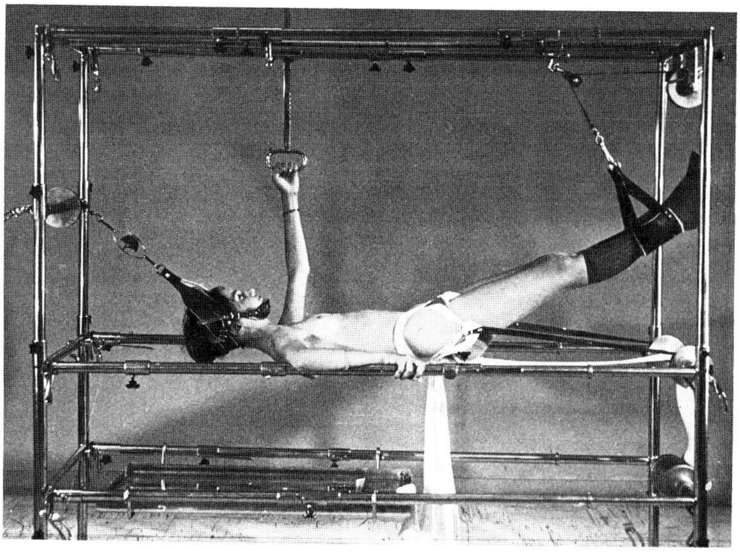

Abb. 56 Lagerung des Patienten auf dem Cotrel-Rahmen (Originalaufnahmen von Dr. *Yve Cotrel* freundlichst zur Verfügung gestellt)

die Psychologie des Skoliosekranken auf Seite 24 verwiesen. Wir müssen mit *Scheier* der sogenannten „kosmetischen Indikation" eine erhebliche Bedeutung zumessen. In unserem Staat hat jeder das Recht auf bestmögliche Wiederherstellung – von Gesundheit *und* Psyche. Die rein medizinisch-anatomisch-physiologische Prognose und damit die Operationsindikation sind abhängig von *Lokalisation, Ausprägung und Ätiologie der Skoliose.* Auch das *Alter* des Patienten spielt eine große Rolle. Steht einer zehnjährigen Patientin mit einer 40 Grad messenden Skoliose ein sechs bis sieben Jahre währendes Korsetttragen bevor, wird man sich überlegen müssen, ob man nicht im Alter von 11–12 Jahren die Indikation zur Spondylodese stellen will – schon unter der Berücksichtigung der Tatsache, daß niemand für den Erfolg einer Korsettbehandlung garantieren kann.

Bei idiopathischen thorakalen Skoliosen über 50

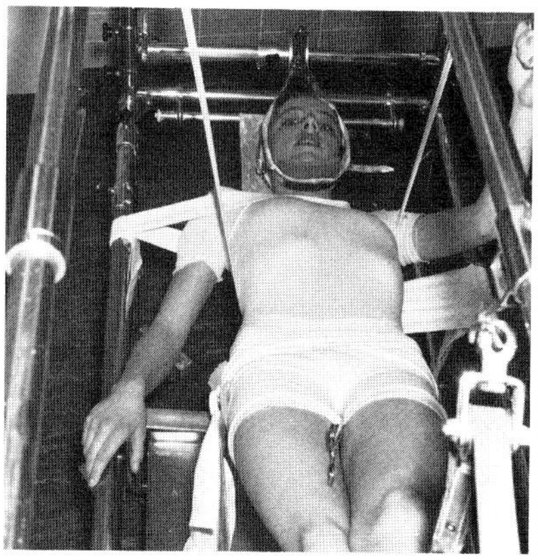

a

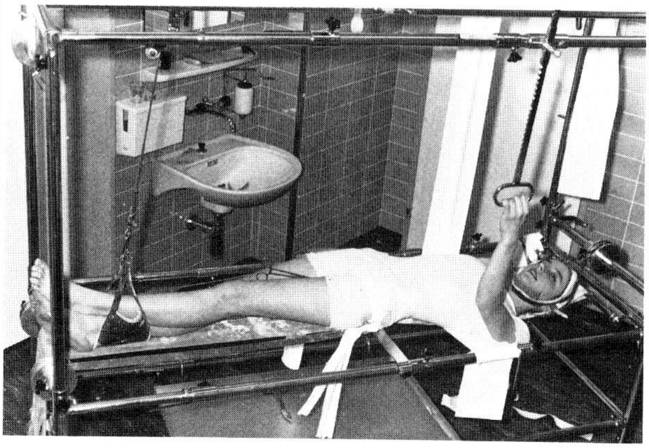

b

Abb. 57 a und b Verschiedene Stadien der Korrekturlagerung auf dem Cotrel-Rahmen. Der Patient befindet sich nicht nur in Extensionslagerung. Durch tangentialen Zug am Rippenbuckel rechts wird eine Derotation und durch Seitenzüge eine Deflexion erzwungen. (Originalaufnahme von Prof. *Scheier,* Zürich, freundlichst zur Verfügung gestellt)

Grad besteht in der Regel Operationsindikation. Diese Skoliosen sind oft auch nach Abschluß des Wachstums progredient – dennoch tendiere ich dahin, 70–80 Grad bei Erwachsenen zu tolerieren. Bei idiopathischen Lumbalskoliosen wird man die Operationsindikation gegebenenfalls früher, etwa ab 35–40 Grad, zu stellen haben, denn sie neigen im Erwachsenenalter zu unangenehmer Progredienz durch Drehgleiten (s. a. S. 23). Kombinierte idiopathische Skoliosen mit lumbaler und dorsaler Hauptkrümmung sind statisch ausgeglichen und kosmetisch wenig auffällig. Hier kann man hinsichtlich der Operationsindikation zurückhaltender sein. Bei der hochgradigen idiopathischen Kyphoskoliose des Erwachsenen besteht wegen der verminderten Lungenfunktion und Progredienz der Kyphose („tassement en cyphose") oft eine vitale Indikation zur operativen Behandlung. Diese sehen wir in der Regel bei einer Verminderung der Vitalkapazität auf 1000 ml und weniger als gegeben an.

Liegt eine *Lähmungsskoliose* vor, wird die Operationsindikation weiter zu stellen sein hinsichtlich Zeitpunkt und Ausdehnung der Spondylodese. Die operative Behandlung der *kongenitalen* Skoliose ist schwierig und oft risikoreich. Osteotomien der Wirbelsäule, Keilresektionen von Wirbelkörpern müssen gegebenenfalls durchgeführt werden unter der Berücksichtigung, daß eventuell Rückenmarkmißbildungen vorhanden sind. Diese Eingriffe sind unter Umständen sehr schwierig und speziellen Zentren vorbehalten.

Die *ärztliche Aufklärungspflicht* besteht wie bei allen anderen Operationen. Der Patient muß vorher über das Ausmaß seines Leidens, über die Prognose ohne Behandlung und über die operativen Behandlungsmöglichkeiten aufgeklärt werden. Operative Behandlungsverfahren sind in ihren Grundzügen allgemeinverständlich zu schildern. Die mit den Verfahren verbundenen Risiken müssen unbedingt erwähnt werden, insbesondere ist die Möglichkeit der neurologischen Komplikation nicht zu verschweigen! Immer häufiger werden Regreßforderungen nicht wegen des schwer nachweisbaren ärztlichen Kunstfehlers, sondern wegen mangelnder Aufklärung gestellt.

Die *Operationstechniken* der Wirbelsäulenversteifung gehen letzten Endes auf den Amerikaner *Cobb* zurück, der die erste Spondylodese, d. h. Versteifung einzelner Wirbelsäulengelenke, durchführte. In den nachfolgenden Jahren waren es *Risser* und *Hibbs*, die differenziert und exakt Techniken zur Versteifung der lumbalen wie dorsalen Wirbelgelenke angaben und aufgrund langer Erfahrungen eine Technik entwickelten, die unter abschließender Zugabe von Knochenspänen zu einer sicheren Fusion führten. Die Weiterentwicklung der operativen Technik hat zur Verminderung der Pseudarthrosenhäufigkeit beigetragen. Das Verfahren von *Risser-Hibbs* besteht darin, daß die kleinen Wirbelgelenke sowohl im Lumbal- wie im Dorsalbereich eröffnet und entknorpelt werden. Im Lumbalbereich werden die Gelenkfortsätze partiell mobilisiert und miteinander verkreuzt (Abb. 58c). Im Dorsalbereich werden Knochenspäne in die Gelenke eingebracht (Abb. 58a + b). Anschließend werden die Dornfortsätze in mehrere kleine gestielte Späne aufgeteilt und miteinander und mit den Spänen, die von den Querfortsätzen abgehoben wurden, verflochten. Die gesamte restliche Kortikalis der Laminae wird entfernt. Es muß eine große blutende Spongiosafläche vorliegen. In die blutende Spongiosafläche werden Späne, die entweder von der Knochenbank oder besser vom Becken des Patienten stammen, eingelegt, damit sich ein großer, tragfähiger Knochen entwickelt. Ruhigstellung in zirkulären Redressionsgipsen für 12–15 Monate war erforderlich, um nachfolgenden Korrekturverlust, der aber in der Regel ohnedies eintrat, zu vermeiden.

Die Einbringung von homologen Knochenbankspänen hat sich nicht bewährt, ebenso nicht die Einbringung von gefriergetrockneten Kalbsknochen. Eigenspäne aus dem Becken des Patienten stellen das beste Material dar.

Das *Verfahren nach Risser-Hibbs* und seine Modifikationen beruht auf einer solchen Versteifung der Wirbelsäule. Es setzt voraus, daß die Skoliose vorher durch Extension und Redression korrigiert wurde und diese Korrektur nachfolgend gehalten werden konnte. Das Verfahren nach *Risser-Hibbs* war durch in der Regel sehr langen Operationsverlauf, oft zweizeitig, hohen Blutverlust, lange postoperative Ruhigstellung und eine hohe Pseudarthrosenrate belastet.

Das *Verfahren von Paul Harrington* wurde im Jahre 1962 veröffentlicht. Über einen „Distraktionsstab", der in der Konvexseite des skoliotischen Bogens angebracht wurde, wird die Verkrümmung verlängernd aufgespreizt (s. a. S. 36ff, Abb. 42). An den konvexseitigen Querfortsätzen wird ein Kompressionsstab verankert. Dieser wirkt verkürzend und somit ebenfalls korrigierend (Abb. 59). In erfahrenen Händen ist durch Anwendung dieser beiden Implantate neben der Korrektur der Seitverbiegung eine Korrektur von

Kyphose und Lordose in gewissen Ausmaßen steuerbar. Nicht erzielt werden kann mit dem Verfahren nach *Harrington* eine Korrektur der Rotation. Jede Korrektur der Seitverbiegung ist allerdings von einer geringen spontanen Rotationskorrektur begleitet.

Schwerste Kyphoskoliosen, insbesondere die schwere Kyphoskoliose des Erwachsenen (Abb. 26 a u. 36), lassen sich mit Hilfe des Original-*Harrington*-Verfahrens nicht ausreichend korrigieren und vor allem stabilisieren. *Stagnara* hat eine spezielle Technik ausgearbeitet, mit welcher die Distraktionsimplantate auch bei Kyphoskoliosen Anwendung finden können: Die in Höhe der Kyphose hindernden Rippen auf der *Konkavseite* müssen partiell reseziert werden, um den Distraktionsstab vor die Rippen, d. h. gewissermaßen also intrathorakal, aber retropleural einbringen zu kön-

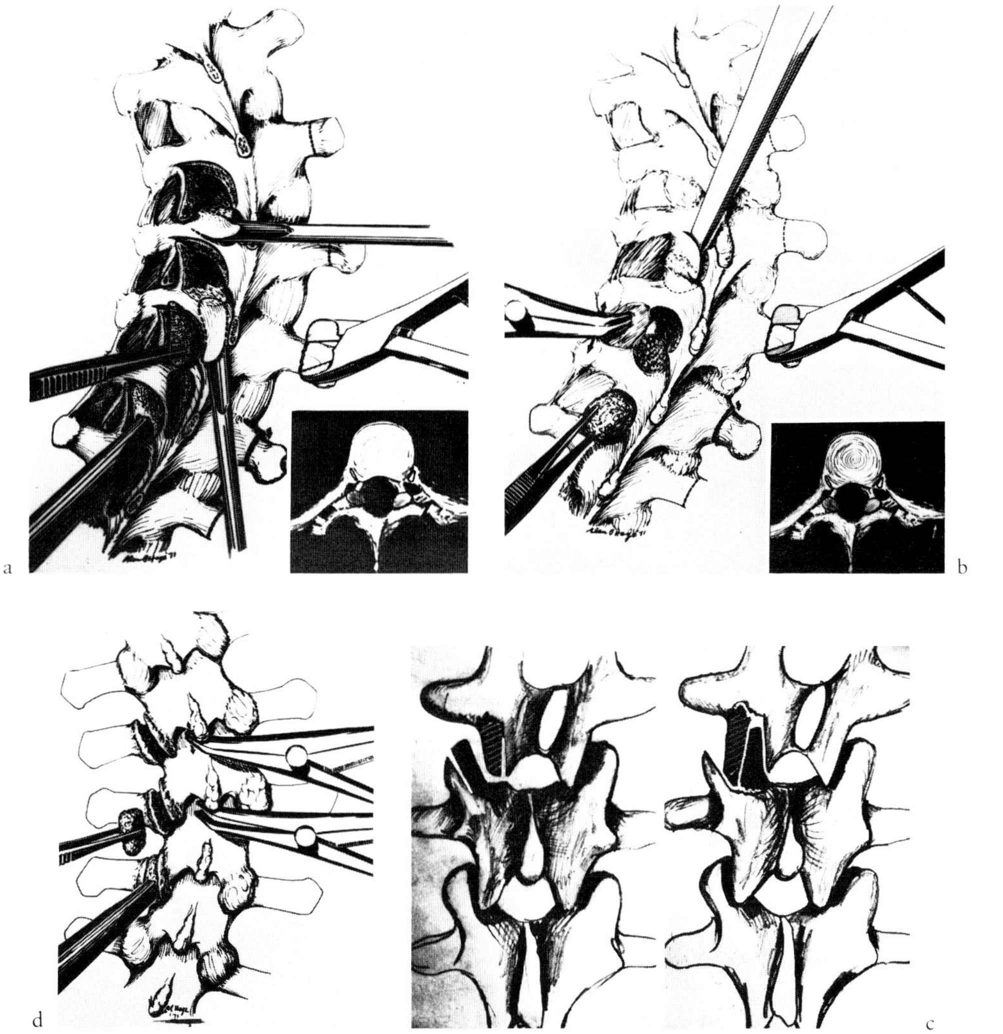

Abb. 58 a) Versteifung der sogenannten kleinen Wirbelgelenke im Thorakalbereich. Links Methode nach *Risser-Hibbs*. Zahlreiche gestielte Späne werden von allen Teilen der Wirbelsäule gebildet und kunstgerecht miteinander verflochten. In die vorher eröffneten und entknorpelten Gelenke werden Späne eingelegt. b) Rechts die Methode nach *Moe*. Die Gelenke werden eröffnet und entknorpelt. Die Begrenzungen zu den beiden Wirbeln werden angefrischt. Ein vom Dornfortsatz entnommener Span wird in die Gelenke eingestampft. c) Versteifung der Lumbalgelenke. c) 1. Nach Eröffnung und Entknorpelung der Gelenke wird von den Gelenkfortsätzen ein gestielter Span abgespalten. Diese Späne werden miteinander verflochten. d) Die Gelenke können aber auch freigelegt werden. Nach Entfernung von Kapsel und Gelenkknorpel wird in den Gelenkspalt ein Spongiosablock eingetrieben

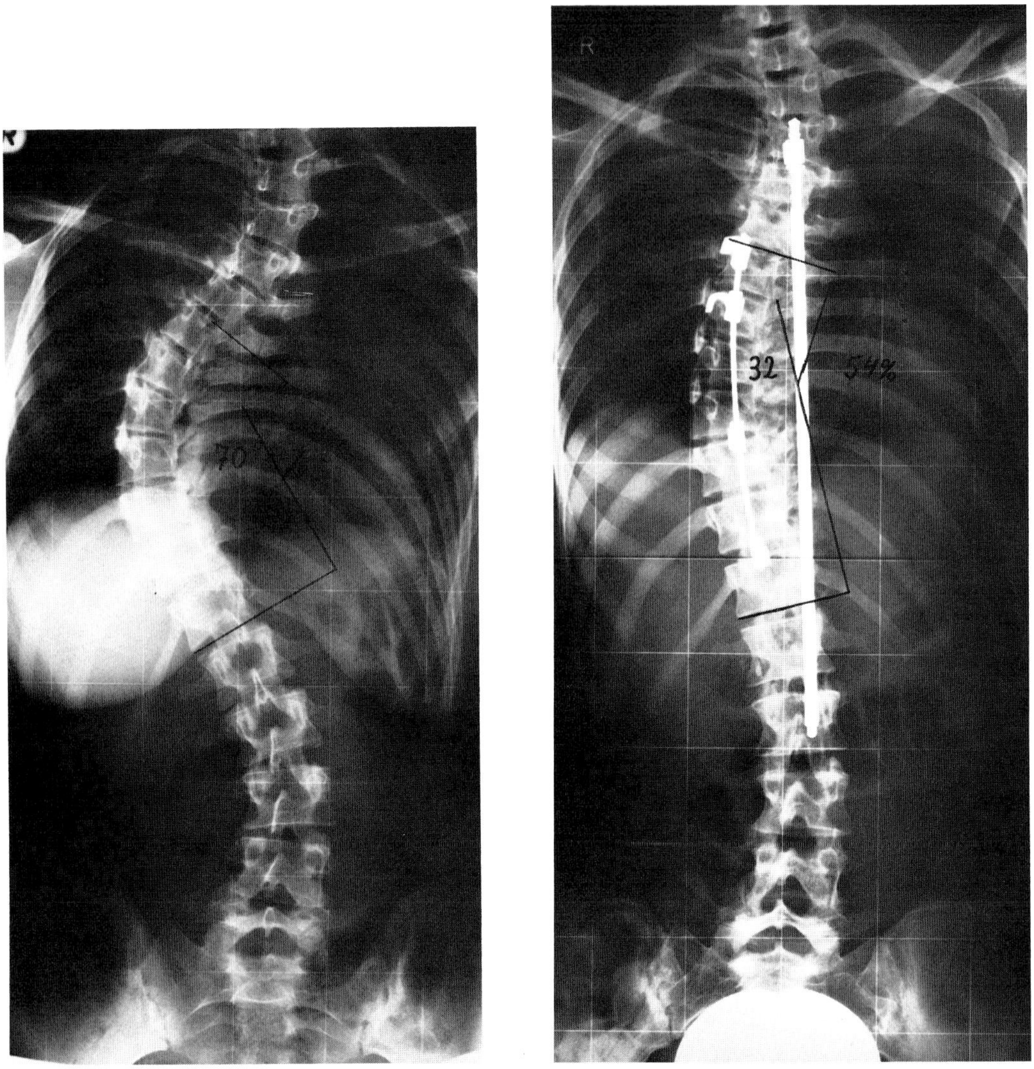

a b

Abb. 59 Rechtskonvexe idiopathische juvenile Skoliose. a) Zustand vor der *Harrington*-Operation. b) Korrektur mit *Harrington*-Implantaten. Das Korrekturergebnis mit 45% stellt bereits eine relative Überkorrektur dar, da die linke Schulter angehoben wurde

nen. Durch Spananlage um den Stab entsteht eine weit ventral der Wirbelsäule liegende, weitgehend vertikale Säule (60 a–g). Dieses Verfahren ist technisch schwierig und risikoreich.

Auch reine Kyphosen, wie z. B. beim Morbus Scheuermann, lassen sich mit Hilfe der *Harrington*-Implantate gut korrigieren. Durch zwei an den Seiten angebrachte Kompressionssysteme erreicht man eine Verkürzung des dorsalen Wirbelsäulenanteils und somit eine Aufrichtung der Kyphose. Auch dieses Korrekturergebnis muß durch Versteifung gehalten werden. Eventuell müssen vorherige transthorakale Mobilisationen durchgeführt werden.

Eine wertvolle Bereicherung der *Harrington*-Implantate wurde von dem Kanadier *Armstrong* (1972) angegeben, später von *Cotrel* übernommen, modifiziert und in eine praktikable Form gebracht. Eine quer auf den Scheitelpunkt der Skoliose konkavseits ziehende Kraft wird am Distraktionsstab befestigt (Abb. 61 a + b). Hierdurch wird eine bessere Korrektur der Seitverbiegung und eine erhebliche bessere Stabilität der Montage und damit bessere Ruhigstellung des Versteifungsbezirks erzielt. Allerdings verhindert diese Querverspannung die üblicherweise beobachtete, geringgradige Spontankorrektur der Rotation. Die durch die normale *Harrington*-Operation mit Kompressions- und Di-

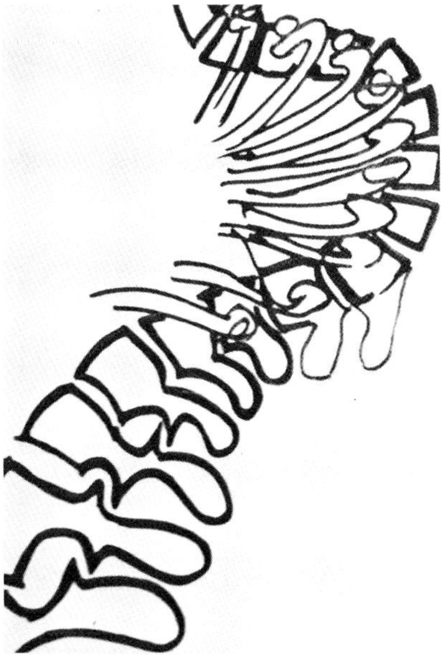

a

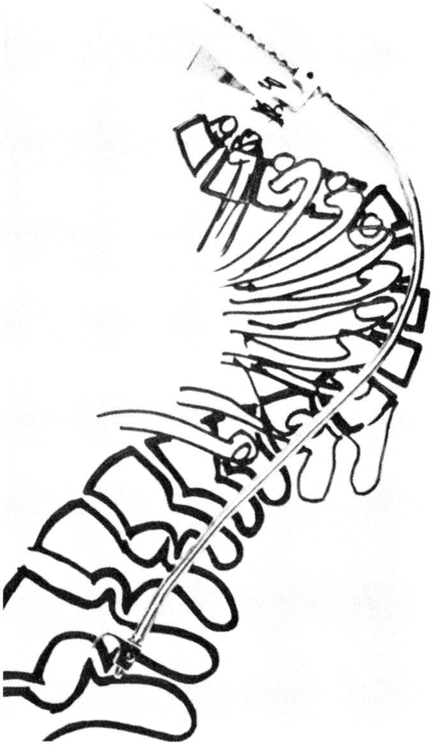

b

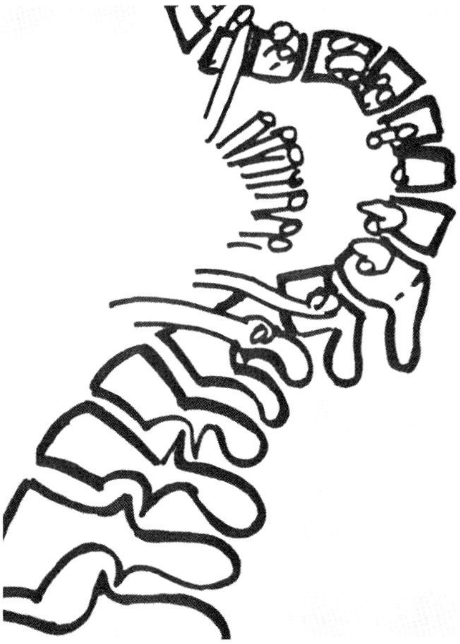

c

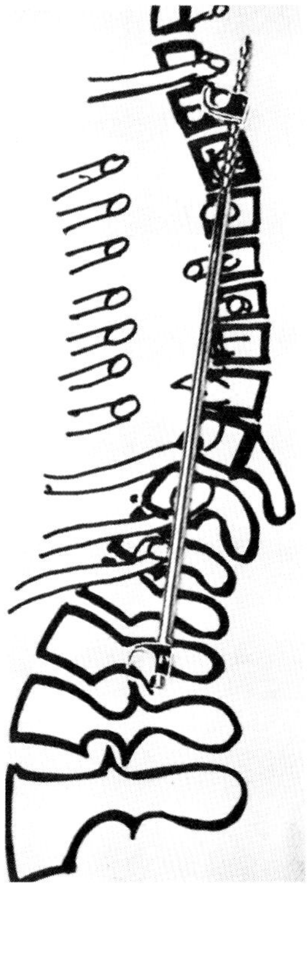

d

Abb. 60 a–d Schematische Darstellung der Operationssituation bei Skoliokyphose. a) Lage der Rippen im Kyphosebogen, konkavseits der Skoliose. b) Man erkennt die Unmöglichkeit, einen geraden *Harrington*-Stab zu implantieren. Wird der *Harrington*-Stab aber über die Rippen gebogen, bricht die Lamina durch die Kraft des Anspannens aus. c) Partielle Rippenresektion im Konkavbogenanteil. Hierdurch läßt sich der *Harrington*-Stab gerade, aber intrathorakal einbringen. Er soll retropleural liegen. d) Der *Harrington*-Stab liegt nicht gebogen ein. Er liegt vor dem kyphotischen Anteil der Wirbelsäule, intrathorakal, aber retropleural. Der Deutlichkeit halber sind die Rippenkürzungen zu stark dargestellt. Normalerweise sollen die Rippenstummel auf dem *Harrington*-Stab zur Vermeidung der paradoxen Atmung aufliegen. *Zielke* modifizierte die Technik Stagnaras, indem er die Rippen dieses konkavseitigen „chevalet costal" nur durchtrennt, nicht reseziert, und den Stab unter die angehobenen Rippen führt

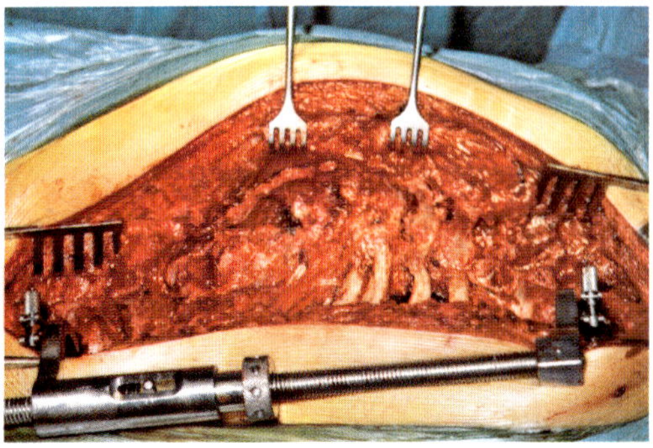
e

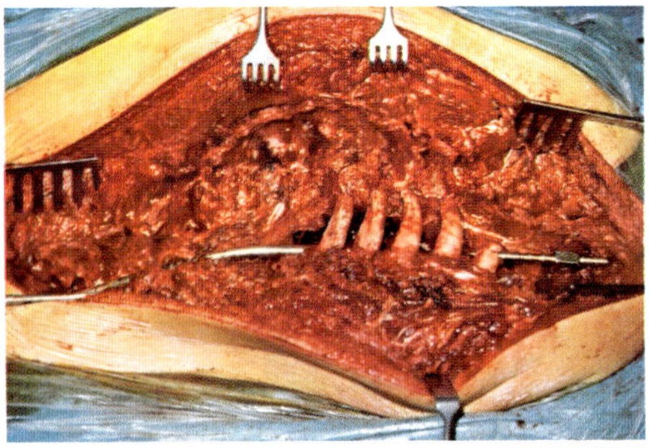
f

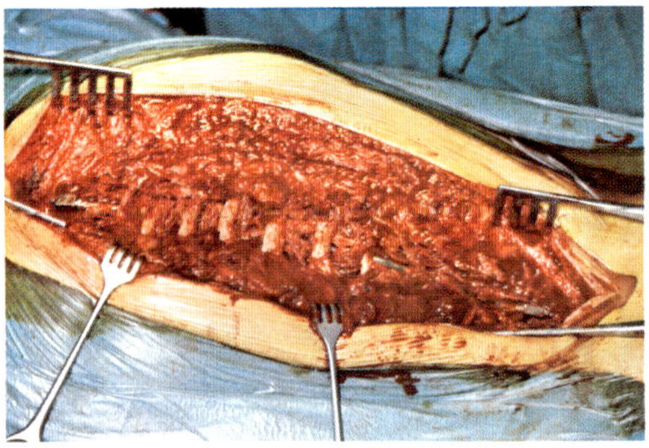
g

Abb. 60 e–g Der Operations-Situs zeigt die von dorsal dargestellte Skoliokyphose mit dem konkavseitigen Chevalet Costal. f) Die Rippen sind bereits durchtrennt und der *Harrington*-Stab liegt vor den Rippen, d. h. intrathorakal, aber retropleural. g) Endzustand nach Korrektur von Skoliose und Kyphose (aus: *Zielke*, Skoliose und Kyphose. Hippokrates Verlag, Stuttgart 1977)

straktionssystem erzielte partielle Lösung des kosmetischen Problems wird über den Vorteil vermehrter Stabilität mit dem *Cotrel*-System z. T. aufgehoben. Nach unseren Erfahrungen ist die Anwendung der Querstabilisation nur dort angezeigt, wo die zu erzielende Stabilität im Vordergrund der Behandlung steht, also bei Lähmungsskoliosen und unter Umständen bei der großen Skoliose des Erwachsenen.

Von *Harrington* selbst stammt der Sakralstab, dessen zweiteilige Modifikation *Zielke* und *Pellin* angaben. Mit ihm läßt sich am besten der Lumbosakralabschnitt mit Hilfe von zwei Distraktionsstäben überbrücken und stabilisieren (Abb. 62 a–c). So ist durch solche Implantate unter Umständen eine Reposition bei Spondylolisthesis zu erzielen, auf alle Fälle eine Dekompression. Für die Fixation des lumbosakralen Scharniers ist dies derzeit die sicherste Methode mit ca. 98% Schmerzfreiheit. Anwendung bei Skoliosen nur aus besonderer Indikation. Bei Skoliosen gilt als Grundregel, den Abschnitt L 5/S 1, möglichst auch L 4/L 5 nicht zu versteifen.

Für die operative Behandlung frühkindlicher Skoliosen und Kyphoskoliosen haben *John Moe* und *Leatherman* ein sogenanntes Kinderinstrumentarium entwickelt. Dieses ermöglicht es, die verbogene, zumeist mobile Wirbelsäule zu korrigieren. Die Korrektur wird dann ohne Versteifung mit Hilfe von Korsetten aufrechterhalten. Mit dem jeweiligen Wachstum parallelgehend erfolgt Nachspannen der korrekturaufrechthaltenden Distraktionskraft. So wird die Korrektur ohne Versteifung bis zu einem höheren Alter des Kindes aufrechterhalten. Allerdings muß die vollständige Freilegung (stripping) der Wirbelsäule vermieden werden. Die Implantate liegen subkutan und werden nur oben und unten in der Laminae eingehängt. Das 1976 von *Götze*

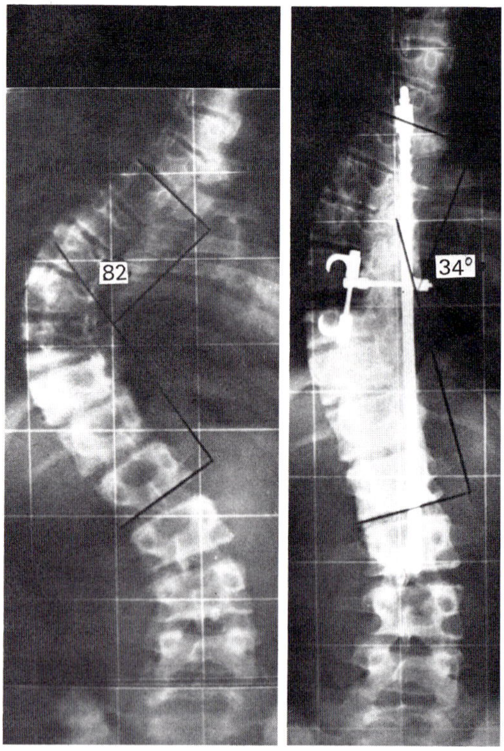

Abb. 61 a Idiopathische rechtskonvexe thorakale juvenile Skoliose von 82 Grad. Korrektur nach *Harrington* unter Verwendung der *Cotrel*-Querstabilisation auf 34° – entsprechend 48,5%

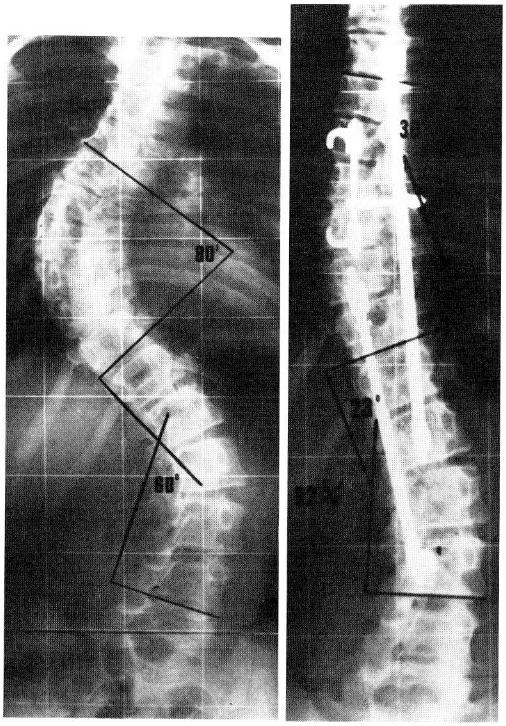

Abb. 61 b Kombinierte rechtskonvexe thorakale, linkskonvexe lumbale Verkrümmung von 80 bzw. 60°. Korrektur durch Implantation von 2 *Harrington*-Distraktionsstäben und Anwendung eines *Cotrel*-Querstabilisationssystems für die große thorakale Krümmung. Rechts das endgültig stabilisierte Korrekturergebnis 2 Jahre nach der Operation. Beachte die gute Horizontaleinstellung von L 3. Korrektur der thorakalen Krümmung von 80° auf 30° = 62,5%, der lumbalen von 60° auf 23° = 62%

angegebene Kinderinstrumentarium ist gegenüber den früher veröffentlichten Instrumenten von *Leatherman* vielteiliger und hat nicht den Vorteil der mühelosen Nachstellmöglichkeit. Es verlangt die sofortige Stabilisation der korrigierten Wirbelsäule durch Versteifung.

Das *Harrington*-Verfahren hat der operativen Skoliosenbehandlung große Fortschritte gebracht. Es ist jedoch kein indifferentes Verfahren. In der Distraktionskorrektur liegt ein erheblicher Risikofaktor. Das Rückenmark antwortet unter Umständen auf solche Dehnung mit Lähmung. Das Verfahren muß aus diesem Grunde entsprechend erfahrenen Operateuren vorbehalten bleiben – Erfahrung nicht nur in der Operationstechnik, sondern auch Erfahrung in der Behandlung von Komplikationen. Es gehört heute zu den Regeln der Kunst, daß nach vollzogener Korrektur intraoperativ eine Funktionskontrolle des Rückenmarks, wie sie von *Vauzelle* und *Stagnara* angegeben wurden, durchgeführt wird: der vorher über diese Prüfung unterrichtete Patient wird nach vollzogener Korrektur zum Erwachen gebracht und aufgefordert, aktiv seine Beine zu bewegen. Nach der Operation ist die stündliche Kontrolle der Mobilität für 24 Stunden erforderlich. Beim geringsten Zweifel beginnender neurologischer Schädigung muß sofort die Korrektur nachgelassen oder die Entfernung der Implantate vorgenommen werden. Neuere elektrotechnische Verfahren zur intra-operativen Überprüfung der Rückenmarksfunktion (spinal cord monitoring) befinden sich in den USA und Japan in der Entwicklung.

Das *Harrington*-Verfahren vermeidet nicht die Versteifung des korrigierten Wirbelsäulenabschnitts. Allerdings ist der Versteifungsbezirk durch bessere Korrektur oft kürzer als bei den früheren Verfahren nach *Risser-Hibbs*. Bei Erfahrung des Operateurs und Anwendung moderner Narkoseverfahren liegt der Blutverlust einer normalen *Harrington*-Operation heute unter 1000 ml. Die Operationszeiten betragen $1\frac{1}{2}$–$2\frac{1}{2}$ Stunden. Pseudoarthrosen gehören zu den Seltenheiten. Die Gipsruhigstellungszeit nach der Operation beträgt 8–12 Monate.

Die *Ventrale Derotationsspondylodese* nach *Zielke* und *Stunkat* ist ein Verfahren, welches wie die *Dwyer*-Operation die konvexseitige Verkürzung des Skoliosebogens als Korrekturprinzip benutzt. Es ermöglicht im Gegensatz zum kyphosierenden *Dwyer*-Verfahren eine gute Lordoseeinstellung der unteren Wirbelsäulenabschnitte und eine deutliche Derotation.

Das *Dwyer*-Verfahren ist dem *Harrington*-Verfahren diametral entgegengesetzt: während beim *Dwyer*-Verfahren auf der Konvexseite der ventralen Wirbelsäulenanteile (Wirbelkörper),eine komprimierende Kompression ausgeübt wird, wirkt das *Harrington*-Verfahren konkavseits an den dorsalen Wirbelbogenanteilen (Wirbelbögen, Laminae, Gelenke) distrahierend verlängernd (s. a. Korrekturprinzipien S. 36 ff). Es ist hierzu notwendig, die Wirbelsäule transthorakal, im Dorsolumbalabschnitt auch durch Abtrennung des Zwerchfells und weiter nach kaudal retroperitoneal freizulegen. Schrauben werden in die Konvexseite der Wirbelkörper eingebracht. Durch die Köpfe dieser Schrauben wird ein Kabel gezogen, welches verspannt und durch Zusammenkneifen der Schraubenköpfe gehalten wird. Die mit dem *Dwyer*-Verfahren erzielten Korrekturen sind gut, doch war die Pseudarthrosenhäufigkeit groß. Die anwendbaren Korrektur- und Kompressionskräfte waren zu gering. Kabel- und Schraubenbrüche waren häufig. Eine Derotation konnte instrumentell nur mit Kunstgriffen und nicht

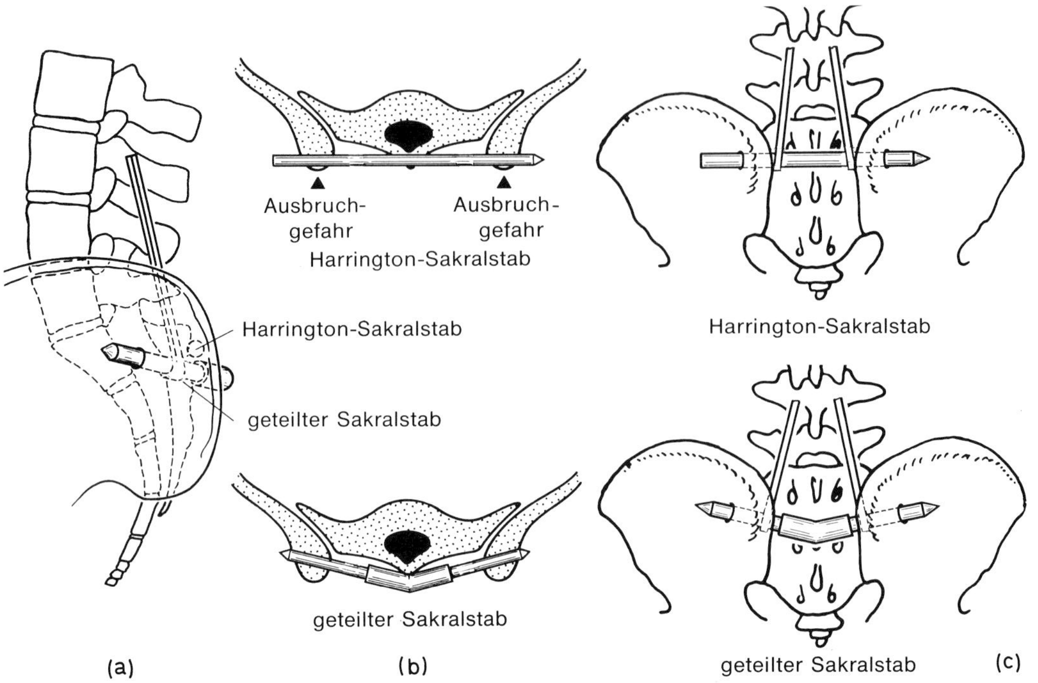

Abb. 62 Die Skizze soll den Unterschied zwischen dem Original–*Harrington*-Sakralstab und dem geteilten Sakralstab nach *Zielke* zeigen. Der originale *Harrington*-Sakralstab liegt wirbelsäulenfern, oft sehr wenig von Weichteilen gedeckt. Der geteilte Sakralstab liegt wirbelsäulennah. Durch die Verbindung über ein Winkelknie entsteht ein festes Gebilde, welches nicht durch Rotation wandern kann, wie der Original-Sakralstab. Die auf den Sakralstab aufzubringenden Distraktionshaken sitzen beim Original-Stab locker und schräg, beim geteilten Sakralstab, nicht zuletzt durch ein speziell eingefrästes Gewinde, rechtwinklig und fest

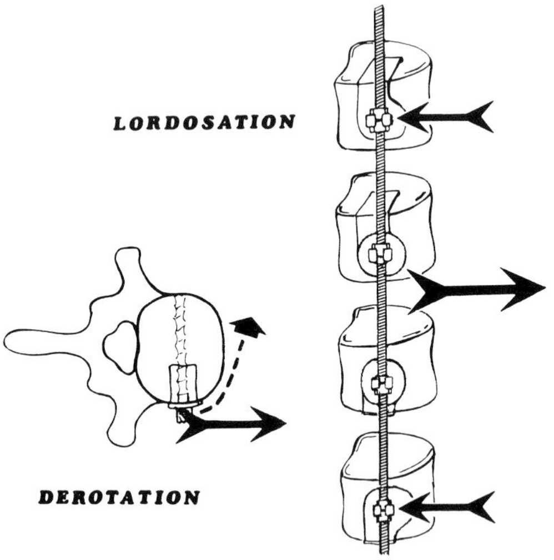

Abb. 63a Die Skizze zeigt eine seitliche Ansicht der Wirbelsäule, wobei jeder zweite Wirbel der Übersichtlichkeit halber weggelassen wurde, sowie einen daneben befindlichen Querschnitt durch einen Wirbelkörper mit eingebrachten Implantaten. Die Derotationswirkung wird ermöglicht durch die einseitige Anbringung der Implantate und die dadurch einseitige Kraftanwendung. Gleichzeitig entsteht eine Lordosierung

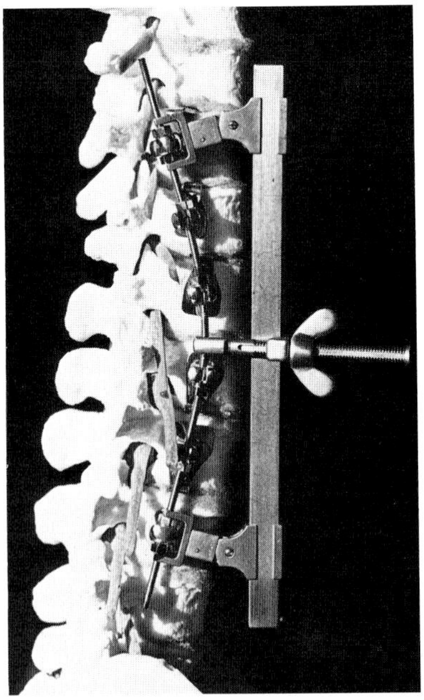

Abb. 63b Das Foto zeigt die lordosierende Wirkung deutlich

dosierbar erzielt werden. Es hatte den Nachteil eines stark kyphosierenden Effektes. Das auch technisch nicht ideale Instrumentarium ist durch das Verfahren der *Ventralen Derotationsspondylodese* (VDS od. „Zielke-procedure") überholt.

Bei der *Ventralen Derotationsspondylodese* wird die korrigierende Kraft über einen langen Gewindestab ausgeübt. Dieser Gewindestab wird in die Schrauben, die in die Konvexseite der Wirbelkörper eingebracht wurden, eingelegt. Mit speziellen Muttern, welche in die Schraubenköpfe einrasten, läßt sich eine erhebliche Kompressions- und Korrekturkraft ausüben. Vor dieser komprimierenden Stabilisierung wird eine Derotierung und wenn gewünscht eine Lordoseeinstellung der Wirbelkörper erzwungen (Abb. 63 a + b). Durch die Kompression der in die Korrekturstellung gezwungenen Wirbelkörper aufeinander wird die erwünschte Korrekturstellung weitgehend gehalten (Abb. 64 b + c).
Das Verfahren ist technisch aufwendig, bedarf thorax- und abdominal-chirurgischer Erfahrung und bleibt Spezialkliniken vorbehalten. Von allen genannten Operationsmethoden bietet es augenblicklich die besten dreidimensionalen Korrekturmöglichkeiten. Die Anwendung ist auf lumbale, dorsolumbale und tiefthorakale Skoliosen beschränkt (Abb. 65, 66). Hauptindikation sind Skoliosen bei Myelodysplasien und anderen neurologischen Erkrankungen mit kontraktem Bekkenschiefstand (Abb. 67).
Mit Vorteil wird die VDS auch angewandt bei kongenitalen Skoliosen, deren Korrektur mit Hilfe der distrahierenden *Harrington*-Implantate besonders gefährlich ist. Das Verfahren wird oft kombiniert mit Keilresektion aus den Scheitelwirbeln oder Resektion von Halbwirbeln. Die konvexseits entstandenen Resektionslücken lassen sich durch die Implantat-Kompression schließen. Durch die feste Kompression der Wirbelkörper aufeinander kommt es zu einer raschen Fusion und die postoperative Ruhigstellung kann in günstigen Fällen bereits nach sechs Monaten beendet werden.
Die *postoperative Behandlung* hängt von der Operationstechnik ab. Eine lange postoperative Liegezeit ist bei ordnungsgemäßer Operations- und Gipstechnik nicht notwendig. Sie ist eher schädlich. Liegebehandlung fördert die Osteoporose. In unserem Zentrum stehen die Patienten nach dorsalen oder ventralen Korrekturoperationen spätestens am zehnten postoperativen Tage mit ihrem Gips auf. Die Ausdehnung des zirkulären postoperativen Rumpfgipses hängt von der Ausdehnung des Operationsbezirks ab. Wird eine Spondylodese oberhalb von D 6 durchgeführt, ist auch eine Ruhigstellung der Halswirbelsäule notwendig. Am einfachsten geschieht dies durch eine Hinterhaupt-/Kehlkopfabstützung wie beim Milwaukee-Korsett (Abb. 50 a + 48).

Den Einschluß der unteren Extremitäten in den postoperativen ruhigstellenden Gips halten wir für nicht angezeigt, selbst nicht bei Fusionen des lumbosakralen Übergangs. Die Ruhigstellung des Hüftgelenks vermindert beim Gehen im Gips nicht die Bewegungen im lumbosakralen Scharnier. Die Dauer der postoperativen Ruhigstellung hängt von der Stabilität der Implantatmontage und natürlich von der Erfahrenheit des Operateurs bei Herstellung der Spondylodese ab. Bei lege artis durchgeführten *Harrington*-Operation unter Verwendung von Distraktions- *und* Kompressionssystem genügt bei Jugendlichen in der Regel eine Ruhigstellung von zehn Monaten unter der Voraussetzung einer richtigen und beidseits ausgeführten Arthrodese. Werden die *Harrington*-Implantate jedoch zur Korrektur der Kyphoskoliose des Erwachsenen angewandt, wobei sich in der Regel nur der Distraktionsstab ver-

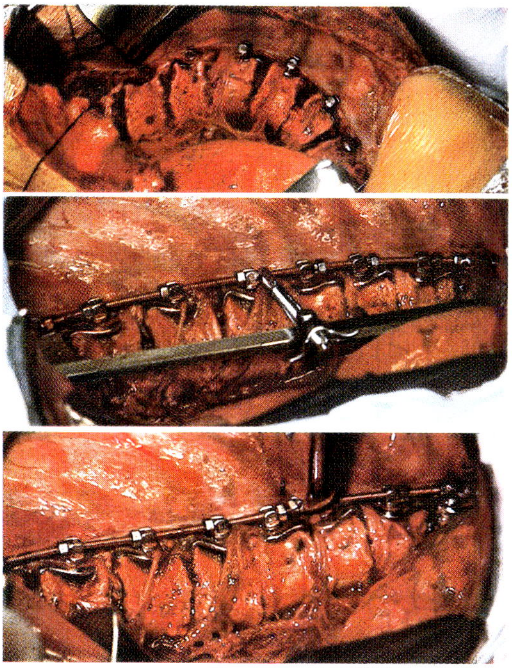
a
b
c

Abb. 64 a) Operations-Situs bei der ventralen Derotationsspondylodese. Die Bandscheiben sind reseziert, die Implantate eingebracht. b) Der Derotator erzwingt nach provisorischer Korrektur Derotation und Lordosierung. c) Die Wirbelkörper sind in Korrekturstellung fest aufeinandergepreßt (aus: *Zielke*, Skoliose und Kyphose. Hippokrates Verlag, Stuttgart 1977)

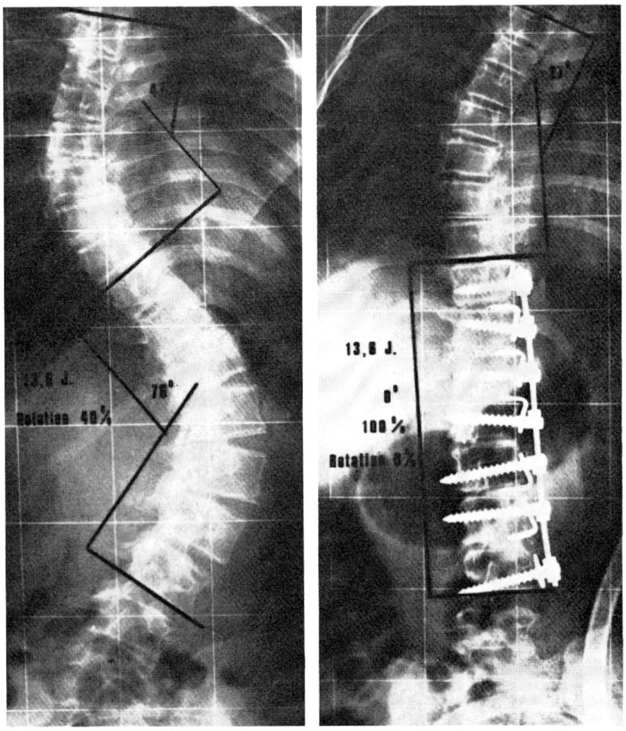

Abb. 65 Linkskonvexe lumbale idiopathische juvenile Lumbalskoliose von 76°. Links Zustand vor der Operation, rechts nach der Operation mit VDS-Implantaten. Korrektur von Seitverbiegung und Rotation fast 100%

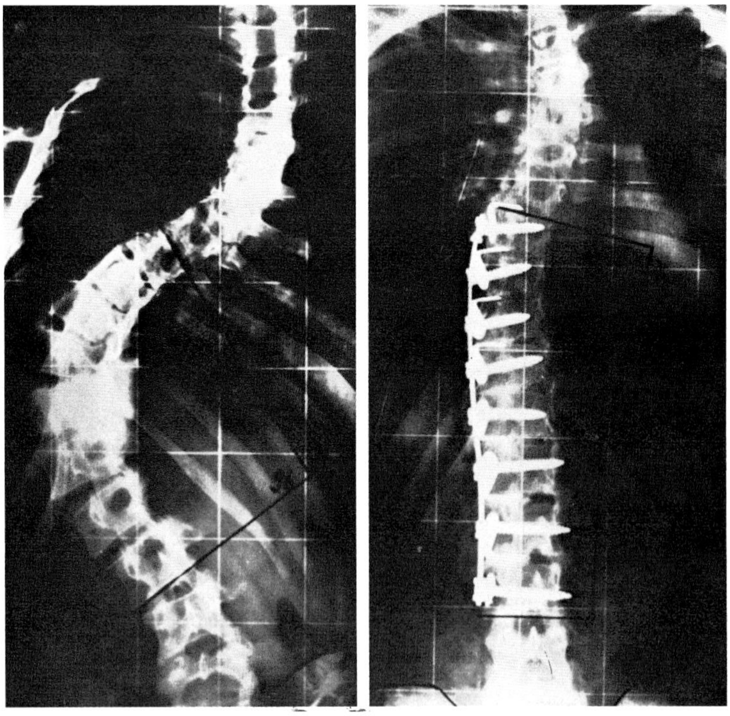

Abb. 66 Großbogige rechtskonvexe dorsolumbale Adoleszentenskoliose von 96°. Links Zustand vor der Operation, rechts nach der Operation mit VDS-Implantaten. Hier erfolgte die Operation ohne Anwendung des Derotationsprinzips

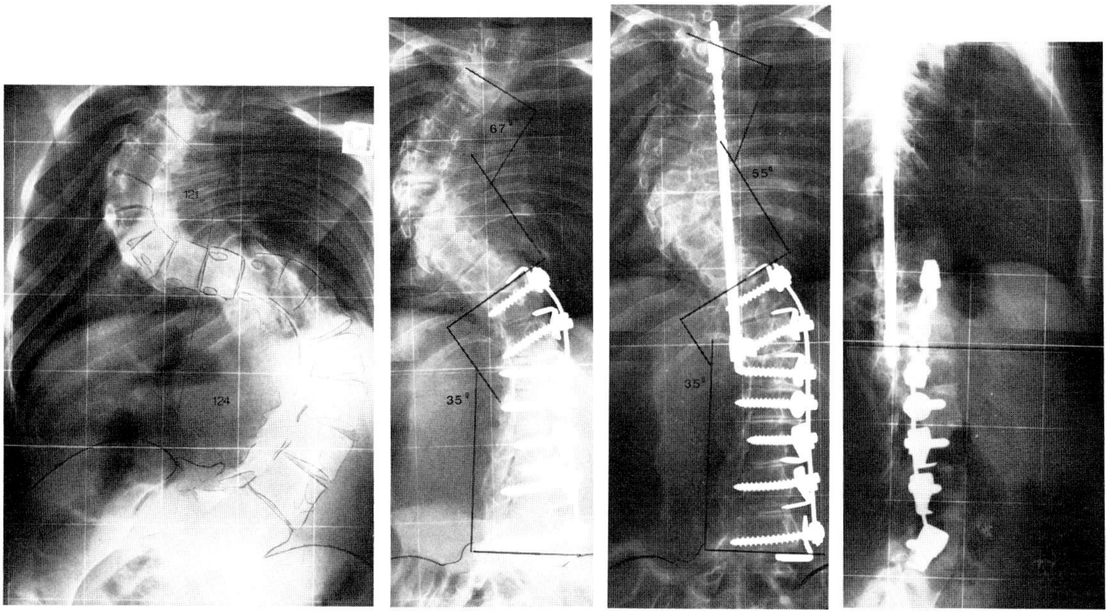

a b c d

Abb. 67 Kombinierte Lähmungsskoliose von thorakal 121°, lumbal 124° mit kontraktem Beckenschiefstand bei Myelodysplasie. Großbogige Lumbalskoliose von 124°. Die Seitaufnahme zeigt die feste interkorporelle Fusion und im unteren Lumbalabschnitt eine physiologische Lordosierung. Die vorher bestehende Kyphosierung im Lumbalbereich von 50° wurde durch Derotation der Wirbelkörper beseitigt. a) Zustand vor der Operation. b) Zustand nach Aufrichtung der lumbalen Verkrümmung und Korrektur des Beckenschiefstandes durch VDS-Implantate. c) Zusätzliche Korrektur und Stabilisierung der strukturellen oberen Krümmung mittels *Harrington*-Implantat. Der *Harrington*-Stab konnte nicht weiter nach dorsal hinabgezogen werden, weil aufgrund der Bogenschlußstörungen hier die dorsalen Anteile der Wirbelsäule, die zur Implantation der *Harrington*-Stäbe benötigt werden, fehlen. d) Seitansicht: die Wirbelsäule ist gerade. Insbesondere ist es durch das ventrale Korrekturverfahren nicht zur Ausbildung einer pathologischen Kyphosierung gekommen

wenden läßt, sind Ruhigstellungszeiten von mindestens 15, in der Regel 18 Monate oder sogar 24 Monate erforderlich. Aus den Untersuchungen von *Harrington* und *Stagnara* geht hervor, daß die Spondylodesenmasse eine kortikalisähnliche Struktur erst nach Ende des zweiten postoperativen Jahres annimmt und ihre endgültige Tragfähigkeit erst fünf Jahre nach der Operation erfährt. Naturgemäß gehen solche Heilungsvorgänge beim Erwachsenen langsamer als beim Jugendlichen vor sich. Die Gipse können nach vier bis sechs Monaten gegen das hygienischere *Stagnara*-Korsett ausgetauscht werden. Nach Durchführung der *Ventralen Derotationsspondylodese* ist in günstigen Fällen, bei festem Schluß der Intervertebralspalten, nur noch eine vierwöchige Gipszeit erforderlich. Danach kann der Patient bereits sein *Stagnara*-Korsett bekommen, welches er dann bis zur vollen Konsolidierung trägt. Mit diesem Korsett kann der Patient jeweils seine Arbeit in beschränktem Umfang bzw. den Schulbesuch wieder aufnehmen.

2.2.4. Leistungsfähigkeit Skoliosekranker und Begutachtung

Die Leistungsfähigkeit Skoliosekranker hängt von dem Ausmaß ihrer Verkrümmung, der Lokalisation derselben und, falls operative Behandlung durchgeführt wurde, von der Ausdehnung der Spondylodese ab. Bei rechtzeitiger Durchführung des korrigierenden und stabilisierenden Eingriffs im jugendlichen Alter sind Patienten, bei denen eine Spondylodese über acht bis zehn Segmente durchgeführt wurde, kaum einer Einschränkung in ihrer Leistungsbreite unterworfen. Ihnen sind fast alle Berufe zugänglich. Die im Spätzustand einer hochgradigen Erwachsenenkyphoskoliose durchgeführten korrigierenden und stabilisierenden Operationen bringen gegenüber dem vorherigen Zustand neben der Verbesserung des äußeren Erscheinungsbildes vor allem eine absolute Vergrößerung der Vitalkapazität (bis zu 200%), eine Besserung der Lungendurchblutungsverhältnisse und damit eine geringere Belastung für das Herz- und Kreislaufsystem. Damit dürfte die Operation in vielen Fällen die Lebenserwartung verlängern (s. a. S. 20).

Hinsichtlich der Einschätzung der *Minderung der Erwerbsfähigkeit* der Skoliosekranken hat in der Bundesrepublik der sog. „Arbeitskreis Skoliose" in der DGOT im Jahre 1976 Anhaltspunkte herausgegeben, die hier als „Faustregel" auszugsweise erwähnt werden, in der Einschätzung m. E. aber generell zu hoch liegen.

Erwerbsfähigkeit von Personen mit Skoliosen ohne Behandlung:

Skoliosewinkel nach Cobb	*MdE*
bis 40 Grad	*0–30%*
41–90 Grad	*20–60%*
über 90 Grad	*50–100%*

Entsprechend der Form, Lokalisation und Ätiologie der Skoliose sowie dem Ausmaß funktioneller Beeinträchtigung ergeben sich für den Einzelfall entsprechende Abstufungen innerhalb der genannten Eckwerte.

Jugendliche Personen im Milwaukee-Korsett oder ähnlichen Orthesen:
Während der Zeit der Behandlung beträgt die MdE 50% (!).

Erwachsene mit Stützkorsett:
Ist aus Gründen einer muskulären Insuffizienz oder statischen Instabilitäten der Wirbelsäule eine solche Versorgung notwendig, ist die MdE mit 50–80% einzuschätzen.

Personen mit Skoliosen nach operativer Behandlung:
Die Einschätzung richtet sich sowohl nach dem Winkelgrad der verbliebenen Restdeformität wie nach der Ausdehnung der Spondylodese. Die durch die Restdeformität bedingte MdE ist um die in der folgenden Tabelle angegebenen Werte zu erhöhen:

Ausdehnung der Spondylodese	*MdE*
Thorakalbereich bis L 1	+ 10%
Thorakolumbalbereich bis L 3	+ 20%
Lumbalbereich bis L 4 oder tiefer	+ 30%

Beurteilung der pulmonalen Funktion. Bei Spondylodesen der thorakalen Wirbelsäule ist weniger die Einschränkung der Gesamtbeweglichkeit der Wirbelsäule ausschlaggebend, als vielmehr die verbliebene Einschränkung der pulmonalen Funktion. Diese wird oft den entscheidenden Parameter für die Beurteilung der MdE abgeben.

Errechnet sich bei Skoliosepatienten eine Vitalkapazität unter 70% des Sollwertes, so ist eine Einschränkung der pulmonalen Funktion anzunehmen. Solche Patienten sind für körperlich schwere Arbeiten nicht geeignet. Die MdE dieser Patienten beträgt mindestens 30%.
Die Einschränkung der Vitalkapazität auf 50% des Sollwertes entspricht einer schweren restriktiven pulmonalen Funktionsstörung. Es besteht die Gefahr der Ausbildung einer pulmonalen Hypertension und eines Cor pulmonale. Diese Patienten sind begrenzt belastbar. Zur exakten Einschätzung der körperlichen Belastbarkeit sollte eine Untersuchung der pulmonalen Druckwerte mit dem Rechtsherzkatheter erfolgen. Stellt sich bei dieser Untersuchung eine latente pulmonale Hypertension (Ansteigen der Druckwerte unter körperlicher Belastung) heraus, so besteht eine MdE von 80%. Bei festgestellter pulmonaler Hypertension unter Ruhebedingungen ist die MdE mit 100% einzuschätzen.

In den letzten 15 Jahren hat es um die Skoliose, ihre Erforschung und Behandlung erhebliche Wandlungen gegeben. Es war in diesem Kapitel unser Bestreben, historisch Wichtiges zu erwähnen, Wesentliches und Bewährtes herauszustellen, aber auch Behandlungsmethoden, die sich als nutzlos erwiesen haben, zu kennzeichnen.

K. Zielke

II. Degenerative Erkrankungen der Wirbelsäule

Zu den degenerativen Erkrankungen der Wirbelsäule zählt man Abnützungserscheinungen im Bereich der Wirbelsegmente. Sie treten im Laufe des Lebens in den verschiedenen Regionen mehr oder weniger ausgeprägt in Erscheinung. Abhängig vom morphologischen Aufbau des Segmentes (Wirbel, Bandscheibe, Gelenke und Bandverbindungen) und von der Funktion ergeben sich charakteristische Befunde.

Im Vordergrund stehen degenerative Veränderungen im Bereich der *Wirbelsynchondrosen*, der benachbarten *Wirbelkörper* und der *Wirbelgelenke*. Die Wirbelkörper gehen mit den Bandscheiben eine feste Gewebsverbindung in Form einer straffen Synchondrose ein. Der äußere Teil der Zwischenwirbelscheibe, der Anulus fibrosus, besteht aus einem festen Faserwerk kollagenen Ursprungs. Im Zentrum liegt die Gallertkernhöhle, die Birnenform erkennen läßt. Der Gallertkern (Nucleus pulposus) besteht aus einer schleimig-gallertigen Masse mit Resten des Chordaretikulum. Zwischen dem aus dem dichten Faserwerk sich zusammensetzenden Anulus fibrosus und dem im Zentrum liegenden Gallertkern erfolgt ein fließender Übergang. Es ist also keine scharfe Grenze zwischen dem derben Faserringgewebe und dem fast flüssigen Nukleusgewebe wahrzunehmen.

Die *Zwischenwirbelscheibe* besteht im frühen Stadium aus dicht gelagerten Mesenchymzellen und wird von der Chorda durchsetzt. Durch die besonderen Wachstumsumstände im Wirbelkörper wird die primitive Bandscheibe zu einem bikonkaven Gebilde geformt, ferner werden die Zellen der Chorda dorsalis von den Wirbelkörpern in die Zwischenwirbelscheibe verlagert. Histologisch läßt sich bereits eine fibrilläre Außen- und knorpelige Innenzone erkennen.

Eine Vaskularisation besteht beim Neugeborenen schon nur noch in den Außenschichten des Faserringes.

Zu beachten sind weiter die *hyalinknorpeligen Wirbelendplatten*. Kranial und kaudal findet sich als Überrest der knorpeligen Wirbelkörperanlage eine *Knorpelplatte*. Sie ist nach außen konvex gebogen, an den Rändern knorpelig verdickt. Die Knorpelplatte bildet eine Grenze zum Intervertebralraum hin.

Die kraniale und kaudale Knorpelplatte läßt auf der dem Nucleus zugewendeten Seite eine typische Wachstumszone erkennen. Diese Wachstumszone ist nach *Moser* (1957) kranial höher als kaudal. Diese Wachstumszonen sind für das Höhenwachstum entscheidend. Insgesamt liegt eine Wachstumspotenz von etwa 3 cm vor. Die Knorpelplatte ist gut vaskularisiert. Solange sie intakt ist, dringen vom Wirbelkörper keine Gefäße in die Bandscheibe. Im Verlauf der ersten 5 *postnatalen Jahre* der Wirbelkörperentwicklung wird die kranial und kaudal gelegene *Knorpelplatte* zum Zentrum hin dünner.

Ringförmig um den Wirbelkörperkern verläuft eine Knorpelplattenverdickung. Sie führt zu einer stufenförmigen Eindellung, die auf dem Seitbild übersichtlich zu erkennen ist (Randleiste). Diese knorpelige Randleiste, die meist um das 4. Lebensjahr erstmalig zu unterscheiden ist, weist einen Zellreichtum auf. Um das 5. Lebensjahr sind die ersten Kalkeinlagerungen nachweisbar und zwar dorsal *(Schajowicz)*. Schließlich bilden sich Knochenherde in der Randleiste (6. Lebensjahr), die dann zu einem Knochenring verschmelzen (Abb. 68). Diese Knochenringbildung ist meist bis zum 10. Lebensjahr abgeschlossen, aber erst nach dem 14. Lebensjahr beginnt der Randleistenring sich mit dem Wirbelkörper zu vereinen. Dieser Verschmelzungsprozeß dauert sehr oft bis zum 25. Lebensjahr an. Die Verknöcherung der Randleiste verläuft enchondral. Sie beginnt am äußeren Ende und zwar mit dem Einwachsen von Blutgefäßen aus dem Perichondrium.

Hinzuweisen bleibt auf die *Wirbelgelenke* sowie den Verlauf des Ligamentum longitudinale anterius und posterius, wobei das Ligamentum anterius jeweils am Randleistenanulus ansetzt.

Die *Wirbelbogen* haben auf jeder Seite einen Processus articularis superior und inferior, sie sind hyalinknorpe-

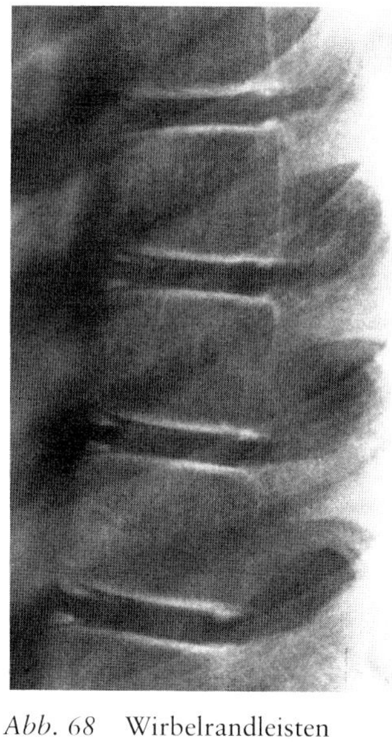

Abb. 68 Wirbelrandleisten

lig angelegt. Von der Kapsel erstreckt sich in den Gelenkspalt hinein mesenchymales Fettgewebe (Wirbelgelenksmeniskus Abb. 78).

Durch den Druck, der über die Wirbelkörperendplatten auf die Zwischenwirbelscheiben ausgeübt wird, erhält die Zwischenwirbelscheibe ihre charakteristische Form. Die Wirbelkörper werden sozusagen durch druckelastische Puffer voneinander getrennt. Beim Bewegen wird der Nucleus pulposus – der beim Jugendlichen noch aus homogener schleimiger Grundsubstanz besteht und später faserknorpelig-fibrös umgewandelt wird, – hin- und herbewegt. Dadurch wird ein Druckausgleich und gleichzeitig ein entsprechender Abstand der benachbarten Wirbelkörper in den möglichen Bewegungsstellungen gewährleistet.

a) Chondrose – Osteochondrose

Der degenerative Prozeß im Wirbelsegment beginnt meist in der Bandscheibe, wohl nicht zuletzt wegen der besonderen Gefäßversorgung. Die Bandscheibe kann sich in verschiedene Richtungen verlagern (Abb. 69). Schon während der embryonalen Phase reichen die Gefäße nicht bis zur innersten Schicht der Synchondrose. Meist schon im 2. Dezennium sind im Bereich des Faserringes die Gefäße rückgebildet. Es kommt zur Austrocknung der Bandscheibe (Turgorverlust) und zur Kollagenisierung der Grundsubstanz. Während der allgemeine Alterungsvorgang an allen Wirbelsäulenabschnitten gleichmäßig fortschreitet, erfolgt funktionsmechanisch zusätzlich eine Schädigung durch örtliche Beanspruchungen an den Hauptbelastungsstellen wie am lumbosakralen Übergang und im Bereich des zerviko-dorsalen Überganges, also an Stellen, an denen relativ unbewegliche Wirbelsäulenabschnitte in Bezirke übergehen, die eine große Beweglichkeit zulassen. *Jede Leistungsveränderung der Wirbelsynchondrosen führt mehr oder weniger ausgedehnt zu einer ventralen, dorsalen oder aber gleichmäßigen Höhenabnahme des Zwischenwirbelraumes und damit zur Gefügelockerung, wodurch es zu topographischen Lageänderungen der übrigen Teile des Bewegungssegmentes kommt* (inneres Derangement). Als Folge der Gefügestörung sieht man eine Änderung der Raumverhältnisse im Wirbelkanal, den Foramina intervertebralia und dem Canalis intervertebralis. Ventral werden die Zwischenwirbelkanäle durch die Wirbelsynchondrosen und die dorsolateralen Wirbelkörperabschnitte und dorsal durch die Ligamenta flava und durch die Wirbelgelenkfläche begrenzt. Im Bereich der Halswirbelsäule sind die Wirbelsynchondrosen an der Bildung der Zwischenwirbelkanäle bedeutend weniger beteiligt als an der Lendenwirbelsäule. An der Halswirbelsäule stehen daher auch als Ursache einer Einengung der Zwischenwirbelkanäle *osteogene Faktoren* im Vordergrund, während an der Lendenwirbelsäule in den weitaus meisten Fällen eine *Protrusion oder aber ein Prolaps der Bandscheibe* die Raumbeengung bedingt. *Zu jedem Zeitpunkt der Bandscheibendegeneration kann Bandscheibengewebe nach dorsal bzw. dorso-lateral sich vorwölben oder aber vorfallen.* Von Bedeutung ist dabei sicher, daß der Schutz zum Spinalkanal hin durch das hintere Längsband schwach ist. Bei der Bandscheibendegeneration unterscheiden wir einmal die *Chondrosis intervertebralis* (Abb. 70), wobei die Alterungs- und Verschleißvorgänge rein auf die faserknorpeligen Anteile mit Einschluß des Nucleus pulposus sich erstrecken (Höhenverminderung der Bandscheibe) und die *Osteochondrosis vertebri* (Abb. 70). Dabei spielen dann schon Degenerationserscheinungen in den hyalinknorpeligen Wirbelendplatten und reaktive Vorgänge an den Wirbelkörperkanten eine Rolle. Im Zuge der Gefügestörungen kommt es zu

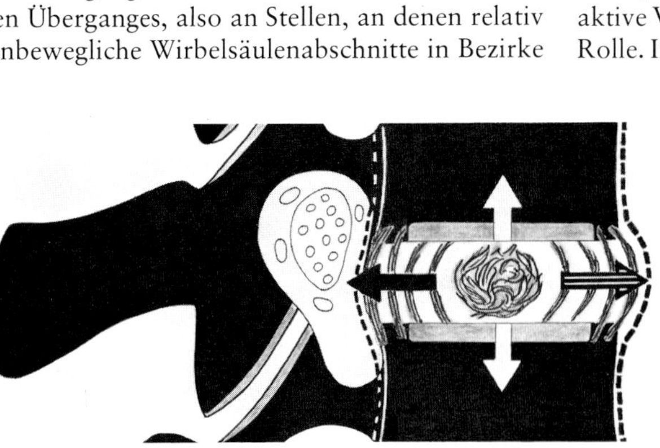

Abb. 69 Möglichkeiten der Bandscheibenverlagerung (gezeichnet nach *Schmorl-Junghans*)

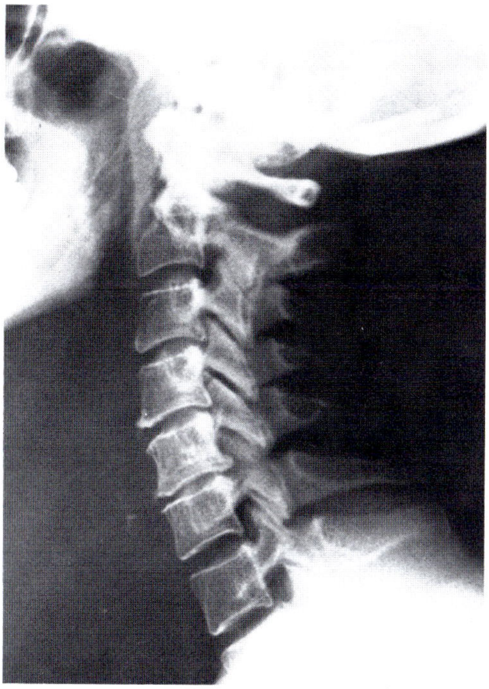

Abb. 70 Typisches Röntgenbild einer Osteochondrosis zwischen HWK 4 und 5 (Anfangsstadium) und zwischen HWK 5 und 6 (fortgeschrittenes Stadium). Vgl. dazu Segment HWK 6 und 7 (normal)

Veränderungen der artikulierenden Flächen der Intervertebralgelenke mit entsprechender Dehnung und Zerrung der Gelenkkapsel *(Wirbelgelenksarthrose)*.

Die Wirbelgelenke als echte Gelenke weisen sehr oft Abnützungserscheinungen auf. Für die Entstehung eines lokalen Schmerzes haben degenerative Veränderungen im Bereich der Wirbelgelenke eine zentrale Bedeutung, da sie ja sensibel hervorragend versorgt sind (Abb. 71).

b) Arthrose der Wirbelgelenke

Die *Arthrosis deformans der Wirbelgelenke* entsteht in typischer Weise, wobei *stato-mechanische* Faktoren eine große Bedeutung erlangen.

Gestalt- und Formveränderungen finden wir bei der *Aplasie und Dysplasie* der Wirbelgelenke, wie sie vor allem bei der Spondylolyse und der Spondylolisthese und auch bei der Wirbelassimilation zu beobachten sind. Auch *Asymmetrien der Gelenkfortsätze* sind zu sehen. Inwieweit persistierende Gelenkfortsatzapophysen eine Rolle spielen können, ist nicht endgültig erklärt.

Eine Fehlstatik der Gelenke steht bei den *Fehlformen der Wirbelsäule* (Kyphose, Skoliose) und wie erwähnt im Verlaufe der Bandscheibenveränderungen im Sinne der Chondrose und Osteochondrose im Vordergrund.

Eine große Bedeutung erlangt ferner die Fehlstatik der Wirbelgelenke nach *Frakturen der Wirbelkörper*. Ganz besonders, wenn neben der ventralen keilförmigen Deformierung des Wirbelkörpers auch noch eine seitliche Höhenverminderung sich entwickelte (posttraumatische Kyphose und Skoliose).

Bei *Skoliosen* finden wir nicht selten bereits im 2. Lebensjahrzehnt degenerative Veränderungen im Bereich der Wirbelgelenke, eine Erkenntnis, die nicht zuletzt sich in den letzten 3 Jahrzehnten bei Skolioseoperationen ergaben *(M. Lange)*. Es kommt bei den Skoliosen zu einer Verschiebung der Gelenkflächen, wobei vor allem die Gelenkflächen im Bereich der Konkavseite unter einer vermehrten Druckbeanspruchung stehen (Abb. 71b).

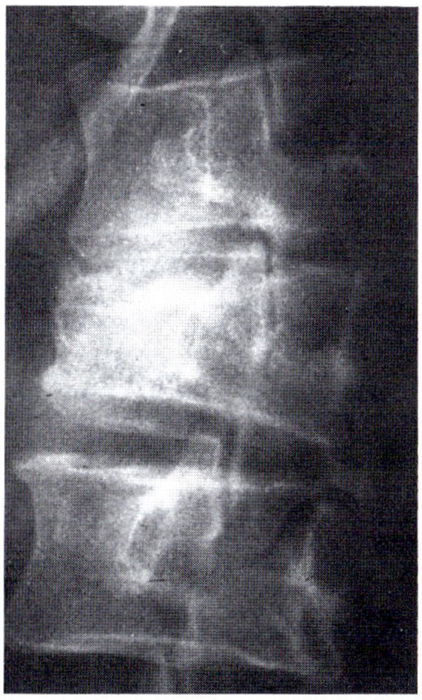

a

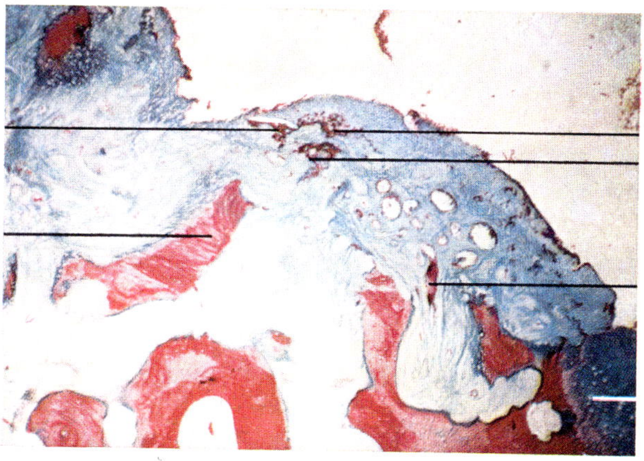

b

Abb. 71a Arthrose des Wirbelgelenkes (posttraumatisch) mit Gelenkspaltverschmälerung und reaktiven Vorgängen an den Gelenkflächen

Abb. 71b Histologisches Bild einer Wirbelgelenksarthrose bei Wirbelsäulenverkrümmungen

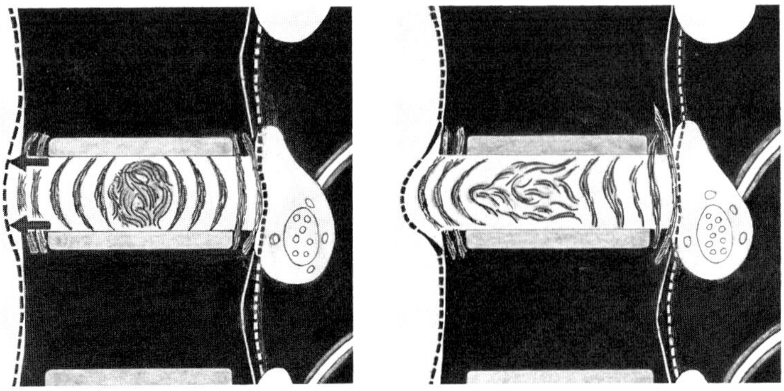

a b

Abb. 72 a und b Schematische Darstellung der morphologischen Veränderungen bei der *Spondylose* (gezeichnet nach *Schmorl-Junghanns*)

Klinisches Bild: Die Symptome der Wirbelgelenksarthrose sind uncharakteristisch. Im Vordergrund steht der Schmerz als Kreuzschmerz oder Rücken- sowie Nackenschmerz. Der Schmerz ist regelmäßig bewegungsabhängig. Nach längerem Sitzen oder aber auch morgens beim Aufstehen wird über ein Steifigkeitsgefühl im Nacken oder im Kreuz geklagt. Bei der Untersuchung findet sich oft ein tiefer Druck- und Bewegungsschmerz. Die Beweglichkeit ist eingeschränkt. Sekundär findet sich ein Hypertonus der Muskulatur.

Die **Diagnose** der Arthrose des Wirbelgelenkes gelingt nur mit einer Schrägaufnahme. Sehr oft sind dann in diesem Strahlengang zentrierte ausgeblendete Aufnahmen zur Objektivierung der Gelenkspaltveränderungen und der reaktiven Vorgänge notwendig.

Therapeutisch erlangen bei der Behandlung der Beschwerden, wie sie von der Wirbelgelenksarthrose ausgelöst werden, vor allem konservative Maßnahmen eine Bedeutung (Medikamente, Wärme, Massage, Extension, vorübergehende Ruhigstellung). Zeigt es sich, daß eine Ruhigstellung im Gipskorsett einen Rückgang der Beschwerden bringt, so empfiehlt sich der operative Eingriff (Arthrodese der Wirbelgelenke im Lumbalbereich, Spondylodese im Zervikalbereich).

c) Spondylosis deformans

Zur *Spondylosis deformans* kommt es bei der Degeneration des Randleistenanulus. Zudem spielen abnorme Bewegungsabläufe im Bereich des Längsbandes eine Rolle. Bei der *Spondylosis deformans* ist, *wie die Untersuchungen von Schmorl ergaben, der allgemeine Verschleiß der Bandscheibe nicht die Ursache der spondylotischen Randwülste, sondern Rißbildungen im Randleistenanulus, also im Bereich der äußersten Schicht des Faserringes (Abb. 72 a und b).* Wenn sich die Fasern des Randleistenanulus in größerer Ausdehnung von der Randleiste ablösen, fehlt der feste Zusammenhalt zwischen Wirbel und Bandscheibe, weshalb es zu einem unphysiologischen Bewegungsablauf, vor allem bei noch nicht oder

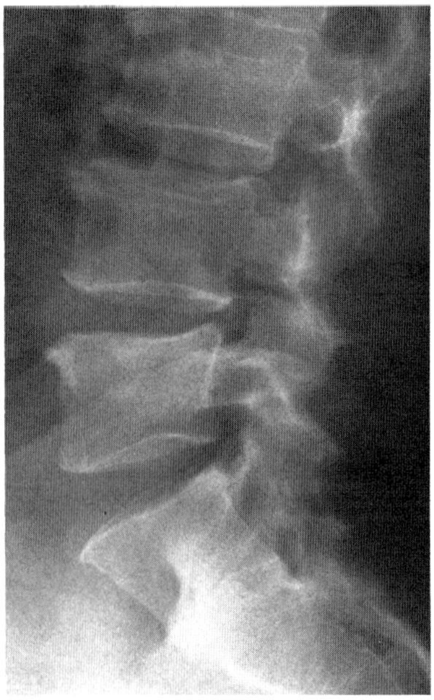

Abb. 73 a *Typische spondylotische Zacke* an der vorderen oberen Wirbelkante des letzten freien Lendenwirbels (Assimilationsstörung)

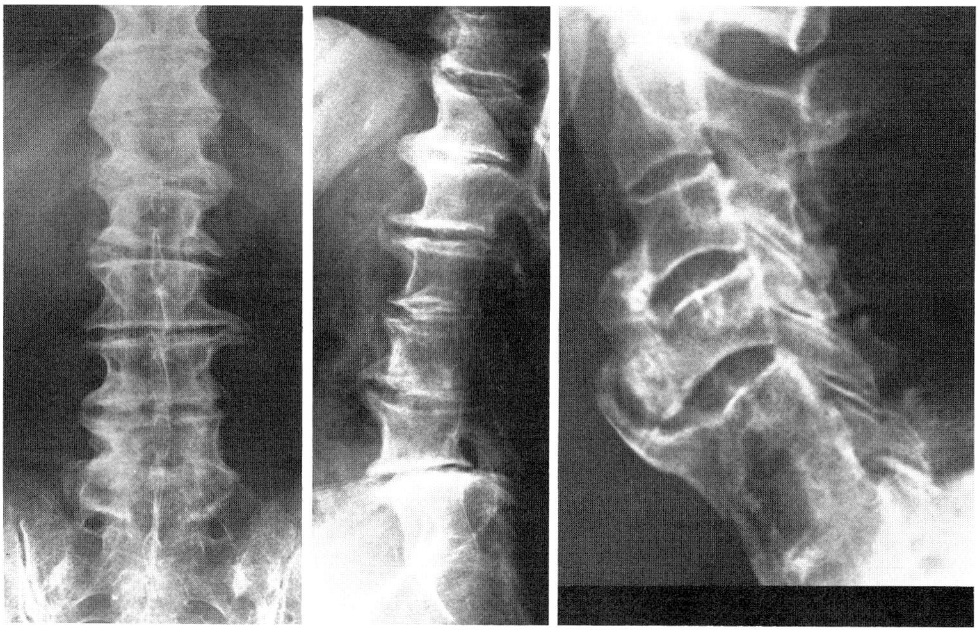

Abb. 73 b (F. J., 80 Jahre). Fortgeschrittene Spondylose der Wirbelsäule mit weitgehender Spontanverblockung der Halswirbelsäule (asymptomatisch)

wenig verändertem Nucleus pulposus kommt. Es preßt sich bei jeder Bewegung das am Randleistenanulus abgelöste Bandscheibengewebe nach außen bis an das vordere Längsband, das an der Randleiste am Wirbelkörper ansetzt. An dieser Stelle entwickeln sich spondylotische Zacken infolge der dauernden Irritation (Abb. 73 a). Sie sind abzugrenzen von osteochondrotischen Spornen, die an den Wirbelkörperkanten zur Ausbildung kommen (Abb. 70).

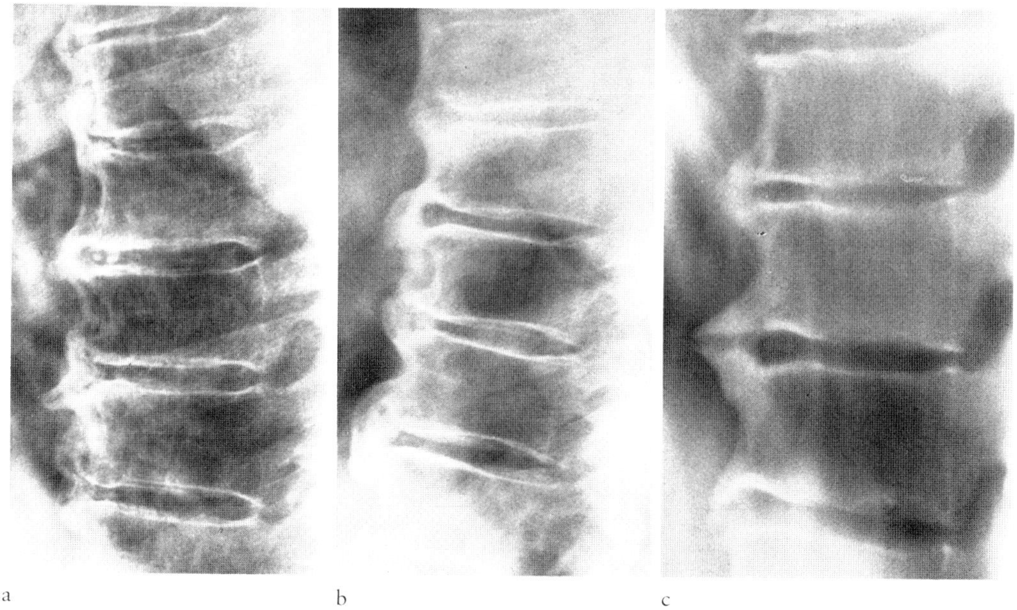

a b c

Abb. 74 a–c Verschiedene Formen *„überbrückender Spondylose"*

Klinisches Bild: Eine Spondylosis entwickelt sich vorwiegend nach dem 40. Lebensjahr. Die Entwicklung der Spondylose zeigt manchmal eine Abhängigkeit von der Belastung der Wirbelsäule. Als Krankheit wird die Spondylose vielfach überbewertet, da ausgedehnte spondylotische Veränderungen über ganze Wirbelsäulenabschnitte oft keinerlei oder nur geringe Beschwerden bereiten (Kreuz-, Rücken- und Nackenschmerzen). Bewegungseinschränkungen werden oft unbeachtet toleriert.

Radiologisch findet man verschiedene Formen von Zackenbildungen (Abb. 73). Es können sich Knochenspangen entwickeln, die zwei oder auch mehrere Wirbelkörper teilweise oder aber auch vollkommen überbrücken (Abb. 74). Bei einer ausgedehnten Spondylose denke man an eine diabetische Stoffwechsellage *(Forrestiere)*. Die Zacken und auch die Spangen entwickeln sich meist nach vorne, sie sind aber auch seitlich gerichtet (Abb. 75 und 76).

Im Halswirbelsäulenbereich kann eine ausgedehnte ventrale Spange zu Schluckbeschwerden Anlaß geben (Abb. 75). Die Bandscheibenhöhe ist bei der Spondylosis deformans anfangs kaum verändert. Im späteren Stadium finden sich gelegentlich ebenfalls ausgedehnte Verschmälerungen der Bandscheiben mit nachfolgenden arthrotischen Veränderungen der Wirbelgelenke (Abb. 77 a u. b) infolge einer abnormen Belastung der Gelenke. Zusätzlich hat dabei dann der gestörte Funktionsablauf im „spondylotischen Segment" Bedeutung.

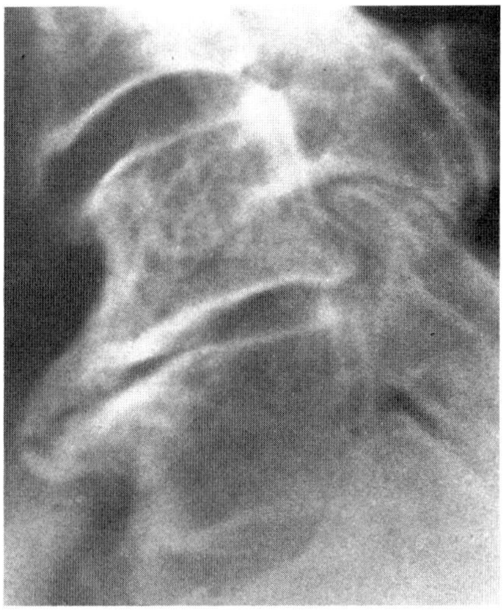

Abb. 75 Außerordentlich lange ventrale *spondylotische inkomplette Spangenbildung* (Schluckbeschwerden)

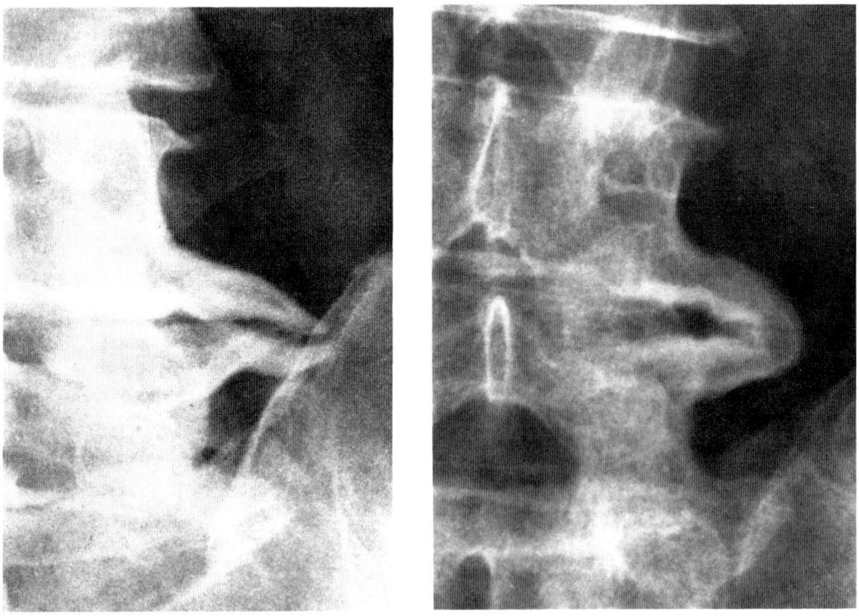

a b

Abb. 76 a) Ausgedehnte seitliche Zackenbildung bei einer Spondylose zwischen 4. und 5. Lendenwirbelkörper. b) Vollkommene seitliche Überbrückung (komplette spondylotische Spange) zwischen dem 4. und 5. LWK

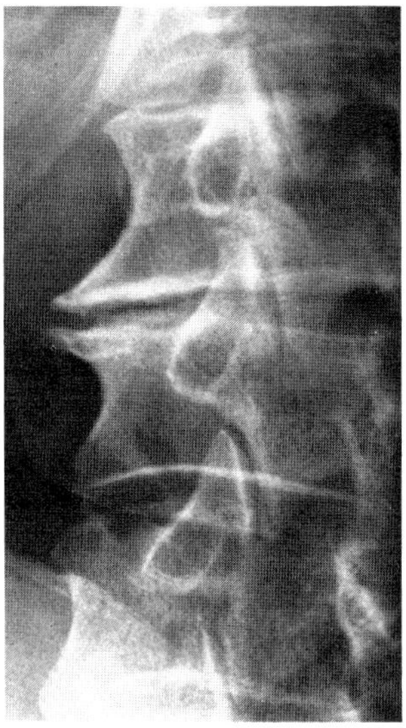

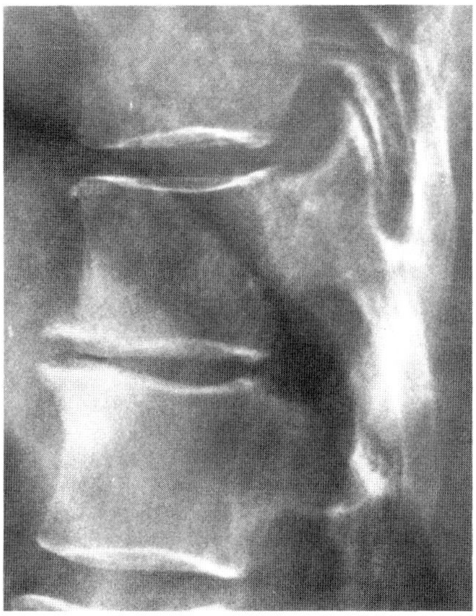

Abb. 77 a und b Spondylose mit Verschmälerung der Bandscheibe und Arthrose der Wirbelgelenke. Die Wirbelgelenksarthrose ist im spondylotischen Segment ausgeprägt; a) sie kann aber auch darüber gelegen bestehen. (Vermehrte Belastung des Segments [b])

Therapeutisch kommen, sobald die Spondylose Krankheitswert erhalten hat, die üblichen konservativen Maßnahmen in Frage (Wärme, Analgetika und Antiphlogistika).

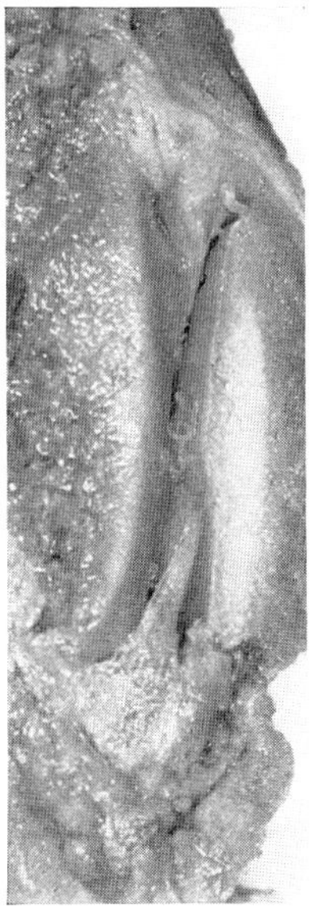

Abb. 78 Vergleiche: Normales Wirbelgelenk mit Wirbelgelenksmeniskus (Präparat)

d) Allgemeines zum Beschwerdebild bei degenerativen Wirbelsäulenveränderungen

Sämtliche degenerative Wirbelsäulenveränderungen brauchen keinen Krankheitswert zu erhalten. Selbst schwere degenerative Veränderungen bereiten oft keinerlei Beschwerden. Meist genügt dann zur Auslösung eines Beschwerdebildes ein Anlaß, wie Überheben, Unterkühlen, ungünstige Lagerung und ein Fokalgeschehen.

Schmerzen und *Bewegungseinschränkungen* sind im allgemeinen die Hauptsymptome der wirbelsäulenabhängigen Beschwerden. Bei der Untersuchung ist genau auf die Einschränkung in den verschiedenen Segmenten zu achten, was bei der komplexen Bewegungsmöglichkeit oft schwierig ist.

Schmerzsyndrome können als sogenannte *Rezeptorschmerzen* auftreten, d. h. als typischer Tiefenschmerz, der nur ungenau lokalisierbar ist und durch vermehrten Einstrom nozirezeptiver Impulse aus tiefem Gewebe zustande kommt oder aber als *Nervenschmerz* in Form einer Brachialgie, Interkostalneuralgie oder Ischialgie. Hierbei entsteht der Schmerz durch Irritation der sensiblen Fasern der Nervenwurzeln.

Die zentralnervöse Schmerzleitung und Schmerzverarbeitung wird kontralateral über den spinothalamischen Trakt weitergeleitet, wobei der Tractus neospinothalamicus für die Schmerzempfindung verantwortlich ist, d. h., die zeitliche und örtliche Differenzierung. Dagegen bestimmt der Tractus palaeospinothalamicus die Auswirkung des Schmerzes, d.h., das *Schmerzgefühl.* Weiterhin übt das neuere System auf das alte System eine Bremswirkung aus. Unter den Faktoren, die beim lumbosakralen Schmerzsyndrom eine besondere Rolle spielen, steht der *Muskelschmerz* an erster Stelle (Ischämieschmerz, Kontraktionsschmerz). Eine unphysiologische Belastung reicht bereits aus, eine Störung der Mechano- und Chemorezeptoren auszulösen, was dann über die Ischämie und Hypertonie zu einem reflektorischen Hartspann führt. Degenerative, entzündliche oder neoplastische Veränderungen im Bereich der Wirbelsäule können zu einem Rezeptorenschmerz führen. Dieser Schmerz kommt durch Schmerzrezeptoren zustande. Je nach dem Ort der Irritation von Nervenfasern finden wir den Nackenschmerz, Rückenschmerz oder aber die Lumbalgie bzw. Brachialgie und Ischialgie. Im einzelnen bestehen, wie die schematische Abb. 93 zeigt, verschiedene Möglichkeiten der Irritation, wenn man berücksichtigt, daß die Nerven im rückwärtigen Anteil der Bandscheibe im hinteren Längsband im Periduralraum und ganz besonders die Nervenendigungen im Bereich hervorragend versorgter Wirbelgelenke unmittelbar beeinträchtigt werden können. Über den Ramus dorsalis sind schmerzreflektorische Muskelverkrampfungen erklärbar. Ein Kreuzschmerz kann aber auch als übertragbarer Schmerz von den Viszeralorganen her entstehen. Von Interesse ist, daß Schmerzempfindungen durch afferente Stimulation koupiert werden können. Dabei werden hemmende Synapsen im Zentralnervensystem aktiviert.

Zahlreiche Faktoren können weiter als Ursache für den wirbelsäulenabhängigen Schmerz angeführt werden (Anlagestörung, Bandscheibenläsion, Entzündungen, Tumoren).

Der plötzliche Schmerzanfall bei einem inneren Derangement des Wirbelsäulensegmentes kann im Anschluß an ein längeres Sitzen in ungünstiger Position z. B. ausgelöst werden, oder aber im Anschluß an das Heben eines Gegenstandes mit ausgestreckten Armen. Man soll den Bandscheibengeschädigten grundsätzlich raten, schwere Gegenstände sozusagen am Körper entlang nach oben zu bewegen. Weiter sollen ruckartige Bewegungen vermieden werden (Husten, Niesen, Pressen) sowie lange anhaltende rüttelnde und stoßende Bewegungen auf motorisierten Fahrzeugen. Ohne Zweifel kommt Kälteeinfluß ebenfalls eine Bedeutung zu. Früher wurde dem Fokalgeschehen vielfach eine Bedeutung zugeordnet, was auch heute noch nicht vollkommen von der Hand zu weisen ist.

e) Grundsätzliches zu den Sensibilitätsstörungen

Bei den verschiedenen Erkrankungen der Wirbelsäule kommt es neben der Störung der Willkürmotorik häufig zur Beeinträchtigung der Sensibilität. Nur Myopathien weisen keine Sensibilitätsstörungen auf.

Man unterscheide bei der Oberflächensensibilität das Berührungs-, Schmerz- und Temperaturempfinden und bei der Tiefensensibilität das Lage- und Bewegungsempfinden. Die Sinneskörperchen, von denen die sensiblen Leitungsbahnen ihren Ausgang nehmen, liegen in der Haut, Muskeln und Sehnen sowie in den Gelenken. Die Leitung der einzelnen Qualitäten erfolgt in Nervenfasern, die miteinander als peripherer Nerv zum Rückenmark ziehen und dort teilen sich auf jeder Seite zwei Bahnsysteme auf. In den Hintersträngen verlaufen ungekreuzt die Axone für die Tiefensensibilität sowie ein Teil der Axone für Berührungsreize. Der Wechsel zur Gegenseite erfolgt dann in der Schleifenkreuzung des Hirnstammes. Die übrigen Axone für Berührungsempfindungen und die dem Schmerz- und Temperaturempfinden kreuzen sofort nach dem Eintreten in das Rückenmark durch die vordere Kommissur vor den Zentralkanal und gelangen in den Vorderseitensträngen zum Gehirn. Über den rechten oder linken Thalamus erreichen dann beide Leitungsbahnen (3 Neurone) die sensiblen Felder der Hirnrinde.

Bei der Prüfung der Sensibilität frage man den Patienten zunächst, ob er bereits selbst eine Beeinträchtigung der Hautempfindung spüre. Da der Schmerz und Temperaturempfinden sowie die Tiefensensibilität isoliert beeinträchtigt sein können, sollen die verschiedenen Empfindungsqualitäten jeweils geprüft werden.

Das Berührungsempfinden kann mit einem Wattebausch, Pinsel, besser aber durch Bestreichen der Haut mit den Fingerkuppen geprüft werden. Die Schmerzempfindung läßt sich durch Aufsetzen einer Nadelspitze und die Temperaturempfindung durch Anhalten zweier Reagenzgläser, mit heißem und kaltem Wasser gefüllt, beurteilen. Über das Bewegungsempfinden erhält man Auskunft, wenn die Extremitätengelenke von distal nach proximal fortschreitend untersucht und dann an jeder Gliedmaße das erste Gelenk mit erhaltenem Bewegungssinn feststellen kann.

Vegetative Sensibilitätsbeeinträchtigungen können bei verschiedenen Erkrankungen der inneren Organe auftreten, wobei dann eine Überempfindlichkeit gegenüber Berührungsreizen in den zugehörigen Hautsegmenten, Headschen Zonen, angegeben werden. Hinzuweisen bleibt noch auf die Quadrantensyndrome, die den oberen oder unteren Anteil einer Körperhälfte ganz oder teilweise betreffen.
Psychogene Sensibilitätsstörungen können ausgeschlossen werden, wenn eine wechselnde Begrenzung angegeben wird.
Bei der Beurteilung der Sensibilitätsstörungen beachte man, daß halbseitige Veränderungen ganz allgemein für eine zerebrale Schädigung, querschnittsmäßig begrenzte Störungen für eine spinale Schädigung sprechen und segmentale Befunde für ein Betroffensein der peripheren Nerven sprechen.
Isolierte segmentale Ausfälle bereiten bei der Höhenzuordnung oft ganz erhebliche Probleme, da verschiedene Segmentmuster bestehen *(Keegan, Martin)*. Ganz allgemein empfiehlt es sich, sich an die bekannten Schemata zu halten.

f) Grundsätzliches zur Radiologie bei degenerativen Wirbelerkrankungen

Auf der Sagittalaufnahme erscheint die Bandscheibe in ihrer ganzen Ausdehnung gleich hoch. Auf der Frontalaufnahme ist die Form der Bandscheibe den physiologischen Krümmungen angepaßt, d. h., die thorakalen Bandscheiben sind dorsal etwas höher als vorne, die zervikalen vorne etwas höher als hinten. Das gleiche gilt auch für die lumbalen Zwischenwirbelscheiben.
Bei einer Bandscheibenprotrusion und sogar bei einem Prolaps kann oft über längere Zeit eine radiologisch feststellbare Diskusverschmälerung fehlen. Gegebenenfalls hat aber die Bandscheibenverschmälerung einen großen diagnostischen und lokalisatorischen Wert. Dies gilt besonders für die Zwischenwirbelscheibe L4/L5, die normalerweise nie weniger hoch ist als die nächst tiefere Zwischenwirbelscheibe.

Zwischen dem 5. Lendenwirbel und dem 1. Sakralwirbel ist eine einseitige Bandscheibenverschmälerung meist als Zeichen einer Zwangshaltung zu werten.
Im Verlauf der Bandscheibendegeneration kommt es dann zur Ausbildung von Veränderungen am Wirbelkörper, wie der Verdichtung im Bereich der Wirbelendplatte (Sklerosierung) zu reaktiven Osteophytenbildungen, insbesondere an den Randleisten der Wirbel. Zu unterscheiden sind osteochondrotische Ausziehungen (Abb. 70) von spondylotischen Osteophyten (Abb. 72 –75) (Schnabelform) sowie die Hyperostosis ankylosans senilis, wie sie *Forrestiere* beschrieben hat (Abb. 74).
Die Notwendigkeit, den *Bewegungsablauf eines Wirbelsegmentes* oder aber eines Wirbelsäulenabschnittes abbildungsmäßig zu erfassen ist offensichtlich, zumal sich daraus wichtige Schlüsse über die Funktionstüchtigkeit ziehen lassen (Funktionelle Röntgendiagnostik).
Bewegungsaufnahmen geben also Auskunft über das Bewegungsausmaß in einem Segment bzw. in einem Wirbelsäulenabschnitt und einen Einblick in den Bewegungsablauf eines Wirbelsegmentes insgesamt (Harmonie des Bewegungsablaufes). Schwierigkeiten bereitet nach wie vor die Definition der normalen Beweglichkeit.

Der Bewegungsablauf interessiert vor allem

1. bei angeborenen Störungen wie der Blockbildung und des Wirbelgleitens. Bei der Blockbildung wird sehr oft ein mobiles Segment in der Nachbarschaft der Fehlbildung gesehen werden. Bei der Spondylolisthesis ist der pathologische Bewegungsablauf im Segment aufschlußreich. Weiter orientiert später ein Mittelschnitt-Tomogramm über den Durchbau einer operativ durchgeführten Spondylodese.

2. Bei den degenerativen Veränderungen zeigt sich deutlich ein abnormer Bewegungsablauf im Sinne einer Bewegungsbehinderung (Blockierung) oder aber einer Kippung im Segment (Abb. 79, 80).

3. Bei den Verletzungsfolgen kann der Bewegungsablauf eine wichtige Auskunft über das Ausmaß des Bandschadens und später über das Ausmaß des Defektes zu erkennen geben. Ferner ist die Bewegungsaufnahme wichtig zum Nachweis eines pathologischen Bewegungsablaufes im Bereich der Fraktur.

Am günstigsten gelingt dies durch die Röntgenkinematographie. Dies wiederum ist aufwendig und kann lediglich dem besonderen Einzelfall

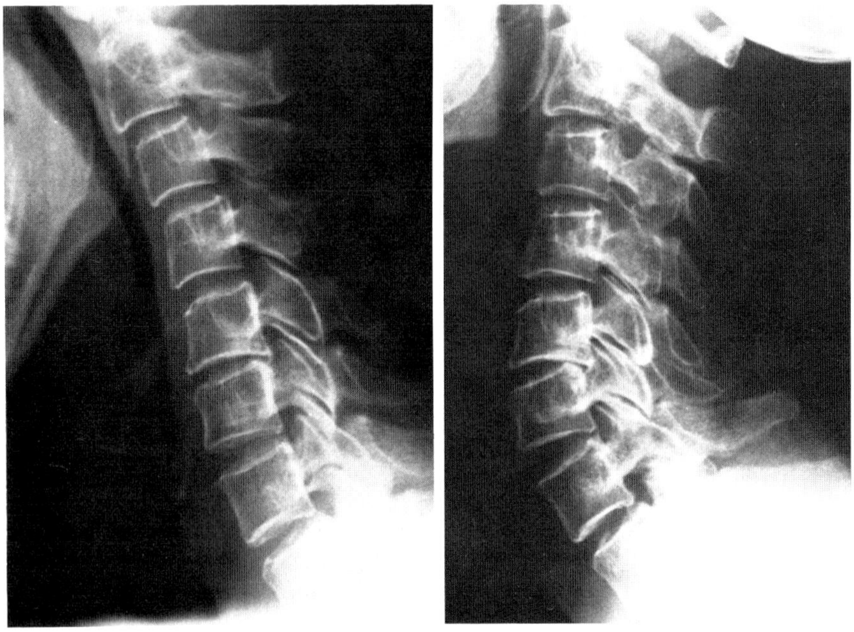

Abb. 79 a und b Pathologischer Bewegungsablauf bei *Osteochondrosis* zwischen HWK 5 und HWK 6 mit noch geringen osteochondrotischen Reaktionen. Die Instabilität dieses Segments ist jedoch schon hochgradig. *Beachte:* Ausgedehntes Zurückkippen des 5. Halswirbelkörpers bei Dorsalflexion der Halswirbelsäule (Funktionsaufnahme ist wichtig!)

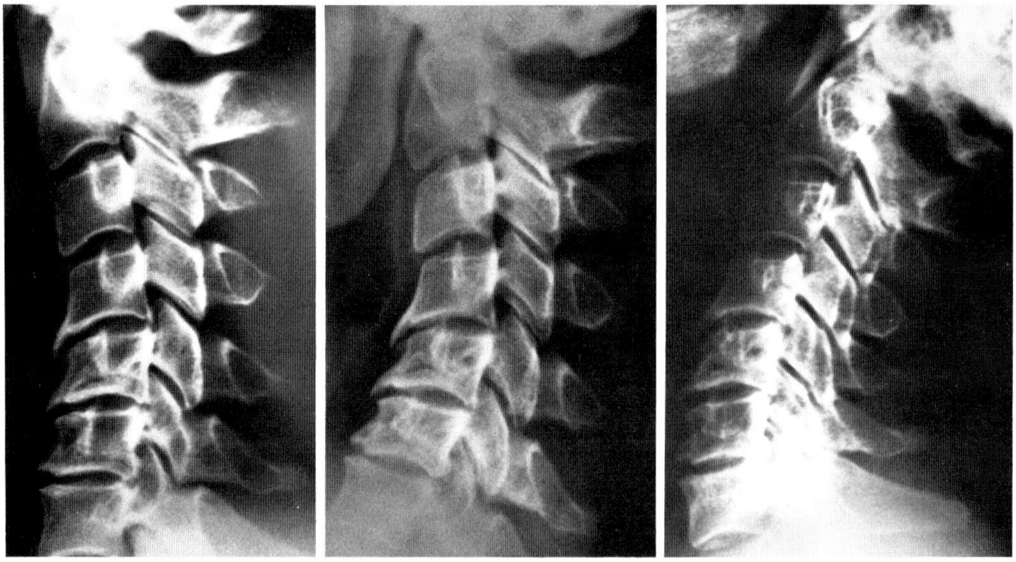

a b c

Abb. 80 a–c Insgesamt eingeschränkter, aber abnormer Bewegungsablauf im spondylotischen Segment.
Beachte: Auch bei ausgedehnten Spangenbildungen kann noch eine Restbeweglichkeit bestehen, die Schmerzen auslösen kann

vorbehalten bleiben. So bedienen wir uns heute nach wie vor der sogenannten *„Funktionsaufnahme“*, d. h., einer Röntgenaufnahme im allgemeinen in maximaler Beugung und Streckung, in Seitbeugung oder aber bei Drehung des zu untersuchenden Wirbelsäulenabschnittes.

Technisch gesehen bereitet uns auch die Anfertigung von Funktionsaufnahmen sehr oft Schwierigkeiten, wenn eine exakte Auswertung erfolgen soll. Zudem müssen wir uns gelegentlich des *„Bewegungstomogrammes“* bedienen, also einer Schichtaufnahme, z. B. bei maximaler Flexion oder Extension. Dabei lassen sich vor allem die Bewegungsausmaße besser objektivieren, was nicht nur für den Gutachter Bedeutung erlangt.
Unentbehrlich ist uns seit Jahren die *Funktionsmyelographie*, vor allem zervikal und dann auch lumbal zur Beurteilung einer Protrusion der Bandscheibe.

1. Beweglichkeit der Halswirbelsäule

Die *Anfertigung von Funktionsaufnahmen* muß unter optimalen Bedingungen vorgenommen werden. Funktionsaufnahmen der Halswirbelsäule erlangen als Flexions- und Extensionsaufnahmen im Arbeitsgebiet der Orthopädie ohne Zweifel die größte Bedeutung, ganz besonders unter Berücksichtigung des Atlanto-okzipitalen Überganges. Immer wieder wird vor allem vom Chirotherapeuten auch auf die Wichtigkeit von Aufnahmen bei Rotation der Halswirbelsäule hingewiesen. Aufnahmen bei Seitbeugung sind zur Beurteilung der Skoliose, einer fixierten seitlichen Verbiegung, hauptsächlich im Bereich der Brust- und Lendenwirbelsäule notwendig (Bending-Aufnahmen).

Aufnahmetechnik: Die Flexions- und *Extensionsaufnahmen* der Halswirbelsäule sollen im Sitzen angefertigt werden, wobei das Kinn sich dem Manubrium sterni nähern soll, bzw. der Kopf maximal nach dorsal bewegt sein soll. Dabei muß besonders darauf geachtet werden, daß Rotationen vermieden werden. Soll der Atlanto-okzipitale Übergang dargestellt werden, so zentriert man auf den Atlas, bei der Darstellung der übrigen Halswirbelsäule auf den 5. Halswirbelkörper, oder aber bei der isolierten Darstellung eines Segmentes auf den entsprechenden Wirbel (Abb. 79).

Nach Untersuchungen von *Brocher* beträgt die Gesamtbeweglichkeit am Atlanto-okzipitalen Übergang zwischen dem Os occipitale und dem 1. und 2. Halswirbel nahezu 30°. Die Beweglichkeit zwischen Kopf und Atlas liegt im Durchschnitt bei 15°, die Beweglichkeit zwischen Atlas und Axis bei 13°, wobei sich eine große individuelle Schwankungsbreite zeigt. Auch die Angaben der einzelnen Autoren sind unterschiedlich.
Die Dorsalbeweglichkeit der ganzen Halswirbelsäule vom 1. Halswirbel bis zum 1. Brustwirbel beträgt nach *Bakke* 70°, die Ventralbeweglichkeit 32°, was einer Gesamtbeweglichkeit von 102° entspricht.
Die Auswertung des Gesamtbewegungsausschlages am anatomischen Präparat ergibt sogar Werte zwischen 152 und 180° *(Weber, Fick)*. Die größte Beweglichkeit befindet sich zwischen dem 5. und 6. Halswirbelkörper.

2. Beweglichkeit der Lendenwirbelsäule

Aufnahmetechnik: Funktionsaufnahmen der Lendenwirbelsäule erlangen als Extensions- und Flexionsaufnahmen nach der Halswirbelsäule die größte Bedeutung. Die Röntgenaufnahmen sollen im Stehen durchgeführt werden, können aber auch, vor allem wenn ein Tomogramm angefertigt werden soll, im Liegen erfolgen. Im Stehen neigt sich der Patient maximal nach ventral bzw. dorsal, wobei das Becken mit einem Gurt fixiert werden kann. Die Untersuchung kann, wie es *Matzner* beschrieben hat, mit Hilfe eines Bucky-Wandstativs, mit der um 180° drehbaren Katapultblende, ausgeführt werden.

Das Bewegungsausmaß beträgt nach *Bakke* nach dorsal 50°, nach ventral 14°, was einer Gesamtbeweglichkeit von 64° entspricht. *Leger* findet eine Gesamtbeweglichkeit von 93,5°. Bei der Untersuchung am anatomischen Präparat ermittelte *Weber* 84°, *Fick* sogar 113°.

3. Auswertung der Bewegungsaufnahmen

Schwierigkeiten bereitet nach wie vor die Definition der normalen Beweglichkeit. Bei der Angabe der Beweglichkeit, die meist in Winkelgraden erfolgt, muß die Methode angeführt werden, nach der die Ausmessung stattgefunden hat. Als wertvolles Hilfsmittel hat sich die Lichtpause erwiesen, auf der die Wirbelkörperumrisse der 2 Bewegungsaufnahmen in der Bewegungsebene aufgezeichnet werden, wobei ein charakteristischer Wirbelkörper deckungsgleich übereinander gezeichnet ist.
So führte *Buetti* das *Bewegungsdiagramm* ein (Abb. 81), auf dem die einzelnen Wirbelkörper, z. B. auf der Flexionsaufnahme auf durchsichti-

gem Papier gezeichnet werden. Die Pause wird auf den Film der Extensionsaufnahme gelegt, wobei dann ein Wirbel deckungsgleich sein muß. Der Fixpunkt für die Winkelmessung ist die Dorsalkante des darübergelegenen Wirbels. Aus den Verlängerungslinien der Dorsalkante kann die Beweglichkeit der einzelnen Segmente dokumentiert werden.
Bakke nimmt als Bezugslinie die Deckplatte des Wirbelkörpers in Extremstellung der Bewegungsaufnahme und gibt die Beweglichkeit als Winkelgröße zwischen diesen Linien an (Abb. 82).

Wirbelblockierung: Eine plötzliche Bewegungssperre eines Segmentes, die durch heftige Schmerzen bei einer meist ausgeprägten Beweglichkeitsbehinderung eintritt, kann am Hals und auch im Bereich der Lende in Erscheinung treten (Torticollis, Lumbago). Inwieweit der Discus interarticularis Bedeutung erlangt, wie es *Zuckschwerdt* annahm, ist noch nicht endgültig geklärt (Abb. 76), man kann es sich jedoch vorstellen. Die Blockierungsursache kann aber auch im Bandscheibenraum (Osteochondrosis intervertebralis) liegen, wie es *Junghanns* annimmt.
Der Chirotherapeut nimmt bei der Wirbelblockierung eine Verrenkung an, was nur bedingt richtig ist, solange der radiologische Nachweis der Luxation nicht gelingt. Besser wäre es, von einer Mikroluxation oder Subluxation zu sprechen.

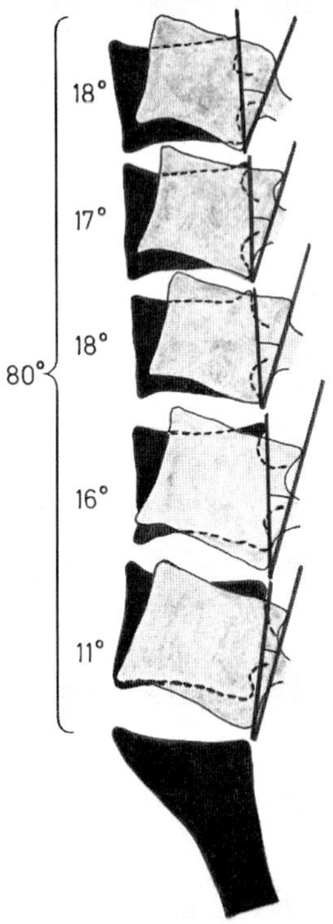

Abb. 81 Bewegungsdiagramm nach Buetti-Bäuml

g) Grundsätzliche Möglichkeiten der konservativen Therapie bei degenerativen Wirbelsäulenerkrankungen und deren konsequente Anwendung

Physikalisch therapeutische Maßnahmen können bei degenerativen Erkrankungen eine besondere Bedeutung erlangen. Sie müssen sinnvoll Anwendung finden. Erfahrungsgemäß besteht aber gerade bei der Wahl der geeigneten Anwendung oft Unklarheit.

1. Lagerung

Unter den mechanisch entlastenden Maßnahmen der physikalischen Therapie ist zunächst auf eine zweckmäßige Lagerung des Patienten hinzuweisen. Der Patient sollte eine nicht zu weiche, aber doch zur Anpassung an die Lendenlordose ausreichend schmiegsame Matratze benutzen, die auf einer nicht federnden Unterlage aufgelegt werden soll (Lattenrost, Sperrholzplatte). Bei einem Lumbago oder einer akuten Ischialgie empfiehlt es sich zur Entlastung der Foramina intervertebralia eine Stufenlagerung bei Beugung der Beine in den Knie- und Hüftgelenken vorzunehmen (Stufenbett). Dabei kann schon eine geringfügige Erweiterung der raumbeengten Foramina intervertebralia eine deutliche Entlastung bewerkstelligen (verbesserter venöser Abfluß). Dies kann zusätzlich oft dadurch verbessert werden durch Extensionen, z. B. mit dem *Perl*schen Gerät. Zervikal sollten die Extensionen in der Glisson-Schlinge am sitzenden Patienten mit axialer Zugrichtung angewendet werden. Das Zuggewicht kann im Laufe der verschiedenen Sitzungen von 2 auf maximal 10 kg gesteigert werden. Als Extensionszeit empfiehlt sich am Anfang 2–3 Minuten bis maximal 30 Minuten.

2. Manipulationen

Eine Entlastung der irritierten Gebilde kann weiter durch *manualtherapeutische Griffe* erzielt werden. Sie ist angezeigt, wenn damit Wirbelfehl-

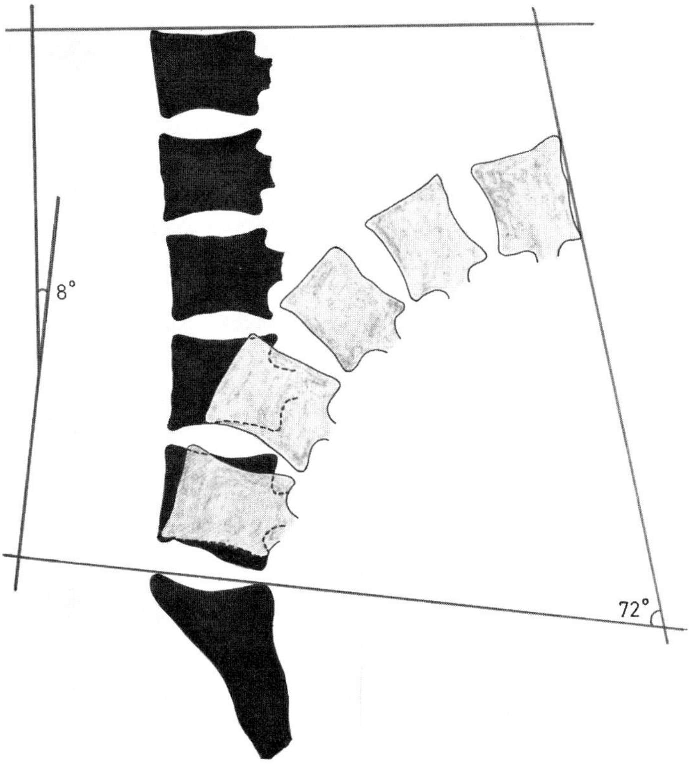

Abb. 82 Bewegungsdiagramm nach *Bakke*. Gesamtbeweglichkeit der LWS: 80°

stellungen und Bewegungssperren im Bereich der Wirbelsäule so gelockert werden können, daß ein unterschwellig gereizter Nerv entlastet oder eine Nervenverdrängung beseitigt werden kann (*Junghanns*). Die dabei häufig sofort eintretende Relaxationswirkung durch chirotherapeutische Maßnahmen läßt sich erklären, daß dabei die Golgi-Spannungsrezeptoren an den Sehnenorganen maximal aktiviert werden. Auf diese Weise wird die spinalmotorische Alphatätigkeit stark gehemmt, was dazu führt, daß die zuvor reflektorisch verspannte Muskulatur ihren normalen Tonus zurückerhält. Chirotherapeutische Eingriffe dürfen beim Verdacht der Prolapsbildung (motorische sensible Ausfälle) oder auch beim drohenden Prolaps nicht angewendet werden, desgleichen nach operativen Eingriffen an der Wirbelsäule. Selbstverständlich bilden alle *nicht diskogenen* Ursachen des Nacken- oder Kreuzschmerzes eine Gegenindikation zur Chirotherapie.

Chirotherapeutisch – früher chiropraktisch – will man mit einer manuellen Behandlung Funktionsstörungen, vor allem der Wirbelsäule beheben, *was weichteiltechnisch* – ähnlich einer Knetmassage – oder aber durch Mobilisation und Manipulation erreicht werden kann. Ganz allgemein sind für die Chirotherapie die Wirbelgelenke wichtige Angriffspunkte.

Die *Mobilisation* zielt auf eine Wiederherstellung einer eingeschränkten Gelenksbeweglichkeit hin. Dazu wird das Gelenk passiv bewegt (Distraktion), um das normale Gelenkspiel wieder herzustellen. Neben den Rezeptoren, die in der Gelenkkapsel über die Stellung der Gelenkkörper zueinander informieren, finden sich weiter noch Rezeptoren mit schnell leitenden Fasern, die über die Bewegung informieren. Ihre Reizung bewirkt einen reflektorischen Hypertonus der Muskulatur.

Bei der *Manipulation* wird das Gelenk an den Rand seiner physiologischen Beweglichkeit gebracht und mit einem Ruck weiterbewegt. Man gelangt dann in einen Bewegungsraum, der zwischen dem Ende des physiologischen Bewegungsraumes und dem Beginn einer möglichen Traumatisierung liegt, wobei es zu Geräuschen kommen kann (paraphysiologischer Raum). Danach ist meist eine normale Gelenkbeweglichkeit und ein Verschwinden des Hypertonus zu beobachten. Ein nach einer Manipulation festgestelltes Nachlassen von lumboischialgiformen Beschwerden ist ohne Zweifel mit einer Umlagerung einer degenerierten Bandscheibe in Zusammenhang zu bringen. Ein Prolaps kann selbstverständlich nicht reponiert werden. Für die Rückbildung von Nacken- und Kreuzschmerzen erlangen Umstellungen in den Wirbelgelenken Bedeutung.

3. Bewegungstherapie

Eine aktive Bewegungstherapie im Wasser kann im Verlaufe der Behandlung der degenerativen Wirbelerkrankungen die Lockerung im betroffenen Segment unterstützen. Zunächst soll auf entlastende Lagerung geachtet werden. Auftrieb und Wärme des Wassers wirken schmerzlindernd und begünstigen die Bewegungsübungen. Bei der weiteren aktiven Therapie sollen nicht nur die langen Rückenstrecker Berücksichtigung finden, sondern auch die Bauchmuskulatur.

4. Massage

Mit den verschiedenen Handgriffen der klassischen Massage kann eine Auflockerung schmerzhaft verspannter Muskeln erreicht werden (Streichungen, Knetungen, Walkungen, Vibrationen). Bei hochgradigen Verspannungen gelingt die Lockerung oft besser mit der Unterwasserdruckstrahlmassage und durch die entspannende Wirkung des warmen Wassers und durch den vom Masseur nahezu tangential durchgeführten Druckstrahl von nicht mehr als 2 atü wird es möglich, die paravertebrale Muskulatur zu entspannen *(Kohlrausch)*. Die Bindegewebsmassage *(Teirich–Leube)* ist besonders indiziert, wenn die Symptome auf eine vegetative Komponente des Krankheitsbildes hinweisen (Zervikalsyndrom, Migraine cervicale). Dabei kann die vorwiegend reflektorisch (Kutaneo-muskulär, Kutaneo-viszeral) wirkende Bindegewebsmassage entweder im Anschluß an eine klassische Massage verabreicht werden oder es können von vornherein beide Methoden kombiniert Verordnung finden.

5. Wärmeapplikationen

Eine besondere Bedeutung bei der Schmerzbekämpfung im Verlaufe der degenerativen Wirbelsäulenerkrankungen erlangt die Wärmeapplikation in verschiedenen Formen. Man erreicht damit eine Dämpfung von Reizzuständen, gleichzeitig beeinflußt die Erwärmung die Leitungsgeschwindigkeit der motorischen Nerven und die spinalmotorische Aktivität der Alpha- und Gammamotoneurome, so daß es zur Entspannung schmerzhaft hypertoner Muskelpartien kommt. Mit thermotherapeutischen Maßnahmen wie Rotlicht, Kompressen und Heißluft erhält man meist nur eine Beeinflussung der unter der Haut gelegenen Strukturen, anders, wenn sich die Behandlung über mehr als 20–30 Minuten erstreckt. Dabei wird allerdings die Wärmeanwendung als unangenehm empfunden. Eine günstigere Tiefenerwärmung erhält man mit Peloid-Packungen (Moorbrei, Fango, Pistjanschlamm, Paraffin). Weil diese Peloide die Wärme schlechter leiten als Wasser und überdies keine Leitung zulassen, können sie mit etwa 45°C auf die Haut aufgetragen werden, Paraffine sogar mit 50°. Nur beim Auftragen einer solchen Packung empfindet der Patient einen sogenannten Hitzeblitz, gleich danach kühlt sich die der Haut unmittelbar anliegende Schicht des Peloids annähernd zur Hauttemperatur ab.
Weiter kann mit der Diathermie eine günstige Tiefenerwärmung erhalten werden. Dabei erfolgt die Erwärmung im Körperinneren durch Hochfrequenzenergie. Behandlung mit dem Kondensatorfeld, Spulenfeld und dem Strahlenfeld können erfolgen. *Henschel* empfiehlt, sofern man bei der Strahlenfeldmethode die Wahl zwischen einem Dezimeterwellengerät und einem Mikrowellengerät hat, sollte man die Dezimeterwellen wegen ihrer Tiefenwirkung vorziehen Hinzuweisen bleibt noch auf die Ultraschallbehandlung, die ebenfalls zur Thermotherapie mit guter Tiefenwirkung zu rechnen ist. Beim Ultraschall kommt es gleichzeitig noch zu einer Mikromassage der Gewebe.

h) Zervikalsyndrom

Als *Halswirbelsäulenirritationssyndrom* oder *Zervikalsyndrom* bezeichnet man im allgemeinen von der *Halswirbelsäule ausgehende Beschwerden (Nackenschmerzen und auch ausstrahlende Schmerzen in die Schulter und den Arm) bei vorangehenden degenerativen Veränderungen.*

Es gibt aber auch andere Ursachen, die zu Nakkenschmerzen, ausstrahlenden Schmerzen in die Schulter, den Arm und Finger sowie den Hinterkopf Anlaß geben (Tumoren, Entzündungen). Weiter kann das Halswirbelsäulensyndrom mit vegetativen Reaktionen verbunden sein (Veränderungen der Herztätigkeit, Blutdruckanstieg).

Entstehung: Wie Untersuchungen von *Töndury* ergeben haben, kommt es im Bereich der Halswirbelsäule schon im 2. und 3. Dezennium zu degenerativen Veränderungen der Bandscheibe im Sinne von Spaltbildungen im Bereich der Unkovertebralregion (Abb. 83).

Wie weitere Untersuchungen von *Hirsch* zeigen, wächst in diese Spaltbildungen vaskularisiertes Gewebe und zwar zunächst dorsal und seitlich im Bereich des Foramen intervertebrale ein. Die Bildung dieses reaktiven gefäßreichen Bindegewebes nach Art eines Granulationsgewebes kann nach Meinung von *Hirsch* den Schmerz auslösen; weiter können ausstrahlende Schmerzen durch den Einfluß dieses Granulationsgewebes auf die neuralen Elemente im Foramen intervertebrale verursacht werden. Sobald nun das Granulationsgewebe einen gewissen Reifegrad erreicht hat, würde es gefäßärmer und vernarben. Dadurch kann das Verschwinden der Schmerzen erklärt werden.

Weiter kann es im Verlaufe der Bandscheibendegeneration zur Ausbildung des Processus unciformis (*Luschka* 1858) kommen, die Halbgelenke bilden (Hemiarticulationes intervertebrales). Es handelt sich dabei nicht um anatomisch präformierte Gelenke. Liegen gröbere degenerative Veränderungen in Form großer Randwulstbildungen im Zwischenwirbelloch vor, so können diese zur Wurzelkompression Anlaß geben (Abb. 84).

Klinisches Bild: Sehr oft stehen dumpfe, nicht exakt zu lokalisierende Schmerzen im Nacken im Vordergrund.

Der Patient bemerkt auch oft schon eine endgradige Bewegungsbehinderung, insbesondere beim Drehen der Halswirbelsäule. Auch klagt er über ein Steifigkeitsgefühl, vor allem nach längerem Sitzen, oder aber im Anschluß an ein Liegen auf ungünstiger Unterlage. Die Beschwerden können aber auch akut mit einem steifen Nacken beginnen, der dann nach einigen Tagen wieder verschwindet. Bei der Untersuchung bestehen Bewegungseinschränkungen eines oder mehrerer Halswirbelsäulensegmente und reflektorische

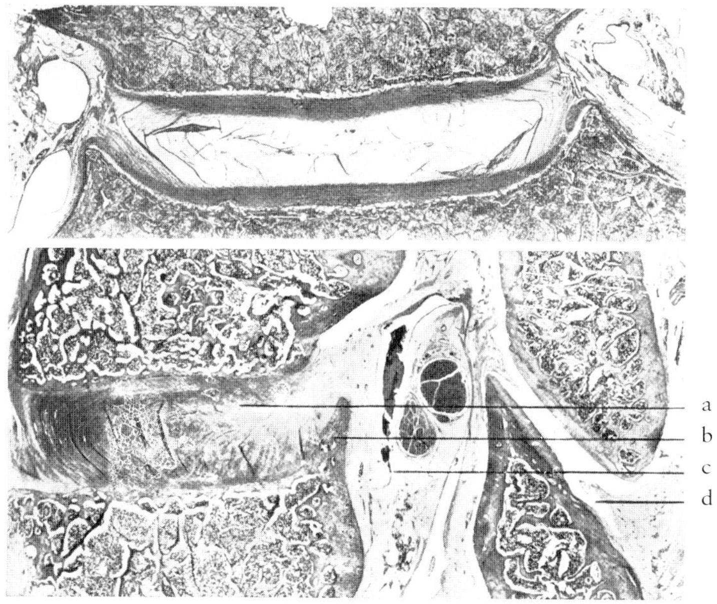

Abb. 83 a und b a) Frontalschnitt der Bandscheibe mit Abbildung der Processus uncinati am 7. Halswirbelkörper (nach *Aufdermaur*). b) Schräger Schnitt von 2 normalen Halswirbeln, a Bandscheibe, b Processus uncinatus, c Zwischenwirbelkanal, d Wirbelgelenk. (Aus *Aufdermaur*, Wiederherstellungschirurgie und Traumatologie, Bd. VII. S. Karger Verlag, Basel)

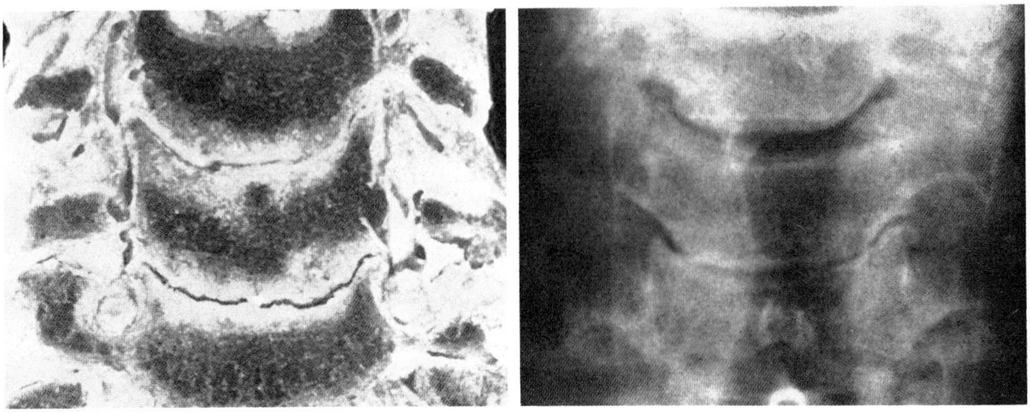

a b

Abb. 84 a und b Präparat und Röntgenaufnahme mit einer Verformung der Processus uncinati

Muskelverspannungen. Myogelosen lassen sich tasten. Früher oder später können sich ausstrahlende Schmerzen in die Finger mit Parästhesien oder Hypästhesien – ein Zeichen dafür, daß eine oder mehrere Nervenwurzeln irritiert sind –, dazugesellen.
Wichtig ist die Prüfung des *Nervendehnungsschmerzes nach Roger-Bikalas:* Dazu muß der Arm in der Schulter in Abduktion, Außenrotation und Elevation nach hinten oben bei der gleichzeitigen Streckung im Ellenbogen und Supination des Unterarmes gebracht werden. Eine Dehnung der Nervenstränge führt dann zur Zunahme der Schmerzen. Dieses Nervendehnungszeichen im Bereich der oberen Extremität ist nicht so zuverlässig wie das Laseguesche Zeichen an den unteren Extremitäten.
Das Zeichen nach *Roger-Bikalis* ist außerdem bei einer schmerzhaften Schulterteilsteife nicht prüfbar.

Als weitere Zeichen der Irritation gelten Sensibilitätsstörungen und als Zeichen der Kompression der Nervenwurzel motorische Ausfälle.
Am häufigsten findet man ein C7, C8 Syndrom (mehr als 2/3 der HWS-Syndrome) während C6 Syndrome nur in 1/4 vorkommen und ein C5 Syndrom in weniger als 5%.

Röntgenbild: Bei der Beurteilung der Halswirbelsäule – es muß unbedingt die gesamte Halswirbelsäule mit atlanto-okzipitalen Übergang und zerviko-thorakalen Übergang dargestellt werden – soll vor allem auf Bandscheibenverschmälerungen sowie auf Osteophyten im Bereich der Wirbelkörperrandleisten geachtet werden, die zunächst meist vorne, später dann aber auch dorsal in Erscheinung treten können (Abb. 85).
Bald sieht man Ausziehungen an den Unkovertebralgelenken (Abb. 85). Die Schrägaufnahmen zeigen Einengungen der Foramina intervertebra-

Tabelle 1

Segment	Sensibilität	Kennmuskel	Muskeleigenreflexe
C6	Radialseite am Oberarm, Unterarm Daumen	M. biceps M. brachioradialis	Bizepssehnenreflex
C7	Dorsolateral am Oberarm, Unterarm und Hand (2., 3. und 4. Finger auch volar)	Abductor pollicis und M. pronator (Daumenballen)	Trizepssehnenreflex
C8	Dorsal am Oberarm, Unterarm und Hand (Kleinfinger)	M. abductor digiti V (Kleinfingerballen)	Trizepsreflex

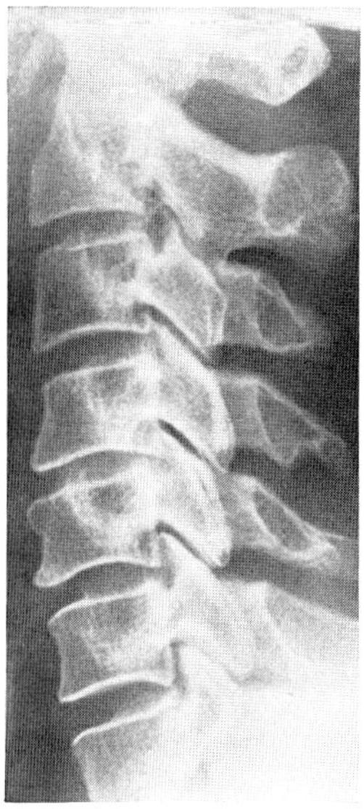

a

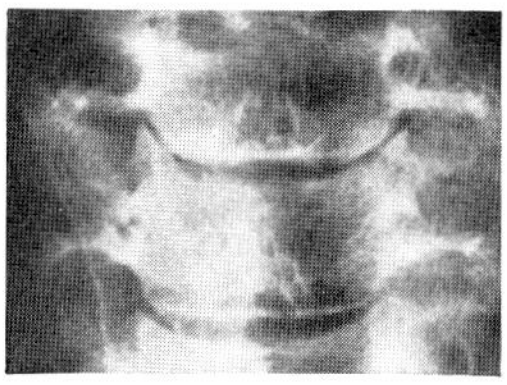

b

Abb. 85 a–f Verschiedene Formen der Unkovertebralarthrose.
a und b) 43 Jahre alter Patient. Osteochondrose zwischen den 4. und 5. sowie 5. und 6. Halswirbelkörpern im frühen Stadium. Geringe Bandscheibenverschmälerung und Verformung des 5. Halswirbelkörpers. Bereits deutliche Zuspitzung der Processus uncinati. Klinisch: Parästhesien im Bereich des Zeigefingers und Schmerzen.

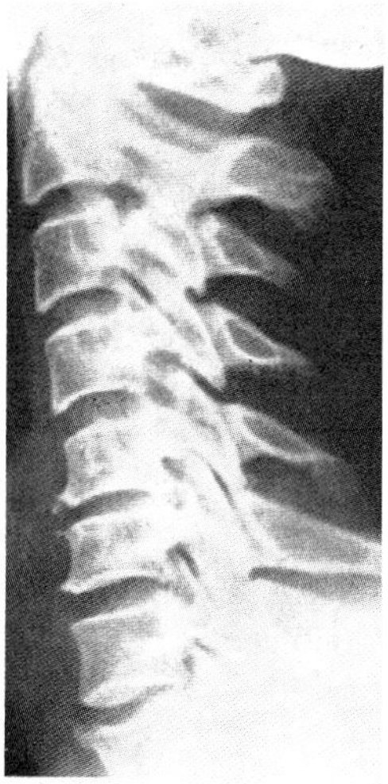

c

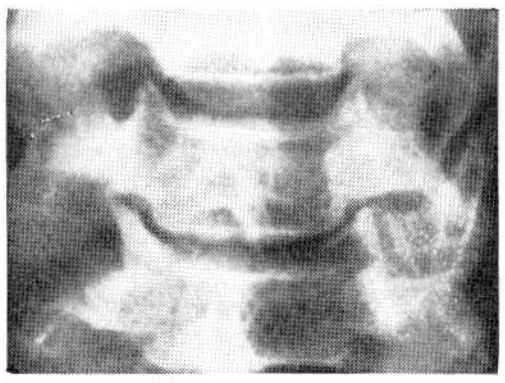

d

c und d) 50 Jahre alter Patient. Osteochondrose mit ausgeprägter Unkovertebralarthrose. Klinisch: Nackenschmerzen und ausstrahlende Schmerzen in die linke Schulter und Finger.

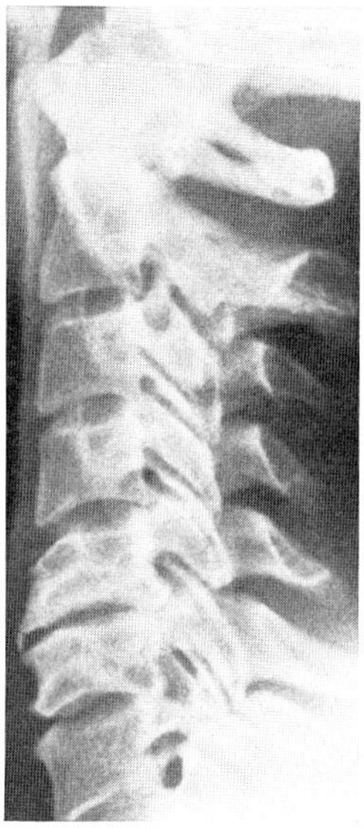

e

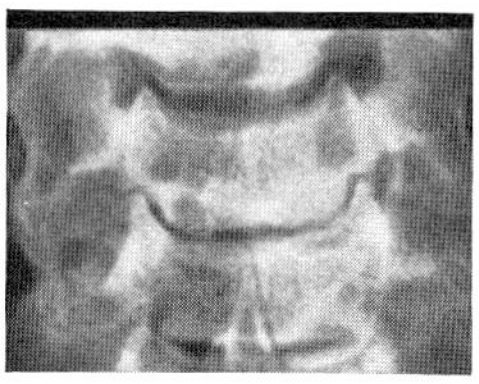

f

e und f) 63 Jahre alter Patient. Osteochondrose und Unkovertebralarthrose mit bereits ausgedehnter Randwulstbildung, vor allem des Processus uncinatus rechts

lia. Auch lassen sich in diesem Strahlengang arthrotische Vorgänge im Bereich der Wirbelgelenke objektivieren (Abb. 86). Atypisch kann es bei degenerativen Veränderungen zu ausgedehnten destruktiven Vorgängen kommen (Abb. 87), weshalb dann Verwechslungen mit Entzündungen auftreten. Sofern neurologische Ausfälle im Sinne von Sensibilitätsstörungen und motorischen Ausfällen vorliegen, und sobald ein konservativer Versuch mit Extensionen keine wesentliche Besserung bringt, muß elektromyographisch die Wurzelbeeinträchtigung analysiert werden und myelographisch geklärt werden, ob eine Raumbeschränkung durch einen Bandscheibenvorfall vorhanden ist. Dies gilt ganz besonders, sofern medulläre Symptome vorhanden sind (Abb. 88 a u. b sowie 89).

Differentialdiagnose: Bei der Differentialdiagnose muß vor allem zwischen *angeborenen Störungen* im Sinne der symmetrischen und der asymmetrischen, auch multiplen Blockbildungen (*Klippel-Feil*-Syndrom) unterschieden werden (Abb. 89). Bewegungseinschränkungen stehen dann klinisch im Vordergrund. Ferner zählen zu den angeborenen Fehlbildungen der Halswirbelsäule die Dens-Aplasie, das Os odontoideum und Ossiculum terminale.

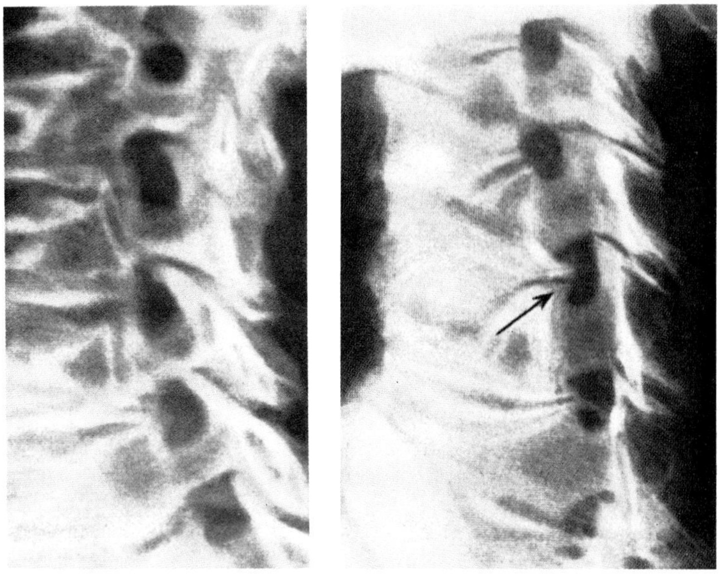

a b

Abb. 86 a und b Radiologische Darstellung der Einengung des Foramen intervertebrale durch
1. Wulstung des Wirbelgelenkes (a) und
2. durch Ausziehungen des Unkovertebralgelenkes (Pfeil) auf Schrägaufnahmen

Wenn die knöcherne Verschmelzung des Dens mit dem Körper der Axis ausbleibt, spricht man von einem Os odontoideum. Es ist in der Regel kleiner als der Processus odontoideus und entgeht infolge seines geringen Ausmaßes und seiner versteckten Lage fast immer dem Nachweis im normalen Röntgenbild. Man erkennt an der Stelle des Dens nur einen flachen kleinen Höcker. Wohl aus diesem Grunde hat sich allgemein der Ausdruck „Densaplasie" eingebürgert. Diese Bezeichnung sollte aber nur verwendet werden, wenn durch Tomogrammaufnahmen hinreichend erwiesen ist, daß kein knöcherner Dens angelegt ist.
Bleibt die Verschmelzung der Zahnspitze mit dem Zahnfortsatz aus, so entsteht ein am oberen Pol des Dens gelegenes persistierendes Ossiculum terminale Bergmann. Die Größe dieses akzessorischen Knöchelchens schwankt nach *Geipel* zwischen 0,5 und 9 mm. Im Röntgenbild ist es deshalb nur schwer nachzuweisen. Die Ossifikation der Zahnspitze kann auch ganz ausbleiben, so daß der Dens ein kurzes und plumpes Aussehen gewinnt. Ein gespaltener oder asymmetrischer Processus odontoideus entsteht dadurch, daß der physiologische Verschmelzungsprozeß ausbleibt bzw. einer der paarig angelegten Zahnfortsätze im Wachstum zurückhängt.

Gerade die Fehlbildungen am Atlas entgehen oft der Diagnose, sofern nicht eine exakte radiologische Klärung mit Hilfe von Tomogrammen erfolgt.
Klinische Bedeutung erlangen die Atlasassimilation und das Os odontoideum. Durch Einengung des Spinalkanals kann es zu neurologischen Symptomen kommen, die denen der multiplen Sklerose und der Syringomyelie ähneln. Beim Os odontoideum besteht außerdem die Gefahr einer ausgedehnten Verschiebung zwischen Atlas und Axis mit all ihren Folgen. Das Os odontoideum macht häufig keine Symptome. Nur ein Teil der Untersuchten gibt erst im 3. Lebensjahrzehnt Beschwerden an. Im Vordergrund stehen Schwäche und Ataxie, Sensibilitätsstörungen und Nackenschmerzen. Die Ursache dieser Symptome läßt sich auf die Instabilität zwischen Dens und Axiskörper zurückführen. Schon bei normalen Bewegungen tritt eine außergewöhnliche Verschiebung zwischen Atlas und Axis auf, die zu einer Einengung des Spinalkanales führt. Nach *McRae* beträgt die pathologische Verschieblichkeit in Fällen mit neurologischen Symptomen 14 mm, in Fällen ohne neurologische Symptome nur 10 mm im Durchschnitt. Durch ein Trauma kann es zu einer hochgradigen Verschiebung zwischen Atlas und Axis kommen. Schwere neurologische Ausfallserscheinungen oder sogar der Tod können die Folge sein.
Sehr oft versteckt sich hinter den Halswirbelsäulenbeschwerden eine gutartige oder aber bösartige primäre oder sekundäre *Geschwulst.*
Bei den gutartigen Geschwülsten ist vor allem die Riesenzell-Geschwulst zu nennen, bei den bösar-

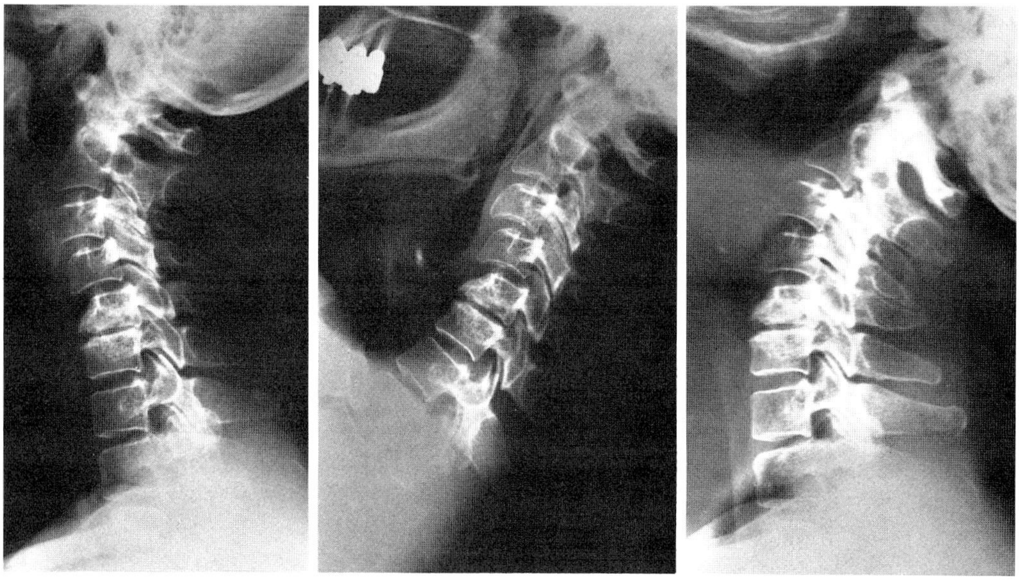

a b c

Abb. 87a–f *Fortschreitende atypische destruierende Osteochondrose* zunächst im Segment zwischen HWK 5 und HWK 6 (1973), 5 Jahre später im Segment zwischen HWK 6 und HWK 7 Abb. 87d–f
Beachte: 1973 besteht in den darüber gelegenen Segmenten bereits eine ausgeprägte Instabilität (s. Bewegungsaufnahmen b und c)

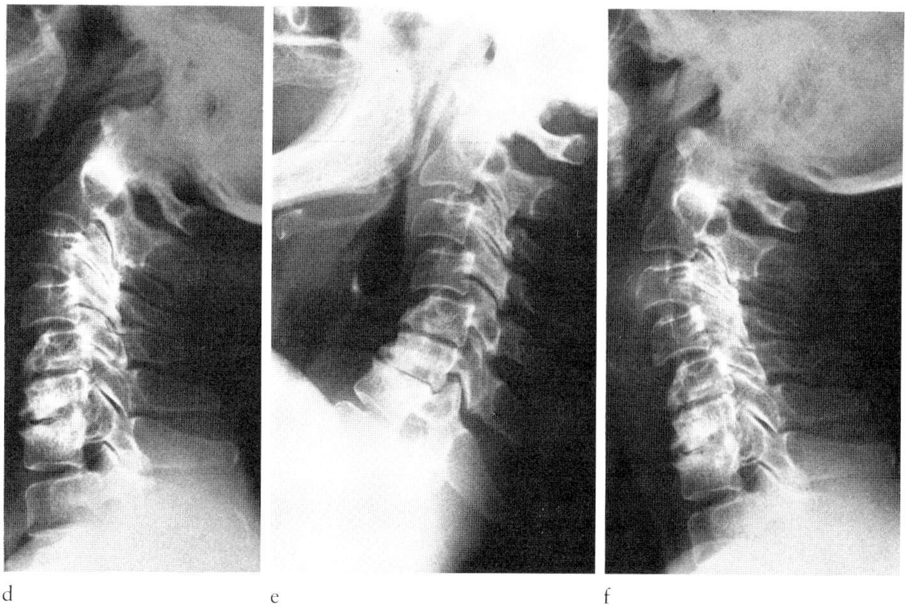

d e f

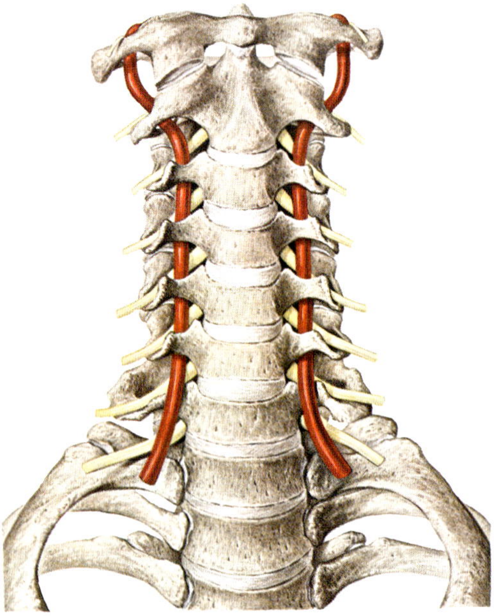

Abb. 88 a Darstellung der topographischen Situation von Wirbelsäule, Plexus cervicobrachialis und A. vertebralis von vorn

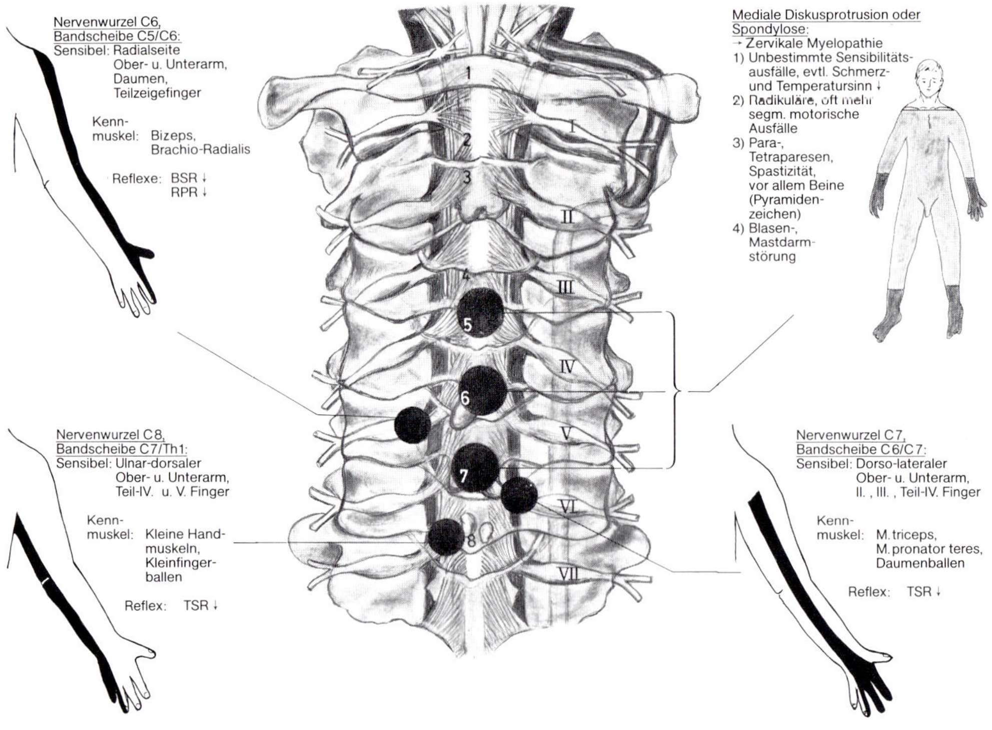

Abb. 88 b Darstellung der Möglichkeiten einer Rückenmarks- und Nervenbeeinträchtigung durch eine Bandscheibenprotrusion oder einen Bandscheibenvorfall im Bereich der Halswirbelsäule

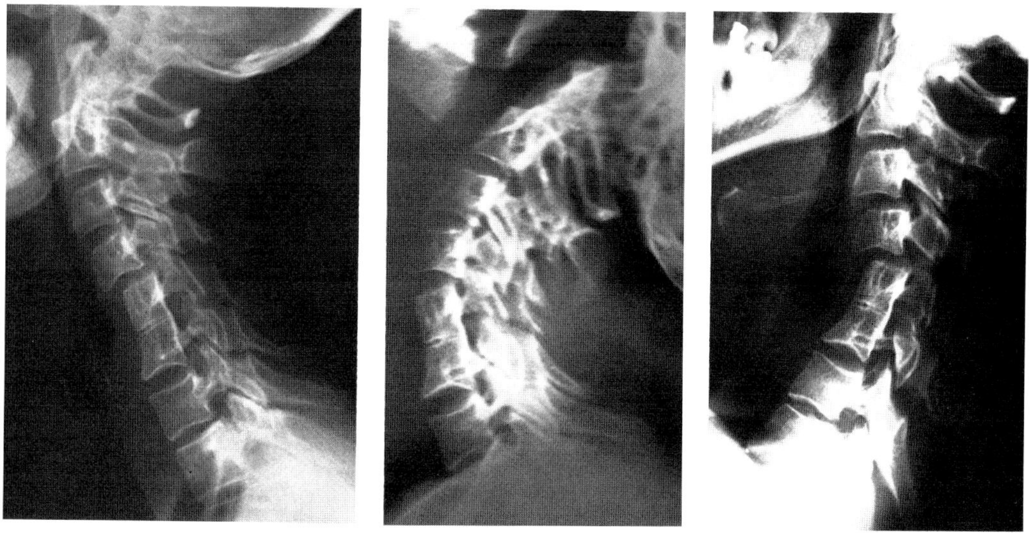

a b c

Abb. 89 *Abnorme Beweglichkeit* im Segment zwischen HWK 4 und HWK 5 bei angeborener Blockbildung im darunter gelegenen Segment.
Beachte: Subluxation bei der Ventralflexion!

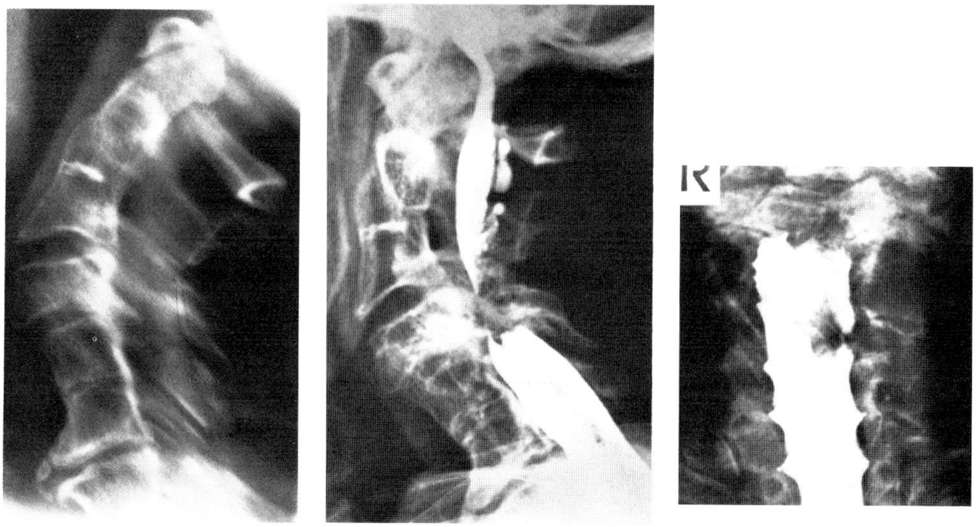

d e f

Abb. 89 *Dorsale spondylotische Zacke* bei angeborener Blockbildung und nachfolgender Hypermobilität im Segment HWK 4/5 (Abb. 89 d). *Myelographisch* zeigt sich das Ausmaß der Rückenmarksbeeinträchtigung

tigen die Metastasen bei verschiedenen Körpergeschwülsten (Mamma, Lunge, Niere, Schilddrüse). Der Schmerz kann durch einen intraspinalen Tumor, wie ein Meningiom und ein Neurinom hervorgerufen werden. Diagnostisch kann dann eine im Röntgenbild sichtbare Erweiterung des Foramen intervertebrale wertvoll sein, die durch den Druck des von der Wurzel ausgehenden Tumors hervorgerufen wird.

Auch *Tumoren der Nachbarorgane*, wie Bronchialkarzinome, können mit heftigen Brachialgien einhergehen (*Pancoast*-Syndrom). Klinisch findet sich dann das Syndrom von *Pancoast-Tobias:* Horner positiv, starke ausstrahlende

Schmerzen in den Arm und Opazität der Lungenspitze mit Osteolyse der 1. Rippe.
Auszuschließen sind beim Halswirbelsäulenirritationssyndrom auch *Entzündungen* spezifischer und heute häufiger unspezifischer Art. Während die Tuberkulose sich langsam entwickelt, kommt es bei den unspezifischen Erkrankungen zu heftigen Beschwerden innerhalb von Tagen.
Weiter beherrschen die Zeichen der Entzündung das klinische Bild. Radiologisch ist oft schon nach Tagen eine Verschmälerung der Bandscheiben und Arrosion im Bereich der Grund- und Deckplatte nachzuweisen.
Als Ursache der Entzündung sind Staphylokokkeninfektionen und Bruzellose vor allem zu nennen (Abb. 90).
Von besonderer Bedeutung sind *traumatische Einwirkungen* auf die Halswirbelsäule, wobei dem whiplash injury größte Aufmerksamkeit zu widmen ist. Bei einem peitschenhiebartigen Verletzungsmechanismus kann es zu verschiedenen ausgedehnten traumatischen Zerreißungen der

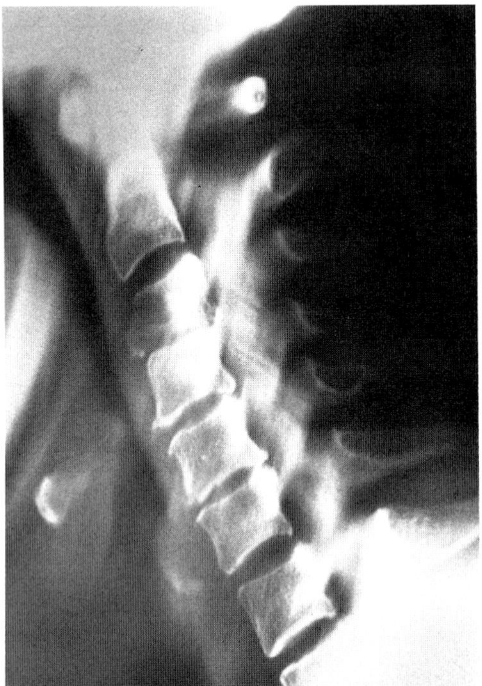

Abb. 90 *Akute Spondylitis* am 3. und 4. Halswirbelkörper (Bruzellose) mit hochgradiger Bandscheibenverschmälerung (Tomogramm).
Beachte: Ausgeprägte Osteochondrose der darunter gelegenen Segmente, die asymptomatisch war.

Bandscheibe und des Bandapparates sowie der Muskulatur kommen.
Beim vorherigen Bestehen von degenerativen Veränderungen im Bereich der Halswirbelsäule kann eine Verschlimmerung auftreten. Radiologisch ist jeweils eine genaue Untersuchung durchzuführen, wobei vor allem Bewegungsaufnahmen über einen pathologischen Bewegungsablauf informieren.
Zu nennen sind weiter verschiedene *Engpaßsyndrome* im Bereich des Thoraxeinganges (Halsrippe bzw. *Skalenus*-Syndrom) oder aber Engpaßsyndrom im Bereich des Armes und der Hand (Supinatorsyndrom, Karpaltunnelsyndrom).
Betrachtet man die obere Thoraxapertur, so sieht man unter der Klavikula die 1. Rippe, auf der dorsal der mittlere und ventral der vordere *Skalenus*-Muskel ansetzt.
Durch die von beiden Muskeln gebildete *Skalenus*-Lücke zieht über die 1. Rippe der Plexus brachialis und die Art. subclavia, welche dann zur Art. axillaris wird. Die *Skalenus*-Lücke ist ein anatomischer Engpaß. Sie kann eingeengt sein durch abnorme Verhältnisse an den Rippen oder an den Muskeln.
Außerdem kann ein Hängen des Schultergürtels zu einem Druck der in der *Skalenus*-Lücke gelegenen Gebilde gegen die 1. Rippe führen. Dabei wird die 7. und 8. Zervikalwurzel sowie die 1. Thorakalwurzel sowohl durch Zug als auch durch Druck beeinträchtigt. Läßt sich ein Schmerz durch einen Druck auf den vorderen *Skalenus* reproduzieren, so ist therapeutisch die Skalenotomie angezeigt. Besteht gleichzeitig eine Halsrippenbildung, so muß sie entfernt werden. Des weiteren soll das Kostoklavikuläre Syndrom *(Falkoner-Weddel)* und das Subkorakoid-Pektoralis-Syndrom *(Wright)* ausgeschlossen werden.
Die *peripheren Engpaßsyndrome* sind durch lokale Symptome vor allem auszuschließen. Beim Karpaltunnelsyndrom besteht eine Druckschmerzhaftigkeit im Beeich des Ligamentum carpi transversum. Hinzuweisen bleibt vor allem dann noch auf die nächtlichen Schmerzen.
Ähnliche Beschwerden wie beim Halswirbelsäulenirritationssyndrom können auch peripher ausgelöst werden. Wir sprechen hier von *Trigger*-Arealen. Sofern auf die übrigen überempfindlichen Stellen im Muskel- oder Bindegewebe oder im Bereich der Ligamenta ein Druck ausgeübt wird, entstehen Schmerzen in einem bestimmten Verteilungsgebiet. Man spricht von „referred-pain“, die sich allerdings dermatommäßig nicht einordnen lassen (pseudoradikulär).

Differentialdiagnostisch ist weiter die **Periarthritis humero scapularis** auszuschließen. Ein lokaler Druckschmerz dorsal über der Supraspinatussehne oder aber bzw. ventral im Bereich des Sulcus intertubercularis sowie eine mehr oder weniger ausgebildete schmerzhafte Bewegungsbehinderung im Schultergelenk ist dafür charakteristisch. Oft werden Beziehungen zur Periarthritis humeroscapularis und dem Halswirbelsäulensyndrom angenommen. Im Vordergrund stehen bei der Periarthritis humeroscapularis jedoch örtliche regressive Veränderungen im Bereich der Sehnenansätze.

1. Behandlung des Halswirbelsäulensyndroms

Die **Behandlung** des Halswirbelsäulensyndroms bedeutet ein besonderes ärztliches Problem, da damit nicht nur der Orthopäde und Neurologe konfrontiert werden. *Hulth* konnte in Schweden feststellen, daß 75% aller Menschen irgend einmal Nackenschmerzen verspüren. Gerade bei der Behandlung eines Halswirbelsäulensyndroms ist vor Beginn der Therapie eine exakte Diagnose unumgänglich notwendig.
Im allgemeinen kommt man therapeutisch mit *konservativen Maßnahmen* aus, es sei denn, es finden sich neben den Nackenschmerzen unbeeinflußbare Wurzelkompressionserscheinungen mit Paresen der Arme, oder aber Nackenschmerzen und auch Kopfschmerzen, später verbunden mit Schwäche und Ataxie in den Armen und Beinen. Diese Beschwerden weisen auf eine Halsmarkkompression hin.

1.1. Behandlung des akuten Halswirbelsäulensyndroms, einschließlich bestehender Nervenwurzelreizerscheinungen ohne Wurzelkompression

Beim akuten Auftreten von Nackenschmerzen, meist mit einem Steifigkeitsgefühl verbunden, bringt eine Wärmeapplikation und die Ruhigstellung mit der Schanzschen Krawatte, zusammen mit Analgetika und muskelentspannenden Mitteln, oft schnell eine Besserung. Die Krankengymnastin kann mit einer manuellen Extension und detonisierenden Muskelmassagen bzw. Bindegewebsmassagen eine wesentliche Unterstützung bieten. Eine günstige therapeutische Einwirkung kann beim akuten Halswirbelsäulensyndrom die Chirotherapie bringen. Mit Hilfe von verschiedenen Handgriffen gelingt die Lösung der Halswirbelsäulenblockierung. Der Therapeut sei dann stets dessen eingedenkt, daß es sich bei dem Halswirbelsäulendyndrom um ein inneres Derangement der Bandscheibe handelt, weshalb nach einer entsprechenden Rückverlagerung der Bandscheibe dem beeinträchtigten Gewebe die Möglichkeit zur Heilung gegeben werden sollte (partielle Ruhigstellung im Schanzschen Verband).

Zahlreiche andere Methoden können beim Halswirbelsäulensyndrom ohne neurologische Ausfälle Anwendung finden, wie die *Neuraltherapie* oder auch die *Akupunktur*. Diese Methoden bringen aber beim Vergleich mit der klassischen orthopädischen Therapie keine wesentlichen Vorteile.

1.2. Zur Behandlung des chronischen Halswirbelsäulensyndroms mit Nervenwurzelreizerscheinungen ohne Nervenwurzelkompression

Abhängig von dem Ausmaß der Beschwerden und der Dauer der Beschwerden ist die psychische Führung des Patienten.
Durch die dauernden Beschwerden werden die Patienten erheblich beeinträchtigt und zeigen deutliche Veränderungen ihrer Stimmungslage. Auch bringen oft konservative Behandlungen keine bleibende Besserung.
Wichtig jedoch ist eine physikalische Therapie in Form von Extensionen, detonisierenden Massagen oder Bindegewebsmassagen. Weiter muß der Patient Wärme in verschiedener Form anwenden sowie Sorge tragen, daß seine Muskulatur im Zustand der Kompensation verbleibt. Es soll auch auf eine richtige Lagerung des Patienten während des Schlafes (Nackenkissen) geachtet werden. Medikamentös muß oft über einen längeren Zeitraum die Verordnung von Analgetika und Muskelrelaxantien stattfinden. Zurückhaltung muß gegenüber Cortison empfohlen werden, gelegentlich jedoch kommt man aber gerade bei Schwellungszuständen der Wurzeln nicht umhin.

1.3. Operative Behandlung des Halswirbelsäulensyndroms

Entfernung der Bandscheibe von dorsal: Nach einer myelographischen Festlegung der Raumbeschränkung und einer elektromyographischen Beurteilung der Wurzelbeeinträchtigung kann die Hemilaminektomie bzw. die Laminektomie vorgenommen werden und die Protrusion bzw. der Prolaps entfernt werden. Bei der Operation ist auf eine exakte Technik zu achten, um eine Markschädigung zu verhindern, wie sie immer wieder einmal zu beobachten ist. Postoperative Blutungen müssen unbedingt vermieden werden. Laterale Prolapse und Protrusionen, die zu einer isolierten Wurzelläsion geführt haben, sollen aber besser über eine *interlaminäre Fensterung* angegangen werden, um eine postoperative Instabilität zu verhindern, die regelmäßig bei ausgedehnten Laminektomien zu beobachten ist.

Entfernung der Bandscheibe von vorne bei gleichzeitigem Durchführen einer Spondylodese: Sie ist angezeigt bei der Instabilität eines Segmentes oder bei medialem Prolaps.

Zunächst wird eine exakte Lokalisation der Raumbeschränkung durch eine Diskographie notwendig. Rechts wird am Hals zwischen Larynx und A. carotis die zu untersuchende Bandscheibe punktiert. Dann bringt man über die Führungsnadel eine Injektionsnadel 2–3 mm tief in die Bandscheibe. Die Nadel soll mit der Wirbelsäule einen Winkel von 45° bilden. Es empfiehlt

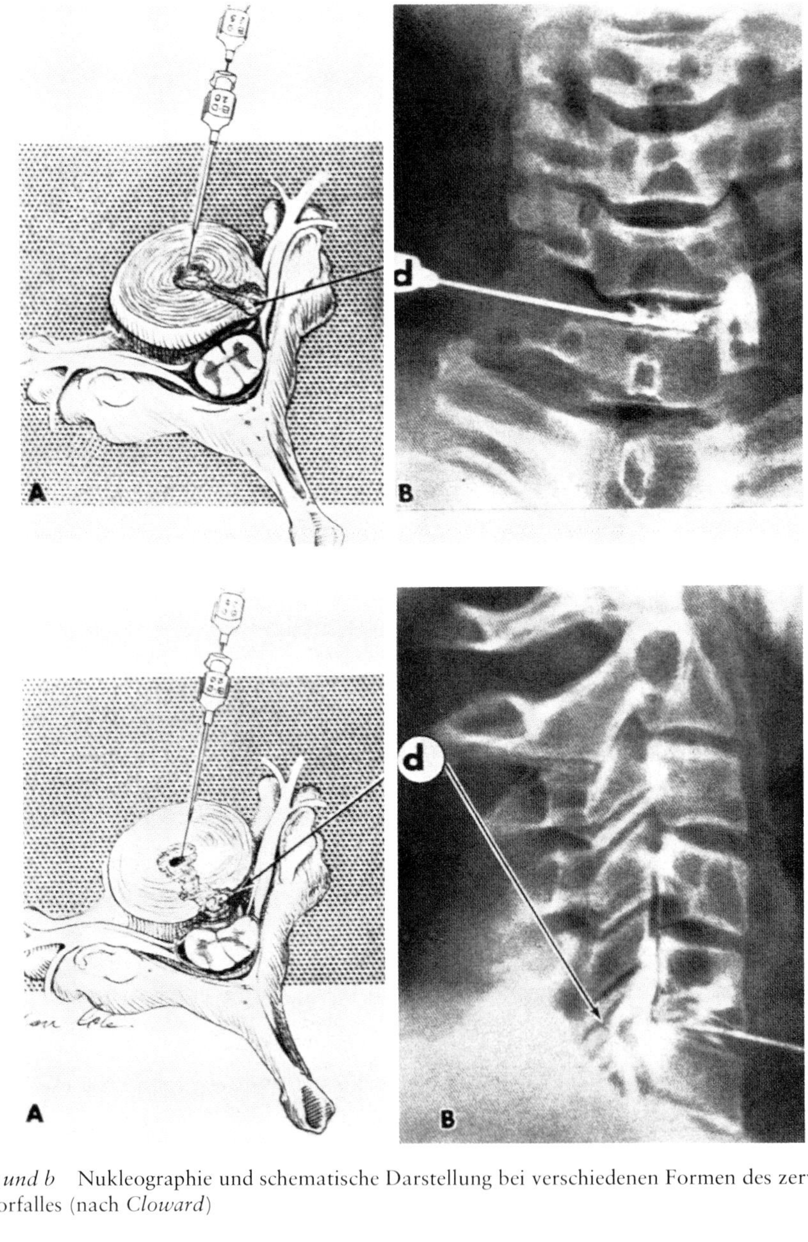

Abb. 91 a und b Nukleographie und schematische Darstellung bei verschiedenen Formen des zervikalen Bandscheibenvorfalles (nach *Cloward*)

sich, die Nadellage radiologisch zu kontrollieren. Erst dann darf das Kontrastmittel eingespritzt werden. In der Regel nimmt man 2–3 ccm (Abb. 91).

Nach einer entsprechenden Objektivierung der Raumbeschränkung und Markierung mit Methylenblau wird über einen Hautschnitt das Platysma längs gespalten. Zwischen Larynx und Karotis wird auf die Vorderseite der Wirbelsäule eingegangen und die erkrankte Bandscheibe lokalisiert. Mit Hilfe eines Spreizers wird der Bandscheibenraum erweitert und mit einem Spezialbohrer ein Loch im Bereich der Bandscheibe und der benachbarten Wirbelkörper gebohrt. Durch dieses Loch gelingt die Abtragung dorsaler osteophytärer Wucherungen. Auch läßt sich nach dorsal ausgetretenes Bandscheibengewebe entfernen. Zum Schluß wird das Bohrloch mit einem festen Knochenblock aus dem Darmbeinkamm verschlossen.
Eine postoperative Ruhigstellung ist zu empfehlen, um ein Herausgleiten des Knochenblocks zu verhindern. Eine Ruhigstellung über 6 Wochen ist ausreichend.

i) Zervikaler Kopfschmerz (migraine cervicale)

Der zervikal bedingte Kopfschmerz oder die „migraine cervicale" – heute spricht man von einem zerviko-enzephalen Syndrom – wurde erstmals 1926 von *Barre* erwähnt und als „Syndrome sympathique cervicale posterieur" bezeichnet. Es ist dieses Syndrom später dann allerdings wieder etwas in Vergessenheit geraten. Es wurde in den letzten Jahren vor allem durch Arbeiten von *Roger* und *Girard* erneut in den Blickpunkt gerückt. Sie beschrieben bei diesem Syndrom des hinteren Halssympathikus klinisch die „les cephalees, les vertigues, les troubles auriculaires, les troubles visuelles" und die „symptomes pharynguees", wobei dann degenerative Veränderungen im Sinne der Arthrosis deformans der Wirbelgelenke, der Unkovertebralgelenke und Spondylosen mit Beeinträchtigung der Arteria und des N. vertebralis in Zusammenhang gebracht wurden.
Die pathogenetische Deutung stützte sich zunächst auf die anatomischen Beobachtungen und experimentellen Untersuchungen von *Leriche* und *Fontain* aus dem Jahre 1925. Sie konnten ja ähnliche Erscheinungen hervorrufen als sie die Rami communicantes von C8 und Th 1 durchschnitten, aus denen der N. vertebralis hervorgeht.

Bärtschi-Rochaix war es dann, der die migraine cervicale eingehend bearbeitete und einen Zusammenhang zwischen degenerativen Halswirbelsäulenveränderungen und posttraumatischen Störungen erkannte.
Die alleinige Betrachtung der spondylotischen oder arthrotischen Formen als nosogenetische Fakten können nicht ausreichend sein.
Jetzt kann festgestellt werden, daß die Gesamtheit der neurologischen, angiologischen und morphologischen Aspekte Berücksichtigung finden muß, wobei auch die Gefäßalterung im Sinne der Atheromatose und der Arteriosklerose Bedeutung erlangt. Der A. vertebralis ist also eine besondere Bedeutung zuzuordnen. Die A. vertebralis kann im Canalis vertebralis eine Irritation erfahren, da sie ohnedies dem Kanal schon eng anliegend ist und weiter Nachbarstrukturen zu einer weiteren Einengung führen können (Abb. 92).
Die Irritation kann kontinuierlich, intermittierend oder aber bei gewissen Bewegungen des Kopfes erfolgen (Drehung, Extension). Demnach läßt sich das Syndrom nach *Barre-Lieou* nicht nur durch die sympathische Theorie, sondern auch durch die vaskuläre Theorie erklären. Der N. vertebralis ist zwar der vasomotorische Nerv der A. vertebralis für die Blutzirkulation der Hirnbasis und der unteren und inneren Anteile des Lobus temporalis; die anatomische Lage des Nervs läßt es jedoch unwahrscheinlich erscheinen, daß eine direkte Irritation durch Osteophyten anzunehmen ist.

Anatomische Grundlagen: Die A. vertebralis ist dem Canalis vertebralis eng anliegend. Die Adventitia der

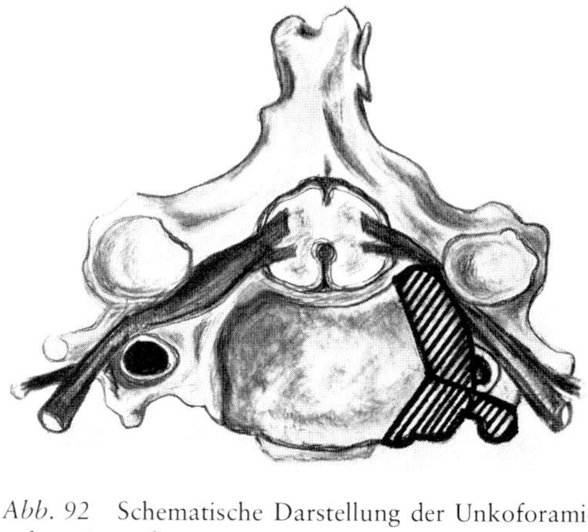

Abb. 92 Schematische Darstellung der Unkoforaminektomie nach *Jung*

Arterie ist gewöhnlich eng mit dem Periost des Foramens verwachsen, ganz besonders, wenn eine Unkovertebralarthrose besteht. Es hat sich gezeigt *(Brown)*, daß eine Streckung und Drehung der Halswirbelsäule in der Mehrzahl der Fälle eine Beeinträchtigung der Durchgängigkeit der A. vertebralis hervorrufen.

1. Zerviko-enzephales Syndrom

Im Sinne der halbseitigen Nacken-Hinterkopfschmerzen, manchmal mit Schwindelerscheinungen verbunden und gelegentlich sogar mit Sehstörungen und teilweise mit objektivierbaren Symptomen an N. auricularis und Vestibularis-Apparat. Diese Symptome lassen sich auch gelegentlich durch besondere Kopfdrehungen hervorrufen oder aber beseitigen.

Bei der Untersuchung zeigen sich gelegentlich druckempfindliche Dornfortsätze der oberen Halswirbelkörper und Dysästhesien im Bereich der oberen Halssegmente.

Radiologisch werden Verformungen der Unkovertebralgelenke zwischen dem 3. und 6. Halswirbel Bedeutung zugeordnet. Unkovertebralarthrosen sind aber nicht grundsätzlich zu beobachten. Oft sind die radiologisch objektivierbaren Deformierungen noch geringfügig. Bewegungsstudien der Halswirbelsäule zeigen dann oft einen abnormen Bewegungsablauf in einem bandscheibengeschädigten Segment.

Gelegentlich findet sich eine „migraine cervicale" bei einer akuten Steifhaltung der Halswirbelsäule, die immer wieder an eine Blockierung eines Segmentes denken lassen, was grundsätzlich möglich ist, wenn die abnorme Beweglichkeit im geschädigten Segment Berücksichtigung findet.

2. Vertebro-basiliäre Insuffizienz

(*D. Brown* 1963)

Eine vertebro-basiläre Insuffizienz kann einmal intermittierend, ohne anatomische Läsion hervorgerufen werden oder aber auch durch einen Druck auf die A. vertebralis, z. B. infolge von Exostosen (intermittierende Claudicatio des vertebro-basilären Systems). Charakteristisch für dieses Syndrom sind die „drop-attacks", wobei es zu einem In-die-Knie-Sinken anläßlich einer Drehung oder Streckung der Halswirbelsäule kommt. Ein kurzer Bewußtseinsverlust kann bestehen.

3. Traumatisch bedingte Migraine cervicale

Bei einem posttraumatischen Zervikalsyndrom, das durch Weichteilverletzungen sehr häufig entstehen kann (whiplash injury), findet man gelegentlich neben den Beschwerden in der Halswirbelsäule, einseitig oder beidseitig, Kopfschmerzen, Kochleo-Vestibularisstörungen und sensitive bzw. motorische Störungen der Extremitäten, die mit einer Beeinträchtigung der A. vertebralis in Zusammenhang zu bringen sind.

Differentialdiagnostisch muß grundsätzlich anhand der exakten radiologischen Untersuchungen eine Fehlbildung, Variationen oder aber entzündliche bzw. tumoröse Veränderungen an den Halswirbeln ausgeschlossen werden.

Zu achten ist ferner auf die rheumatische Arthritis mit echten Luxationen der Wirbel.

Therapeutisch ergeben sich erhebliche Schwierigkeiten, ganz besonders dann, wenn vaskuläre Störungen mit verantwortlich sind. Sehr oft bringen aber chiro-therapeutische Manipulationen oder aber vorsichtige manuelle Extensionen durch die Krankengymnastin bzw. durch eine Extension in der Glissonschlinge eine Besserung der Beschwerden. Besonders wichtig ist eine Behandlung mit Bindegewebsmassagen.

Zusätzlich wird man medikamentös einmal die sekundären Muskelverspannungen zu beeinflussen versuchen und weiter den Gefäßtonus beeinflussen, wie es mit Hydergin z. B. erfolgen kann. Gelegentlich wird man nicht umhin kommen, eine Unkoformaniektomie *(A. Jung)* vorzunehmen. Damit läßt sich die Einengung der A. vertebralis beseitigen und die Nervenwurzel von Druck befreien.

Unkoforaminektomie bei Läsionen der A. vertebralis und zervikalen Nervenwurzeln (Abb. 92): Über einen ventralen Zugang wird zwischen Schilddrüse und dem Gefäßnervenbündel das Tuberculum caroticum aufgesucht, wobei die A. vertebralis bei ihrem Eintreten in das Foramen transversarium und in Höhe von C6 freigelegt wird. Es folgt nun die Transversotomie (Eröffnung des Foramen transversarium). Anschließend ist oft erst an mehreren Wirbelkörpern die Unkosektomie erforderlich, bei welcher der äußere Teil des Unkus mit seiner Exostose entfernt wird. Dabei muß die A. vertebralis nach außen zur Seite geschoben werden. Die Eröffnung des Foramen intervertebrale wird bis zum Rückenmarkskanal vorgenommen.

j) Thorakalsyndrom

Unter 1000 Bandscheibenoperationen wird man nur bei einem Patienten eine thorakale Bandscheibe entfernen müssen *(de Palma)*. Bei medial gelegenem Vorfall kann eine Querschnittläsion eintreten. Bei lateralen Vorwölbungen oder Vorfällen stehen Reizerscheinungen der Interkostalnerven im Vordergrund. Es bestehen gürtelförmige Schmerzen, die oft bei Belastung an Intensität zunehmen. Extensionen bringen eine Besserung.

Differentialdiagnostisch muß bei der Interkostalneuralgie an einen *Herpes Zoster* gedacht werden. Die Hauteruptionen folgen oft erst Tage später. Des weiteren können *arthrotische Veränderungen* an den Kostotransversalgelenken zu Reizerscheinungen Anlaß geben.

Therapie: Beim Vorliegen einer diskogenen Irritation von Nervenwurzeln oder gar des Rückenmarkes muß die operative Entfernung der Raumbeschränkung vorgenommen werden.

k) Lumbales Syndrom

Das lumbale Syndrom (lumbus = Lende) ist ätiologisch, pathogenetisch und auch im Erscheinungsbild ein uneinheitliches Schmerzsyndrom des Lendenwirbelsäulen-Kreuzbeinbereiches.

Man spricht von der *Lumbalgie*, wenn der Schmerz in der Lende lokalisiert ist und von Kreuzschmerz, wenn der Schmerz in das Kreuz projiziert wird. Im anglo-amerikanischen Schrifttum unterscheidet man dann den „low back pain".

Als *Lumbago (Hexenschuß)* bezeichnen wir eine akut auftretende schmerzhafte Bewegungseinschränkung der Lendenwirbelsäule mit ausgedehnten Verspannungen der paravertebralen Muskulatur.

Der Lendenschmerz und der Kreuzschmerz zählen zu den Beschwerden, die den Menschen besonders häufig plagen, nicht zuletzt wegen seines aufrechten Ganges. Mit den Lenden- und Kreuzschmerzen können ausstrahlende Schmerzen in das Bein vergesellschaftet sein, meist in Form einer Ischialgie (Lumboischialgie). Die Ischialgie kann aber auch ohne eine Lumbalgie auftreten.

Ursächlich ist der Lendenschmerz und der Kreuzschmerz in erster Linie auf eine Degeneration der Bandscheiben mit Protrusion bzw. Prolaps zurückzuführen (diskogener Schmerz). Beim Vorliegen einer Wurzelkompression infolge einer Bandscheibenverlagerung kommt es dann zur Lumboischialgie (Abb. 94, 95).

An nächster Stelle folgt der Kreuzschmerz, wie er durch verschiedene ossäre Veränderungen hervorgerufen wird, nämlich Anlagestörungen, Entwicklungsstörungen, Aufbaustörungen, Entzündungen, Tumoren und Verletzungsfolgen (spondylogener Schmerz). Des weiteren bestehen Beschwerden bei verschiedenen neurologischen Erkrankungen (neurogener Schmerz), wobei intrathekale Neubildungen im Vordergrund stehen. Seltener ist der Kreuzschmerz bei Erkrankungen im Abdomen, im kleinen Becken und im Retroperitonealraum (viszerogener Schmerz) und der Schmerz bei Gefäßerkrankungen der Aorta und der Extremitäten (vaskulärer Schmerz). Zu beachten ist weiter die psychogene Ursache des Schmerzes (psychogener Schmerz) ohne ein morphologisches Substrat oder aber der Schmerz, wie er bei den degenerativen Bandscheibenerkrankungen oft fehlbewertet wird.

Von Interesse ist, zu erfahren, daß vor 50 Jahren der Kreuzschmerz beim Mann noch regelmäßig als nervös angesehen und mit einer Widerspiegelung seelischer Vorgänge auf die Oberfläche des Körpers in Zusammenhang gebracht wurde *(Müller)*. Bei der Frau wurde der Kreuzschmerz, sobald eine Anomalie der Unterleibsorgane vorhanden war, darauf zurückgeführt.

1. Der diskogene Kreuzschmerz

Bei der Degeneration der Bandscheibe haben ohne Zweifel endogene konstitutionelle Faktoren (Geschlecht, familiäre Belastung, Wachstum)

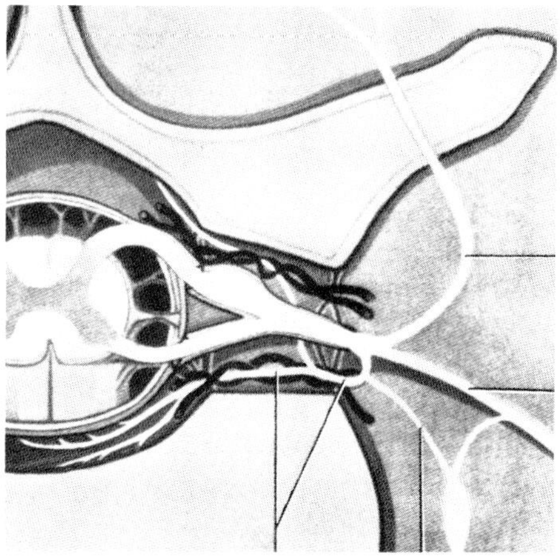

Abb. 93 Nervenversorgung der Bandscheibe (nach *Lindemann* und *Kuhlendahl*)

und exogen mechanische Faktoren eine gewisse Bedeutung (übermäßige Beanspruchung, körperliche Arbeiten). Im Stadium der radialen oder zirkulären Einrisse des Faserringes kann eine begrenzte Verlagerung des Gallertkernes nach ventral, dorsal oder lateral vorangehen. Dies führt zu Beschwerden, wenn eine dorsale Verlagerung des Gallertkernes zum hinteren Längsband hin erfolgt, da das hintere Längsband durch die Rami meningei der Spinalwurzel schmerzempfindlich inerviert ist (Abb. 93). Diese akut eintretenden heftigen Schmerzen äußern sich klinisch als *Lumbago* mit entsprechender schmerzreflektorischer Muskelverspannung, die zur Ruhigstellung des betroffenen Segmentes Anlaß gibt.

Bei einem weiteren Elastizitätsverlust des Nucleus pulposus folgt eine zunehmende Lockerung der Bänder. Ausgedehntere Verlagerungen der Wirbelkörper und auch des Bandscheibengewebes können jetzt stattfinden, vor allem auch bei totaler Entspannung (Bettruhe). Im Bereich der *Wirbelgelenke* kommt es zu Schereinwirkungen und deshalb zur Entwicklung einer Arthrosis deformans (Wirbelgelenksarthrose). Sehr oft ist in diesem Stadium der chronisch rezidivierende Kreuzschmerz vorherrschend. Im Zuge der weiteren Degenerationen, aber auch schon vorher, kann die Verlagerung des Nucleus pulposus nach dorsal als Bandscheibenprotrusion (Abb. 94) oder aber jederzeit als Prolaps (Abb. 95) in Erscheinung treten (Lumboischialgie).

Erfolgt keine größere Massenverlagerung des Gallertkernes, so wird dieser im Verlaufe der Degeneration durch Bindegewebe ersetzt. Der Zwischenwirbelraum ist erniedrigt, die Beweglichkeit des betreffenden Segmentes herabgesetzt. Zu diesem Zeitpunkt beherrschen dann vor allem Kreuzschmerzen das Krankheitsbild, die zum Teil durch die Arthrose *der Wirbelgelenke* bedingt sind. Sekundär finden sich muskuläre Verspannungen.

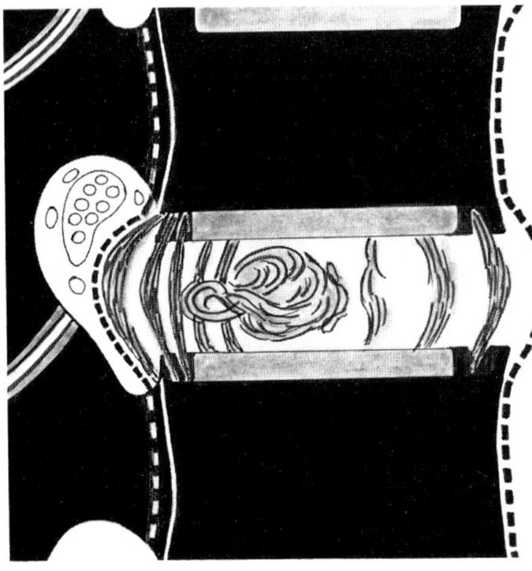

Abb. 94 Schematische Darstellung einer *Bandscheibenprotrusion* (gezeichnet nach *Schmorl-Junghanns*)

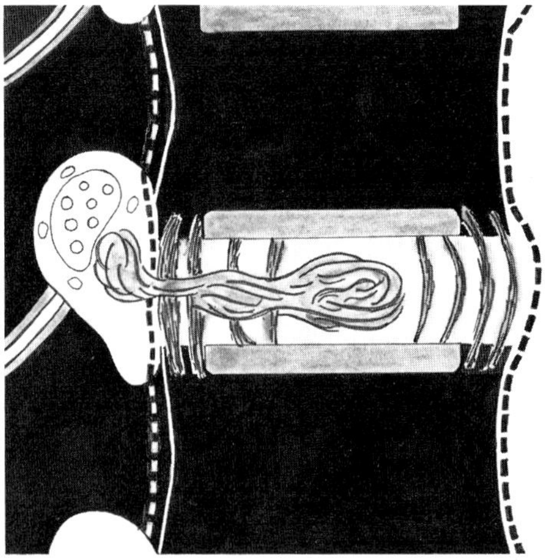

Abb. 95 Schematische Darstellung eines *Bandscheibenvorfalles* unter Berücksichtigung der Möglichkeit einer Nervenwurzelbeeinträchtigung (gezeichnet nach *Schmorl-Junghanns*)

Klinisches Bild: Oft treten Lumbalschmerzen und Kreuzschmerzen erstmals nach einer vorausgegangenen Dauerbelastung der Wirbelsäule, z. B. nach längerem Arbeiten in gebückter Stellung, nach längerem Autofahren oder aber nach Bagatelltraumen auf, wie es beim Aufrichten aus gebückter Haltung oder beim Anheben von Lasten unter gleichzeitiger Armvorhalte- und Rumpfdrehung der Fall ist. Auch berichten manchmal Patienten, daß die Lumbalgie anläßlich eines heftigen Niesens, Hustens oder Pressens bemerkt wurde. Lokalisatorisch gibt der Patient schmerzhafte Zonen lumbal an sowie gürtelförmige Schmerzen nach vorne oder aber ziehende Schmerzen bis in die Glutealmuskulatur. Bei der Besichtigung des Patienten findet sich sehr oft eine Abflachung der Lendenlordose als Zeichen einer Fehlhaltung. Seltener entwickelt sich bei der Lumbalgie eine skoliotische Einstellung der Wirbelsäule. Vermehrt sind paravertebrale Muskelverspannungen tastbar (Myogelosen). Bei einer Kontraktion der Muskulatur ist die Schmerzhaftigkeit noch ausgeprägter. Deutlich sichtbar sind

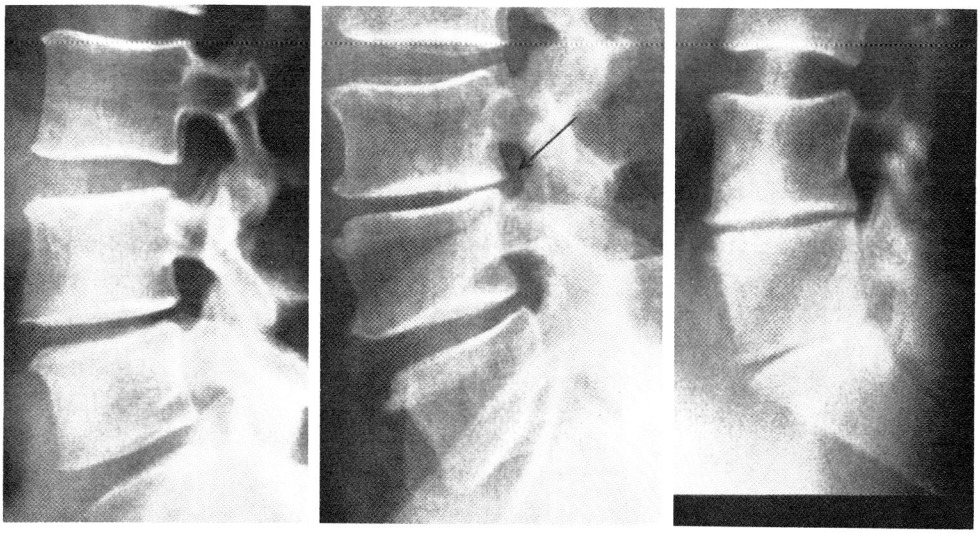

a b c

Abb. 96a Osteochondrose mit deutlicher Verschmälerung des Bandscheibenraumes zwischen Lendenwirbelkörper 4 und Lendenwirbelkörper 5. Klinisch: Kreuzschmerz

Abb. 96b Ausgeprägte Osteochondrose zwischen dem 3. und 4. Lendenwirbelkörper mit einer erheblichen Bandscheibenverschmälerung und geringer Verlagerung des Wirbelkörpers nach dorsal (Retrolisthesis). Klinisch: Kreuzschmerz sowie ausstrahlende Schmerzen in die Hüfte

Abb. 96c Schichtaufnahme des lumbosakralen Übergangsgebietes. Hochgradige Verschmälerungen der Bandscheiben zwischen Lendenwirbelkörper 4 und 5 sowie zwischen Lendenwirbelkörper 5 und Sakrum. Zu beachten ist ferner die ausgedehnte Sklerosierung der Grund- und Deckplatten. Klinisch: Kreuzschmerzen

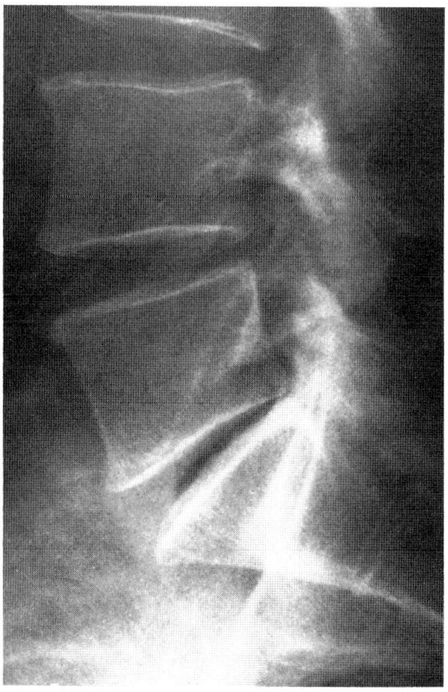

a

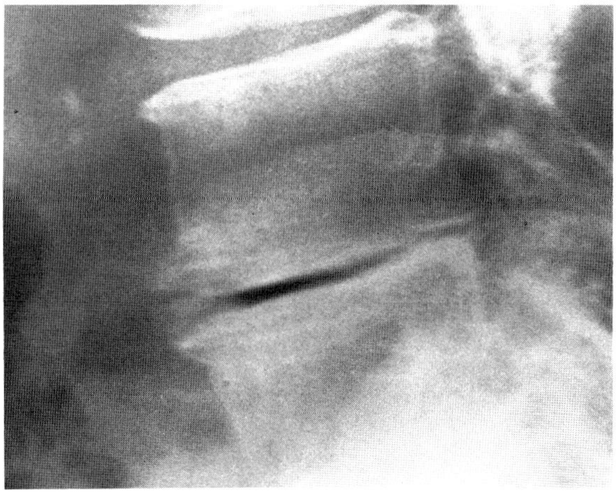

b

Abb. 97 a und b a) „Vakuum-Syndrom" der Bandscheibe im frühen Stadium und b) im fortgeschrittenen Stadium der Bandscheibendegeneration

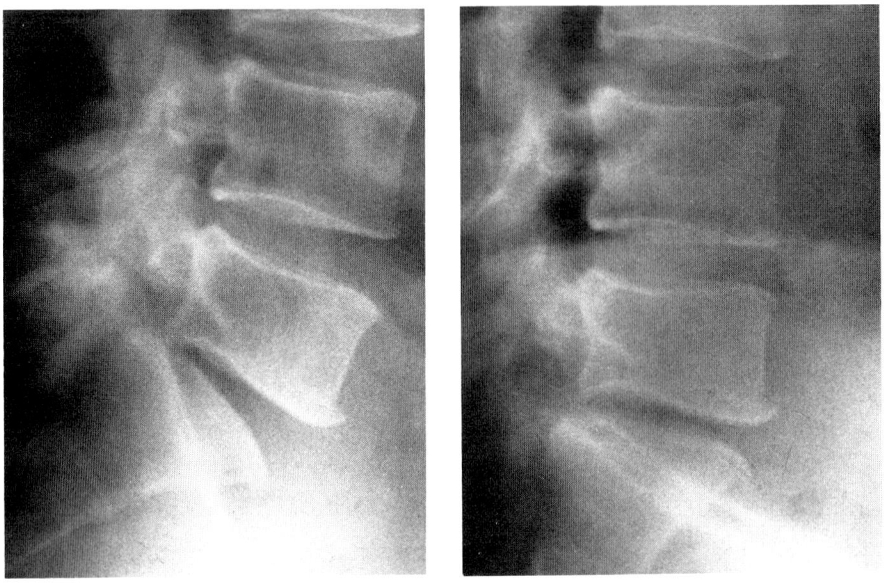

a b

Abb. 98 a und b Abnorme Beweglichkeit im präsakralen Lendensegment bei einer Bandscheibendegeneration

bei der Lumbalgie Bewegungseinschränkungen der Lendenwirbelsäule, wobei vor allem auch die Seitbeugung und Drehung behindert sind. Ein Drehschmerz weist vor allem auf eine Beteiligung der Wirbelgelenke hin.
Bei der Palpation bemerkt man eine Druckschmerzhaftigkeit im Bereich der Dornfortsätze der betroffenen Segmente. Gelegentlich ist in Bauchlage eine Verschieblichkeit zu palpieren.
Radikuläre Symptome fehlen bei der Lumbalgie (die Prüfung der Sensibilität, Motorik und der Reflexe muß grundsätzlich erfolgen!).

Radiologisch sind im Frühstadium der Diskopathie gelegentlich noch keine krankhaften Veränderungen zu objektivieren, anders im fortgeschrittenen Stadium (Abb. 96 a–c), beim Vorliegen einer Chondrose und Osteochondrose (Bandscheibenverschmälerung, reaktive Vorgänge an den Wirbelkörperkanten und an den Grund- und Deckplatten). Gelegentlich findet sich ein Vakuum-Syndrom (Abb. 97a und 97b). Sehr wichtig als Zeichen der Bandscheibendegeneration ist die abnorme Beweglichkeit (Abb. 98) im Sinne einer vermehrten Aufklappbarkeit (Abb. 98) oder der Wirbelverschiebung (Abb. 99). Auf Schrägaufnahmen der Lendenwirbelsäule lassen sich jetzt schon Zeichen der Arthrose der Wirbelgelenke nachweisen (Abb. 77) (Gelenkspaltverschmälerung, Sklerosierung der subchondralen Zonen und Ausziehungen). Eine besondere Belastung erfahren die Wirbelgelenke, sobald sich eine „bandscheibenbedingte" Skoliose ausbildet (Abb. 100).

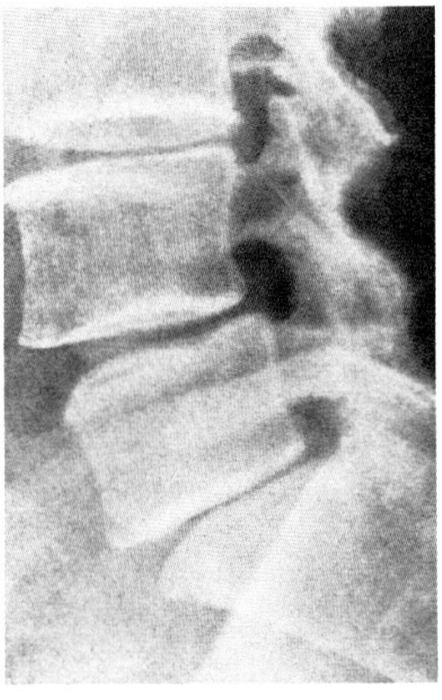

Abb. 99 Geringgradige Wirbelverschiebung

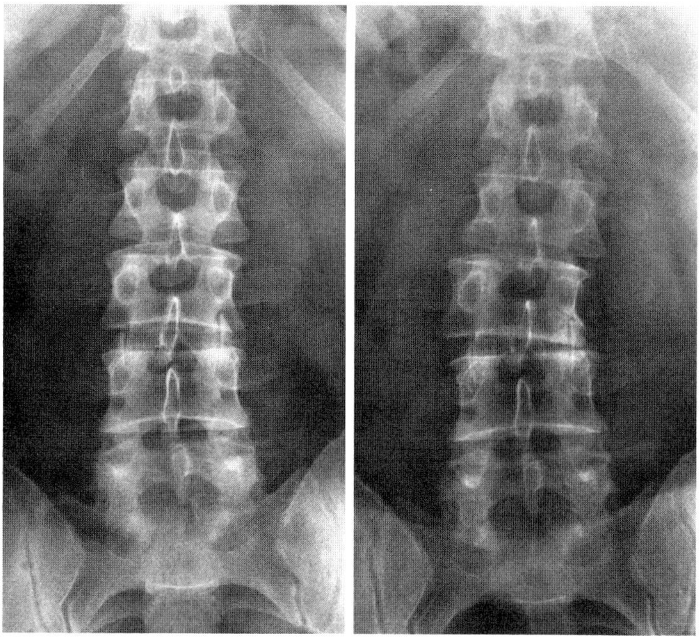

a b

Abb. 100 a und b *Entwicklung einer bandscheibenbedingten Skoliose* im Verlaufe von 6 Jahren. a) Aufnahme im Alter von 46 Jahren. 6 Jahre später zeigen sich ausgedehnte Bandscheibenläsionen und die Ausbildung einer Seitverbiegung (b)

2. Der statische Kreuzschmerz

Zum *statisch bedingten Schmerz* im Bereich der Lende und des Kreuzes kommt es bei verschiedenen Formveränderungen der Wirbelsäule und als Folge eines fehlenden muskulären Gleichgewichtes, was sogar bei intakter Wirbelsäulenstatik durch lang anhaltende unphysiologische Belastungen möglich ist. Selbstverständlich kann die Muskulatur über längere Zeit hin kompensieren. Ein häufiges Erscheinungsbild statischer Beschwerden ist das statisch myalgische Syndrom mit den typischen Zeichen einer muskulären Dekompensation (Myogelosen). Prophylaktisch ist dafür Sorge zu tragen, die außerordentlichen Belastungen zu vermeiden, um eine, auch rezidivierende, muskuläre Dekompensation zu verhindern.

3. Der Kreuzschmerz bei Tendoperiostosen

Als *Insertionstendopathien* werden vorwiegend degenerative Erkrankungen der Sehnen- und Bandansätze am Knochen verstanden. Sie manifestieren sich an der Wirbelsäule im Bereich der Processus spinosi, oder aber vor allem am Ansatz des M. erector trunci am Becken, wobei dann eine Druckschmerzhaftigkeit an der Spina iliaca dorsalis und am Beckenkamm angegeben wird. Als Anfangsstadium wird eine mehr entzündliche Phase angenommen, die dann degenerativen Veränderungen Platz macht. Dabei können amorphe Verkalkungsherde im Bereich der Sehnenansätze entstehen, die sich radiologisch im Bereich der Wirbelsäule jedoch nur schwer nachweisen lassen (Xeroradiogramm). Weiter ist auf ossäre Ausziehungen im Bereich der Sehnenansätze zu achten. Inwieweit in diese Krankheitsgruppe auch die *Verknöcherung des Ligamentum iliolumbale* einzubeziehen ist, konnte bis jetzt nicht endgültig geklärt werden. Die Ligamenta iliolumbalia ziehen von den Processus costales des 4. und 5. Lendenwirbels zur Crista iliaca und können sich verdicken, verkalken und dann verknöchern (Abb. 101).

Im einzelnen unterscheidet man drei Anteile des Ligamentum iliolumbale, nämlich den oberen Teil, der vom Processus costalis des 5. Lendenwirbels zur Crista iliaca zieht; den mittleren Anteil vom Processus costalis des 5. Lendenwirbelkörpers zur Spina iliaca posterior supe-

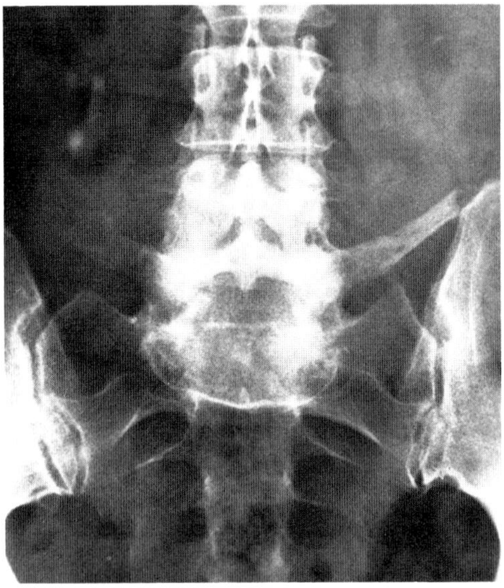

Abb. 101 Verknöcherung des Ligamentum iliolumbale

rior; und weiter ein Anteil, der vom Processus costalis des 4. Lendenwirbelkörpers zur Crista iliaca zieht.

Dieser Bandkomplex hat ohne Zweifel Bedeutung bei der notwendig werdenden speziellen Fixation des unteren Lendenwirbelsäulenbereiches.

Bei den anfallenden erheblichen Zugbeanspruchungen sind reaktive Vorgänge grundsätzlich denkbar. Von Bedeutung ist, in diesem Zusammenhang auch feststellen zu können, daß Beschwerden durch lokale Infiltrationen mit einem Lokalanästhetikum und einem Kortikosteroid eine Linderung der Beschwerden bringen können.

4. Der Kreuzschmerz bei Assimilationsstörungen und Variationen

Assimilationsstörungen am Lendenwirbelsäulen-Kreuzbeinübergang in Form einer Sakralisation und Lumbalisation führen zu Kreuzschmerzen, insbesondere dann, wenn die Assimilation asymmetrisch ist.

Die einzelnen Wirbelgruppen besitzen außer den allgemeinen Kennzeichen eines Wirbels noch besondere Merkmale, die namentlich an den mittleren Wirbeln jeder Gruppe scharf ausgeprägt sind. Andererseits nehmen die an den Enden der Gruppen liegenden Wirbel teilweise die Eigentümlichkeit der benachbarten Gruppe an und zeigen dadurch Übergangscharakter. Nicht selten variiert die Gesamtzahl der Wirbel und auch die Zahlenverhältnisse. Nach Häufigkeit und klinischer Bedeutung stehen Assimilationsvorgänge am lumbosakralen Übergang im Vordergrund.

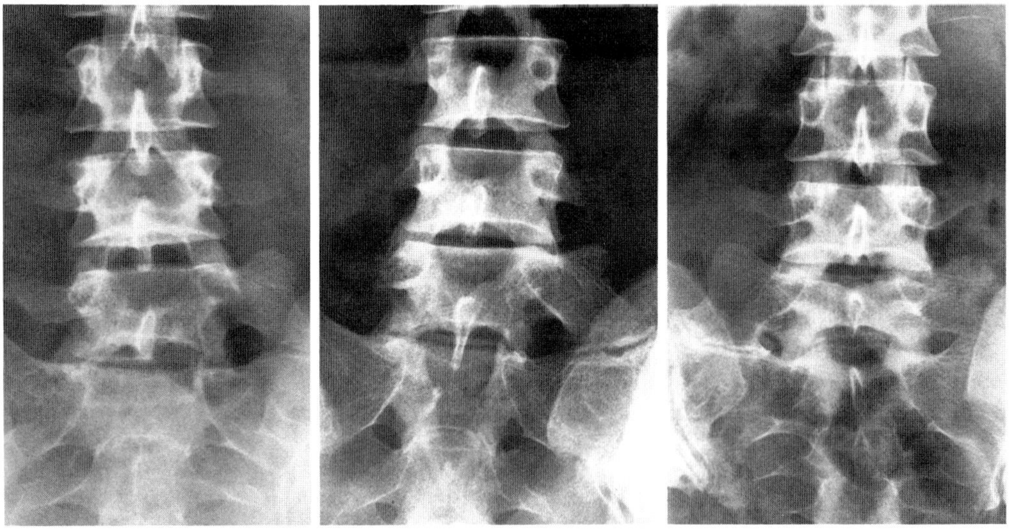

a b c

Abb. 102 a–c Verschiedene Formen der partiellen Wirbelassimilation (Sakralisation).
Beachte: Der Querfortsatz über dem Assimilationswirbel ist kürzer als der des 3. LWK!
a) Querfortsatz und Sakrum zeigen eine schmale Kontaktfläche, während b) eine breite Verbindung aufweist und Zeichen einer Arthrose in dem Assimilationsgelenk nachzuweisen sind; c) zeigt eine beidseitige weitgehende Sakralisation

Nach anatomischen Angaben findet man nur in etwa 90% bis 95% die Normalzahl von 24 präsakralen Wirbeln. Der 5. Lendenwirbel kann in das Kreuzbein mit einbezogen sein, er wird sakralisiert (Abb. 102, 103). Er nimmt dann mehr oder weniger ausgeprägt die Form eines Kreuzwirbels an und verschmilzt mit dem 1. Kreuzwirbel. Dieser Assimilationsvorgang kann einseitig oder aber beidseitig erfolgen. Die Verbindung des Querfortsatzes mit dem Sakrum ist knöchern oder gelenkig. Manchmal findet sich nur eine lockere Verbindung. Nearthrosen sind möglich. Ähnlich kann auch der Sakralwirbel sich vom Sakrum einseitig oder beidseitig lösen und mehr die Gestalt eines Lendenwirbelkörpers annehmen. Man spricht dann von der *Lumbalisation des 1. Sakralwirbels.* Neben einem Assimilationsvorgang kann es zur Entwicklungsstörung im Sinne von Defektbildung kommen (Spina bifida). Verschiedene Möglichkeiten werden bei einer Assimilationsstörung für das Auftreten von Kreuzschmerzen angegeben. Aufgrund der numerischen Änderung der Bewegungssegmente sind Muskelinsuffizienzerscheinungen zu erwarten, allein die Störung des statischen Aufbaus der Wirbelsäule kann zu einer vorzeitigen Degeneration mit nachfolgender Erniedrigung der betroffenen Bandscheibe und dadurch auch zu einer vorzeitigen Arthrosis deformans der Wirbelgelenke führen. Weiter sieht man degenerative Veränderungen im Gelenk zwischen dem verbreiterten Querfortsatz und dem Sakrum (Abb. 102b). Selbst freie Gelenkkörper sind in diesen Nearthrosen zu sehen. Auch kann eine Periostitis zwischen dem verbreiterten Querfortsatz und dem Darmbeinkamm, wie es von *Goldwaith* beschrieben wurde, entstehen. Gelegentlich sind sogar Schleimbeutel zu sehen. *Eine Anomalie wird um so mehr zum Krankheitspotential, je stärker die Asymmetrie ist.* Dies gilt besonders bei dege-

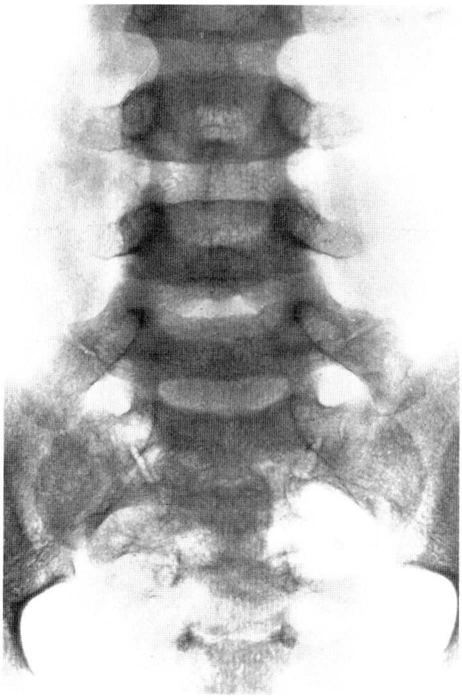
a

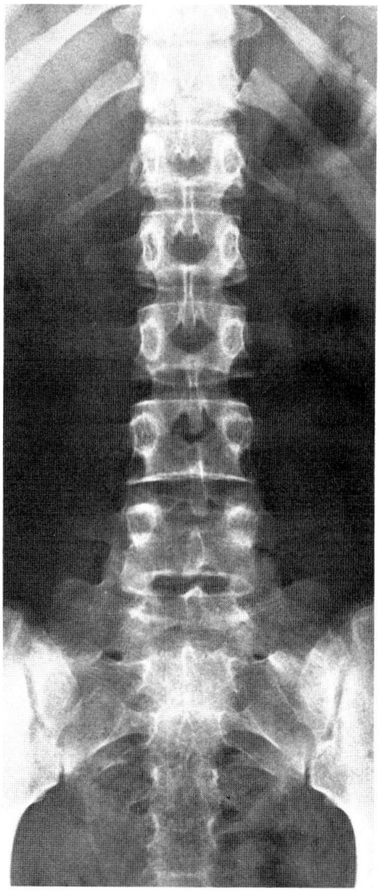
b

Abb. 103 a und b Vollkommene Wirbelassimilation (Sakralisation) im Kindesalter und b) bei Erwachsenen. Man spricht vom Konsolensakrum

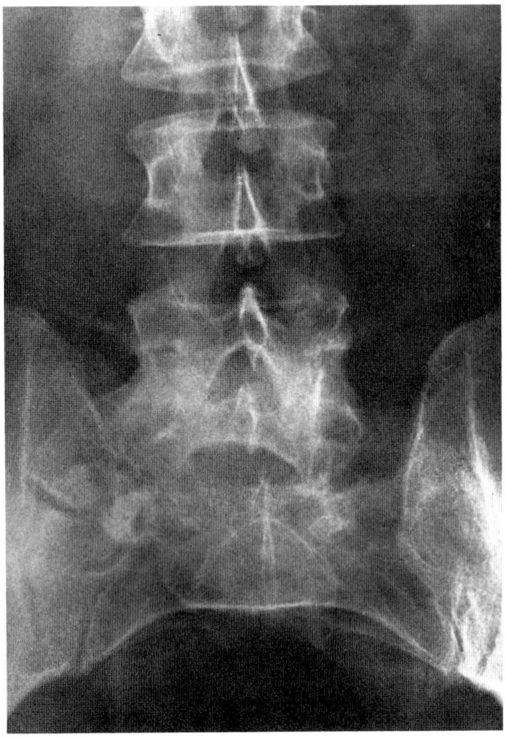

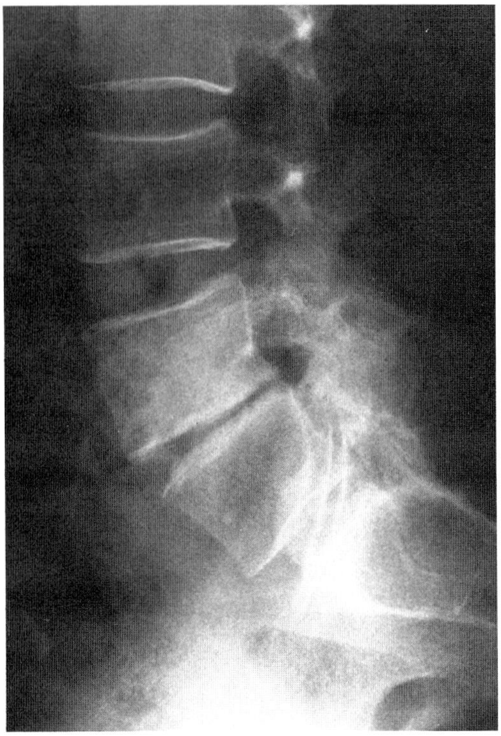

Abb. 104 a und b *Bandscheibendegeneration* im Segment über der partiellen Sakralisation

nerativen Veränderungen der Wirbelgelenke infolge der Skoliose, die durch eine Asymmetrie des Assimilationswirbels bedingt ist (Abb. 110).
Sehr oft kommt es im darüber gelegenen Segment zu Bandscheibendegenerationen (Abb. 104 a und b). Ausnahmsweise wird man beim Vorliegen des Assimilationswirbels zur Beseitigung der arthrotischen Beschwerden eine Spondylodese durchführen. Im allgemeinen kommt man mit konservativen Maßnahmen aus.

Selten werden Variationen an den Wirbelbögen und auch and den Gelenkfortsätzen (Abb. 105) Ursache der Kreuzschmerzen sein. Bei Gelenkapophysen sind sie noch denkbar. Kreuzschmerzen können dann aber bei Querfortsatzanomalien auftreten, wenn sich zusätzlich eine Skoliose einstellt (Abb. 106).

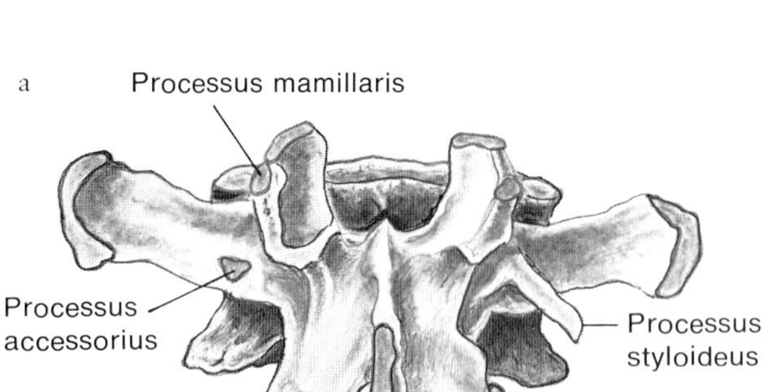

Abb. 105 Schematische Darstellung von Entwicklungsanomalien im Bereich der Wirbelfortsätze; b) Wirbelgelenkapophyse; c) Processus styloideus

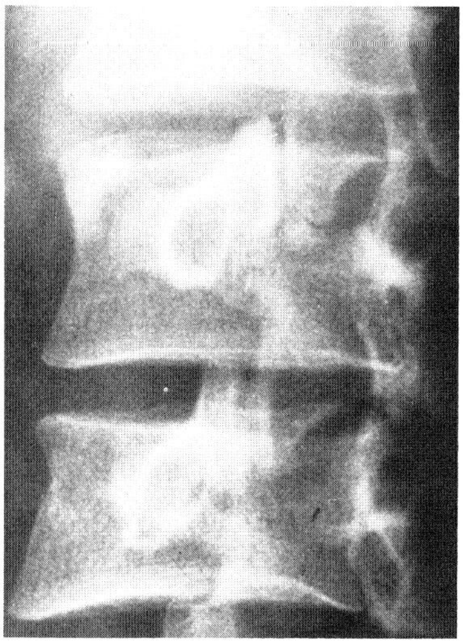

b

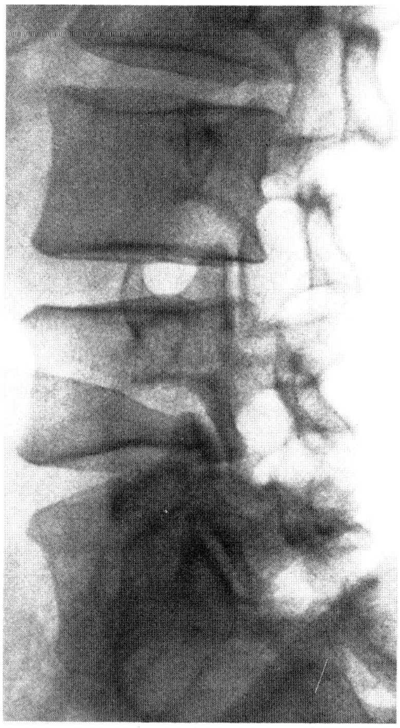

c

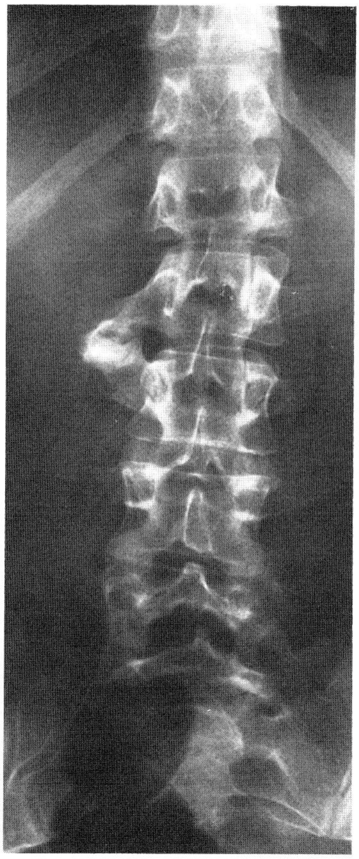

Abb. 106 Querfortsatzfehlbildung mit Verschmelzung und skoliotischer Wirbelsäulenverbiegung

5. Der Kreuzschmerz bei Entwicklungsstörungen

Unter den *Entwicklungsstörungen* führt vor allem die Spondylolyse und Spondylolisthese sehr oft zu Kreuzschmerzen. Es ist allerdings nur ein Teil der Patienten mit einer Wirbelbogenunterbrechung, die wegen entsprechender Beschwerden den Arzt aufsuchen. Die Ursache der Kreuzschmerzen ist bei der Spondylolyse und Spondylolisthese in einer Dysplasie und dadurch bedingten Fehlform der Wirbelgelenke zu suchen (Abb. 107). Weiter ist eine Fehlstellung der Wirbelgelenke von Wichtigkeit. Es kommt deshalb schon durch rein form- und lagebedingte Eigenheiten der Wirbelgelenke zu vorzeitigen degenerativen Veränderungen im Sinne der Arthrosis deformans. Therapeutisch ist die Ruhigstellung der arthrotischen Wirbelgelenke erfolgversprechend. Sie gelingt am besten durch die operative Versteifung von dorsal, oder aber besser von ventral. Ausnahmsweise entschließt man sich heute noch zur Korsettversorgung.

Eine *Spina bifida* als fehlender Bogenschluß im Bereich des Wirbelbogens am 5. Lendenwirbel oder am 1. Kreuzbeinwirbel wird sehr oft bei der

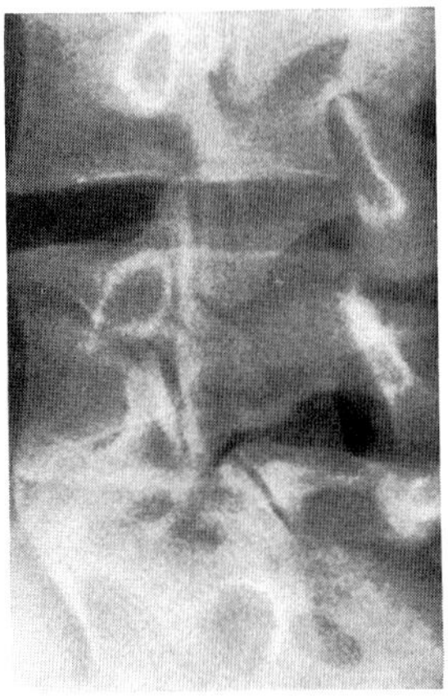

Abb. 107 Arthrosis deformans am Lumbosakralgelenk bei Spondylolisthesis. Gleichzeitig besteht eine Dysplasie des Gelenks

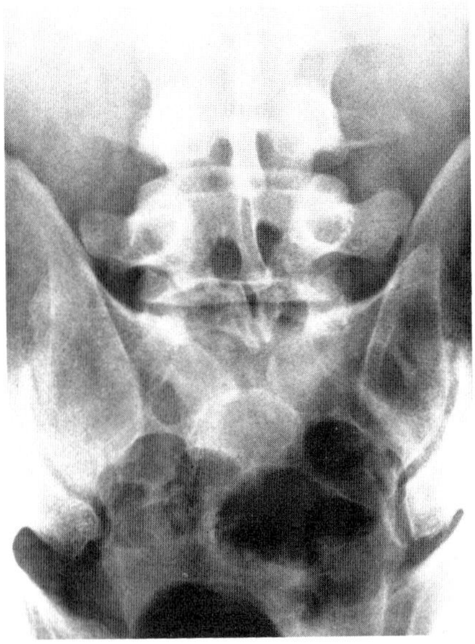

Abb. 108 Asymptomatische Spina bifida der oberen Sakralwirbel

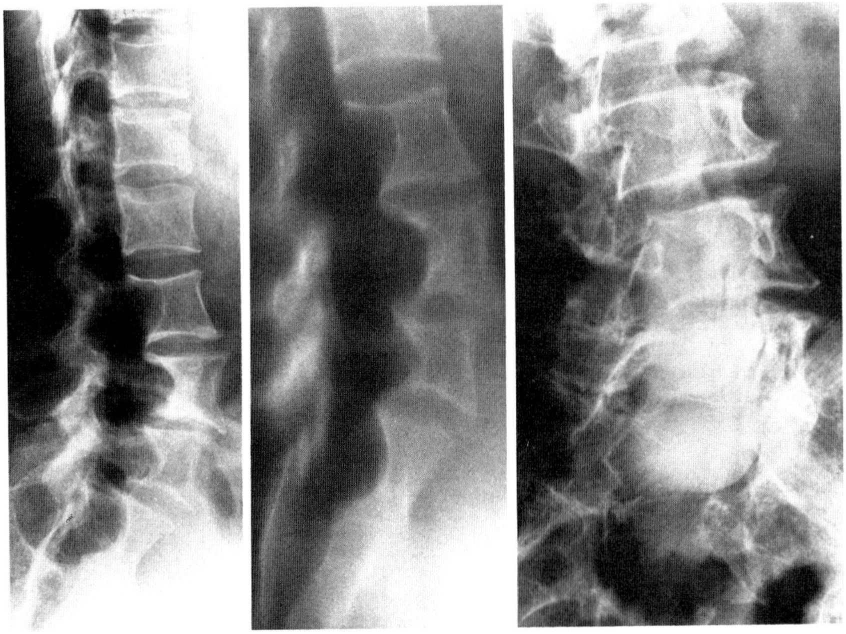

a b c

Abb. 109 a–c (S. A. ♀, 50 Jahre). *Spina bifida mit okkulter Meningomyelozele:* Klinisch bestand eine Lumboischialgie. a) Seitliche Übersichtsaufnahme der Lendenwirbelsäule bei einer dorsalen Exkavation der unteren Lendenwirbelkörper infolge einer okkulten Meningomyelozele

Beachte: Optimale Einsicht in die Wirbelkörpereinbuchtungen auf dem Tomogramm im Sinne der dorsalen Wirbelexkavation! (b) Der weite Kaudasack ist myelographisch übersichtlich dargestellt (c)

röntgenologischen Untersuchung von Patienten mit Kreuzschmerzen gefunden. Das morphologische Erscheinungsbild ist mannigfaltig (Abb. 108). Über die klinische Bedeutung herrschen noch unterschiedliche Lehrmeinungen. Vielfach wird angenommen, daß die Spina bifida mit einem Banddefekt oder einer Störung im Bereich des Rückenmarkkanales und des Kaudasackes in Zusammenhang zu bringen sind. Beobachtungen von *Jelsma* ergaben fibromatöse Gewebe unterhalb der Spaltbildung des Dornfortsatzes. Gelegentlich zeigten sogar die Wurzelscheiden Veränderungen. Grundsätzlich können dadurch Schmerzen hervorgerufen werden. Häufig entsteht bei der Spina bifida der Schmerz durch Lage- und Formveränderungen der Wirbelgelenke. Sehr oft wird man jedoch der Spina bifida keine krankmachende Bedeutung zuordnen dürfen, anders allerdings bei ausgedehnten Befunden (Abb. 109) der okkulten Meningozele.
Die Ursache des Kreuzschmerzes kann eine *Entwicklungsstörung* der Wirbelsäule im Sinne der Hohlkreuzbildung (Abb. 110) (Lumbosakralarthrose), einer Lumbalskoliose (Arthrose der Wirbelgelenke Abb. 111) oder aber im Sinne einer lumbalen Scheuermannschen Erkrankung zu erkennen sein. Bei der lumbalen Scheuermannschen Erkrankung kommt es dann oft auch zu Lumboischialgien. Formveränderungen der Wirbelsäule führen zunächst einmal zu einer Überbeanspruchung der Muskulatur und dann bedingen sie eine Fehlbelastung der Wirbelgelenke mit nachfolgender Wirbelgelenksarthrose.
Das *Kissing-spine-Syndrom* (Baastrup-Syndrom) entsteht bei einer anlagebedingten Vergrößerung der Dornfortsätze und weiter bei einer verstärkten Lendenlordose. An den Berührungsflächen der Dornfortsätze kommt es zur Ausbildung von Nearthrosen. Röntgenologisch zeigen sich Sklerosierungsvorgänge an den Kontaktflächen (Abb. 112). Diese sich berührenden Dornfortsätze können Anlaß zu Kreuzschmerzen geben, insbesondere bei der Dorsalflexion der Wirbelsäule.
Bei der Untersuchung zeigt sich erst nur ein Druckschmerz an den betroffenen Dornfortsätzen und der Bewegungsschmerz. Diagnostisch kann eine Injektion eines Lokalanästhetikums schnell zur Beseitigung der Schmerzen führen. Therapeutisch empfiehlt sich dann die keilförmige Resektion der Dornfortsätze.

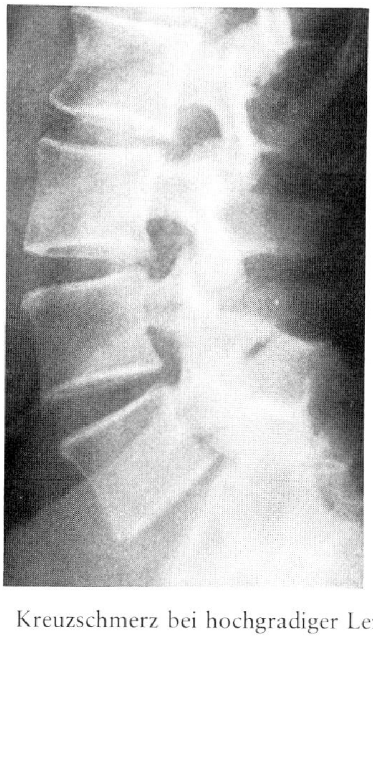
a

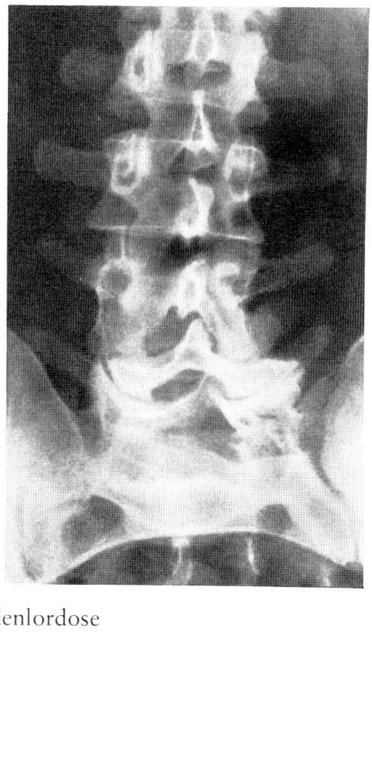
b

Abb. 110 a und b Kreuzschmerz bei hochgradiger Lendenlordose

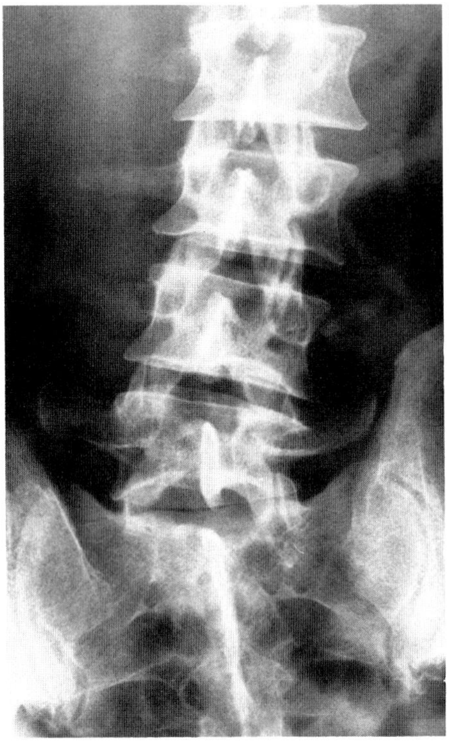

a

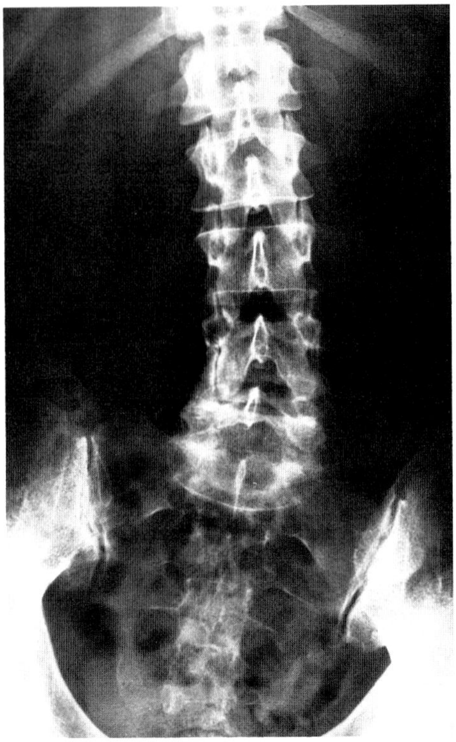

b

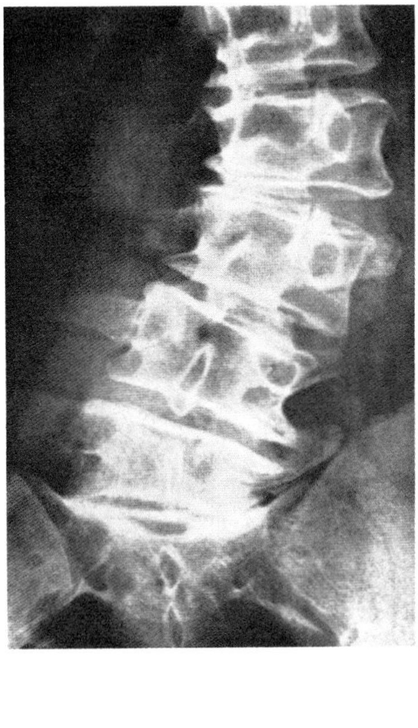

c

Abb. 111 a *Kreuzschmerz* bei einer Fehlbelastung der Wirbelgelenke infolge einer Aufbauskoliose bei asymmetrischem LWK 5

Abb. 111 b *Kreuzschmerz* infolge einer *Arthrosis der Wirbelgelenke* bei einer statischen Skoliose

Abb. 111 c Kreuzschmerz infolge einer Arthrosis der Wirbelgelenke bei einer idiopathischen Lumbalskoliose

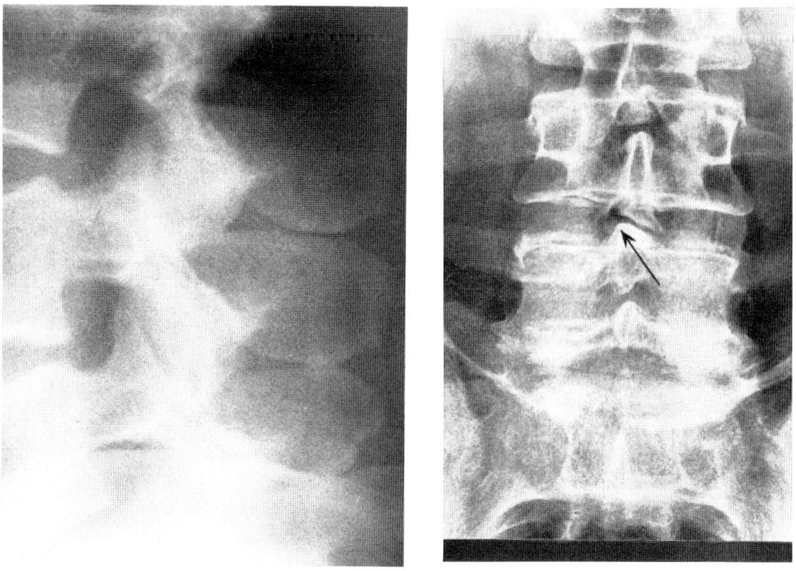

a b

Abb. 112 Kissing spine oder Baastrup-Syndrom

6. Der Kreuzschmerz bei Entzündungen

Die Mehrzahl der *bakteriellen Entzündungen* der Lendenwirbel und auch des Iliosakralgelenkes beginnt mit Kreuzschmerzen. Der Patient klagt über heftige Schmerzen, die bei Bewegung an Intensität zunehmen und bei Ruhe nachlassen (Ruhigstellung im Gipskorsett). Besonders intensiv sind die Beschwerden bei der Spondylitis nonspecifica, während sie bei der tuberkulösen Erkrankung der Wirbel einen weniger akuten Verlauf nehmen (Abb. 113–115). Zur Segmentlokalisation dienen Klopf- und Kompressionsbeschwerden. Bei der unspezifischen Spondylitis findet man sehr früh schon Destruktionsherde im Bereich der Wirbelkörper mit nachfolgender Bandscheibenerniedrigung. Es muß allerdings festge-

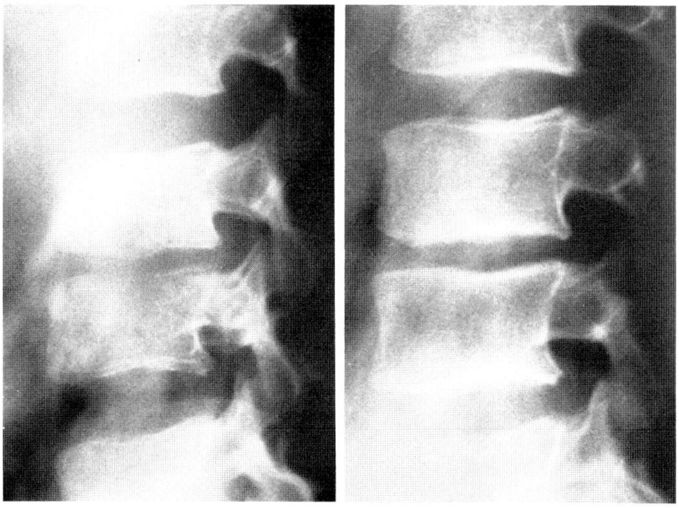

a b

Abb. 113 a und b *Spondylitis tuberculosa* im akuten Stadium (Kreuzschmerzen) und b) 2 Jahre später. Defektheilung nach konservativer Behandlung, die Bandscheibe ist teilfunktionsfähig

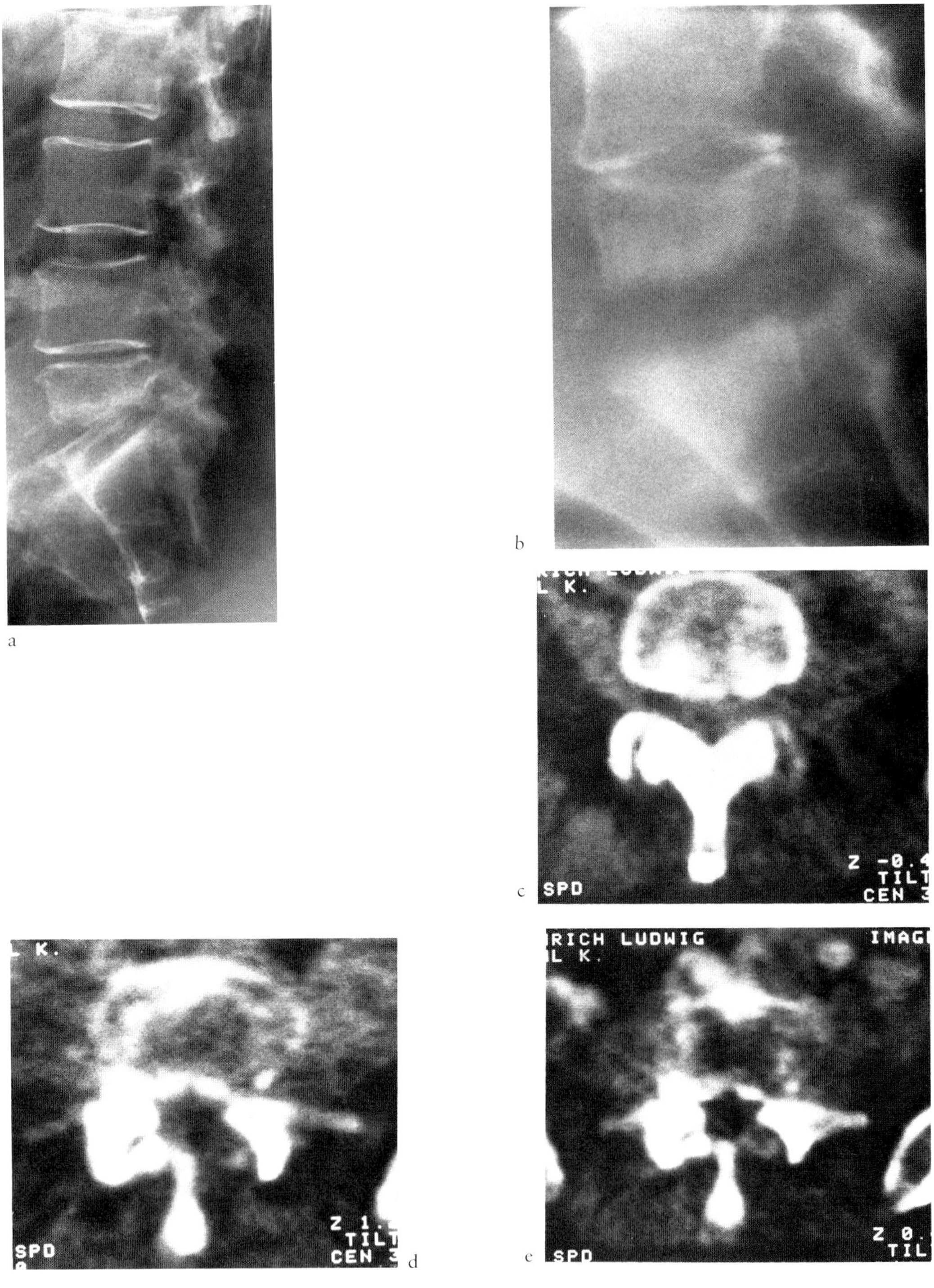

Abb. 114 a–e (H. L., 73 Jahre, ♂), a) *Kreuzschmerzen, Spondylitis tuberculosa mit weitgehender Zerstörung des 5. Lendenwirbelkörpers,* wobei b) das Ausmaß der Destruktion tomographisch und c) vor allem computertomographisch deutlich zu erkennen ist

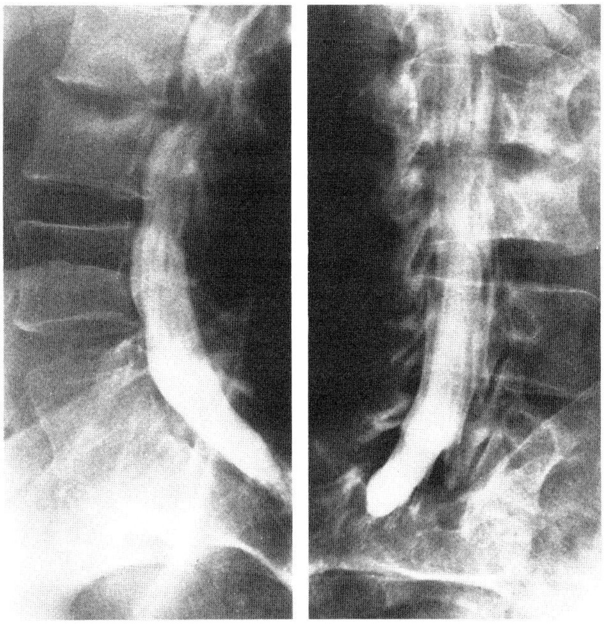

a b

Abb. 115 a und b Kreuzschmerzen bei Spondylitis tuberculosa.
Beachte: Abszeßvorwölbung zum Spinalkanal hin mit entsprechender Kontrastmittelaussparung auf dem myelographischen Bild zwischen LWK_2 und LWK_3

halten werden, daß die Zwischenwirbelraumerniedrigung durch den Einbruch der Zwischenwirbelscheibe in die Deck- und Grundplatte des anliegenden Wirbelkörpers hervorgerufen wird.

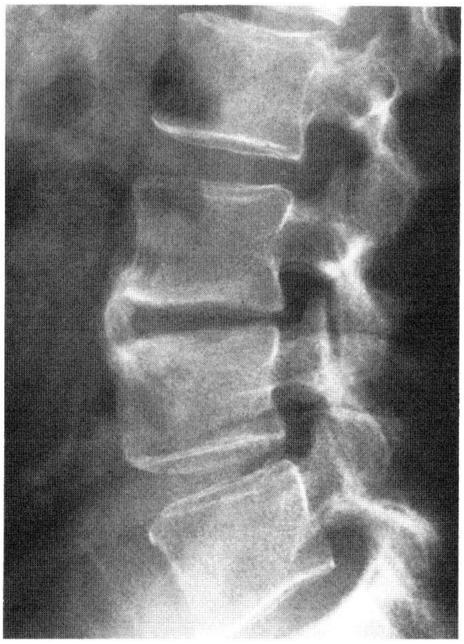

Abb. 116 Akute Lumbalgie bei unspezifischer Spondylitis (Staphylokokken). 12 Monate nach Beginn vollkommene ossäre Überbrückung zwischen dem 3. und 4. LWK

Als Erreger der Osteomyelitis stehen Staphylokokken, Pneumokokken und Bruzellen im Vordergrund. Selten sind parasitäre Infektionen (Echinokokkus, Aktinomykose).

7. Der Kreuzschmerz bei rheumatischen Erkrankungen

Unter den *rheumatischen Erkrankungen* führt vor allem die Spondylarthritis ankylopoetica im frühen Stadium zur Lumbalgie. Es sind vorwiegend Männer um das 20. Jahr betroffen. Zusätzliche Symptome sind Fersenschmerzen, Atembeschwerden und Schmerzen im Sternoklavikulargelenk. Bei der klinischen Untersuchung fällt vor allem die ausgeprägte Bewegungseinschränkung der Wirbelsäule auf. Bei der Spondylarthritis ankylopoetica können aber auch lumboischialgiforme Beschwerden zu den frühen Symptomen gehören. Radiologisch achte man auf die Strukturveränderungen in den Iliosakralgelenken sowie auf Gelenkspaltveränderungen der Wirbelgelenke.

8. Der Kreuzschmerz bei Tumoren

Verschiedene *gutartige, primär bösartige* und dann vor allem *sekundär bösartige Geschwülste* im Bereich der Lendenwirbelsäule und des Bek-

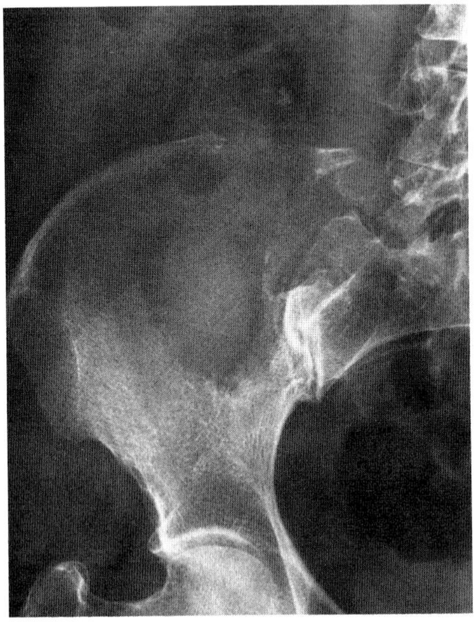

Abb. 117 Ewing-Sarkom der Darmbeinschaufel

kens (Abb. 117) führen am Anfang oft zu intermittierenden, aber auch bewegungsabhängigen Lenden- und Kreuzschmerzen. Es besteht ein deutlicher Druck- und Klopfschmerz im Bereich des betroffenen Wirbels. Von den gutartigen Tumoren sind vor allem Osteochondrome und Riesenzellgeschwülste zu nennen, wohingegen Osteoidosteome selten sind. Selten sind auch primäre Sarkome im Bereich der Wirbelsäule, häufiger dagegen schon im Bereich des Beckens. Sehr oft ist das Plasmozytom im Achsenskelett lokalisiert. Häufig sind Lumbalgien und auch Kreuzschmerzen das erste Zeichen von Metastasen der Mamma, der Schilddrüse, der Niere, der Lunge und der Prostata. Hartnäckige Lumbalgien finden wir auch im Frühstadium von intraspinalen Tumoren. Dabei stellen sich aber dann schon bald neurologische Ausfälle ein. Radiologisch sind Destruktionen in erster Linie zu sehen, selten Knochenneubildungen. Erweiterungen im Spinalkanal finden sich bei intrathekalen Raumbeschränkungen. Man achte aber auf Wirbelbogenabstandverbreiterungen und dorsale Wirbelexkavationen als Zeichen einer intrathekalen Tumorausbreitung. Von größter Bedeutung hat sich die nuklearmedizinische Untersuchung mit markiertem Poly- oder Diphosphat erwiesen. Frühzeitig und spezifisch zu diagnostizieren sind Metastasen beim differenzierten Schilddrüsenkarzinom durch Jod-131 markiertes Jodid.

Bei der Lumbalpunktion findet man bei der spinalen Raumbeschränkung im Liquor häufig eine Eiweißerhöhung. Myelographisch ist die Raumbeschränkung dann endgültig zu objektivieren und abzugrenzen, ob es sich um extra- oder intramedulläre Tumoren handelt.
Therapeutisch soll so früh wie möglich geklärt werden, ob nicht durch einen operativen Eingriff eine Entfernung des Tumors, selbst einer Metastase möglich ist. Zusätzlich wird man bei bösartigen Geschwülsten die Strahlentherapie und eine Chemotherapie einleiten.

9. Der posttraumatische Kreuzschmerz

Posttraumatische ossäre Veränderungen im Bereich der Lendenwirbelsäule und des Kreuzes sowie der Kreuzdarmbeingelenke sind gar nicht selten als Ursache von Lumbalgien und Kreuzschmerzen festzustellen (Abb. 118). Selbst schon geringfügige Achsenabweichungen im Sinne einer vermehrten Kyphosebildung oder aber einer posttraumatischen Skoliose führen zur Arthrosis deformans der betroffenen Wirbelgelenke. Eine Tatsache, die vielfach nicht entsprechend berücksichtigt wird. Radiologisch lassen sich die degenerativen Veränderungen der Gelenke auf

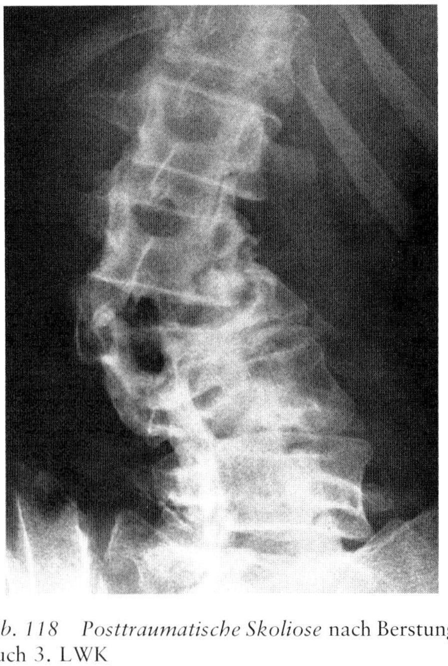

Abb. 118 *Posttraumatische Skoliose* nach Berstungsbruch 3. LWK

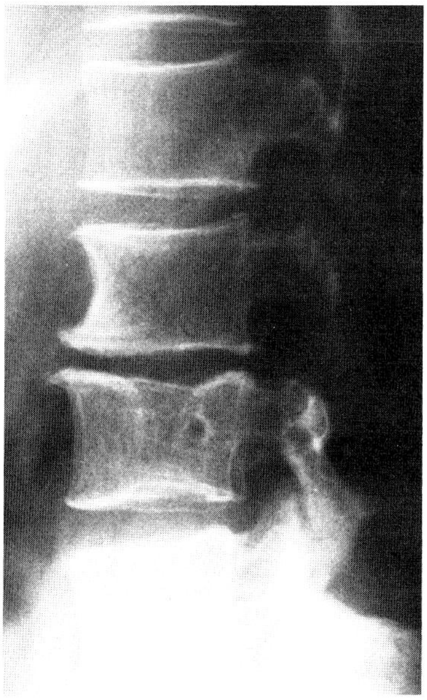

Abb. 119 Posttraumatische Spondylose (Wirbeldurchschuß)

Schrägaufnahmen nachweisen. Ferner findet man, vor allem im Bewegungstomogramm, abnorme Bewegungen im Frakturbereich. Therapeutisch muß man sehr oft mit konservativen Maßnahmen versuchen, die Beschwerden zu beeinflussen, gelegentlich ist aber die Spondylodese am besten unter Achsenkorrektur angezeigt. Selten ist die isolierte traumatische Schädigung der Bandscheibe als Ursache der Kreuzschmerzen anzuführen. Als äußerst seltener Befund gilt eine Segmentschädigung nach einem vor 40 Jahren erfolgten Durchschuß (Abb. 119).

10. Der viszerale Kreuzschmerz

Ein *viszeraler Kreuzschmerz* kann durch verschiedene Erkrankungen im Abdomen, des kleinen Beckens und des Retroperitonealraumes hervorgerufen werden (Gallensteine, Prostata, gynäkologische Erkrankungen, Nierensteine).

11. Der Kreuzschmerz der Frau

Frauen leiden sehr oft unter Kreuzschmerzen. So berichtete schon *Martius*, daß $^2/_3$ aller Patienten Kreuzschmerzen angaben. Gelegentlich ist der Schmerz mit gynäkologischen Erkrankungen in Zusammenhang zu bringen. Eine diskogene Ursache oder aber zahlreiche andere Möglichkeiten müssen ausgeschlossen werden. Gynäkologische Kreuzschmerzen zeigen im allgemeinen eine Lokalisation, die vorne unterhalb der Spina iliaca anterior über die Leistenbeuge zum Os pubis verläuft und dorsal sich im Bereich der oberen Hälfte des Os sacrum nach lateral über die Glutealmuskulatur erstreckt. Eine Schmerzausbreitung außerhalb dieser Zonen spricht dafür, daß die Schmerzen nicht direkt gynäkologisch bedingt sind *(Renaer)*.

Im Verlaufe einer *Schwangerschaft* wird von sehr vielen Frauen über Kreuzschmerzen geklagt. Sie sind ohne Zweifel auf eine allgemeine Gewebslockerung des Bandapparates im Bereich der Lumbosakralregion sowie der Kreuzdarmbeinverbindung und der Symphyse während der Gravidität zurückzuführen. Weiter hat eine veränderte Wirbelsäulenstatik eine Bedeutung. Die Muskulatur zeigt Zeichen der Dekompensation. Therapeutisch ist eine Übungsbehandlung, evtl. mit vorsichtigen detonisierenden Massagen sowie das Anpassen eines Mieders manchmal notwendig.

12. Der Kreuzschmerz bei Osteoporose

Die Osteoporose als postmenopausische Osteoporose und auch als senile Involutionsosteoporose ist häufig Ursache der Kreuzschmerzen.

Klinisches Bild: Die Patienten klagen dann schon über seit längerer Zeit bestehende diffuse, zum Teil ziehende Rücken- und Kreuzschmerzen. Manchmal ist ein hexenschußartiger Schmerzanfall mit gürtelförmigen Ausstrahlungen im Anschluß an eine ungeschickte Körperbewegung oder aber nach einem Sturz auf das Kreuz entstanden. Trifft letzteres zu, so ist das akute Ereignis meistens durch eine Spontanfraktur hervorgerufen worden. Man findet die Wirbelsäule leicht bis mäßig versteift, die Dornfortsätze sind druckempfindlich, außerdem besteht ein erheblicher Stauchungsschmerz der Wirbelsäule. Die langen Rückenstrecker sind verspannt, was vor allem zum Schmerz Anlaß gibt. Die Wirbelsäule zeigt in der Regel eine Fehlstellung bzw. sogar eine Fehlform, je nachdem, welche Wirbelsäulenform zu Beginn des Leidens vorgelegen hat, findet man einen hochsitzenden Altersrundrücken, eine tief herunterreichende vermehrte Brustkyphose, die sich auch auf die Lendenwirbelsäule erstreckt, oder aber einen Rundrücken mit kompensatorisch verstärkter Lendenlordose, die unter Umständen zur dauernden Berührung der Dornfortsätze und somit zur Auslösung eines Baastrup-Syndroms führen kann.

Bei der senilen Osteoporose beschränken sich Knochenabbau und evtl. auftretende Beschwerden nicht alleine auf die Wirbelsäule, sondern auf das ganze Skelett. Im Gegensatz dazu ist bei der präsenilen Osteoporose hauptsächlich der Stamm befallen.

Die Röntgensymptome bei einer Osteoporose erklären sich aus der grundlegenden Tatsache, daß der Verlust von mineralhaltigem Knochengewebe zu einer vermehrten Strahlendurchlässigkeit führt. Kalkverlust bedeutet also eine Aufhellung der Knochenstruktur. Aber erst wenn der Knochen etwa $^1/_3$ seines Mineralgehaltes verloren hat, erscheint er im Vergleich zum röntgenologisch normalen Knochen aufgehellt. Als weiteres Symptom gilt das Verschwinden der Bälkchen-Zeichnung. Die Randkonturen treten im Kontrast zur aufgehellten Spongiosa scharf hervor. Der wahrzunehmende Verlust der Knochensubstanz setzt die mechanische Beanspruchbarkeit und Tragfähigkeit der Wirbelsäule herab. Die Wirbelkörper erleiden Eindellungen an den Deck- und Grundplatten (Abb. 120). Schleichend oder akut treten Deformierungen und Umformungen zu Keilwirbeln, Fischwirbeln und bei starker Osteoporose Abflachungen zu Plattwirbeln ein. Diese *Spontanverformungen (A. N. Witt)* der Wirbelkörper haben nicht nur pathologische Wirbelsäulenverkrümmungen in der Sagittalebene, sondern auch in der Frontalebene, d.h. skoliotische Fehlstellungen zur Folge.

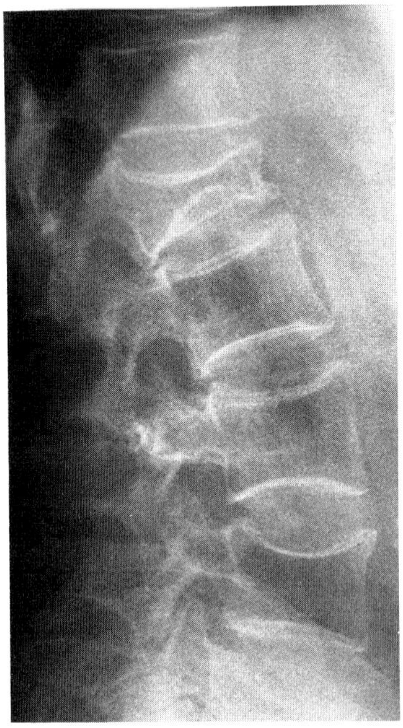

Abb. 120 Osteoporotische Deformierung der Lendenwirbel

Die Untersuchung des Kalziumstoffwechsels zeigt eine erhöhte Kalziumausscheidung im Urin. Sehr oft findet sich eine Erhöhung der Blutsenkungsreaktion als Zeichen einer Eiweißverschiebung (beachte Dysproteinämien).

Die *kausale Therapie der Osteoporose* bereitet erhebliche Probleme, da Ätiologie und Pathogenese dessen, was man allgemein unter Osteoporose versteht, trotz zahlreicher Arbeiten noch nicht endgültig geklärt ist. Osteoporose heißt: Grundsubstanz wird in unzureichendem Maße gebildet. Die Ursache liegt in einer Eiweißstoffwechselstörung mit verschiedener Ätiologie. Sehr vieles von dem, was wir heute über den Komplex Osteoporose wissen, geht auf *Albright* und seine Schule zurück. Im einzelnen sorgen die Osteoplasten unter dem Einfluß verschiedener Hormone für den Knochenaufbau, wohingegen für den Knochenabbau die Osteoklasten zuständig sind. Diese beiden Vorgänge halten sich im reifen Skelett das Gleichgewicht. Der normale Knochen besteht hier zu 50% aus organischen und anorganischen Bestandteilen. Krankhafterweise kann sowohl der Knochenaufbau sowie auch der Knochenabbau vom Knochengewebe gestört sein, und zwar unter Wahrung des genannten prozentualen Zahlenverhältnisses als auch unter Verschiebung des Gleichgewichtes zugunsten der organischen oder anorganischen Bestandteile. Mit anderen Worten, die Skelettmasse nimmt entweder als ganzes ab, wobei das Verhältnis organische/anorganische Stoffe unverändert bleibt (Altersosteoporose) oder lediglich der Mineralanteil vermindert sich, dann haben wir die Osteomalazie vor uns. Ein klassisches Beispiel hierfür ist die Rachitis.

Die Annahme, daß bei der Osteoporose die primäre Störung im Mineralstoffwechsel im Sinne einer negativen Kalziumbilanz zu suchen ist, war vorübergehend kaum noch zur Diskussion gestanden. Heute dagegen ist sie in den Vordergrund gerückt und beansprucht mit ebensoviel Argumenten, die richtige Hypothese zu sein, wie es die *Albright*sche Schule für sich in Anspruch nimmt. Nach ihr sind hormonelle Störungen das Primäre und führen über eine Insuffizienz der Osteoplasten zu einer unzureichenden Bildung von Knochenmatrix.

Von den eigentlichen Osteoporosen ist zunächst eine Form anzuführen, die in den letzten Jahren besondere Bedeutung erlangt hat, nämlich die Steroidosteoporose. Bekanntlich kann eine über längere Zeit durchgeführte Cortison-Medikation im Extremfall einen Morbus Cushing zur Folge haben, und zwar in abortiver oder aber ausgeprägter Form. Ein zuverlässiges Symptom ist hierbei die Osteoporose. Nicht nur beim Erwachsenen, sondern auch bei Kindern kann die Langzeittherapie mit Nebennierenrindenhormon ein florides Cushing-Syndrom verursachen.

Eine Osteoporose infolge einer Eiweißmangelernährung sieht man bei uns nur noch selten.
Selten sieht man auch die Osteoporose infolge einer unbehandelten schweren Hyperthyreose, eines unbehandelten Diabetes und nach Kastration bzw. bei einem Hypogonadismus.
Anzuführen bleibt ferner auch die Osteoporose, oder besser Inaktivitätsatrophie des Knochens, die nach einer längeren Ruhigstellung vor allem lokal auftreten kann.

Die wahrscheinlich häufigste Form der Osteoporose bekommt der Arzt auch am häufigsten zu sehen. Es ist die *Altersosteoporose.* Man bezeichnet sie als Involutionsosteoporose. Man kann hierbei eine präsenile und eine senile trennen. Die häufigste Form der Osteoporose, nämlich die Postmenopause-Osteoporose, ist die Folge eines multifaktoriden Prozesses, bei dem der *Östrogenausfall* zwar der weitaus wichtigste Faktor ist, bei dem jedoch auch *mangelnde Kalziumresorption* aus der Nahrung, *mangelnde Belastung des Skelettes, vitamin- und mineralarme* Ernährung, *Konstitution* und *andere Faktoren* eine gewisse Rolle spielen.
Demnach muß die **Behandlung** der verschiedenen Osteoporosen unter Berücksichtigung der angegebenen Einzelheiten erfolgen, wobei zunächst so rasch wie möglich die Besserung der Beschwerden erreicht werden muß, um nicht zuletzt auch die Inaktivität zu verhindern. Die Muskulatur beeinflußt ja die Knochendurchblutung in erheblichem Maße. Gelegentlich ist allerdings bei einem fortgeschrittenen Prozeß vorübergehend eine partielle Ruhigstellung der Wirbelsäule in einem Mieder oder sogar im Korsett unumgänglich (Verhinderung von Frakturen).
Weiter soll die gesteigerte Osteolyse und der damit verbundene Demineralisationsprozeß des Knochens aufgehalten oder aber nach Möglichkeit sogar rückgängig gemacht werden.
Bei der Postmenopause-Osteoporose empfiehlt sich dazu die *Östrogen-Therapie (Nordin, Gordan).* Dabei soll rechtzeitig in der Postmenopause prophylaktisch Östrogen gegeben werden (0,6 mg konjugierte Östrogene). Bei der Behandlung einer Osteoporose empfehlen sich zyklische Gaben von 1,25 mg täglich für 3 Wochen mit einer anschließenden Pause von 5–7 Tagen. Während einer Langzeit-Östrogenbehandlung kann es zu Blutungen kommen, die im allgemeinen keiner Behandlung bedürfen. Verschiedentlich wird auch auf das Thromboserisiko hingewiesen, das aber, wie die Untersuchungen von *Nordin* zeigen, nicht wesentlich erhöht ist. Gleichzeitig mit der Verordnung von Östrogenen soll das Kalziumangebot und das Eiweißangebot ausreichend sein.
Mit dem *Natriumfluorid* besitzen wir erstmals ein wirksames Medikament, das den osteoporotischen Knochen zu reossifizieren vermag. Nach *Jesserer* wird unter dem Einfluß von Fluor primitives geflechtartiges Knochengewebe gebildet, das erst allmählich eine Normalstruktur annimmt. Es werden Dosen von täglich 75 bis 100 mg Natriumfluorid in einer magensaftresistenten Zubereitung gegeben. Während der Behandlung dürfen weder Kalzium noch kalziumreiche Kost und Käse genossen werden. Nach 6–12 Monaten Behandlungszeit ist mit einer weiteren Besserung des Knochenbefundes nicht mehr zu rechnen, weshalb eine längere Behandlung nicht gerechtfertigt ist. Störende Nebenwirkungen der Fluoridbehandlung sind Schmerzen und Schwellungen im Bereich der Sprung- und Kniegelenke, des weiteren darf Fluor nicht während der Schwangerschaft gegeben werden (Fruchtschädigung). Anderer Meinung sind *Riggs* und Mitarb. aus der Mayo-Klinik. Sie meinen, daß Östrogene und anabole Hormone die Knochenresorption verhindern können und daß Natriumfluorid die Knochenbildung fördern kann unter gleichzeitiger Gabe von Kalzium, das zur entsprechenden Mineralisation des neuen Gewebes notwendig ist. Eine Kombinationstherapie wäre derzeit am sinnvollsten.

Bei der *Behandlung der Schmerzen* spielen Analgetika und Antirheumatika sowie Myotonolytika eine wichtige Rolle.

13. Der psychogene Kreuzschmerz

Der Kreuzschmerz ist selten allein *psychisch* verursacht, vor allem bei Kindern darf die Diagnose psychogener Kreuzschmerz nur mit größter Zurückhaltung gestellt werden. Entscheidend ist, daß oft eine nicht entsprechende Verwertung somatischer Schmerzen bei einem inneren Derangement der Bandscheibe erfolgt. Der Patient zentriert dann seine Schmerzen und wird inaktiv bei einer depressiven Stimmungslage. Bei der Verflechtung von Psyche und Kreuz gelingt manchmal nur bedingt eine Abgrenzung des somatischen vom psychischen Schmerzanteil. Zudem müssen Befunde für eine Zuordnung als psychischer Kreuzschmerz kritisch verwertet werden. Hinweise ergeben eine erhebliche Diskrepanz zwischen Beschwerdebild und dem klinischen und radiologischen Befund. Auch ist auf die Art der Schmerzäußerung und die Mimik zu achten. Nicht selten erfolgt die Schmerzbeschreibung unter Weinen. Während der Ferien oder nach Ablenkungen wird von einem Rückgang der Beschwerden berichtet. Wichtig ist weiterhin der Nachweis von psycho-vegetativen Begleitsymptomen, wie dem Dermographismus, Herz- und Magenkrämpfe sowie Akrozyanismus.

Bei der Behandlung muß unbedingt eine Veränderung der Bewußtseinslage angestrebt werden. Es werden eine hypnoide bzw. eine aktiv-autohypnoide Behandlung empfohlen, wobei bei akuten Schmerzsyndromen mehr heterohypnotische Verfahren vorzuziehen sind *(Langen)*. Bei chronischem Kreuzschmerz hingegen sind autohypnotische Methoden sinnvoll (autogenes Training von *J. H. Schultz* oder progressive Relaxation nach *Jacobsen)*. Die hypalgetische Wirkung autohypnotischer Verfahren läßt sich nach *Langen* physiologisch erklären durch eine Muskelentspannung und durch eine affektive Resonanzdämpfung über das limbische System. Auf psychologischer Ebene lassen sich eine Verringerung der Wachheit, Senkung der Bewußtseinslage, Einengung des Denkens mit Entzug der Aufmerksamkeit von der irritativen Körpersphäre beobachten.

14. Lumboischialgie

Ischias = Ischialgie, eine schmerzhafte Beeinträchtigung des N. ischiadicus wurde von *Kontunio* 1764 erstmals beschrieben.

Bis vor 40 Jahren wurde die Ischialgie als Neuritis des N. ischiadicus bezeichnet. 1934 konnten *Mixter* und *Barr* anhand von 19 Beobachtungen nachweisen, daß eine durch einen Bandscheibenvorfall hervorgerufene Raumbeschränkung im Spinalkanal eine der häufigsten Ursachen für eine Lumboischialgie ist. Aber erst 15 Jahre später, nach dem 2. Weltkrieg, wurde in Europa mit der operativen Behandlung der Bandscheibenprotrusion und des Bandscheibenprolapses begonnen. *Heute wissen wir, daß die mechanische Irritation einer oder mehrerer spinaler Wurzeln im Bereich des Plexus lumbosacralis durch einen Bandscheibenvorfall oder eine Bandscheibenvorwölbung als eine der Hauptursachen der Lumboischialgie anzugeben ist.* Eine die Nervenwurzel beeinträchtigende Bandscheibenprotrusion und vor allem der Prolaps können sich *langsam* bei einer Degeneration der Bandscheibe entwickeln oder aber *akut* schon bei Beginn der Degenerationen eintreten. Der Bandscheibenvorfall kann sich aber auch akut bei einer bereits über Jahrzehnte bekannten Diskopathie einstellen (Abb. 129). Im Extremfall erfolgt akut ein Massenprolaps, wobei dann eine inkomplette oder aber auch komplette Kaudalähmung erfolgen kann. Besonders heimtückisch ist das *aneuralgische Stadium* der Lumboischialgie, d. h. der Schmerz ist gering oder verschwunden, während die Nervenlähmung bestehen bleibt und vom Patienten oft nicht entsprechend gewertet wird.

Klinisches Bild: Die Lumboischialgie tritt häufig akut aus vollem Wohlbefinden auf. Manchmal ging eine vermehrte Belastung voraus. Gar nicht selten wird berichtet, daß die akuten stichartigen Schmerzen z. B. beim Aufstehen aus dem Bett eintraten. Es besteht ein heftiger, meist lokalisierter Lenden- oder Kreuzschmerz, der sofort, oder aber erst nach Stunden, manchmal auch erst nach Tagen in das Gesäß oder in ein Bein bis zu den Zehen ausstrahlt. Beide Beine können betroffen sein, sofern die Protrusion oder der Prolaps in der Mitte liegen. Mit dem Schmerz kommt es zu reflektorischen Muskelverspannungen, meist in leicht gebeugter oder skoliotischer Haltung der Wirbelsäule. Ein Aufrichten und das Geradestellen der Lendenwirbelsäule ist nicht möglich. Beim Sitzen verschwindet die Ischiasskoliose meist (Abb. 121).

Die Grundformen der Haltungsstörungen der Lendenwirbelsäule bei der Bandscheibenverlagerung sind die Steilstellung (Abb. 122) oder *Skoliosierung* (Abb. 121). Unter einer Steilstellung verstehen wir die Abflachung der Lendenlordose und unter einer Skoliosierung die stets reversible skoliotische Einstellung der Lendenwirbelsäule (Ischiasskoliose).

Der **Entstehungsmechanismus** der Haltungsstörung ist noch nicht völlig geklärt. Eine Theorie, wonach die Entstehung der Ischiasskoliose als Folge einer Gewichtsverlagerung auf die gesunde Seite oder als Folge einer

Abb. 121 a und b Ischiasskoliose. Typische reflektorische Seitverbiegung der Wirbelsäule bei einer 20jährigen Patientin mit einer ausgedehnten Bandscheibenprotrusion der letzten Lendenwirbelscheibe (a).
Neurologische Ausfälle: Gastroknemiusschwäche, ASR-, Hyposensibilität am Fußaußenrand.
Beachte: Weitgehender Rückgang der Skoliose beim Sitzen (Abb. 121 b)

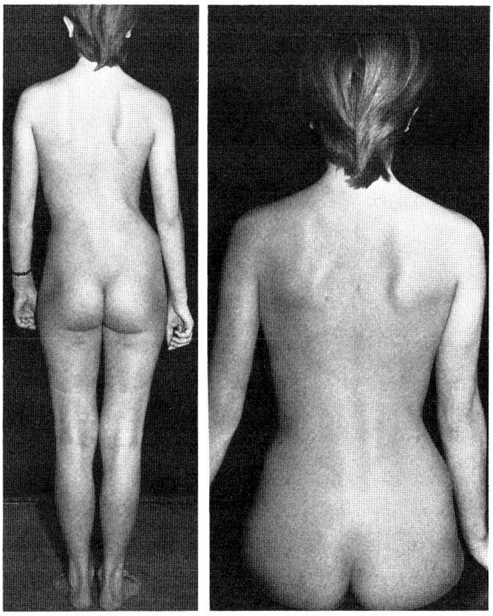

a b

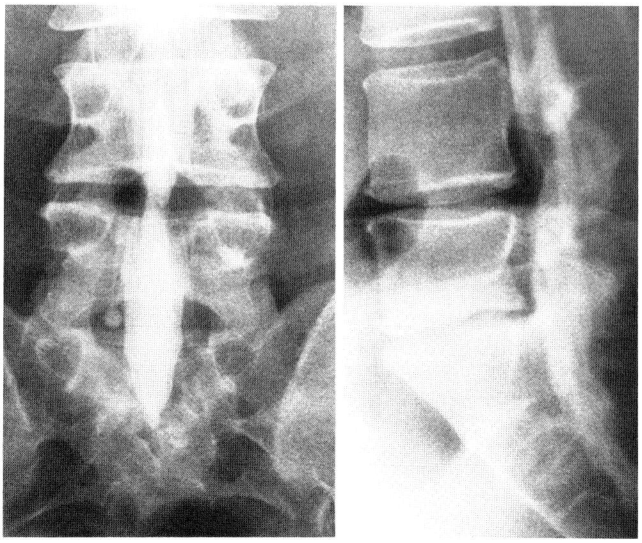

a b

Abb. 122 Steilstellung der Lendenwirbelsäule bei einer Lumboischialgie. Im Alter von 30 Jahren erstmals Lumboischialgie. Damals strahlten die Schmerzen in den Fußaußenrand. S1-Syndrom. Es war die präsakrale Bandscheibe betroffen, die jetzt hochgradig verschmälert ist und ausgedehnte osteochondrotische Veränderungen zeigt. Jetzt, 10 Jahre später, akute Schmerzattacke im Anschluß an ein Verheben.
Neurologisch: Extensor-hallucis-Schwäche, Taubheitsgefühl im Bereich der Zehen 2–4.
Myelographisch zeigt sich eine massive Protrusion der vorletzten Bandscheibe.
Beachte: Asymptomatische Wurzelzyste der Wurzel S1

Lähmung ist, ist verlassen. *Amstrong* führt die Haltungsstörung auf eine Reizung der Wurzel durch den Prolaps zurück. Demnach würde die Richtung der Skoliose von der Lage des Vorfalls der Wurzel abhängen. *Rathke* hingegen schreibt, es sei noch nicht entschieden, ob die Lage des Prolapses im Rückenmarkskanal die Richtung der Skoliose bestimme. Einleuchtend ist die teleologische Bedeutung der Haltungsstörung, die eine Entlastung der bedrängten Wurzeln durch eine Erweiterung des durch die vorliegende Bandscheibe betroffenen Intervertebralabschnittes eintreten läßt. Eigene Beobachtungen an mehr als 500 Ischiasskoliosen zeigen, daß vermehrt linkskonvex skoliotische Fehlstellungen zu beobachten waren, d. h., daß bei einer Rechtssymptomatik sich die rechts- und die linkskonvexe Skoliose die Waage hielten, bei einer Linkssymptomatik die linkskonvexe Skoliose fast doppelt so häufig als die rechtskonvexe vorkommt, ferner, daß bei einer Rechtssymptomatik wesentlich häufiger als bei Linkssymptomatik die Skoliose fehlt und daß bei medianer Symptomatik wiederum die Linksskoliosen wesentlich häufiger angetroffen werden als die rechtskonvexen Skoliosen.

Vielleicht darf dies als Hinweis dafür gewertet werden, daß die Eigendynamik der Wirbelsäule sich auch bei der Gefügelockerung und dem dann folgenden Bandscheibenvorfall geltend macht, und diese Eigendynamik sich dahingehend auswirkt, die Lendenwirbelsäule linkskonvex skoliotisch einzustellen, wie wir es z. B. von der idiopathischen Skoliose her kennen. Während die Ischiasskoliose in den meisten Fällen nach erfolgreicher Bandscheibenbehandlung innerhalb weniger Tage sich zurückbildet, bleibt die Steilstellung meist unbeeinflußt (*Weigert, Hipp*).

Manchmal kann die Lumboischialgie nach Extension oder aber auch spontan wieder verschwinden (Bandscheibenrückverlagerung). Grundsätzlich ist beim Vorliegen einer Lumboischialgie eine gründliche Untersuchung durchzuführen, um *sensible, motorische* und vor allem *vegetative Ausfälle* genau zu erfassen. Besondere Probleme können sich beim *aneuralgischen Stadium* ergeben. Es herrscht dann eine Schmerzfreiheit im Bereich der Lende, während vor allem motorische und vegetative Ausfälle vorliegen.

Das gleichzeitige Auftreten von Lähmungen und Schmerzfreiheit spricht immer für eine schwere Leitungsstörung der betroffenen Nervenwurzeln, wobei im akuten Stadium mit keiner Methode geklärt werden kann, ob die Nervenwurzeln irreversibel geschädigt sind.

Therapeutisch muß beim Auftreten einer Lähmung in Verbindung mit einem aneuralgischen Stadium eine sofortige operative Behandlung eingeleitet werden.

Bei der Untersuchung achtet man zunächst auf die verschiedenen Nervendehnungszeichen:

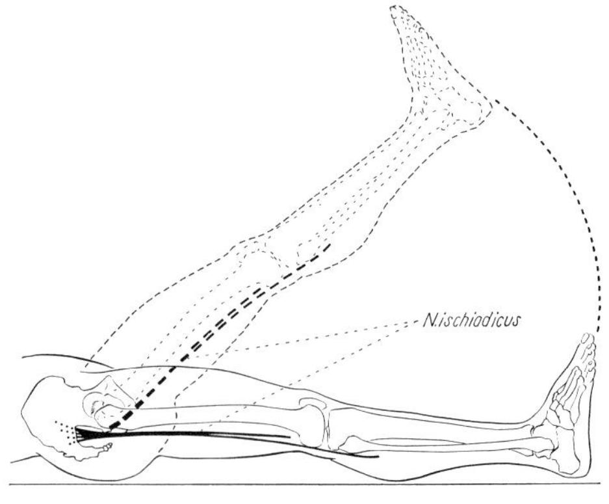

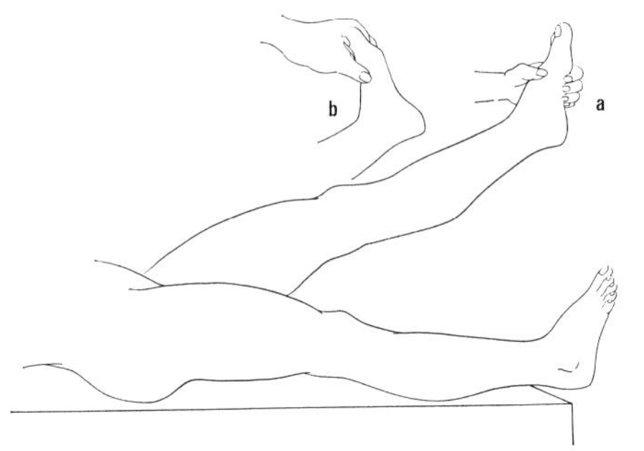

Abb. 123 a) Lasèguesches Zeichen. b) Gower-Bragardsches Zeichen

1. *Laseguesches Zeichen* (Abb. 123 a): Bei passiver Beugung des im Kniegelenk gestreckten Beines wird an der Rückseite des Beines ein Schmerz angegeben (Ischiadikusdehnungsschmerz).

2. *Bragardsches Zeichen:* Zusätzlich kann ein verstärkter Zug auf den N. ischiadicus ausgeübt werden, sofern bei dem im Hüftgelenk (bei gestrecktem Kniegelenk) passiv gebeugten Bein nunmehr noch eine kräftige Dorsalflexion des Fußes durchgeführt wird (Abb. 123 b).

3. *Zyriaxsches Zeichen:* Wenn während der Prüfung des Bragardschen Zeichens der Patient angehalten wird, den Kopf zu beugen, verstärkt sich der Schmerz.

4. *Turynsches Zeichen:* Eine Ischiadikusdehnung tritt bei der Prüfung des Laseguesschen Zeichens zusätzlich ein, wenn die Großzehe dorsalflektiert wird.

5. *Gekreuztes Laseguesches Zeichen:* Hierbei hebt der Untersucher das gesundseitige Bein des

Patienten mit gestrecktem Kniegelenk an. Bei einer mechanischen Wurzelirritation klagt der Patient dabei über Schmerzen im betroffenen Bein.

6. *Vaubersches Zeichen:* Eine Zunahme der Lumboischialgie erfolgt bei Kompression der Vena jugularis infolge einer intrathekalen Drucksteigerung.

7. *Positiver Husten-, Preß- und Niesschmerz:* Als Zeichen einer Zunahme der intraspinalen Raumbeengung.

Zur *Nervenirritation* kann es auch beim Beklopfen der Wirbelsäule mit dem Reflexhammer in Höhe des vermuteten Prolapses im Stehen kommen. Im Stehen knickt der Patient dann ruckartig zusammen (Dandysches Zeichen). Wird der Patient angehalten, aus dem Zehenstand sich plötzlich auf die Ferse fallen zu lassen, so verspürt er eine Zunahme der Ischiasbeschwerden (Häusslersches Zeichen). Zu achten ist auch auf eine Druckempfindlichkeit entlang des N. ischiadicus. Valleixsche Druckpunkte sind allerdings bei der mechanischen Irritation weniger ausgeprägt nachweisbar als bei der Entzündung.

Bei der *Beurteilung des Schmerzes* ist grundsätzlich eine differenzierte Analyse von Lokalisation, Entwicklung, Verlauf, Ausmaß und Begleitphänomenen vorzunehmen. Verschiedene Schmerzformen sind zu unterscheiden.

Die *Neuralgie* kennzeichnet eine genau lokalisierbare Störung im Ausbreitungsgebiet einer Nervenwurzel oder eines peripheren Nervs. Der *strumpfförmig angegebene Schmerz* ist häufig gefäßabhängig und verbunden mit einer Irritation des vegetativen Nervensystems. Als *Schmerzzone* bezeichnet man einen örtlichen Schmerz allgemeiner Art oder aber einen übertragenen Schmerz zur Projektion des tiefen Schmerzes in die Haut (Headsche Zone) oder Muskel und tiefer liegenden Gewebe (Mackenzie-Zone).

Bei der Beurteilung der *Sensibilitätsstörung* ist darauf zu achten, daß es eine Vielfalt von Lokalisationen der Sensibilitätsbeeinträchtigung gibt *(Martin)*. Eine Wurzelzuordnung kann oft nur bedingt erfolgen. Eine wichtige Orientierung

Tabelle 2

Wurzel	Sensibilitätsstörung	motorische Störung	Reflexstörung	veg. Störung
L4	Vorne medial am Unterschenkel über den Innenknöchel bis zum medialen Fußrand	M. tibialis ant. und Schwäche des M. quadriceps femoris (Strecken des Kniegelenkes nicht möglich)	PSR abgeschwächt oder nicht auslösbar	
L5	Lateraler Anteil des Unterschenkels, Fußrücken und Zehe 2 + 3 + 4	M. extensor hallucis longus und Peronealmuskeln (Hakengang nicht möglich)	Tibialis posterior Reflex (jedoch nur verwertbar, wenn auf der Gegenseite auslösbar, ASR meist seitengleich	
S1	Lateral am Unterschenkel (Generalstreifen) Fußrand und 5. Zehe	M. triceps surae (medialer Gastrocnemiuskopf), Zehengang nicht möglich. Erl. M. gluteus medius	ASR abgeschwächt oder nicht auslösbar	
Kaudalähmung abhängig von der Höhe des Bandscheibenprolapses, grundsätzlich aber ist die Wurzel S1 bis S5 betroffen	Sensibilitätsstörung im Bereich des Reithosengebietes	Lähmung der Fußsenker und Fußheber	ASR	Blase Mastdarm Potenz

bringt eine schematische Darstellung (Abb. 124 a), die daneben noch die Möglichkeiten der Wurzelstörungen in den verschiedenen Segmenten berücksichtigt.

Desgleichen ist die Zuordnung der motorischen Störungen nur bedingt möglich, da ja ein Großteil der Muskeln polysegmental versorgt wird. Als Kennmuskeln für eine Wurzelbeeinträchtigung L4 gilt jedoch der M. tibialis anterior, für L5 der Extensor hallucis longus, für S1 der mediale Gastroknemiuskopf. Die Muskeln werden zum Großteil von den angeführten Segmenten versorgt.

Hinzuweisen bleibt allerdings noch auf die Möglichkeit einer *Präposition* und *Postposition* des N. ischiadicus (Abb. 124 b). Meist entspringt der N. ischiadicus aus den Wurzeln L5 bis S3, wobei die Wurzel S1 die stärkste ist. Eine Verbindung zu L4 ist zu beobachten. Ist der Plexus lumbosacralis präponiert, so findet sich eine Wurzelbeteiligung von L4 bis S2, wobei die Wurzel L5

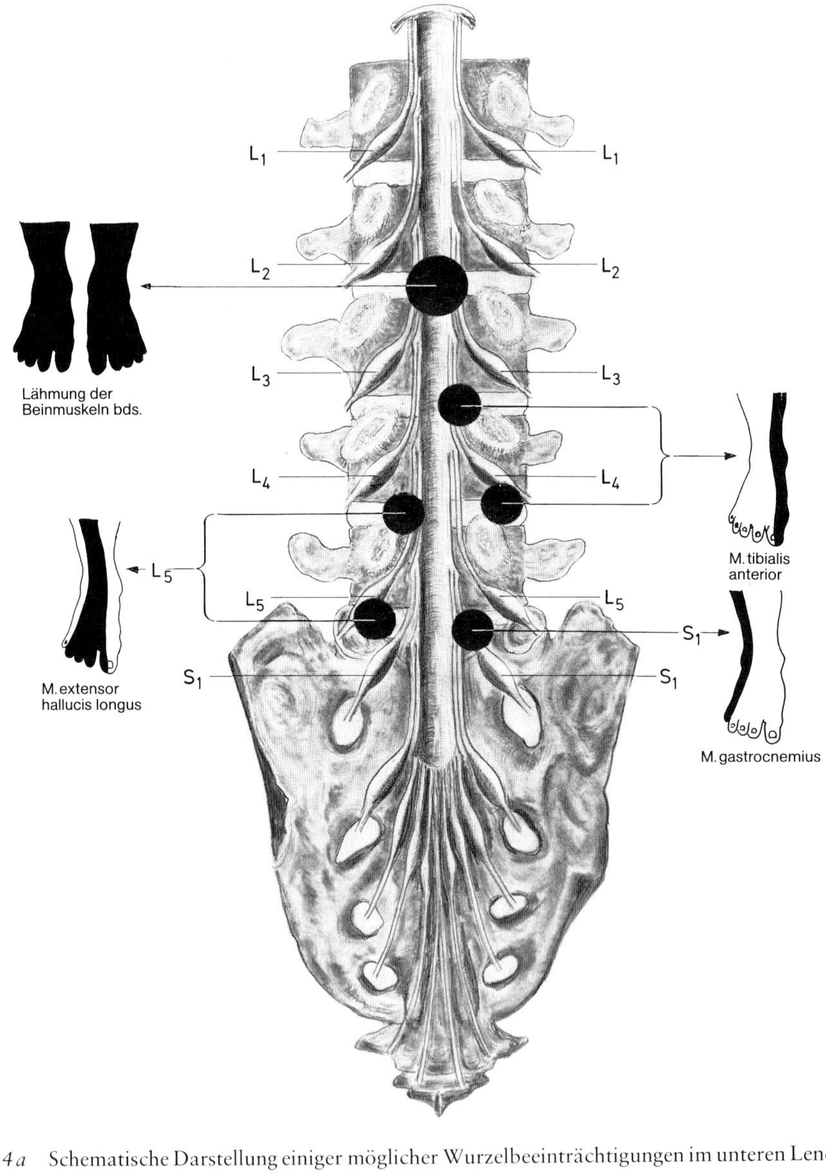

Abb. 124 a Schematische Darstellung einiger möglicher Wurzelbeeinträchtigungen im unteren Lendenwirbelsäulenbereich und Abbildung der dazugehörigen Sensibilitätsstörungen

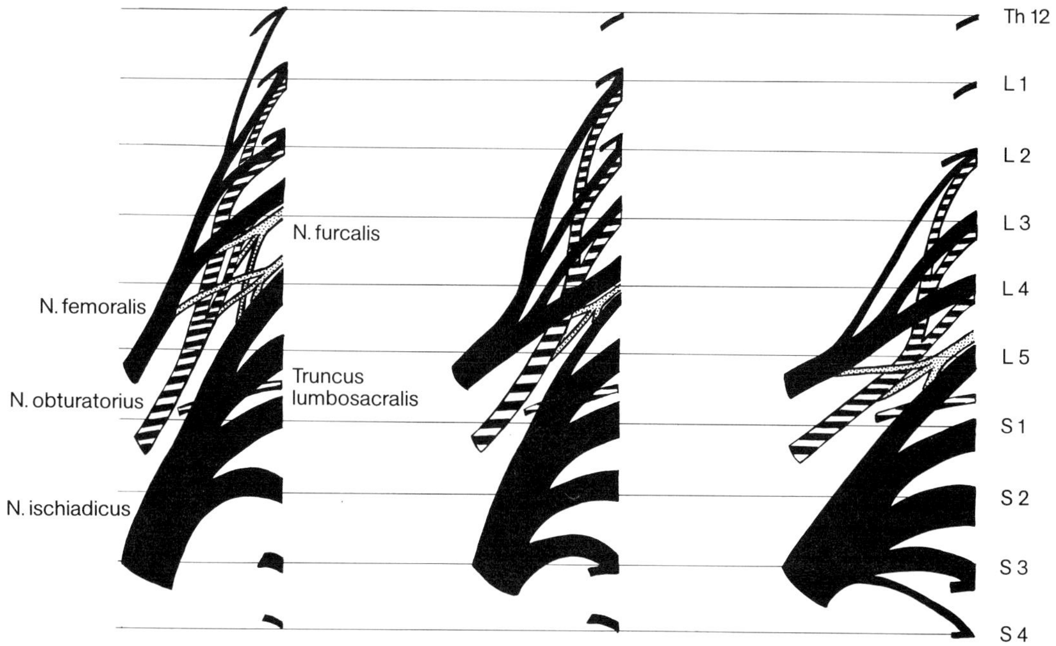

Abb. 124 b Schematische Darstellung des Ursprungs der Nervenwurzel im Bereich der Lumbosakralregion (gezeichnet nach *v. Lanz-Wachsmuth*)

als stärkste Wurzel zu sehen ist. Bei einer Postposition entspringt der Plexus lumbosacralis aus L5 bis S5, wobei S2 die stärkste Wurzel ist.

Die *Zeitdauer vom Auftreten der ersten Beschwerden bis zum Zeitpunkt des Notwendigwerdens einer Operation* reicht von wenigen Tagen bis über 20 Jahre. Die meisten Patienten müssen innerhalb der ersten 5 Jahre nach dem ersten Auftreten von Lumbal- oder Kreuzschmerzen operiert werden. Signifikante Unterschiede zwischen den Geschlechtern und den verschiedenen Altersgruppen bestehen nicht. Nur wenige Patienten wurden beim ersten Schub innerhalb der ersten 4 Wochen operiert, weniger als 5% beim ersten Schub innerhalb der ersten 12 Wochen und nur 10% innerhalb des ersten Jahres. Die übrigen Patienten wurden im 2. Jahr oder später operiert.

Röntgenuntersuchung: Der Wert des Röntgenbildes bei der Diagnose der Bandscheibenprotrusion oder des Bandscheibenprolapses ist relativ gering. Übersichtsaufnahmen der Lendenwirbelsäule sind aber unbedingt notwendig, damit anlagebedingte Störungen, Entzündungen oder Tumoren ausgeschlossen werden können.
Die *Chondrose* und *Osteochondrose* (Spondylochondrose) ergibt röntgenologisch faßbare Zeichen, die degenerative Veränderungen der Bandscheibe anzeigen. Wir fanden sie in 60% der Patienten, die operiert werden mußten.

Die *Lokalisation der Chondrose bzw. Osteochondrose* gibt nur einen ungefähren Hinweis auf die Höhe der Protrusion bzw. den Prolaps. Bei unseren Patienten fanden wir in 88% der Fälle bei einem Prolaps der letzten Bandscheibe auch die Osteochondrose in dieser Höhe, während nur in 45% der Fälle die Osteochondrose in Höhe der vorletzten Lendenbandscheibe die richtige Höhe anzeigte. Hinzuweisen bleibt schließlich darauf, daß schwere und schwerste Osteochondrosen und Spondylosen der Lendenwirbelsäule mit einer weitgehenden Einsteifung der Segmente nicht gegen das Vorliegen eines Bandscheibenprolapses sprechen (Abb. 129, 130). Angaben über die Häufigkeit des Vorkommens einer *Spina bifida occulta* bei Gesunden schwanken erheblich (6–17%). Im eigenen Krankengut findet sich bei bandscheibenoperierten Patienten nur in etwa 3% eine Spina bifida occulta. Vielfach wird angenommen, daß die Spina bifida den Verschleiß der Bandscheibe fördere, da die Festigkeit des Ligamentum interspinosum herabgesetzt wäre. Diese Vermutung konnten wir nicht bestätigen.

Die Spina bifida ist dagegen von operationstechnischer Bedeutung, da hier beim Abschieben der Muskulatur von den Dornfortsätzen und Bögen leicht die Cauda equina verletzt werden kann.

Die *Spondylolyse* und *Spondylolisthese* als Folge einer Entwicklungsstörung der Portio interarticularis während des Wachstumsalters bei einer Dysplasie des Wirbelbogens ist radiologisch oft schwer nachzuweisen (Schrägaufnahmen).
Ohne Zweifel haben *Assimilationsvorgänge* der Wirbelsäule im Sinne der Lumbalisation und Sakralisation vor allem für die Entstehung einer Bandscheibenläsion Bedeutung. Es finden sich verschiedene Formen und Grade des Übergangswirbels. Die endgültige Festlegung der Assimilationsstörung als Sakralisation oder Lumbalisation ist nur mit Hilfe einer Ganzaufnahme möglich. Hinzuweisen bleibt noch darauf, daß bei mehr als 60% der Querfortsatz des 4. Lendenwirbels kürzer ist als der des 5. Lendenwirbels.

Im eigenen Krankengut sind es 20% der Patienten, die einen Assimilationswirbel aufwiesen und dann im darüber gelegenen Segment wegen einer Bandscheibenläsion operiert werden mußten.

Gillespie fand in 16,4% Assimilationsvorgänge bei seinen Bandscheibenpatienten.

Kontrastdarstellung des Spinalkanales: Ohne Zweifel kann sehr oft bei einer entsprechenden Symptomatik ohne die Kontrastdarstellung des Spinalkanales die Höhe einer spinalen Raumbeschränkung festgestellt werden. Für eine präzise Lokalisation und die Feststellung des Ausmaßes der Raumbeschränkung ist man sich einig, daß die Myelographie bzw. Radikulographie entscheidende Einblicke bringt. *Vor der Durchführung einer Operation wird deshalb auf die genaue Objektivierung der Raumbeschränkung durch das Kontrastmittel nur ungern verzichtet.* Im Vordergrund der Betrachtung steht demnach vielmehr weniger die Frage ob, sondern vielmehr die Frage wie eine Myelographie vorgenommen werden soll, um möglichst genaue Auskünfte über Lage und Größe und wenn möglich über die Art der Raumbeschränkung zu erhalten. *Die Indikation zur Myelographie muß kritisch erfolgen, da auch heute noch Komplikationsmöglichkeiten bestehen* (Schock, vegetative Störungen, Wurzelverwachsungen).
Wenn auch das ideale Kontrastmittel für die Darstellung des spinalen Subarachnoidalraumes noch nicht bekannt ist, so wurden doch in den letzten Jahren verschiedene Methoden verfeinert und die Kontrastmittel verbessert. Es können die einzelnen Verfahren unter entsprechenden Bedingungen als Routinemethoden in der Klinik Anwendung finden. Verwendet werden bei den *positiven Kontrastdarstellungen ölige Lösungen* oder aber *wasserlösliche Substanzen.* Mit den verschiedenen wasserlöslichen positiven Kontrastmitteln (Conray 60, Dimer X oder Amipaque) werden der Kaudalsack und die Wurzeln der Cauda equina, vor allem ihre in Höhe der Bandscheiben gelegenen Austrittsstellen aus dem Duralsack übersichtlich dargestellt (Radikulographie).

Liegen *Hinweise* für eine *höher gelegene Lokalisation der Raumbeschränkung* vor, so muß von vornherein ein öliges Kontrastmittel (Pantopaque) verwendet werden oder aber Amipaque. Nach der Untersuchung muß ein öliges Kontrastmittel wieder entfernt werden.

Es empfiehlt sich, die Myelographie stets stationär durchzuführen, um Komplikationen zu vermeiden bzw. schnellstens zu beherrschen. Sie sind selten, wenn gewisse Richtlinien beachtet werden (Anlegen einer intravenösen Infusion mit einem Plasmaexpander zur Behebung evtl. Blutdruckabfälle, fortlaufende Blutdruckkontrolle, evtl. Verordnung von vasopressorischen Substanzen, gegebenenfalls Cortison).

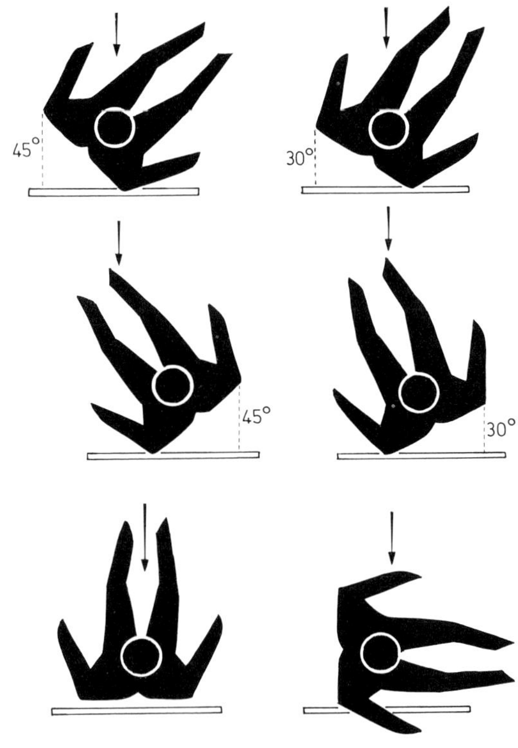

Abb. 125 Lagerung des Patienten bei der Kontrastdarstellung des lumbalen Spinalkanals

Technik: Die Myelographie soll in sitzender Stellung vorgenommen werden und anschließend eine Lagerung über einige Stunden mit erhöhtem Kopfende, insgesamt 24 Stunden Bettruhe. Die Punktionsnadel muß regelrecht liegen, bei zögerndem Liquorabfluß oder Blutbeimengungen zum Liquor darf keine Kontrastmittelinjektion erfolgen. Der Liquor soll untersucht werden (Eiweißvermehrung bei Tumoren). Im allgemeinen genügt die Injektion von 5 ml Kontrastmittel. Größere Mengen werden bei einem erweiterten Kaudalsack notwendig. Exakt ist bei der Myelographie auf die Lagerung des Patienten zu achten (Abb. 125), damit die intraspinalen Raumbeschränkungen übersichtlich abgebildet werden können.

Zuverlässigkeit der lumbalen Myelographie: In 95% konnte eine Übereinstimmung des Myelogrammes mit dem Operationsbefund festgestellt

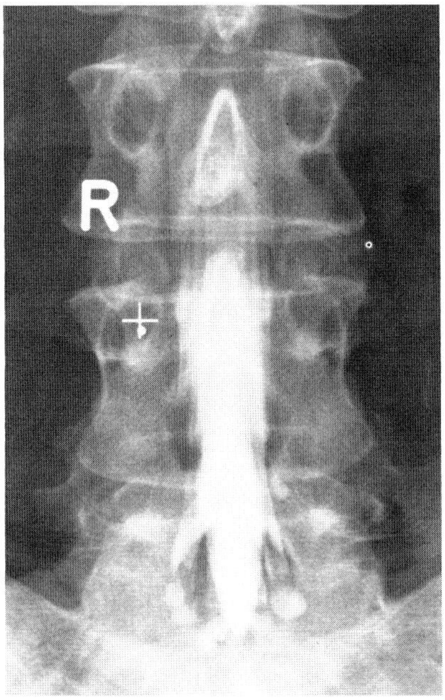

a

Abb. 126 a–c Kleinfingerkuppengroßer Bandscheibenprolaps bei L4–L5 bei einer 54jährigen Patientin (M. A.). Seit mehreren Wochen konservativ durch den Hausorthopäden nicht beeinflußbare Lumboischialgie. Auch stationär war durch Verordnung sämtlicher konservativer Maßnahmen keine Änderung des Beschwerdebildes zu errreichen (Ischialgie, Hyposensibilität L5, Extensor-hallucis-Schwäche).
Die Radikulographie zeigt dann deutlich den fingerkuppengroßen Defekt im Bereich der Wurzel L5 rechts. Die operative Entfernung des Prolapses führte dann zur völligen Beschwerdefreiheit. N. B. asymptomatische Wurzelzyste. Schrägaufnahmen lassen den Wurzeldefekt übersichtlich einsehen (Abb. 126 b). Zum Vergleich die normale Wurzel der gesunden Seite (Abb. 126 c)

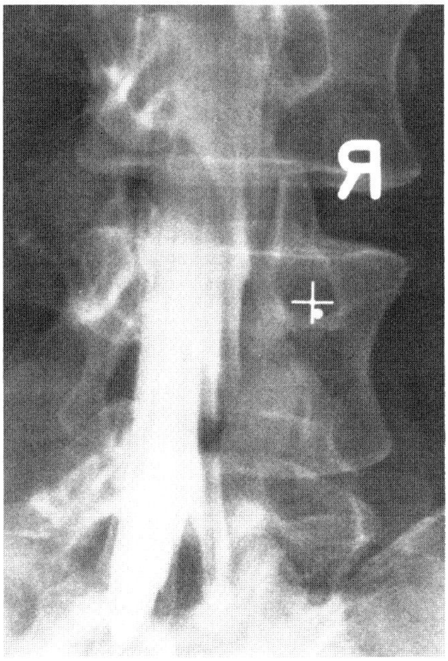

b

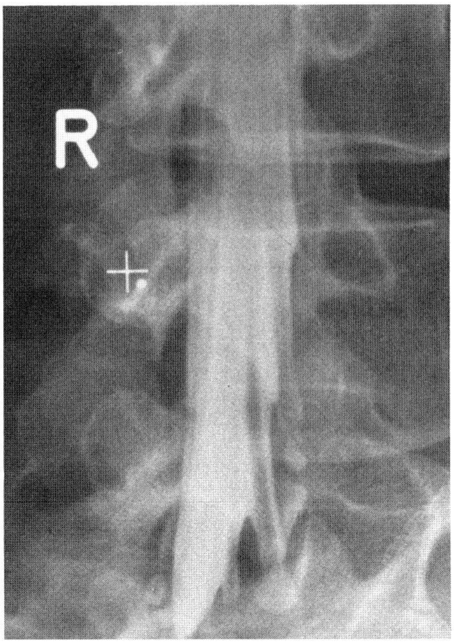

c

werden. Bei 2% zeigte sich keine Übereinstimmung der Myelographie mit dem operativen Befund (präsakral). In 2% war die Beurteilung des Myelogrammes nur bedingt möglich. Die Auswertung des Myelogrammes darf nur zusammen mit dem klinischen und radiologischen Befund erfolgen. Die Erkennung von diskogenen Raumbeschränkungen im Myelogramm bereitet häufig keine Schwierigkeiten. Es finden sich dann die bekannten verschiedenen Konfigurationen der Kontrastmittelaussparungen (Abb. 126 bis 130).

1. Wurzelscheidenunterbrechung.
2. Eindellung des Durasackes (partiell bzw. total, regelmäßig oder unregelmäßig begrenzt).
3. Dorsale Einengung.

Die *lumbale Nukleographie* hat im Gegensatz zur zervikalen Bandscheibendarstellung klinisch

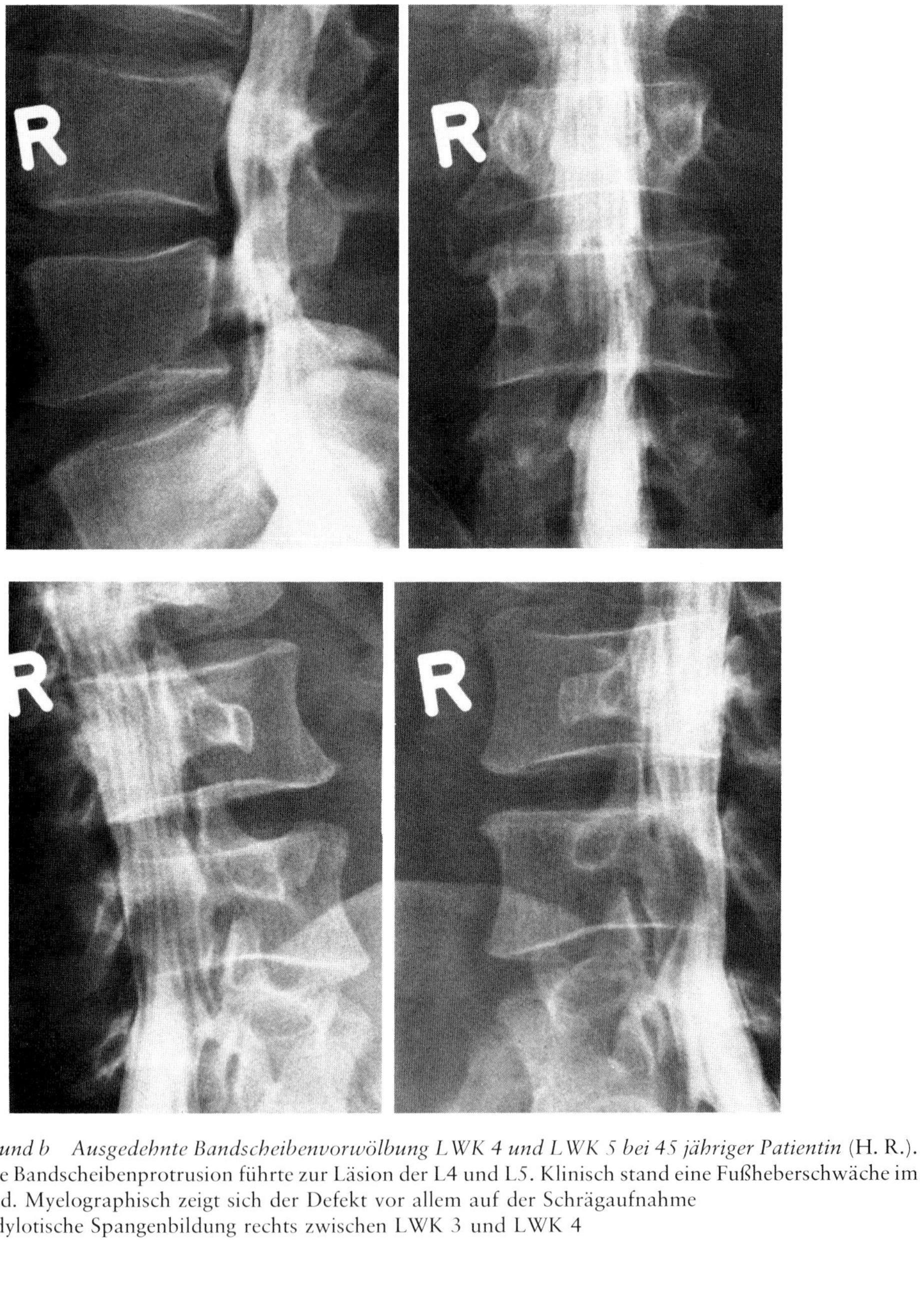

a

b

Abb. 127 a und b Ausgedehnte Bandscheibenvorwölbung LWK 4 und LWK 5 bei 45 jähriger Patientin (H. R.).
Beachte: Die Bandscheibenprotrusion führte zur Läsion der L4 und L5. Klinisch stand eine Fußheberschwäche im Vordergrund. Myelographisch zeigt sich der Defekt vor allem auf der Schrägaufnahme
N. B. spondylotische Spangenbildung rechts zwischen LWK 3 und LWK 4

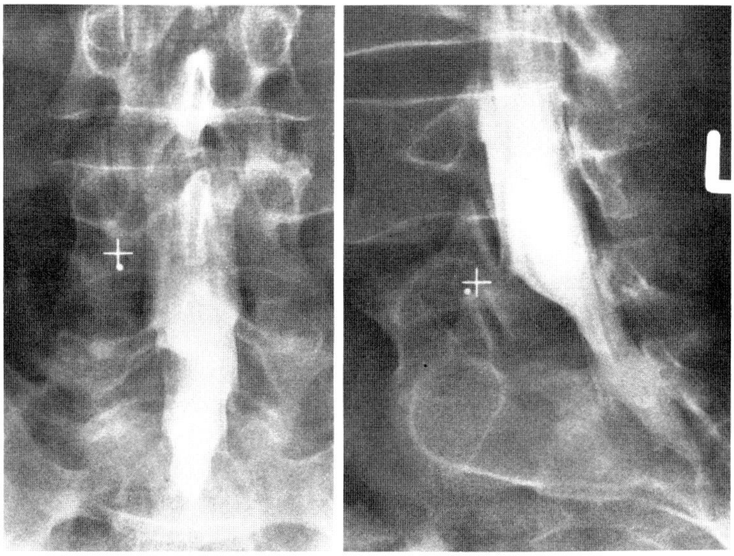

a b

Abb. 128 Ausgedehnte Bandscheibenprotrusion zwischen dem 5. Lendenwirbel und Kreuzbein bei einer 34jährigen Patientin (S. J.).
Klinisch bestand eine mit konservativen Maßnahmen nicht zu beeinflussende Ischialgie mit Gastroknemiusschwäche und Sensibilitätsstörung am Fußaußenrand (ASR).
Bei der Radikulographie zeigt sich im ventro-dorsalen Strahlengang eine nur geringfügig eingebuchtete und verdünnte Kontrastmittelstraße in Höhe der letzten Lendenbandscheibe. Die Schrägaufnahme zeigt dann das eigentliche Ausmaß der Raumbeschränkung

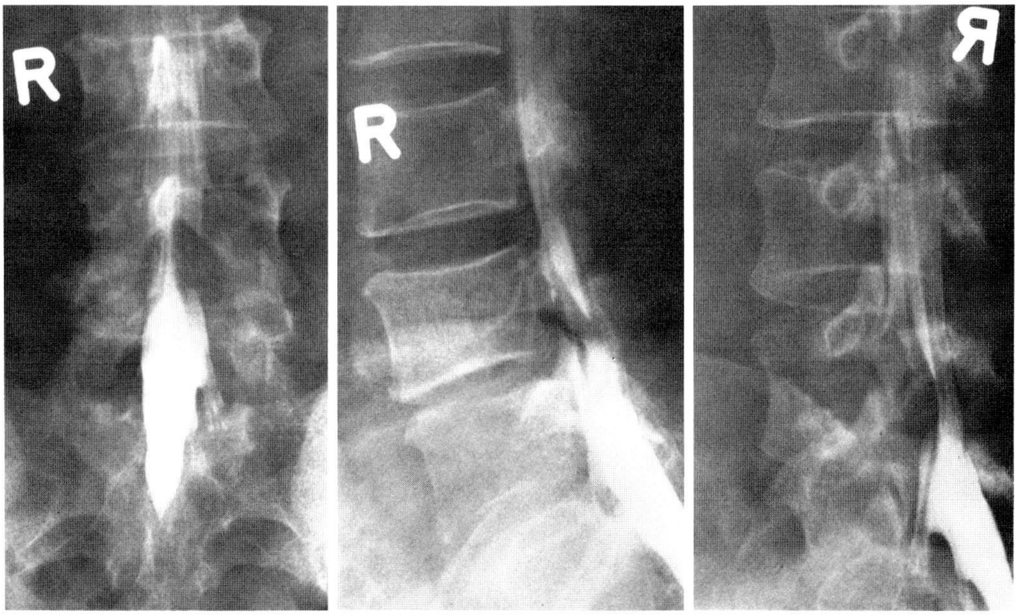

Abb. 129 a–c (*B. W.*, ♂, 36 Jahre), *Bandscheibenprolaps zwischen LWK 4 und LWK 5 bei fortgeschrittener Osteochondrose.*
Klinischer Befund: Seit 10 Jahren immer wieder Lumboischialgien. Jetzt akut wieder Ischialgie, Sensibilitätsstörung und Fußheberschwäche.
Radikulographisch zeigt sich auf dem Bild im anterior-posterioren Strahlengang eine relativ scharf begrenzte Kontrastmittelaussparung (Zeichen der Prolapsbildung). Operativ wurde jetzt sofort die Entfernung des Prolaps durchgeführt

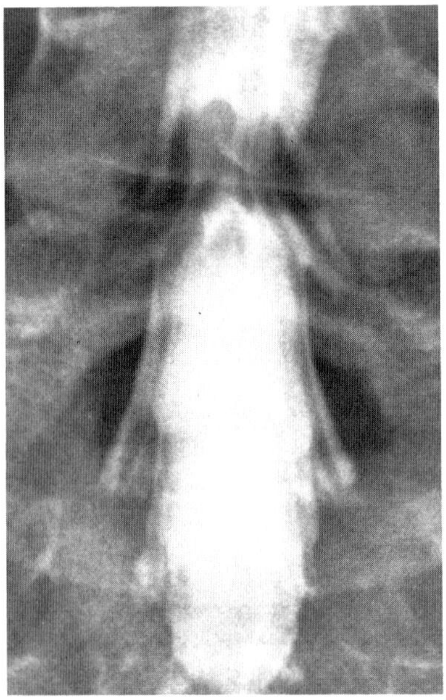

a

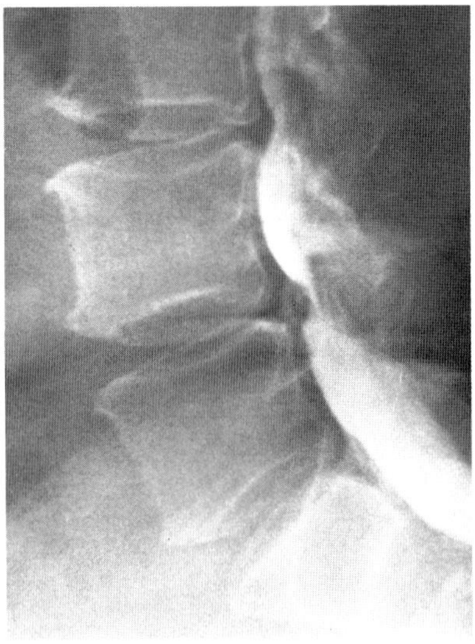

b

Abb. 130 a und b (*J. C., 48 Jahre, ♂*). *Ausgedehnter Prolaps der Bandscheibe zwischen LWK 4 und LWK 5 bei fortgeschrittener Osteochondrose der LWS.*
Klinisch bestehen seit Jahren Kreuzschmerzen, jetzt plötzlich Lumboischialgie mit Sensibilitätsstörung (L5) und Fuß- sowie Zehenheberschwäche. Gekreuztes Laseguesches Zeichen.
Bei der Radikulographie zeigt sich im ventro-dorsalen Strahlengang eine weitgehende Abflachung der Kontrastmittelsäule.
Operativ konnte eine weitgehende Sequestrierung der vorletzten Bandscheibe bestätigt werden

keine Bedeutung (technisch schwierig). Grundsätzlich gäbe die Kombination von Myelographie und Nukleographie jedoch einen übersichtlichen Einblick (Abb. 131).
Besondere Probleme ergeben sich aber immer wieder bei der Beurteilung von *präsakralen Raumbeschränkungen*. Dies ist bedingt durch mannigfaltige Variationen am kaudalen Ende des Durasackes. Der Durasack kann schmal sein, dann sind selbst größere Bandscheibenvorwölbungen und auch Vorfälle nicht mehr nachzuweisen. Andererseits kann der Durasack abnorm weit sein (Megakauda) wie bei okkulten Meningozelen. Nicht selten endet der Kaudasack bereits in Höhe des präsakralen Bandscheibenraumes. Auch ist er in der Höhe des präsakralen Bandscheibenraumes oft schon anlagemäßig einige

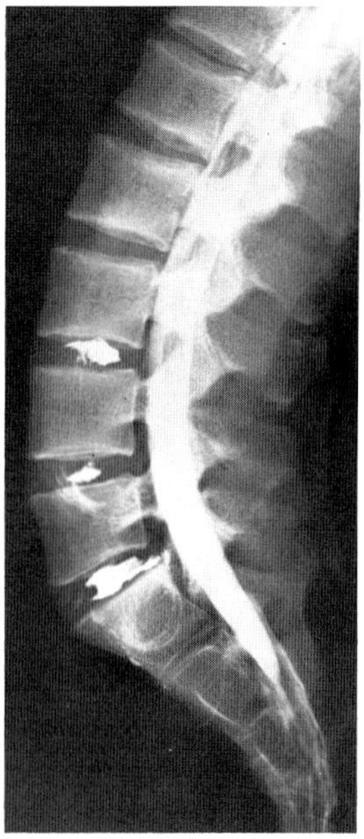

Abb. 131 Postmortale Nukleographie und Myelographie.
Beachte: Die präsakrale Bandscheibe zeigt die typischen Zeichen der Degeneration, wohingegen die darüber gelegenen Bandscheiben ein normales Nukleogramm zu erkennen geben

Millimeter nach dorsal verlagert, während er weiter oben nahe der Wand des Spinalkanales anliegt. Es ist notwendig, diese anatomischen Variationen zu kennen (Abb. 132 und 133). Bei der genauen Beurteilung der Raumbeschränkungen in Höhe des präsakralen Bandscheibenraumes sind während der Myelographie Aufnahmen in verschiedenen Strahlengängen und manchmal auch Tomogramme einschließlich Bewegungstomogramme unerläßlich.

Variationen des Kaudasackes ergeben sich hinsichtlich der Ausdehnung, wobei der Kaudasack in etwa 50% im mittleren Bereich des 2. Sakralwirbels endet. Nur in 15% erstreckt er sich bis zum unteren Rand des 2. Sakralwirbels und in 35% endete er bereits in Höhe des unteren Pols

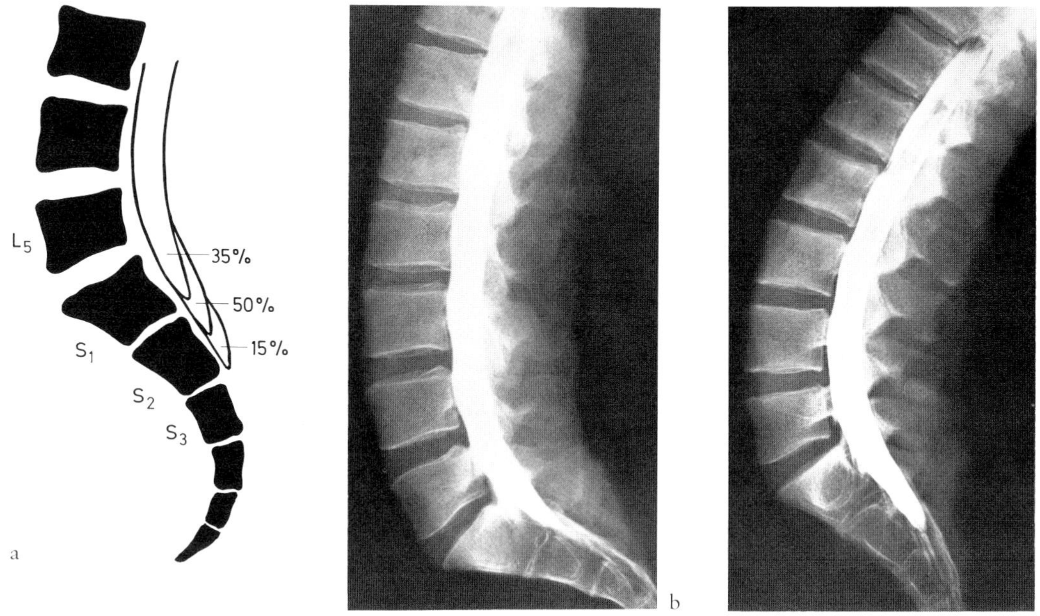

a b c

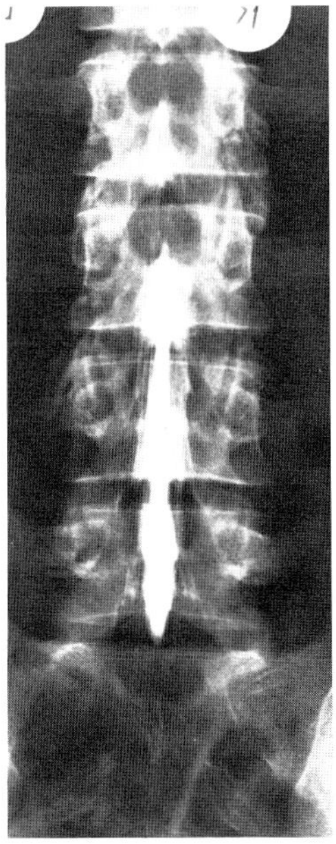

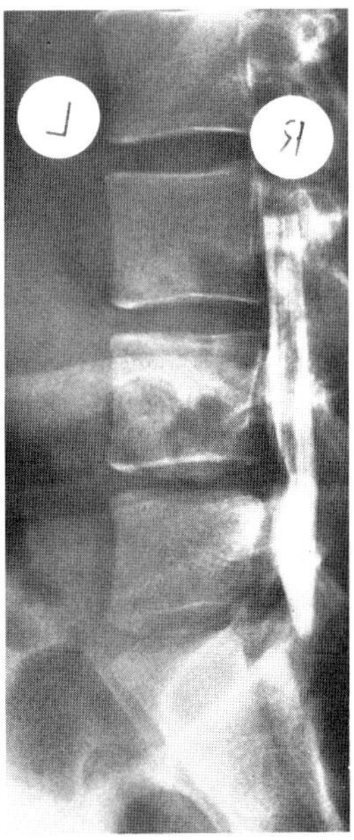

d e

Abb. 132 a–c Variationen der Kaudalsackendigungen. Postmortale Myelogramme. a) Schematische Darstellung. b) Kurzer Kaudasack (Endigung in Höhe des 1. Sakralwirbels). c) Langer Kaudasack (Endigung in Höhe des 2. Sakralwirbels). d) u. e) Hohe Kaudalsackendigung bei Bandscheibenprotrusion zwischen LWK 4 und LWK 5

des 1. Sakralwirbels (Abb. 132, 133). Variationen ergeben sich auch hinsichtlich der Breite des Kaudasackes. Durchschnittlich zeigt der Kaudasack eine Breite von 1,7 cm in Höhe der oberen Begrenzung des 4. Lendenwirbelkörpers bis zu 2,2 cm.

Der *Wurzelabgang* erfolgt im Bereich des Lumbalkanales in über 90% symmetrisch, die Sakralwurzel dagegen zeigt nur in 40% eine Symmetrie (Abb. 133). Der Winkel der Wurzelachsel ist meist spitz (30°), nur in Einzelfällen war er mit 50° zu messen *(Kamprath)*.

Die *Distanz zwischen Wirbelkörperhinterkante* und *Kaudasack* beträgt im Durchschnitt weniger

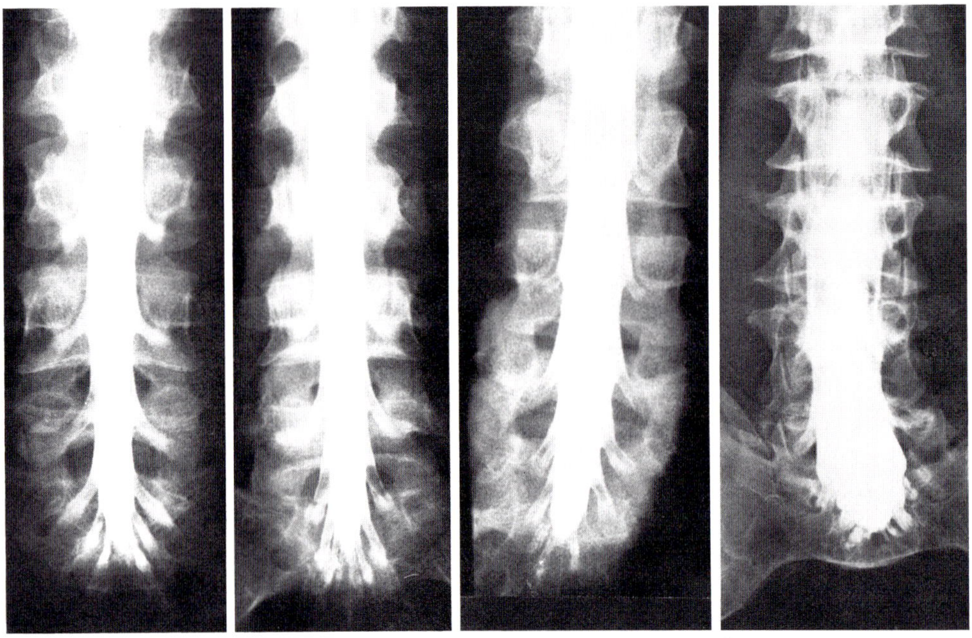

a b c d

Abb. 133 a–d Variationen des Kaudasackes. Postmortale Myelogramme. a und b) Enger Kaudasack mit unterschiedlicher Winkelbildung der Kaudawurzeln a) 30° häufig, b) 50° selten, c) normale Kaudasackweite, d) Megakauda

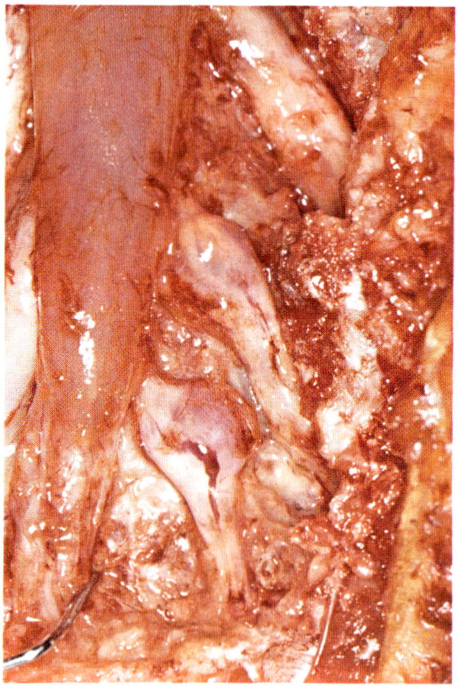

als 5 mm. Eine Abdrängung von mehr als 0,5 cm spricht regelmäßig für eine pathologische Verlagerung infolge einer intraspinalen Raumbeschränkung. Hinsichtlich der Form der Kaudaendigung ergibt sich eine Vielfalt. Regelmäßig endigt der Kaudasack bogenförmig, kann aber

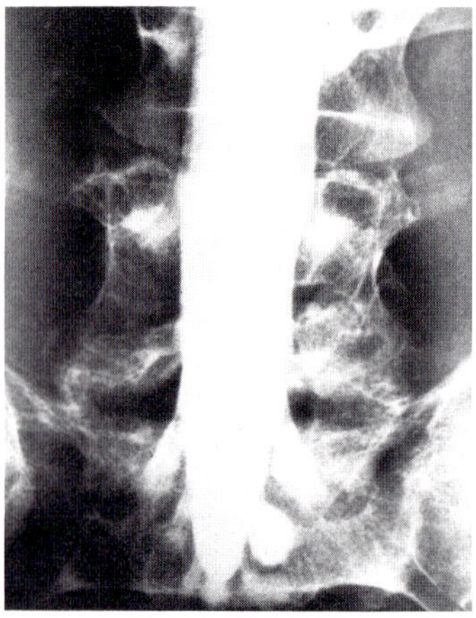

a b

Abb. 134 a und b a) Wurzelzysten an S1 und S2 (Präparat) und b) postmortales Myelogramm (asymptomatisch)

auch in einem spitzen Bogen oder stumpfen Bogen enden (Abb. 133).
Hinzuweisen bleibt auf eine *Zystenbildung*. Es sind etwa 15% vorzufinden, und zwar regelmäßig multipel. Die Größe der Zystenbildung schwankt zwischen Erbs- und Fingerkuppengröße. Die Zysten liegen meist in Ganglionnähe (Abb. 134).

14.1. Syndrom des engen Spinalkanales

Das Syndrom des engen Spinalkanales ist geprägt durch lumboischialgiforme Schmerzen, wobei es belastungsabhängig zu sensiblen Störungen (Dysästhesien) kommen kann, die vom Patienten wie ein Brennen geschildert werden. Er berichtet, daß er wie auf Watte geht und zunehmend das Gefühl des Eingeschlafenseins von Fuß, Unterschenkel und Bein verspüre. Motorisch empfindet er ein Schwächegefühl und im weiteren Verlauf der Erkrankung folgen Lähmungen infolge einer Kompression der Cauda equina, die entweder einen radikulären Charakter haben oder aber im Sinne einer peripheren Neuropathie verlaufen.
Ursächlich steht die konstitutionell bestehende Verschmälerung des Spinalkanales im sagittalen Durchmesser auf 12 mm und weniger und auch die Verschmälerung des transversalen Durchmessers im Vordergrund. Eine zusätzliche Einengung und Ursache der Nervenwurzelkompression ist durch verdickte Ligamenta flava *(van Gelderen)* und durch Verplumpungen der Gelenkfasetten möglich, wobei eine degenerative Medialisierung und Sagittalisierung der lumbalen Gelenkfortsätze entscheidend ist. Hinzuweisen bleibt noch auf vaskuläre Störungen im Sinne einer periduralen Stase *(Sassaroli)*. Die arterielle Ischämie (*Blau* und *Logue*) kann die Schmerzsymptomatik unter körperlicher Belastung erklären.

Historisches: Das Syndrom des engen lumbalen Spinalkanales wurde bereits 1948 und 1949 von *van Gelderen* und *Verbiest* beschrieben. Auf die Bedeutung zusätzlich komprimierender Faktoren bei degenerativen Veränderungen wiesen *Ehni* und *Wilson* hin, *Alexander* und *Epstein* auf chondrodysplastische Störungen. Eingehende Bearbeitungen des Syndroms des engen lumbalen Spinalkanals brachten *Kirkaldy-Willis* und *McIvor* (1956) und *Walker* und *Langlotz* (1977).

Klinisches Bild: Man unterscheidet das Stadium I mit Klaudikationsschmerz, Stadium II mit intermittierenden Klaudikationsparesen und Stadium III mit Lähmungen.
Im *frühen Stadium* stehen lumboischialgiforme Schmerzen mit sensiblen und motorischen Störungen (belastungsabhängig) im Vordergrund. Als weiteres Hauptsymptom gilt die Dysbasia intermittens. Sie wurde bereits 1911 von *Dejerene* als neurogene Claudicatio intermittens in Analogie zur vaskulären Form beschrieben. Nach einer mit der Zeit immer kürzer werdenden Gehstrecke klagt der Patient über ein- oder beidseitig ausstrahlende heftige Schmerzen in beide Beine je nach Segmentbefall mono- oder meistens multisegmental entsprechend dem Verlauf des N. ischiadicus und des N. femoralis. Bei der Abgrenzung zur Diskushernie achte man vor allem auf das Fehlen der Ischiasskoliose, des Laseguesehen Zeichens und das Fehlen von Reflexausfällen.
Stadium II: Es stehen intermittierende Klaudikationsparesen bei vorausgehenden Dysästhesien mit einem Schweregefühl und dem Gefühl der Kraftlosigkeit im Blickpunkt. Als erstes konstantes Symptom einer Sensibilitätsstörung wird die distal betonte abgeschwächte Perzeption angegeben. Der ASR kann symmetrisch abgeschwächt sein oder es kann zur Störung der Berührungsempfindung kommen, auch im Sakral- und Genitalbereich.
Stadium III: Man findet chronisch progrediente Lähmungserscheinungen, die entweder radikulären Charakter haben oder im Sinne einer peripheren Neuropathie verlaufen können. Mit zunehmender Lähmung verschwinden die Schmerzen.

Therapie: Ausgedehnte Laminektomie mit lateraler Dekompression und Foraminotomie sind erfolgversprechend. Die Nervenwurzeln müssen exakt freigelegt werden, so daß sie beim Austritt aus dem Spinalkanal frei zu liegen kommen.

14.2. Syndrom der Hüftlendenstrecksteife

Vom Syndrom der Hüftlendenstrecksteife spricht man beim Vorliegen einer lordotischen Kontraktur der Lendenwirbelsäule und einer gleichzeitig bestehenden Streckstellung der Hüftgelenke. Meist findet sich auch eine seitliche Verkrümmung der Lendenwirbelsäule. Der Patient klagt über Schmerzen im Kreuz und sehr oft auch über ausstrahlende Schmerzen in das Bein, manchmal auch in beide Beine. Im Stehen kann sich der Patient nicht bücken (Abb. 135 a) und in Rückenlage läßt sich der ganze Körper steif hochheben, so daß nur noch die Schultern auf der Unterlage aufliegen (Abb. 135 b). Beim Sitzen dagegen löst sich die Strecksperre der Hüftgelenke, die lordotische Kontraktur der Lendenwirbelsäule bleibt

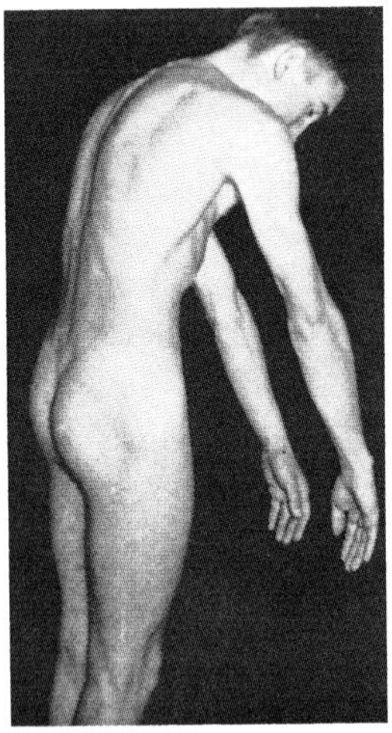
a

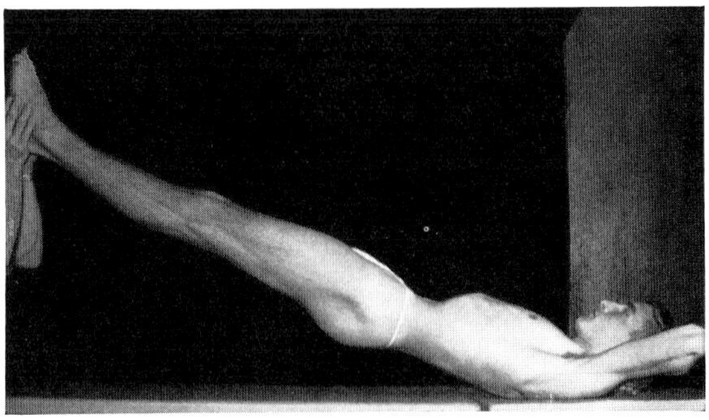
b

Abb. 135 a und b Hüftlendenstrecksteife

aber unverändert. Das Gangbild bei einem Patienten mit einer Hüftlendenstrecksteife ist bei leicht gebeugten Kniegelenken schiebend.

Aetiopathogenese: Verschiedene Ursachen führen zum Syndrom der Hüftlendenstrecksteife. Einzelheiten über die Entstehung des Symptomenkomplexes selbst sind noch nicht bekannt.
Erstmalig berichtete *Schramm* 1933 über eine Hüftlendenstrecksteife bei Kindern im Anschluß an Masern und Keuchhusten. Röntgenologisch konnten Verdichtungen der Bogenwurzel und auch eine Verschmälerung des Bandscheibenraumes vorgefunden werden. *Hohmann* und *Güntz* führten dann 1937 die Entstehung der fixierten Lendenlordose auf einen Entzündungsreiz zurück, der von den kranken Gelenkfortsätzen ausgehen kann und zu einer dauernden reflektorischen Anspannung des M. sacrospinalis führt. *Führmeier* gab dann dem Symptomenkomplex den Namen Hüftlendenstrecksteife. Man fand die Symptome bei einer chronischen Entzündung der Wirbelbogen und Gelenkfortsätze und glaubte, daß das Krankheitsbild durch eine unspezifische Meningitis der spinalen Nerven im Wurzelgebiet des N. ischiadicus ausgelöst wird. *Hauberg* 1956, *Matzen* 1960 und *Hipp* 1961 beobachteten die Hüftlendenstrecksteife bei Tumoren im Bereich der Cauda equina, bei Wirbelentzündungen und sehr häufig bei dorsolateralen, aber auch bei medianen Bandscheibenprotrusionen und Prolapsen, die sich gar nicht selten schon vor dem 20. Lebensjahr entwickelten.

Klinisches Bild: Es wird über hartnäckige, manchmal schon seit mehreren Monaten bestehende Schmerzen im Kreuz geklagt, die sehr oft in ein Bein oder aber auch in beide Beine ausstrahlen. Gelegentlich entwickelt sich der Schmerz ohne äußeren Anlaß, er kann aber auch erstmalig nach einem Verheben, einem Sturz auf das Gesäß oder sich nach Infektionskrankheiten entwickeln. Neben dem Schmerz beunruhigt den Patienten eine Einsteifung und auch Verkrümmung der Wirbelsäule. Bei der Untersuchung wird ein Druck- und Klopfschmerz über den Dornfortsätzen der unteren Lendenwirbelsäule und manchmal auch ein Achsenstauchungsschmerz angegeben. Genau ist bei der Untersuchung auf Empfindungsstörungen und Muskelausfälle zu achten. Abhängig von dem Ausmaß des intraspinalen Befundes können weiter die Sehnenreflexe abgeschwächt oder aber auch ausgefallen sein.

Das charakteristische Symptom ist die Strecksteife, wobei beim Hochheben des gestreckten Beines, wie es anläßlich der Prüfung des Lasegueschen Zeichens vorgenommen wird, der ganze Körper steif hochgehoben werden kann, so daß nur noch die Schultern auf der Unterlage aufliegen (Abb. 135 b).

Sehr oft bleibt die Strecksteife auch der entscheidende Befund, d. h. es können keine neurologischen Ausfälle objektiviert werden.
Diagnostisch muß weiter anhand von Blutuntersuchungen vor allem eine Entzündung ausgeschlossen werden (Tuberkulose, unspezifische Entzündung).
Entscheidend für die Diagnose kann die **Röntgenuntersuchung** sein, die hinreichend gründlich die Lendenwirbelsäule und das Becken zur Darstellung bringen soll und auch manchmal die Brustwirbelsäule. Exakt ist auch auf Wirbelgelenksveränderungen zu achten, wie sie auf den Schrägaufnahmen zur Darstellung zu bringen sind. Beim Bestehen von Wurzelreizerscheinungen oder Kompressionen ist unbedingt die mye-

lographische Darstellung des Spinalkanales, gegebenenfalls sogar auch am thorakolumbalen Übergang oder noch höher vorzunehmen. Bei Wurzelstörungen im Kaudabereich bringt die Radikulographie mit wasserlöslichen Kontrastmitteln eine besonders günstige Darstellung der Wurzelscheiden. Kleine, lateral gelegene Bandscheibenvorfälle sind dann auch abzubilden.

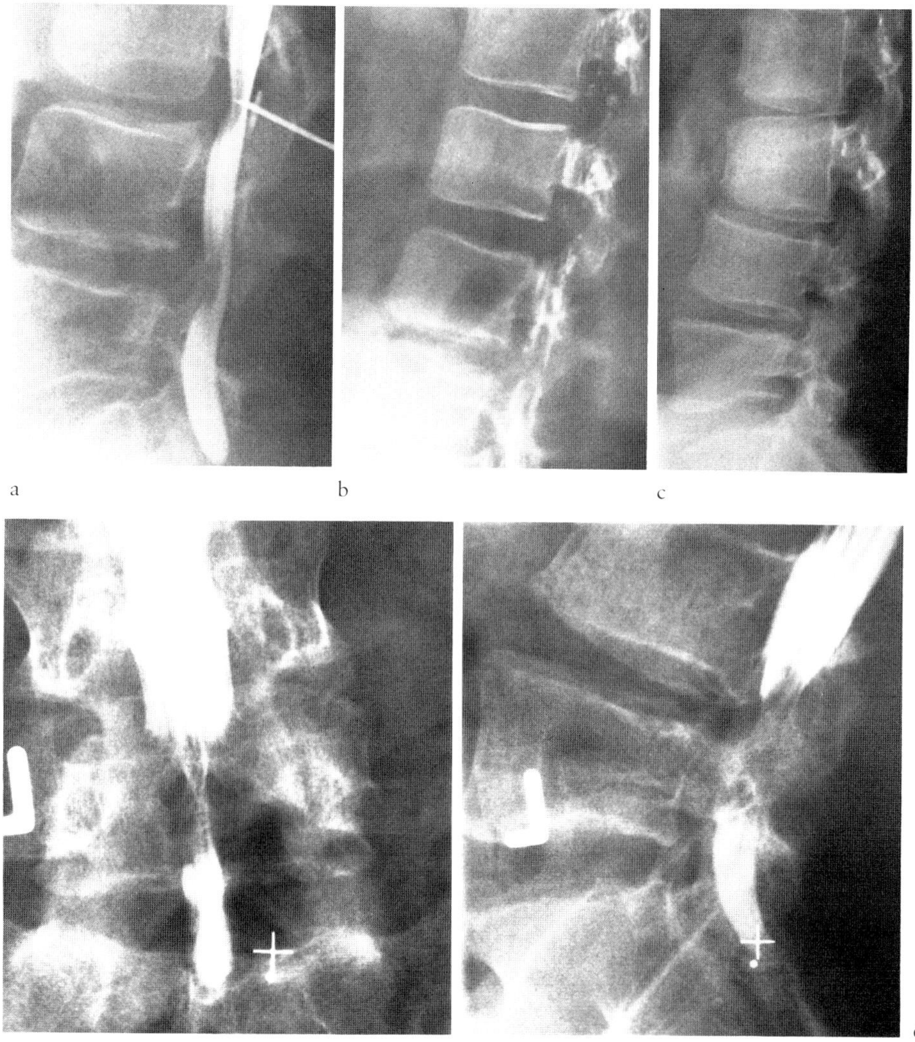

a b c d e

Abb. 136 a–e (W. W., 17 Jahre, ♂). Hüftlendenstrecksteife bei massiver Bandscheibenprotrusion zwischen dem 3. und 4. Lendenwirbelkörper.

Anamnestisch begann die Hüftlendenstrecksteife im Alter von 15 Jahren, weshalb alio loco eine Bandscheibenentfernung zwischen LWK 3 und LWK 4 (Abb. 136 a) erfolgte. *Anschließend keine Besserung der Beschwerden.* Zur Hüftlendenstrecksteife kam weiter eine Kyphosierung der unteren Lendenwirbelsäule infolge einer *Wirbelwachstumsstörung am 3. LWK.*

Bei der stationären Aufnahme in unsere Klinik (Abb. 136 c) bestand eine voll ausgeprägte Hüftlendenstrecksteife ohne neurologische Ausfälle.

Radiologisch ist eine Wachstumsstörung am 3. LWK auffällig, die zur Kyphose Anlaß gab. *Myelographisch* zeigt sich eine hochgradige Einengung des Spinalkanals in Höhe der 4. Lendenbandscheibe (d und e). Operativ konnte eine knapp vor der Perforation stehende, zur Mitte hin gelegene massive Bandscheibenprotrusion entfernt werden. Jetzt 9 Monate nach der Operation zeigt sich ein völliger Rückgang der Strecksteife

Therapie: Sofern das Syndrom der Hüftlendenstrecksteife bei einer beginnenden Bandscheibendegeneration ohne Nervenwurzelirritation und Kompression sich einstellt, soll die Behandlung mit konservativen Maßnahmen erfolgen (Wärme, Massagen, Analgetika, evtl. Chirotherapie). Liegen jedoch hartnäckige Schmerzen und Sensibilitätsstörungen oder gar motorische Ausfälle vor, dann soll heute nach einer entsprechenden Lokalisation die operative Entfernung der Bandscheibe auch schon vor dem 20. Lebensjahr durchgeführt werden (Abb. 136). Auch nach einer erfolgreichen Operation kann die Rückbildung der Hüftlendenstrecksteife Wochen, manchmal sogar Monate in Anspruch nehmen. Selbstverständlich muß beim Vorliegen einer spinalen Raumbeschränkung durch einen Tumor baldmöglichst die operative Entfernung eingeleitet werden. Desgleichen muß, sofern als Ursache der Hüftlendenstrecksteife ein Knochentumor (selten) festgestellt wird, die Tumorresektion schnellstmöglich eingeleitet werden (Abb. 137). Konservative Maßnahmen reichen meist aus, um eine Entzündung spezifischer oder unspezifischer Art zur Ausheilung zu bringen, sofern rechtzeitig die antibiotische Behandlung und Ruhigstellung im Korsett erfolgen kann.

14.3. Degenerative Spondylolisthesis

Bei der degenerativen Spondylolisthesis kommt es in etwa 20% zur Ischialgie mit Zeichen der Nervenwurzelkompression, sowie zur intermittierenden Claudicatio. Die restlichen 80% klagen über Kreuzschmerzen und ausstrahlende Schmerzen in das Bein ohne Zeichen einer Nervenwurzelkompression.

Die *Pseudospondylolisthesis* findet man bevorzugt beim weiblichen Geschlecht (75%), hauptsächlich betroffen ist das Segment zwischen dem 4. und 5. Lendenwirbelkörper (80%). Es können auch mehrere Segmente eine Dislokation aufwei-

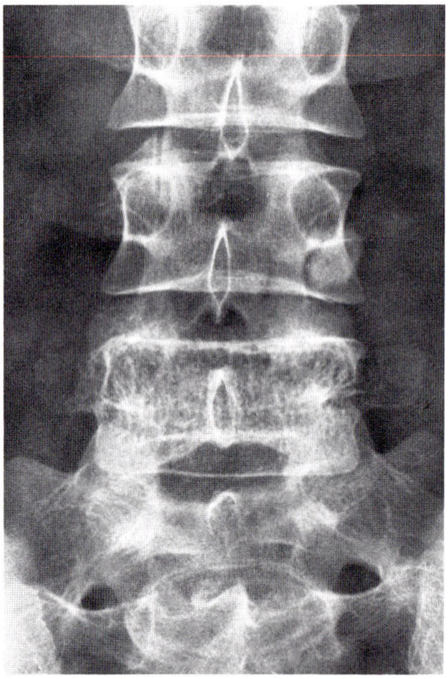
a

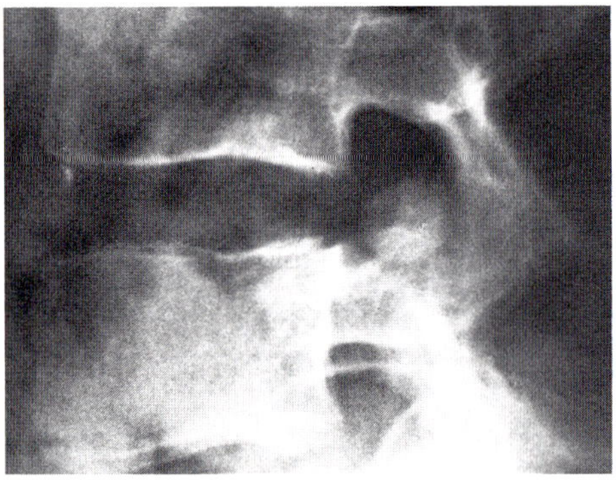
b

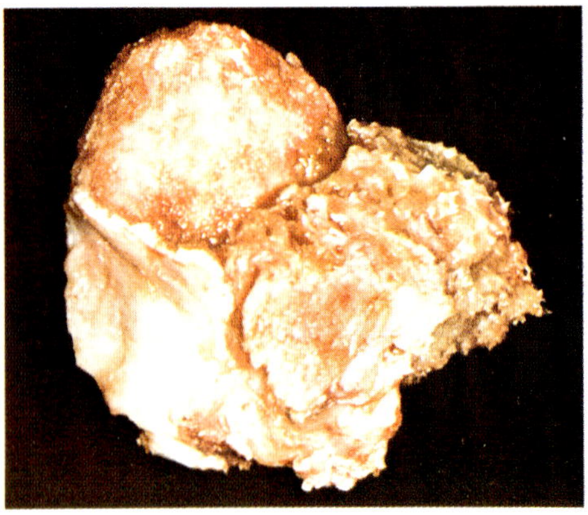
c

Abb. 137 a–c (M. R., 18 Jahre, ♂). *Hüftlendenstrecksteife* bei Osteoid Osteom am Processus Articularis superior des 4. LWK.
Klinisch stand eine Hüftlendenstrecksteife im Vordergrund der Beschwerden. Keine neurologischen Ausfälle.
Radiologisch zeigt sich ein fingerkuppengroßer Tumor am Gelenkfortsatz (a und b). c) Präparat zu 139 a und b

sen. Dabei kann der Wirbel maximal um $^1/_3$ der Wirbelkörperbreite kippen (Abb. 183). Im allgemeinen sind es etwa 15% der Wirbelkörperbreite.

Junghanns hat 1930 erstmals auf die Pseudospondylolisthese hingewiesen. Ausführliche klinische Beobachtungen dann später von *Macnap, Fitzgerald* (1971) und *Rosenberg* 1975.
Radiologisch bestehen Bandscheibenverschmälerungen, subchondrale Sklerosierungen und Kantenausziehungen sowie vor allem degenerative Veränderungen im Bereich der Wirbelgelenke mit Subluxationen im Vordergrund. *Junghanns* vermutete anlagebedingte Variationen der Gelenkfortsätze als Ursache der Pseudospondylolisthesis, wohingegen *Macnap* meinte, daß bei einer Bandscheibendegeneration zwischen dem 4. und 5. LWK eine besondere Belastung auf die Wirbelgelenke erfolge. Bei Berücksichtigung der anatomischen Gegebenheiten bleibt festzustellen, daß das letzte Lumbalsegment beim Vergleich mit dem vorletzten Segment stabiler eingebaut ist (Lage und Achse der Lumbosakralgelenke, iliolumbaler Bandapparat). Von Interesse sind weiter Beobachtungen von *Rosenberg,* wonach der Lumbosakralwinkel bei der degenerativen Spondylolisthese um 145° beträgt (normal 130°) und bei der eigentlichen Spondylolisthese unter 130°.
Myelographisch findet man bei der Pseudospondylolisthese eine sanduhrförmige Verengung des Kaudalsackes mit manchmal ausgedehnten Wurzeldefekten.

Therapie: Bei einem Großteil der Patienten ist eine konservative Behandlung ausreichend (Wärme, Massagen, evtl. Extension und Miederversorgung). Sind damit die Beschwerden nicht zu beseitigen, so kommt die Spondylodese in Frage, oder aber beim Bestehen von neurologischen Ausfällen die Laminektomie, wobei der obere Anteil des 4. Wirbelbogens und der untere Anteil des 5. Wirbelbogens belassen werden soll, um anschließend die Spondylodese vornehmen zu können. Die Gelenkflächen müssen abgetragen werden, daß die Wurzel freiliegt. Die nachfolgende Spondylodese kann mit einem Span zwischen dem Dornfortsatz L4/L5 und Schraubenfixation erfolgen. Gelegentlich wird man die Spondylodese von vorne über den extraperitonealen Zugang durchführen.

14.4. Spondylolisthese

Zur Ischialgie und selten sogar zur Kaudalähmung kann es bei der Spondylolisthese kommen. Ursache der Kaudaläsion kann dann eine maximale Einengung des Spinalkanales infolge eines hohen Gleitgrades sein und Ursache der Ischialgie die Raumbeengung einer oder mehrerer Wurzeln durch Verlagerung von Bandscheibengewebe und eine zusätzliche Beengung von dorsal. Es sind etwa 10% der Patienten mit einer Spondylolyse oder Spondylolisthese, die neurologische Komplikationen aufweisen (s. Kapitel Spondylolisthese).

14.5. Assimilationswirbel

Vermehrt leiden Patienten mit einem Assimilationswirbel an einer Lumboischialgie. Es sind im eigenen Krankengut 20% der Patienten, die wegen einer Bandscheibenläsion operiert werden mußten, die gleichzeitig eine Assimilationsstörung aufwiesen. Beim Vorliegen eines vergrößerten Querfortsatzes als Zeichen einer einseitigen Sakralisation kann die Bandscheibenverlagerung zwischen dem Übergangswirbel und dem Sakrum, und zwar auf der Seite der Querfortsatzvergrößerung, erfolgen, seltener auf der Gegenseite. Besteht dagegen bereits eine weitgehende Fixation des Übergangswirbels zum Sakrum, so liegt die Bandscheibenverlagerung im darüber gelegenen Segment, selten median, häufiger dorsolateral.

14.6. Einklemmung der lumbalen Nervenwurzel

Zur Ischialgie kann es auch bei einer Einklemmung der lumbalen Nervenwurzel im Recessus lateralis kommen *(Benini).* Der Recessus lateralis wird dorsal vom Gelenkfortsatz und vom Ligamentum flavum und vom lateralen Teil des Wirbelbogens und vom Zwischengelenkstück begrenzt, ventral vom Wirbelkörper und der Bandscheibenhinterfläche. Der Recessus lateralis kann anlagemäßig eng sein, und zwar unterschiedlich auf beiden Seiten. Zusätzlich kann im Laufe des Lebens eine Einengung durch eine Spondylose und Spondylarthrose, eine Verschmälerung der Bandscheibe, auch postoperativ, zu einer weiteren Einengung führen (Pseudorezidive).
Diagnostisch ist die Einklemmung der Lumbalnervenwurzel im Recessus lateralis schwer zu erkennen. Wichtig ist auf die Stellung degenerativer Veränderungen der Wirbelgelenke zu achten.
Myelographisch kann mit dünnflüssigem Kontrastmittel manchmal eine Wurzelbeeinträchtigung objektiviert werden. Bei der *operativen Dekompression* zeigt sich dann die Wurzelbeeinträchtigung. Häufig findet man Verwachsungen der Wurzel.

14.7. Raumfordernde spinale Prozesse

Raumfordernde spinale Prozesse treten oft zunächst in From von radikulären Schmerzen in Er-

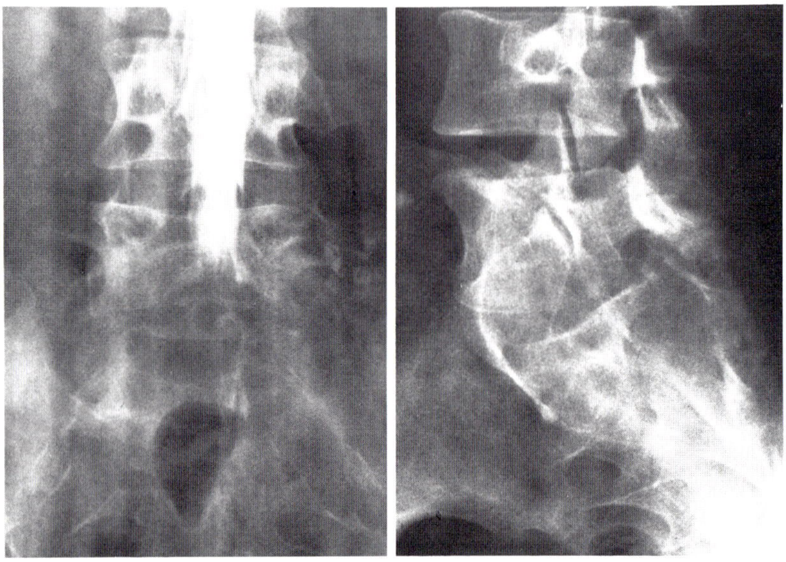

a b

Abb. 138 a und b (W. O., 40 Jahre, ♂). Riesenzelltumor im Sakrum mit kompletter Stopbildung der Kontrastmittelsäule in Höhe des lumbosakralen Überganges

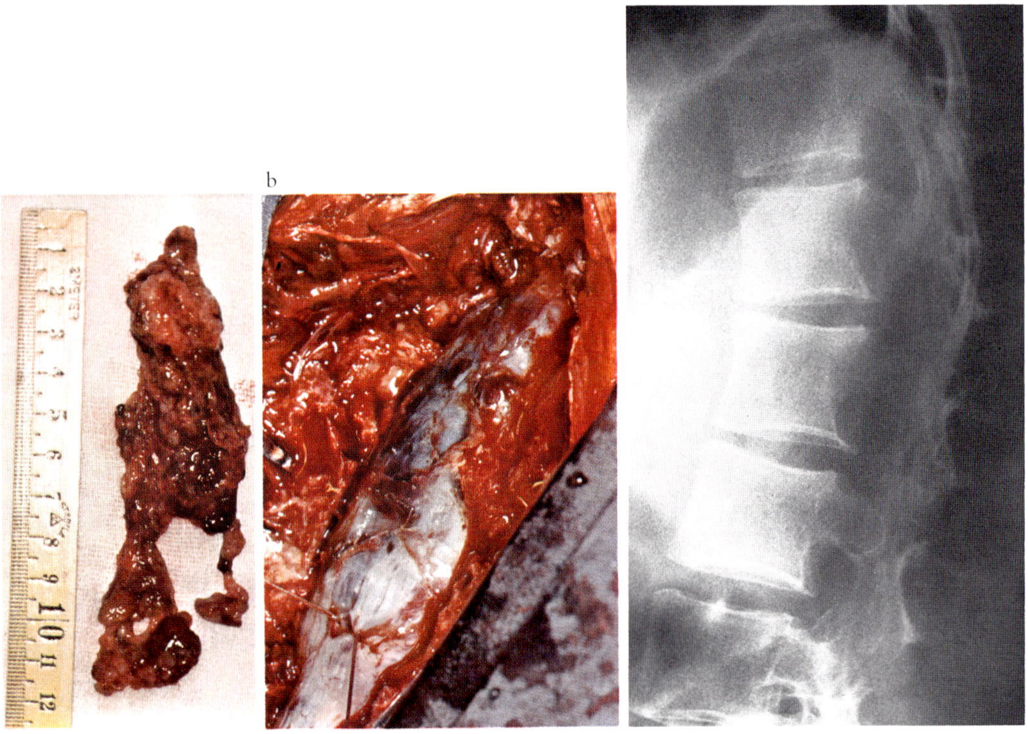

b

a c

Abb. 139 a–c Ependymom in Höhe des thorakolumbalen Übergangs. *Beachte:* Dorsale Exkavation an LWK I undI (a). Präparate (b und c) scheinung. Der Schmerz kann schneidend oder brennend sein und erstreckt sich auf das Hautgebiet einer sensiblen Nervenwurzel. Im betroffenen Segmentbereich stellen sich auch schmerzhafte Mißempfindungen ein, die ebenfalls als Initialsymptome zu bewerten sind. Früh finden wir auch motorische Ausfälle als Paresen, die der betroffenen Wurzel zuzuordnen sind. Die Blasenfunktion kann im Sinne einer Harnverhaltung oder Inkontinenz und die Mastdarmfunktion als hartnäckige Obstipation erfolgen. Wenn der krankhafte Prozeß zunächst eine Rückenmarkshälfte beeinträchtigt, kann ein Brown-Séquard-Ischiassyndrom sich entwickeln.

Raumfordernde spinale Prozesse entwickeln sich als *extradurale* Raumbeengungen, gutartige Wirbeltumoren (Abb. 138), Sarkome, Karzinommetastasen, Meningiom, Neurinome, Lymphgranulomatose, Gefäßmißbildungen, Abszesse, Tuberkulose und Riesenzelltumoren sowie *intradurale extramedulläre* Raumbeengungen. Intramedulläre Prozesse (Ependyome, Glioblastome, Astrozytome, Lipome) werden in allen Altersabschnitten beobachtet. Beim älteren Patienten muß zunächst an maligne Neubildungen gedacht werden. Im mittleren Lebensabschnitt sind Meningiome und Neurinome häufig zu sehen.

Wichtige Einblicke kann die **radiologische Untersuchung** der Wirbelsäule vermitteln. Dies gilt vor allem bei den extraduralen destruktiven Prozessen (Wirbeltumoren und Entzündungen). Hämangiome sind an der Wabenstruktur der Wirbelkörper zu erkennen. Intradurale Tumoren können zur Ausweitung des Foramen intervertebrale (Neurinom) oder zur dorsalen Exkavation an den Wirbelkörpern Anlaß geben (Ependyom, Abb. 139). Bei der Untersuchung des lumbalen Liquors zeigt sich sehr oft eine erhebliche Eiweißvermehrung bei einer normalen Zellzahl. Eine entscheidende Bedeutung bei der Diagnose der raumfordernden spinalen Prozesse bringt die Kontrastuntersuchung des Spinalkanales. Dabei lassen sich gelegentlich auch Aussagen über die Art der Diagnose vornehmen. Extramedulläre Tumoren ergeben oft einen nach unten konkav begrenzten Kontrastmittelschatten, der dem oberen Pol der Neubildung entspricht. Es kann aber auch das Kontrastmittel an der einen Seite des Tumors vorbei in den unteren Abschnitt des Subarachnoidalraumes fließen. Bei der intramedullären Raumbeschränkung läuft das Kontrastmittel oft an beiden Seiten nach kaudal.

Therapeutisch ist bei den spinalen raumfordernden Prozessen grundsätzlich die operative Entfernung in Erwägung zu ziehen. Sie bereitet manchmal Schwierigkeiten, insbesondere bei fortgeschrittenen Metastasenbildungen und auch bei intramedullären Tumoren.

14.8. Tumoren im Bereich des Beckens und des koxalen Femurendes

Gutartige und bösartige Tumoren im Bereich des Beckens, der Iliosakralgelenke und auch am koxalen Femurende können – wenn auch selten – zur Druckschädigung des N. ischiadicus Anlaß geben. Dies ist möglich durch Tumoren am Tuber ossis ischii (Abb. 140), am Sakrum (Chordom) und durch Geschwülste am Oberschenkel (Chondrosarkom, Osteosarkom, Abb. 374). Dabei kann der Tumor örtlich zur Leitungsbeeinträchtigung führen.

Therapeutisch ist die Tumorresektion vorzunehmen, manchmal gelingt dies nur mit einer alloplastischen Defektüberbrückung.

14.9. Seltene Ursachen der Ischialgie

Lumbosakrale Wurzeltaschendivertikel stellen ein pathologisch anatomisches Substrat mit gelegentlichem Krankheitswert dar, das ätiologisch in die Differentialdiagnostik der Ischialgie einzubeziehen ist.

Das Rückenmark und die Cauda equina werden von der Dura und der Arachnoidea umgeben. Dura und Arachnoidea begleiten die austretenden Nerven durch Ausstülpungen der Rückenmarkshäute (Abb. 141). Die Arachnoidea reicht durchschnittlich bis zum Dorsalganglion und bildet dort eine Wurzeltasche.

Taheri, Riemenschneider und *Ecker* beschrieben 1952 erstmalig zystenförmige Auftreibungen im Bereich der Lumbal- und Sakralwurzel im Myelogramm. Vorher schon hat *Tarlov* 1948 bei einer Laminektomie, die wegen des Verdachtes eines Bandscheibenvorfalles durchgeführt wurde, eine Wurzelzyste einer Sakralwurzel festgestellt. In diesem Falle wurde die Wurzelirritation nach Angaben des Autors von der Zyste verursacht. Ähnlich konnten *Schreiber* und *Haddad* Zysten als Ursache von Wurzelschmerzen feststellen. *Abbot* berichtete über 9 Patienten mit myelographisch nachgewiesenen sakralen Wurzelzysten. Nur bei 3 Fällen konnten die Wurzelzysten für die Ischiasschmerzen als verantwortlich angesehen werden. Von besonderem Interesse ist eine Arbeit von *Wiedenmann.* Nur bei einem Fall war überhaupt wegen des Verdachtes einer Bandscheibenhernie die Myelographie durchgeführt worden.

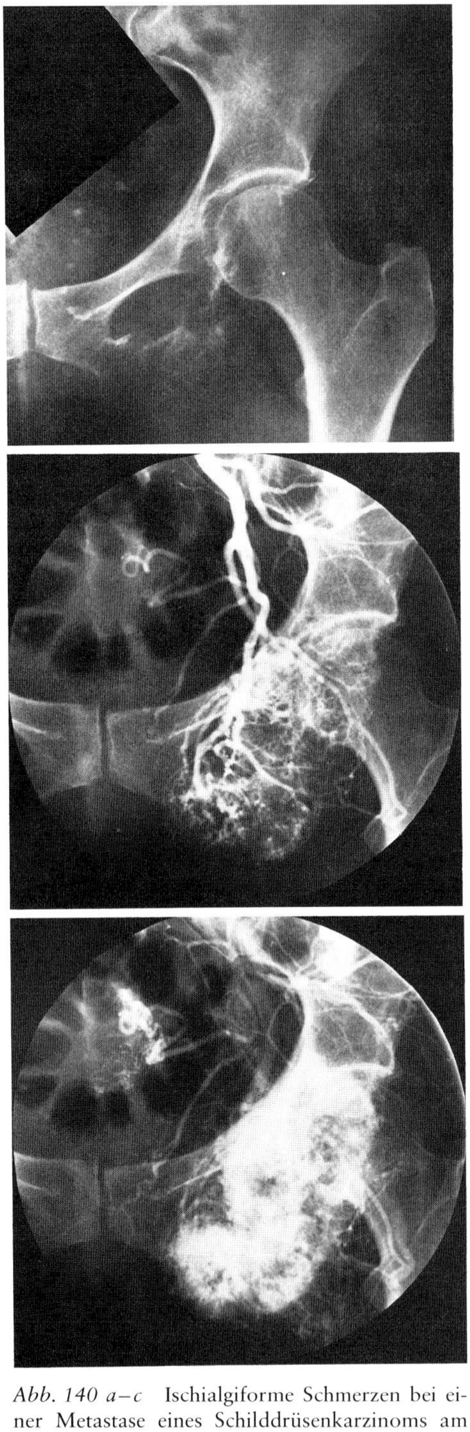

a

b

c

Abb. 140 a–c Ischialgiforme Schmerzen bei einer Metastase eines Schilddrüsenkarzinoms am Sitzbein.
Beachte: Ausgedehnte Vaskularisation der Geschwulst (b und c). b) arterielle Phase. c) venöse Phase

In den übrigen Fällen wurden höherliegende Rückenmarksaffektionen vermutet. Bei keinem der Patienten konnten die zum Teil ausgeprägten Wurzelzysten als Ursache von Kreuz- und Ischiasschmerzen angesehen werden. Auch im eigenen Krankengut von mehr als 500 Bandscheibenoperationen konnte bisher kein Patient beobachtet werden, bei dem mit Sicherheit die Ischialgie auf Zysten zurückzuführen war.

Extradurale Zysten im Lumbal- und Sakralbereich führen, im Gegensatz zu höhergelegenen Zysten, häufig erst spät zu Wurzelreiz- oder Kompressionserscheinungen. Röntgenologisch kann eine Ausweitung des Spinalkanales im Bereich der Zyste beobachtet werden. Myelographisch läßt sich je nach Größe der Zyste ein teilweises oder vollkommenes Anhalten des Kontrastmittels erkennen. Kontrastfüllung der Zysten wurde verschiedentlich festgestellt (*Elsberg, Good* und *Swanson*).

Megakauda: Der kaudale Bereich des Subarachnoidalraumes kann hochgradige Ausweitungen aufweisen. *Pia* beschrieb diese Veränderungen kürzlich in Anlehnung an den Darm und Ureter als Megakauda. Auf den Übersichtsaufnahmen der Lendenwirbelsäule können bei derartigen Veränderungen eine Vergrößerung der Wirbelbogenabstände und eine Abplattung der Wirbelbögen und manchmal dorsale Exkavationen an den Wirbelkörpern nachgewiesen werden. Bei der Untersuchung der Patienten erfährt man meist Klagen über

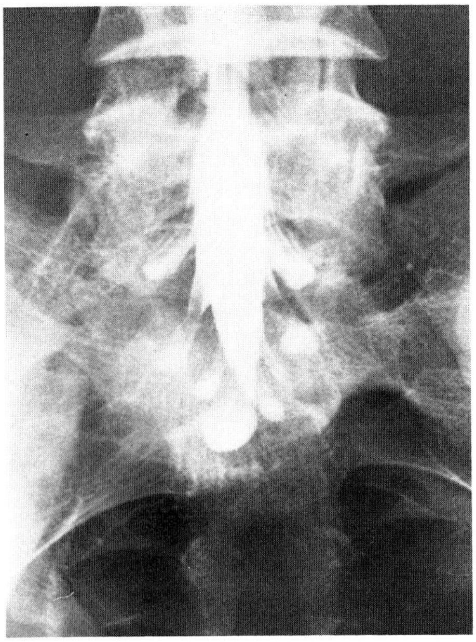

Abb. 141 Asymptomatische Wurzelzyste.
Klinisch: Lumboischialgie bei Bandscheibenprotrusion zwischen LWK 4 und LWK 5

langdauernde Kreuzschmerzen und manchmal über eine Urininkontinenz. Neurologisch lassen sich außer Sehnenreflexstörungen und Sensibilitätsausfällen meist keine anderen krankhaften Veränderungen festhalten.

14.10. Die Behandlung der Ischialgie

Die Behandlung der Ischialgie ist, solange keine motorischen und vegetativen Ausfälle bestehen, *konservativ*. Die Schmerzbeseitigung steht im Vordergrund. Zu den konservativen Maßnahmen bei der Behandlung der Lumboischialgie gehört die *therapeutische Lokalanästhesie* und auch die lumbale paravertebrale Blockade nach *Reischauer*. Seit mehreren Jahren bevorzuge ich die therapeutische Lokalanästhesie im Bereich der Wurzelaustrittsstelle. Das Lokalanästhetikum vermag die lokale Reizquelle zu beseitigen, das Kortikosteroid entzündliche Reizerscheinungen. Injektionspunkte für eine Lokalanästhesie findet man leicht an den Stellen, die mit Hyperalgesie, gleichmäßigem Druck reagieren. Gleichzeitig wird man eine entsprechende *Lagerung* des Patienten (Stufenbett), *Wärmeapplikationen* und evtl. detonisierende *Massagen* in Anwendung bringen. Die *Chirotherapie* darf beim Vorliegen von sensiblen Störungen nur mit größter Vorsicht erfolgen. Kommt es im Anschluß an eine chirotherapeutische Maßnahme zur Zunahme der Beschwerden, vor allem zum Auftreten neurologischer Ausfälle, so muß sofort die operative Behandlung eingeleitet werden.

Mit der *Feststellung einer Lähmung* der Oberschenkelstrecker, Fußheber bzw. der Fußsenker und vor allem beim Bestehen einer Kaudalähmung ist *sofort die endgültige diagnostische Klärung* und nachfolgende *Entfernung der Raumbeschränkung* notwendig (innerhalb 8 Stunden), um eine Restitution in Aussicht zu stellen.

Operative Technik: Über eine interlaminäre Fensterung oder aber Hemilaminektomie muß das vorgefallene Bandscheibenmaterial oder die vorgewölbte Bandscheibe entfernt werden. Grundsätzlich soll der Bandscheibenraum soweit wie möglich ausgeräumt werden.

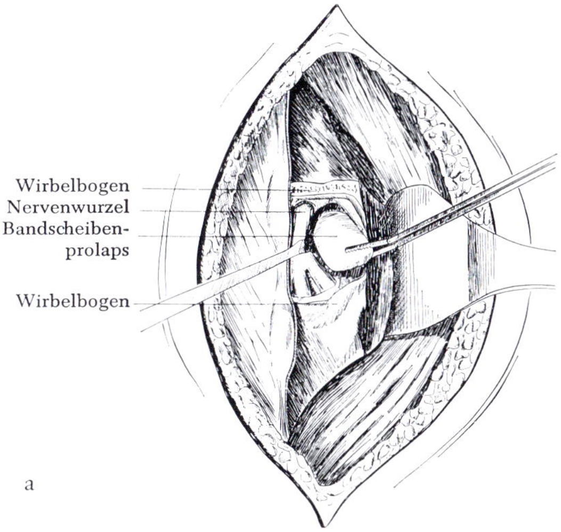

a

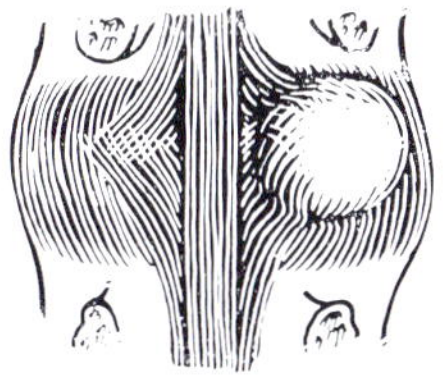
b

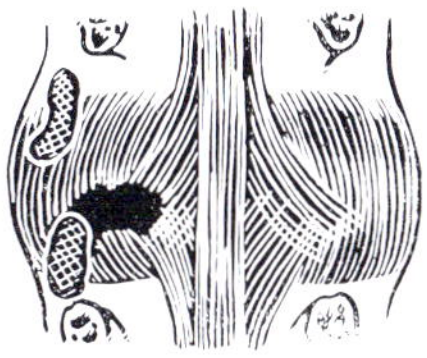
c

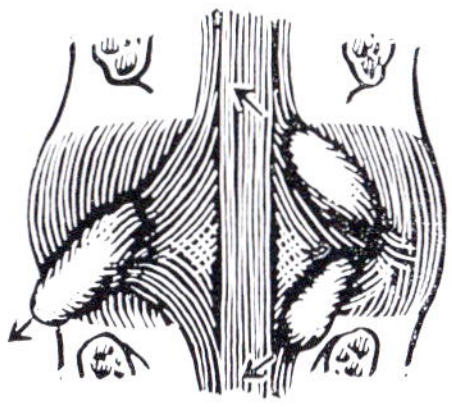
d

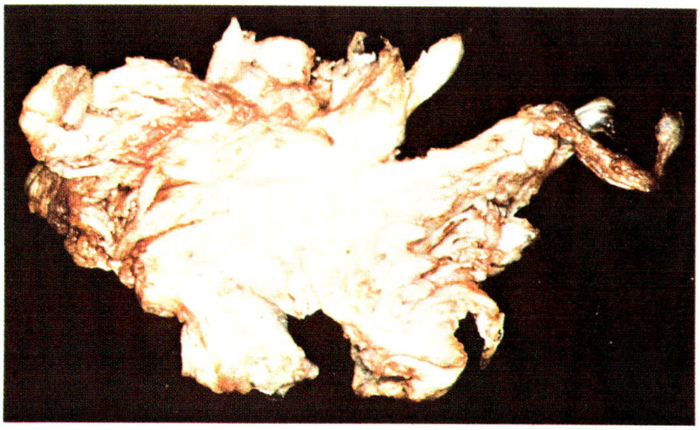
e

Abb. 142 a–e Schematische Darstellung der Bandscheibenentfernung. a) Technik der interlaminären Fensterung. b) Schematische Darstellung des Befundes bei der Protrusion. c) Befund beim Prolaps. d) Befund beim multiplen Prolaps. e) Bandscheibensequester in toto entfernt

Anfangs wurde die Bandscheibenentfernung durch eine Laminektomie ausgeführt (*Mixter* und *Barr 1933*). *Bereits 1939 empfahl Love* als besonders schonenden Zugang lediglich die intralaminäre Fensterung des Ligamentum flavum, die bei Bedarf leicht zur partiellen oder vollständigen Hemilaminektomie erweitert werden kann. Mit der Methode von *Love* war das schonendste Verfahren in bezug auf die knöcherne Wirbelsäule und den Bandapparat dargelegt worden. Neuerdings wird von *Loew* und *Caspar* eine mikrochirurgische Technik zur Entfernung der Bandscheibe angegeben. Ohne Zweifel kann damit ein atraumatisches Vorgehen, insbesondere auch extrathekal, erreicht werden.

Die Ausräumung des im Bandscheibenraum verbleibenden Gewebes muß mit großer Sorgfalt geschehen, da zurückgebliebene Bandscheibenreste erneut zu einer Wurzelbeeinträchtigung Anlaß geben können. Bereits bei der Darstellung der vorgewölbten oder vorgefallenen Bandscheibe können erhebliche Schwierigkeiten auftreten, sofern Venenstauungen (sehr häufig) vorliegen. Bei der Retraktion der Nervenwurzel muß der mithelfende Assistent mit größter Sorgfalt tätig sein, um einen Wurzelschaden zu verhindern.

Komplikationen: Bei der Entfernung der Bandscheibe kann es zu verschiedenen, meist schwerwiegenden Komplikationen kommen, nämlich einmal der Schädigung von *Nervenfasern im Spinalkanal* und dann weiter vor allem zur *Gefäßeröffnung* anläßlich einer *Perforation des Ligamentum longitudinale anterius.*

Während bei einem *Druckschaden der Nervenfasern* im allgemeinen mit einer Regeneration zu rechnen ist, können *durchtrennte Nervenwurzeln* bis jetzt nicht erfolgreich genäht werden.

Am Tier wurde bereits der Versuch unternommen, motorische und auch sensible Kaudawurzeln wieder zu anastomosieren, jedoch zeigten sich insgesamt bis jetzt keine zuverlässigen Ergebnisse, was zum Teil auch darauf zurückgeführt wird, daß kein festes Perineurium vorhanden ist, sondern nur eine einfache oder doppelte Lage von Zellen die Kaudafasern umgibt. Deshalb ist eine geringe Gewebsstabilität und schwere Anastomosierbarkeit vorhanden *(Meier).*

Irreparable Nervenläsionen nach Bandscheibenoperation sollen durch Ersatzoperation behandelt werden. Beim Bestehen einer Fußheberlähmung bringt die Peronaeusersatzoperation (Ersatz durch den Tibialis posterior und subtalare Arthrodese sowie mit Chopart-Arthrodese) günstige Ergebnisse. Beim Bestehen einer Tibialislähmung empfiehlt sich die Verpflanzung der Peronealmuskeln auf die Achillessehne mit gleichzeitiger subtalarer Arthrodese.

Gefäßverletzungen können, sofern sie rechtzeitig diagnostiziert und konsequent therapiert werden, zum Teil ohne bleibenden Schaden behandelt werden.

Grundsätzlich ist bei der Perforation der lumbosakralen Bandscheibe die Verletzung der Arteria iliaca, selten auch der Mesenterica inferior möglich, während bei der darüber gelegenen Bandscheibe die Aorta und auch die V. cava verletzt werden können. Während eine direkte Verletzung der großen Arterien (Aorta und Arteria iliaca) zu einem dramatischen Blutdruckabfall führen – und, sofern nicht kurzfristig gehandelt wird, zum Tode –, verlaufen venöse Verletzungen weniger dramatisch. Die Ausbildung von arteriovenösen Fisteln kann oft erst nach Tagen bemerkt werden. Die Mortalität bei der arteriovenösen Fistel beträgt um 10%, wohingegen sie bei den arteriellen Verletzungen und auch bei den venösen Verletzungen mehr als 50% beträgt *(DeSaussure, Birkeland, Birnstingl, Staple).*

An die *Möglichkeit einer Gefäßschädigung* sollte bei *Bandscheibenoperationen* gedacht werden, wenn ein akuter Blutdruckabfall sich einstellt. Weiter soll beim Bestehen eines „high output cardiac failure“ nach einer gut ausgegangenen Bandscheibenoperation an die Möglichkeit einer verletzungsbedingten arteriellen oder venösen Fistel gedacht werden.

Die *Ergebnisse der operativen Behandlung* sind in mehr als der Hälfte der Patienten als ausgezeichnet zu bezeichnen und in weiteren 40% als gut. Bei 5% bestehen Beschwerden, insbesondere im Sinne des Kreuzschmerzes. Nur ausnahmsweise kann bei Berücksichtigung des eigenen Krankengutes keine wesentliche Besserung festgestellt werden. Gelegentlich kommen Patienten zur Untersuchung, die jahrelang beschwerdefrei waren und jetzt über langsam zunehmende oder auch plötzlich auftretende Kreuzschmerzen und in die Beine ausstrahlende Schmerzen klagen. *Die Ursache des Bestehenbleibens der Beschwerden oder des erneuten Auftretens von Kreuz- und Ischiasschmerzen kann verschiedenartig sein.* Diagnostisch und therapeutisch entstehen nicht selten erhebliche Schwierigkeiten.

Ursache von Kreuz- und Ischiasschmerzen nach Bandscheibenoperationen: Im Vordergrund muß die *anamnestische Befragung* und die klinische Untersuchung stehen. Der zeitliche Abstand des Auftretens von Kreuz- und Ischiasschmerzen sowie von Paresthesien evtl. sogar Blasen- und Mastdarmstörungen zu der vorausgegangenen

Operation ist von besonderer Wichtigkeit. Aufgrund der Untersuchung sind dann Veränderungen der Sensibilität, der Reflexe und der Motorik an den unteren Extremitäten im einzelnen zu verwerten. Die elektromyographische Untersuchung läßt Veränderungen der Muskulatur feststellen. Die röntgenologische Untersuchung der Wirbelsäule ist unerläßlich. Besonderer Wert muß auf die Darstellung der Wirbelgelenke gelegt werden *(M. Lange)*. Häufig wird nach der Röntgenuntersuchung ein Teil der angeführten Beschwerden beim Vorliegen von erheblichen Randwulstungen und einer Arthrose der Wirbelgelenke zu erklären sein. Im Anschluß an eine klinische und röntgenologische Untersuchung sind differentialdiagnostisch verschiedene Möglichkeiten als Ursache für die Beschwerden auszuschließen. Andererseits kann die Ursache gefunden sein. Je nach dem Befund ist ein erneuter operativer Eingriff in Erwägung zu ziehen. Aber gerade vor der Durchführung einer Operation sollte sich der Untersucher hinreichend über die Veränderungen im Lumbalkanal vergewissern, was mit Hilfe einer Myelographie möglich ist.

Ein Grund für den Mißerfolg einer Bandscheibenoperation kann eine *Fehllokalisation* sein. Weiter kann eine *Blutung* im Anschluß an die Operation eine erneute Raumbeschränkung hervorrufen und zu Wurzelverwachsungen führen. *Verwachsungen* und *Narbenbildungen* sind für das Auftreten von Kreuzschmerzen und ausstrahlenden Schmerzen verantwortlich zu machen. Weiter beobachten wir nach Operationen *erneute Vorfälle* oberhalb, seltener unterhalb der Operationsstelle.

Postoperative Myelogramme zeigen nun, daß Bandscheibenvorfälle ohne nachfolgende Veränderungen an den Nervenwurzelscheiden oder am Duralsack entfernt werden können. Kommt es bei diesen Patienten später zu einem erneuten Vorfall, so bereitet die Beurteilung des Myelogrammes keine Schwierigkeiten.

Manchmal werden sich aber Verwachsungen der Wurzelscheiden und des Kaudalsackes ausbilden. Es sind also Wurzelscheidenverklebungen und Veränderungen, die sich im Anschluß an eine Operation entwickelt haben, abzugrenzen. Vergleiche der Myelogramme helfen weiter. Schwierig ist die Beurteilung des Myelogrammes beim Vorliegen von ausgedehnten postoperativen Verwachsungen. Am Ort der früheren Laminektomie findet man oft nur wenig Kontrastmittel. Die Begrenzung des Subarachnoidalraumes ist dann oft unregelmäßig. Es kann zur vollkommenen Stopbildung kommen.

Rezidivoperationen sind operationstechnisch meist sehr schwierig.

III. Infektion der Wirbelsäule

Die endgültige diagnostische Klärung der Wirbelinfektion bereitet sehr oft erhebliche Schwierigkeiten. Nur selten ist der Erregernachweis möglich, meist zwingt eine akute klinische Symptomatik zur sofortigen Antibiotikaverordnung. Auch ist der Erregernachweis überhaupt lokal an der Wirbelsäule durch Punktion nur begrenzt möglich *(Otolenghi)*.

Grundsätzlich führt das Mykobakterium tuberculosis heute noch am häufigsten zur Infektion der Wirbelkörper. Unter den unspezifischen Erregern der Wirbelsäulenosteomyelitis sind der Staphylococcus aureus, die Escherichia coli, Pseudomonas aeruginosa sowie Klebsiellen und Salmonellen zu nennen (Abb. 143, 146). Im Kindesalter führen der Staphylococcus aureus und selten Streptokokken sowie Pneumokokken zur Infektion im Zwischenwirbelraum.

Pathologisch-anatomisch unterscheidet man die Infektion des Wirbelkörpers, die meist hämatogen hervorgerufen wird, und die Infektion des Zwischenwirbelraumes beim Kind, die ebenfalls am häufigsten auf eine hämatogene Streuung zurückzuführen ist. Beim Erwachsenen dagegen findet man die Zwischenwirbelrauminfektion meist nach Bandscheibenoperationen.

1. Zwischenwirbelrauminfektionen im Kindesalter

Im Kindesalter (Gefäßversorgung der Bandscheibe noch begrenzt vorhanden) findet sich die hämatogene Streuung meist von Staphylokokken im Zwischenwirbelbereich. Vorausgegangen sind oft Mandelentzündungen, Otitis media und andere eitrige Erkrankungen.

Der Schmerz setzt meist akut ein. Bei der Untersuchung fällt am Ort der Entzündung eine Druckschmerzhaftigkeit sowie eine Bewegungsbehinderung auf. Klinisch finden sich weiter die Zeichen einer akuten Infektion (BKS-Erhöhung, meist auch Leukozytenerhöhung).

Nach *Wenger* lassen sich die Patienten, abhängig von den Symptomen, in 3 Gruppen einteilen, wobei bei der 1. Gruppe Geh- und Stehbeschwerden im Vordergrund stehen, bei einer nächsten Gruppe abdominelle Symptome und bei der 3. Gruppe Kreuzschmerzen, was am häufigsten zu bemerken ist. Kreuzschmerzen und abdominelle Beschwerden können auch gleichzeitig in Erscheinung treten.

Radiologisch zeigt sich meist nach einigen Wochen erst die Verschmälerung des Zwischenwirbelraumes. Gelegentlich sind Unregelmäßigkeiten im Bereich der Wirbelendplatten vorzufinden (Abb. 143). Szintigraphisch läßt sich schon frühzeitig eine Anreicherung radioaktiver Substanzen nachweisen.

Therapeutisch ist bis zum Abklingen der akuten Erscheinungen die Ruhigstellung in der Gipsliegeschale angezeigt, sowie die antibiotische Behandlung und später eine Ruhigstellung im Gipskorsett (Kunststoff).

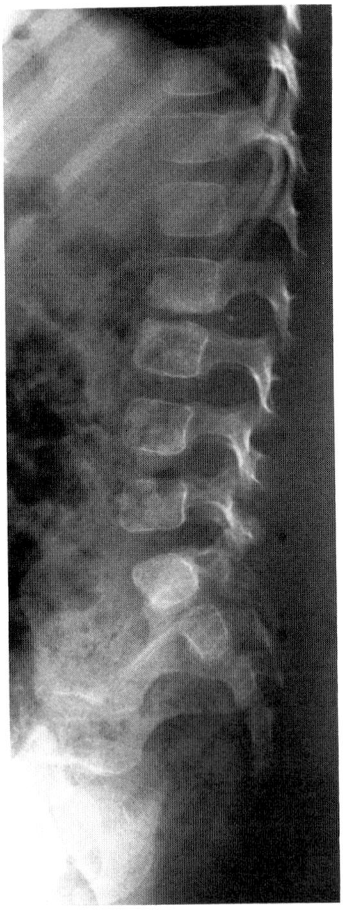

Abb. 143 Staphylokokkenosteomyelitis des 2. und 3. LWK. Beginn vor 6 Monaten

2. Wirbelosteomyelitis des Erwachsenen

Im Vordergrund der klinischen Symptome steht ein Nacken-, Rücken- oder Kreuzschmerz. Frühzeitig kann sich eine Nervenwurzelirritation einstellen (Brachialgie, Interkostalneuralgie, Ischialgie). Bei der Untersuchung fällt eine Beweglichkeitsbehinderung im betroffenen Segment, aber auch den Nachbarsegmenten, sowie der Druck- und Klopfschmerz und vor allem der Achsenstauchungsschmerz auf. Bei der Blutuntersuchung findet man eine Erhöhung der BKS, gelegentlich kann der Erregernachweis in der Kultur erfolgen. Im Bereich der Lende und am thorakolumbalen Übergang kann gelegentlich durch Punktion ein Erregernachweis erfolgen.

Radiologisch finden sich Destruktionen im Bereich der Wirbelkörperendplatten meist erst nach Wochen, desgleichen Bandscheibenverschmälerungen (Abb. 144, 145). Zu achten ist ferner auf eine paravertebrale Weichteilveränderungen (Abszeßschatten).

3. Postoperative Spondylitis beim Erwachsenen

Die Zwischenwirbelrauminfektion erfolgt meist nach einer Bandscheibenoperation, selten nach einer Diskographie. Frühestens Tage, sehr oft aber erst Wochen nach der Operation klagt der Patient über Kreuzschmerzen, die an Intensität zunehmen. Sie können in das Abdomen, aber auch in die Leisten ausstrahlen. Allgemein finden sich Zeichen der Entzündung (BKS-Erhöhungen, Bewegungsbehinderung der Wirbelsäule.)

Radiologisch zeigen sich bald die Verschmälerung des Bandscheibenraumes, ossäre Reaktionen (Abb. 146) und bereits nach 2–3 Monaten eine ossäre Überbrückung.

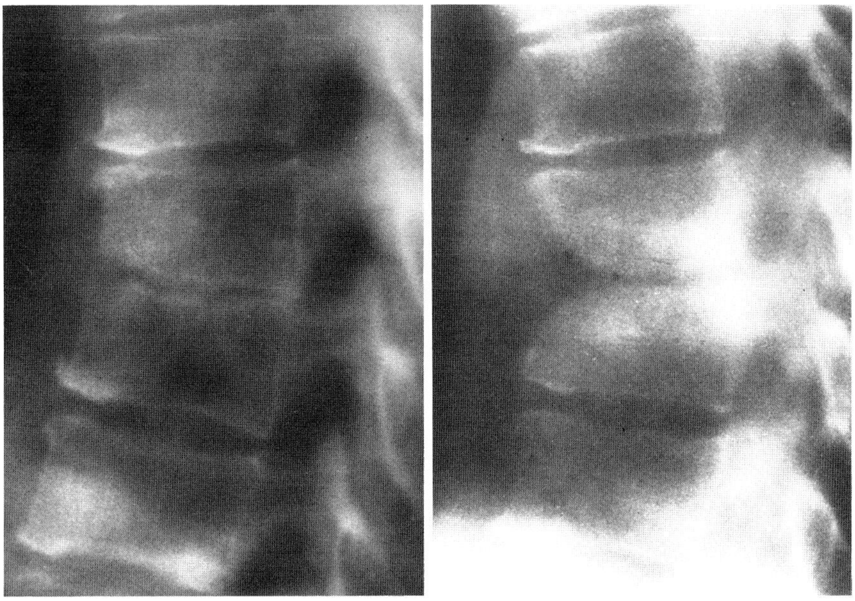

a b

Abb. 144 a und b *Coli-Spondylitis* am 8. und 9. BWK

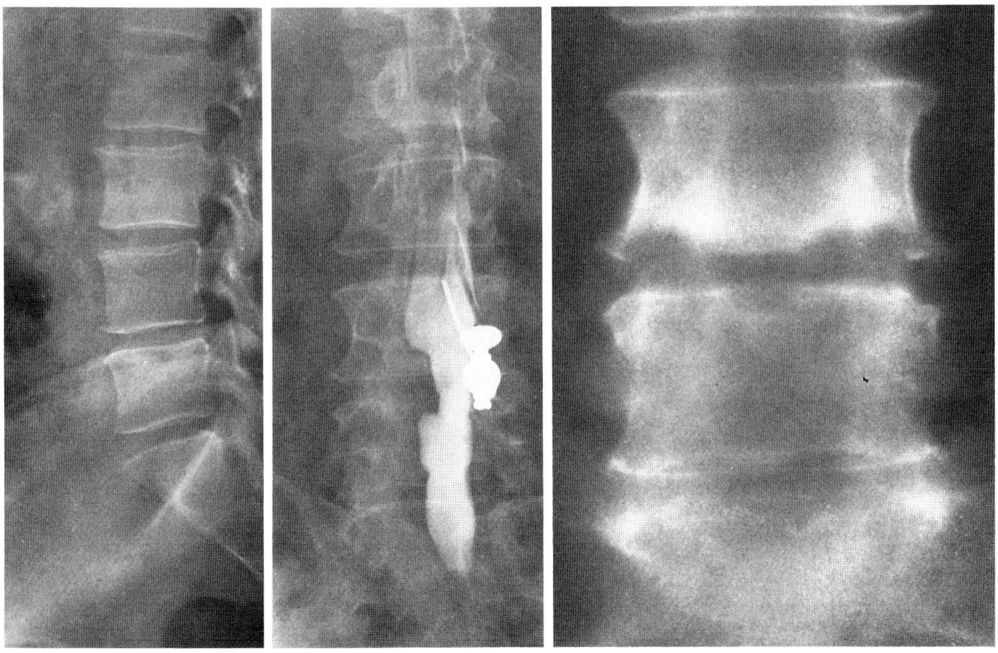

a b c

Abb. 145 a–c *Spezifische Spondylitis* mit Abszeßvorwölbung und Lumboischialgie (b)
Beachte: Destruktion der Grund- und Deckplatte des 3. und 4. LWK (c) (Tomogramm). Auf der Übersichtsaufnahme fällt lediglich die Verschmälerung des Bandscheibenraumes auf (a)

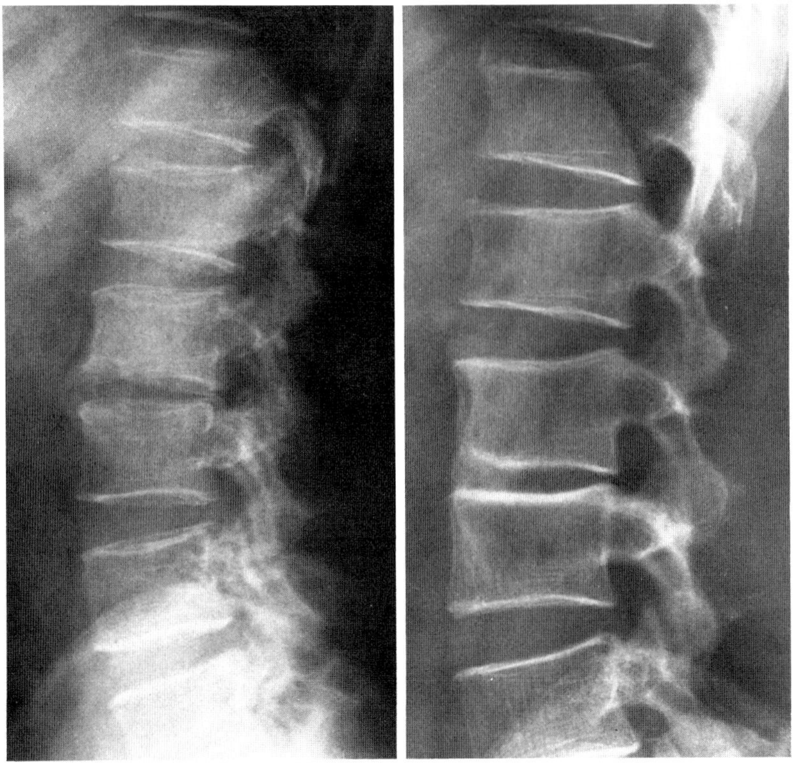

a b

Abb. 146 a und b a) Akute Staphylokokkenosteomyelitis nach Bandscheibenoperation. *Beachte:* Arrosion der Grund- und Deckplatten des 3. und 4. LWK. b) 2 Jahre später findet sich eine ventrale Spangenbildung zwischen den beiden Wirbelkörpern.

Therapeutisch ist die Ruhigstellung im Gips über mehrere Monate und die antibiotische Behandlung angezeigt.
Die Ruhigstellung ist manchmal noch für einige Wochen in der Liegeschale notwendig, meist genügt aber ein entsprechendes Gipskorsett. Wir verwenden nur noch Kunststoffverbände.

Grundsätzliches zur Antibiotika-Behandlung: Der Erregernachweis soll angestrebt werden. Wie bereits erwähnt, ist dies aber nicht immer möglich. Bei Staphylokokkeninfektion soll bei empfindlichen Organismen nach wie vor Penicillin Anwendung finden, gegebenenfalls ein halbsynthetisches Penicillin und bei Allergie Linkomycin, Kanamycin oder Gentamycin.
Gramnegative Erreger können mit Ampicillin, Carbenicillin und Cephalosporin angegangen werden. Pseudomonas aeruginosa kann auf Kanamycin und Gentamycin empfindlich sein. Bruzellosen sollten mit einer Kombination Streptomycin und Tetracyclin und Salmonelleninfektionen mit Chloramphenicol und Ampicillin behandelt werden.
Man beachte eine Nephrotoxizität und Ototoxizität auf verschiedene Medikamente (Bestimmung von Kreatinin im Serum).

IV. Tumoren und tumor-like lesions der Wirbel

Primäre Wirbeltumoren sind selten. Am häufigsten findet man unter den gutartigen Geschwülsten das Hämangiom, den Riesenzelltumor, das benigne Osteoblastom, das Osteochondrom, das Osteidosteom und Chondrome. Unter den bösartigen Wirbelgeschwülsten steht das Myelom an erster Stelle. Es folgt das Ewing-Sarkom. Selten sind Chordome, Chondrosarkome, Osteosarkome und Fibrosarkome.

Häufiger dagegen finden wir sekundäre Geschwülste. Zahlreiche Karzinome zeigen eine bevorzugte Metastasierung, insbesondere in die Wirbelkörper (Mamma-, Prostata-, Schilddrüsen-, Bronchial- und Nierenkarzinome).

Unter den tumor-like lesions findet man im Bereich der Wirbelsäule die aneurysmatische Knochenzyste, das eosinophile Granulom und auch die fibröse Dysplasie.

Klinisches Bild: Patienten mit Wirbeltumoren klagen zunächst meist über diffuse, später dann über lokalisierte Schmerzen. Auch ausstrahlende Schmerzen werden angegeben. Sehr oft findet man frühzeitig eine Druckschmerzhaftigkeit sowie muskuläre Verspannungen und Einschränkungen der Beweglichkeit in den betroffenen Segmenten. Abhängig von der Lokalisation und der Ausdehnung der Geschwulst können neurologisch radikuläre Symptome oder aber schon Zeichen einer Rückenmarksbeeinträchtigung nachgewiesen werden.

Laborbefunde schließen meist nur maligne Knochentumoren aus und haben im übrigen differentialdiagnostische Bedeutung. So besteht z. B. eine Blutsenkungsbeschleunigung sowohl bei einem rasch wachsenden malignen Tumor als auch bei einer Entzündung. Eiweißveränderungen im Serum sind beim Myelom regelmäßig in typischer Weise zu beobachten (α-, β- und γ-Plasmozytom).

Entscheidend für die Diagnose ist weiter eine eingehende **radiologische Untersuchung.** Entscheidende Einblicke vermittelt uns zunächst die Standardeinstellung, weiter zentrierte Aufnahmen oder Vergrößerungsaufnahmen. Die Tomographie einschließlich der Transversaltomographie läßt oft frühzeitig Destruktionsherde erkennen.

Bei der radiologischen Beurteilung ist besonders auf Strukturveränderungen zu achten (Osteolyse). Eine großzystische, blasige Strukturauslöschung mit Knochenauftreibung findet man bei Osteoklastomen, Hämangiomen und bei der fibrösen Dysplasie.

Gelegentlich kommt es zu Größenveränderungen eines Wirbelkörpers (Hämangiom, Wirbelmyxom), zu Formveränderungen (Usuren) durch extravertebral gelegene Neubildungen (Neurinom) oder nach Kompression des Wirbelkörpers (Retikulose), während man umschriebene zystische Strukturauslöschungen ohne Knochenauftreibung beim eosinophilen Granulom, beim Fibrom und bei Metastasen nachweisen kann. Die endgültige Differenzierung des Tumors ist zuweilen erst durch die histologische Untersuchung möglich, z. B. beim Osteoklastom und Chondrom, während das Osteom, Osteochondrom, Osteoid-Osteom und Hämangiom regelmäßig röntgenologisch zu diagnostizieren sind.

Wichtige Informationen im Hinblick auf die räumliche Zuordnung der Geschwulst und die Beziehung zu den verschiedenen Nachbargebilden bringt die *Computertomographie.*

Wichtig ist zu wissen, daß die *nuklearmedizinische Diagnostik* oft schon vor der radiologischen Untersuchung Hinweise auf einen Tumor bringen kann. Erst die Einführung von 99m-Tc markierter Phosphatverbindungen (1972) ermöglicht in Anbetracht der geringen Strahlenbelastung einen ausgedehnten Einsatz der Methode als Ergänzung zur Radiodiagnostik. Zum Erkennen von krankhaften Prozessen sowohl im Knochen als auch in den Weichteilen kommen neuerdings 99m/Tc/Sn-Phosphatkomplexe in Anwendung, wobei sich die Verabreichung von 15mCe 99m/Tc/Sn Äthyl-1, Hyroxyl-1, 1 Diphosphanat (EHDP) empfiehlt. Eine Sequenzszintigraphie läßt das klinische Verhalten der Geschwulst besser beurteilen. Es wird nämlich eine frühe Akkumulation des Radiopharmakons bei Tumoren mit hoher Perfusion (Sarkom) festgestellt werden. Die Akkumulation bei Tumoren mit niedriger Perfusion (Osteom) kommt später zustande.

Gelegentlich ist präoperativ die *Kontrastdarstellung des Spinalkanales* sinnvoll, um die Ausdehnung des Tumors objektivieren zu können.

Für die operative Behandlung von Wirbeltumoren erweist sich die *Angiographie* als vorteilhaft, ja sogar als entscheidend notwendig. Informationen über den Gefäßreichtum und vor allem über die Ausdehnung der Geschwulst sind präoperativ notwendig und wichtig, um den Eingriff sicher durchzuführen. Selbstverständlich ist über die

Art des Wachstums des Tumors aus dem Gefäßbild nur eine bedingte Aussage zu machen. Technisch ist an der Wirbelsäule eine superselektive Darstellung der Gefäße unbedingt erforderlich, da ansonsten die Abbildung der Geschwulstgefäße nicht ausreichend gelingt (Abb. 310 Bd. II/1).

Die *Probepunktion* und *Aspirationsbiopsie* des Tumors werden verschiedentlich als wichtiges diagnostisches Hilfsmittel empfohlen *(Ottlenghi)*, und zwar hauptsächlich bei schwer zu beurteilenden Befunden (Riesenzelltumor, Chondrom). Die Verfahren sind in der Hand des Erfahrenen an der mittleren Halswirbelsäule, an den beiden unteren Brustwirbeln und an der oberen und mittleren Lendenwirbelsäule möglich. *Ottolenghi* berichtet von 85% verwertbarer Resultate. Allgemein konnte sich jedoch die Aspirationsbiopsie am Knochen und ganz besonders im Bereich der Wirbelsäule nicht durchsetzen. Im Zweifelsfalle wird man heute die offene Biopsie vorziehen, wobei nach einer sofortigen histologischen Untersuchung gleich die Tumorresektion von dorsal oder ventral erfolgen kann.

Grundsätzliches zur Behandlung der Wirbeltumoren: Möglichkeiten der Behandlung von Wirbeltumoren waren noch vor Jahren begrenzt, heute können wir jedoch schon oft entscheidend eingreifen, sei es operativ, medikamentös oder mit einer Strahlenbehandlung. Häufig ist eine kombinierte Behandlung angezeigt. So gelingt

1. die Exstirpation eines oder mehrerer Wirbelkörper und die Defektüberbrückung mit eigenem Knochen mit oder ohne Metall- bzw. Kunststoffeinbringung,
2. die Entfernung des Tumors und Plombage mit Palacos und evtl. gleichzeitige Metallschienung,
3. die Einbringung von Palacos als begrenzt stabilisierende palliative Maßnahme.

a) Hämangiom

Während klinisch gesehen Hämangiome eine untergeordnete Rolle spielen, können sie bei pathologisch-anatomischer Untersuchung *(Schmorl-Junghanns)* häufig gesehen werden (ca. 10%), d. h. sie sind großenteils symptomlos und werden oft als Zufallsbefund entdeckt. Außerdem hat sich gezeigt, daß sie wegen ihrer Kleinheit radiologisch nicht erfaßt werden. Bevorzugt betroffen ist die Brustwirbelsäule (mehr als 50%), seltener die Lendenwirbelsäule und nur zu 10% etwa die Halswirbelsäule und das Kreuzbein.

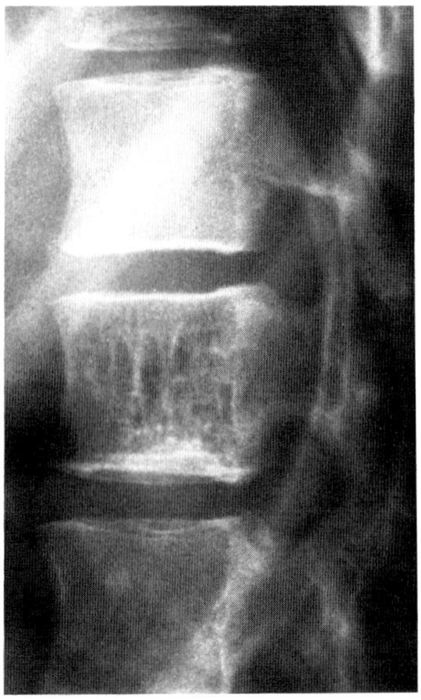

Abb. 147 Typischer Hämangiomwirbel (asymptomatisch)

Radiologisch sind die Befunde pathognomonisch, es finden sich charakteristische Veränderungen der Spongiosazeichnung (Abb. 147). Neben Aufhellungsherden sieht man verdichtete Spongiosabälkchen (grobe vertikale Streifung) oder eine grobmaschige Anordnung der Spongiosa (wabige Struktur). Diese Veränderungen können sich über einen Wirbel erstrecken, ja sogar auf die Bogen und Fortsätze übergehen. Es kann aber auch nur ein kleiner Wirbelanteil betroffen sein.

Je nach der Ausdehnung der Strukturveränderungen kann die Tragfähigkeit vermindert sein, so daß Frakturen entstehen. Bei einer Fraktur ist es gelegentlich schwierig, die Angiomstruktur zu erkennen. Als weitere Komplikation gilt die Beeinträchtigung von Rückenmark oder Nervenwurzeln infolge einer Ausbreitung des Angioms in den extraduralen Raum. Entlastungslaminektomien können dann notwendig werden. Handelt es sich lediglich um Reizerscheinungen, so wird allgemein die Röntgenbestrahlung empfohlen.

Differentialdiagnostisch ist an die *Paget*sche Erkrankung zu denken (Abb. 158).

b) Riesenzellgeschwulst

Riesenzellgeschwülste liegen bevorzugt in den Lendenwirbelkörpern (50%), seltener in der Brustwirbelsäule und nur ausnahmsweise in der Halswirbelsäule. Außer den Wirbelkörpern können auch die Dornfortsätze und Querfortsätze befallen sein. Riesenzellgeschwülste (früher zählte man zu dieser Gruppe auch das Chondroblastom), das Knochenfibrom, die aneurysmatische Knochenzyste und die Osteodystrophie – brauner Tumor) unterteilt man nach *Lichtenstein* in 3 Gruppen, je nach der Art des Wachstums. Der größte Teil ist benigne, ein kleiner zeichnet sich durch ein semimalignes und ein geringer Teil durch ein malignes Wachstum aus.

Radiologisch steht die Osteolyse im Vordergrund, so daß der Wirbel ausgehöhlt erscheint, er kann zusammenbrechen. Auch mehrere Wirbelkörper können befallen sein. Knochenneubildungen kommen nicht vor, wohl kann das Geschwulstgewebe in den Wirbelkanal einbrechen, evtl. gefolgt von Rückenmarksstörungen (Abb. 148).

Therapeutisch muß wegen der Gefahr einer malignen Entartung die radikale operative Entfernung angestrebt werden. Nur in Ausnahmefällen wird man sich zur Bestrahlung entschließen.

Differentialdiagnostisch ist an eine maligne Geschwulst zu denken, z. B. an das Plasmozytom oder an Metastasen. Im frühen Stadium können Herde sogar monolokulär beobachtet werden. Das morphologische Erscheinungsbild zeigt Gemeinsamkeit mit dem Plasmozytom (wabiges Aussehen infolge herdförmiger Osteolyse). Es kann aber auch eine diffuse Osteolyse vorliegen, weshalb gelegentlich eine Verwechslung mit der Osteoporose erfolgt. Wichtige Hinweise bringen die Elektrophorese, das Sternalpunktat und die Urinuntersuchung (*Bence-Jones*-Eiweißkörper).

c) Osteochondrom

Osteochondrome befallen bevorzugt die Extremitäten. Die Häufigkeit des Wirbelsäulenbefalles wird unterschiedlich angegeben. *Ackermann* findet nur 0,35% der Osteochondrome an der Wirbelsäule. Auch im eigenen Krankengut sind es nur ca. 1% der Osteochondrome, die an der Wirbelsäule zu sehen sind. *G. Richter* und *S. Richter* finden an der Wirbelsäule mehr als 5% aller Osteochondrome.

Radiologisch zeigen die Osteochondrome meist relativ charakteristische Veränderungen: kolbenartig aufgetrieben, expansiv wachsend, meist im Bereich der Wirbelfortsätze (*Hiensch*). *Zimmer* beschrieb eine Exostose am Wirbelbogen des 3. Lendenwirbelkörpers und *Lindgren* am hinteren Atlasbogen.

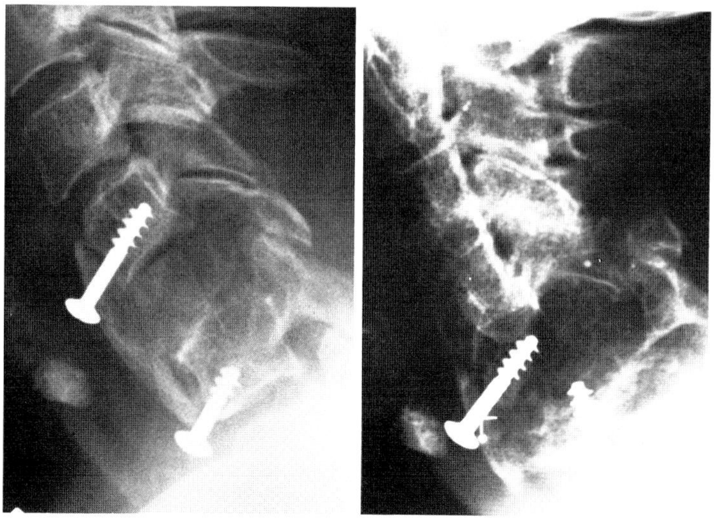

a b

Abb. 148 a und b a) Zustand nach Resektion des 7. Halswirbelkörpers bei einem Riesenzelltumor (Grad II nach *Lichtenstein*). Defektüberbrückung mit einem Knochenblock aus dem Beckenkamm.
2 Jahre später Rezidiv (Abb. 148 b). 6 Monate später Exitus an pulmonalen Metastasen

Osteochondrome sollen *operativ* entfernt werden, was im Bereich der Fortsätze im allgemeinen keine Schwierigkeiten bereitet.

d) Chondrom

Bei den Chondromen als echten hyalinen Knorpelgeschwülsten sind nach einer Zusammenstellung von *Boudreaux* wegen des expansiven Wachstums in etwa 50% der Fälle neurologische Komplikationen zu erwarten. Wirbelchondrome sind außerdem in einem erheblichen Prozentsatz als semimaligne zu betrachten *(Jaffe)*, weshalb therapeutisch radikal vorgegangen werden muß. Chondrome treten meist zwischen dem 20. und 40. Lebensjahr auf. Bevorzugt befallen sie die Brust- und Halswirbelsäule, seltener dagegen die Lendenwirbelsäule und das Sakrum. Das Chondrom liegt häufig im Wirbelkörper, aber auch die Fortsätze sind befallen.

Radiologisch steht die Osteolyse im Vordergrund. Infolge des Erhaltenbleibens von Knochenbezirken kann im Röntgenbild ein großblasiger abgegrenzter Tumor in Erscheinung treten (Abb. 149). Auch finden sich Bezirke mit unregelmäßigen Verkalkungszonen bei Verlust der Knochenstrukturen.

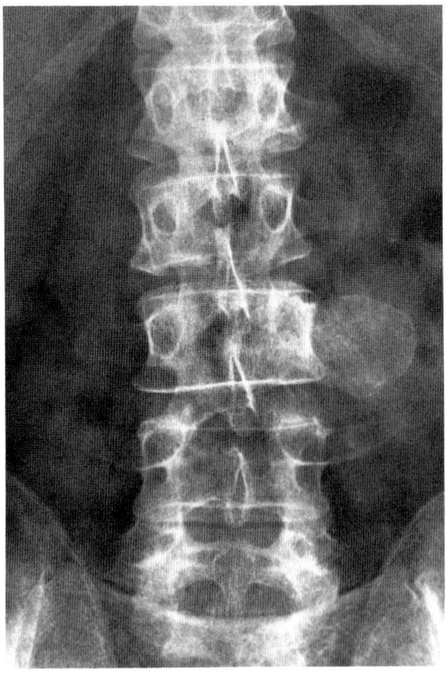

Abb. 149 Chondrom am Querfortsatz des 3. LWK

Es zeigen sich zunächst kleinzystische osteolytische Bezirke. Die Spongiosadefekte werden mit zunehmendem Tumorwachstum großzystisch und führen früher oder später zur vollständigen Knochenauflösung mit einer vollkommenen Zerstörung des Wirbelkörpers und der Bandscheiben. Insgesamt gesehen kann dabei der Wirbelkörper blasig aufgetrieben sein.

Differentialdiagnostisch ist an das Myxom zu denken. Dieser Gallertgewebe bildende mesenchymale Tumor kann ein ähnliches morphologisches Erscheinungsbild zeigen *(Dalicho)*. Er kommt aber nur ausnahmsweise an der Wirbelsäule zur Ausbildung und befällt fast ausschließlich die Phalangen und den Kiefer.

e) Osteome

Als Osteome bezeichnet man gutartige Geschwülste, die sich aus Knochengewebe zusammensetzen und sich von Osteoblasten ableiten. Sie finden sich an der Wirbelsäule in Form von Enostomen (selten) und etwas häufiger als Osteoid-Osteome.

1. Enostome

Enostome zeigen ein ganz charakteristisches Erscheinungsbild. Sie haben eine längliche, gezackte Form und liegen fast immer in der Längsachse des Wirbelkörpers. Klinisch sind sie bedeutungslos und werden als Zufallsbefund festgestellt.

2. Osteoid-Osteome

Im Jahre 1943 definierten *Jaffe* und *Lichtenstein* einen kleinen, runden oder oval konfigurierten, langsam wachsenden Knochentumor als Osteoid-Osteom, der histologisch aus Osteoid, neugebildeten Knochenbälkchen und gefäßreichen osteogenen Bindegewebe besteht.
Diese, manchmal auch als „tumor-like lesion" bezeichnete Neubildung wird nicht größer als 1,5 cm und liegt in der Spongiosa oder Kortikalis, vor allem im Bereich der Extremitäten. Man findet sie aber auch an der Wirbelsäule (Abb. 137c).
Klinisch steht auch bei dieser Lokalisation die Schmerzhaftigkeit im Vordergrund, und zwar als Nachtschmerz *(Jaffe, Sabanas, Mustard, Neimeier)*. Die Geschwulst tritt häufiger bei Knaben, bevorzugt zwischen dem 10. und 20. Lebensjahr auf. Regelmäßig findet man eine schmerzhafte

Wirbelsäulenfixation (reflektorische Skoliose oder Hüftlendenstrecksteife), die mit konservativen Mitteln nicht zu beeinflussen ist.
Radiologisch achte man auf eine meist kreisrunde Knochenverdichtung, die häufig im Bereich der Fortsätze anzutreffen ist. Gelegentlich ist das Osteoid-Osteom sehr klein und entgeht lange der Erkennung.
Therapeutisch ist die operative Entfernung des Tumors angezeigt. Nach der Tumorresektion verschwinden oft innerhalb von Tagen die Symptome (Schmerzen und Bewegungsbehinderung), die gar nicht selten über Jahre hindurch therapeutisch nicht beherrscht werden konnten.

f) Myelom

Das Myelom zählt zu den häufigen primären bösartigen Geschwülsten der Wirbelsäule.
Radiologisch zeigt sich ein einzelner oder aber mehrere Herde. Grundsätzlich soll eine Schädelübersichtsaufnahme erfolgen, da jeder zweite Patient mit einem Myelom die typischen Stanzdefekte aufweist. Klinisch ist die erhöhte BKS, die typischen Elektrophoreseveränderungen und der Bence-Jonessche Eiweißkörper zu beachten. Weiter soll unbedingt eine Beckenkammpunktion durchgeführt werden.
Therapeutisch wird man, sofern es sich um einzelne Herde handelt, heute unbedingt die Tumorentfernung, evtl. nachfolgende Plombage mit Knochen oder aber mit Palacos vornehmen. Gleichzeitig wird manchmal eine Osteosynthese erforderlich (Abb. 150), parallel muß eine Chemotherapie erfolgen. Manchmal wird man sich mit der Strahlentherapie und zytostatischen Behandlung begnügen müssen, sofern eine operative Behandlung nicht möglich ist.
Während früher die Prognose ungünstig war, kann heute mit einer kombinierten Therapie sehr oft das Leiden über Jahre beherrscht werden.

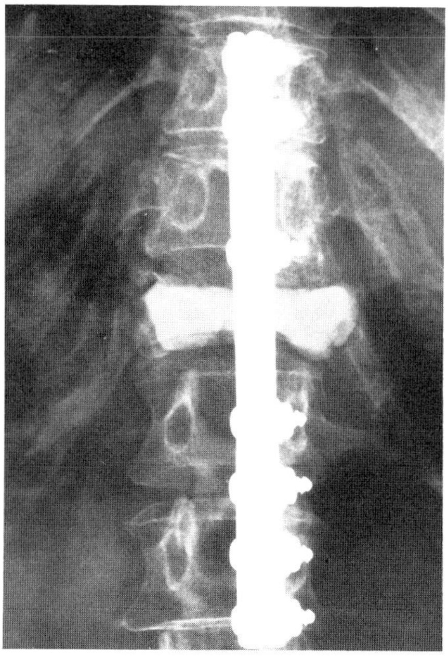

Abb. 150 Plombage eines Myelonwirbels mit Palacos und Stabilisierung der Wirbelsäule mit Platten. Kontrolle nach 18 Monaten

g) Ewing-Sarkom

Es sind fast 10% der Ewing-Sarkome, die im Bereich der Wirbelsäule lokalisiert sind.
Radiologisch steht die Osteodestruktion im Vordergrund (Abb. 151). Knochenneubildungen sind im Bereich der Wirbelsäule dagegen nicht zu sehen.
Therapeutisch ist die Strahlenbehandlung und die Chemotherapie angezeigt.

h) Chordom

Virchow beschrieb 1857 erstmals eine geschwulstähnliche Neubildung im Bereich der Sutura occipitalis, die histologisch knorpeligen Ursprungs war. *Müller* wies ein Jahr später auf Beziehungen zur Chorda dorsalis hin und empfahl die Benennung dieser Neubildung als Chordoit-Geschwulst oder Chordoma.
Man findet das Chordom am häufigsten am Kreuz-Steißbein-Übergang (60%), zu mehr als 35% zervikal oder okzipital und nur zu weniger als 5% dorsal oder lumbal *(Mabrey)*. Das männliche Geschlecht ist doppelt so häufig betroffen wie das weibliche. Häufig tritt das Chordom erst nach dem 50. Lebensjahr auf. Man sieht es aber auch schon beim Kind.
Radiologisch kommt ein expansiv wachsender Tumor gelegentlich mit einer trabekelartigen Aufgliederung zur Darstellung. Im Zentrum findet sich aber meist ein großer osteolytischer Bezirk. Unregelmäßige griesähnliche Verkalkungszonen kommen vor.
Die operative Entfernung dieser Geschwulst muß wenn möglich vorgenommen werden, da sie prognostisch als äußerst ungünstig zu bezeichnen ist.

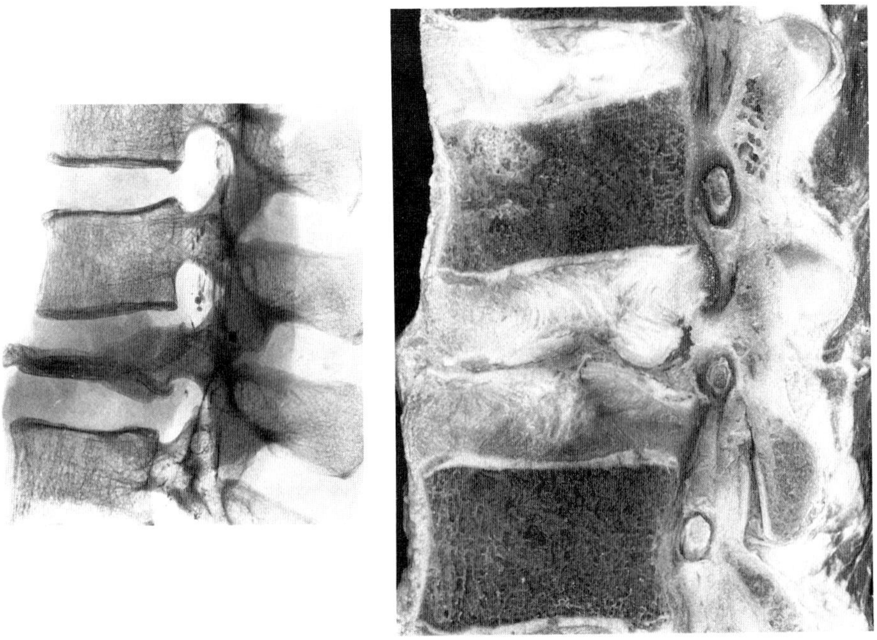

Abb. 151 a und b Ewingsarkom des 3. LWK. Weitgehende Osteolyse des 3. LWK.
Beachte: Metastase im darüber gelegenen Wirbelkörper.
Klinisch bestanden lediglich Kreuzschmerzen

i) Wirbelmetastasen

Wirbeldestruktionen infolge einer Absiedelung von Metastasen können sogar als erstes Zeichen einer Geschwulsterkrankung zu Symptomen führen. Der Primärtumor braucht zu diesem Zeitpunkt noch nicht in Erscheinung zu treten. Selbst nach intensiven diagnostischen Bemühungen ist z. B. ein kleines Hypernephrom oft nicht zu lokalisieren. Weiter hat manchmal der Pathologe selbst an Hand des feingeweblichen Bildes Schwierigkeiten bei der Differenzierung der Geschwulst. Die Früherkennung von Wirbeldestruktionen ist klinischerseits von Bedeutung, zumal bei einem rechtzeitigen Eingreifen mit Hilfe von Röntgenbestrahlungen oder aber auch manchmal operativ entscheidend geholfen werden kann. Es muß deshalb bei bekannten Tumoren exakt auf das Auftreten von wirbelsäulenabhängigen Beschwerden geachtet werden. Zum anderen ist es wichtig, bei entsprechenden Wirbelsäulenbeschwerden an ein Geschwulstwachstum zu denken. Diagnostisch muß mit verschiedenen Untersuchungsmethoden angestrebt werden, den Destruktionsherd zu *lokalisieren und zu identifizieren.* Wirbelmetastasen treten vorwiegend als *osteoklastische* Metastasen auf, wobei es zu einer mehr oder weniger ausgeprägten Zerstörung eines oder mehrerer Wirbelkörper und deren Anhangsgebilden kommt, was schließlich zum Zusammenbruch des Wirbelkörpers und nachfolgenden Achsenveränderungen der Wirbelsäule führt. Häufig ist damit eine irreversible Rückenmarksschädigung verbunden.

Metastasen können aber auch durch Anregung der Knochenbildung zu einer Verdichtung der Wirbel führen (*osteoplastische* Metastasen). Es ist dann eine Erhöhung der sauren Phosphatase zu erwarten. Selten sind *osteolytisch-osteoplastische* Metastasen als Kombinationsform.

Unter einer *Knochenmarkskarzinose* versteht man eine generalisierte Metastasierung eines Krebses in das Skelettsystem, die radiologisch zunächst sehr oft in ihrem Ausmaß nicht zu erkennen ist und in Form einer allgemeinen Osteoporose in Erscheinung tritt, wobei es sich dann allerdings um eine diffuse Durchsetzung des Knochenmarks mit Tumorgewebe handelt.

Die Metastasierung erfolgt am häufigsten, nämlich in 75% der Fälle, in die Lendenwirbelsäule, am seltensten (5%) in die Halsanteile der Wirbel-

säule. In zwei Drittel der Fälle sind Brust- und Lendenwirbelsäule gleichzeitig befallen.
Die *Metastasenbildung* von der Primärgeschwulst aus in die Wirbelsäule kann einerseits durch *kontinuierliches, infiltrierendes Wachstum der Erstgeschwulst* oder auf dem Wege der *Lymph-* und *Blutbahnen* entstehen.
Bei Berücksichtigung topographischer Gegebenheiten der Brust-, Bauch- und Beckenorgane zur Wirbelsäule ist die *lymphogene Ausbreitung* naheliegend. Dafür spricht das gehäufte Vorkommen von Becken- und Lendenmetastasen bei Uteruskarzinomen, sowie die Bevorzugung der Brustwirbelsäule bei Ösophagus- und Bronchialkarzinomen.
Neuerdings gelang es *O. Batson* durch Injektionsversuche am Rhesusaffen und an Leichen von der V. dorsalis penis aus, die vertebralen Venengeflechte bis zu den Gehirnsinus zu füllen. *Batson* hat nachgewiesen, daß durch Erhöhung des intraabdominalen und intrathorakalen Druckes, wie es beim Husten und Niesen etwa schon der Fall ist, das Blut gehindert wird, über die Hohlvene abzufließen und statt dessen über den kaudalen Teil des vertebralen Venensystems ausweicht. Demnach können auf diesem Wege auch Krebszellen von im Becken gelegenen Geschwülsten unter Umgehung der Lungen und des Herzens in die Wirbelsäule und in die Schädelknochen verschleppt werden.
Es lassen sich dadurch auch Fälle von Knochenmetastasen ohne entsprechende Lungenmetastasen erklären.
Ganz allgemein ist bei der *hämatogenen Metastasierung* die Stellung der Primärtumoren innerhalb des Kreislaufes für die Metastasierung ausschlaggebend. Beim Pulmonalistyp (Lungentumoren) sind die primären Filter sämtliche Kapillarsysteme des großen Kreislaufes.
Beim Kavatyp (extraintestinale Karzinome) stellt das Skelettsystem das 2. Filter dar. Beim Pfortadertyp (intestinale Karzinome) bedeutet das Skelett erst die 3. Filterstation. Knochenmetastasen treten deshalb in diesen Fällen relativ spät auf. Des weiteren bleibt ein Metastasierungsweg vom *elektiven Typus (Schinz, Botztfein)* anzuführen. Zellemboli passieren mühelos Kapillarfilter und gehen dort an, wo das Gewebe dem Mutterboden am ähnlichsten ist. Im Spätstadium des Geschwulstwachstums kann es schließlich zu allgemeiner Metastasierung in alle Organe kommen. Beim *Knochenmarkstypus* (Plasmozytom) finden sich hämatogene Frühmetastasen in anderen Teilen des Markes, ohne Lungenmetastasen, nachdem die Zellemboli das Lungenfilter anstandslos passiert hat.
Beim *lymphatischen Typus* finden sich Tochtergeschwülste an anderen Stellen mit lymphatischen Gewebsanteilen (Lymphosarkom), während beim *Retikuloendothelialtyp* sich Zellemboli im gesamten retikuloendothelialen System ausbreiten (Leukämien, Sympathogoniom, Ewing-Sarkom, Retikulozellsarkom, Melanoblastom).

Klinisches Bild: Bei etwa der Hälfte der Patienten war anamnestisch ein maligner Tumor bekannt. 50% kamen also erstmals wegen Beschwerden von seiten der Wirbelsäule in ärztliche Behandlung. In diesen Fällen waren also die metastatischen Veränderungen an der Wirbelsäule und ihre Folgen der erste Hinweis auf das Vorhandensein eines bösartigen Tumors. Als erste Zeichen der Erkrankung gelten hartnäckige therapieresistente Kreuz-, Rücken- und Nackenschmerzen. Metastasen treten gehäuft ab der Mitte des 40. Lebensjahres auf, der Großteil fand sich zwischen dem 50. und 65. Lebensjahr. Im jugendlichen Alter findet man Metastasen von Osteosarkomen und Ewing-Sarkomen. Einmal wurde auch eine Metastase eines Hypernephroms zwischen dem 10. und 20. Lebensjahr beobachtet. Zweimal kamen Patienten vor dem 35. Lebensjahr mit Metastasen eines Magenkarzinoms zur Behandlung. Insgesamt waren Männer und Frauen gleich häufig befallen, das männliche Geschlecht überwog geringfügig mit 54%.
Von Interesse ist weiter die Dauer der Beschwerden vom ersten Auftreten bis zur endgültigen Diagnosestellung. Der größte Teil der Patienten (37,2%) suchte eine Spezialklinik erst 3–6 Monate nach Auftreten der Beschwerden auf, 13,6% bereits schon nach 1–2 Monaten und 16,3% nach 6–12 Monaten. Nach der erhobenen Anamnese kamen 12,7% erst nach 1–2 Jahren, weitere 10% gaben an, schon länger als 2 Jahre Beschwerden gehabt zu haben. Nur 10% der Patienten kamen innerhalb der ersten 4 Wochen.

Symptomatik: Kreuz-, Rücken- und Nackenschmerzen waren der häufigste Anlaß (79%), ärztliche Hilfe in Anspruch zu nehmen. 25% der Patienten wurden andernorts schon über mehr oder weniger lange Zeit (4 Wochen bis 1–2 Jahre) konservativ wegen Ischias oder Rheumatismus behandelt (Massagen, Heißluft, Bestrahlungen, Injektionen und chiropraktische Maßnahmen).

12,7% der Patienten kamen bereits mit einem kompletten Transversalsyndrom in stationäre Behandlung. In 2 Fällen traten die Lähmungen im Anschluß an chiropraktische Maßnahmen ein. 30% der Patienten boten bei der Aufnahme Zeichen einer Nervenwurzelkompression oder schwerer Irritation. Einige der Patienten bekamen bereits wegen unbeeinflußbarer Ischiasschmerzen Morphium. Beim Großteil der Patienten jedoch bestanden ein uncharakteristischer Druck- und Klopfschmerz sowie Stauchungsschmerz, der grundsätzlich mit Bedacht geprüft werden muß. Mehrere Male bestand bereits ein Gibbus infolge einer Wirbelkompression und anschließender Achsenabknickung.

Beachtenswert ist allerdings, daß bei 15% der Fälle mit einer bereits deutlichen Wirbeldestruktion kein Druck- oder Klopfschmerz angegeben wurde.

Blutuntersuchungen ergaben bei mehr als 60% der Fälle schon eine Anämie. Häufig ist die BKS erhöht, nur in 8% der Fälle ergab sich – auch bei wiederholter Kontrolle – keine wesentliche Erhöhung. 20% wiesen eine Erhöhung von mehr als 100 mm auf. Die saure Serumphosphatase ist beim Prostatakarzinom in 30% der Fälle erhöht *(Woodard)*.

Radiologische Befunde: Grundsätzlich muß beim Verdacht auf ein metastatisches Geschehen die gesamte Wirbelsäule zumindest in 2 Ebenen und das Becken einschließlich der koxalen Femurenden abgebildet werden. Bei Myelomverdacht sind unbedingt Schädelaufnahmen anzufertigen. Von 17 Patienten mit einem multiplen Myelom zeigen 14 die typischen lochartig gestanzten Defekte. Häufig bringen erst Schichtaufnahmen und zentrierte Aufnahmen bzw. Vergrößerungsaufnahmen endgültige Klarheit über die Beschaffenheit und Ausdehnung des Herdes. Vielfach fällt im frühen Stadium der Erkrankung lediglich eine lokalisierte, manchmal aber auch generalisierte Osteoporose (Plasmozytom) auf. Schließlich zeigen sich osteolytische Bezirke im Bereich des Wirbelkörpers und häufig auch der Bogenwurzel. Die Beurteilung der Bogenwurzel bedarf eines besonderen Hinweises. Spongiosadefekte lassen sich meist erst abbilden, wenn sie einen Durchmesser von etwa 5 mm aufweisen *(Brocher)*.

Die Entwicklung einer Wirbeldestruktion verläuft unterschiedlich. Gelegentlich kommt es innerhalb von Wochen zur Auflösung eines Wirbelkörpers (Abb. 152) oder im Kreuzbein (Abb. 153). Manchmal bleibt die Destruktion über Wochen nahezu unverändert. Mit einer rechtzeitig begonnenen Tumorbestrahlung (bis 8000 r) kann der Tumor sogar weitgehend zerstört werden, so daß selbst über ein Jahr hinweg kein Fortgang der Wirbelveränderungen festgestellt werden kann. Relativ charakteristisch für den geschwulstartigen Zusammenbruch eines Wirbelkörpers ist das Erhaltensein der Grund- und

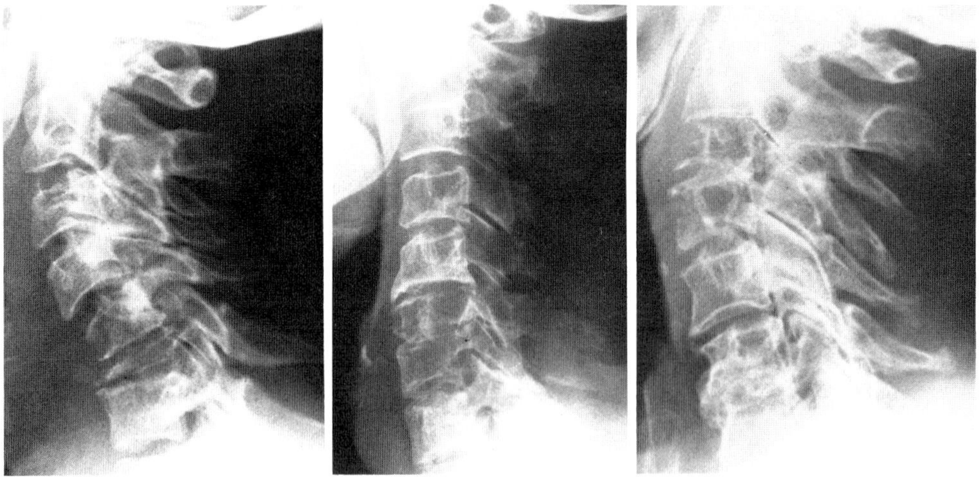

a b c

Abb. 152 a–c Metastasen im Bereich der Halswirbelsäule bei Mamma-Karzinom. a) (M. M., 60 Jahre.) Die Diagnose eines Mamma-Karzinoms wurde erst bei der Obduktion gestellt. b) (B. B., 56 Jahre) Mammaamputation vor 4 Jahren. c)(R. M., 63 Jahre) Multiple Metastasenbildung im Bereich der Halswirbelsäule

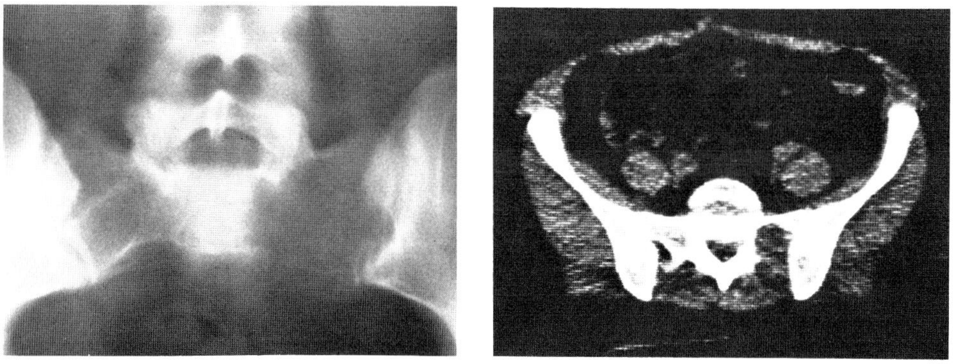

a b

Abb. 153 a und b Metastase eines Leiomyosarkoms im Os sacrum: *Radiologisch* zeigt sich eine unscharf abgegrenzte Destruktion des linken Kreuzbeinflügels (a), die sich besonders deutlich auf dem Computertomogramm einsehen läßt (b).
Beachte: Die vordere Kreuzbeinwand ist teilweise erhalten

Deckplatten. Bei der entzündlichen Destruktion dagegen infrakturiert die Grund- bzw. Deckplatte, wobei die Bandscheibe einbricht, weshalb es dann bald zu Bandscheibenverschmälerungen kommt. Eindellung der Wirbelhinterwand (dorsale Exkavation) gilt als Zeichen einer gutartig wachsenden intraspinalen Geschwulst (Neurinom, Ependymom). Eine ventrale Wirbelexkavation findet sich im Brustwirbelsäulenbereich beim Aortenaneurysma.

Als relativ zuverlässiges Zeichen eines primären Wirbelsarkoms gilt die Geschwulstausdehnung auf benachbarte Bezirke.

Für einzelne Metastasen charakteristische Befunde gibt es nicht; ohne Zweifel zeigen einige Tumoren verschiedentlich wiederkehrende Eigenarten der Destruktion, so daß man manchmal sogar geneigt ist, sie als pathognomonisch zu bezeichnen. Eine Zuverlässigkeit der radiologischen Veränderungen konnte jedoch anhand unseres Krankengutes nicht objektiviert werden. Zudem zeigt das Aussehen des Destruktionsherdes eine Abhängigkeit vom Alter des Patienten, von der Lokalisation der Geschwulst und vom Stadium der Destruktion. Einige Befunde bedürfen jedoch besonderer Berücksichtigung.

Mit wenigen Ausnahmen (Prostata-Ca. und vereinzelte Mamma-Ca.) finden wir osteolytische Vorgänge. Die Osteolyse kann herdförmig multilokulär in einem Wirbel oder aber in verschiedenen Wirbeln zu objektivieren sein. Gelegentlich findet sich eine arrosionsartige Auflösung eines Wirbelanteils, ähnlich wie sie beim Sarkom zu sehen ist. Früher oder später folgt die Kompression des Wirbelkörpers. Das Wirbelfragment kann verdichtet erscheinen (pseudoosteoplastische Metastase). Die Kompression kann aber auch ausbleiben. Es finden sich oft nur ein strukturloser Rahmen des Wirbelkörpers, die Wirbelkörper sind aber regelmäßig durch weitgehend erhaltene Bandscheibenräume unterteilt (Cave Verwechslung mit Spondylitis).

Als relativ charakteristisch erwiesen sich verschiedene Osteodestruktionen bei Hypernephromen. Ein zystisch-wabiges Aussehen der Wirbelzerstörung sollte darauf hinweisen. Verschiedentlich wurden angiographische Untersuchungen (Phlebogramme) durchgeführt. Eine wesentliche diagnostische Bedeutung ergibt sich daraus bis jetzt noch nicht.

Hinsichtlich der *Lokalisation der Wirbeldestruktion* durch Metastasen bleibt anzuführen, daß in unserem Krankengut die Lendenwirbelsäule mit 43,6% am häufigsten befallen war, es folgte die Brustwirbelsäule mit 27,2% und die Halswirbelsäule mit 13,6%. Ein gleichzeitiger Befall der Lendenwirbelsäule und Brustwirbelsäule zeigte sich in 11,6% und der Halswirbelsäule und Brustwirbelsäule in 1,7%. In der Brustwirbelsäule fanden sich die Metastasen insbesondere im mittleren und unteren Anteil. Nur in wenigen Fällen ließ sich eine Destruktion sämtlicher Wirbelkörper als Zeichen einer Karzinomatose der Wirbelsäule objektivieren, was wohl bis zu einem gewissen Grade deshalb der Fall ist, da man im allgemeinen im Spätstadium dem Patienten die Röntgenuntersuchungen nicht mehr zumutet. 53% der überprüften Fälle zeigten jeweils nur einen destruierten Wirbel. Metastasenbildungen in 2 benachbarten Wirbeln traten in 33% auf.

Eine zentrale Bedeutung bei der Diagnose von Metastasen haben *nuklearmedizinische Untersu-*

chungen erhalten. Damit ist es oft schon frühzeitig möglich – vor dem radiologischen Nachweis der Destruktion –, eine Anreicherung von Technetium abzubilden.

Zur *endgültigen diagnostischen Klärung* der Art der Geschwulst war in 14% die *feingewebliche Untersuchung* notwendig, sei es durch Punktion anderer, von Metastasen befallener Skelettabschnitte (Becken) oder aber durch Probeentnahme aus dem Wirbelkörper bzw. dessen Anhangsgebilden, was meist anläßlich einer Entlastungslaminektomie durchgeführt wurde. Gelegentlich wird aber die Knochen- und Knochenmarksbiopsie gerechtfertigt sein, in einer Technik von *Ottolenghi*. Sie ist aber selbst in der Hand des Erfahrenen nicht ungefährlich (Blutung, Verschleppung von Tumorgewebe – Sinuskarzinom) und gelingt meist nur im Bereich der mittleren und oberen Lendenwirbelsäule und unteren und mittleren Halswirbelsäule. Nicht selten ist aber kein entsprechendes Knochengewebe zu erhalten, so daß eine histologische Diagnose nicht möglich wird. Sofern es sich allerdings um eine generalisierte Knochen- oder Knochenmarkserkrankung handelt (Plasmozytom, Leukosen, Karzinomatose) kann die Probeentnahme meist ohne Schwierigkeiten am Beckenkamm erfolgen, und zwar am besten in einer Technik, wie sie von *Bartelheimer* und *Schmitt-Rohe* angegeben wurde. Mit Hilfe eines speziellen Trokar wird meist in Lokalanästhesie aus dem Beckenkamm Knochen oder Knochenmark entnommen.

Therapeutische Erkenntnisse: Die therapeutischen Möglichkeiten sind selbstverständlich begrenzt, einmal aufgrund des Leidens und zum anderen abhängig von der Art des Tumors und der Ausdehnung. Es hat sich gezeigt, daß beim Bronchialkarzinom das Wachstum der Metastasen relativ schnell verläuft. Mehr als 75% unserer Patienten verstarben bereits 3 bis 5 Monate nach Beginn der Beschwerden. Andere Tumoren wiederum entwickeln sich langsamer.

Gelegentlich ist die *chirurgische Entfernung* der Metastase möglich. Anschließend erfolgt die Plombage und evtl. eine Stabilisierung mit Metall. Meist muß man sich mit der *Röntgenbestrahlung* begnügen. Mit Hilfe moderner Bestrahlungsmethoden gelingt die Applikation hoher Strahlendosen und eine weitgehende Zerstörung des Tumors. Verschiedene Patienten wurden be-

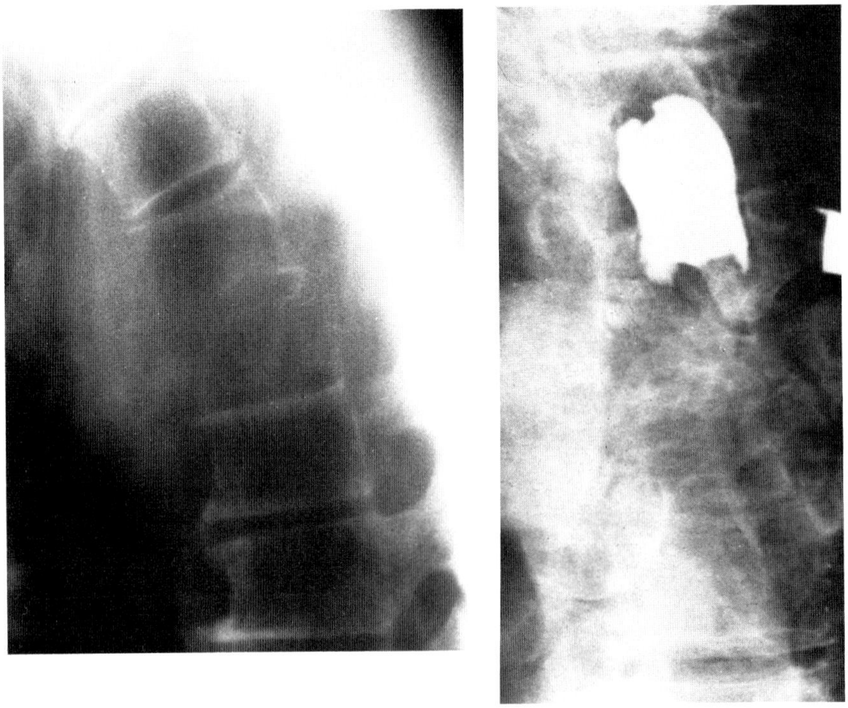

a b

Abb. 154 a und b Transversalläsion bei Wirbelmetastasen eines Bronchialkarzinoms mit extramedullärer Raumbeschränkung. Myelographisch zeigt sich ein Stop der Kontrastmittelsäule

obachtet, bei denen das Geschwulstwachstum für mehr als 1 Jahr gestoppt werden konnte und Rückenmarksbeeinträchtigungen sich besserten oder aber unbeeinflußbare schmerzhafte Nervenwurzelstörungen (Ischias) vollkommen verschwanden. Die anschließende Ruhigstellung im Stahlkorsett hat sich vielfach bewährt.
Die Laminektomie ist angezeigt, wenn sich ein Transversalsyndrom entwickelt (Abb. 154). Gleichzeitig war dann gelegentlich eine operative Stabilisierung mit Knochenzement und Metallschienen notwendig. Damit können Rückenmarksstörungen rückgängig gemacht werden und der Patient zumindest über Monate, manchmal sogar mehr als 1 Jahr gehfähig gehalten werden, was bereits als großer Erfolg gewertet werden muß.

j) Tumor-like lesions

Die **aneurysmatische Knochenzyste** als „tumor-like lesion“ findet man beim Erwachsenen relativ häufig im Bereich der Wirbelsäule. An den Extremitäten liegt sie in der Metaphysengegend. Gar nicht selten ist sie am platten Knochen zu beobachten. Die meist gekammerte Zyste treibt den Knochen ballonartig auf. (Abb. 155, 156.)
Therapeutisch ist eine exakte Resektion der Zyste und Defektüberbrückung mit eigenem Knochen erforderlich.

Weiter bleibt die **polyostotische fibröse Knochendysplasie** *(Jaffe, Lichtenstein)* abzugrenzen, die von *Uehlinger* als Osteofibrosis deformans bezeichnet wird (Abb. 157).
Die Wirbelkörper sind dabei nur ausnahmsweise befallen, meist dagegen die Diaphyse der Röhrenknochen, gelegentlich auch die Rippen. Radiologisch steht die großzystische blasige Strukturauslöschung mit Knochenauftreibung im Vordergrund, die monostotisch oder polyostotisch auftreten kann. Im Gegensatz zur Osteodystrophia fibrosa cystica generalisata *(von Recklinghausen)* findet sich in den nicht befallenen Bezirken keine Osteoporose.

Radiologisch finden sich charakteristische Veränderungen der Spongiosazeichnung. Neben Aufhellungsherden sieht man verdichtete Spongiosabälkchen (grobe vertikale Streifung) oder eine grobmaschige Anordnung der Spongiosa (wabige Struktur) Cave: Verwechslung mit einer Paget'schen Erkrankung (Abb. 158).
Diese Veränderungen können sich über einen Wirbel erstrecken, ja sogar auf die Bogen und Fortsätze übergehen. Es kann aber auch nur ein kleiner Wirbelanteil betroffen sein.
Je nach Ausdehnung der Strukturveränderungen kann die Tragfähigkeit vermindert sein, so daß Frakturen entstehen. Bei einer Fraktur ist es gelegentlich schwierig, die wabige Struktur zu erkennen.

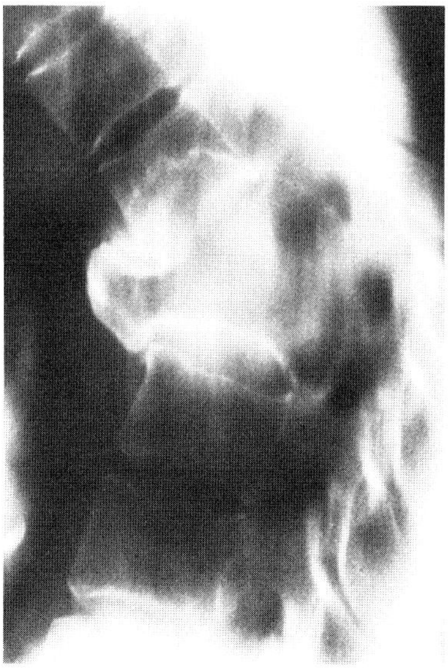
a

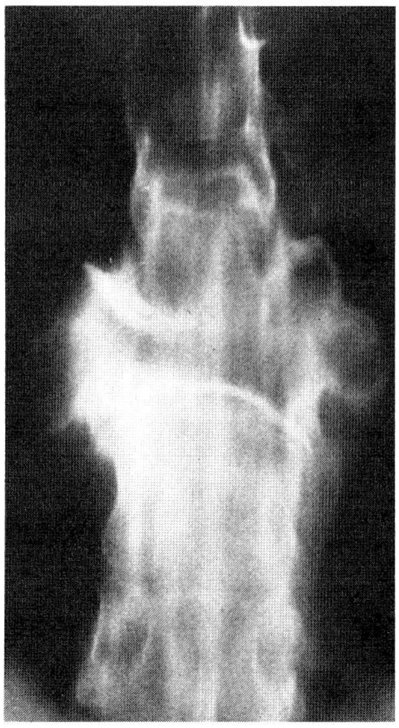
b

Abb. 155 a und b *Aneurysmatische Knochenzyste,* jetzt mit Rückenmarksbeeinträchtigung. Es wurde über Jahre hinweg eine zystische Tuberkulose als Ursache der stets an Größe zunehmenden Zyste angenommen

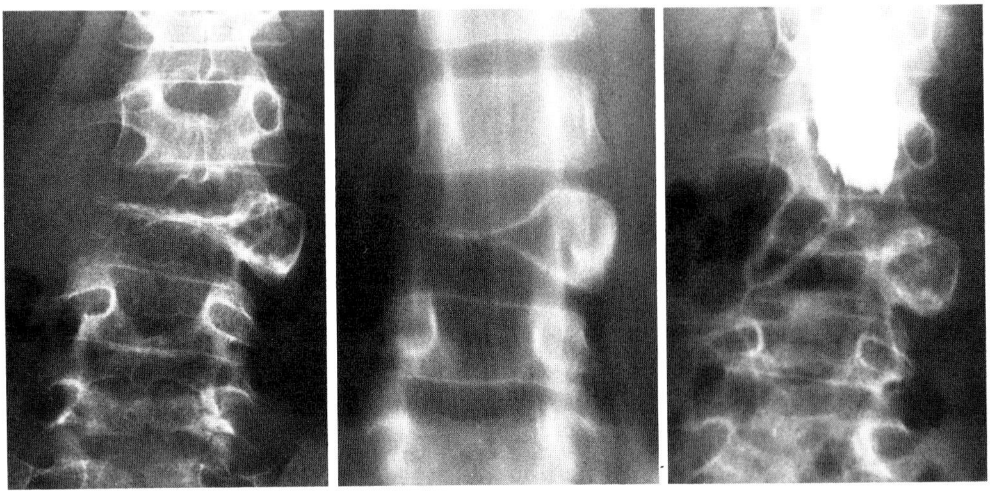

a b c

Abb. 156 a–c *Aneurysmatische Knochenzyste* mit Verlagerung des Spinalkanals

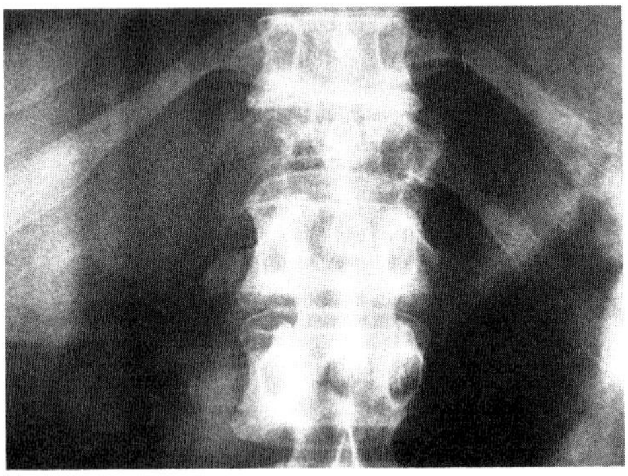

Therapeutisch ist die sorgfältige Entfernung des fibrösen Gewebes und die Auffüllung des Defektes mit Spongiosa notwendig. Hinzuweisen bleibt noch auf das eosinophile Granulom, das ebenfalls in die Wirbelsäule lokalisiert sein kann. Radiologisch findet sich meist ein scharf begrenzter runder osteolytischer Herd. Therapeutisch soll der Herd entfernt und mit Spongiosa plombiert werden (Abb. 159).

Abb. 157 *Fibröse Dysplasie* des 12. BWK und der 12. Rippe links

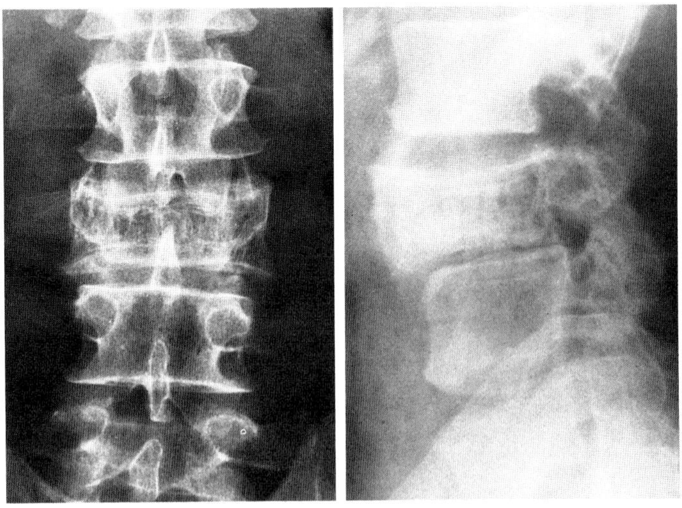

a b

Abb. 158 a und b Typischer Paget-Wirbel.
Beachte: Strukturveränderungen und Vergrößerung des Wirbels!

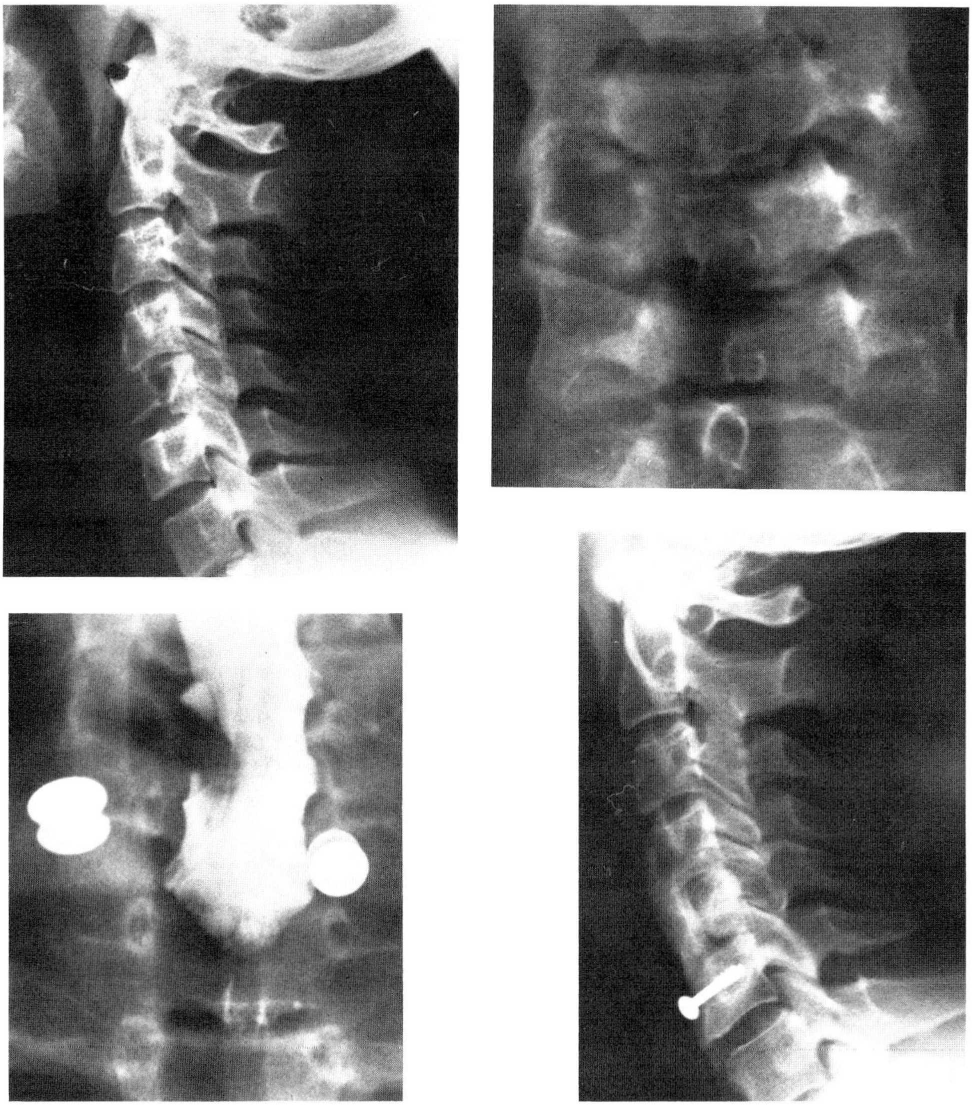

a b c d

Abb. 159 a–d Eosinophiles Granulom im 5. Halswirbel (a und b): a) Myelographisch zeigt sich eine intraspinale Raumbeschränkung (Radikuläre Symptome C6). (c) Zustand nach Exkochleation und Defektüberbrückung (d)

k) Rückenmarkstumoren

Abhängig von der Lage und Größe kann die vom Rückenmark und deren Anhangsgebilde ausgehende Raumbeschränkung im Spinalkanal eine Vielzahl von Erscheinungsbildern hervorrufen, angefangen von einer Herabsetzung der Empfindung bis zur vollkommenen Querschnittslähmung.

Frazier hat bereits 1918 grundsätzlich auf 3 Möglichkeiten der **Symptomatik** hingewiesen, nämlich der einseitigen sensiblen oder motorischen Wurzelbeeinträchtigung (Symptom der extramedullären Raumbeschränkung), weiter auf das Brown-Séquardsche Syndrom, wobei es zur Lähmung und Verlust der Tiefensensibilität auf der Tumorseite und Verlust der Schmerzempfindung und Temperaturempfindung auf der Gegenseite kommt. Schließlich bleibt als weitere Gruppe die beidseitige Lähmung und sensible Störung sowie die Blasen- und Mastdarmlähmung anzuführen. Selbstverständlich kann es sich dabei nur um eine grobe Orientierung handeln. Bei der Untersuchung achte man weiter auf Reflexdifferenzen und pathologische Reflexe, wobei der „Babinski“ auf eine Beeinträchtigung des chordo-spinalen Tractus hinweist.

Wichtige Einblicke können weiter **Röntgenbilder** vermitteln (Verbreiterung der Wirbelbogenabstände, dorsale Exkavation) einschließlich der Kontrastdarstellung des Spinalkanales.
Grundsätzlich muß dabei eine Liquoruntersuchung stattfinden, wobei vor allem eine **zytologische** Beurteilung erfolgen soll.
Normalerweise findet man im Liquorzellbild 70% Lymphozyten und 30% Retikulumzellen

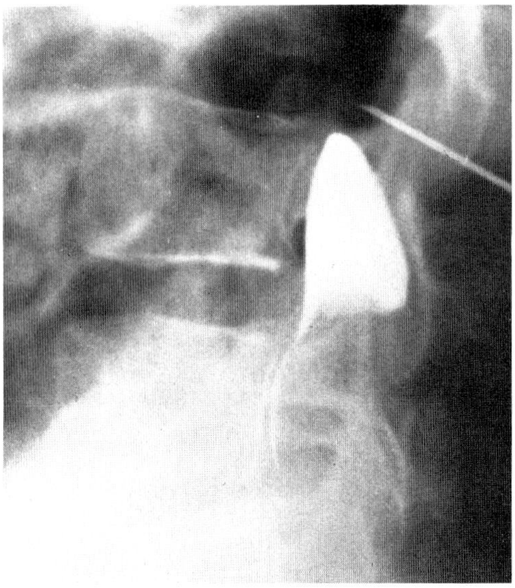

a

Abb. 160 a–c Myelogramm einer intraduralen Raumbeschränkung (Neurinom, a) und Myelogramm einer extraduralen Raumbeschränkung durch einen Tophus (b und c)

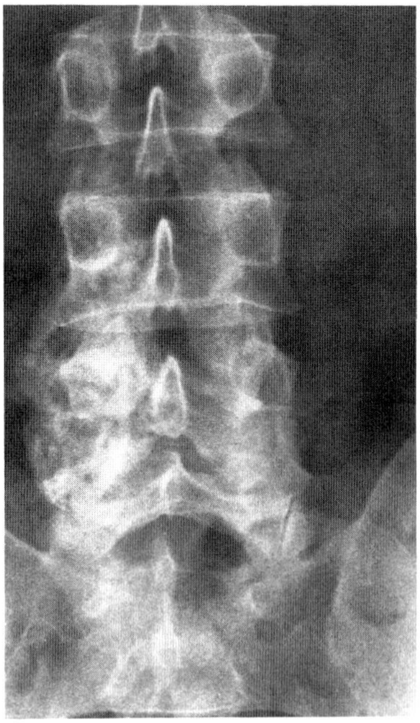

b

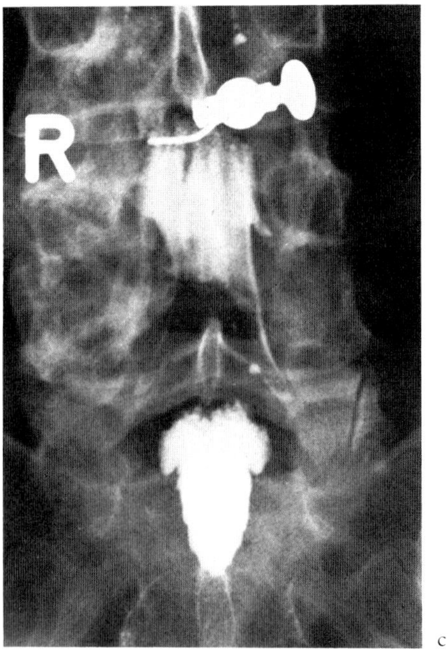

c

oder Monozyten. Gelegentlich lassen sich auch Ependym- oder Plexuszellen sowie als Folge einer Punktion Knorpelzellen oder Zellen des haemopoetischen Systems aus dem Wirbelkörper nachweisen (Punktion).
Die zytologische Untersuchung (Liquorzellgewinnung) erfolgt im allgemeinen durch die Membranfiltermethode oder aber durch das Sedimentkammerverfahren. Die Liquorzelldiagnostik muß rasch erfolgen, es sei denn, es wird durch Zugabe der gleichen Menge 10%igen Formalins eine Konservierung der Zellen ohne wesentlichen Informationsverlust möglich *(Engelhardt)*.

Die verschiedenen pathologischen Zellbilder lassen sich insgesamt 3 Zellsyndromen zuordnen, wobei man beim *entzündlichen Liquorzellbild,* das einer akuten Phase (neutrophile Granulozyten) und das einer chronischen Phase der Entzündung unterscheidet (Lymphozyten). Die Proliferationsfähigkeit der retikulären Zellen ist von der Art der Erkrankung abhängig. Vielgestaltig sind sie bei der Meningitis tuberculosa oder aber bei Herpesinfektion. Auch akute Schübe bei multipler Sklerose sind oft an einer Zunahme retikulärer Zellen erkenntlich.
Das Liquorreizsyndrom stellt eine unspezifische zellige Reaktion der Leptomeningen auf alle den Liquorraum betreffenden Reize dar (mechanisch, vaskulär, blastomatös). Das akute Liquorreizsymptom ist gekennzeichnet durch neutrophile Granulozyten und das subakute Liquorreizsyndrom durch Retikulumzellen. Wichtig ist die Differenzierung einer Blutung im Subarachnoidalraum. Schon 4 Stunden nach einer Blutung finden sich Erythrophagen, frühestens 4 Tage später Siderophagen. Durch eine zunehmende intrazelluläre Konzentrierung des Hämosiderins ist das Alter der Blutung abschätzbar.
Beim *Tumorzellsyndrom* ist der Nachweis der Tumorzelle notwendig. Die Differenzierung der Tumorzelle von retikulären Zellformen kann schwierig sein. Zellen von Metastasen fallen durch ausgeprägte Größe und Färbungsdifferenz sowie dem Reichtum an Mitosen als liquorfremd auf. Zuweilen ist durch Zusatzfärbung die Identifizierung als Adenokarzinom, bei Pigmentbildung als Melanom möglich (Meningialkarzinose).

Abzugrenzen sind weiter meningiale Leukosen und maligne Lymphome. Dabei kann dann therapeutisch eine intrathekale Chemotherapie in Anwendung gebracht werden.

1. Intradurale extramedulläre Tumoren

Meningiome: Sie entstehen aus der Dura mater und liegen subdural meist breitbasig der Dura an. Bevorzugt sind sie im Bereich der Brustwirbelsäule gelegen, seltener lumbal und zervikal.

Auch die **Neurofibrome** findet man bevorzugt im Bereich der Brustwirbelsäule und auch im Bereich des oberen Lendenwirbelsäulenanteiles. Neurofibrome haben Kontakt mit den hinteren Nervenwurzeln vor allem. Die Tumoren können sich in das Foramen intervertebral nach extradural in den Thoraxraum und retroperitoneal ausdehnen. Zu den extramedullären Tumoren zählen weiter die Teratome und Arachnoidalzysten.
Therapeutisch müssen die Tumoren über eine Laminektomie vorsichtig entfernt werden. Besondere Probleme ergeben sich oft bei Neurofibromen, wenn der Tumor sich gleichzeitig retroperitoneal und in den Thoraxraum ausbreitet (Dreihöhleneingriff). (Abb. 320 Bd II/1).

2. Intradurale intramedulläre Tumoren

Ependymom: Das Ependymom ist ein Tumor des zentralen Nervensystems mit unterschiedlicher biologischer Wertigkeit, der von der epithelialen Auskleidung der inneren Liquorräume des Gehirns bzw. vom Zentralkanal im Rückenmark ausgeht und bevorzugt im Bereich der Kauda zu finden ist (Neuroglia).

Pathogenese: Die Ependymome leiten sich von der epithelialen Auskleidung des Liquorsystems ab. Makroskopisch erscheinen sie als gelappt knotige Geschwülste, die gegen das angrenzende Gewebe meist nur verdrängend wachsen. Im histologischen Bild werden epitheliale papilläre und rein zellige Formen unterschieden. Besonders charakteristisch ist die gleichmäßige Verteilung und Anordnung der Gefäße in dieser Tumorform, wobei häufig freie Höfe um die Lichtungen ausgespart sind. Die Tumorzellen sitzen mit häufig deutlich sichtbaren Fortsätzen an der Gefäßwand an. Im Zuge von Zellproliferationen kann es zum Verschluß des Gefäßlumens kommen. Dadurch sind regressive Veränderungen im Tumor zu erklären.

Klinisches Bild: Das Ependymom ist eine Geschwulst vorwiegend des Jugend- und frühen Erwachsenenalters. Die Geschwulst kommt überall dort vor, wo sich normalerweise Ependymzellen finden, nämlich als Auskleidung der Gehirnbinnenräume, im Zentralkanal des Rückenmarks, im Ventriculus terminalis des Conus medularis, des Rückenmarkes sowie in verstreuten Inseln und Hohlräumen des Filum terminale. Bei einer Lokalisation im Rückenmarksbereich kommt es im allgemeinen zunächst zu Schmerzen oder aber Zeichen eines Transversalsyndromes. Da es sich nicht selten um langsam wachsende Tumoren handelt, findet man röntgenologisch gelegentlich dorsale Exkavationen an den Wirbelkörpern (Abb. 139).

Myelographisch zeigt sich abhängig vom Ausmaß der Geschwulst eine mehr oder weniger ausgeprägte Stopbildung des Kontrastmittelflusses.
Therapie: Der Tumor muß oft über eine ausgedehnte Laminektomie entfernt werden.

Ependymome machen bereits zwei Drittel der intraspinalen intramedullären Gliome aus. Als nächstes folgen die Astrozytome, die Oligodendrogliome und verschiedene gemischte Gliome, die oft im einzelnen nicht zu differenzieren sind. Die operative Behandlung der intramedullären Rückenmarkstumoren bereitet besondere Probleme, da es bei der Tumorentfernung zu einer weiteren Schädigung kommen kann. Eine vorsichtige Ausschälung des Tumors muß erfolgen, was besser bei Geschwülsten gelingt, die abgegrenzt sind, wie es beim Ependymom sehr oft der Fall ist. Gelegentlich wird man sich auf eine Dekompression durch eine Laminektomie oder ein Offenlassen der Dura beschränken müssen und anschließend eine Strahlenbehandlung vornehmen.
Zunehmend versucht man mit Isotopen den Geschwulstnachweis zu bringen und zur Feststellung ihrer Ausdehnung nutzbar zu machen (Myeloszintigraphie).

V. Spondylolisthese

Das Krankheitsbild der Spondylolisthese (spondylos = Wirbel und listhesis = gleiten) wurde von *Kilian* 1854 beschrieben. Er führte das Abgleiten auf eine Subluxation der Gelenkfazetten zurück. Schon 100 Jahre früher fiel dem belgischen Geburtshelfer *Herbinaux* auf, daß gelegentlich ein besonders vorspringendes Sakrum Probleme bei der Geburt bereiten kann, wobei es sich ohne Zweifel um die schweren Gleitgrade und die Spondyloptose gehandelt haben dürfte. *Robert* und *Lampl* beschrieben 1855 eine veränderte Interarkualportion des Wirbelbogens. 1881 wies *Neugebauer* auf die Elongation der Pars interarticularis hin.
Betrachtet man die *normale Wirbelsäule,* so ist festzustellen, daß selbst bei maximaler Bewegung keine nennenswerte Verschiebung der Wirbelkörper gegeneinander stattfindet. Verschiedene Veränderungen der Wirbelkörper, der Bandscheibe und des Bandapparates ermöglichen jedoch das Gleiten eines und selten mehrerer Wirbelkörper. Dadurch kann es früher oder später zu einer Schädigung der Nerven noch im Bereich des Spinalkanales und häufiger im Bereich des Foramen intervertebrale kommen (Abb. 161).

Im Anschluß an *Verletzungen* der Lendenwirbelsäule ergeben sich zahlreiche Möglichkeiten einer Wirbelkörperverschiebung. Nach einer traumatischen Schädigung der Wirbelkörper, der Bandscheibe und der Bänder kann der Wirbel ganz oder zum Teil nach vorne, hinten oder zur Seite luxieren. Die Cauda equina wird bei dem Schermechanismus besonders schwer geschädigt werden können. Erfolgt ein Abbruch des Wirbelbogens – häufig sind es die Gelenkfortsätze –, so rutscht der Wirbelkörper und der vordere Anteil des Wirbelbogens. Die Cauda equina wird deshalb bei der Luxationsfraktur weniger häufig beeinträchtigt.
Ein *Seitgleiten* der Wirbelkörper ohne vorausgehendes Trauma beobachtet man bei der *Skoliose.* Gleichzeitig besteht eine mehr oder weniger stark ausgeprägte Torsion der Wirbelsäule um die Längsachse. Zum Drehgleiten, wie es *W. Müller* beschrieben hat, führt vor allem die Degeneration der Bandscheibe, die wiederum durch die Asymmetrie der Wirbelkörper begünstigt wird. Relativ selten erfolgt beim Drehgleiten eine Irritation der Nervenwurzel.
Eine *Verschiebung der Wirbelkörper nach dorsal,* die *Retrolisthese* oder wie es von *Frieberg* bezeichnet wurde, die Retroposition eines Wirbelkörpers, erfolgt bei Prozessen, die eine Lockerung der Verbindung zwischen Bandscheibe und Wirbelkörper bedingen. Häufigste Ursache ist die Chondrose und Osteochondrose. Gelegentlich sieht man eine Retrolisthese bei Destruktionen infolge einer Entzündung oder eines Neoplasma (Abb. 161 d). Durch den Lockerungsvorgang zwischen Bandscheibe und Wirbelkörper erhalten die Ligamenta flava und die Lendenmuskulatur das Übergewicht und ermöglichen so eine Verschiebung der Wirbelkörper nach hinten und unten *(Brocher).* Weiter erhält für diesen Gleitvorgang die Form und Lage der Wirbelgelenke Bedeutung *(Güntz).* Im Verlaufe der Bandscheibendegeneration und der nachfolgenden Dislokation des Wirbelkörpers finden wir häufig Verlagerungen der betreffenden Bandscheibe nach hinten und seitlich. Bandscheibenvorwölbungen und Vorfälle führen dann zu einer Irritation oder Kompression einer bzw. mehrerer Wurzeln.

Die Bezeichnung *Spondylolisthesis* charakterisiert den Vorgang des Wirbelgleitens nicht hinreichend. Die Spondylolyse ist die Voraussetzung

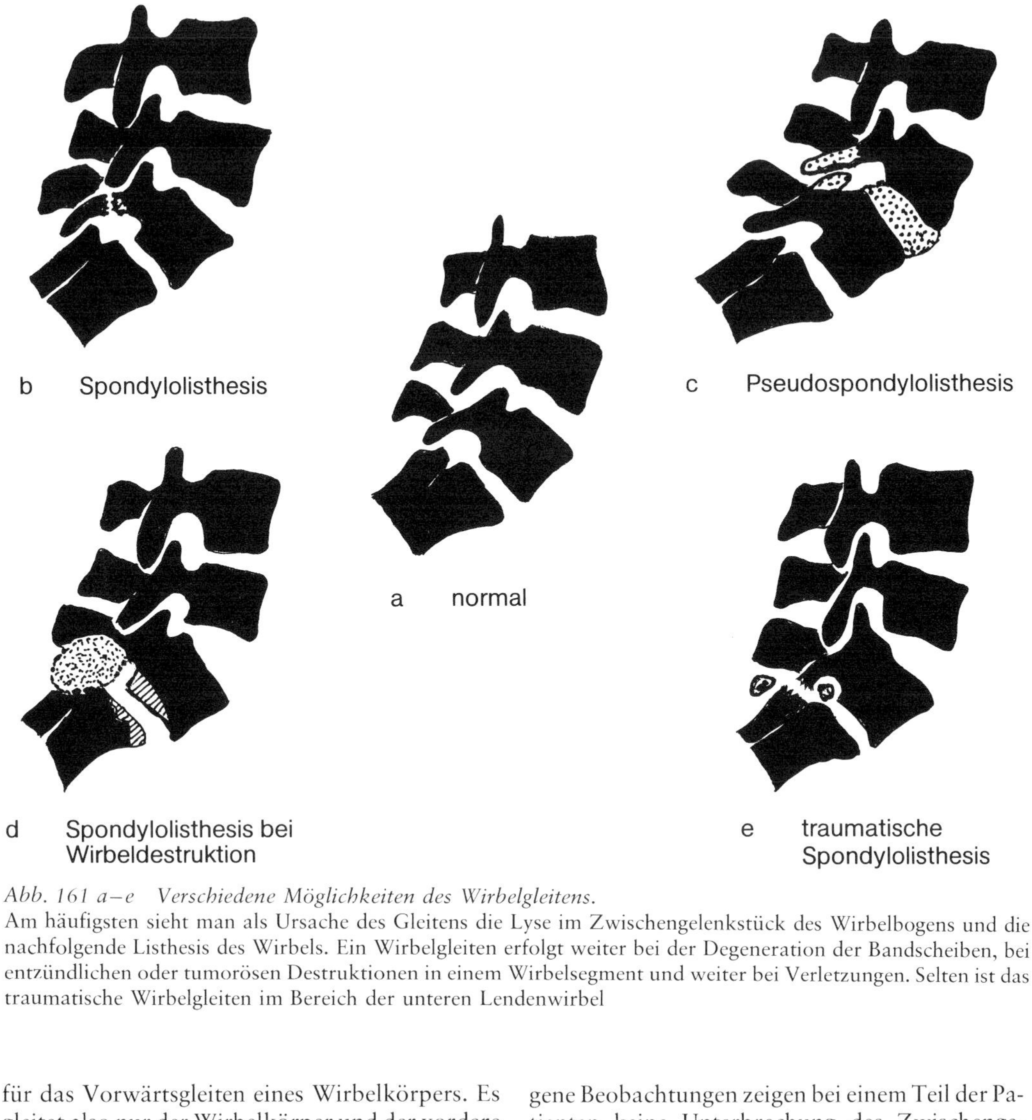

Abb. 161 a–e Verschiedene Möglichkeiten des Wirbelgleitens.
Am häufigsten sieht man als Ursache des Gleitens die Lyse im Zwischengelenkstück des Wirbelbogens und die nachfolgende Listhesis des Wirbels. Ein Wirbelgleiten erfolgt weiter bei der Degeneration der Bandscheiben, bei entzündlichen oder tumorösen Destruktionen in einem Wirbelsegment und weiter bei Verletzungen. Selten ist das traumatische Wirbelgleiten im Bereich der unteren Lendenwirbel

für das Vorwärtsgleiten eines Wirbelkörpers. Es gleitet also nur der Wirbelkörper und der vordere Anteil des Wirbelbogens (Abb. 162). Andererseits sieht man ein Vorwärtsgleiten eines Wirbelkörpers – allerdings geringeren Ausmaßes – bei Bandscheibendegenerationen, wie das von *Junghanns* beschrieben wurde (1930). Dieser Vorgang wiederum, bei dem also der ganze Wirbelkörper sich verschiebt, wird als *Pseudospondylolisthesis* bezeichnet.

Überprüft man zunächst die morphologischen Veränderungen am Skelett, so entspricht die Annahme, daß die Unterbrechung des Wirbelbogens eine Conditio sine qua non ist, nicht den Gegebenheiten. Untersuchungen, vor allem von *Newman*, *Neugebauer* und *Trocha* wie auch eigene Beobachtungen zeigen bei einem Teil der Patienten keine Unterbrechung des Zwischengelenkstückes. Das Zwischengelenkstück kann hypoplastisch und elongiert sein. Man kann sich vorstellen, daß die Pars interarticularis des Wirbelbogens im Verlaufe des Gleitvorganges mehrmals frakturiert ist und dann in Verlängerung konsolidiert ist (*Wiltse*). Es bestehen Beziehungen zwischen dem Ausmaß der Bogenverlängerung und der Wirbelverschiebung. Beim Vorliegen einer Spondylolyse findet sich die Unterbrechung des Wirbelbogens im vorderen Anteil des Isthmus, nahe der Basis der Gelenkfortsätze. Diese Lücke ist mit verschieden differenzierten Bindegewebe ausgefüllt. Ganz selten kann die Spaltbildung auch retrosomatisch und retroisthmisch ge-

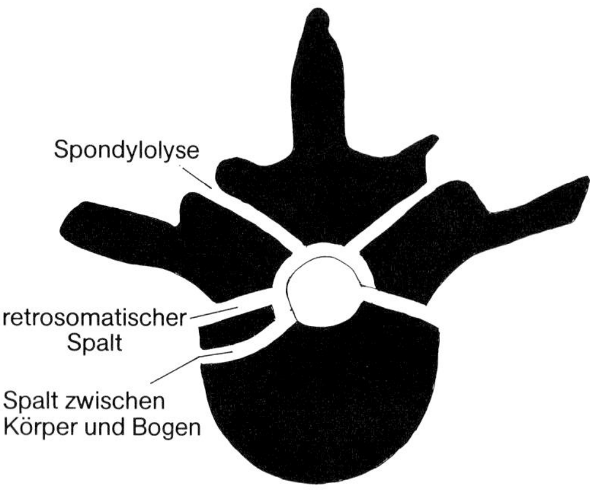

Abb. 162 Verschiedene Möglichkeiten der Spaltbildung im dorsalen Bereich des Wirbels (Spaltbildung des Dornfortsatzes im Sinne der Spina bifida wurden nicht berücksichtigt).
Häufig ist die Spaltbildung im Zwischengelenkstück; *selten* die retroisthmische und retrosomatische Spaltbildung

legen sein (Abb. 162). Kommt es beim Vorliegen einer Spondylolyse zum Gleiten, so verschiebt sich also der Wirbelkörper und der vordere Anteil des Wirbelbogens.
Weiter bleibt auf eine Möglichkeit der Wirbelverschiebung infolge einer Hypoplasie oder einer Fehlform und Fehlstellung der Gelenkfortsätze hinzuweisen. Veränderungen der Gelenkfortsätze können aber auch gleichzeitig mit einer Spondylolyse vorkommen.
Bei näherer Betrachtung des Gleitwirbels ist festzustellen, daß der Wirbel Veränderungen im Sinne eines Dolichospondylos aufweisen kann. Gehäuft sind ferner bei der Spondylolyse und Spondylolisthese Entwicklungs- und Aufbaustörungen der Wirbelsäule vorzufinden, wie es die Spina bifida (20%) und der Assimilationswirbel (10%) darstellen. Ähnlich häufig beobachten wir Verkrümmungen der Lendenwirbelsäule *(Mau)*.

Ätiopathogenese: Ursächlich wird heute eine *Entwicklungsstörung des Isthmus* während des Wachstumsalters bei einer *Dysplasie des Wirbelbogens* angenommen *(Brocher, Taillard)*. Die Dysplasie des Wirbelbogens zeigt hinsichtlich der Art Parallelen zur kongenitalen Dysplasie des Hüftgelenkes. Die Anlagestörung ist bei Geburt vorhanden, zur Ausbildung der Lyse und Listhesis kommt es im Laufe des Skelettwachstums. Nur ganz selten wird ein Gleiten im frühen Kindesalter beobachtet. Häufiger um das 10. Lebensjahr. Mit Abschluß des Wachstums ist der Gleitprozeß dann weitgehend beendet. Infolge von Bandscheibendegenerationen kann später noch eine weitere, meist nicht mehr sehr ausgeprägte Verschiebung stattfinden.

Über die Ursache der Spondylolyse und Spondylolisthesis existieren verschiedene andere Theorien:
Eine *frühtrophostatische* Entstehung wird von *Hitchcock* angenommen. Demnach erfolgt im Isthmus eine verzögerte und verminderte Verknöcherung. Eine Aufrichtung des Körpers würde das Zwischengelenkstück übermäßig belasten.
Eine *spättrophostatische* Entstehung erklären *Lahne* und *Meyer-Burgdorff* durch Überlastungs- und Materialschäden des Zwischengelenkstückes.
Die *traumatische* Entstehung der Spondylolyse und Spondylolisthese konnte nicht bewiesen werden.
Eine Theorie über die *kongenitale* Entstehung der Wirbelbogenunterbrechung, wie es von *Neugebauer* und *Renault* geprägt wurde, konnte widerlegt werden. Es wurde angenommen, daß die Verknöcherung der Wir-

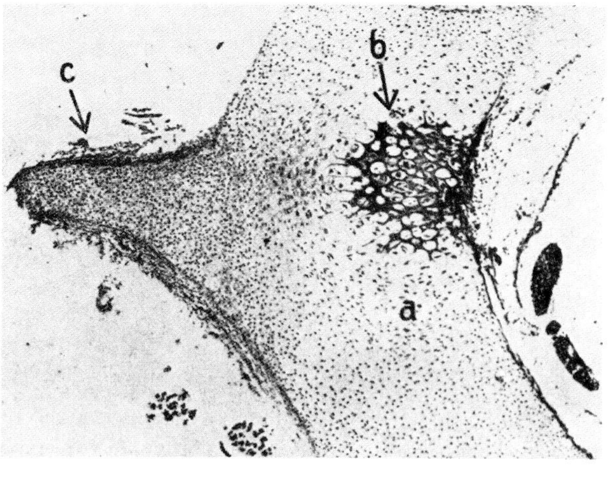

Abb. 163 Verknöcherung des Wirbelbogens nach *Töndury*

belbögen von 2 Knochenkernen ausging, die im Fall einer Spondylolisthesis verschmelzen. Untersuchungen von *Töndury* ergaben, daß die Verknöcherung der Wirbelbogen perichondral erfolgt (Abb. 163).

Klinisches Bild: Das männliche und weibliche Geschlecht sind annähernd gleich häufig betroffen. Es wird ein familiäres Vorkommen der Spondylolisthesis beobachtet. Der Erbgang wird als dominant angegeben *(Francillon, Friberg)*. Bei den Eskimos findet man in etwa 5% Spondylolysen. Am häufigsten betroffen ist der 5. Lendenwirbelkörper (83%), seltener der 4. Lendenwirbel (16%) und ganz selten die übrigen Lendenwirbelkörper (1%) (Abb. 164). Ein sicheres Wirbelgleiten im Bereich der Brustwirbelsäule und Halswirbelsäule, das auf eine Lyse infolge einer Dysplasie zurückzuführen ist, konnte bis jetzt noch nicht nachgewiesen werden.
Der Schmerz als Kreuzschmerz und in 10% als Lumboischialgie ist das entscheidende klinische Symptom. Der Kreuzschmerz kann bereits im Kindesalter auftreten (Kreuzschmerzen beim Kind grundsätzlich ernst nehmen!), also im Verlauf des Gleitens, oder aber dann beim Erwachsenen nach dem 30. Lebensjahr, insbesondere infolge der degenerativen Bandscheibenveränderungen. Grundsätzlich bleibt anzuführen, *daß nicht jede Spondylolyse oder Spondylolisthese zum Kreuzschmerz führen muß.* Es ist also nur ein Teil der Menschen mit einer Wirbelbogenunterbrechung, die mehr oder weniger ausgeprägte Symptome aufweisen, so daß der Arzt aufgesucht wird.

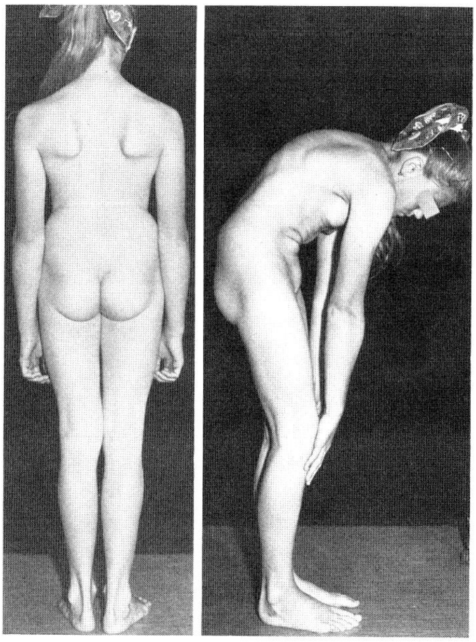

a b

Abb. 165 a und b Typisches äußeres Erscheinungsbild bei der Spondylolisthesis, wobei (a) der verkürzte Rumpf besonders augenfällig ist. b) Beim Bücken fällt ein veränderter Bewegungsablauf in den unteren Lendensegmenten auf

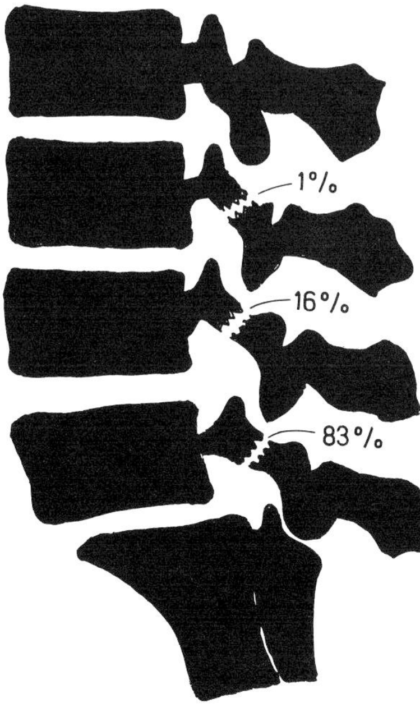

Abb. 164 Häufigkeit der Lokalisation der Spondylolyse

Bei der klinischen Untersuchung ist weiter, vor allem bei den schweren Gleitgraden, die äußere Verformung der Wirbelkörper (Hohlkreuz, Skoliose) und dann die Beweglichkeitsbehinderung in den unteren Segmenten offensichtlich (Abb. 165). Muskulär lassen sich ausgeprägte Muskelverspannungen palpieren.
Grundsätzlich nehme man eine exakte Prüfung der Sensibilität und Motilität vor, des weiteren ist festzustellen, ob vegetative Störungen bestehen. 10% der Patienten mit einer Spondylolisthese zeigen Zeichen der sensiblen und motorischen Wurzelschädigung oder einer Blasen- und Mastdarmbeeinträchtigung.

Röntgenbefunde: Entscheidend für die Diagnose der Spondylolisthese ist die radiologische Darstellung der Lendenwirbelsäule im ventro-dorsalen, seitlichen Strahlengang und auf den Schrägaufnahmen. Auf den Schrägaufnahmen lassen sich vor allem morphologische Veränderungen

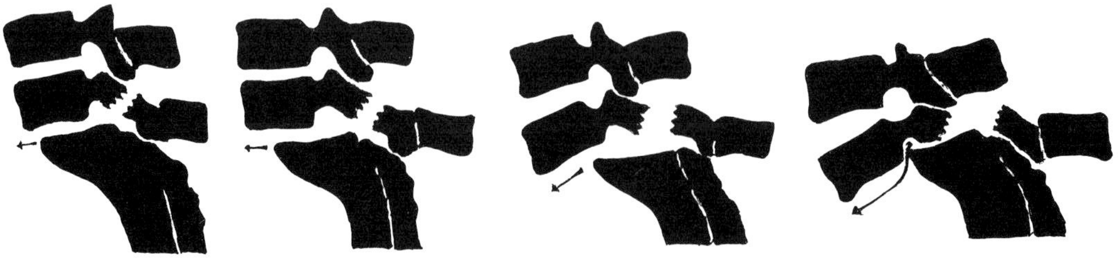

Abb. 166 Einteilung der Gleitgrade nach *Meyerding*

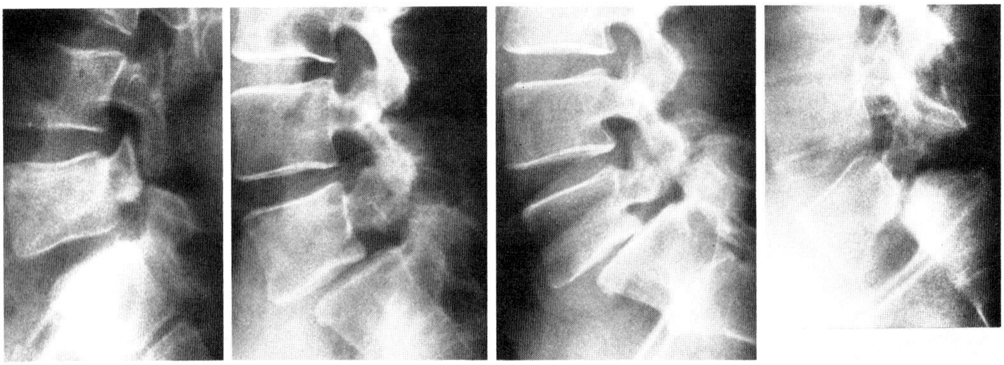

a b c d

Abb. 167 a–d a) Spondylolyse LWK 5. b) Spondylolisthesis 1. Grades des 5. LWK (frühes Stadium der Diskusdegeneration). c) Spondylolisthesis 2. Grades des 5. LWK (fortgeschrittenes Stadium der Diskusdegeneration). d) Spondylolisthesis 4. Grades des 5. LWK (Spondyloptose). *Beachte:* Typische Deformierung des Sakrum

im Bereich des Wirbelbogens einschließlich der Wirbelgelenke nachweisen. Die Seitaufnahmen erlauben die genaue Einteilung des Gleitgrades. Nach *Meyerding* unterscheidet man 4 Grade (Abb. 166, 167). Technisch bereitet die Darstellung der Interarkualportion des Wirbelbogens und auch die Darstellung der Wirbelgelenke oft erhebliche Schwierigkeiten. Diese Aufnahmen verlangen eine besondere Erfahrung der technischen Assistentin.

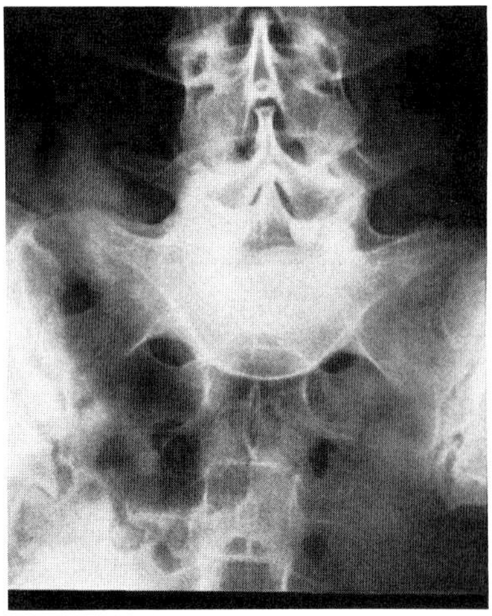

Abb. 168 Napoleonhutprojektion

Auf dem Seitbild läßt sich neben dem Ausmaß der Verschiebung des Wirbels bei etwa $^1/_3$ der Patienten auch die spondylolytische Spalte nachweisen (Abb. 169). Auf dem Seitbild zeigt sich häufig eine Erniedrigung der unter dem abgleitenden Wirbel gelegenen Bandscheibe (Abb. 167 b–c). Im Verlauf der Bandscheibendegeneration kann es zu einer napfförmigen Verlagerung von Bandscheibengewebe nach dorsal und in den Bereich der Intervertebrallöcher kommen (Abb. 177). Gelegentlich findet man im Bereich des Promontoriums eine Knochenwucherung im Sinne einer Spange oder aber Konsolenbildung (Spontanspondylodese). Die Spontanspondylodese kann vollkommen sein (Abb. 178) oder aber partiell (Abb. 170).

Im ventro-dorsalen Strahlengang ergibt sich bei den Gleitgraden 3 und 4 nach *Meyerding* eine besondere Konfiguration des 5. Lendenwirbelkör-

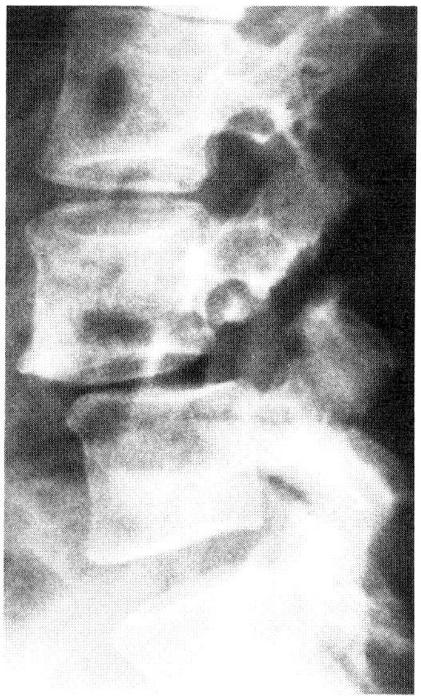

Abb. 169 (35 Jahre, ♂). *Spondylolisthesis 1. Grades des 4. Lendenwirbels mit breiter Lysezone des Zwischengelenkstücks.* Die Bandscheibe zwischen dem 4. und 5. Lendenwirbel ist bereits verschmälert. Vorn zeigen sich an den Wirbelkörpern bereits spondylochondrotische Reaktionen

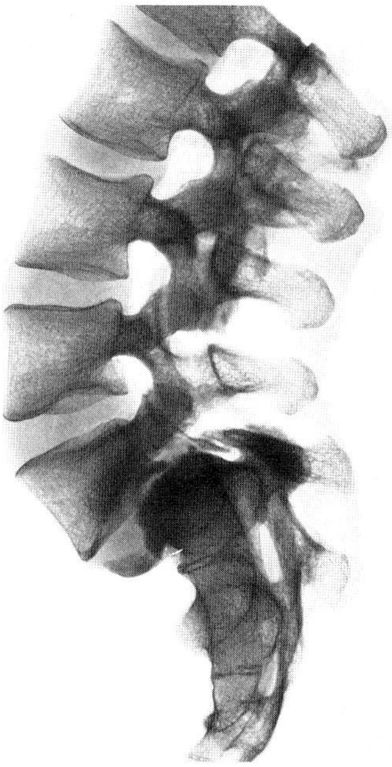

Abb. 170 (45 Jahre, ♂). Röntgendarstellung am Präparat einer *Spondylolisthesis 3. Grades mit partieller Spontanabstützung* zwischen Sakrum und 5. LWK.
Beachte: Fortgeschrittene Diskusdegeneration und Dysplasie der Lumbosakralgelenke

pers im Kreuzbein (umgekehrter Gendarmen- oder Napoleonhut, Abb. 168).
Auf der Schrägaufnahme (Abb. 171, 172) zeigt sich die Unterbrechung des Zwischengelenkstükkes als Spaltbildung besonders deutlich (Spondylolyse). Das Schrägbild muß bei einer Drehung von 45° und weiter bei einer parallelen Einstellung des Zentralstrahles auf die obere Deckplatte des Wirbels erfolgen. Auf dem Schrägbild ist weiter das Verhalten der Wirbelgelenke zu beurteilen. Sehr oft findet man bei der Spondylolyse eine Dysplasie der Wirbelgelenke, weiter degenerative Veränderungen im Sinne der Arthrosis deformans.
Eine entscheidende Bedeutung kommt der Bewegungsuntersuchung des dysplastischen Gleitwir-

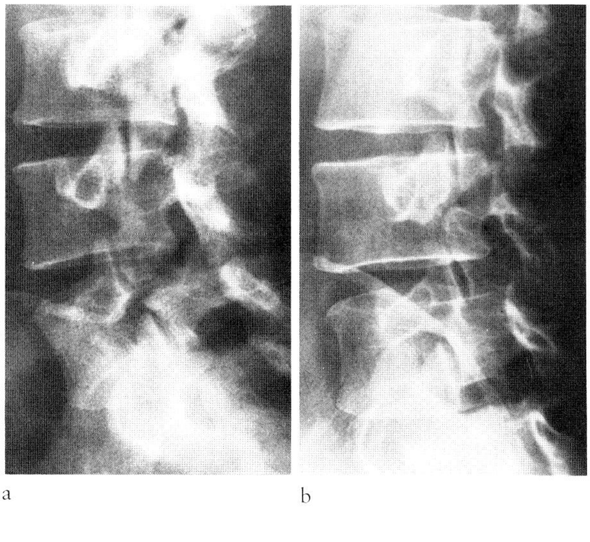

a b

Abb. 171 a und b Schrägaufnahmen bei einer Spondylolisthesis 1. Grades am 5. LWK (a) und b) am 4. LWK.
Beachte: Typische Unterbrechung des Wirbelbogens zwischen dem Prozessus articularis superior und inferior

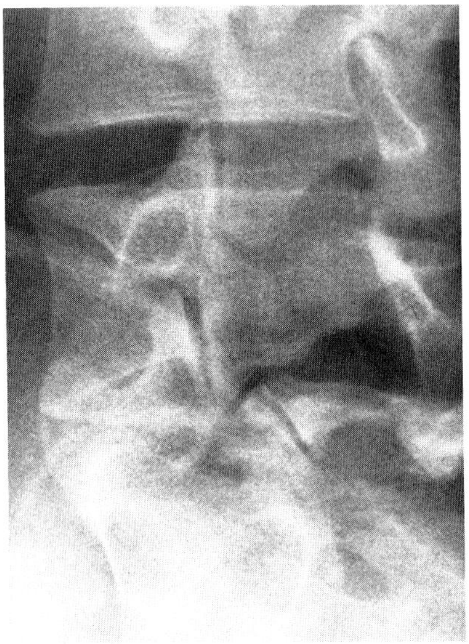

Abb. 172 Wirbelbogenunterbrechung.
Beachte: Dysplasiearthrose des lumbosakralen Wirbelgelenkes

bels zu. Besonders aufschlußreich ist dabei das Bewegungstomogramm. Damit kann der pathologische Bewegungsablauf exakt objektiviert werden.

Ursache der Kreuzschmerzen: Die häufigste Ursache der Kreuzschmerzen bei der Spondylolisthese sind zweifelsohne Veränderungen der Wirbelgelenke (Abb. 172, 173). Die Spondylolisthese führt ja zu einer Veränderung der Wirbelform und damit zu Veränderungen der Belastungsverhältnisse im Bereich der Gelenke. In den Gelenken, die einer dauernden abnormen Beanspruchung ausgesetzt sind, kommt es frühzeitig zu einer Arthrosis deformans (Abb. 172). Zudem finden wir häufig anlagebedingte Fehlformen der Wirbelgelenke bei der Spondylolisthese (Dysplasie der Wirbelgelenke).

Ursache der Nervenwurzelstörungen: Als Ursache einer Wurzelirritation oder Kompression können mehrere Faktoren Bedeutung erlangen.

1. Eine Nervenläsion wird mit der allgemeinen Verengung des Spinalkanales infolge des Wirbelgleitens in Zusammenhang gebracht. Eine Nervenschädigung ist dadurch allein nur selten zu erklären. Untersuchungen von *Ruprecht* weisen darauf hin, daß bei der Verschiebung bis zur Hälfte der Wirbelkörperbreite durch die ventralen Bogenanteile eine Einengung des Spinalkanales eintrete. Erfahrungsgemäß sind nun tatsächlich Ischialgien vorwiegend mit geringen Gleitgraden verbunden. Weiter soll die Cauda equina über die dorsale Kante des Kreuzbeines maximal gespannt werden können. Abtragungen dieser stegartig vorspringenden Kante wurden deshalb empfohlen und führten auch zu

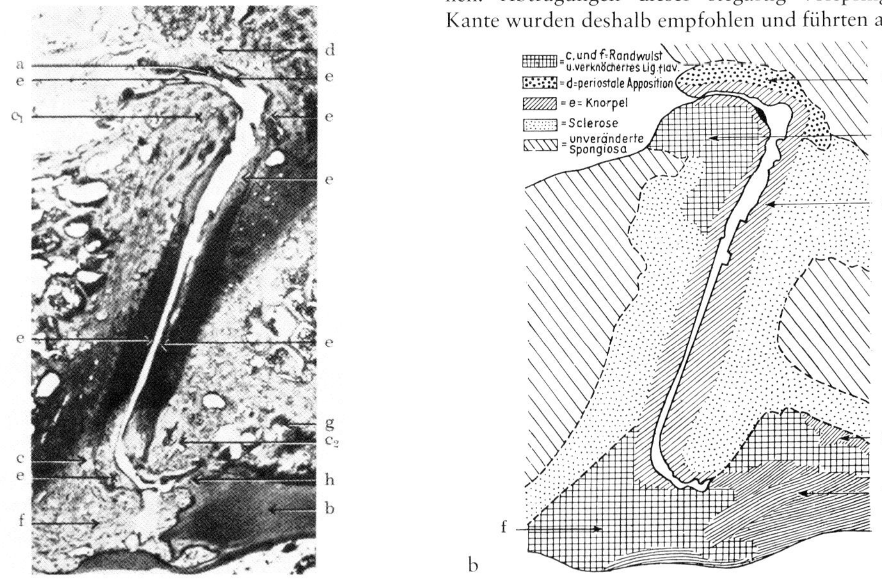

Abb. 173 a und b Arthrose eines Wirbelgelenks (nach *Keller*). HE-Färbung. Längsschnitt. Beeinträchtigung von Gelenkkapsel (a) und Lig. flav. (b) am gleichen Gelenk als Folge der pathol. Abstandsverminderung, die in diesem Falle noch eine Steigerung erfährt durch einen großen Randwulst (c_1). d = periostale Knochenapposition. Der Gelenkknorpel (e) ist auf Wirbelbogen und Randwulst (c) hinübergewuchert und schwer degenerativ verändert. Die gelenkige Berührung der Gelenkfortsätze ist sehr breit geworden. - - - - - so etwa kann man vielleicht die ursprüngliche Ausdehnung der Gelenkflächen annehmen: f = Ossifikation des Lig. flav. g = im Spongiosawerk erhalten gebliebene Reste des Lig. flav. h = Reste der Gelenkkapsel

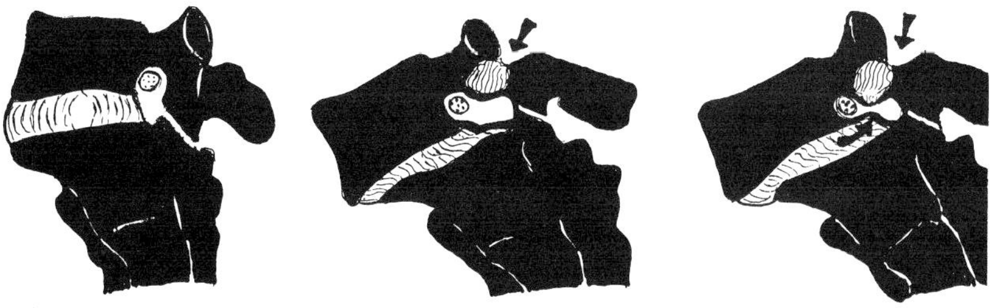

Abb. 174 Schematische Darstellung möglicher Beeinträchtigungen der Nervenwurzel bei Wirbelgleiten

Besserungen *(De Seze, Graf Merle d'Aubegne).* Desgleichen werden dorsale Randexostosen angeführt *(Dous).*
2. Nach *Brocher* ist eine dorsale Raumbeschränkung bei einer Hypertrophie des Ligamentum flavum denkbar (Abb. 174).
3. Immer wieder wird ein dorsaler Bandscheibenvorfall für die Entstehung einer schmerzhaften Nervenstörung verantwortlich gemacht. Gelegentlich kann im Bereich der Spondylolisthese ein Prolaps gefunden werden *(Bothworth, Merle d'Aubegne, Atkens, M. Lange, Hipp),* besonders bei der Spondylolyse oder bei geringen Gleitgraden. Zu beachten ist außerdem, daß die Vorwölbung der Bandscheiben oder aber auch der Austritt des Nucleus pulposus in darüber oder darunter gelegene Segmente stattfinden kann.
4. Eine Möglichkeit der Nervenwurzelbeeinträchtigung besteht im Foramen intervertebrale. Es kann bei der Spondylolisthese zur Einengung des Foramen intervertebrale kommen, wie es von *Thoma* schon vor mehr als 40 Jahren erkannt wurde. Allerdings ist das Zwischenwirbelloch im Lumbalbereich sehr weit, so daß nur schwerlich Nervenwurzeleinklemmungen vorstellbar sind. *Atkens* beobachtete Verwachsungen zwischen dem Bogenspaltgewebe und der Nervenwurzel. Diese Verwachsungen wurden auch von verschiedenen anderen Autoren gesehen *(Gill, Manning, Newman, M. Lange, Hipp).*

Gill empfahl deshalb die Resektion des Wirbelbogens einschließlich des Processus articularis inferior und des Isthmus.

Aufgrund *myelographischer Befunde* (Abb. 175, 176) bei Patienten und bei Berücksichtigung von *Befunden an Präparaten* einschließlich *postmortaler Myelogramme* konnte nachgewiesen werden, daß im Verlauf der Degeneration der Bandscheibe diese napfförmig (Abb. 177) nach dorsal und lateral sich vorwölben kann und trotz der relativen Größe des Foramen intervertebrale eine Wurzelbeeinträchtigung stattfinden kann. Zusätzlich erfolgt eine Beengung der Wurzel durch die Processus articularis. Therapeutisch ist also dann das Foramen intervertebrale freizulegen und weiter die vorgewölbte Bandscheibe zu entfernen.

Man beachte

Bei Patienten mit einer Spondylolisthese und bestehenden Nervenwurzelstörungen muß durch eine Radikulographie mit wasserlöslichem Kontrastmittel eine Abbildung der Raumbeschränkung erfolgen, um dann die operative Behandlung gezielt durchführen zu können (Abb. 175, 176).

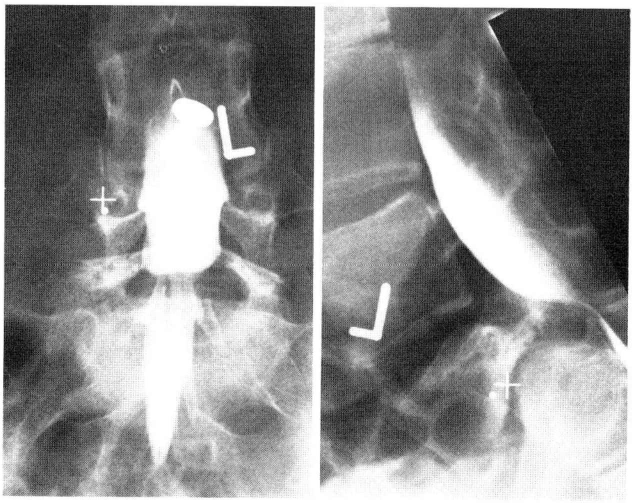

a b

Abb. 175 a und b Myelogramm bei einer Spondylolisthesis 3. Grades mit einer Wurzelstörung (S1). Auf dem Kontrastbild findet sich im Bereich der Sakrumkante und in Höhe der Bandscheiben eine Kontrastaussparung

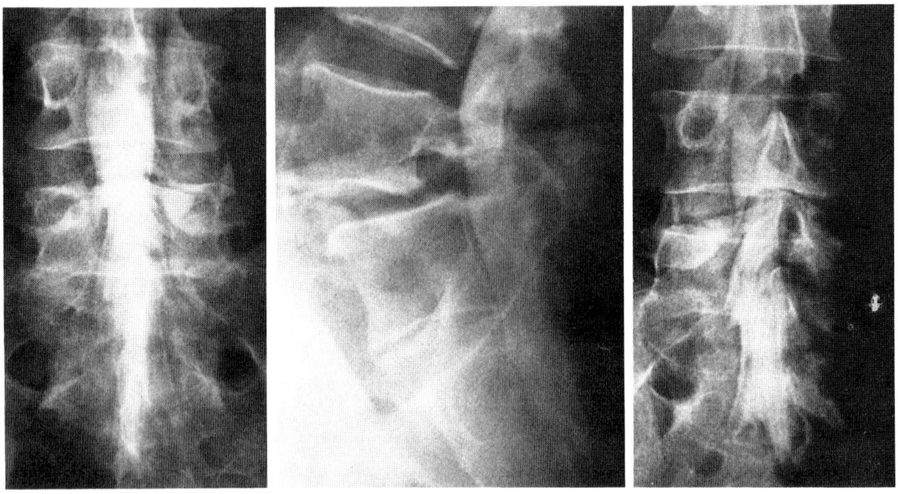

a b c

Abb. 176 a–c (K. L., 45 Jahre, ♂). *Spondylolisthesis 1. Grades mit ausgedehnten Wurzelverwachsungen bei vollkommener Instabilität im Gleitsegment.* Es bestanden klinisch schmerzhafte Irritationen beider L5-Wurzeln. Auf dem Myelogramm in Dorsalflexion zeigt sich eine hochgradige Aufklappbarkeit des 4. LWK. (Nebenbefund: Sakralisation des 5. LWK)

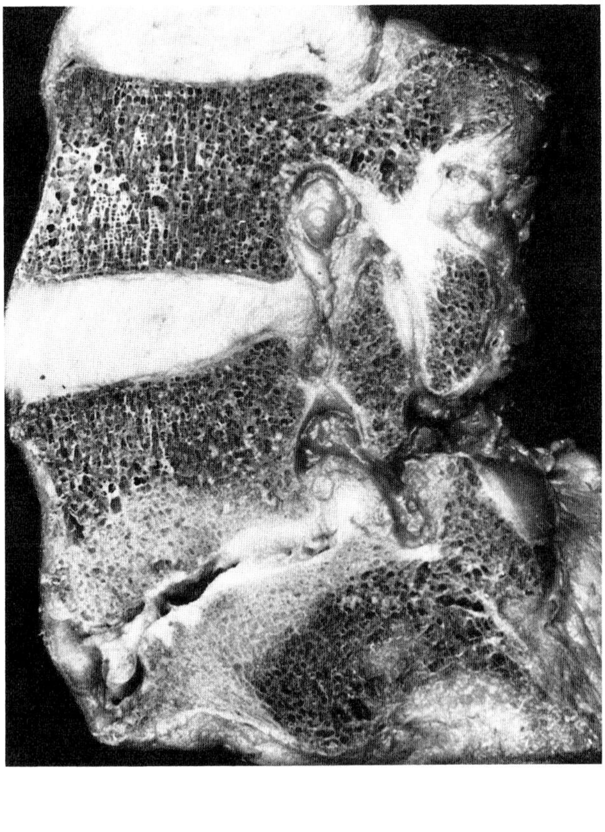

Abb. 177 Präparat einer Spondylolisthesis 1. Grades mit fortgeschrittener Diskusdegeneration. Bandscheibengewebe ist vor allem auch nach dorsal ausgetreten und führt zur Raumbeschränkung der Nervenwurzel. Vergleiche dazu die darüber gelegene Nervenwurzel.
Beachte: Ausgeprägte Sklerosierung der subchondralen Zonen an der Deckplatte des Sakrum und Grundplatte des 5. LWK

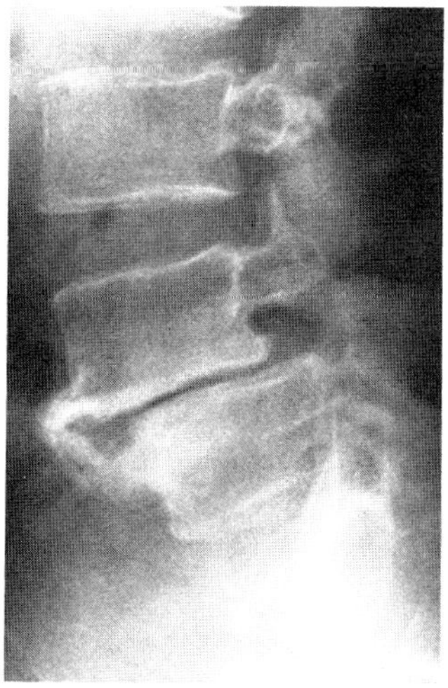

Abb. 178 (L. J., 50 Jahre, ♂) *Spontanüberbrückung der Wirbelkörper (ventrale Spange) bei einer Spondylolisthesis 1. Grades am 4. LWK*

Therapie: Grundsätzlich soll eine Spondylolisthese nur behandelt werden, wenn sie Schmerzen bereitet. Eine Ausnahme bildet das seltene Ereignis der fortschreitenden Dislokation im Kindesalter. Es ist dann die Reposition und Spondylodese angezeigt.

Die schmerzhafte Spondylolisthese (Kreuzschmerz) beim Kind und beim Erwachsenen soll zunächst konservativ behandelt werden (muskelkräftigende Übungen der Rückenstrecker, Massagen, Wärme, Analgetika evtl. eine temporäre Ruhigstellung im Kunststoffkorsett). Gegebenenfalls kann sogar über mehrere Monate hinweg ein Kreuzstützmieder oder aber Überbrückungsmieder getragen werden.

Grundsätzliches zur operativen Behandlung: Die Indikation zur operativen Behandlung muß im Kindesalter und beim Erwachsenen besonders kritisch gestellt werden, da die verschiedenen Eingriffe nicht immer erfolgreich verlaufen (Pseudarthrose der Spondylodese) und weiter sogar ernsthafte Komplikationen möglich sind (Nervenwurzelschaden, Gefäßschaden, Potenzstörungen). Wünschenswert wäre eine Spontanüberbrückung (Abb. 178).
Als *absolute Indikation* gilt heute die fortschreitende Wurzelstörung, im Extremfall die Kaudalähmung mit Blasen- und Mastdarmbeeinträchtigung. Die operative Dekompression muß dann innerhalb von Stunden stattfinden, gleichzeitig kann dann eine Spondylodese zwischen den Wirbelkörpern von ventral her (Abb. 179) oder aber die dorsale Spondylodese durch Anlagerung von

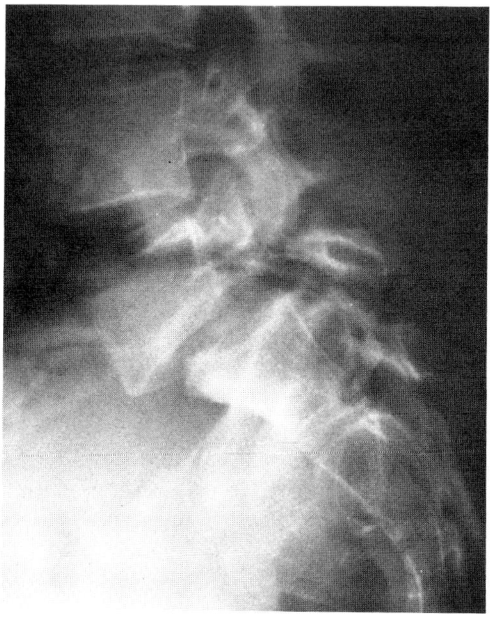

a

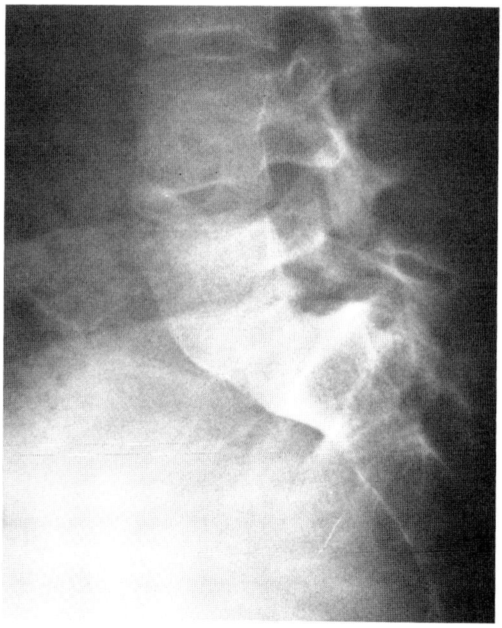

b

Abb. 179 a und b (M. I., 17 Jahre ♀). *Ventrale Spondylodese:* Vor 2 Jahren alio loco dorsale intervertebrale Spondylodese (kein Durchbau). Jetzt nach Reposition und Spondylodese Verblockung

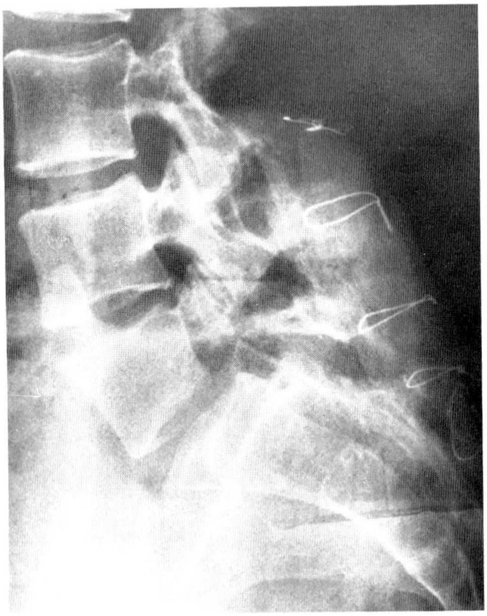

a

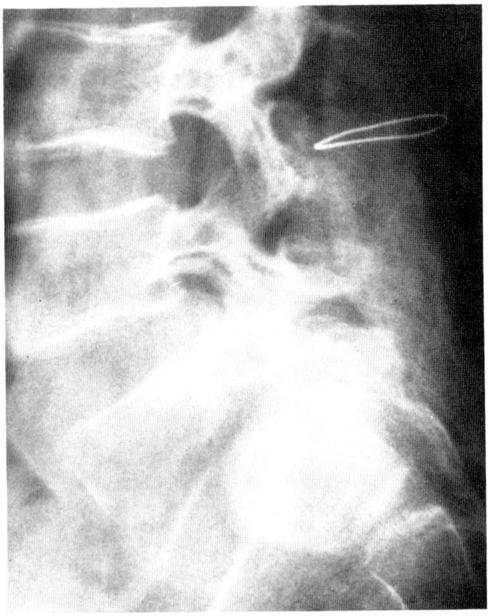

b

Abb. 180 Dorsale Spondylodese bei Wirbelgleiten

Spänen von den Dornfortsätzen und Querfortsätzen erfolgen (Abb. 180).

Als weitere *relative* Indikation für einen operativen Eingriff ist der nicht zu beeinflussende Kreuzschmerz zu betrachten, der den Patienten in seiner Leistungsfahigkeit sehr beeinträchtigt. Die Erfahrungen der letzten 15 Jahre haben gezeigt, daß gerade die Schmerzindikation einer kritischen Analyse bedarf. *Es muß zunächst geprüft werden, ob die Beschwerden durch eine temporäre Ruhigstellung im Kunststoffkorsett gebessert oder aber behoben werden können.* Ist dies der Fall, so kann dem Patienten dargelegt werden, daß die Operation in einem hohen Prozentsatz (90%) den gewünschten Erfolg bringen kann. Pseudarthrosen sind jedoch möglich, die dann einen erneuten Eingriff notwendig machen. Selbstverständlich muß beim Vorliegen einer Lumboischialgie zunächst radikulographisch der Ort der Wurzelbeeinträchtigung festgestellt werden und dann vor der Durchführung der Spondylodese der Wurzeldruck beseitigt werden.

Spondylodesen beim Wirbelgleiten: Die Verblokkung des Gleitwirbels soll wenn möglich nach Reposition des abgeglittenen Wirbels erfolgen. Häufig wird man sich aber mit der Verblockung in der bestehenden Fehlstellung begnügen.

Die *Reposition und Verblockung* kann von dorsal her erfolgen, und zwar mit Hilfe des Harrington-Instrumentariums. Die Methode mit dem Harrington-Stab ist technisch aufwendig. Weiter gelingt die Reposition und Spondylodese von ventral her, wobei dem *transabdominalen* Zugang zum Segment L5/S1 der Vorzug gegeben wird. Dabei gelingt nach Entfernung der Bandscheibe die Reposition zuverlässig. Es empfiehlt sich, die Verblockung mit Knochenspänen aus dem Beckenkamm durchzuführen. Eine gleichzeitige Fixierung mit Schrauben oder Nägeln, wie es früher häufiger durchgeführt wurde, erübrigt sich im allgemeinen. Der Zugang zum Segment L4/L5 und zu den darüber gelegenen Segmenten soll *retroperitoneal* erfolgen.

Ventrale Spondylodese

Technik: Beim Mann soll der Eingriff nach Abwägung sämtlicher Gegebenheiten erst vorgenommen werden, da postoperative Potenzstörungen möglich sind. Nicht zu empfehlen ist der ventrale transabdominale Zugang bei bestehenden intraabdominalen Verwachsungen.

Der Zugang zum unteren Lendensegment und evtl. zum Segment L4/L5 erfolgt – abhängig von der Gefäßgabelung – von ventral transperitoneal. Bei der Laparatomie ist vor allem auf prävertebrale Gefäßgeflechte und den Ureter zu achten. Das dorsale Peritoneum wird längs gespalten und anschließend das vordere Längsband türflügelartig aufgeklappt. Der Bandscheibenraum wird jetzt vollständig ausgeräumt, was nach Einbringen eines Spreizers gelingt. Anschließend können unter Kompression drei Knochenblöcke eingebracht und das vordere Längsband vernäht werden.

Postoperativ empfiehlt es sich, für 10–12 Wochen ein Kunststoffkorsett anzulegen, um ein Herausgleiten der Knochenverblockung zu verhindern. Zu diesem Zeitpunkt ist die Verblockung dann weitgehend stabil. Der endgültige Durchbau ist jedoch regelmäßig erst nach 12 bzw. 16 Wochen erfolgt.

Der Zugang zum Segment L4/L5 und den darüber gelegenen Segmenten erfolgt ventro-lateral (extraperitoneal) über einen ventro-lateralen Flankenschnitt. Anschließend wird der M. obliquus externus in der Verlaufsrichtung durchtrennt, auch der M. obliquus internus muß quer durchtrennt werden, desgleichen der M. transversus abdominis. Anschließend kann das Peritoneum stumpf abgeschoben werden. Auf dem M. iliopsoas liegt der Ureter. Die großen Gefäße werden dann nach ventral medial abgeschoben und gehalten. Gegebenenfalls Unterbindung der Lendenwirbelarterien und Venen. Es erfolgt nun die Spaltung des Ligamentum longitudinale mit nachfolgender Bandscheibenausräumung und Verblockung mit Beckenkammspänen, die nach Entfernung des Spreizers eingeklemmt werden.

Dorsale Spondylodese

Nach wie vor ist die Spondylodese ein häufig durchgeführter Eingriff. Komplikationen, wie sie beim transabdominalen Eingriff möglich sind, lassen sich vermeiden.

Technik: Nach Darstellung der unteren Lendensegmente und des Kreuzbeines muß eine Anfrischung der Wirbelbögen, der Dornfortsätze und wenn möglich auch der Querfortsätze erfolgen, um eine stabile Überbrückung zu bekommen. Dabei können dann nach Resektion der Wirbelgelenke Knochenchips angelagert werden, oder aber besser ein massiver Knochenspan und zusätzlich Spongiosa und Knochenchips eingebracht werden. Der Knochenspan wird gegebenenfalls dann mit Drahtschlingen oder Schrauben fixiert.

Postoperativ ist eine konsequente Ruhigstellung in der Liegeschale über 2 Wochen, im Anschluß daran die Versorgung mit einem Kunststoffkorsett über 12 Wochen notwendig. Zu diesem Zeitpunkt soll die Verblokkung stabil sein (Abb. 180).

Pseudarthrosen sind relativ häufig. Sie zeigen ohne Zweifel Beziehungen zur angewendeten Technik und der postoperativen Ruhigstellung. Nachteilig ist bei der Spondylodese weiter die Notwendigkeit der postoperativen Gipsfixation, die wiederum mit allgemeinen Komplikationen vergesellschaftet sein kann (Thrombose), wenngleich heutzutage mit Kunststoffverbänden der Patient wesentlich schneller rehabilitiert werden kann.

Operative Behandlung der Spondylolisthese beim Vorliegen von Wurzelreiz- und Kompressionserscheinungen: Besteht neben Kreuzschmerzen bei einer Lyse oder Listhesis eine Ischialgie, so führt im allgemeinen nur eine Wurzeldekompression mit nachfolgender Stabilisierung zur Beschwerdefreiheit.

Technik: Der operative Eingriff wird von dorsal durchgeführt. Nach Freilegung der Wurzel, die häufig Verwachsungen aufweist (Abb. 181), soll die Wurzel vorsichtig gelöst werden. Manchmal ist die Entfernung des gesamten Wirbelbogens notwendig. Nachfolgend muß beim Bestehen eine Diskusprotrusion die gesamte Bandscheibe ausgeräumt werden, gleichzeitig kann dann eine interkorporale Fusion-Operation von dorsal her erfolgen (schwierig) oder aber eine Spondylodese durch Spananlagerung (siehe dorsale Spondylodese).

Gillsche Operation: *Gill* empfahl 1955 zur Behandlung der Spondylolisthese mit radikulären Schmerzen die Entfernung des lockeren Wirbelbogens und die Dekompression der Nervenwurzel. Sofern sich nach der Dekompression die

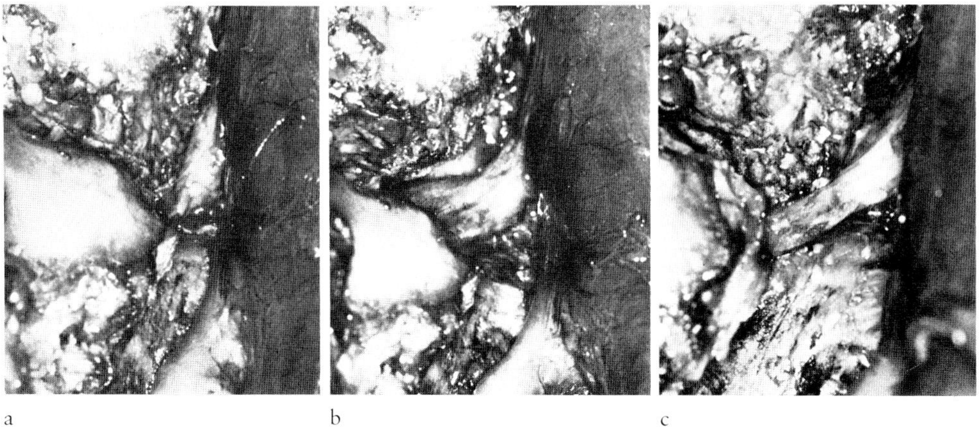

a b c

Abb. 181 a–c a) Hochgradige Nerveneinengung bei Wirbelgleiten (1. Grades). b und c) die Nervenwurzel entfaltet sich nach der Bogenresektion

Notwendigkeit zur Spondylodese ergibt, kann diese in einem weiteren Eingriff vorgenommen werden. Mit diesem Eingriff konnte *Gill* zwischenzeitlich bei 65 Patienten in 80% ein gutes Ergebnis erhalten. Nach Dekompressionsoperation konnte er nur eine geringe Zunahme des Gleitens beobachten.

Technisch wird bei der *Gill*schen Operation der lockere Wirbelbogen vorsichtig ausgelöst und die Wurzel L5/S1 dargestellt. Beim Vorliegen einer Bandscheibenprotrusion oder eines Prolapses, die *Gill* in mehr als 30% finden konnte, wird gleichzeitig die Nukleotomie vorgenommen.

Eigene *Beobachtungen* erstrecken sich auf 10 Patienten in den letzten 15 Jahren. Die Erfahrungen sind dabei ähnlich wie die von *Gill*. Die Gillsche Operation ist ohne Zweifel als Alternativeingriff mit in das therapeutische Vorgehen einzubeziehen, insbesondere dann, wenn der Patient eine Versteifung ablehnt und der Gleitgrad weniger als 50% beträgt. Verschiedentlich konnte bei der Gillschen Operation im Zuge der Bandscheibenausräumung die intrakorporale Spondylodese mit Erfolg durchgeführt werden, oder aber die dorso-laterale Fusion.

1. Erworbene Spondylolisthese

Selten kann es nach einer erfolgreich durchgeführten Spondylodese bei einer Spondylolisthese im darüber gelegenen Segment zu einer Wirbelbogenunterbrechung kommen *(Anderson, Stuwart)*, so daß dann beim Auftreten von Beschwerden das darüber gelegene Segment in die Spondylodese mit einbezogen werden muß (Abb. 182).

2. Retrolisthesis

Eine Verschiebung der Wirbelkörper nach dorsal, die Retrolisthese oder wie es von *Friberg* bezeichnet wurde, die Retroposition eines Wirbelkörpers, erfolgt bei Prozessen, die eine Lockerung der Verbindung zwischen Bandscheibe und Wirbelkörper bedingen. Häufigste Ursache ist die Chondrose und Osteochondrose. Eine Retroposition kann im frühen Stadium der Chondrose auf den Bewegungsaufnahmen objektiviert werden (Frühstadium der Chondrose). Man spricht von einer primären Instabilität.

Im Zuge der Bandscheibenerniedrigung können die Gelenkfortsätze als Sperre gelten und so den Wirbelkörper nach dorsal verlagern. Weiter erhält für den Gleitvorgang die Form und Lage der Wirbelgelenke Bedeutung *(Güntz)*. Durch den Lockerungsvorgang zwischen Bandscheibe und Wirbelkörper halten die Ligamenta flava und die Lendenmuskulatur das Übergewicht und ermöglichen so eine Verschiebung des Wirbelkörpers nach hinten und unten *(Brocher)*. Hinzuweisen bleibt noch, daß gelegentlich eine Retrolisthese

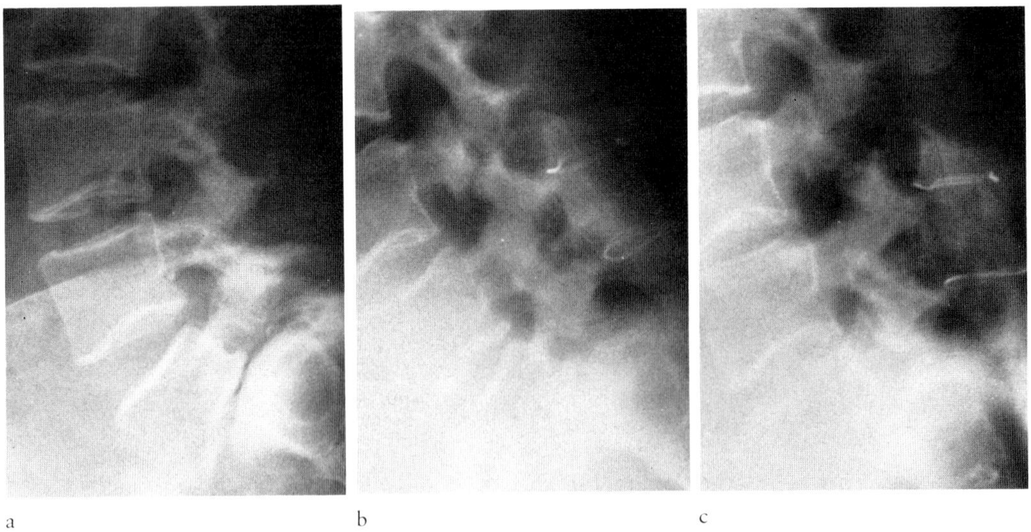

a b c

Abb. 182 a–c (42 Jahre). Erworbene Spondylolyse 8 Jahre nach Spanversteifung wegen Spondylolisthese des letzten Lendenwirbels. Jetzt wiederum Kreuzschmerz. Röntgenologisch zeigt sich eine Lyse des 3. Lendenwirbelbogens. Schmerzfreiheit nach erweiterter Spondylodese

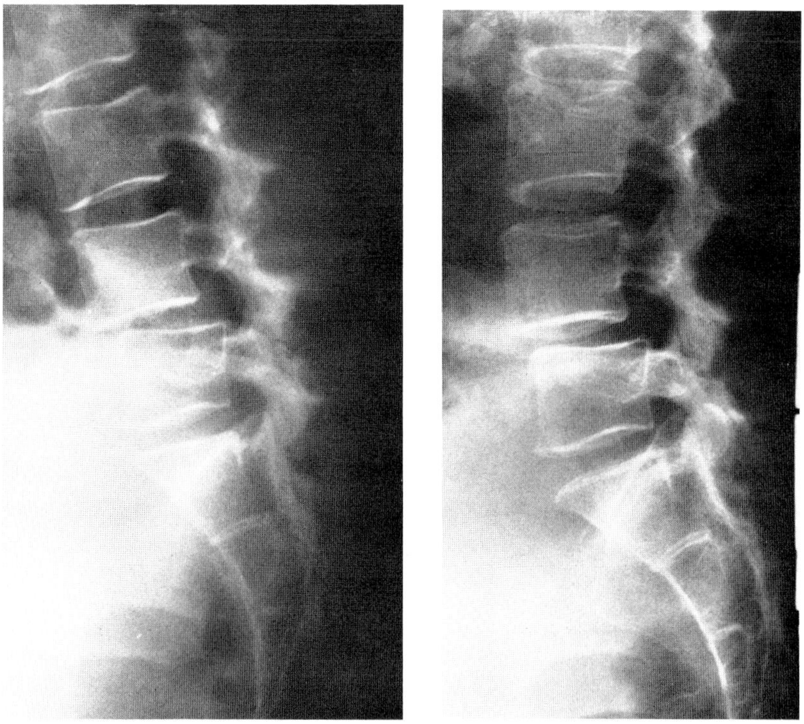

a b

Abb. 183 a und b (F. J., ♀, 57 Jahre). Pathologischer Bewegungsablauf im Segment LWK 4 und LWK 5 bei Pseudospondylolisthesis (klinisch rezidivierender Kreuzschmerz)

bei Destruktion infolge einer Entzündung oder eines Neoplasma zustande kommt.
Im Verlaufe der Bandscheibendegeneration und der nachfolgenden Dislokation des Wirbelkörpers finden wir häufig Verlagerungen der betreffenden Bandscheibe nach hinten und seitlich (Abb. 183). Bandscheibenvorwölbungen oder Vorfälle können dann zu einer Irritation oder Kompression einer oder mehrerer Nervenwurzeln führen.

VI. Kompressionssyndrome im Bereich des Schultergürtels

Kompressionssyndrome im Bereich des Schultergürtels erlangen als Skalenus-Syndrom, Halsrippensyndrom und als Hyperabduktionssyndrom vor allem Bedeutung. Hinzuweisen bleibt ferner auf das Kostoklavikularsyndrom und Kompressionssyndrom, wie sie durch Neoplasmen hervorgerufen werden. Im Vordergrund der Symptome stehen Schmerzen, Mißempfindungen, Empfindungsstörungen, die oft nicht segmentmäßig einzuordnen sind, und weiter gelegentlich Durchblutungsstörungen. Sehr oft bereitet die Abgrenzung gegenüber den zervikalen Schmerzsyndromen Schwierigkeiten.

a) Halsrippensyndrom

Akzessorische Rippen am 7. Halswirbel sind als anatomische Varianten im Sinne einer Kranialvariation der Wirbelsäule zu werten. Die Entste-

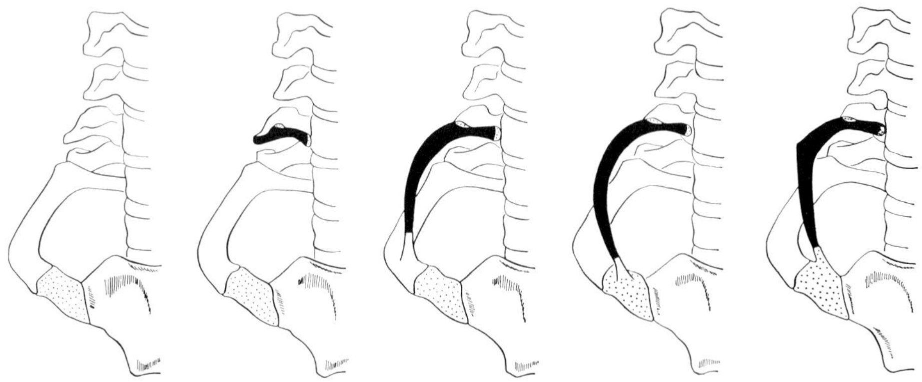

Abb. 184 Schematische Darstellung verschiedener Formen der Querfortsatzverbreiterung und Halsrippen (gezeichnet nach *v. Lanz* und *Wachsmuth*)

hung einer Halsrippe ist dadurch zu erklären, daß die Verschmelzung des Quer- und Rippenfortsatzes zum Processus costotransversarius ausbleibt und der Rippenfortsatz isoliert weiter wächst. Der Halswirbel zeigt damit ein Verhalten, wie es eigentlich nur einem Brustwirbel zukommt, d. h. es findet ein Assimilationsvorgang statt. Je nach Ausmaß der Assimilation gibt es verschiedene Formen der Halsrippe, angefangen vom verbreiterten Querfortsatz über die Stummelrippe bis zur voll ausgebildeten Halsrippe, die mit dem Sternum artikuliert (Abb. 184, 185). Eine kurze Halsrippe kann durch einen fibrösen oder fibromuskulären Strang mit der 1. Brustrippe verbunden sein (Abb. 184). Die Mm. scaleni können normal an der 1. Brustrippe oder an der Halsrippe bzw. an beiden Rippen ansetzen.

Die Häufigkeit der Halsrippen wird mit 0,2–2% angegeben. In der Mehrzahl sind sie doppelseitig angelegt, nur jeder 10. Halsrippenträger bekommt im Laufe des Lebens Beschwerden, d. h. in den meisten Fällen hat sich das Gefäßnervenbündel durch Verlängerung und Verlauf der anatomischen Variation angepaßt. Sofern

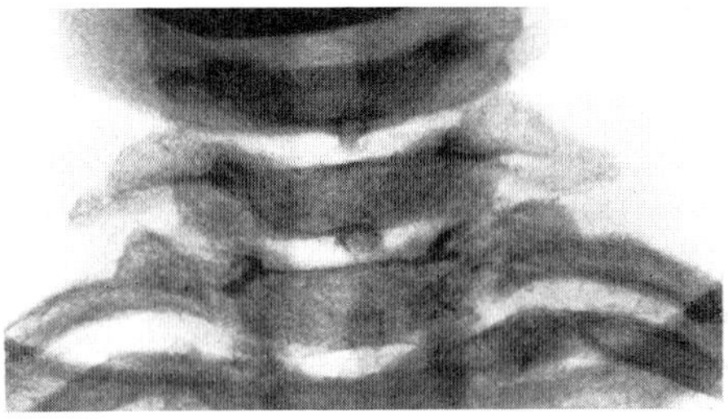

a

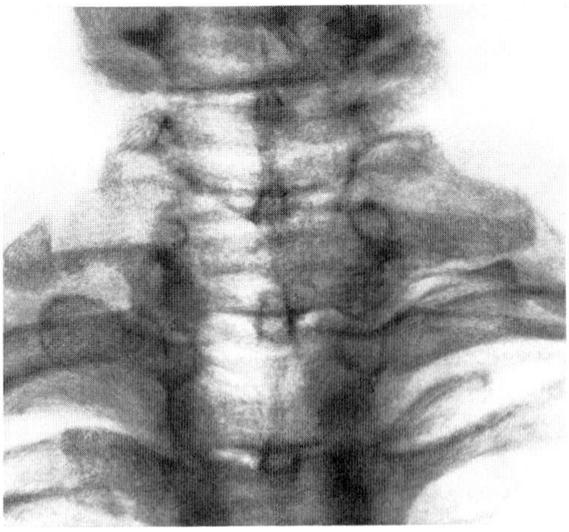

b

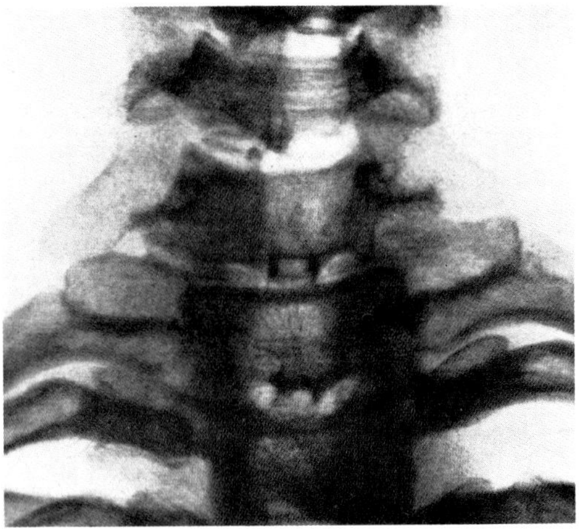

c

Abb. 185 a–e Verschiedene Formen der Halsrippenbildung. a) im Kindesalter, b) beim Erwachsenen, c) asymmetrische Ausbildung einer kurzen Halsrippe re.,

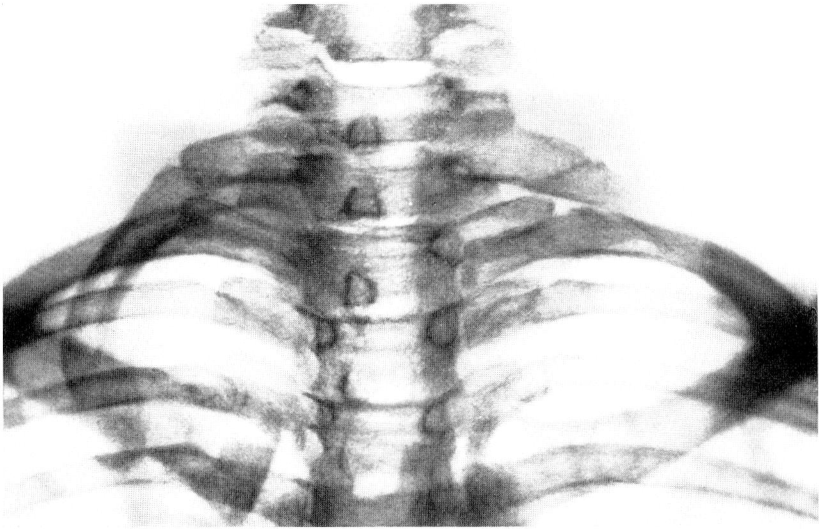

d

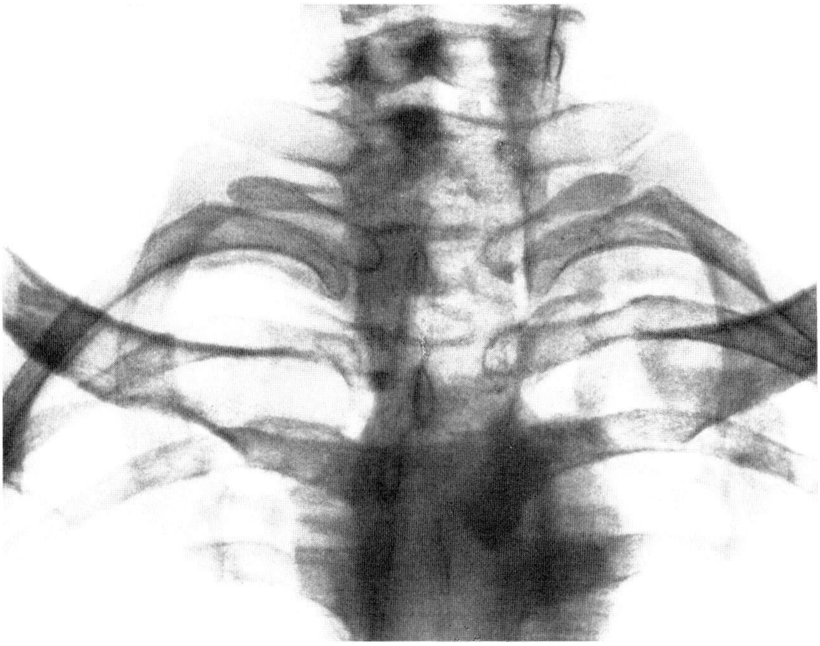

e

d) rechts vollkommen ausgebildete Halsrippe, links dagegen besteht lediglich eine kurze Halsrippe, e) beidseits vollkommen ausgebildete Halsrippen

jedoch durch die Halsrippenbildung Beschwerden ausgelöst werden, so ist meist eine mechanische Beeinträchtigung durch die Halsrippe oder durch die fibröse Verbindung dafür verantwortlich zu machen. Man ist sich einig, daß dies der Fall ist, sobald die Halsrippe den M. scalenus medius überschreitet, also wenigstens 5,5 cm lang ist. Es zieht dann der Plexus und auch die A. subclavia sowie die Vene über die Halsrippe hinweg. Zusätzlich kann dann der M. scalenus zur Beeinträchtigung Anlaß geben.

Klinisches Bild: Schmerzen und Empfindungsstörungen treten oft im Liegen auf. Durch Hochheben des Armes und auch Kopfdrehen zur Schmerzseite können die Beschwerden nachlassen. Schulterarmschmerzen können aber auch beim Tragen schwerer Lasten und beim Neigen des Kopfes zur Gegenseite auftreten. Gelegentlich findet man infolge einer Kompression der A. subclavia Blutumlaufstörungen.

Bei der Untersuchung findet sich eine Druckschmerzhaftigkeit im Bereich der Supraklavikulargrube. Auch kann der M. scalenus druckempfindlich sein. Zirkulationsstörungen lassen sich durch den Adson-Test hervorrufen. Dabei neigt der Patient den Kopf nach dorsal und dreht bei erhobenem Kinn das Gesicht zur Seite des schmerzenden Armes. Hält man weiter den Patienten an, tief einzuatmen, so kommt es durch eine maximale Anspannung der Mm. scaleni zur Abschwächung bzw. zum Verschwinden des Radialispulses.

Vor dem 30. Lebensjahr ist das Halsrippensyndrom selten.

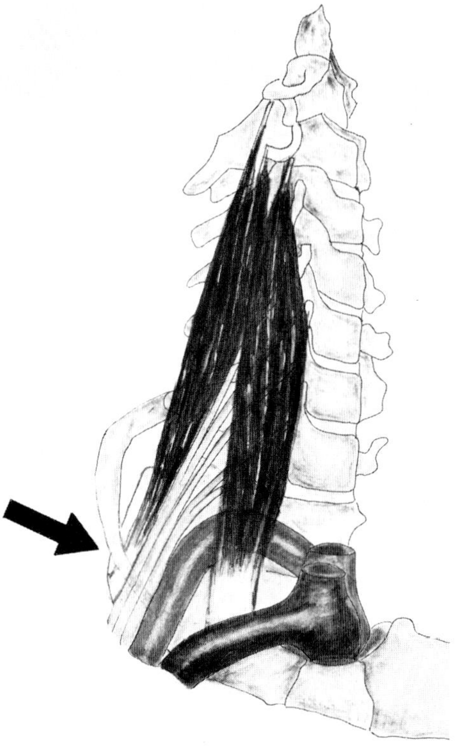

Abb. 186 Darstellung der verschiedenen Möglichkeiten der Beeinträchtigung des Gefäßnervenbündels, wobei die Halsrippe im Vordergrund stehen kann. Beachten soll man aber weiter die Skalenusmuskeln (gezeichnet nach *v. Lanz*)

Therapie: Die Behandlung des Halsrippensyndromes ist abhängig vom Operationsbefund. Gelegentlich kann eine Beeinträchtigung des Plexus und auch des Gefäßnervenbündels durch eine Skalenotomie beseitigt werden. Ergibt sich jedoch, daß Gefäße und Nerven durch ein kolbig aufgetriebenes Rippenende eine Störung erfahren, oder aber durch einen fibrösen Strang zwischen dem kurzen Hals- und 1. Brustwirbel beeinträchtigt werden, soll unbedingt die Halsrippe entfernt werden (Abb. 186, 187). Meist ist die Skalenotomie des M. scalenus anterius und medius notwendig.

b) Skalenussyndrom

Eine Einengung der Skalenuslücke durch eine Hypertrophie oder Fibrose des M. scalenus anterior oder aber auch durch Anomalien des Muskelansatzes an der 1. Rippe sowie durch Muskelvariationen (M. scalenus minimus) kann zur Beeinträchtigung des Plexus brachialis, vor allem der Wurzel C7 und Th 1 und auch der A. subclavia Anlaß geben (Abb. 188, 189).

Zusätzlich kann eine Halsrippe für eine Raumbeengung mitverantwortlich sein.

a

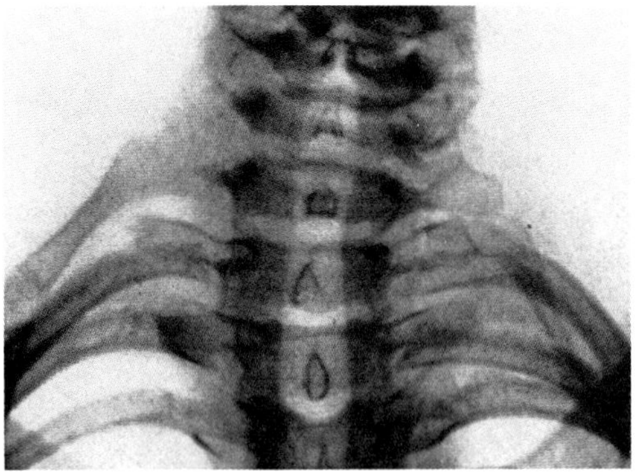

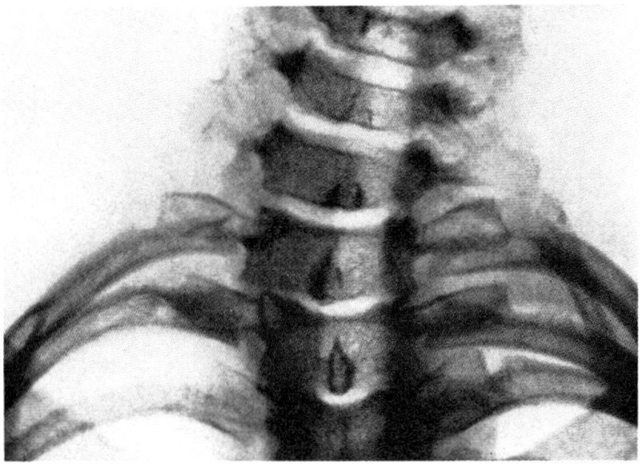

b

Abb. 187 a und b Halsrippen vor und nach der Operation

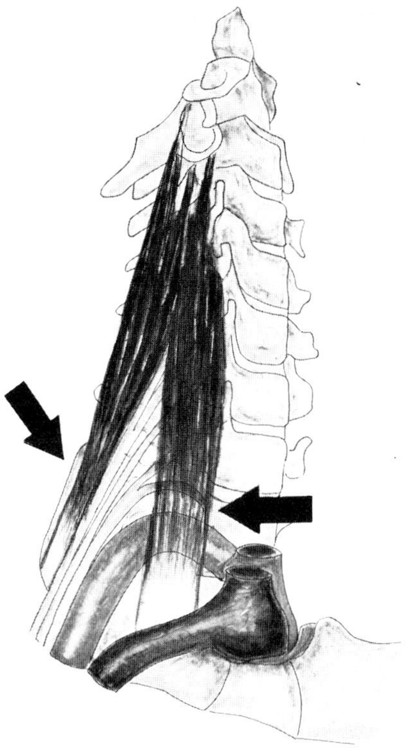

Abb. 188 Anatomische Situation des Gefäßnervenbündels zum M. scalenus anterius und M. scalenus medialis (gezeichnet nach *v. Lanz*)

Klinisches Bild: Der Patient gibt ähnliche Beschwerden wie beim Halsrippensyndrom an. Bei der Untersuchung findet sich ein Druckschmerz und ein positiver Adson-Test. Selten stehen Durchblutungsstörungen am Arm mit Zyanose oder Ödeme im Vordergrund. Des weiteren werden Muskelausfälle und Sensibilitätsstörungen vorgefunden. Beim Vorliegen von vaskulären Störungen muß angiographisch geklärt werden, inwieweit eine Lumeneinengung der A. subclavia erfolgt ist.

Therapie: Mit einer probatorischen Lokalanästhesie kann eine vorübergehende Schmerzausschaltung erreicht werden. Endgültig kann jedoch nur die Skalenotomie Beschwerdefreiheit bringen. Sehr oft genügt die Skalenotomie des M. scalenus anterior, sofern jedoch Arterie und Plexus durch einen sehnig veränderten Rand des M. scalenus medius stranguliert werden, oder aber wenn die Skalenuslücke durch einen atypischen Muskelansatz eingeengt ist, muß unbedingt die Skalenotomie des M. scalenus medius erfolgen (Abb. 189).

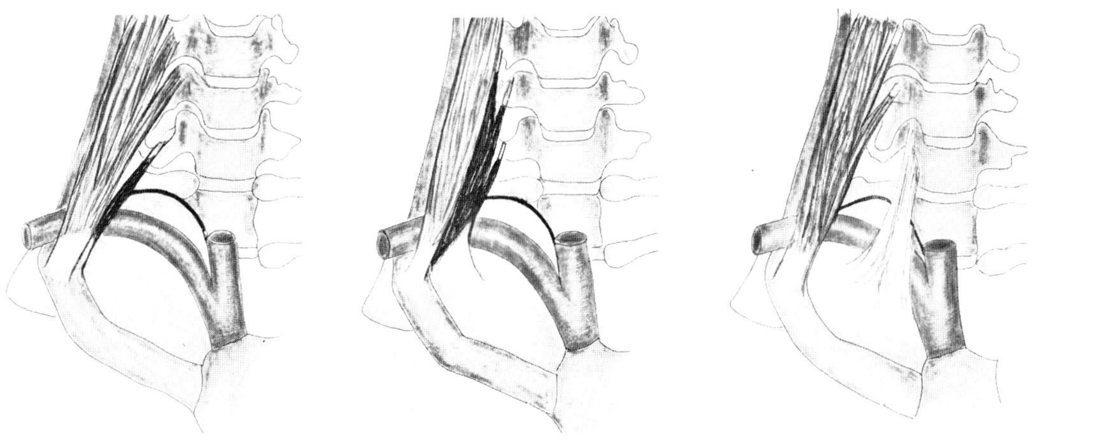

Abb. 189 a–c Variationen der Skalenusmuskulatur (dargestellt nach *v. Lanz*) und Möglichkeiten der Beeinträchtigung des Gefäßnervenbündels im Hiatus scalenorum. a) M. scalenus minimus entspringt am 7. Halswirbelkörper und zieht zur 1. Rippe (dorsal am Ansatz des M. scalenus ventralis). b) M. scalenus minimus entspringt zusätzlich von den Tubercula ventralia der Processus cototransversarii des 6. und 5. Halswirbels und zieht zur Pleurakuppel (M. scaleno-pleuralis). c) Ligamentum pleurovertebrale (vom 7. Halswirbel und 1. Brustwirbel zur Pleurakuppel ventral der A. subclavia ziehend)

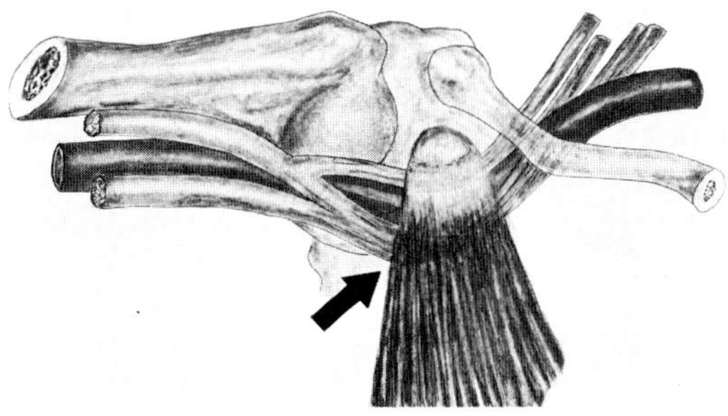

Abb. 190 Anatomische Situation beim Subkorakoid-Pektoralis-Syndrom (*Wright*)

c) Hyperabduktionssyndrom oder Subkorakoid-Pektoralis-Syndrom *(Wright)*

Bei Abduktion und Außenrotation des Armes kann eine Druckbeeinträchtigung des Gefäßnervenbündels durch den angespannten M. pectoralis minor gegen den Rabenschnabelfortsatz erfolgen (Abb. 190). Die Beschwerden werden dann vor allem ausgelöst, wenn der Arm über längere Zeit ausgestreckt erhoben ist, wie es z. B. während des Schlafes oder bei bestimmten beruflichen Tätigkeiten der Fall ist. Es wird dann über Schmerzen und auch Empfindungsstörungen im Bereich der Schulter und des Oberarmes geklagt. Empfindungsstörungen können im Bereich der Finger in Erscheinung treten. Bei der Untersuchung lassen sich Schmerzen und Paraesthesien durch Außenrotation und Abduktion des Armes bei rechtwinkelig gebeugtem Ellenbogen hinter den Kopf auslösen (Handinnenfläche am Hinterkopf). Des weiteren kann ein Verschwinden des Radialispulses nachgewiesen werden.

Therapie: Im allgemeinen ist mit der Einkerbung des M. pectoralis minor Beschwerdefreiheit zu erzielen. Selten ist die Durchtrennung notwendig.

d) Kosto-klavikular-Syndrom *(Falconer-Weddel)*

Eine Einengung des Raumes zwischen dem Schlüsselbein und der 1. Rippe kann zu einer Kompression des Gefäßnervenbündels Anlaß geben. Am häufigsten wird dabei die A. subclavia betroffen. Sehr viel seltener der lateral liegende Plexus. Dabei kann weiter eine Unterbrechung der V. subclavia stattfinden. Dabei handelt es sich meist um Patienten, die schnell an Gewicht zunehmen oder aber eine ungewohnte Tätigkeit verrichten müssen. Eine Zunahme der Beschwerden erfolgt sehr oft beim Zurücknehmen der nach unten gedrückten Schultern, wie es bei der militärischen Haltung z. B. notwendig ist.
Therapeutisch ist manchmal zumindest eine Teilresektion der 1. Rippe erforderlich.

e) Kompressionssyndrom bei Tumoren

Eine Kompression des Plexus und auch der Gefaße kann im Bereich des Schultergürtels durch Tumoren stattfinden (Pancoast-Tumor). Aber auch Tumoren der Klavikula, selten eine in Fehlstellung verheilte Klavikulafraktur führt zur Auslösung der Beschwerden.
Therapeutisch ist die Entfernung der Raumbeschränkung notwendig, gelegentlich eine Klavikulektomie (Tumoren) oder aber eine Korrekturosteotomie bzw. eine Teilabtragung des Schlüsselbeines bei einem Callus luxurians.

B. Brustkorb

a) Trichterbrust (Pectus infundibiliforme, Pectus excavatum, Funnel chest)

Unter einer Trichterbrust versteht man eine kongenitale Thoraxdeformität, wobei es symmetrisch oder asymmetrisch zur Einwölbung des Brustbeines mit den angrenzenden Rippen kommt und nachfolgend eine Einengung des Brustkorbes entsteht. Sie kann bereits bei Geburt ausgeprägt sein und im Laufe der Entwicklung zunehmen. Die Häufigkeit der Trichterbrust wird nach *Nowak* und *Lang* zwischen 0,04% und 2,5% angegeben. Diese Unterschiede sind wohl auf die verschiedenen Kriterien bei der Diagnosestellung der Trichterbrust zurückzuführen.

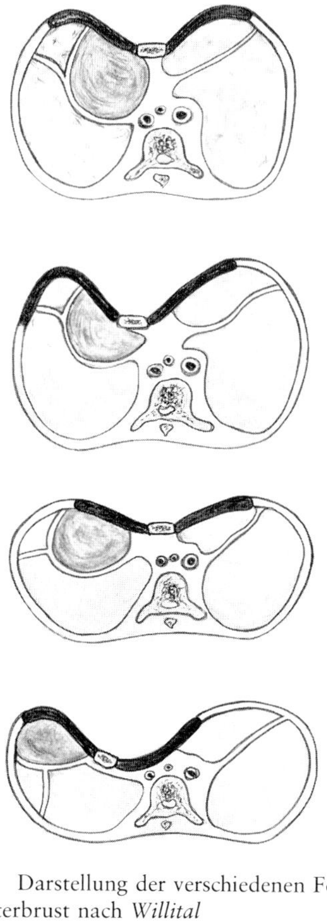

Abb. 191 Darstellung der verschiedenen Formen der Trichterbrust nach *Willital*

Ätiologie: Die Trichterbrust wird dem Status Dysraphicus zugerechnet. *Brown* ist der Meinung, daß die Trichterbrust durch eine fehlerhafte Verbindung zwischen Zwerchfell und vorderer Brustwand infolge eines zu kurzen Ligamentum substernale entsteht. *Lester* dagegen meint, daß neuromuskuläre Störungen des Zwerchfells Bedeutung erlangen. *Wehner* meint, daß ein Defekt in der Synthese des Chondroitinsulfats ätiologisch eine Bedeutung hat. Es ist allerdings nicht verständlich, weshalb lediglich der untere Sternumanteil und die entsprechenden Rippenknorpelanteile betroffen sind.

Klinisches Bild: Mehr als 90% der Thoraxdeformitäten sind als Trichterbrust zu bezeichnen. Kielbrüste und andere Verformungen machen den Rest der Deformitäten aus. Mit zunehmendem Alter wird im allgemeinen die Trichterbrust stärker, wobei z. Z. der Wachstumsschübe die Zunahme am deutlichsten wird. Man unterscheidet nach *Willital* 4 verschiedene Formen (Abb. 191). Einmal die symmetrisch gebaute Trichterbrust bei normal konfiguriertem Thorax, die in mehr als 75% zu beobachten ist. Weiter eine asymmetrisch konfigurierte Trichterbrust bei normal konfiguriertem Thorax und eine symmetrisch gebaute Trichterbrust bei flachem Thorax sowie eine asymmetrisch konfigurierte Trichterbrust bei flachem Thorax. Die exakte Beurteilung der Trichtertiefe kann durch Bestimmung des äußeren sternovertebralen Durchmessers mit Hilfe eines Beckenzirkels erfolgen oder aber radiologisch durch eine seitliche Thoraxaufnahme, bei der der Trichter durch Bleidraht markiert werden muß. Häufig finden sich leichte Seitverbiegungen der Wirbelsäule.

Elektrokardiographisch findet man Veränderungen der elektrischen Herzachse, vor allem eine Rechtsablenkung oder einen überdrehten Linkstyp, weiter eine P-dextrokardiale sowie negative T-Wellen in den Brustkorbableitungen, wohl bedingt durch die Thoraxdeformität verursachte Herzlage und Rotation *(Schaub)*. Ferner findet sich eine Rechtsverspätung als Folge von Rechtsbelastung und asthenischem Habitus sowie Rhythmusstörungen (Sinustachykardie, Sinusbradykardie, AV-Block 1. Grades, Sinusextrasystolie und Kammerextrasystolie). Bei der *Bestimmung der Lungenfunktion* ist die Beurteilung der Vitalkapazität, der Reserveluft, des Atemvolumens und des Atemminutenvolumens von Bedeutung. Als wichtiger Parameter erwies sich die am Fahrradergometer gemessene Arbeitskapazität im Liegen und Sitzen. Beim Gesunden ist der Schlagvolumenwert bei der Arbeit im Sitzen annähernd gleich groß wie bei Arbeit im Liegen. Bei schwerer Trichterbrust kann der venöse Rückfluß in das rechte Herz aus der V. cava cranialis so behindert sein, daß das Herzschlagvolumen bei Arbeit in sitzender Körperhaltung beträchtlich kleiner wird.

Radiologisch sind Thorax-Röntgenbilder in sagittaler und seitlicher Projektion zur Beurteilung der Verdrängung des Herzens und des sterno-vertebralen Abstandes notwendig. Dies ergibt ein gutes Maß für die Schwere der Erkrankung. Anhand der Bestimmung des sterno-vertebralen Abstandes kann sogar der Schweregrad der Deformierung eingestuft werden, wobei ein Abstand von 5 cm als schwer, zwischen 5 und 7 cm als mittelschwer, über 7 cm als leicht angegeben werden kann *(Fabricius)*. Eine Herzkatheteruntersuchung zeigt in etwa der Hälfte der Fälle eine Verminderung des Schlagvolumens in Ruhe. Unter Arbeit vermindert sich das Schlagvolumen sogar noch mehr. Auf eine Herzkatheteruntersuchung kann jedoch verzichtet werden, da die Untersuchung der Arbeitskapazität in sitzender und liegender Position als genügend empfindlicher Meßwert angesehen werden kann. Als Begleitfehlbildung sind ein Vorhofseptumdefekt und das Marfan-Syndrom zu nennen.

Therapie: Konservative Maßnahmen (Atemtherapie) können im allgemeinen keine wesentliche Besserung bringen. Man wird sie aber anfangs durchführen. *Ausgedehnte Deformierungen können nur operativ gebessert werden.* Dabei muß festgehalten werden, daß auch der operative Eingriff günstigstenfalls in $^2/_3$ der Fälle auf Dauer befriedigen kann, von Spätergebnissen sollte frühestens 2 Jahre nach der Operation gesprochen werden. Bei der Operation – es gibt mehr als 2 Dutzend von verschiedenen Methoden – handelt es sich um eine diffizile, mit Komplikationen behaftete Operation, die unbedingt in Zusammenarbeit mit dem Thoraxchirurgen ausgeführt werden soll. Sehr oft ist die Indikation psychisch-kosmetisch, da entsprechende kardiorespiratorische Beeinträchtigungen meist nicht im Vordergrund stehen.
Wie nun die Ergebnisse der letzten Jahre zeigen, sind die Operationsverfahren risikoärmer geworden, die Ergebnisse besser, so daß die Indikation zur Operation wesentlich weiter gestellt werden kann als früher. Der Eingriff soll vor Einschulung vorgenommen werden, wie es *Willital* empfiehlt. Andere Therapeuten empfehlen die Operation nach Wachstumsabschluß.
Als *relative Indikation* sind mittelschwere und schwere kosmetische Störungen zu nennen, wobei die psychischen Probleme eine wesentliche Rolle spielen. Gar nicht selten werden Patienten mit einer schweren Trichterbrust so beeinträchtigt, daß sogar psychotherapeutische Maßnahmen notwendig werden.
Als *absolute Indikation* gilt eine ergometrisch nachweisbare Verminderung der Arbeitskapazität im Sitzen gegenüber der Arbeitskapazität im Liegen oder eine im Rechtsherzkatheter nachgewiesene Verminderung des Schlagvolumens in sitzender Körperhaltung.
Unter den operativen Maßnahmen ist die operative Korrektur nach Mobilisation und Elevation des Thorax durch doppelsegmentförmige Chondrotomien der Rippen mit nachfolgender Fixation durch einen Metallbügel, wie es *Willital* angegeben hat, zu nennen.
Technik: Dabei wird über einen Längsschnitt, oder beim Mädchen durch eine Schnittführung unter den Mammae der Trichter dargestellt und doppelsegmentförmige Chondrotomien parasternal und am Kulminationspunkt des Trichters angelegt (Abb. 192a). Dabei muß die Rippendurchtrennung unter Schonung des Perichondriums erfolgen. Anschließend muß die untere Thoraxapertur durch multiple Exzisionen im

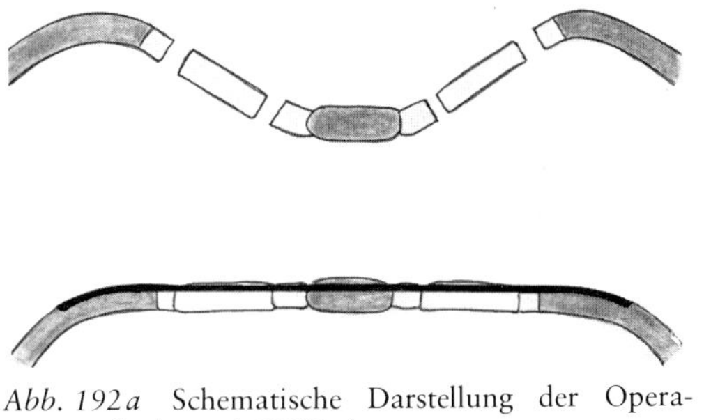

Abb. 192 a Schematische Darstellung der Operationsmethode nach *Willital*

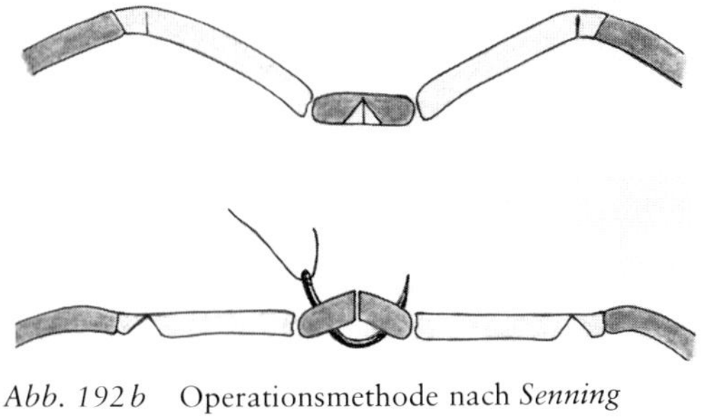

Abb. 192 b Operationsmethode nach *Senning*

Rippenbogenbereich sozusagen ausgekrempelt werden. Die Stabilisation erfolgt durch Drähte und durch Einbringen eines Metallbügels zwischen der inneren und äußeren Sternumkortikalis, und zwar im distalen Sternumabschnitt. Dadurch wird der eingesunkene Thoraxabschnitt in anatomisch gerechte Position gebracht. Postoperativ wird für mindestens 48 Stunden eine substernale Drainage gelegt.

Als weitere Methode ist die operative Korrektur nach *Senning* und *Johanson* zu nennen. Dabei wird das Sternum meist in Höhe des 2. oder 3. Interkostalraumes V-förmig durchtrennt und der kaudale Sternumanteil längs gespalten. Vom Sternumhinterrand wird je eine im Querschnitt dreieckförmige Leiste herausgeschnitten, so daß die Basis dieses Dreiecks dorsal zu liegen kommt. Nach Ablösen der Pleura werden alle abnorm gekrümmten Rippen von dorsal mit einem gebogenen Rasparatorium gebrochen, ohne den ventralen Anteil des Periostes oder des Perichondriums zu verletzen. Die Sternumadaptation erfolgt mit Nähten oder aber mit einem Kirschner-Draht. *Senning* verzichtet auf eine Stabilisierung mit Platte oder Drähten (Abb. 192b). Zu erwähnen ist noch die Umkipplastigkeit bei breiter progressiv abfallender Trichterbrust *(Jung)* oder die Sternumplastik mit retrosternalem Knochenspan, die auf Empfehlungen von *Wahren* und *Naef* zurückgehen.

Komplikationen: Der Patient bzw. die Eltern des Kindes müssen auf mögliche Komplikationen aufmerksam gemacht werden, intraoperativ sind dies Blutungen z. B. aus der A. mammaria interna und postoperativ sind es der Pneumothorax und Wundheilungsstörungen, ja sogar Entzündungen im Mediastinum. Bei Infektion muß gelegentlich der Metallbügel entfernt werden. Als Spätkomplikation ist das Rezidiv anzuführen, bzw. der Korrekturverlust. Es besteht eine Abhängigkeit von der angewendeten Methode.

Prognose: Bei entsprechender Indikation, konsequenter operativer Korrektur und Osteosynthese sind die Ergebnisse in mehr als 90% gut oder sehr gut (Abb. 193).

b) Hühnerbrust *(Pectus carinatum)*

Wie der Name bereits zum Ausdruck bringt, springt das Sternum kielartig vor, wobei auch die vordere Thoraxhälfte mit eingeschlossen sein kann (Abb. 194).

Therapeutisch wurde früher mit Pelotten versucht, die Deformierung zu korrigieren, was im

a b c d

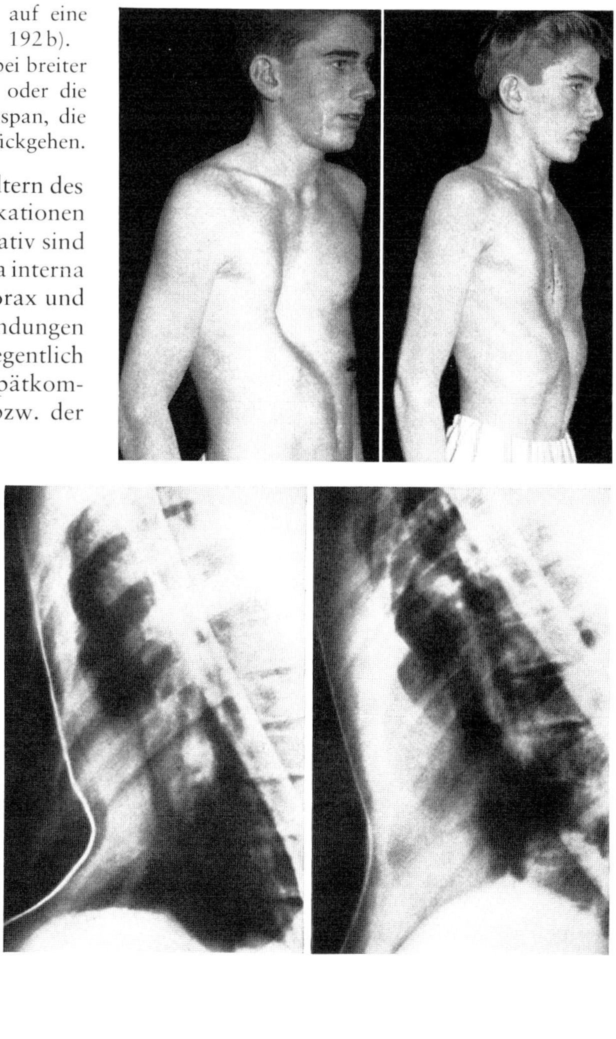

Abb. 193 a–d Trichterbrust. a und c) vor der Behandlung. Beachte im Röntgenbild das tief eingezogene Sternum. b und d) nach der Behandlung. Beachte am Verlauf des Bleidrahtes, wie gut die Trichterbrust ausgeglichen ist allgemeinen nicht gelang. Bei schwerer Deformierung des Thorax mit entsprechender Störung soll operativ durch Korrekturosteotomien vorgegangen werden.

c) Seltene Erkrankungen des Brustbeins

Selten beobachtet man im Bereich des Brustbeins Entzündungen und auch Knochenneubildungen (Abb. 195). Bei der Diagnose bereitet vor allem die radiologische Darstellung des Brustbeins oft Schwierigkeiten. Das Computertomogramm vermittelt wichtige Einblicke.

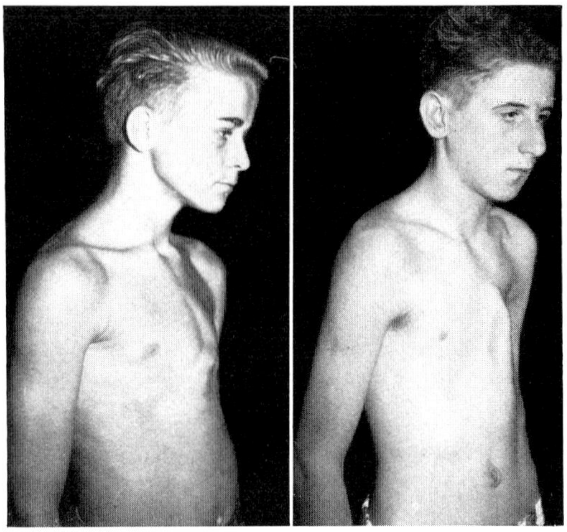

a b

Abb. 194 a und b Verschiedene Formen der Kielbrust

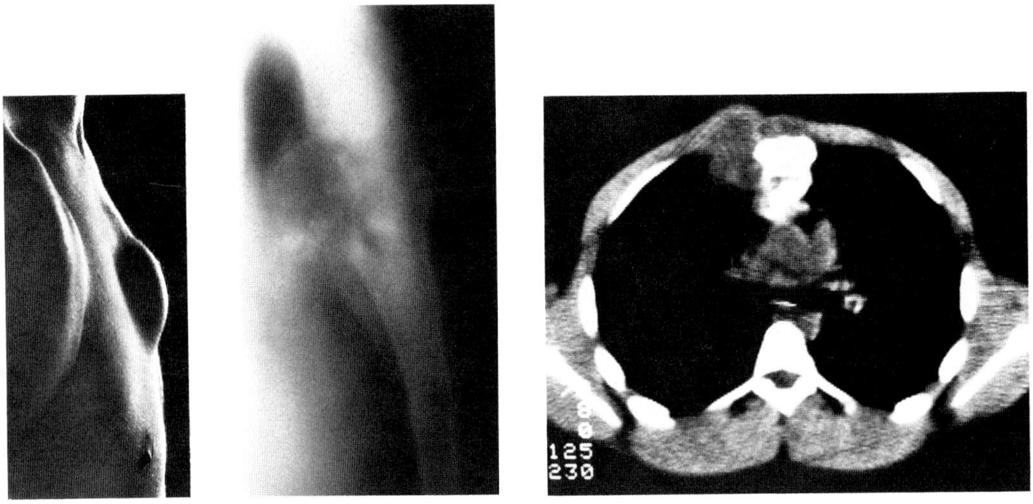

a b c

Abb. 195 a–c Chondrosarkom des Brustbeins. Das Tomogramm zeigt Einzelheiten der Tumorbeschaffenheit, wohingegen das Computertomogramm besonders deutlich die Lage und Ausdehnung des vorwiegend expansiv wachsenden Tumors einsehen läßt. Der Großteil des Tumors breitet sich intrathorakal aus

C. Obere Extremitäten

I. Schultergürtel

a) Erkrankungen des Schlüsselbeines

Erkrankungen der Klavikula sind selten. Im Bereich des Schlüsselbeines findet man Tumoren und seltener Entzündungen. Zu nennen ist das eosinophile Granulom und die aneurysmatische Knochenzyste als tumor-like-lesion und primäre gutartige und bösartige (selten) und sekundäre Tumoren als Metastasen verschiedener Körpergeschwülste (etwas häufiger).

Therapeutisch ist bei den gutartigen Geschwülsten und bei den tumor-like-lesion die Resektion angezeigt und bei den bösartigen Geschwülsten die Entfernung der Klavikula.

Selten findet sich auch die chronische Osteomyelitis im Bereich der Klavikula. Sie zeigt klinisch alle Zeichen der Entzündung (rubor, dolor, calor). Radiologisch steht vor allem im Spätstadium die Verdickung der Kortikalis im Vordergrund.

b) Erkrankungen des Schulterblattes

Im Bereich des Schulterblattes findet man ebenfalls verschiedentlich Entzündungen und auch Tumoren.

Hingewiesen wird ferner auf das *schmerzhafte Schulterblattkrachen,* wie es von *Hohmann* beschrieben wurde. Ursächlich müssen sehr oft Schleimbeutelentzündungen und eine Myositis verantwortlich gemacht werden. In Einzelfällen sind es knöcherne Veränderungen an der Unterfläche des Schulterblattes (Kartilaginäre Exostosen, Abb. 196).

Hohmann hat eine muskelmechanische Erklärung des Schulterblattkrachens gegeben, wonach das Schulterblatt als ein Muskelgelenk in Muskelschlingen aufgehangen ist. Zwei breite Muskelplatten verschieben sich gegeneinander, nämlich die des M. serratus anterior und die des M. subscapularis, welcher die kostale Flä-

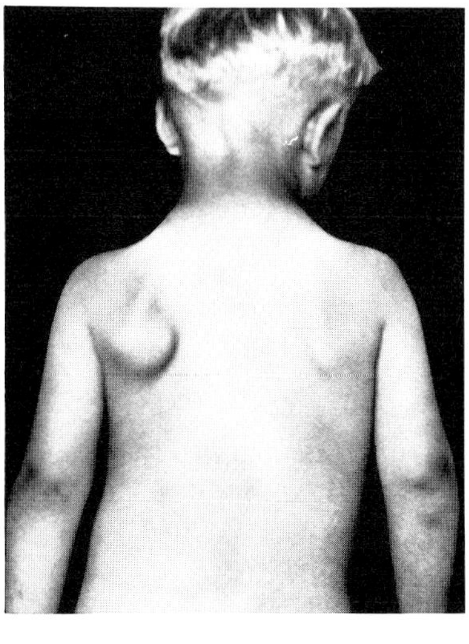
a

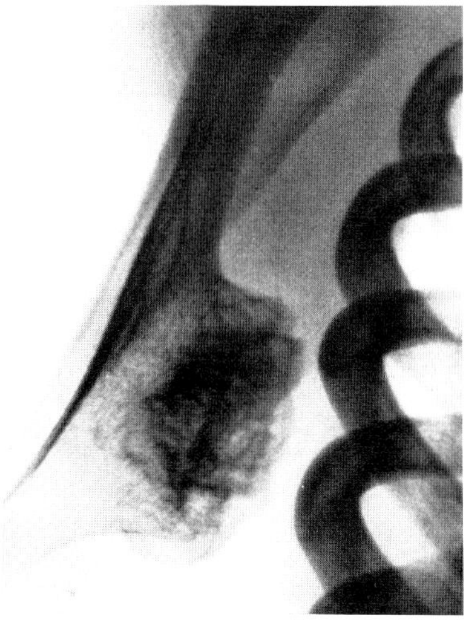
b

Abb. 196 a und b Exostose am Schulterblatt

che der Skapula bedeckt. Zwischen beiden findet sich ein lockeres Bindegewebe, welches das Gleiten ermöglicht. Die Verschiebeflächen sichern den glatten Ablauf der Bewegungen des Schulterblattes. Sind nun die Muskeln überanstrengt, wie z. B. bei Haltungsschäden oder aber infolge einer beruflichen und sportlichen Überbeanspruchung, so werden die Muskeln krampfhaft angespannt. Es entwickelt sich ein Hypertonus, wobei dann das Schulterblatt fest gegen die muskulären Verschiebeflächen gepreßt wird. Chronische Reizzustände mit Fibrinauflagerungen sind nachzuweisen.

Klinischer Befund: Schmerzhafte Muskelverhärtungen sitzen im Bereich des M. levator scapulae, im M. trapezius und in den Mm. rhomboidei. Ein ausgesprochener Druckschmerz besteht an der Ansatzstelle des M. serratus anterior am Schulterblatt.

Therapie: Gelegentlich genügt eine Muskelmassage zur Beseitigung der Muskelhärten und des Hypertonus. Wenn die Verkrampfungen der Muskel gelöst sind, wird eine Entlastung der Muskelverschiebeflächen eintreten und die Schmerzen verschwinden. Auch können Novocain-Injektionen evtl. gemeinsam mit Cortison eine Besserung hervorrufen. Wichtig ist ferner die Durchführung einer Wärmetherapie. Nur ausnahmsweise wird man operativ vorgehen müssen. Es empfiehlt sich dann nach *Hohmann* den Ansatz des M. levator scapulae und die oberen Fasern der Mm. rhomboidei einzukerben und die Zacke am Schulterblattwinkel abzurunden.

Unter den *Tumoren* findet man auch bösartige primäre und sekundäre Geschwülste, wobei Metastasen von Nierentumoren relativ häufig im Schulterblatt zu finden sind (Abb. 197a–c).

c) Erkrankungen des Sternoklavikulargelenkes

Erkrankungen im Sternoklavikulargelenk sind bei der oberflächlichen Lage des Gelenkes für eine klinische Untersuchung gut zugänglich. Schmerzen, Schwellung und eine Bewegungseinschränkung gehören zu den Hauptsymptomen. Grundsätzlich bleibt festzustellen, daß die radiologische Darstellung des Sternoklavikulargelenkes regelmäßig große Schwierigkeiten bereitet. Schichtaufnahmen vermitteln oft wichtige diagnostische Einblicke. Ferner ist ein Seitenvergleich notwendig.

1. Habituelle Luxationen

Sie beruhen auf einer Dysplasie der Gelenkkörper sowie einer Entwicklungsstörung des Diskus und auch des Bandapparates. **Therapeutisch** ist die operative Fixierung des Gelenkes am besten mit einer Faszienschlinge zu empfehlen.

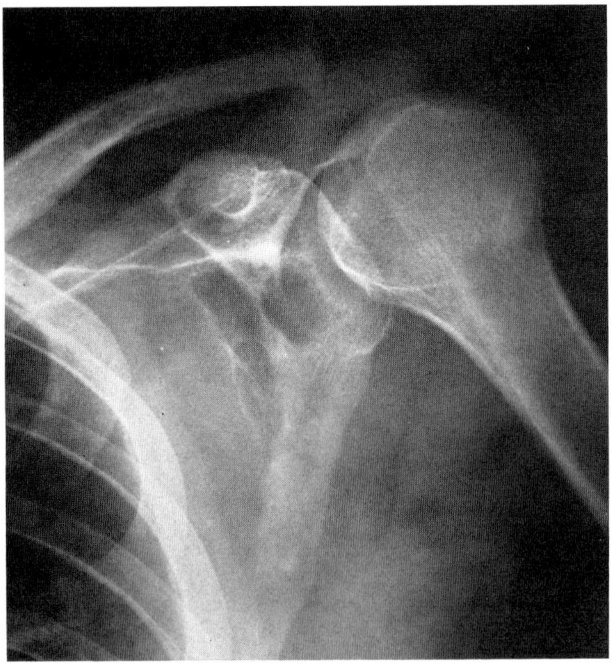

Abb. 197a *Fibrosarkom* im Schulterblatt

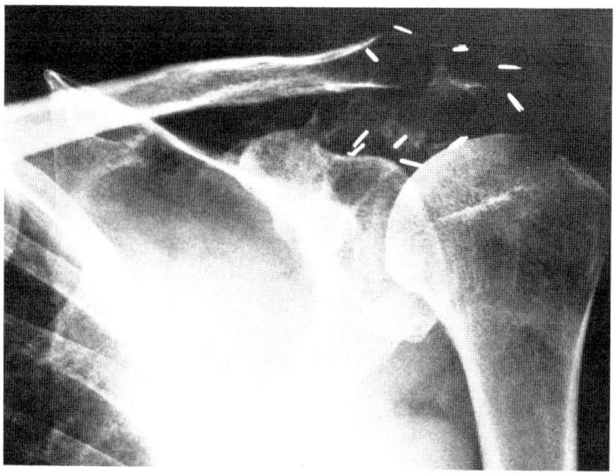

b

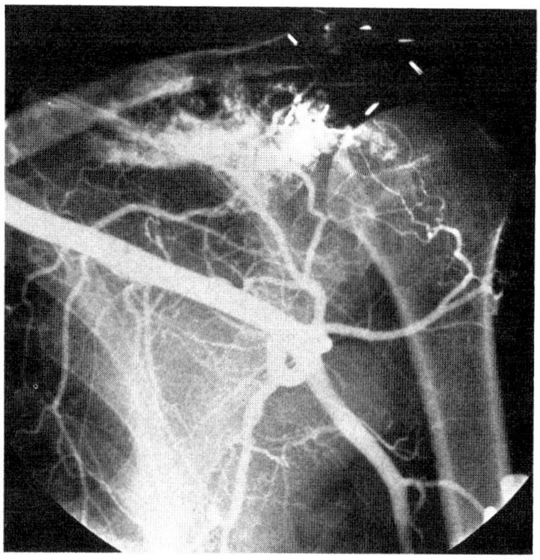

c

Abb. 197 b und c Metastasen eines Hypernephroms im Bereich des Akromion (Gefäßklips nach einer Probeexzision (b). Bei einer Resektion der Solitätmetastase, die, wie das Angiogramm (c) auch zeigte, sehr gefäßreich ist, wurde eine partielle Skapulektomie durchgeführt (Abb. 197 c)

2. Entzündungen

Beim Auftreten von Schmerzen und Schwellungen im Bereich des Sternoklavikulargelenkes muß an Entzündungen und vor allem beim älteren Menschen an eine Arthrosis deformans gedacht werden.
Etwa 25% der Patienten mit einer Spondylarthritis ankylopoetica bekommen meist schon im frühen Stadium Schmerzen und eine Schwellung im Sternoklavikulargelenk. Auch 5% aller Patienten mit einer chronischen Polyarthritis lassen einen Befall der Sternoklavikulargelenke nachweisen. Der Rheumatest ist dann oft von großer Wichtigkeit. Aber auch die Tuberkulose und unspezifische bakterielle Entzündungen kommen im Bereich des Sternoklavikulargelenkes vor. Während bei den unspezifischen Entzündungen Zeichen der akuten Entzündung im Vordergrund stehen, ist bei der *Tuberkulose* der Verlauf weniger akut. Weitere Organmanifestationen bringen oft diagnostische Hinweise. Bei der ersten Konsultation, die meist wegen einer zunehmenden Schwellung und bei einer geringen Schmerzhaftigkeit erfolgt, sind häufig schon Usuren oder aber auch schon ausgedehnte Destruktionen vorzufinden. Im späten Stadium können am Gelenk Zerstörungen und paraartikuläre Abszesse im Vordergrund stehen.

Therapeutisch ist bei der bakteriellen Entzündung neben allgemeinen Maßnahmen eine lokale und parenterale Behandlung mit Antibiotika baldmöglichst einzuleiten. Entscheidend für den Erfolg der Behandlung ist der frühe Beginn, die optimale Dosierung und die entsprechende Applikationsart unter Berücksichtigung pharmakokinetischer Gegebenheiten. Voraussetzung für eine gezielte Behandlung ist ferner der Erregernachweis und das Antibiogramm.
Bei der tuberkulösen Entzündung ist die tuberkulostatische Behandlung (Dreifachkombination), gegebenenfalls die operative Herdausräumung notwendig.

Ausgeschlossen werden muß auch das Friedrichsche Syndrom, das 1924 als seltene Form einer aseptischen Epiphysionekrose beschrieben wurde. Klinisch findet sich eine schmerzhafte Schwellung des Sternoklavikulargelenkes. Röntgenologisch sind neben einer allgemeinen Atrophie Aufhellungszonen im Schlüsselbeinkopf zu sehen.
Der Vollständigkeit halber soll das Tietze-Syndrom noch kurze Erwähnung finden. Man versteht darunter eine chronische Schwellung im Bereich der Rippenknorpel, vornehmlich an der Knorpelknochengrenze der 1.–4. Rippe. Röntgenologisch sind gelegentlich wolkige Aufhellungszonen am Knochen zu beobachten.

3. Tumoren

Geschwülste im Bereich des Sternoklavikulargelenkes gehören zu den Seltenheiten. Man findet jedoch Osteome, Chondrome, Sarkome und Metastasen.

4. Arthrose im Sternoklavikulargelenk

Die Diagnose der Arthrose, vor allem im Sternoklavikulargelenk, bereitet sehr oft Schwierigkeiten. Die Abbildung des Gelenkes ist ohnedies problematisch. Verschiedene Projektionen werden notwendig. So ist z. B. bei der Doppelbelichtung, wie sie von *Bermusse* angegeben wurde, keine Zackenbildung zu sehen. Anders bei der a.p.-Aufnahme mit etwas gekippter Röhre. Bei der Beurteilung der Arthrose müssen verschiedene Veränderungen beachtet werden (Abb. 198). **Therapeutisch** ist regelmäßig mit konservativen Maßnahmen auszukommen, wobei sich vor allem intraartikuläre Cortisoninjektionen bewähren.

d) Erkrankungen des Akromioklavikulargelenkes

Relativ selten findet man im Bereich des Akromioklavikulargelenkes Luxationen auf dem Boden einer Dysplasie. Auch sind Entzündungen sowie Neubildungen im Bereich des Schultereckgelenkes selten. Grundsätzlich kommen gutartige und auch bösartige primäre und sekundäre Geschwülste vor. Nicht verwechselt werden darf mit neoplastischen Osteodestruktionen, eine Destruktion des lateralen Schlüsselbeinendes, wie es bei der posttraumatischen Osteolyse zu sehen ist.

1. Arthrose im Akromioklavikulargelenk

Sie ist ohne Zweifel die wichtigste Erkrankung im Akromioklavikulargelenk. Man findet sie am häufigsten als Sekundärarthrose nach Luxationen im Schultereckgelenk und nach lateral gelegenen Klavikulafrakturen mit Gelenkbeteiligung. Weiter erlangt die Arthrose im Akromioklavikulargelenk als Berufserkrankung (Preßluft) Bedeutung. Es gibt aber eine Schultergelenksarthrose ohne nachweisbare äußere Einwirkung. Ursächlich hat dann ohne Zweifel sehr oft eine anlagebedingte Minderwertigkeit des Knorpelgewebes Bedeutung und weiter muß die Form der Gelenkkörper Berücksichtigung finden. Die Gelenkkörper im Akromioklavikulargelenk unterliegen nämlich Variationen.

Untersuchungen von *Gieseler* haben an mehr als 500 Schultereckgelenken ergeben, daß man bei 43% ungleich große Gelenkkörper findet, wobei das Ende des Schlüsselbeins größer als das des Akromions ist. Weiter zeigt sich bei dieser Gelenkkörperform, daß der Gelenkspalt schräg von kranial lateral nach kaudal medial verläuft. Es entsteht dadurch ein der Subluxationsstellung sehr ähnliches Bild. Beim zweithäufigsten Typ der Schultereckgelenkskörper verläuft der Gelenkspalt ebenfalls schräg. Die Gelenkkörper von Akromion und Schlüsselbein sind annähernd gleich groß (28%). 19% der Fälle zeigen bei einem senkrecht verlaufenden Gelenkspalt ungleichgroße Gelenkkörper, während 9% gleichgroße Gelenkkörper zu erkennen gaben.
Auch kann in 0,7% der Gelenkspalt von kranial medial nach kaudal lateral laufen. Die Gelenkkörper sind gleich groß. 0,3% der Fälle ließen dann zusätzlich noch eine Inkongruenz der Gelenkkörper feststellen (Abb. 199).

Klinisches Bild: Relativ frühzeitig wird bei der Arthrosis deformans über Schmerzen im Akromioklavikulargelenk geklagt, die vor allem bei vermehrter Belastung auftreten. Es findet sich ein Druckschmerz sowie ein Bewegungsschmerz. Äußerlich sind gelegentlich Zacken zu tasten.

Radiologisch gehört die Verschmälerung des Gelenkspaltes, die vermehrte Sklerosierung der sub-

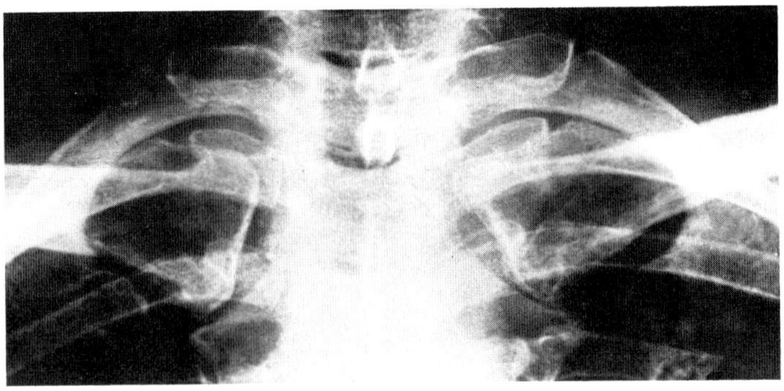

Abb. 198 Arthrose im Sternoklavikulargelenk

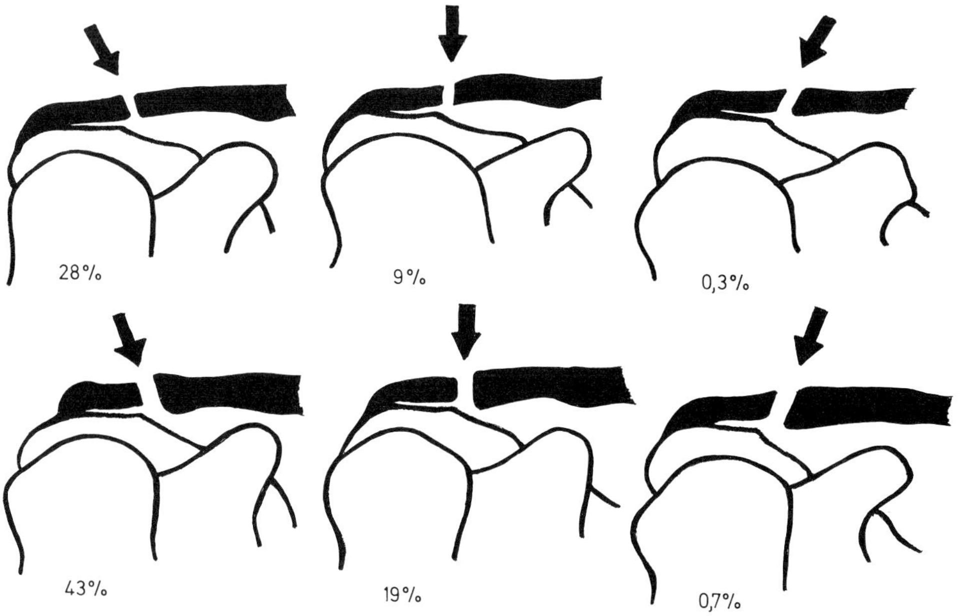

Abb. 199 a Schematische Darstellung der Formen des Akromionavikulargelenks. (Häufigkeit der einzelnen Formen in Prozent)

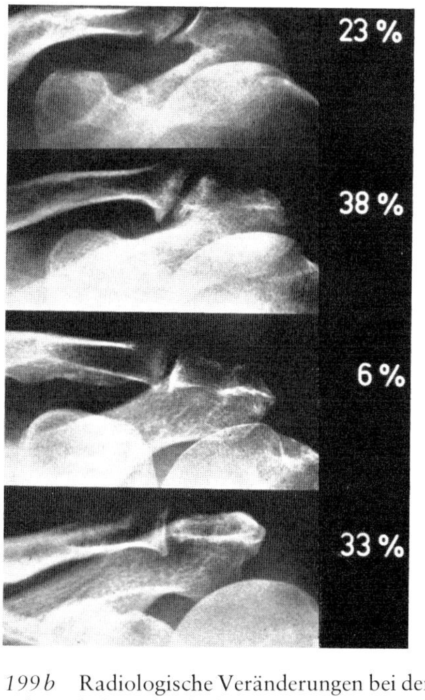

Abb. 199 b Radiologische Veränderungen bei der Arthrose des Schultereckgelenkes.
Beachte: Unterschiedliche Häufigkeit der Arthrose bei den einzelnen Gelenkformen

chondralen Gelenkzonen und verschieden geformte Auswulstungen der Knorpel-Knochen-Grenze zu den charakteristischen Veränderungen (Abb. 199 b). Diese Wulstungen sind oft äußerlich schon zu sehen, das Schultereckgelenk springt dann höckrig hervor. Degenerative Veränderungen im Schultereckgelenk führen sehr häufig zu keinen nennenswerten Beschwerden. Gelegentlich wird zuerst über Schmerzen beim Liegen auf der betroffenen Seite geklagt oder aber über Schmerzen beim Bewegen des Armes über die Horizontale. Im mittleren und höheren Lebensalter treten Beschwerden von seiten der Schultereckgelenksarthrose häufiger auf. Auf dem Röntgenbild findet man manchmal sogar Schatten der verdickten Gelenkkapsel. Die Randwulstungen in Form von Perlenwülsten und Zacken entstehen vorwiegend in den unteren Gelenkanteilen. Hier ist die allgemeine Druckbelastung durch das Gewicht des Armes am größten. Bei einer Auswertung von 200 Schultereckgelenksaufnahmen fällt auf, daß die Schultereckgelenke mit ungleichen Gelenkkörpern 3mal so häufig arthrotische Veränderungen nachweisen lassen. Relativ häufig findet man Einlagerungen von kalkdichten Schatten im oberen Anteil des Schultereckgelenkes. Diese Lage entspricht der Kapsel, dem Ligamentum acromeoclaviculare superior oder dem Discus interarticularis. Untersuchungen von *Schulte* ergaben, daß es sich um Kalkeinlagerungen in die Kapsel und den Discus handelt. Die Lage der Verkalkung im oberen Gelenksabschnitt entspricht dem Discus, der in fast allen Fällen an der oberen Kapsel entspringt und wie ein Keil in die Gelenkfläche herab hängt. Manchmal werden auch Einlagerungen im vorderen Gelenkabschnitt gefunden, was mit einer Verdickung der Gelenkkapsel in diesem Teil zusammenhängt. *Schulte* und *Wischer* wiesen auf eine Anlagebedingtheit dieser Verknöcherung des Discus hin, da häufig an beiden Gelenken die gleiche Situation vorgefunden wurde.

Therapie: Beschwerden von seiten einer Schultereckgelenksarthrose sind im allgemeinen durch Injektionen von Cortison zu bessern. Bei einer schmerzhaften Teilversteifung kann in seltenen Fällen auch das laterale Ende der Klavikula entfernt werden. Allerdings muß der Bandapparat des Ligamentum coracoclaviculare geschont werden.

II. Schulter

a) Periarthritis humeroscapularis

Die Periarthritis (das Syndrom der schmerzhaften Schulter, Frozen-shoulder, Painful arc syndrome) oder die *Duplay*sche Erkrankung ist, wie es der Erstbeschreiber angab, gekennzeichnet durch einen *Schulterschmerz* und die *Einsteifung*, wobei sie *Duplay* häufig mit Traumatisierungen im Gegensatz zur echten Arthritis in Zusammenhang brachte.
Die verschiedenen Formen der Periarthritis humero scapularis machen insgesamt um 90 % aller Schultererkrankungen aus, die wir in der täglichen Praxis zu behandeln haben. Das Syndrom der schmerzhaften Schulter ist in 1. Linie auf mehr oder weniger ausgeprägte degenerative Veränderungen im Bereich des Gelenkes selbst oder aber vor allem im Bereich der Rotatorenmanschette und auch des Bizeps zurückzuführen.

Historisches: *Duplay* schrieb 1872 erstmals das Syndrom der Periarthritis humero scapularis mit einer begleitenden mehr oder weniger ausgeprägten Teileinsteifung des Schultergelenkes und grenzte das Krankheitsbild vor allem zur echten Arthritis ab. 1907 dann beschrieb *Painter* Patienten mit einer Periarthritis und radiologisch nachweisbaren Kalkablagerungen im Bereich des Spatium subacromeale. Untersuchungen von *Kotmann, Wrede* und *Scheer* zeigten, daß diese *amorphen Kalkeinlagerungen* als Folge degenerativer Prozesse im Bereich der Rotatorenmanschette aufzufassen und vor allem am *Ansatz des M. supraspinatus* vorzufinden sind. Beim Durchbruch der Kalkablagerung im Bereich des Sehnenansatzes in die Bursa subacromealis lassen sich mehr oder weniger ausgedehnte die von *Painter* nachgewiesenen Kalkablagerungen objektivieren, die als Bursitis calcarea im allgemeinen beschrieben werden. Sie sollten besser als Pseudo-Bursitis, wie es von *Schaer* angegeben wurde, bezeichnet werden.
Regressive Veränderungen wurden dann beim Krankheitsbild Periarthritis humero scapularis auch im Bereich des *Sulcus bicipitis (Kotmann)* mit *einer Tendovaginitis der Bizepssehne* gefunden. Spontanrupturen sind möglich.
Degenerative Veränderungen sind auch im Bereich der Sehne des M. infraspinatus und des M. teres minor vorzufinden.

Von Interesse ist, in diesem Zusammenhang zu erfahren, daß bei Untersuchungen an 300 Schultern, die *Wilde* an einem unausgelesenen Sektionsgut vornahm, im Alter zunehmend degenerative Veränderungen im Bereich des Schultergelenkes nachzuweisen waren, und vor allem regressive Veränderungen im Bereich der Sehnenplatte mit mehr oder weniger ausgedehnten Rupturen des Supraspinatus. Relativ häufig fanden sich auch degenerative Veränderungen im Bereich des Sulcus intertubercularis mit mehr oder weniger ausgeprägten Bizepssehnenbeeinträchtigungen.

Bei der **Entstehung** der Periarthritis humero scapularis haben also degenerative Veränderungen, vor allem im Bereich der Rotatorenmanschette, eine große Bedeutung. Hinzuweisen bleibt auf arthrotische Vorgänge im Schultergelenk, deren Wertigkeit oft schwer zu objektivieren ist. Über die Entstehung der Kalkeinlagerung im Bereich der Rotatorenplatte weiß man, daß es im Verlaufe der Sehnendegeneration abhängig von der Reaktionslage des Mesenchyms zu verschiedenen

Reaktionen kommen kann *(Schneider)*. Im Verlaufe der Degeneration kann die Spontanruptur einer Sehne erfolgen oder aber ein Abriß im Bereich der Ansatzzone, evtl. mit Knochenausriß. Bei einer guten Reaktionslage erfolgt die Narbenbildung im Bereich der Sehne manchmal mit der Bildung eines Knochensporns am Sehnenansatz. Zu Beginn der degenerativen Veränderungen bestehen eine Erhöhung des Polymerisationsgrades im Gewebe und Präzipitalbildungen von Proteinen und Polysacchariden. Es folgt die Sehnenverfettung und Sklerosierung der Gefäße, was eine weitere Minderung der Leistungsfähigkeit bedingt. Anschließend entstehen Nekrosen. Infolge einer Störung der Wasserstoffionen-Konzentration tritt nun die Ausfällung von Kalzium hauptsächlich als Phosphat und Karbonat im zugrunde gegangenen Gewebe auf. Diese Kalkherde können schließlich die Sehne durchbrechen und in benachbarte Schleimbeutel einbrechen (Bursitis calcarea subdeltoidea). Wie auch die Untersuchungen von *Rössler* ergaben, spielen bei der Entstehung der regressiven Vorgänge im Bereich der Rotatorenmanschette vor allem biomechanische Faktoren eine Rolle. Die gemeinsame Sehnenmanschette der Rotatorenmuskeln steht schon beim hängenden Arm unter ständiger Zugbeanspruchung. Der Humeruskopf dreht sich bei der Seithebung nicht einfach in der Pfanne, sondern er muß bei einem bestimmten Abduktionswinkel nach unten gedrückt und außenrotiert werden (M. supra- und infraspinatus), da das Tuberculum majus mit dem Fornix humeri Kontakt bekommt. Ein mehr oder weniger ausgedehnter Kontakt findet aber bei der Seithebung, insbesondere im Bereich des Supraspinatus statt.

Pathologisch-anatomisch lassen sich oft nur kleine Läsionen an der zur Synovialis hin gelegenen Unterseite der Sehnenplatte, die sich über den osteophytären Reaktionen der Knorpelknochengrenze entwickeln, vorfinden *(De Palma)*. Weiter finden sich intratendinöse oder auch bursanahe Defektbildungen, wobei als schwächster Punkt der gemeinsamen Sehnenplatte der vordere Anteil der Sehne des M. supraspinatus zu bezeichnen ist. Im Verlaufe der regressiven Veränderungen kann es zur inkompletten Rißbildung kommen, wobei Auffaserungen an der unteren, synovialen Seite unmittelbar vor dem Knochenansatz oder aber in den mittleren Sehnenschichten im Vordergrund stehen. Bei der kompletten Ruptur bestehen Querrisse parallel zur Insertion (Abb. 200).

Die Infraspinatussehne kann mitbetroffen sein, selten der Subskapularisansatz.

Klinisches Bild: Beim Krankheitsbild der Periarthritis humero scapularis steht klinisch der Schulterschmerz im Vordergrund. Schon relativ früh oder aber auch bei Beginn der Beschwerden können Bewegungseinschränkungen auffällig sein. Schließlich kann es über eine fortschreitende Abduktionsbehinderung und Behinderung der Drehbewegungen zur mehr oder weniger ausgeprägten schmerzhaften Einsteifung des Schultergelenkes kommen. Bei der Untersuchung – sie soll bei Schmerzhaftigkeit besonders vorsichtig erfolgen – achte man zunächst auf druckempfindliche Stellen, die dann oft schon den Ort der Erkrankung ausmachen lassen. Am häufigsten findet man eine *Druckschmerzhaftigkeit über der Rotatorenplatte*, insbesondere am *Supraspinatussehnenansatz*. Die Druckempfindlichkeit kann sich aber auch dorsal nach unten in Richtung *Deltamuskelansatz* erstrecken. Relativ häufig finden wir weiter eine *Druckempfindlichkeit entlang des Sulcus bicipitis* und auch vorne über dem *Korakoidbereich*. Handelt es sich um einen arthrotischen Reizzustand im Akromioklavikulargelenk, was differentialdiagnostisch besonders beachtet werden muß, so ist neben der äußeren Veränderung im Akromioklavikulargelenk vor allem die Druckschmerzhaftigkeit auffällig. Abzugrenzen sind weiter muskuläre Verspannungen (Myogelosen) im Bereich der Schultergürtelmuskulatur und dann auch im Bereich des Nackens. Die Schmerzen im Bereich der Schulter sind vor allem bei Zunahme der Einsteifung oft ganz erheblich und beeinträchtigen den Patienten vor allem auch bei Nacht sehr ausgeprägt. Er greift deshalb oft zu starken Schmerzmitteln, was unter allen Umständen vermieden werden sollte. Hinsichtlich der Auslösung der Beschwerden werden vom Patienten unterschiedliche Angaben gemacht. Sehr oft tritt jedoch der Schmerz im Anschluß an eine vermehrte Belastung auf (ungewohnte Arbeiten und Abduktion, wie es bei Hobby-Automonteuren, Hobby-Deckenanstreichern und ähnlichen Betätigungen der Fall ist). Diese akut aufgetretenen Beschwerden können sich jedoch im Laufe der Wochen wieder bessern.

Gelegentlich kommt es ohne Prodrome zur akuten Bewegungsbeeinträchtigung der Schulter, was vor allem bei der Ruptur des Supraspinatus oder der Rotatorenmanschette der Fall ist. Es besteht dann das Bild einer Pseudolähmung, der Arm kann vom Patienten nicht mehr gehoben werden. Der passiv, bis über die Horizontale gehobene Arm kann zwar noch aktiv gehalten werden, fällt aber schon bei einem leichten Druck

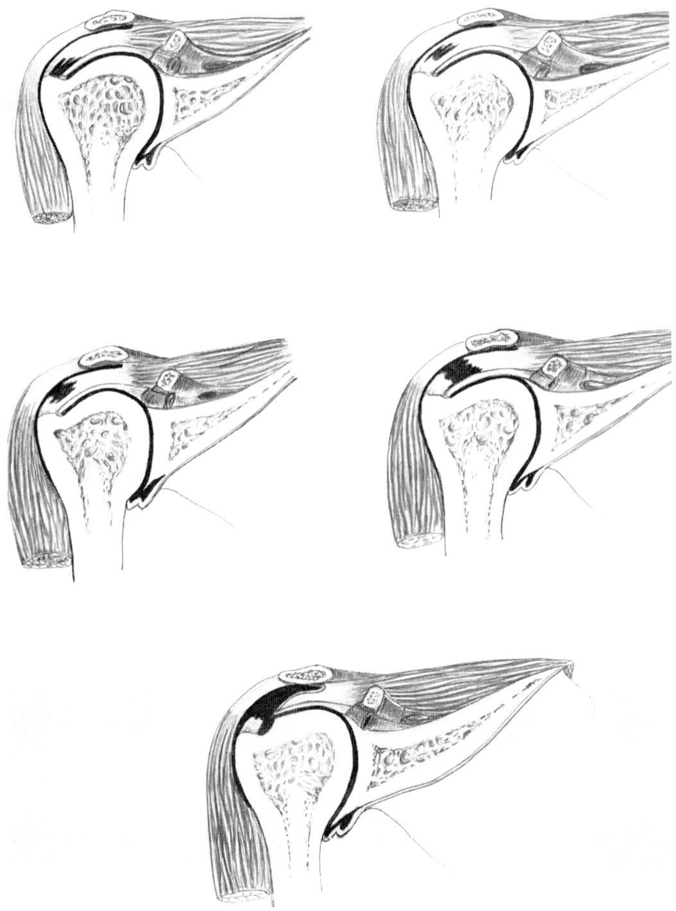

Abb. 200 Darstellung der verschiedenen möglichen degenerativen Veränderungen im Bereich der Supraspinatussehne einschließlich der Sehnenruptur

auf den Oberarm herunter (Drop-Arm-Test nach *Codman*). Sind die Rißbildungen weniger ausgeprägt, so kann die Armhebung jedoch gegen einen mehr oder weniger ausgeprägten Widerstand erfolgen.

Röntgenbild: Die radiologische Untersuchung des Schultergelenkes am besten im ventro-dorsalen Strahlengang und axialen Strahlengang muß unbedingt erfolgen, um degenerative Veränderungen im Bereich des Gelenkes oder aber der Rotatorenmanschette zu erkennen. Gelegentlich lassen sich ossäre Ausrisse am Sehnenansatz objektivieren. Relativ früh sind Verkalkungen im Bereich der M. supraspinatus-Sehne als wolkiger Schatten zu erkennen (Abb. 201–203). Die Einlagerung wird im Laufe von Wochen dichter. Sie kann sich kappenartig nach dorsal und unten erstrecken. Verkalkungen finden sich auch entlang des Sulcus intertubercularis. Das röntgenologische Erscheinungsbild der Kalkablagerung im späten Stadium ist mannigfaltig. Von einem hirsekorngroßen strukturlosen Kalkschatten bis zur kinderhandflächengroßen Einlagerung gibt es zahlreiche Variationen. Auch die Form variiert. Manchmal ist sie scheibenartig geformt oder aber gelappt. Meist ist die Kalkeinlagerung flach oval und hat Fingernagelgröße. Die endgültige Lokalisation kann schwierig sein. Zu berücksichtigen bleibt jedoch die Tatsache, daß sich diese Kalkeinlagerungen meist in der Supraspinatussehne finden und schließlich in das Spatium subdeltoidale einbrechen können. Eine besondere Beachtung bedarf der knöcherne Supraspinatussehnenriß. Die kleine Knochenlamelle kann dann unter dem Akromeon im fornix humeri gelegen sein.

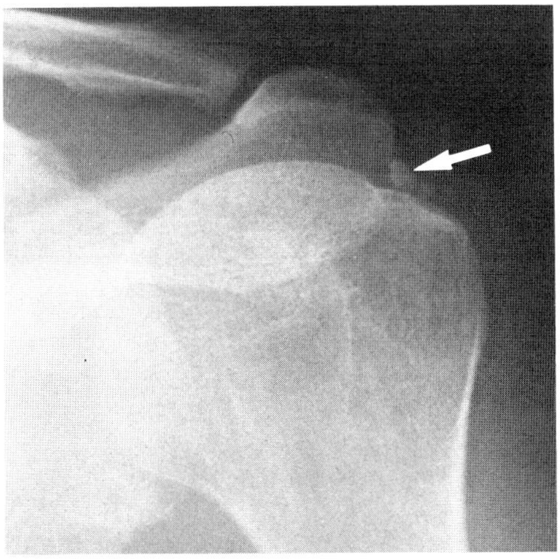
a

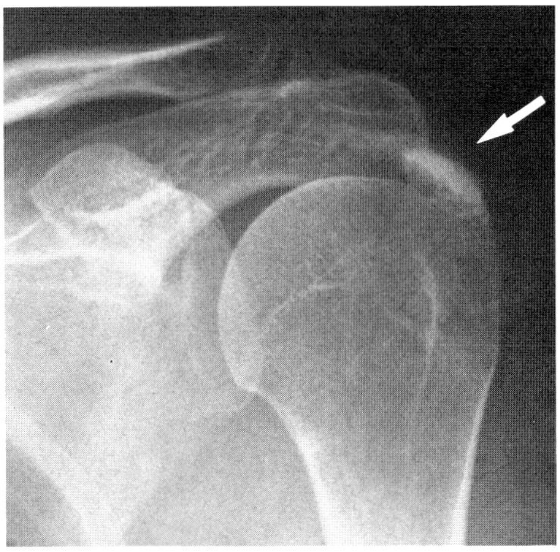
b

Abb. 201 a und b *Verschiedene Formen der Kalkeinlagerung* im Bereich der Rotatorenmanschette. Pfeil zeigt auf die Verkalkung

Nach Wochen zeigen sich dann periostale Reaktionen an der Ausrißstelle.

Röntgendiagnostisch kann vor allem bei der Ruptur des Supraspinatus und des Infraspinatus die Arthrographie weiterhelfen. Das in das Schultergelenk von vorne eingebrachte Kontrastmittel fließt dann oft über diese Stelle in das Spatium subdeltoidale ab.

Bei der **Differentialdiagnose** der Periarthritis humero scapularis sind vor allem *osteodestruktive Veränderungen bei Geschwulstbildungen* auszuschließen. Die Geschwulstlokalisation kann im Bereich des Schultergürtels oder aber, wie es am häufigsten der Fall ist, am proximalen Humerusende gelegen sein. Das proximale Humerusende ist eine Prädilektionsstelle der Sarkome (Schulterschmerz beim Jugendlichen) und dann der Metastasen (Schulterschmerz im höheren Alter). Sehr häufig findet man Hypernephrommetastasen am proximalen Humerusende.

Unter dem Krankheitsbild der Periarthritis versteckt fand man früher sehr häufig, heute relativ selten, die *Tuberkulose des Schultergelenkes.* Auch bei der Tuberkulose ist der Verlauf schleichend. Das klinische Erscheinungsbild ist geprägt von der Bewegungseinschränkung und vor allem

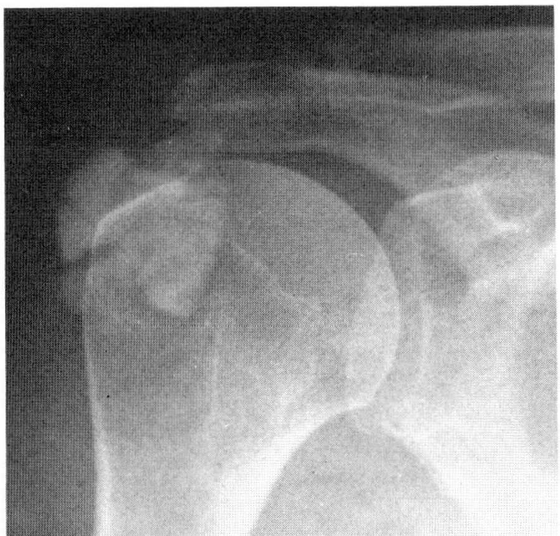
a

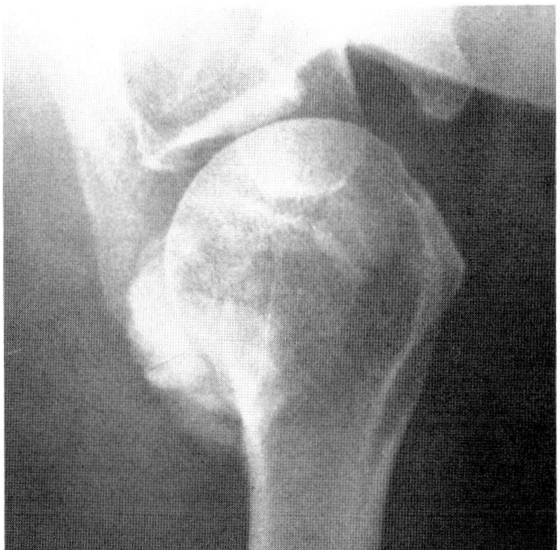
b

Abb. 202 a und b Verkalkung im Bereich des Supraspinatus und ausgedehnte Kalkeinlagerung im Spatium subdeltoidale

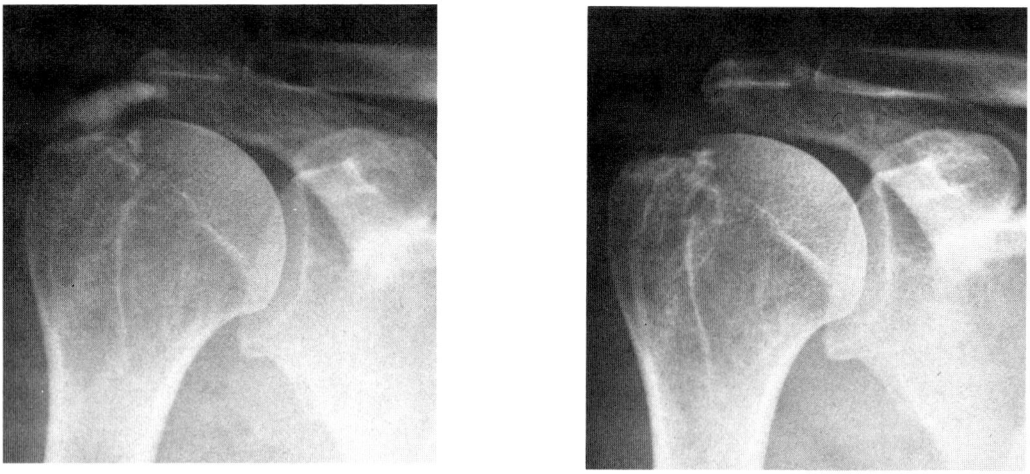

a b

Abb. 203 a) Ausgedehnte Kalkeinlagerung im Bereich der Rotatorenmanschette (a) und b) Zustand nach weitgehender Spontanresorption nach 6 Monaten.
Beachte: Reaktive Vorgänge im Bereich des Sulcus bicipitis

der Atrophie des Deltamuskels. Radiologisch zeigen sich Usuren am Knorpelknochenübergang als Zeichen einer ossären Destruktion, vor allem bei der ossären Verlaufsform, und der verdichtete Weichteilschatten bei der synovialen Form.
Bakterielle Entzündungen findet man meist nach intraartikulären Injektionen, wie sie im frühen Stadium der Periarthritis vorgenommen wurden. Klinisch steht aber dann der entzündliche Vorgang nach der Injektion örtlich und allgemein im Zentrum des Geschehens.
Differentialdiagnostisch müssen ferner Beschwerden ausgeschlossen werden, wie sie im Verlaufe des *brachiozervikalen Syndroms* in Erscheinung treten können.
Vielfach werden enge Beziehungen zwischen *degenerativen Veränderungen der Halswirbelsäule und den Schulterschmerzen* angenommen, was nur bedingt richtig ist. Vielmehr können degenerative Veränderungen im Bereich der Halswirbelsäule und der Schulter gleichzeitig ablaufen.

Therapie: Das therapeutische Vorgehen bei der Periarthritis humero scapularis hängt von den örtlichen Gegebenheiten ab, das heißt, es muß im einzelnen festgestellt werden, wo die Läsion liegt und in welchem Ausmaß sie vorliegt. Nach einer entsprechenden diagnostischen Einordnung werden im frühen Stadium der Periarthritis und auch im fortgeschrittenen Stadium, wenn keine Sehnenruptur vorliegt, konservative Maßnahmen im Vordergrund stehen.
Der Patient muß von den Schmerzen befreit werden, was mit der Verordnung von Analgetika möglich ist. Weiter empfiehlt sich die zusätzliche Verordnung von muskelrelaxierenden Mitteln. Örtlich sollen Wärmeapplikationen erfolgen und vor allem beim Bestehen einer Bewegungsbehinderung die Injektion von Cortison manchmal mit einem Lokalanästhetikum gemeinsam. Die Bewegungsbehinderung muß gleichzeitig krankengymnastisch angegangen werden, was manchmal besonders schwierig ist. Massagen haben dabei eine untergeordnete Bedeutung.
Wichtig ist es, dem Patienten zu raten, nachts den Arm in Abduktionsstellung durch Unterlegen von Kissen zu lagern.
Beim *akuten Sehnenriß* wird man, sofern der Verdacht der *kompletten Ruptur* besteht, *heute regelmäßig operativ rekonstruieren.* Gelegentlich entschließe ich mich, sofern der Drop-Arm-Test schwach positiv ist, zur konservativen Behandlung im Abduktionsgips. Dabei wird ein Kunststoffgips für 8 Tage in 50° Abduktion angelegt und anschließend aus der Schale über 8–10 Tage geübt. Nach 3 Wochen kann der Arm dann im allgemeinen wieder normal bewegt werden.
Manchmal ist die operative Entfernung einer ausgedehnten Bursitis calcaria im subdeltoidalen Spatium notwendig. Im allgemeinen löst sich aber die Kalkablagerung sehr oft spontan auf (Abb. 203).

Technik der operativen Behandlung: Über einen Längsschnitt im mittleren Bereich des Deltamuskels, der evtl. nach dorsal verlängert werden kann, wird auf den M. deltoideus eingegangen und im mittleren Bereich die Muskelfasern gespalten (*Cave:* N. axillaris), wonach man dann schon bei Drehen des Armes auf die Bursa und auch auf die Sehnenplatte stößt. Reicht die Darstellung nicht aus, so soll nach einer transakrominalen Osteotomie das Gelenk weit eröffnet werden. Die Versorgung der Ruptur bereitet bei der inkompletten frischen Läsion meist keine Schwierigkeit (Naht), anders bei der kompletten Ruptur, vor allem wenn eine Dehiszenz besteht. Sehr oft ist eine Mobilisierung des Sehnenendes und eine nachfolgende transossäre Fixation notwendig. Sehr selten entschließt man sich zur Einflechtung eines Sehnen- bzw. Faszientransplantates.

Postoperativ hat sich die Applikation des Thoraxabduktionsgipses für 2–4 Wochen und anschließend eine aktive Übungsbehandlung aus der Abduktionsschiene bewährt, die aus einem Kunststoffgips angefertigt werden kann.

b) Habituelle Schulterluxation

Unter der *habituellen Schulterluxation* versteht man die *gewohnheitsmäßige, zunächst ohne eigentliches Unfallereignis eintretende Verrenkung des Oberarmkopfes nach ventral, kaudal oder dorsal.* Daneben unterscheiden wir eine rezidivierende Schulterluxation, sobald bei einem normal angelegten Schultergelenk bei einer entsprechenden traumatischen Einwirkung die Luxation erfolgt und später die Schulterverrenkung sich wiederholt.

Anatomische Grundlagen: Das Schultergelenk ist das beweglichste Kugelgelenk des menschlichen Körpers. Die Verrenkung des Oberarmkopfes aus dem Schultergelenk erfolgt am häufigsten nach ventral, seltener nach kaudal (dünne Kapselstellen) und nur ausnahmsweise nach dorsal (1 %). Anatomische Voraussetzungen für eine Ausrenkung des Oberarmkopfes ist die kleine Pfanne, die etwa $^1/_3$ des Oberarmkopfes bedeckt, zudem häufig dysplastisch ist; die Kapsel ist in diesen Fällen weit, der Bandapparat ist schwach.

Die Luxatio erecta und die Luxatio intrathoracica ist als Seltenheit zu bezeichnen.

Anatomie des Schultergelenkes: Der Kopf des Oberarmes bildet nahezu die Hälfte einer Kugel und ist nach oben medial und etwas nach hinten gerichtet. Die Höhlung der Schulterpfanne ist flach und nach lateral und vorne gerichtet. Am Rande der Schulterpfanne ist das Labrum glenoidale befestigt. Die schlaffe Kapsel erlaubt eine Bewegungsfreiheit zugunsten der Stabilität. Die Stabilität des Gelenkes hängt ferner von der umgebenden Muskulatur ab.

Untersuchungen von *Saha* ergaben, daß das Schultergelenk nur in 70 % eigentlich ein Kugelgelenk ist. Bei näherer Betrachtung zeigt sich, daß es selbst dann kein ideales Kugelgelenk ist; es sind Unregelmäßigkeiten der Gelenkflächen am Humerus und an der Schulterpfanne festzustellen. Bei 30 % stellt die Pfanne des Schultergelenkes das Segment einer größeren Kugel als das des Oberarmkopfes dar. *Saha* unterscheidet demnach 3 Typen des Schultergelenkes.

Typ A: Die Schulterpfanne bildet einen größeren Halbmesser als der Humeruskopf.

Typ B: beide haben annähernd gleich große Halbmesser und

Typ C: die Schulterpfanne hat einen kleineren Halbmesser als der Oberarmkopf.

Bei dieser Form des Schultergelenkes ist die Wölbungsfläche vorwiegend durch das Labrum glenoidale gewährleistet. Weiterhin bleibt festzustellen, daß am Schultergelenk, und zwar an der Pfanne, relativ häufig im vorderen Anteil ein Defekt in Form einer Delle zu beobachten ist, die insgesamt gesehen mit einer Dysplasie des Gelenkes in Zusammenhang zu bringen ist. Besonders *ausgeprägte Schultergelenksdysplasien führen bereits im Kindesalter zu habituellen Luxationen (Abb. 204).*

Historisches: Bereits *Hippokrates* beschreibt die Verrenkung des Oberarmkopfes nach vorne unten sehr genau. Er stellt sogar fest, daß es nachfolgend – sofern eine entsprechende Vernarbung durch entzündliche Veränderungen ausbleibt –

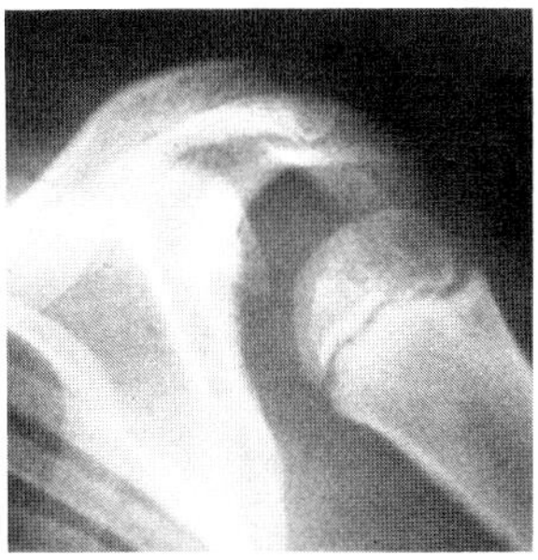
a

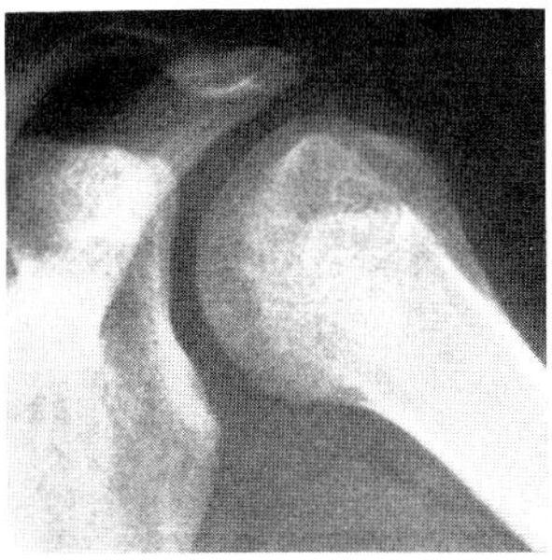
b

Abb. 204 Dysplasie der Schulterpfanne
a) beim Kind und b) beim Erwachsenen

zu sich wiederholenden Luxationen kommen kann. *Hippokrates* gab eine Repositionsmethode an, die heute noch große Bedeutung hat. Ferner beschreibt er ausführlich einen operativen Eingriff zur Behandlung der rezidivierenden Luxation, nämlich der Bildung einer Narbenplatte, wie er sie durch Kauterisation erreichte. Anschließend empfahl er eine Ruhigstellung in Abduktion und Innenrotation.

Wie aus Abbildungen von *Bonn* und *Howship* (1816) zu entnehmen ist, wurde zu dieser Zeit bereits eine Impression im Bereich des dorsalen Oberarmkopf-Poles erkannt, eine Gegebenheit, die entscheidende Bedeutung beim therapeutischen Vorgehen hat (Abb. 205).

Joessel machte 1880 auf weitere morphologische Veränderungen aufmerksam, die für eine rezidivierende Schulterverrenkung wichtig erschienen: die Schädigung der Rotatoren, Kapselausweitung und mögliche Schädigungen an der Pfanne. 1882 beschrieben *Küster*, *Kramer*, *Popke* und *Volkmann* eingehend den posterolateralen Defekt am Oberarmkopf anhand von Resektionspräparationen.

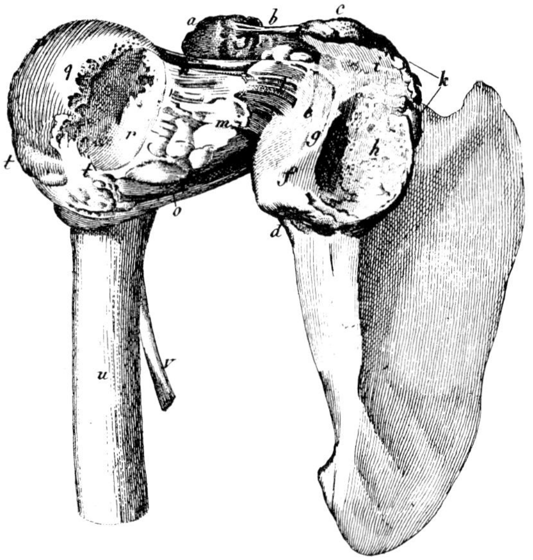

Abb. 205 Darstellung der morphologischen Veränderungen (1816) bei der ventralen Schulterluxation (keine Reposition erfolgt), wie sie von *Bonn* und *Howship* gesehen wurde.
Beachte: Nearthrotische Gelenkfläche vorn an der Gelenkfläche der Scapulae und Eindellung dorsal am Humeruskopf, jetzt als Hill-Sachssche Impression bezeichnet

Caird (1887) fand bei seinen Untersuchungen, daß eigentlich bei der vorderen Luxation immer eine dorsolaterale Fraktur erfolgen müsse, hervorgerufen durch die Impression des harten Pfannenrandes gegen den Oberarmkopf. Des weiteren sind aus seinen Illustrationen die Ablösung der Kapsel und das Labrum glenoidale zu entnehmen. Eingehend befaßten sich 1890 *Broca* und *Hartmann* mit den beschriebenen morphologischen Substraten, wie sie auch experimentell an der Leiche reproduziert werden können. Es war also um die Jahrhundertwende, als das Problem der Schulterluxation besonderes Interesse fand, dies wohl nicht zuletzt deshalb, weil man zu dieser Zeit begann, die großen Körpergelenke operativ anzugehen.

Bardenheuer empfahl bereits 1886 die Kapsulorhaphie, *Müller* 1898 die Rekonstruktion der Außenrotatoren. *Albert* (1888) empfahl die Arthrodese, ein Eingriff, der sich natürlich nicht durchsetzen konnte, desgleichen die Vertiefung der Gelenkpfanne, wie sie *Hildebrand* 1901 angab. 1906 beschrieb *Perthes* die operative Rekonstruktion der Kapsel und das Labrum glenoidale als wichtigen Schritt zur Behebung der Reluxation. Es handelt sich dabei um Erkenntnisse, die auch heute noch beim therapeutischen Vorgehen große Bedeutung haben und später von *Bankart* ausgeführt wurden. *Perthes* beschrieb die transossäre Fixation des Labrums und der Kapsel an die Pfanne.

Entscheidende Fortschritte bei der Behandlung der rezidivierenden Schulterluxation vermittelten *Eden* 1925 und *Hybbinette* 1935. Sie hielten für die Behandlung der rezidivierenden Schulterluxation vor allem die Bildung eines extraartikulären Knochenblockes am Pfannenrand für wichtig, um einmal die Luxation infolge des typischen Knochendefektes unmöglich zu machen und eine Verbreiterung der Pfanne zu erhalten. *Eden* und *Hybbinette* empfahlen, den Span in eine supraperiostale Tasche zu bringen. *Speed* und *Noordenbos* pflanzten ein Transplantat aus der Fibula in den Pfannenerker. *Magnuson* und *Stack* verpflanzten dann 1940 den M. subscapularis, um eine maximale Außenrotation zu verhindern.

Eine entscheidende Verbesserung der operativen Behandlungsergebnisse brachte schließlich eine Kombinationsmethode, wie sie von *Max Lange* erarbeitet wurde. Es wurde ein Kortikalisspan am Pfannenerker eingebracht, dabei konnte das Pfannendach gehoben und auch die Pfanne verbreitert werden. Gleichzeitig wurde der M. subscapularis nach lateral verpflanzt.

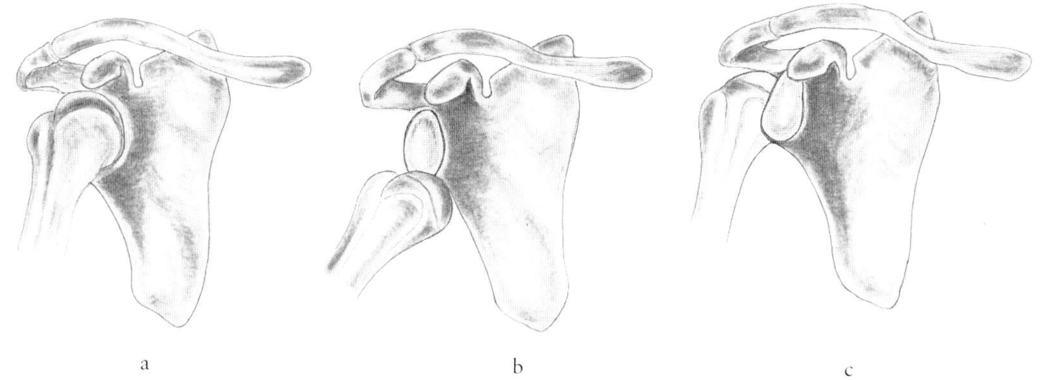

Abb. 206 a–c Verschiedene Formen der Schulterluxation. a) Nach vorn (am häufigsten). b) Nach unten (selten). c) Nach hinten (sehr selten)

Entscheidende Fortentwicklungen der operativen Behandlung erfolgten jetzt durch die subkapitale Drehosteotomie, wie sie von *B. G. Weber* (1975) angegeben wurde.

1. Subluxation

Zunächst ist anamnestisch die Subluxation von der Luxation abzugrenzen. Am häufigsten ist die vordere Subluxation zu beobachten. Eine Subluxation kann sich aber auch nach dorsal und kaudal entwickeln. Bei der vorderen Subluxation berichtet der Patient bei einer Abduktions- und Außenrotationseinwirkung über heftige Schmerzen, die dann bei Mittelstellung wieder verschwinden. Dabei spürt der Patient dann auch ein Zurückschnappen. Der Schmerz und oft auch das Schnappen sind wiederholbar, wobei der Patient allerdings die Muskulatur anspannt.

Die Therapie der *Schulter-Subluxation* muß von der Tatsache ausgehen, daß dabei strukturelle Veränderungen eingetreten sind, weshalb die Kapselband-Läsion im Desault-Verband zur Abheilung gebracht werden muß, was eine Ruhigstellung im allgemeinen von 3 Wochen notwendig macht. Anschließend ist eine Übungsbehandlung ohne Durchführung von Maximalbewegungen erforderlich.

2. Luxation

Während im jugendlichen Alter die Schulterluxation häufig ohne knöcherne Begleitverletzung erfolgt, finden sich mit zunehmendem Alter häufig ossäre Mitverletzungen. Das männliche Geschlecht ist dreimal häufiger betroffen als das weibliche. Sobald der Arm in Abduktion und Außenrotation gezwungen wird, kommt es zum Anpressen des Oberarmkopfes gegen den vorderen Anteil des Gelenkes, wobei vor allem das korakoakromeale Band den Kopf nach unten drängt. Dabei kann dann der Kopf nach vorne austreten, sobald die Kapsel und der Bandapparat verletzt sind. Der Kopf rutscht über den Limbus nach vorne unten (Abb. 206).

3. Vordere Schulterverrenkung

Die klinischen Symptome sind beim adipösen oder sehr muskelkräftigen Patienten weniger deutlich zu unterscheiden (vorspringendes Akromeon, leere Schulterpfanne, Abflachung des Deltamuskels). Charakteristisch ist die Stellung

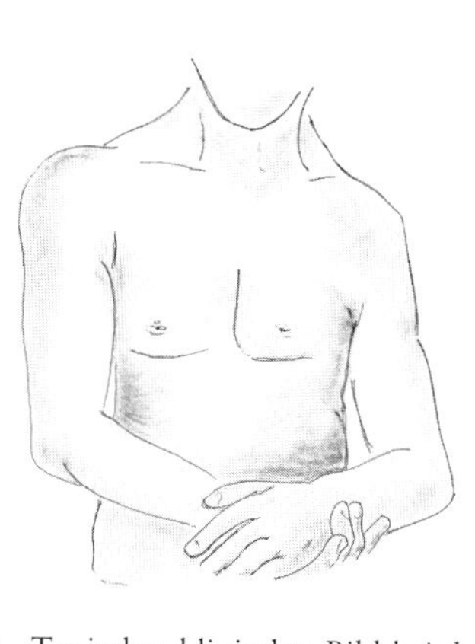

Abb. 207 Typisches klinisches Bild bei der vorderen Schulterluxation

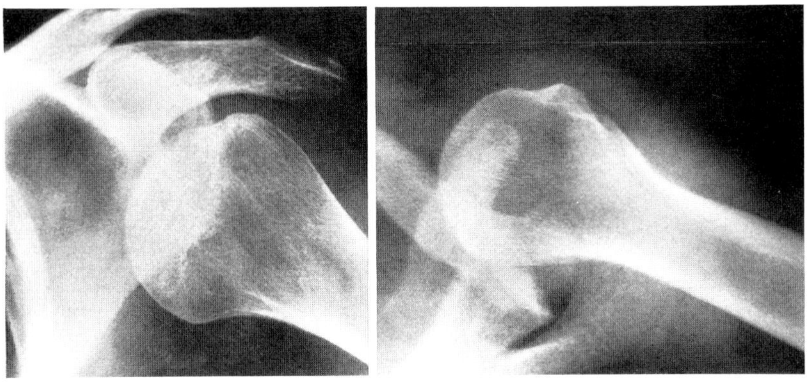

Abb. 208 a und b Habituelle Schulterluxation im Röntgenbild

der oberen Extremität. Der Patient hält den Arm vorsichtig mit der Hand des gesunden Armes, wobei sich der Oberarm in Innenrotation und Adduktion befindet (Abb. 207, 208). Er vermeidet tunlichst jede weitere Innenrotation, auch Adduktion, wohingegen die Abduktion und Außenrotation noch in Grenzen möglich sind.
Zur *unteren Schulterluxation* kommt es bei Abduktion, wobei die Oberarmmetaphyse sich gegen das Akromeon abstützt und den Kopf nach Zerreißen der relativ dünnen unteren Kapsel nach kaudal luxiert. Sofern die Abduktionseinwirkung anhält und der Arm über den Kopf über die Mit tellinie bewegt wird, kann der Oberarmkopf maximal nach unten zu liegen kommen. Man spricht von *Luxatio erecta.*
Es handelt sich dabei um eine schwere Verletzung meist mit Begleitverletzungen an Muskulatur und Gefäßen sowie Nerven. Sofern die Luxation beim

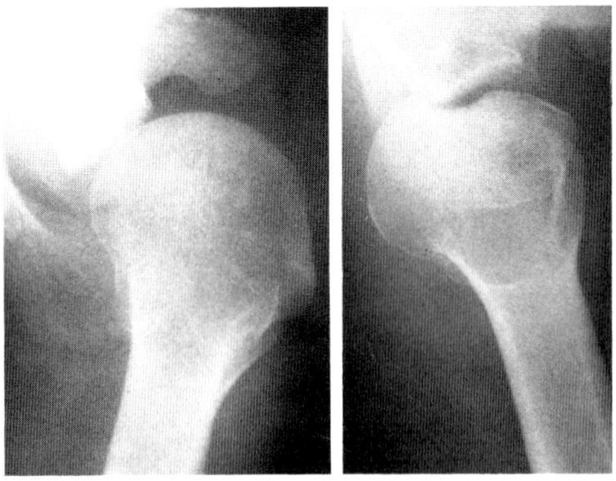

Abb. 209 a und b *Dorsale Schulterluxation* bei ausgeprägter Pfannendysplasie und Kopfimpression

Nach-unten-Bewegen durch Extension nicht gelingt, ist eine offene Reposition angezeigt.
Die *dorsale Schulterluxation* (Abb. 209) ist nur ganz selten zu beobachten (1 %) und vor allem beim adipösen und muskulären Patienten sehr schwer zu unterscheiden.
Die Schulterluxation macht etwa 50 % aller Luxationen der Gelenke aus. Sie entsteht vornehmlich durch Hebelwirkung oder Drehbewegungen bei maximaler Abduktion und Außenrotation, kann aber auch durch Sturz auf den Arm oder Ellbogen entstehen. Selten erfolgt die Schulterverrenkung durch direkte Gewalteinwirkung. Bei maximaler Adduktionsstellung, Innenrotationsstellung und Elevation kann der Oberarmkopf auch nach dorsal luxieren.
Die Luxation des Schultergelenkes kann bei einer entsprechenden Dysplasie des Gelenkes oft ohne besonderen äußeren Anlaß eintreten (habituelle Luxation bei Dysplasie). Sie kann aber auch nach einer entsprechenden äußeren Einwirkung (z. B. Hängenbleiben mit dem Skistock beim Skifahren) als traumatische Luxation erfolgen. Grundsätzlich kann es auch nach einer traumatischen Luxation bei nicht erfolgter Heilung zur Reluxation kommen. Man spricht dann von einer rezidivierenden posttraumatischen Schulterluxation.

Begleitverletzungen: Bei der Schulterluxation nach vorne kommt es sehr häufig zum *Oberarmkopfeinbruch* (dorsal oben), wie sie in etwa 75 % der Luxationen von *Eyre-Brook* (1942, 1957) und *Weber* (1975) gefunden wurde. Auf diesen Defekt haben vor allem *Hill* und *Sachs* (1940) hingewiesen und festgestellt, daß der Defekt eine besondere Bedeutung im Hinblick auf eine Wiederkehr der Schulterluxation hat (Abb. 209).

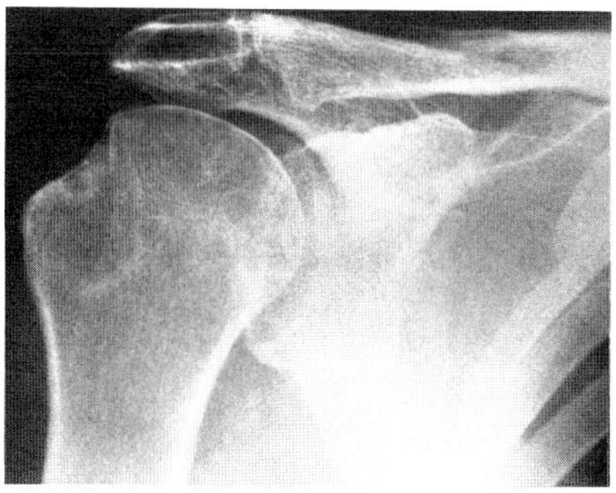
a

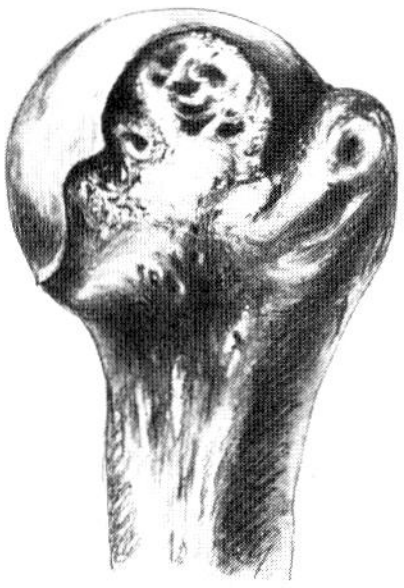
b

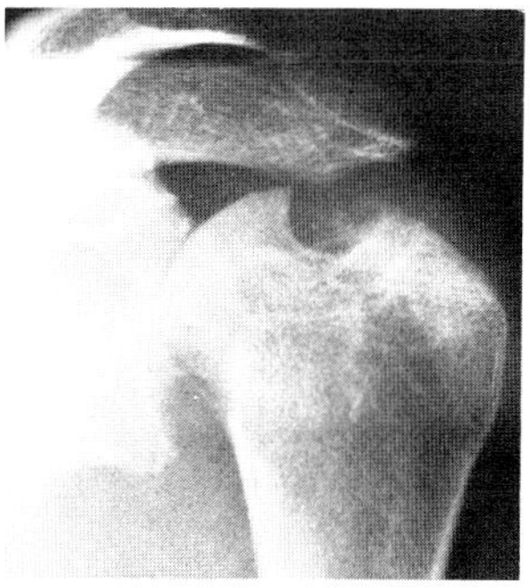
c

Abb. 210 a–c *Hill-Sachssche Kopfimpression* radiologisch und graphisch dargestellt (a und b). *Cave:* Verwechslung mit einer Usur am Knorpel-Knochenübergang bei einer Tuberkulose (Abb. 210 c)

Bonn und *Howship* haben diesen Defekt bereits 1816 in einer übersichtlichen Abbildung dargestellt. Zur Impressionsfraktur kommt es im übrigen auch bei der dorsalen Luxation, allerdings findet sich dann der Defekt ventral und kranial am Oberarmkopf. Als weitere, sehr häufig auftretende Verletzung im Bereich des Schultergelenkes ist die *Bankart*sche Läsion anzuführen. Sie besteht in einer Ablösung des Labrum glenoidale und eines Abrisses der vorderen Gelenkkapsel sowie einer mehr oder weniger ausgedehnten Absprengung des Gelenkrandes (Abb. 211).

Neben der Verrenkung des Schultergelenkes kann es gleichzeitig zur subkapitalen Oberarmfraktur (Luxationsfraktur) kommen, die gelegentlich wegen des Fehlens der federnden Fixation schwer zu diagnostizieren ist. Des weiteren ist der Abriß des Tuberculum majus sehr oft zu sehen.

Als Begleitverletzungen sind Schädigungen des N. axillaris mit nachfolgender Delta-Muskellähmung zu nennen sowie die Schädigung der A. axillaris (Abb. 212).

Bei der radiologischen Untersuchung sollen Röntgenaufnahmen in 2 Ebenen angefertigt werden, um die Lage des Oberarmkopfes genau lokalisieren zu können. Kontrolluntersuchungen in 2 Ebenen nach erfolgter Reposition sind unbedingt erforderlich, um die intraartikuläre Lage des Kopfes zu bestätigen. Schwierigkeiten entstehen gelegentlich bei der Abbildung der hinteren Luxation. Die radiologische Diagnostik kann mit Hilfe der transthorakalen Aufnahme nach *Dorgan* vorgenommen werden. Dabei steht die Röntgen-

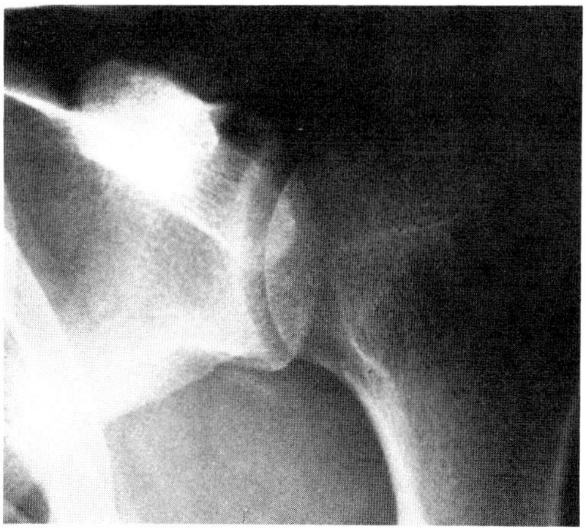
a

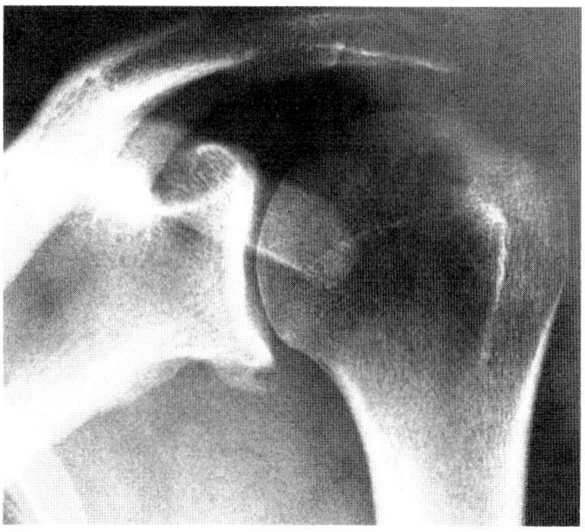
b

Abb. 211 a) *Bankartsche Läsion* nach dem Unfall und b) 6 Monate später. Die Knochenabsprengung am unteren Pfannenerker ist ossär ausgeheilt röhre in der gesunden Axilla, die Röntgenplatte liegt an der Außenseite der verletzten Schulter an. Auch die tangentiale Aufnahme in Richtung des Verlaufes des Schulterblattes (sie wird am sitzenden Patienten angefertigt) bringt sichere Hinweise.

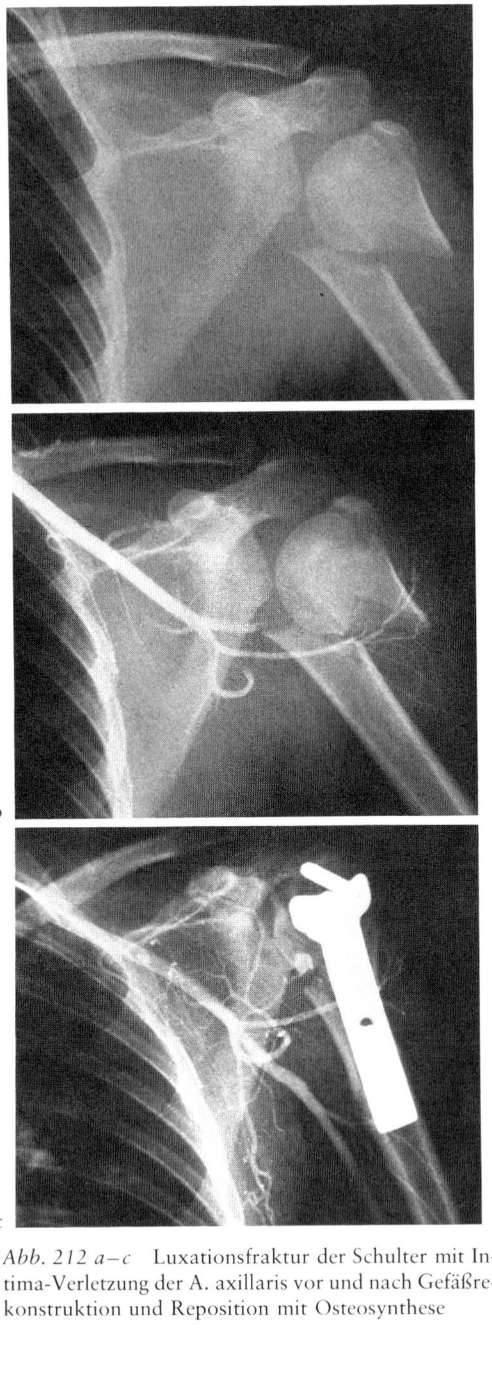

a b c

Abb. 212 a–c Luxationsfraktur der Schulter mit Intima-Verletzung der A. axillaris vor und nach Gefäßrekonstruktion und Reposition mit Osteosynthese

Therapie

Frische Luxation

Die Reposition der frischen Luxation soll baldmöglichst durchgeführt werden. Sie kann gelegentlich auf dem Sportplatz oder auf der Skipiste erfolgen, allerdings ohne Gewalteinwirkung. Die Einrenkung gelingt manchmal unter Extension (Abb. 213 a), evtl. mit leichter Abduktion und Gegendruck mit dem unbeschuhten Fuß (Abb. 213 b) gegen die Thoraxwand *(Hippokrates)*.
Gelingt die Reposition unter diesen vorsichtigen Maßnahmen nicht (Muskelspannung), so soll der Patient baldmöglichst in ein Krankenhaus gebracht und die Reposition nach der radiologischen Untersuchung nach *Hippokrates* oder über eine Stuhllehne nach *Arlt* unter Extension vorgenommen werden (Abb. 213 c).
Gegebenenfalls ist eine kurze Narkose notwendig, manchmal wird durch die Anwendung der *Kocher*schen Methode die Reposition möglich (Abb. 218 d). Danach ist unbedingt eine Röntgenkontrolle durchzuführen, Ruhigstellung im Desault-Verband über 3 Wochen ist erforderlich. Anschließend erfolgt eine aktive Übungsbehandlung, sportliche Betätigungen sollen nicht vor der 6. Woche erlaubt werden.

Die *Luxatio intrathoracalis* ist als selbständiges Krankheitsbild zu betrachten, wobei der Oberarmkopf auch isoliert (Luxationsfraktur) luxieren kann. Bei einer extremen Krafteinwirkung, wobei der Oberarm sich in einer Elevation und Extensionsstellung befinden muß, kann es nur bei einem Sturz auf die Hand oder den Ellbogen zum Eindringen des Oberarmkopfes in den Thorax zwischen der 2. und 4. Rippe kommen. Klinisch wird das Bild dann von dem Syndromenkomplex der perforierten Thoraxverletzung beherrscht (kardiorespiratorische Störungen, Ventilpneumothorax, subkutanes Emphysem, hämorrhagischer Schock).
Therapeutisch stehen die Schockbeherrschung und die Versorgung der perforierten Thoraxverletzung im Vordergrund. Der Humeruskopf muß reponiert, gegebenenfalls replantiert und die Thoraxverletzung versorgt werden. Als Spätkomplikation ist die Oberarmkopfnekrose sehr häufig zu beobachten, vor allem wenn der Kopf replantiert werden mußte.

Habituelle oder posttraumatische rezidivierende Schulterluxation

Ist eine mehrmalige Luxation erfolgt, soll ein rekonstruktiver Eingriff durchgeführt werden. Entscheidend ist zunächst die Feststellung der muskulären Situation und des Bewegungsausmaßes. *Radiologisch* ist nachzuweisen, ob bereits degenerative Veränderungen bzw. extraossäre Ver-

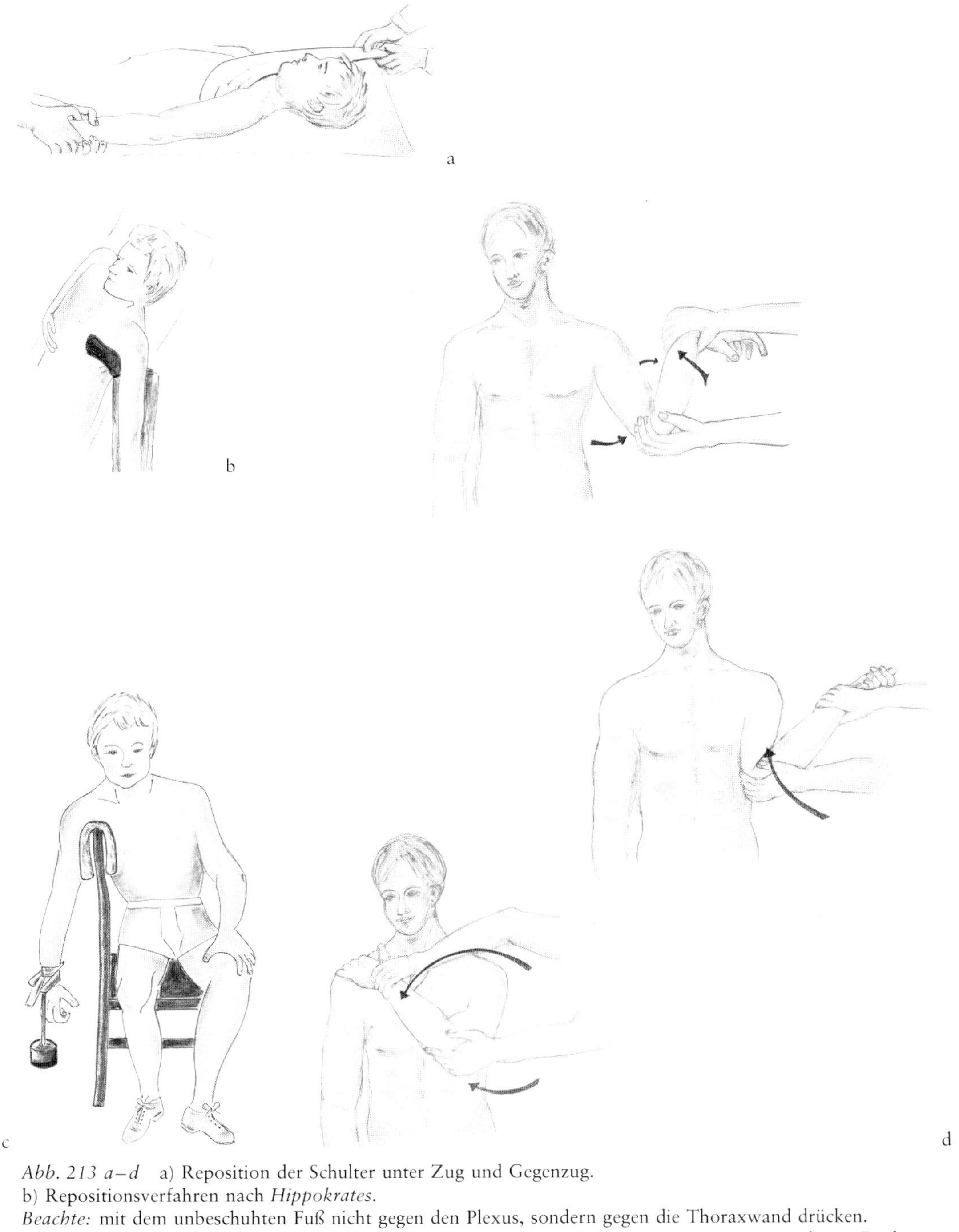

Abb. 213 a–d a) Reposition der Schulter unter Zug und Gegenzug.
b) Repositionsverfahren nach *Hippokrates.*
Beachte: mit dem unbeschuhten Fuß nicht gegen den Plexus, sondern gegen die Thoraxwand drücken.
c) Reposition der Schulterluxation nach *Arlt. Arlt* empfahl, die Stuhllehne mit einer zusammengelegten Decke zu polstern. Der Arzt setzt sich auf einen niedrigeren Schemel dem Patienten gegenüber und hält mit der einen Hand den Arm oberhalb des Ellenbogens, mit der anderen Hand wird am Arm des Patienten gezogen. Anschließend wird der Arm vorsichtig in Längsrichtung gezogen, wobei der Oberarmkopf dann in die Pfanne zurückspringt.
d) Repositionsrefraktur nach *Kocher.*
Beachte: Zunächst Abduktion, Außenrotation, Adduktion und dann Innenrotation

knöcherungen bestehen. Anschließend sollen unbedingt Spezialaufnahmen angefertigt werden, um Impressionsfrakturen im Bereich des Oberarmkopfes nachweisen zu können.

Röntgentechnisch (Abb. 214) müssen Aufnahmen des Schultergelenkes in maximaler Innenrotation und Außenrotation beim sitzenden Patienten vorgenommen werden. Die Aufnahme wird im Sitzen bei hängendem Oberarm und Beugung des Ellenbogengelenkes um 90° mit Innen- und Außenrotation ausgeführt. Die Richtung des Zentralstrahles soll auf das Korakoid gerichtet werden, wobei die Röhre 20° nach kaudal gekippt werden soll. Zusätzlich empfiehlt sich die Aufnahme in Abduktion und Außenrotation, ebenfalls beim sitzenden Patienten. Das Ellenbogengelenk wird um 90° flektiert, die Hand supiniert, der Oberarm um 90° abduziert und maximal außenrotiert. Die Richtung des Zentralstrahles muß auf den Humeruskopf ventrodorsal senkrecht auf die Kassette erfolgen. Anhand dieser 3 Aufnahmen lassen sich Impressionen am Oberarmkopf exakt lokalisieren. Danach soll die Indikation zum operativen Eingriff gestellt werden.

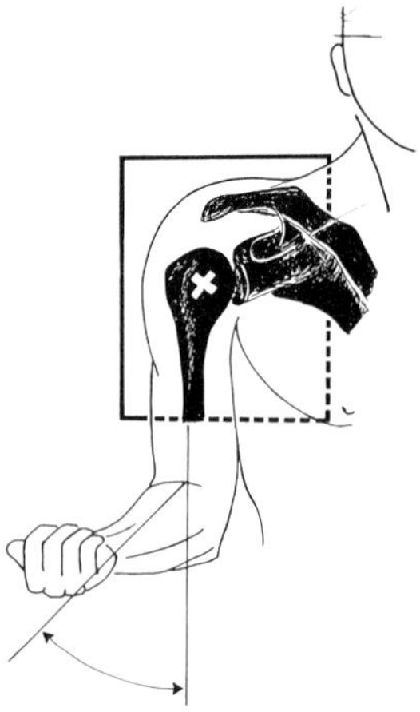
a

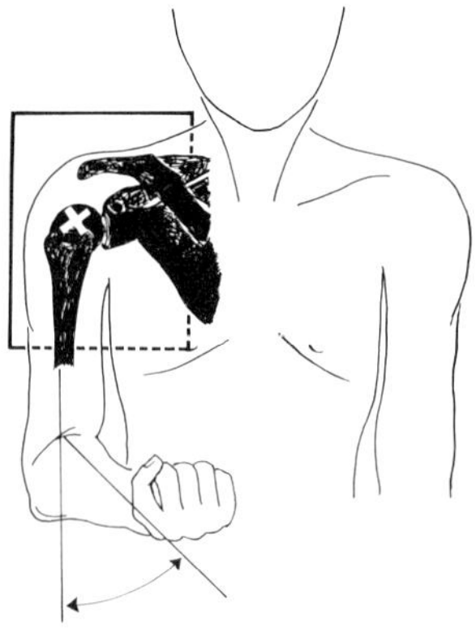
b

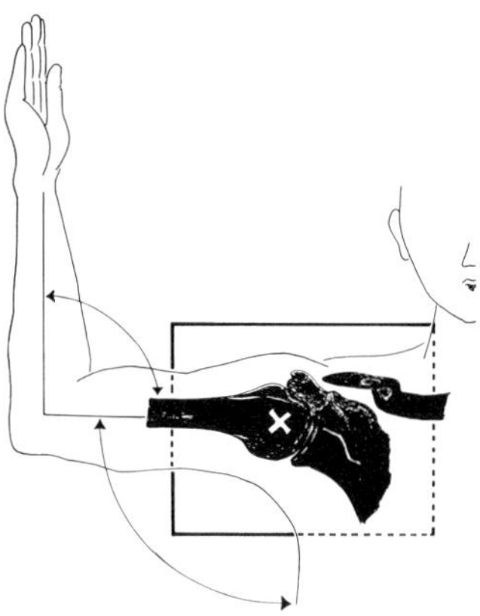
c

Abb. 214 a–c Radiologische Darstellung der Schulter zum Nachweis der Oberarmkopfimpression (*Hill-Sachs*)

Operationsverfahren

Eine große Anzahl verschiedener Operationsverfahren wurde bisher angegeben, ein Zeichen dafür, daß die Therapie besondere Probleme bringt. Nachstehend sollen drei Verfahren beschrieben werden, die sich in den letzten Jahren als zuverlässige Methoden erwiesen haben. Diese Methoden berücksichtigen insbesondere die stattgehabten morphologischen Veränderungen bei der Luxation.

Operationsverfahren nach M. Lange

Es handelt sich um eine Kombination der Methode nach *Eden, Hybbinette* und *M. Lange.* Am vorderen unteren Pfannenrand wird ein Knochenspan eingebracht, womit einmal die Pfanne gehoben werden kann und der Pfannenrand erweitert wird, was als passive Sicherung des Humeruskopfes zusätzlich dient. Weiter muß die Verpflanzung des M. subscapularis nach lateral als aktive dynamische Verbesserung der Schultergelenkssicherung erfolgen (Abb. 215). Postoperativ ist eine Ruhigstellung für 3 Wochen im Thorax-Abduktionsgipsverband erforderlich, anschließend eine konsequente krankengymnastische Übungsbehandlung. Das Operationsverfahren ist aufwendig, die Nachbehandlung etwas langwierig. Endgradige Drehbehinderungen (Außenrotation) können zurückbleiben. Rezidive sind bei dieser Methode selten. Im eigenen Krankengut kam es bei 150 Operationen in den letzten 10 Jahren zu keinem Rezidiv.

Operationsverfahren nach B. G. Weber

Findet man bei der rezidivierenden Schulterluxation eine Impressionsfraktur, so empfiehlt sich die subkapitale Drehosteotomie nach *Weber* (1975). Entscheidend ist dabei die kritische Außenrotation des Oberarmkopfes mit nachfolgender Einrastung in die Hill-Sachs-Impression zu verhindern. Nach *Weber* wird eine subkapitale Drehosteotomie (Innendrehung 20–25°) mit nachfolgender stabiler Osteosynthese (Plattenosteosynthese) und Verlagerung des M. subscapularis durchgeführt (Abb. 216). Durch diese Drehosteotomie bleibt bei gleicher Außenrotation eine *Hill-Sachs*-Impression wirkungslos.

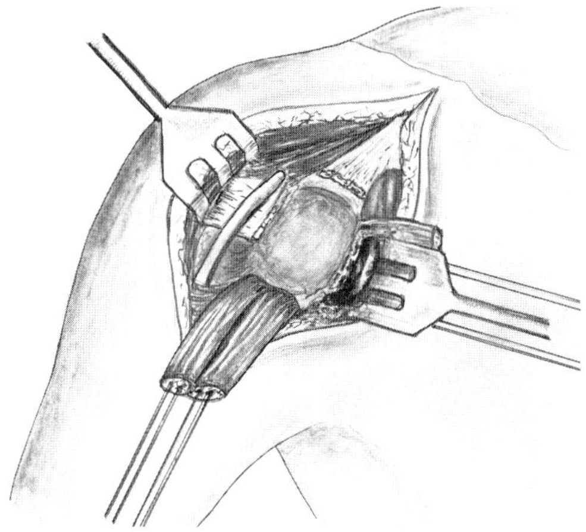
a

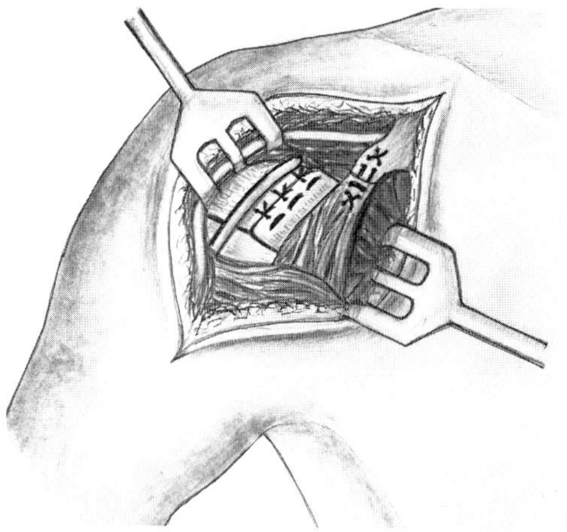
b

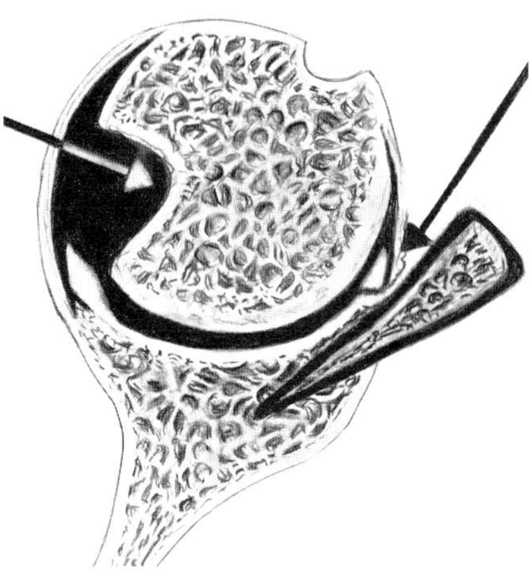
c

Abb. 215 a–e Schematische Darstellung der Operationsmethode nach *M. Lange* (Hebung des Pfannenrandes mit einem Beckenkammspan und Verpflanzung des M. subscapularis (a, b und c).
Röntgenkontrolle: Korrekte Lage des Spans (d) bei kaudaler Luxation und ventraler Luxation (e)

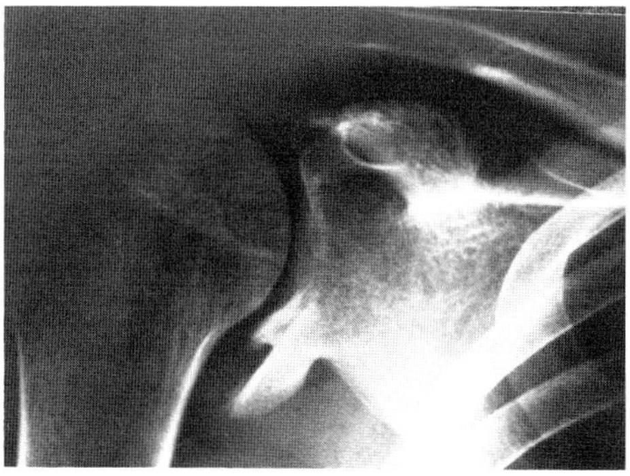
d

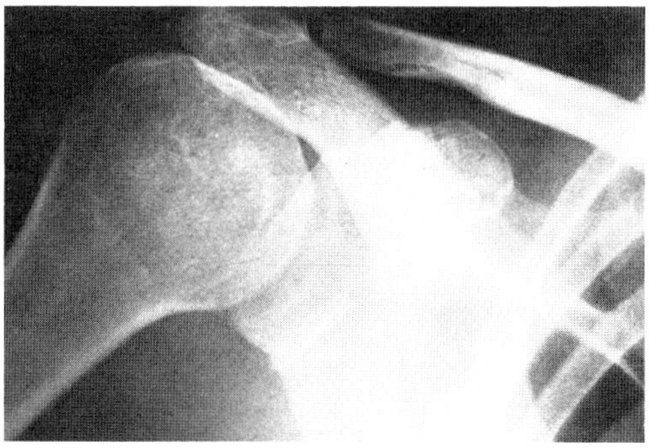
e

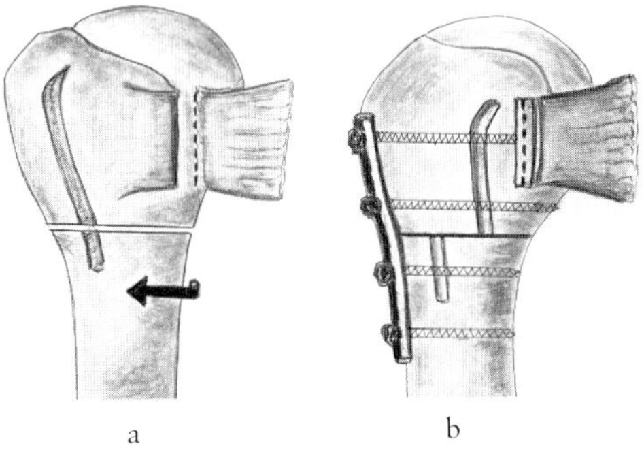

Abb. 216 a und b Operationsverfahren nach *B. G. Weber.* Subkapitale Drehosteotomie und Verpflanzung des M. subscapularis

Operationsverfahren nach A. Trillat

Trillat empfiehlt bei der Luxation des Schultergelenkes die vordere Verriegelung mit dem Korakoid. Der Rabenschnabel wird osteotomiert und nach kaudal geknickt und mit einer Schraube ventral an der Pfanne fixiert. Gleichzeitig kann eine Revision des Gelenkes und Fixation des abgerissenen Limbus erfolgen (Abb. 217).

Leistungsfähigkeit der Methoden: Bei Berücksichtigung sämtlicher Gegebenheiten kann das Kombinationsverfahren, wie es von *M. Lange* ausgearbeitet wurde, als zuverlässige Methode zur operativen Behandlung einer habituellen und auch schon rezidivierenden Schulterluxation bezeichnet werden. Das Verfahren ist allerdings technisch schwierig und die Nachbehandlung oft langwierig. Sobald aber die Dysplasie des Schultergelenkes im Vordergrund steht, sollte man diesem Verfahren den Vorzug geben. Zwischenzeitlich konnte sich die Drehosteotomie, wie sie von *B. G. Weber* angegeben wurde, bereits gut durchsetzen. Sie bringt zuverlässige Ergebnisse bei der *Hill-Sachs*-Impression. Sofern die Impression des Kopfes als Ursache der Reluxation nachgewiesen werden kann, ist die subkapitale Drehosteotomie gemeinsam mit der Subscapularisverpflanzung sinnvoll. Als relativ einfache Methode erweist sich das Operationsverfahren nach *Trillat.* Eigene Erfahrungen mit dieser Methode sind dabei allerdings noch begrenzt. *Trillat* jedoch hat bereits 500 Eingriffe vorgenommen, desgleichen verfügt auch *M. E. Müller* über bereits eingehende Erfahrungen.
Die operative Behandlung der *rezidivierenden dorsalen Schulterluxation* durch eine Spaneinpflanzung am dorsalen Pfannenrand – analog zur vorderen Spaneinpflanzung, wie sie von *M. Lange* (Abb. 218) angegeben wurde – oder aber mit der Technik nach *McLaughlin,* wobei die Subscapularissehne in der vorderen Pfannenim-

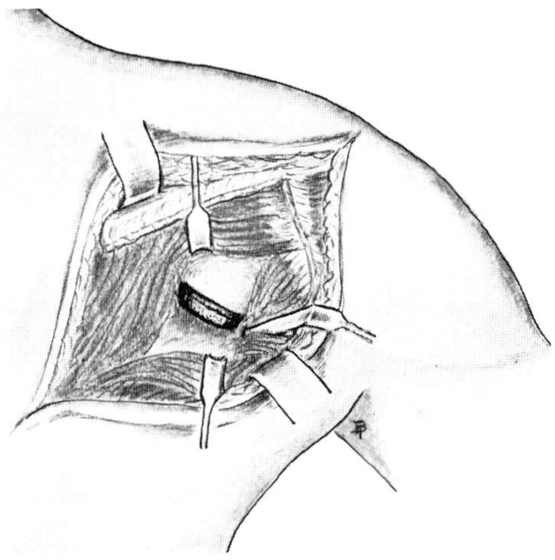

Abb. 218 Operative Behandlung der dorsalen Luxation mit einer Spanplastik

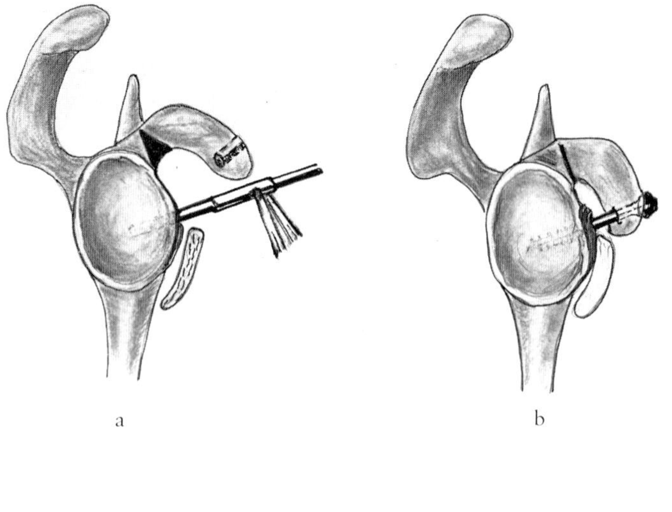

Abb. 217 a und b Operationsverfahren nach Trillat: Osteotomie des Processus coracoideus und Limbusfixation

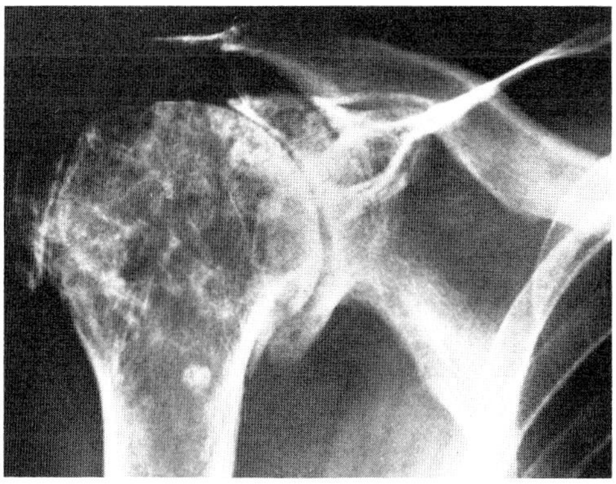

Abb. 219 Posttraumatische Omarthrose nach wiederholten Schulterluxationen (Skispringer), zuletzt mit Tuberkulumabsprengung

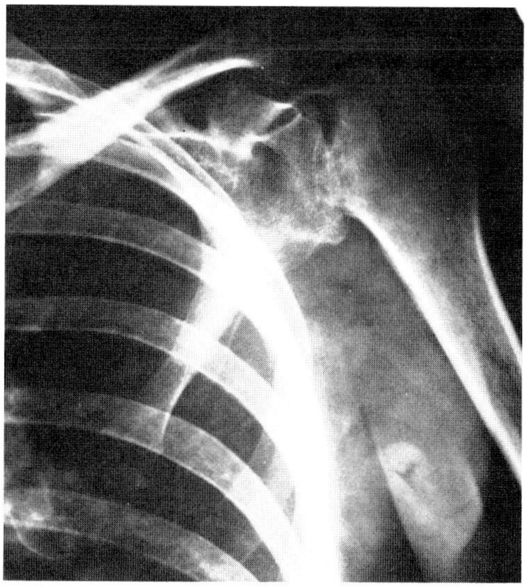

Abb. 220 Schultereinsteifung nach Infektion im Anschluß an Schultergelenksinjektionen bei Periarthritis humero scapularis (inkonsequente Behandlung der Infektion führte zur Zerstörung des Gelenks)

pression befestigt wird, so daß der Kopf nicht mehr nach dorsal luxieren kann.

Spätkomplikationen: Im Verlaufe wiederholter Gelenkverrenkungen bei einer unbehandelten habituellen oder rezidivierenden Schulterluxation kann es infolge der zahlreichen Gelenkhämatome zur Knorpelschädigung mit nachfolgender Arthrosis deformans kommen. Klinisch steht dann eine schmerzhafte Bewegungseinschränkung im Vordergrund. Auch bei der gelegentlich zu beobachtenden extraartikulären Verknöcherung steht die Bewegungsbehinderung im Vordergrund (Abb. 219).

c) Schultergelenkentzündung (Omarthritis)

Entzündungen des Schultergelenkes findet man heute im Säuglingsalter (Nabelschnurinfektion) und beim Erwachsenen infolge einer Einbringung von Bakterien bei Gelenkinjektionen.
Oft kommt es dann innerhalb von Stunden nach der erfolgten Gelenkinjektion zum Auftreten von heftigen Schmerzen, Bewegungseinschränkungen und Schwellungen.
Therapeutisch ist dann sofort mit einer antibiotischen Behandlung zu beginnen, wenn möglich nach Testung der Erreger, was durch Punktion des Ergusses manchmal möglich ist. Sehr oft kommt es nach Infektionen zu einer mehr oder weniger ausgeprägten Einsteifung des Schultergelenkes, ganz besonders dann, wenn die antibiotische Behandlung sowie die Ruhigstellung auf einer Abduktionsschiene oder aber im Abduktionsgipsverband und die nachfolgende Übungsbehandlung nicht entsprechend erfolgte (Abb. 220). Therapeutisch ist im Spätstadium (postarthritische Arthrose) die Arthrodese manchmal angezeigt, oder aber eine Hemialloarthroplastik.

Umstritten ist nach wie vor die **Infektarthritis**, wie sie von einem Fokus ausgelöst werden soll. Differentialdiagnostisch muß dabei vor allem eine Periarthritis humero scapularis ausgeschlossen werden. Findet sich radiologisch eine fleckige Dystrophie des Knochens, so muß als Diagnose eine Sudecksche Dystrophie angenommen werden, die, wenn auch selten, im Schultergelenksbereich ablaufen kann.

Abzugrenzen ist ferner die Osteopoikilie, (die Knochenverdichtungen liegen in der Metaphyse) und freie Körper bei der seltenen Chondromatose (Abb. 225 a).

d) Arthrosis deformans des Schultergelenkes (Omarthrose)

Beim Vergleich mit dem anderen großen Kugelgelenk des menschlichen Körpers, nämlich dem Hüftgelenk, erlangen Abnützungserscheinungen

im Bereich der Schulter nur eine untergeordnete klinische Bedeutung. Es muß allerdings festgehalten werden, daß, wie vor allem Untersuchungen von *Wilde* ergeben haben, im Laufe des Alters relativ häufig morphologisch degenerative Veränderungen im Bereich des Oberarmkopfes und auch der Pfanne nachzuweisen sind. Man findet Knorpelarrossionen, Knorpeldefekte, Randzakkenbildungen und auch Zystenbildungen. An der Schulterpfanne liegen die Knorpelarrossionen meist zentral. Es ist bis jetzt nicht geklärt, inwieweit die *Dysplasie des Gelenkes* für die *Entwicklung einer Arthrosis deformans* Bedeutung erlangt. Kommt es bei der Dysplasie zu habituellen Luxationen im Schultergelenk, so kann es bei regelmäßigen Luxationen früher oder später zur Arthrosis deformans kommen.
Relativ häufig kommt es nach Verletzungen zur *posttraumatischen Arthrose.* Hinzuweisen bleibt noch auf die *postarthritische Arthrose* sowie eine Arthrose nach Wachstumsstörungen im Schultergelenk und bei der Chondromatose.

Klinisches Bild: Da im Schultergelenk die statische Belastung wegfällt, bereiten degenerative Veränderungen oft keine wesentlichen Beschwerden. Häufig wird jedoch eine latente Arthrose durch äußere Einwirkungen (Kontusion, Distorsion) sozusagen aktiviert. Hartnäckige Schmerzen und auch endgradige Bewegungseinschränkungen können folgen. Bei der Untersuchung ist weiter auf eine Atrophie des M. deltoideus zu achten, was als Zeichen der Schonung zu werten ist.

Radiologisch stehen Randwulstbildungen und subchondrale Verdichtungen im Vordergrund. Im fortgeschrittenen Stadium sieht man Zysten (Abb. 221 a und b).

Therapeutisch lassen sich die Beschwerden mit konservativen Maßnahmen bessern (Wärme, Analgetika). Weiter haben sich intraartikuläre Injektionen mit Cortison bestens bewährt. Nur relativ selten entschließt man sich bei der Arthrosis deformans zur operativen Behandlung, wobei der Alloarthroplastik der Vorzug zu geben ist, und zwar der Einbringung einer Oberarmkopfprothese. Nur selten wird die Totalplastik notwendig.

Differentialdiagnostisch sind vor allem im Bereich des Schultergelenkes die *neuropathische Arthropathie* (Syringomyelie) abzugrenzen. In relativ kurzer Zeit kann es zur Auflösung des Oberarmkopfes und auch des proximalen Oberarmanteiles kommen, wobei vor allem paraartikuläre Ossifikationen auffallen können. Therapeutisch ergeben sich dabei ganz erhebliche Probleme, da nach Einbringung der Alloarthroplastik sehr oft die Osteolyse fortschreitet.
Ferner ist differentialdiagnostisch die *Osteochondrosis des Oberarmkopfes* auszuschließen. Es handelt sich dabei um eine *Teilnekrose des Oberarmkopfes,* die auf einen Gefäßverschluß zurückzuführen ist (idiopathische Oberarmkopfnekrose). Zur Nekrose des Oberarmkopfes kommt es ferner nach einer posttraumatischen Gefäßverlegung. Des weiteren findet sich eine Nekrose nach Arbeiten im Caisson.

Bei Arbeiten unter Wasser muß der Luftdruck im *Caisson* dem äußeren Druck entsprechen. Arbeiter unter Wasser müssen deshalb erheblichem Überdruck ausgesetzt werden. Im Caisson wird die unter Überdruck stehende Luft, die zu etwa 80% Stickstoff enthält, einge-

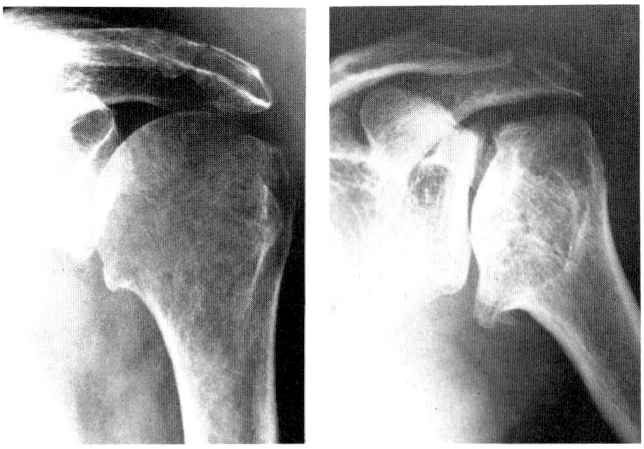

a b

Abb. 221 a und b Idiopathische Arthrose der Schulter im Anfangsstadium. b) Fortgeschrittene Arthrose infolge einer abgelaufenen Wachstumsstörung

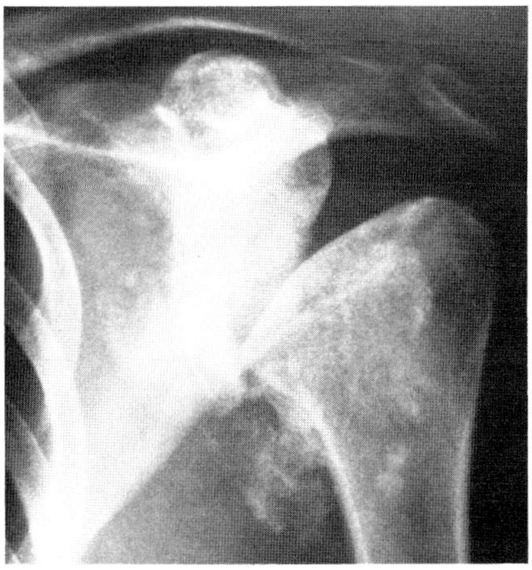

a

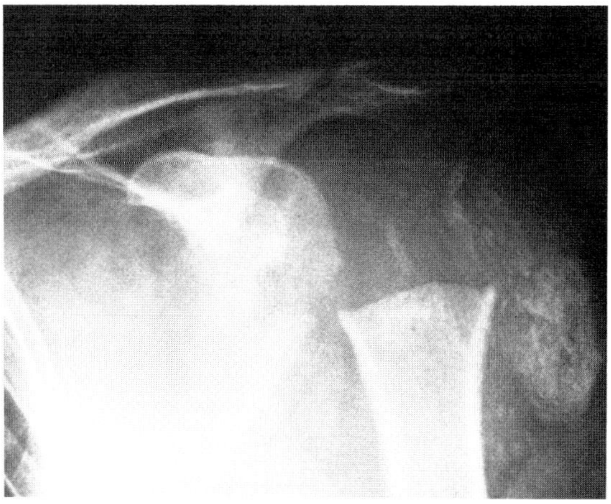

b

Abb. 222 a und b Verschiedene Formen der Gelenkzerstörung bei der syringomyelischen Arthropathie

atmet und das Gewebe mit Stickstoff gesättigt. Eine besondere Gefahr für den menschlichen Körper entsteht dann beim Ausschleusen aus der Tiefe. Wird zu schnell ausgeschleust (bei 0,5 atü 5 Min., bei 1,5 atü 25 Min., bei 2,5 atü 50 Min. usw.) so wird der Stickstoff in Körperflüssigkeit und Gewebe als Gas frei. Die Folge können Gasembolien sein, die insbesondere im Bereich von Endarterien zu Gewebsnekrosen Anlaß geben. Klinisch kommt es oft erst nach Monaten, ja selbst nach Jahren zu uncharakteristischen Beschwerden im Bereich einer oder beider Schultern, sowie zur Bewegungsbehinderung.

Röntgenologisch ist im Anfangsstadium meist nur eine Unterbrechung der Knochenstruktur festzustellen. Es folgen zystenähnliche Aufhellungen im Kopfbereich. Später zeigt sich ein Kopfeinbruch (Abb. 223). Die erhaltene Knorpelknochenlamelle erinnert an eine Schneekuppe (Calotte de neige). Im Verlaufe von weiteren Jahren tritt dann gewöhnlich neben nekrotischen Veränderungen auch eine Arthrose des Gelenkes auf. *Therapeutisch* ist eine Beeinflussung der Knochennekrose bisher nicht möglich. Beim Auftreten von Schmerzen und Bewegungseinschränkungen soll man sich zur Einbringung einer Alloarthroplastik entschließen. Die Arthrodese ist nur außerordentlich selten indiziert.

e) Tumoren

Das proximale Humerusende gehört nach dem Schienbeinkopf und dem distalen Femurende zu den Prädilektionsstellen für primäre Knochenge-

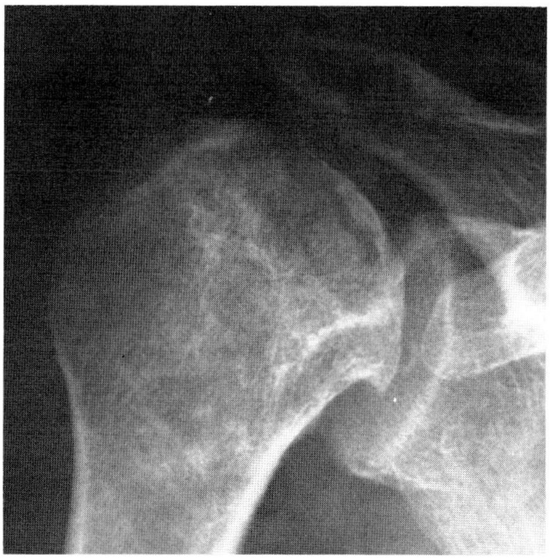

a

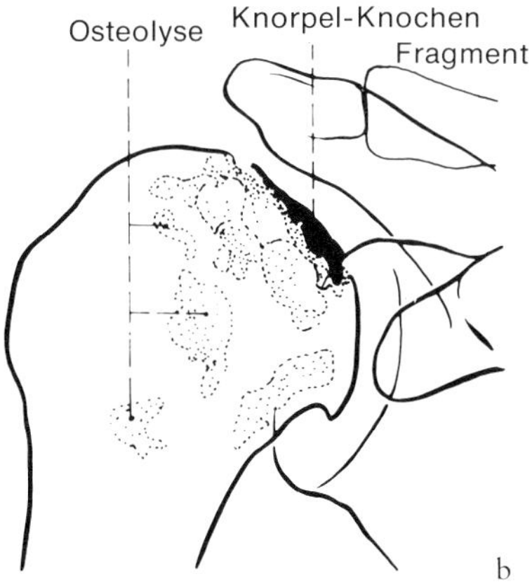

b

Abb. 223 a und b Typische Caissonnekrose des Oberarmkopfes schwülste *(Idelberger)*. Nahezu sämtliche gutartige und bösartige Knochentumoren können im Oberarmkopfbereich gelegen sein. Auch sekundäre Geschwülste (Metastasen) findet man im Bereich der Schulter. Eine Vielfalt von Erscheinungsformen erschwert die Erkennung und das Differenzieren der Geschwülste.

Klinisches Bild: Die einzelnen Symptome – Schmerzen, Schwellung und Bewegungsbehinderung – treten je nach dem Sitz der Geschwulst (ob gelenknah, von der kräftigen Muskelschicht überdeckt oder dem Gefäßnervenbündel benachbart) in unterschiedlicher zeitlicher Reihenfolge auf. Der Schmerz beginnt meist allmählich, er ist häufig unklar, kann aber auch anfallsweise auftreten und heftiger Natur sein. Wichtig ist hier, daß man sich nicht täuschen läßt und den Schmerz von vornherein einem Zervikobrachialsyndrom zuordnet. Für die Schwellung typisch ist die stetige Zunahme, das Fehlen von Entzündungszeichen und die mangelnde Verschieblichkeit auf der Unterlage. Die Konsistenz wechselt von knochenhart (Osteosarkom!) bis weich (Differentialdiagnose Bursitis!).
Die Bewegungsbehinderung im Schultergelenk ist die Folge einer Tumorausbreitung oder eine sekundäre, durch reflektorische Schonhaltung bedingte Erscheinung. Als Tumorsymptom kommt ihr nur eine untergeordnete Bedeutung zu.

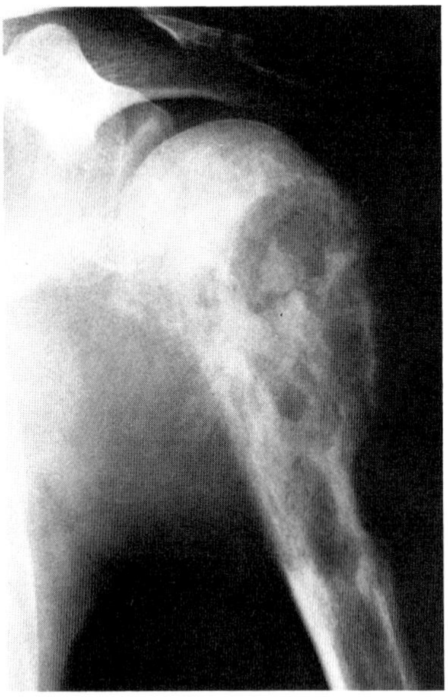

Abb. 224 Osteosarkom im Bereich der Oberarmmetaphyse mit osteoplastischen Vorgängen (Spiculae) und ausgedehnte Osteodestruktionen

Röntgenbefund: Zu achten ist zunächst auf die Lage von ossären bzw. parossär gelegenen Veränderungen.
Abgesehen vom uncharakteristischen Anfangsbefund mit unregelmäßiger Knochenzeichnung, Aufrauhung oder Verdickung der Kortikalis, Bälkchenstruktur usw. gibt es bezüglich des Röntgenbefundes zwei Möglichkeiten. Einmal die pathologische Knochenneubildung, zum anderen die Auflösung des gesunden Knochengewebes. Zuweilen laufen die osteolytischen und osteoplastischen Prozesse in ein und derselben Geschwulst nebeneinander her (Osteosarkom) (Abb. 224).
Bei der Knochenneubildung sind regelrechte Strukturen (benigne Geschwulst), gleichmäßige Knochenanlagerungen (Osteom) oder aber ungeordnete Knochenneubildungen entstanden (Osteosarkom). Beim *Ewing*-Sarkom kann der Knochen lamellenartig, beim Osteosarkom dagegen in Form von Spiculae angelagert sein. Die Auflösung von Gewebe (Osteolyse) betrifft entweder den ursprünglich vorhandenen Knochen oder das Knochengewebe, wobei der osteolytische Bezirk zentral oder aber als Usur in der Knochenrinde liegt. Cave Verwechslung mit einer Entzündung. Was den quantitativen Unterschied betrifft, so wäre zu sagen, daß beispielsweise beim Riesenzelltumor und dem Fibrosarkom nur eine Osteolyse, dagegen niemals eine Knochenneubildung vorkommt. Wichtige Hinweise bringt ferner die Lokalisation des Tumors. So liegt der Riesenzelltumor und auch das Chondroblastom epiphysär, wohingegen die jugendliche Knochenzyste metaphysär zu finden ist. Osteosarkome liegen bevorzugt in der Metaphyse. *Diagnostisch erlangt die Gefäßdarstellung große Bedeutung.* Regelmäßig findet man bei malignen Tumoren eine Vielfalt von pathologischen Gefäßen, die hinsichtlich der Zahl, der Form des Verlaufes und der funktionellen Eigenheiten sich unterscheiden. Es gibt einheitlich vaskularisierte Tumoren, die Vaskularisation in den verschiedenen Geschwulstanteilen kann aber auch variieren, was für die Durchführung der Probeexzision von Bedeutung ist. Man sieht dann Bezirke mit wenigen und mit ausgedehnten pathologischen Gefäßen. Weitere wichtige diagnostische Einblicke vermittelt die Szintigraphie. Relativ früh, oft schon vor nachweisbaren radiologischen Veränderungen finden sich Anreicherungen von radioaktiven Substanzen im Bereich des Tumors.
Die endgültige diagnostische Klärung muß durch die *feingewebliche Untersuchung* erfolgen, es sei

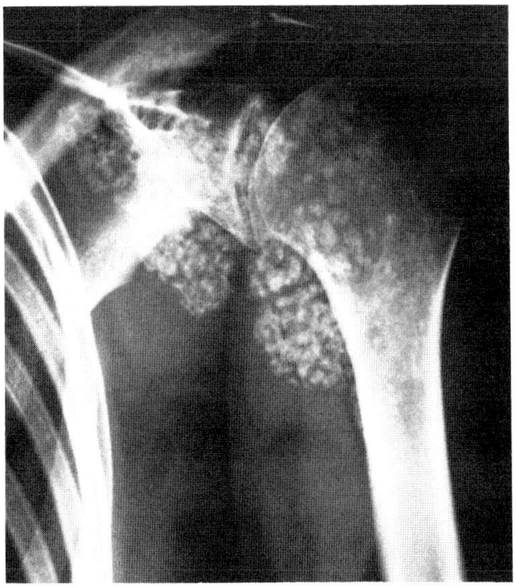

a

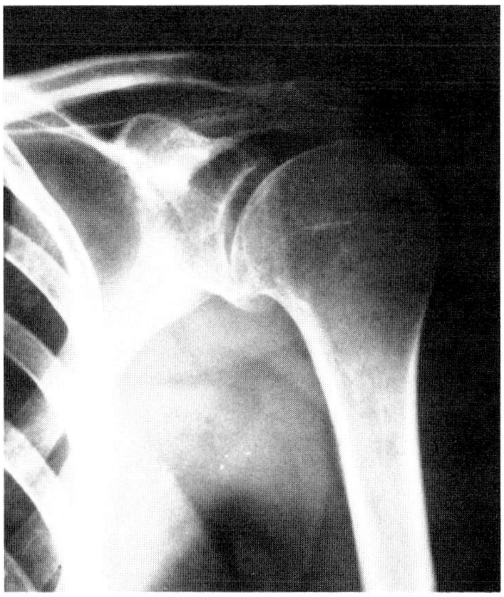

b

Abb. 225 a und b (Z. B. 34 Jahre, ♀). *Chondromatose des Schultergelenkes* als Metaplasie der Gelenkkapsel mit multiplen freien Gelenkkörpern, die zu einem weitgehenden Ausguß des Gelenkraumes geführt haben (hochgradige Einsteifung)
Beachte: Nach Gelenkkörperentfernung (total!) erkennt man bei der 34jährigen Patientin bereits arthrotische Veränderungen des Gelenkes. (Arthrose bei Chondromatose)

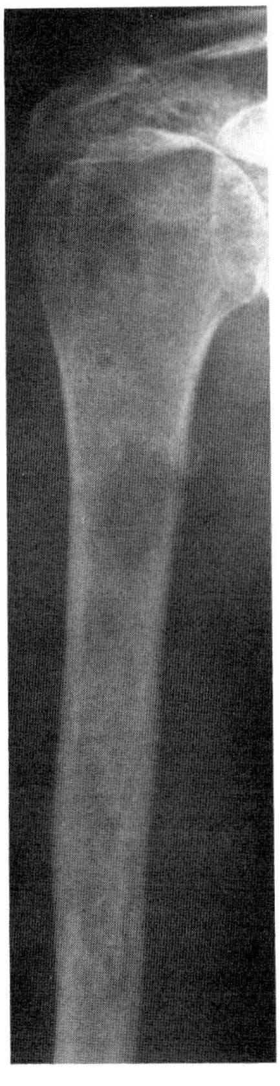

Abb. 226 Ausgedehnte Metastasen im Oberarm (Mamma-Karzinom) als osteolytische Destruktionen. Spezialalloarthroplastik unter Belassung des Ellbogengelenkes

denn, die Geschwulstlokalisation erlaubt von vornherein keine operativen Möglichkeiten, was heute nur noch relativ selten der Fall ist.
Therapeutisch ist bei den gutartigen Tumoren die Resektion und evtl. Defektüberbrückung mit Eigenknochen vorzunehmen, desgleichen bei der Tumor-like lesion. Bei den bösartigen primären Geschwülsten kann im frühen Stadium die Resektion und der alloarthroplastische Ersatz des resezierten Knochens möglich sein. Gelegentlich ist die Amputation jedoch nicht zu umgehen. Grundsätzlich empfiehlt sich beim Osteosarkom die Amputation und Chemotherapie durchzuführen. Beim Ewing-Sarkom kann allein die zytostatische Behandlung und Strahlenbehandlung ausreichend sein. Bei Metastasen führen wir regelmäßig die Resektion und den alloplastischen Ersatz durch oder aber eine Verbundosteosynthese.

f) Muskellähmungen im Bereich der Schulter

1. Lähmungen des M. deltoideus

Eine der häufigsten Ursachen der Deltamuskellähmung war früher die Poliomyelitis. Heute ist sie selten. Man findet jetzt vor allem posttraumatische Deltamuskellähmungen infolge einer Beeinträchtigung des N. axillaris.

Klinisches Bild: Bei der vollständigen Deltamuskellähmung kann der Arm nicht mehr abduziert werden. Bei einer partiellen Lähmung ist eine Teilfunktion möglich.

Therapie: Im frühen Stadium der Deltamuskellähmung muß vor allem eine Überdehnung des Muskels verhindert werden. Es empfiehlt sich deshalb, den Arm in einer Abduktionsschiene zu lagern, die am besten individuell angepaßt sein soll (Lightcast-Schiene). Gleichzeitig muß eine Elektroreiztherapie sowie eine Übungsbehandlung durch die Krankengymnastin vorgenommen werden.
Ist eine sichere Durchtrennung des N. axillaris erfolgt, so muß eine Naht des Nerven versucht werden.
Bei einer *irreparablen vollkommenen Lähmung des M. deltoideus* bringt die Schulterarthrodese die besten funktionellen Ergebnisse. Muskelverpflanzungen sind nur bei einer partiellen Lähmung möglich. Liegt eine Lähmung des klavikulären Anteils des Deltamuskels vor, so kann der klavikuläre Anteil des M. pectoralis auf den Deltamuskel verpflanzt werden. Den gelähmten mittleren Teil des Muskels ersetzt man durch den mittleren Teil des M. trapezius. Der dorsale Anteil des Deltamuskels kann durch eine Ersatzoperation nicht entscheidend ersetzt werden. Grundsätzlich bringt jedoch die Lähmung des hinteren Anteiles des Deltamuskels einen relativ geringen funktionellen Ausfall.

2. Trapeziuslähmung

Die Ursache der Trapeziuslähmung ist eine Verletzung des N. accessorius am Hals durch Stich- oder Schußverletzung oder aber durch Verletzung bei Operationen (Lymphdrüsenentfernung). Eine weitere Ursache der Trapeziuslähmung kann eine rheumatische Erkrankung des N. accessorius sein.

Klinisches Bild: Der Arm kann bei voll ausgebildeter Lähmung auch bei gut erhaltenem Deltoideus nicht bis zur Horizontale gehoben werden (Abb. 227). Die Schulter hängt mit dem Schultergürtel herab und das Schulterblatt steht mit seinem medialen Teil vom Rumpf ab. Die Folge davon ist, daß Druckeinwirkungen auf das Gefäßnervenbündel ausgelöst werden. Parästhesien und Durchblutungsstörungen stellen sich ein. Funktionelle Ausfälle des M. trapezius sind geringer, wenn der obere Teil des Trapezius von den Halsnerven versorgt wird und wenn dieser dann kompensatorisch hypertrophiert.

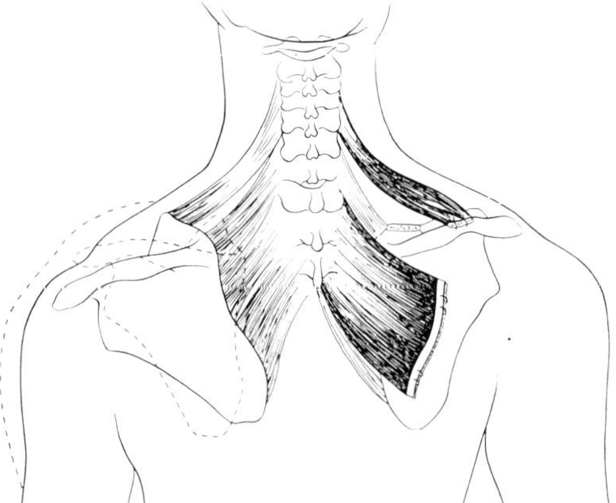
a

Abb. 227 a) Schematische Darstellung der Trapeziusersatzoperation, b) Trapeziuslähmung vor und c) nach Ersatzoperation

b
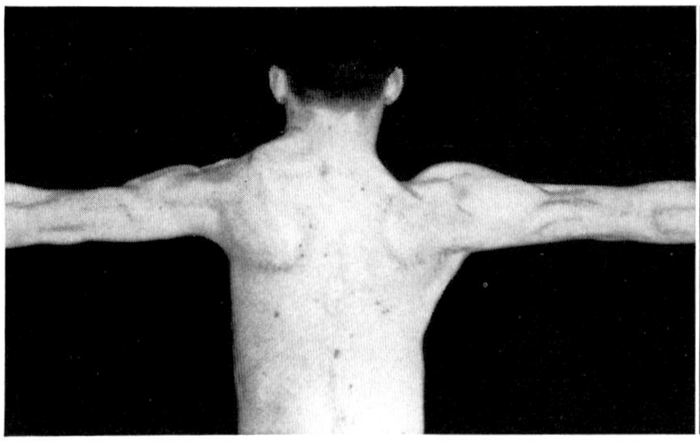
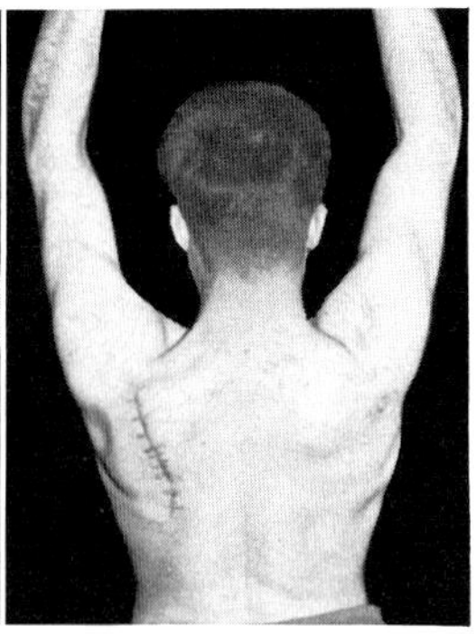
c

Therapie: Operativ soll die Naht bzw. eine Interpositionsplastik vorgenommen werden.
Bei der kompletten, irreversiblen Trapeziuslähmung soll eine Ersatzoperation durchgeführt werden durch die Verlagerung des M. levator scapulae auf das Akromion und durch eine Verpflanzung der Mm. rhomboidei lateral auf das Schulterblatt (Abb. 227 a). Der M. infraspinatus muß, um die Transplantation vornehmen zu können, temporär abgelöst werden. Die funktionellen Ergebnisse der Trapeziusersatzoperation sind gut (Abb. 227 c).

3. Lähmung des M. serratus

Die Ursache der Lähmung ist meist eine Plexusverletzung.

Klinisches Bild: Der Arm kann nicht über die Horizontale gehoben werden. Die Fixierung des Schulterblattes ist ungenügend. Der untere Schulterblattwinkel steht flügelförmig vom Rumpf ab (Abb. 228).

Therapie: Eine operative Wiederherstellung ist nur beim isolierten Ausfall des M. serratus anterior indiziert. Wenn die Lähmung eine Begleiterscheinung einer Muskel- und Nervensystemerkrankung ist (Muskeldystrophie), so wird man sich mit der Anpassung eines orthopädischen Behelfes, wodurch das Schulterblatt fixiert wird, begnügen (Serratusbandage nach *Hohmann*).
Die Serratusersatzoperation besteht in einer Fixierung des Schulterblattwinkels mit einer Faszienschlinge an die 9. und 10. Rippe und der Transplantation des M. latissimus dorsi auf den unteren Schulterblattwinkel. Es wird hierzu etwa die Hälfte des M. latissimus dorsi von seinem Ansatz abgelöst und auf das freie Ende am unteren Schulterblattwinkel verpflanzt (Abb. 229).

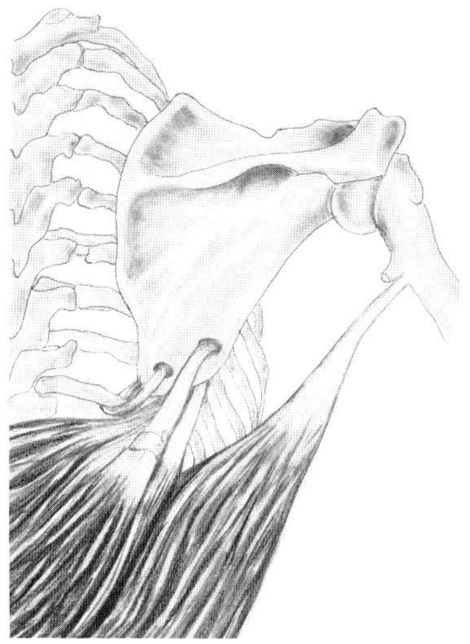

Abb. 229 Ersatzoperation bei irreparabler Lähmung des M. serratus nach *M. Lange*

4. Geburtstraumatische Muskellähmung

Als geburtstraumatische Muskellähmung (Zangengeburt, Lösen und Herunterholen des eingeklemmten Armes) unterscheidet man 2 Lähmungstypen, den oberen, die Erbsche Lähmung, und den unteren, die Klumpkesche Lähmung.

4.1. Erbsche Lähmung

Die Erbsche Lähmung betrifft die Muskeln C5 und C6 mit Ausfall des M. deltoideus, des M. biceps, des M. brachialis und des M. supra- und infraspinatus, des M. teres minor, des M. brachioradialis und des M. coracobrachialis.

Klinisches Bild: Der Arm liegt beim Neugeborenen unbeweglich schlaff und in Innenrotations-

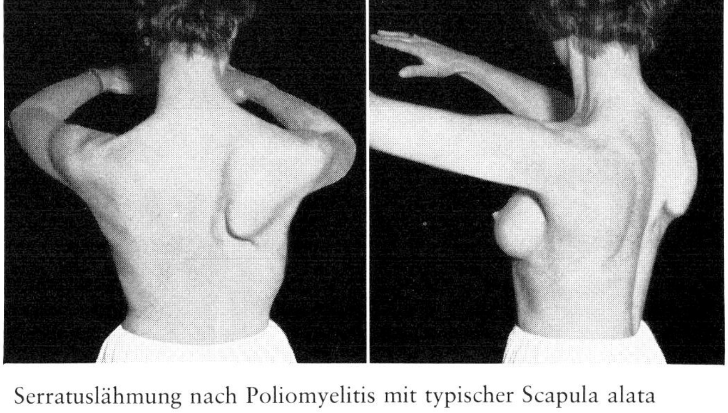

a b

Abb. 228 a und b Serratuslähmung nach Poliomyelitis mit typischer Scapula alata

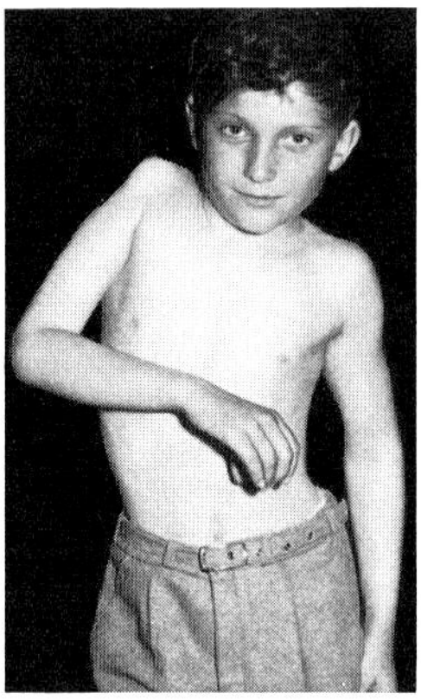

Abb. 230 Geburtstraumatische Lähmung. Es handelt sich um die obere Plexuslähmung mit gleichzeitiger schwerer Innen- und Adduktionskontraktur der Schulter

stellung. Die Schulter kann nicht abduziert und nach außen gedreht werden. Die Finger können bewegt werden. Beim Bestehenbleiben der Lähmung kommt es zu Wachstumsstörungen und Kontraktur in Innenrotation.

Therapie: Die Lagerung der gelähmten Extremität in einer Gipsabduktionsschale in Außenrotation der Schulter ist dringend erforderlich. Sehr oft geht die Lähmung im Verlaufe von Monaten zurück.
Kommt es zur Entwicklung einer Innenrotationskontraktur, so muß später durch eine Oberarmdrehosteotomie die Fehlstellung behoben werden bzw. bei einer vollkommenen Deltamuskellähmung (Abb. 230) nach Wachstumsabschluß die Arthrodese des Schultergelenkes in Gebrauchsstellung.

4.2. Klumpkesche Lähmung

Der Klumpkesche Lähmungstyp als Entbindungslähmung ist wesentlich seltener anzutreffen. Dabei sind dann die Nervenwurzeln C8 und Th1 betroffen. Die Beweglichkeit im Schulter- und Ellenbogengelenk ist frei, während die Finger nicht bewegt werden können.

5. Bizepslähmung

Beim Ausfall des N. musculocutaneus kommt es zur Lähmung der Bizepsmuskeln, des M. coracobrachialis und zum Teil des M. brachialis. Im allgemeinen ist eine Ersatzoperation beim Musculocutaneus-Ausfall nicht notwendig, da durch die Hypertrophie der vom N. radialis versorgten Muskulatur der Ausfall kompensiert wird. Ausnahmsweise wird man als Muskelersatz die Verpflanzung des M. pectoralis major auf die Bizepssehne durchführen, oder aber die Kranialverlagerung der Ursprünge der Unterarmmuskulatur auf den Humerus.

III. Ellbogengelenk

a) Luxation des Ellbogengelenkes

Die angeborene Luxation des Ellbogengelenkes ist extrem selten, etwas häufiger die angeborene Radiusköpfchenluxation (Abb. 231).

Zu den seltenen Verrenkungen gehört auch die habituelle Luxation des Ellbogengelenkes infolge einer Dysplasie der Gelenkkörper und einer Kapselbandinsuffizienz.

Häufiger sind *traumatische Luxationen* und anschließend *rezidivierende Luxationen des Ellbogengelenkes.*

Albert beschrieb erstmals im Jahre 1871 die habituelle Luxation des Ellbogengelenkes. Kommt es

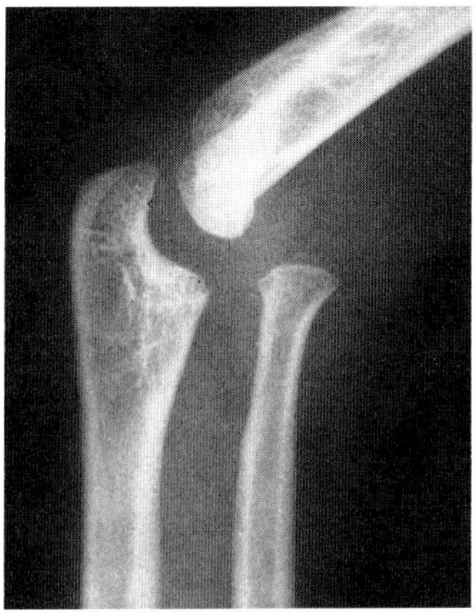

Abb. 231 Angeborene Radiusköpfchenluxation.

zu sich wiederholenden Verrenkungen im humeroulnaren Scharniergelenk, so kann im allgemeinen nur eine operative Rekonstruktion weiterhelfen.
Verschiedene Verfahren der operativen Rekonstruktion sind bekannt, wie die Erhöhung des Processus coronoideus ulnae bzw. der Olekranonspitze durch einen Knochenspan. Bewährt haben sich eine *kreuzbandartige innere Stabilisierung* durch gekreuzte gestielte Sehnenhälften des M. biceps und des M. triceps über ein Bohrloch durch die Fossa olecrani. Dabei werden dann die Sehnenhälften des Bizeps dorsal an der Olekranonspitze und der Sehnenstreifen des M. triceps am Processus coronoideus ulnae fixiert (Methode nach *Kapell*).
Als weitere einfache Methode ist das Verfahren nach *Osborne* und *Cotterell* zu nennen. Nach einer Gelenktoilette erfolgt eine radio-humerale, evtl. auch eine ulno-humerale Bandrekonstruktion. Durch 2 oder 3 Bohrkanäle im Epikondylus werden Fäden gezogen und die Kapselenden damit gefaßt und verknotet.

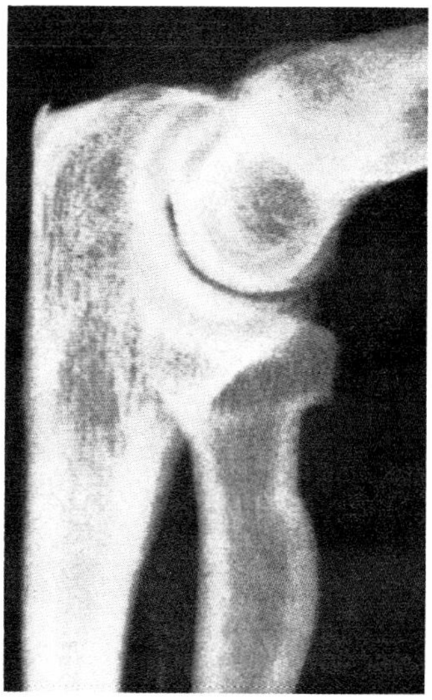

Abb. 232 Arthrosis deformans des Ellbogengelenks mit bereits deutlicher Verformung und Wulstung am Radiusköpfchen. Spornbildung am Olekranon

b) Arthrosis deformans des Ellbogengelenkes

Auch die Arthrosis deformans des Ellbogengelenkes ist beim Vergleich zu den Arthrosen der unteren Extremitäten ebenfalls relativ selten behandlungsbedürftig (Fehlen der statischen Belastung). Man unterscheidet eine idiopathische Arthrosis deformans im Ellbogengelenk, eine posttraumatische, eine Arthrosis deformans bei einer präarthrotischen Deformität (Osteochondrosis dissecans, aseptische Knochennekrose) und die postarthritische Arthrose.

Klinisches Bild: Im frühen Stadium der Arthrosis deformans klagt der Patient über diffuse Ellbogengelenksbeschwerden, vor allem bei vermehrter Belastung. Frühzeitig kann eine endgradige Streckbehinderung vorliegen. Sofern das radioulnare Gelenk besonders befallen ist, ist die Pro- und Supination schmerzhaft.

Röntgenbild: Kantenausziehungen finden sich frühzeitig im Radiusköpfchen und auch am Processus coronoideus und an der Olekranonspitze (Abb. 232).
Die **Behandlung** der Arthrosis deformans des Ellbogengelenkes soll vor allem bei der idiopathischen Arthrose sehr lange konservativ erfolgen (Wärme, Salbenpackungen, Analgetika, evtl. intraartikuläre Injektionen). Sofern allerdings eine ausgeprägte Deformierung des Radiusköpfchens vorliegt, wie es bei einer in Fehlstellung verheilten Radiusköpfchenfraktur der Fall ist, muß unbedingt die Radiusköpfchenentfernung durchgeführt werden, bzw. der alloplastische Ersatz des Radiusköpfchens erfolgen. Nur bei schwerer Gelenkveränderung wird man sich zur Alloarthroplastik entschließen, die derzeit wohl möglich ist. Die Spätergebnisse sind nicht alle befriedigend.
Beim Vorliegen einer postarthritischen Arthrose sollte man sich gelegentlich auch zur sine-sine-Plastik entschließen, die doch sehr oft günstige Ergebnisse bringt.

c) Chondromatosen des Ellbogengelenkes

Die Chondromatose als Metaplasie der Gelenkkapsel findet man häufig im Bereich des Ellbogengelenkes. Freie Gelenkkörper können einzeln (Abb. 233) oder aber in einer Vielzahl in Erscheinung treten und zu Einklemmungen Anlaß geben. Radiologisch bereitet die Abbildung der freien

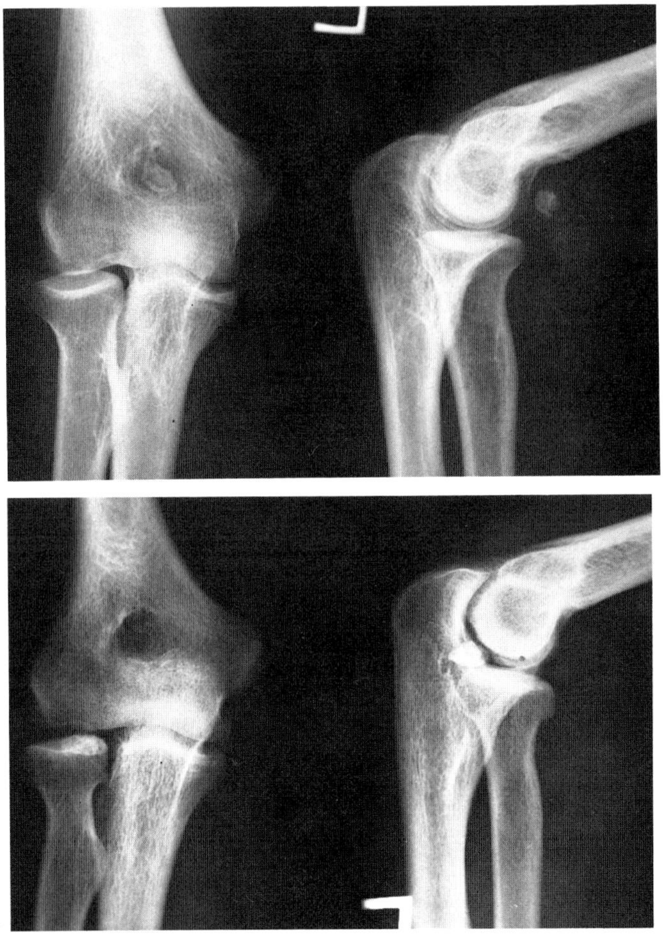

a b

Abb. 233 a) (R. W. 30 Jahre, ♂). Solitäre freie Gelenkkörper bei einer Chondromatose (Metaplasie der Gelenkinnenhaut). b) (G. W. 31 Jahre, ♂). Freie Gelenkkörper (unregelmäßig begrenzt) bei einer Osteochondrosis dissecans mit Defekt am Capitulum humeri an typischer Stelle

Gelenkkörper im allgemeinen keine Schwierigkeiten (Abb. 233a), wenngleich sie manchmal versteckt in der Fossa olecrani liegen oder aber ulnar in einer Gelenkkapseltasche. Abzugrenzen ist der freie Körper als Folge einer Osteochondrosis dissecans (Abb. 233b).

Therapeutisch sollen die Gelenkkörper so bald als möglich entfernt werden, um Knorpelschädigungen zu vermeiden. Technisch gelingt dies meist über einen lateralen Hautschnitt. Es kann dann das Gelenk dorsal und ventral eingesehen werden. Manchmal muß allerdings medial ebenfalls das Gelenk dargestellt werden. Zeigt sich die Gelenkinnenhaut als produktiv, so soll sie mit entfernt werden, zumindest im Sinne einer *partiellen Synovektomie.*

d) Achsenfehlstellungen des Ellbogengelenkes

Zu den am häufigsten vorkommenden Achsenfehlstellungen des Ellbogengelenkes gehört der Cubitus valgus und Cubitus varus (Abb. 234). Normalerweise soll ein leichter Cubitus valgus bestehen, und zwar beim weiblichen Geschlecht etwas mehr. Die häufigsten Ursachen des Cubitus valgus und des Cubitus varus sind Wachstumsstörungen nach Frakturen im Kindesalter oder aber in Fehlstellung verheilte Frakturen beim Erwachsenen.

Achsenfehlstellungen infolge von Wachstumsstö-

a

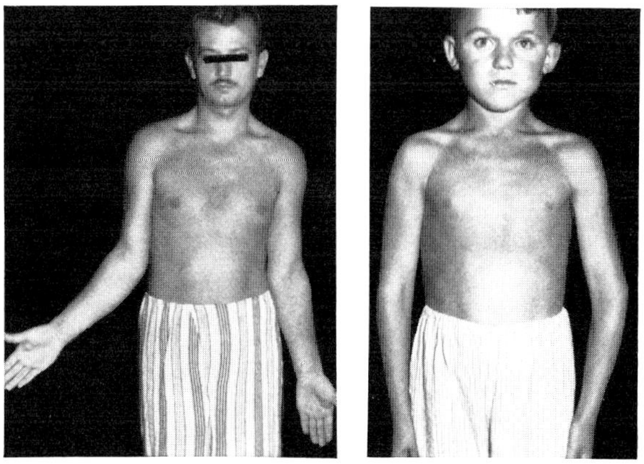

b

Abb. 234 a) Cubitus valgus nach suprakondylärer Fraktur im Kindesalter. b) Posttraumatischer Cubitus varus

rungen sollen spätestens nach Wachstumsabschluß durch eine Korrekturosteotomie korrigiert werden (Abb. 235), beim Erwachsenen wird gelegentlich eine Gelenkkörperrekonstruktion noch möglich sein.

Die Osteotomie wird suprakondylär durchgeführt und mit einer Platte und Schrauben fixiert. Sofern eine Minimalosteosynthese mit Kirschner-Drähten vorgenommen wird, muß eine Ruhigstellung im Gipsverband erfolgen.

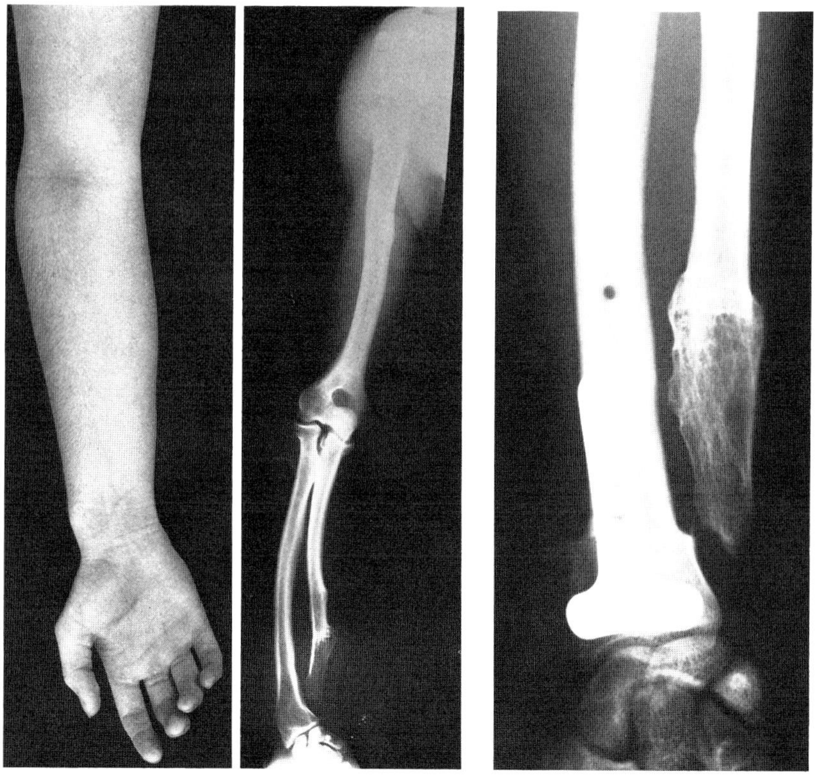

a b c

Abb. 235a und b S-förmige Verbiegung des Armes infolge von Wachstumsstörungen bei multiplen kartilaginären Exostosen (c).
Beachte: Die Varusdeformität wird insgesamt durch eine *kompensatorische Cubitus valgus-Bildung* teilweise ausgeglichen. Die distale Radiusosteotomie brachte eine regelrechte Handstellung (b). c) nach Korrekturosteotomie

Spätkomplikationen bei einem nicht korrigierten Cubitus valgus: Sofern die Cubitus-valgus-Bildung nicht korrigiert wird, kann es später infolge einer Überdehnung des N. ulnaris zu einer *Ulnarisspätlähmung* kommen. Der Patient klagt dann über Sensibilitätsstörungen, anschließend erfolgt die motorische Parese.
Therapeutisch soll dann, sofern eine Korrekturosteotomie nicht in Frage kommt, die Verlagerung des N. ulnaris in die Ellenbeuge durchgeführt werden.

e) Kontrakturstellungen im Ellbogengelenk

Kontrakturen im Ellbogengelenk entwickeln sich nach längerer Ruhigstellung bei Frakturen und Luxationen sowie im Anschluß an eine operative Rekonstruktion bei Frakturen und bei verschiedenen Erkrankungen (Entzündungen). Man unterscheidet Beugekontrakturen (das Ellbogengelenk kann nicht mehr voll gestreckt werden) und Streckkontrakturen (das Ellbogengelenk kann nicht mehr gebeugt werden).
Therapeutisch bereitet die Behandlung der Ellbogengelenkskontraktur sehr oft erhebliche Probleme. Grundsätzlich sollen sämtliche Maßnahmen getroffen werden, um eine Kontraktur zu verhindern. Beim Vorliegen einer Kontraktur muß zunächst gemeinsam mit der Krankengymnastin durch eine intensive Übungsbehandlung unter Verabreichung von Analgetika und örtlich durch Hydro-Therapie versucht werden, die Kontraktur zu beseitigen. Gelegentlich helfen Quengelverbände weiter. Im späteren Stadium haben sich sehr oft das Bricement force in Narkose bewährt, was allerdings mit Vorsicht erfolgen soll.
Beim Bestehen einer konservativ nicht zu beeinflussenden Streckkontraktur empfiehlt es sich manchmal, eine suprakondyläre Korrekturosteotomie durchzuführen unter Entnahme eines ventralen Keiles. Damit kann eine bessere Beugefähigkeit erreicht werden, was für den Gebrauch des Armes von großer Wichtigkeit ist.
Konservativ nicht zu beeinflussende Drehbehinderungen lassen sich durch eine Radiusköpfchenresektion beheben.

Ellbogengelenksplastik: Bei einer weitgehenden, schmerzhaften Einsteifung des Ellbogengelenkes muß man sich gelegentlich zur Ellbogengelenksplastik entschließen. Sie kann am Ellbogengelenk als Sine-sine-Plastik, d. h. ohne Einbringung von Fremdkörpern erfolgen, oder aber durch eine Alloarthroplastik.
Wird eine *sine-sine-Plastik* durchgeführt, so erfolgt die Freilegung von dorsal her über eine Z-förmige Verlängerung der Trizepssehne. Anschließend werden die Narben im Gelenk gelöst, das Radiusköpfchen reseziert und die Gelenkkörper geformt. Die neu geformten Gelenkkörper werden mit einem Faszienstreifen aus der Fascia lata überzogen und mit Einzelnähten am Knochen befestigt.
Die *Alloarthroplastik* des Ellbogengelenkes bereitet nach wie vor erhebliche Probleme. Eine Prothese, wie sie von *Gschwend* angegeben wurde, kann bei besonderen Situationen (PCP, posttraumatische Gelenkkörperzerstörung) empfohlen werden. Eine Arthrodese des Ellbogengelenkes wird heute nur noch ausnahmsweise durchgeführt, sofern sämtliche rekonstruktive Maßnahmen nicht das gewünschte Ergebnis bringen.

f) Epikondylose, Epikondylopathie (Epicondylitis radialis humeri, Tennisellbogen)

Dabei handelt es sich im allgemeinen um eine Insertionstendopathie *(Schneider)* am Epicondylus radialis humeri. Abzugrenzen bleibt das Krankheitsbild von der Kompressionsneuropathie des N. radialis im Schlitz des M. supinator (Radialis-Engpaß-Syndrom). Vielfach werden mit der Entstehung der Epikondylitis ursächlich degenerative Veränderungen der Halswirbelsäule in Zusammenhang gebracht *(Reischauer)*. Dagegen spricht, daß nur selten die Epikondylitis auf beiden Seiten zu beobachten ist. Pathologisch-anatomisch lassen sich im Bereich des Sehnenspiegels am Ansatz der Muskulatur der Hand regressive Veränderungen nachweisen. Man unterscheidet die Epicondylitis radialis (Tennisellbogen), die bei weniger trainierten Tennisspielern wesentlich häufiger vorkommt als bei Spitzensportlern und mit einer Betätigung der Extensoren und des M. supinator (Rückhand) in Zusammenhang zu bringen ist. Weiter unterscheidet man eine Epicondylitis ulnaris (selten) oder auch Werferellbogen genannt. Die Epicondylitis ulnaris findet man häufiger bei aktiven Speerwerfern oder Baseballspielern, wohl als Zeichen der maximalen Beanspruchung. Zu beachten sind dabei degenerative Veränderungen im Ellbogengelenk.

Der Ramus profundus des N. radialis kann in der Nachbarschaft des Ellbogengelenkes vor allem beim Eintritt in den Supinatorschlitz eine Kompression erfahren. Bestehen klinische Zeichen für eine Kompressionsneuropathie, so muß therapeutisch eine operative Revision des N. radialis und eine Spaltung des Supinatorschlitzes erfolgen (Arcus prosae). Damit lassen sich gute Ergebnisse erzielen (Cave: Verletzung des Ramus profundus!).

Die *Epicondylitis humeri radialis* kommt in etwa 60% beim männlichen Geschlecht vor und in etwa 40% beim weiblichen Geschlecht. Hauptsächlich betroffen ist das 4. und 5. Dezennium – *95% der Epikondylopathien betreffen den Epicondylus radialis und nur 5% den Epicondylus ulnaris.* Mehr als 30% der Patienten bringen die Auslösung des Beschwerdebildes mit einer sportlichen Betätigung in Zusammenhang. Davon spielen allerdings nur 10% Tennis. Verschiedentlich treten dann die Beschwerden bei einer Änderung der Technik oder aber auch nur bei Schlägerwechsel in Erscheinung.

Klinisches Bild: Charakteristisch ist der Druckschmerz am Epikondylus, des weiteren besteht ein Belastungsschmerz. So kann z. B. der Patient den Stuhl nicht mehr hochheben (Chair-Test). Weiter ist der Thomsonsche Test positiv (Volarflexion bei maximaler Dorsalflexion). Gelegentlich ist aber auch schon die grobe Kraft herabgesetzt, manchmal findet man sogar Paresen, was dann für das Bestehen eines Supinatorsyndroms spricht.

Röntgenbefund: Anhand von Übersichtsaufnahmen, am besten Xeroradiogrammen, müssen degenerative Veränderungen im Ellbogengelenk als Ursache ausgeschlossen werden. Gelegentlich sieht man Kalksalzeinlagerungen am Sehnenspiegel (Abb. 236), Periostverdickungen oder aber auch schon Ausziehungen am Knochen.

Die **Behandlung der Epikondylopathie** soll zunächst *konservativ* sein. Es empfiehlt sich, mit lokalen Infiltrationen von Scandicain, oft gemeinsam mit Cortison, oder aber alleinigen Cortisoninjektionen das Beschwerdebild anzugehen. Wenn nach maximal 5 Injektionen im Abstand von einer Woche keine Besserung eingetreten ist, so wird man mit der konservativen Therapie wenig Erfolg haben. Gleichzeitig mit den lokalen Infiltrationen empfehlen sich Wärme und Salbenapplikationen, gegebenenfalls eine Ruhigstellung im Gipsverband, und Massagen, wobei vor allem auch die Nackenmuskulatur Berücksichtigung finden soll. Bei einer Therapieresistenz soll der *operative Eingriff* durchgeführt werden, der nach wie vor in Form einer erweiterten Hohmannschen Einkerbung vorgenommen werden sollte. Eine einfache Einkerbung, wie sie von *Hohmann* empfohlen wurde, ist oft nicht ausreichend, weshalb der Eingriff abhängig vom Befund zu erweitern ist.

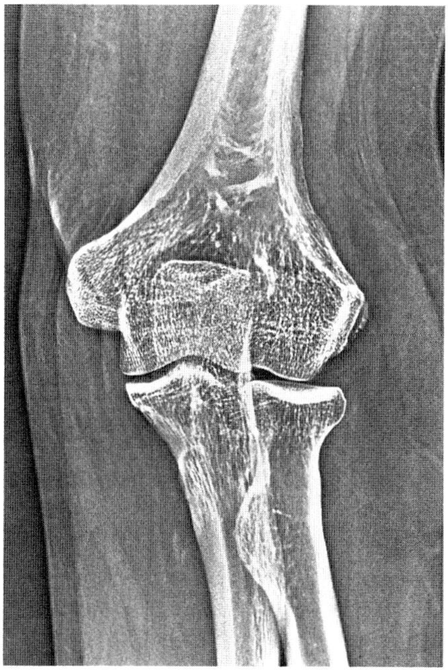

Abb. 236 Epicondylitis humeri radialis, Kalkeinlagerung am Epikondylus (Xeroradiogramm)

Technik: In Plexusanästhesie oder in Allgemeinnarkose wird in Blutleere der Epikondylus freigelegt und nach Spaltung der Faszie eine zirkuläre Einkerbung um den Epikondylus vorgenommen. Gelegentlich wird man auch die Muskulatur von der Kapsel lösen müssen. Selten ist eine Arthrotomie notwendig. Finden sich Nekrosen im Bereich des Sehnenspiegels, sollen diese entfernt werden. Postoperativ hat sich die Ruhigstellung im Gipsverband für 8–14 Tage bewährt.

Gelegentlich wird der operative Eingriff in Lokalanästhesie durchgeführt. Vorteilhaft ist dabei, daß während der Operation das Gleiten der Muskulatur beobachtet werden kann, und weiter, daß der Patient kurzfristig aus der stationären Behandlung entlassen werden kann.

Behandlung der Epicondylitis ulnaris: Zunächst soll unbedingt der konservative Versuch gemacht werden und gegebenenfalls eine Einkerbung der Beugemuskulatur. Zu beachten ist ferner auch eine Irritation des N. ulnaris. Man muß dann, was selten der Fall ist (vor allem bei motorischen Störungen), die Dekompression und Translokation des N. ulnaris auf die Beugeseite durchführen.

Prognose: 90% aller Epikondylopathien sind heute mit konservativen Maßnahmen erfolgreich zu behandeln. 10% müssen operiert werden, wovon 9% ein gutes Ergebnis zeigen. Manchmal wird eine Nachoperation notwendig (radikale Einkerbung oder aber Dekompression des N. radialis). Eine operative Abtragung des Epicondylus radialis war im eigenen Krankengut nicht notwendig.

Verschiedentlich wird über gute Ergebnisse bei der Operation nach *Garden* berichtet. Dabei wird die Sehne des Extensor carpi radialis brevis im Handgelenksbereich um maximal 2 cm verlängert. Vielfach wird gleichzeitig die Verlängerung des Extensor carpi radialis longus empfohlen.

g) Bizepssehnenrupturen

1. Ruptur der distalen Bizepssehne

Selten sind *Risse der Bizepssehne an der Tuberositas radii.* Meist handelt es sich um Ausrisse, manchmal haben maximale Belastungen stattgefunden. Gelegentlich bedarf es nur einer geringen Einwirkung.

Es wird über ein „Krachen" in der Ellenbeuge und einen kurzen ziehenden Schmerz berichtet. Später bildet sich ein Hämatom. Die Sehne schlüpft nach proximal zurück, und der angespannte Muskel ist im mittleren Drittel der Beugeseite des Oberarmes deutlich als Tumor zu erkennen. *Oft wird die Ruptur überhaupt nicht oder verspätet diagnostiziert,* da die Ellbogenbeugung durch den M. brachialis teilweise gewährleistet ist. Wichtig für die Diagnose ist die entsprechende Verwertung der Anamnese!
Therapeutisch muß unbedingt die Reinsertion der Sehne durchgeführt werden. Der Sehnenstumpf wird durch ein waagrechtes Bohrloch im Bereich der Tuberositas radii gezogen und mit sich selbst vernäht. Wir bevorzugen gelegentlich eine Technik, wobei das Sehnenende geteilt wird und die beiden Enden der Sehnen im Bohrbereich vereinigt werden. Bei dieser Methode kann das Bohrloch kleiner gehalten werden. Der Stabilitätsverlust des Radius ist geringer (Abb. 237d).

2. Ruptur der langen Bizepssehne

Die Ruptur der langen Bizepssehne im Sulcus intertubercularis tritt oft spontan beim Bestehen degenerativer Veränderungen an der Sehne und im Gleitlager auf.

Klinisches Bild: Der Riß äußert sich in einer plötzlichen mit einem schmerzhaften Ruck auftretenden Kraftlosigkeit der Armbeugung. Dem Patienten fällt der *veränderte Muskelbauch* des M. biceps bei aktiver Beugung auf, der tumorartig sich vorwölbt.

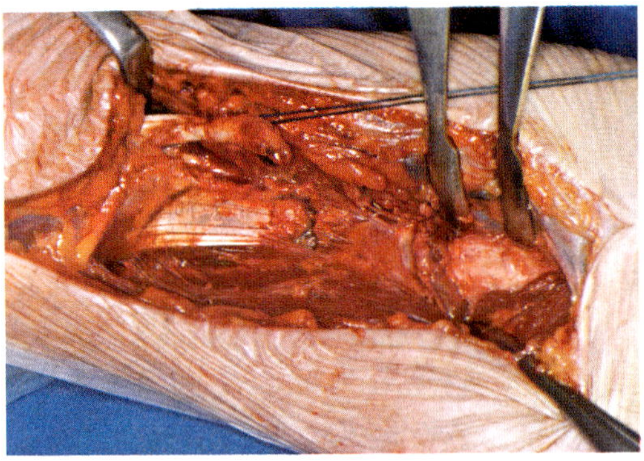
a

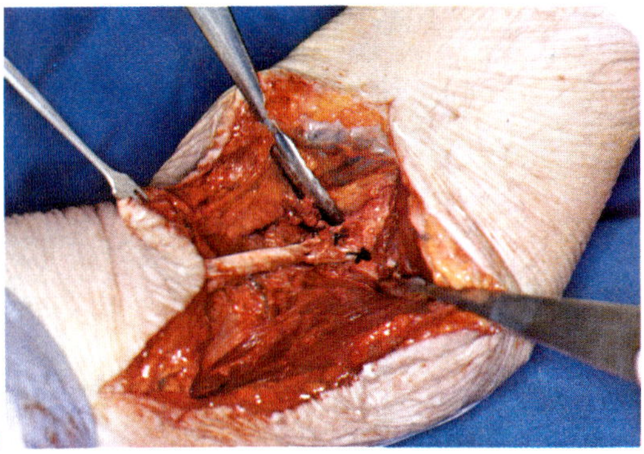
b

Abb. 237a–d (L.S. 53 Jahre ♂). Distaler Bizepssehnenriß bei einem Sturz auf dem Trimm-Dich-Pfad. a) Operationssitus. b) Zustand nach Rekonstruktion. c) und d) Schematische Darstellung der operativen Rekonstruktion

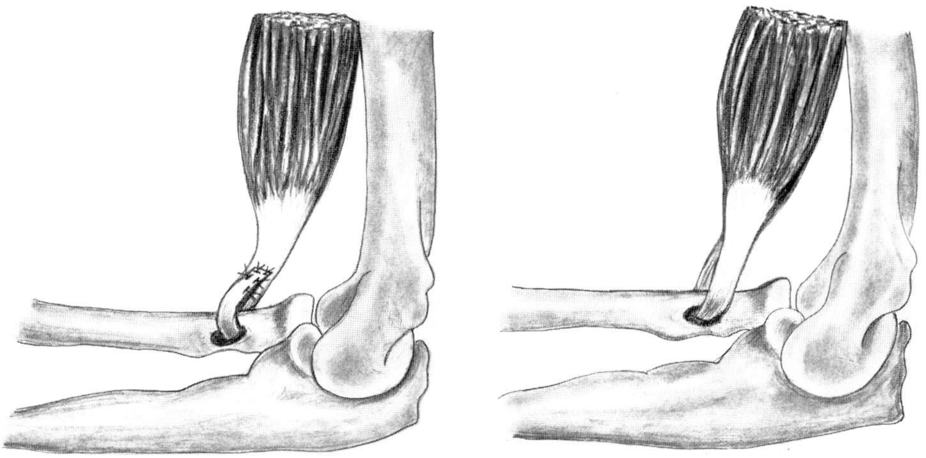

c d

Therapie: Der funktionelle Ausfall ist praktisch von untergeordneter Bedeutung, trotzdem entschließt man sich heute regelmäßig zur operativen Refixation der langen Sehne, allerdings nicht mehr an der Ursprungsstelle, sondern am Processus coracoideus, bzw. an die Sehne des kurzen Muskels.

IV. Erkrankungen im Bereich des Handgelenkes und der Hand

a) Arthrosis deformans des Handgelenkes

Degenerative Veränderungen im Bereich des Handgelenkes finden sich relativ selten. Am häufigsten beobachtet man die posttraumatische Arthrose, die Arthrose nach einer Lunatummalazie und eine postarthritische Arthrose.

Klinisches Bild: Im Vordergrund der Symptome stehen der Bewegungsschmerz und die Bewegungsbehinderung.

Therapeutisch soll zunächst mit konservativen Maßnahmen versucht werden, das Beschwerdebild zu beeinflussen. Können damit die Beschwerden nicht entsprechend beseitigt werden, so wird man sich heute – allerdings unter Abwägung sämtlicher Gegebenheiten – zur Alloarthroplastik des Handgelenkes, vor allem bei älteren Menschen entschließen. Die Arthrodese des Handgelenkes wird nur ausnahmsweise bei einem nicht entsprechenden Ergebnis der Alloarthroplastik durchgeführt werden.

b) Styloiditis radii

Als Styloiditis radii bezeichnet man eine Ansatztendoperiostose des M. brachioradialis mit einer typischen Schmerzhaftigkeit an dieser Stelle. *Therapeutisch* sind konservative Maßnahmen (Antirheumatika, Antiphlogistika, evtl. lokale Cortisoninjektionen) und eine temporäre Ruhigstellung im Gipsverband angezeigt.

c) Federnde Elle

Eine federnde Elle wird vor allem beim weiblichen Geschlecht, manchmal schon in der Adoleszenz oder aber bald danach beobachtet. Nur ausnahmsweise findet sich eine Subluxation der Elle (Abb. 239).

Klinisches Bild: Äußerlich fällt bereits ein Vorspringen der Elle auf. Beim Nach-unten-Drücken entsteht ein Schmerz, beim Nachlassen des Drukkes schnellt das Köpfchen zurück. Wichtig ist es

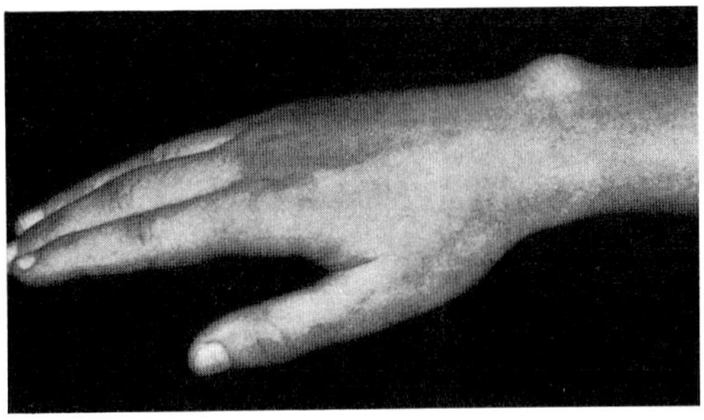

Abb. 238 Federnde Elle (Subluxation)

differentialdiagnostisch an die Madelungsche Deformität zu denken (Abb. 239a, b).

Die Madelung-Deformität ist eine bajonettartige Verschiebung des Handgelenkes nach volar. Das Ulna-Köpfchen springt dorsal erheblich vor. Bei der Bewegung fallen eine vermehrte Dorsalflexion und eine Verminderung der Volarflexion auf; die An- und Abspreizung ist regelmäßig behindert.
Man nimmt an, daß die Deformität durch eine Wachstumsstörung in der distalen Radiusepiphyse entsteht.

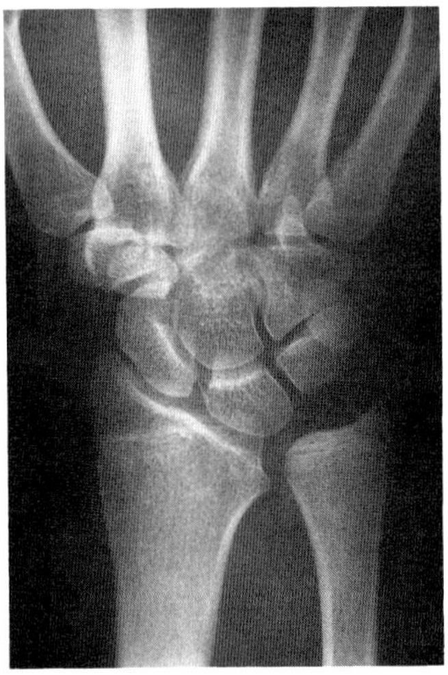

a

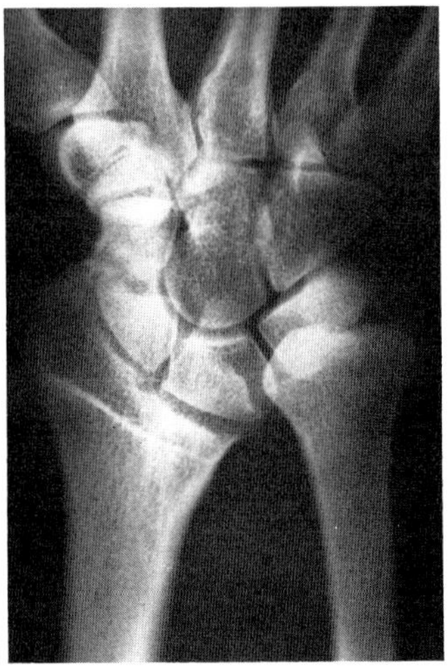

b

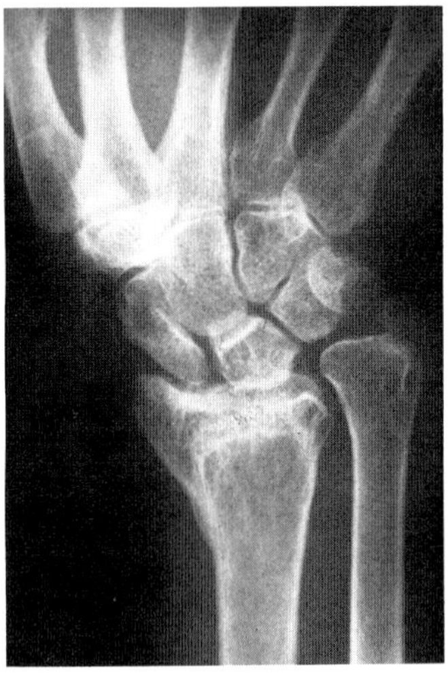

c

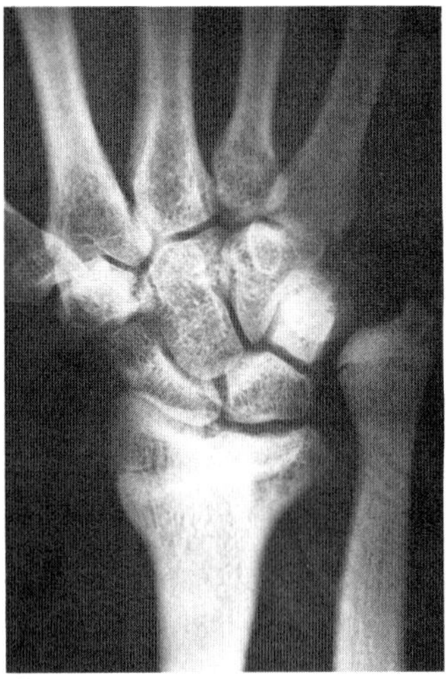

d

Abb. 239 a–f *Differentialdiagnose:* Vorspringende und federnde Elle bei
a) Madelungsche Deformität (abortiv), b) Madelungsche Deformität (extrem), c) Pseudomadelungsche Deformität nach Radiusfraktur (mala sanata), d) Pseudomadelungsche Deformität nach traumatischer Epiphysenlösung mit nachfolgendem vorzeitigem Epiphysenschluß

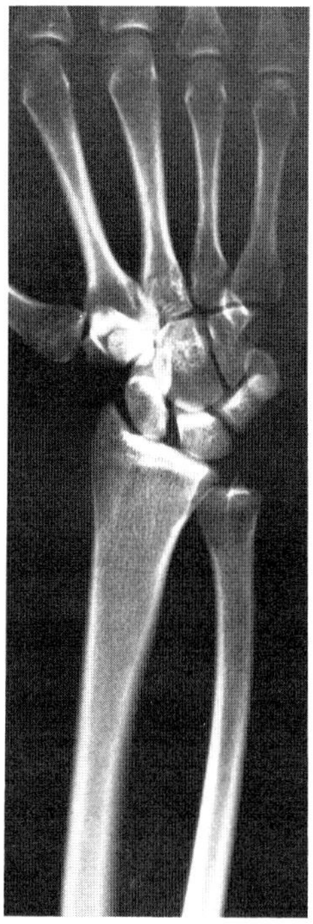

e

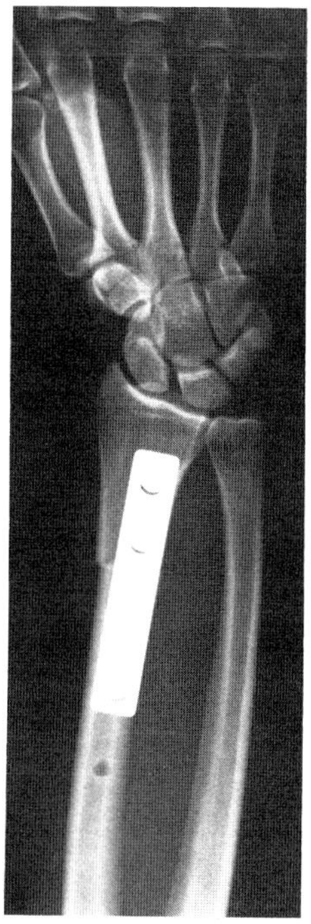

f

e) „Zu kurze" Elle (Minusvariante). f) Nach Radiusverkürzungsosteotomie

Klinisch treten die Veränderungen um das 9. und 10. Lebensjahr auf. Familiäres Auftreten spricht für eine Fehlbildung (Gruppe der Dysostosis metaepiphysarea). Meist ist die Deformität doppelseitig, nur in 30% kommt sie einseitig vor.
Röntgenologisch findet man Verformungen am Radius, es gibt fließende Übergänge vom Normalen über den Konsolenradius zur Madelung-Deformität. Die distale Radiusgelenkfläche weist eine ulnare und volare Verbiegung der Gelenkflächen auf. Der Radius ist insgesamt konvex nach medial gekrümmt. Das Ulnaköpfchen wird dadurch aus der Incisura ulnaris radii luxiert und nach dorsal abgedrängt.
Differentialdiagnostisch sind zunächst eine „zu lange" Elle im Sinne der Plusvariante und der Pseudo-Madelung (Wachstumsstörung der Radiusepiphyse) oder eine nicht reponierte Radiusfraktur abzugrenzen (Abb. 239c, d). Weitere Veränderungen im Handgelenk findet man bei der Dysostosis multiplex (Pfaundler-Hurler) oder bei der Dyschondromatose. Hinzuweisen bleibt noch auf die „zu kurze Elle (Abb. 239e, f).

Behandlung: Manchmal kann mit einer Lederbandage das Beschwerdebild gebessert werden. Gelegentlich ist jedoch eine operative Kapselbandverstärkung nicht zu umgehen.

d) Stylopathia ulnae

Die Stylopathia ulnae wird auf eine Diskopathie *(Nitsche)* zurückgeführt. Es kommt nach chronischen Überanstrengungen zu Degenerationen im Diskusbereich *(F. J. Lang)*.

Klinisches Bild: Druckschmerzhaftigkeit im Bereich des Processus styloideus. Ferner finden sich Schmerzen bei Drehbewegungen.

Therapie: Konservative Maßnahmen mit Salbeneinreibungen, Ruhigstellung im Gipsverband und evtl. die Verordnung einer Ledermanschette mit Daumenschlaufe.

e) Paratenonitis crepitans (Peritendinitis crepitans)

Die Paratenonitis crepitans findet man bevorzugt im Bereich der Sehnen, der Mm. extensor carpi radialis longus und brevis, des M. abductor policis longus und des Mm. extensor pollicis longus und brevis. Seltener sind die Beugesehnen befallen.

Klinisches Bild: Bei der Untersuchung fühlt man ein Knistern beim Bewegen der betroffenen Muskeln. Dieses Knistern wird vom Patienten als unangenehm empfunden. Manchmal werden dabei auch Schmerzen angegeben, die vor allem bei vermehrter Belastung auftreten (Klavierspielen). Als Ursache der Paratenonitis crepitans sind Anstrengungen anzugeben oder aber Verletzungen (Prellungen). Inwieweit die Herderkrankung auf die Erkrankung Einfluß nimmt, ist nicht endgültig geklärt. Grundsätzlich soll man jedoch eine Herdsuche durchführen.
Therapeutisch wird eine konservative Behandlung mit hyperämisierenden Mitteln, evtl. eine vorübergehende Ruhigstellung in einem Kunststoffverband vorgenommen und weiter eine antirheumatische Behandlung vornehmen. Mit lokalen Cortisoninjektionen soll man vorsichtig sein.

f) Tendovaginitis stenosans *(de Quervain)*

Man versteht darunter eine Tendovaginitis des M. abductor pollicis longus und des M. extensor pollicis brevis. Sie ziehen gemeinsam im ersten Sehnenfach unter dem Ligamentum carpi dorsale über den Processus styloideus radii hinweg. Sehr oft wird die Tendovaginitis stenosans als Styloiditis radii bezeichnet, was nicht den Gegebenheiten entspricht. Die Sehnenscheide ist dabei verdickt und engt das Volumen ein.

Klinisches Bild: Es kann zu einer Verdickung am Radiusende und zu einer knotigen Verhärtung kommen. Typisch ist der Druckschmerz am Sehnenscheidenende, ferner ist die Abduktion und Adduktion, manchmal auch die Streckung des Daumens schmerzhaft. Gelegentlich werden vom Patientin vermehrte Belastungen angegeben (Maschinenschreiben).

Behandlung: Konservative Maßnahmen bringen im allgemeinen keine befriedigenden Ergebnisse, man soll deshalb baldmöglichst die Durchtrennung der Sehnenscheide durchführen und eine Exzision vornehmen.

g) Habituelle Luxation der Sehne des M. extensor carpi ulnaris

Eine habituelle Luxation der Sehne aus dem Sulcus am Capitulum ulnae ist bei einem flachen Sulcus und einer Insuffizienz der Retinacula möglich. Häufiger ist jedoch eine traumatische Luxation der Sehne.

Klinisches Bild: Bei Pronationsbewegungen der Hand schnappt die Sehne über den vorderen Wulst des Sulcus, was schmerzhaft sein kann. Bei häufigen Luxationen, wie es regelmäßig der Fall ist, kommt es früher oder später zu Reizerscheinungen und Ergußbildungen. Ausnahmsweise kann bei anhaltenden Reluxationen die Sehne beeinträchtigt werden. Einmal konnten wir eine Spaltung der Sehne feststellen (Abb. 240).

Therapie: Nur eine operative Behandlung durch eine transossäre Fixation der Retinacula und evtl. Verstärkung mit einem Faszienlappen kann das Luxieren der Sehne beseitigen. Postoperativ empfiehlt sich eine Ruhigstellung im Gipsverband für 6 Wochen.

h) Das Karpaltunnelsyndrom

Als Karpaltunnelsyndrom wird eine Kompressionsneuropathie des N. medianus bezeichnet, dessen Entstehung mit einem Mißverhältnis zwischen dem Lumen des Karpaltunnels und dessen Inhalt in Zusammenhang zu bringen ist.
Das Karpaltunnelsyndrom wurde erstmals von *Putnam* 1880 erwähnt. *Schulze* wies 1893 auf die Bedeutung der Akroparästhesien hin. *Marie Voix* beschrieb 1913 ausführlich das Karpaltunnelsyndrom. *Woltman* (1941) und *Cannon* und *Love* (1946) weisen auf die Bedeutung der Dekompression des N. medianus durch Spaltung des Ligamentum carpi transversum hin.

Entstehung: Der Karpaltunnel wird dorsal von den Handwurzelknochen und volar vom Ligamentum carpi transversi begrenzt. Dieses derbe

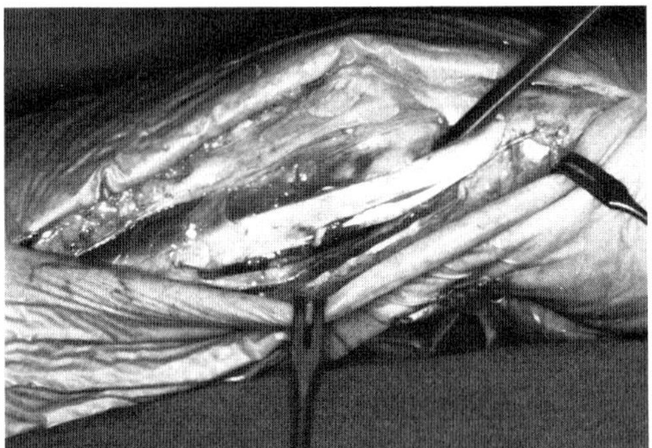
a

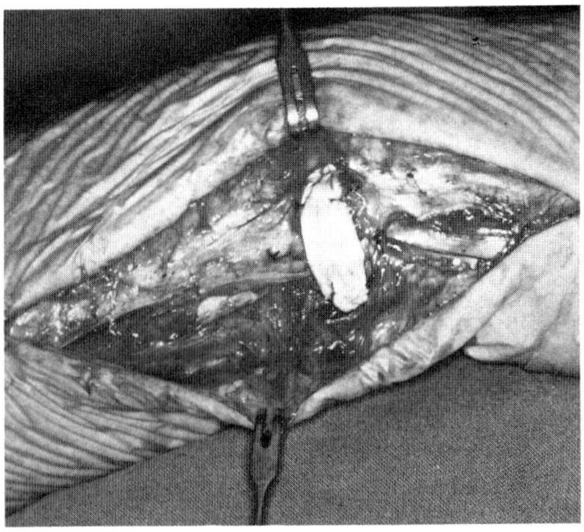
b

Abb. 240 a und b Luxation der Extensor-carpi-ulnaris-Sehne (Operationssitus).
Beachte die luxierte Sehne (flacher Sulcus). Sie ist mit einer Sonde markiert (a). Zustand nach transossärer Fixation und Retinakulumverstärkung

Ligament spannt sich vom Os pisiforme und Os hamatum auf der ulnaren Seite bis zum Os naviculare und Os trapecoideum auf der radialen Seite. Etwa 2 cm distal der körperfernen volaren Handgelenksfalte befindet sich der derbste Teil des Ligamentum carpi transversum und auch der engste Durchmesser des Karpaltunnels *(Robins)*. Durch den Tunnel verlaufen der Nervus medianus, die Beugesehnen der Finger und die Sehne des Flexor pollicis longus.

Die volare Begrenzung des Kanals erfolgt durch das Ligamentum carpi transversum, das im Laufe des Lebens an Elastizität verlieren kann, derb wird und sogar sklerosieren kann. Dies ist sicher eine Ursache der Raumbeengung.

Von der Wand des Karpaltunnels können Knochenvorsprünge (posttraumatisch) oder aber auch Tumoren der benachbarten Knochen (Osteoid-Osteom, Osteom) zu Störungen des N. medianus Anlaß geben.

Im Kanal findet man relativ häufig Verdickungen der Sehnenscheide, wie sie im Verlauf einer rheumatischen Synovitis bei der primär chronischen Polyarthritis gesehen werden können (30% nach *Phalen*). Selten erfolgt die Raumbeengung durch Hämangiome, Ganglien, Weichteiltumoren (Lipome, Fibrome) und eine tuberkulöse Schleimhautentzündung (Abb. 217 II/1). Hinzuweisen bleibt auf das Vorkommen eines M. palmaris accessorius *(Nigst)* sowie auf die Thrombose eines epineuralen Gefäßes am N. medianus *(Wilhelm)*.

Klinisches Bild: Im frühen Stadium sieht man oft uncharakteristische Akroparästhesien, die oft als Durchblutungsstörung gedeutet werden. Diese vegetativ vaskuläre Irritation ist dadurch zu deuten, daß der N. medianus reichlich mit vegetativen Fasern versorgt ist. Bald kommt es zu ausgeprägten Schmerzen, die vor allem nachts besonders unangenehm sind. Der Patient klagt über ein Schwellungsgefühl und muß wegen der Schmerzen vor allem nachts das Bett verlassen und bekommt Erleichterung durch ein Schütteln der Hände. Im späteren Stadium findet man dann sensible Störungen, weshalb Schwierigkeiten bei feinen Fingerarbeiten (Aufknöpfen, Nähen) entstehen. Zu diesem Zeitpunkt sind dann bei der Untersuchung meist schon Ausfälle bei einer eingehenden Prüfung zu erwarten (Watteberührung, Zweipunktdiskrimination und Erkennen von Zahlen, die auf die Haut geschrieben werden). Motorische Ausfälle finden sich meist erst im Spätstadium (Thenaratrophie), die bei beidseitigem Befall nicht als Systemerkrankung (spinale Muskelatrophie) gedeutet werden darf. Man findet bei der kompletten distalen Medianusläsion eine weitgehende Atrophie des M. abductor und des M. opponens pollicis sowie die Analgesie im autonomen Gebiet des N. medianus. Bei leichter motorischer Schwäche ist bereits die Abduktion des Daumens deutlicher gestört als die Opposition. Läßt man den Patienten eine Flasche oder ein Glas zwischen den abgespreizten Daumen und Zeigefinger fassen (Abb. 241), so legt sich die Schwimmhaut infolge ungenügender Abduktion des Daumens nicht an die Rundung des Glases an (positives Flaschenzeichen).

Als weitere Tests sind zu nennen:

1. Flexionstest nach *Phalen:* bei passiver Beugung des Handgelenkes für 40–60 Sekunden treten Parästhesien im Gebiet des N. medianus auf (Abb. 242).
2. *Hofmann-Tinelsches* Zeichen: bei Beklopfen des Nerven am Handgelenk kommt es zu ausstrahlenden Mißempfindungen (Abb. 243).
3. Punktdiskrimination mit einem Tastzirkel oder einer aufgebogenen Büroklammer (normal bis 5 mm).

Differentialdiagnose: Wegen des pseudoradikulären Charakters wird das Karpaltunnelsyndrom oft monate- oder jahrelang als Halswirbelsäulensyndrom gedeutet. Zu achten ist ferner auf Kompressionssyndrome, wie sie bei Wirbelsäulentu-

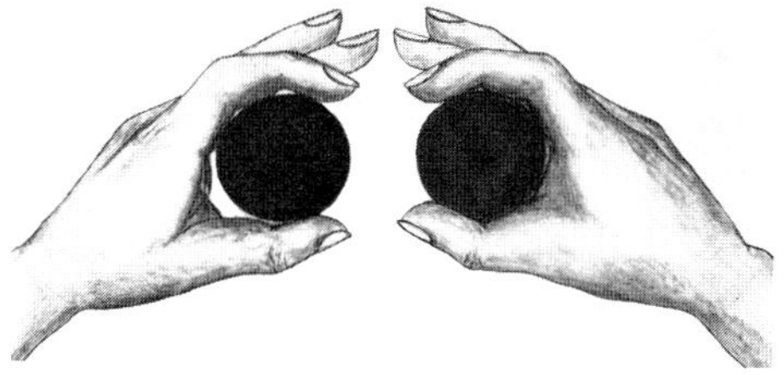

Abb. 241 Positives Flaschenzeichen

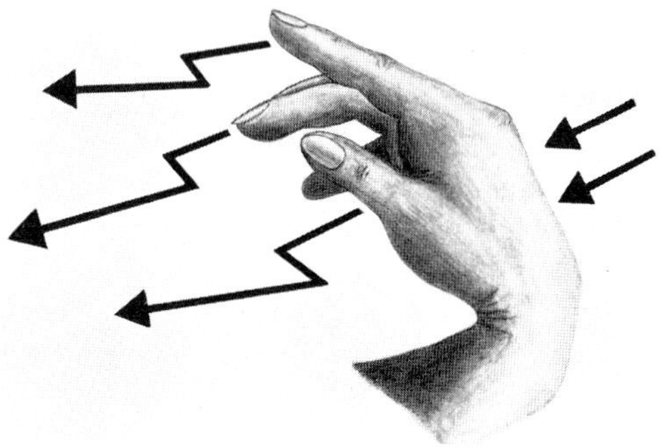

Abb. 242 Phalentest

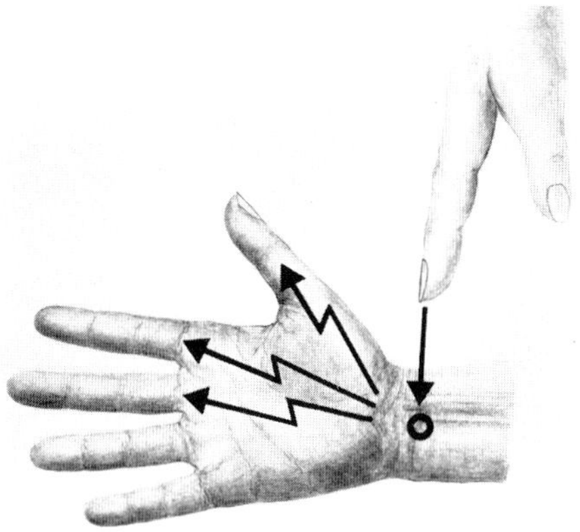

Abb. 243 Hofmann-Tinelsches Zeichen

moren zu beobachten sind oder aber bei Systemerkrankungen.

Bei erfolgter Diagnose ist als **Therapie** die operative Durchtrennung des Ligamentum carpi und Exzision zu empfehlen. Nur selten und gelegentlich zur Sicherung der endgültigen Diagnose ist die probatorische Injektion von Cortison in den Karpalkanal zu empfehlen. Dabei muß eine intraneurale oder intratendinöse Injektion unbedingt vermieden werden.

Operative Technik: Über einen S-förmigen Hautschnitt zunächst entlang der Tenarfalte, dann in Höhe des Handgelenkes zum Processus styloideus umbiegend wird in Plexusanästhesie oder Allgemeinanästhesie unter Anlegen einer Blutsperre das Ligamentum carpi durchtrennt. Das gesamte Ligamentum muß bis in die Hohlhand durchtrennt werden, um Rezidive zu vermeiden. Der komprimierte Nerv kann jetzt gesehen werden (Abb. 244). Es ist auf anatomische Variationen des Thenarastes zu achten, es kann nämlich dieser Ast im Karpaltunnel bereits den Hauptstamm verlassen und das Retinaculum durchbrechen, wo es zu einer Kompression kommen kann. Zu achten ist auf die Verletzung des oberflächlichen arteriellen Hohlhandbogens sowie die Arteria ulnaris, besonders dann, wenn über eine quere Hautinzision versucht wird, das Ligamentum zu durchtrennen. Eine Freilegung über einen S-förmigen Längsschnitt ermöglicht beim Vorliegen von Ganglien, Tumoren oder Synovitiden eine Erweiterung des Eingriffes. Beim Vorliegen von Vernarbungen des N. medianus entschließt man sich zusätzlich zur Neurolyse.

Prognose: Eine konservative Behandlung kann nur selten einen dauerhaften Erfolg bringen, wie die Untersuchungen von *Crow* und *Phalen* ergaben. Die operative Behandlung, sofern präoperativ Parästhesien und Hypästhesien vorgelegen haben, kann in 90% der Patienten bereits in den ersten postoperativen Stunden oder Tagen eine Schmerzbefreiung bringen. Bei länger bestehenden Hypästhesien kommt es in mehr als 75% zum Rückgang der Ausfälle; sofern bereits eine Thenaratrophie vorlag, geht die Erfolgsquote auf 50% zurück. Rezidive sind nach operativen Behandlungen möglich, sofern das Ligamentum transversum carpi unvollständig durchtrennt wurde, wie es bei blinden Durchtrennungen des Ligamentum carpi transversum über einen kleinen transversalen Hautschnitt möglich ist *(Crow, Paine, Langloh)*. Anamnestisch erfährt man dann, daß nach dem ersten operativen Eingriff fast keine oder aber nur eine kurzfristige Besserung erfolgte. Gelegentlich kann auch die Ausbildung von Narbengewebe oder aber einer Synovitis im Bereich der Beugesehnen Ursache für ein Rezidiv sein. Grundsätzlich soll man sich beim Vorliegen eines Rezidivs zur erneuten Operation entschließen.

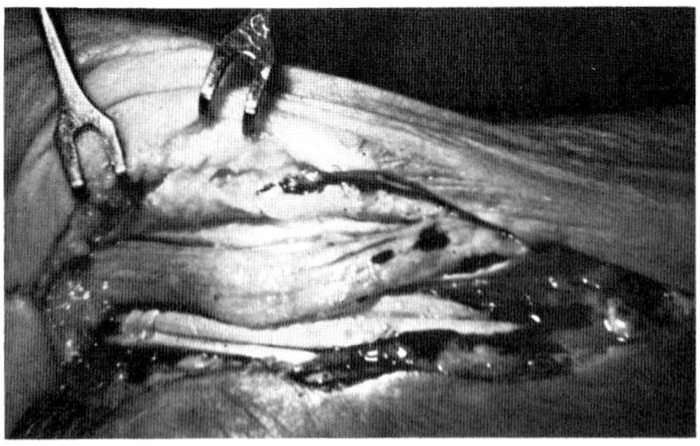

Abb. 244 Karpaltunnelsyndrom Operationssitus: *Beachte* hochgradige Kompression des N. medianus

i) Ruptur der Sehne des M. extensor pollicis longus

Die Ruptur der langen Daumenstrecksehne erfolgt im allgemeinen im Bereich des Handgelenkes, und zwar bevorzugt nach Radiusfraktur. Früher wurde die Ruptur der Streckersehne vor allem bei Trommlern vorgefunden.

Therapeutisch ist unbedingt die Sehnennaht durchzuführen, sie muß beim Vorliegen degenerativer Veränderungen manchmal unter Verwendung der Sehne des M. indicis proprius erfolgen.

j) Der schnellende Finger

Dem schnellenden Finger (Tendovaginitis stenosans) liegt eine Veränderung der Sehnengleitbahn der Fingerbeuger in Höhe des Fingergrundgelenkes zugrunde. Dabei kann die Sehnenscheide verdeckt sein oder aber die Sehne spindelförmig angeschwollen sein.
Das Schnellen des Fingers erfolgt unter vermehrter Kraftanstrengung beim Bewegen, was manchmal schmerzhaft ist.
Konservative Maßnahmen bringen meist keine wesentliche Besserung. Es empfiehlt sich deshalb die Durchtrennung und evtl. ovaläre Exzision der Sehnenscheide im Bereich des Fingergrundgelenkes. Der Eingriff soll in Blutleere erfolgen. Auf ein exaktes Abschieben der Gefäße und Nerven ist beim Freilegen der Sehnenscheide zu achten (Abb. 245). Überstreckt man nun den betroffenen Finger, so ist die Verdickung sichtbar. Es folgt dann die ovaläre Exzision der Sehnenscheide.

k) Daumensattelgelenksarthrose (Rhizarthrose)

Die Daumensattelgelenksarthrose zählt zu den häufigsten degenerativen Veränderungen im Bereich der Hand. Es handelt sich dabei um ein Gelenk mit einem ausgedehnten Bewegungsradius, vor allem im Hinblick auf die Opposition. Neuere Untersuchungen zeigen *(P. Coney)*, daß im Daumensattelgelenk dreidimensionale Bewegungen stattfinden.

Ätiologie: Zahlreiche Faktoren sind ätiologisch von Bedeutung. Ohne Zweifel haben *Formvarianten* und *Gelenkdysplasien* eine Bedeutung. Sie machen sicher einen Teil der idiopathischen Rhizarthrosen aus. Inwieweit eine vermehrte Belastung des Gelenkes allein zum Verschleiß im Daumensattelgelenk führen kann, ist nicht endgültig geklärt. Häufig ist die Rhizarthrose im Verlaufe einer *Polyarthrose* zu sehen.
Posttraumatische Arthrosen im Daumensattelgelenk beobachtet man nach Frakturen vom Typ Bennett und Rolando und nach Verletzungen des Os trapezium bzw. nach Verrenkungen.

Klinischer Befund: Die typischen Initialsymptome sind Schmerzen, die direkt über dem Daumensattelgelenk angegeben werden. Manchmal bestehen gleichzeitig ausstrahlende Schmerzen in den Unterarm oder aber in den Daumen. Frühzeitig wird der Schmerz vor allem bei Greifbewegungen (Schlüsselgriff) oder aber bei Stauchungen verspürt. Gelegentlich hört man Reibegeräusche im Daumensattelgelenk, besonders bei Oppositionsstellung und bei Druck auf die Basis des Mittelhandknochens. Besonders schmerzhaft wird die passive Bewegung im Daumensattelgelenk empfunden, wobei gleichzeitig auch Reibegeräusche zu hören und zu spüren sind.
Radiologisch stehen zunächst Gelenkspaltverschmälerungen im Vordergrund, später zeigen sich reaktive Vorgänge verschiedenen Ausmaßes.

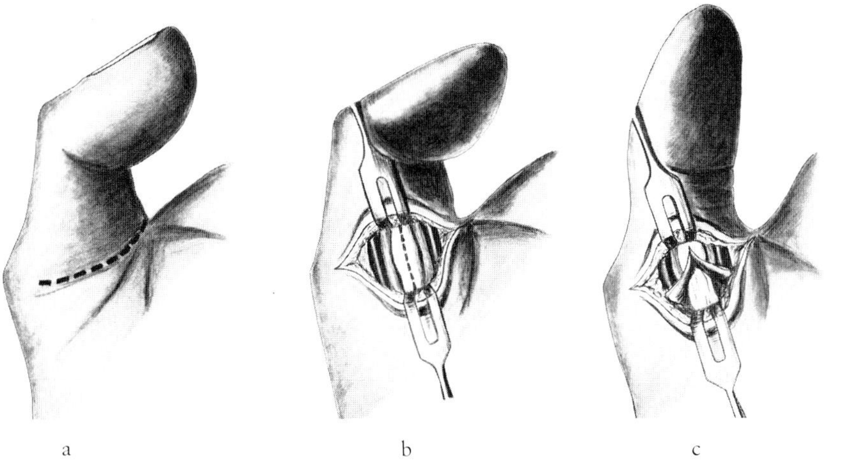

a b c

Abb. 245 a–c Schnellender Daumen: Schematische Darstellung des operativen Vorgehens. *Beachte:* paratendinöser Nervenverlauf

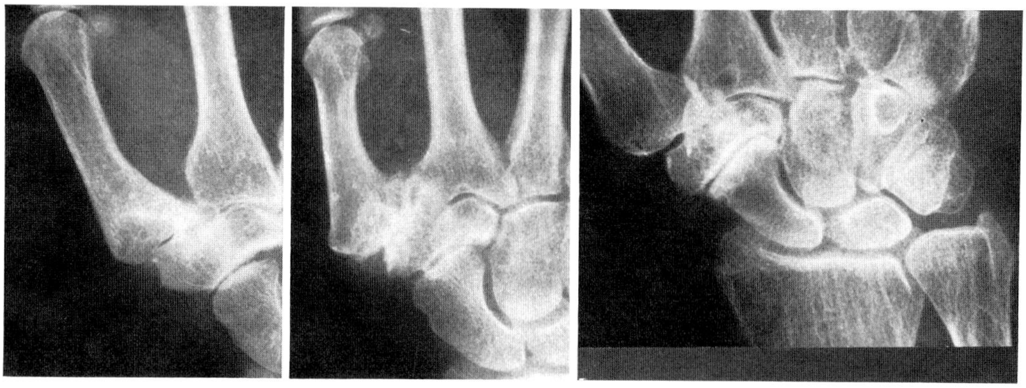

a b c

Abb. 246 a) Arthrose im Daumensattelgelenk. b) Schwere Arthrose im Daumensattelgelenk mit vollkommener Destruktion der Gelenkflächen. c) Arthrose im Gelenk zwischen Navikulare und Multangulum majus (selten)

Im fortgeschrittenen Stadium der Rhizarthrose zeigt sich eine deutliche Fehlstellung des Daumens im Sinne der Adduktionskontraktur (Abb. 246).

Differentialdiagnostisch sind Wurzelreizsymptome auszuschließen sowie ein Karpaltunnelsyndrom.

Therapie: Zunächst soll eine *konservative* Therapie in Anwendung gebracht werden, vor allem, wenn sich der Verschleißvorgang noch im Frühstadium befindet (Salbenverbände, Handbäder, Kurzwelle, Fangopackungen). Meist ist die Besserung nicht von Dauer, so daß auch ruhigstellende Verbände bzw. zeitweise das Tragen von Bandagen in Erwägung gezogen werden muß. Häufig bringt die intraartikuläre Cortisontherapie eine Besserung. Verschiedentlich müssen diese Injektionen wiederholt werden.
Sehr oft ist aber ohne *operative Therapie* nicht auszukommen. In Frage kommen die *Arthrodese* als Kompressionsarthrodese mit Hilfe einer Mini-T-Platte. Die Arthrodese ist eigentlich nur bei Schwerarbeitern zu empfehlen, sofern eine durch Versteifung gewonnene Stabilität der Beweglichkeitseinbuße vorzuziehen ist. Selbstverständlich darf nur eine isolierte Arthrose des Gelenkes zwischen Trapezium und dem 1. Mittelhandknochen bestehen.
Des weiteren kommt die *Resektion* des Trapeziums in Frage, die bereits *Patel* 1918 erstmals vorgenommen hat. Als Nachteil ist eine Verkürzung des Daumens um etwa 1 cm und eine Minderung der Kraftentfaltung anzuführen. Des weiteren besteht eine gewisse Instabilität, weshalb heute regelmäßig ein Spaceholder eingebracht wird oder aber eine Interposition mit autologem Sehnengewebe zu empfehlen ist. *Froemson* und *Buck-Gramcko* haben 1970 und 1972 über diese Methode berichtet. Die Verkürzung kann durch eine Interposition deutlich verringert werden und die Stabilität im neu gebildeten Daumensattelgelenk verbessert werden. Die Verwendung von autologem Interponat bringt zuverlässige Ergebnisse. *Reill* konnte damit bei mehr als 50% eine Schmerzfreiheit erhalten. Als Interponat kann die Sehne des Palmaris longus und ein Teil der Sehne M. flexor carpi radialis Verwendung finden.
Derzeit ist jedoch grundsätzlich die Einbringung einer Totalendoprothese zu empfehlen. Wenn wir auch derzeit über Langzeitergebnisse nicht verfügen, so kann die Prothese jederzeit entfernt werden und anschließend eine Interposition von autologem Sehnengewebe ausgeführt werden.

l) Daumengrundgelenksarthrose

Die Daumengrundgelenksarthrose entwickelt sich häufig nach Entzündungen (PCP) und posttraumatisch. Nach einer nicht erfolgten Rekonstruktion bei Bandverletzungen kann sich ein Verschleiß des Gelenkes einstellen (Abb. 247).
Therapeutisch kommt dann die Alloarthroplastik, oder als ultima ratio die Versteifung in Frage, die an diesem Gelenk zu empfehlen ist.

m) Dupuytrensche Kontraktur

Als *Dupuytren*sche Kontraktur bezeichnet man eine derbe Verhärtung der Palmarfaszie. Die Ausdehnung dieser Herde auf die Beugeseite der Finger führt zu den typischen Kontrakturen der Fingergelenke, die die Funktion der betroffenen Hand erheblich beeinträchtigen können.
Im Endstadium dieser Erkrankung kommt es zu einer hochgradigen Beugekontraktur im Grund- und Mittelgelenk und zu einer Überstreckung im Endgelenk.
Die **Ätiologie** der Dupuytrenschen Kontraktur konnte bisher nicht endgültig geklärt werden. Auffällig ist das häufige Zusammentreffen mit Epilepsie, chronischem Alkoholabusus, Lungen-Tbc, Diabetes mellitus und degenerativen Veränderungen der Halswirbelsäule.
Über die Angaben der Häufigkeit einer gleichzeitigen Erkrankung aus dem rheumatischen Formenkreis variieren zwischen 20 und 80% (*Icannovich* und *Wülfingseder*). Eine Autoimmunerkrankung wurde als Ursache zur Diskussion gestellt. *Chytilova, Skoog* sind der Meinung, daß Mikrotraumen der Palmarfaszie diese fibrösen Wucherungen entstehen lassen. Es ist jedoch auffällig, daß diese Erkrankung bei Geistesarbeitern etwas häufiger vorkommt als bei manuellen Arbeitern. Außerdem ist die dominierende Hand nicht häufiger befallen.
Mumenthaler weist auf das häufige Zusammentreffen der Dupuytrenschen Kontraktur mit einer periphären Schädigung des N. ulnaris hin.
Nicht selten wird die Auffassung vertreten, daß diese Erkrankung den fibroblastischen Diathesen zuzurechnen ist. Es wird in diesem Zusammenhang darauf hingewiesen, daß bei 5–10% der Fälle knotige Veränderungen an der Fußsohle vorkommen können, und daß nicht selten derselbe Patient an Knuckle pads (dorsale Knötchenbildung an den Fingergelenken) oder an einer Induratio penis plastica leidet *(Hauser)*.
So wird die Dupuytrensche Kontraktur als eine Regionalvariante der Fasciitis nodularis angesehen *(v. Torklus)*.
Histologisches Bild: Im Lichtmikroskop sind im wesentlichen zwei typische Veränderungen zu unterscheiden. Zum einen findet man knotige Verdickungen, die aus Fibroblasten und Fibrozyten in konzentrischer Schichtung bestehen. Die Knoten sind stark vaskularisiert. Von ihnen geht ein weiches Fasernetz junger kollagener und argyrophiler Fasern aus. Zum anderen findet man lamelläre Verdickungen, die aus homogenen, regelmäßig angeordneten Faszikeln bestehen und wenig Zellen aufweisen. Die kollagenen Fasern sind langgestreckt. Zwischen diesen beiden histologischen Erscheinungsformen findet man viele Übergänge *(Tubiana)*; vereinzelt findet man kleine lockere Lymphozyteninfiltrate und herdförmige Siderinpigmentablagerungen, die *Skoog* als Folge kleiner Blutungen nach Mikrotraumen wertet und mit als Argument seiner Theorie der traumatischen Genese verwendet.
Im elektronenmikroskopischen Bild finden sich Myofibroblasten, die auch in Granulationsgeweben und Keloiden nachweisbar sind. In ihnen kann als kontraktile Substanz Actomyosin nachgewiesen werden.
Sonntag und *Paulini* glauben damit das histologische Substrat der Kontrakturen gefunden zu haben.
Klinisches Bild: Von den verschiedenen Schichten der Palmarfaszie erkranken die oberflächliche und mittlere longitudinale Schicht. Die tiefe quere Schicht ist selten miteinbezogen. Die Aponeurose der ulnaren Fascia interossea ist niemals befallen. Ebenso erkrankt der Strang des Abductor digiti minimi *(Stack)*. Klinisch findet man fibröse Knötchen von 0,5–2 cm Durchmesser und fibröse Bänder in longitudinaler Richtung neben Mischformen. Es besteht eine gewisse Analogie zwischen der histologischen Erscheinung und der klinischen.
Bei längerem Bestehen der Erkrankung überwiegen mehr die lamellären Formen, während die frischen Fälle und die Rezidive häufiger noduläre Formen aufweisen *(Tubiana)*.
Meist beginnt die Erkrankung an einer Hand. In 70% der Fälle wird die andere Hand mitbefallen. Die Arbeitshand ist dabei nicht bevorzugt.
Am häufigsten ist der Ring- und Kleinfinger betroffen (Abb. 248). Am seltensten erkrankt der

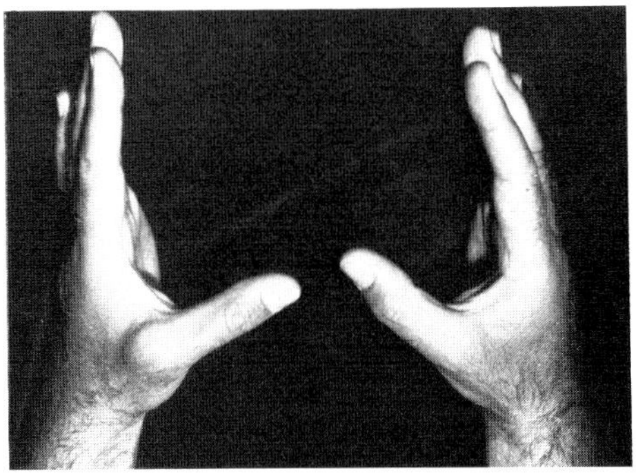

Abb. 247 Subluxation im Daumengrundgelenk mit typischer Instabilität (Kapselbandplastik angezeigt)

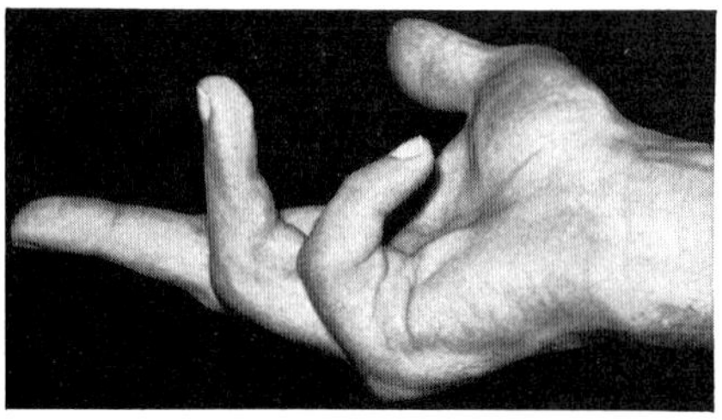
a

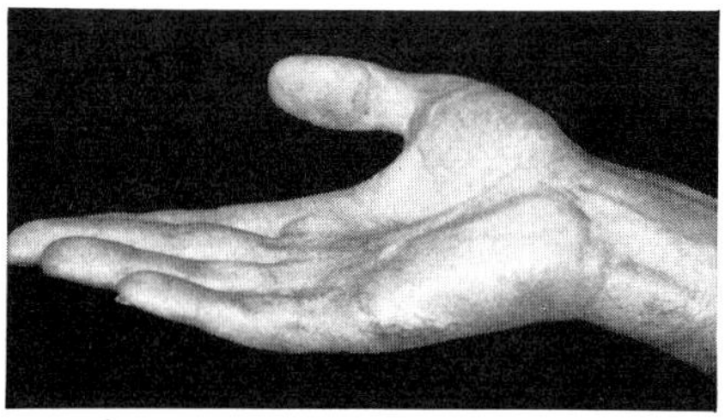
b

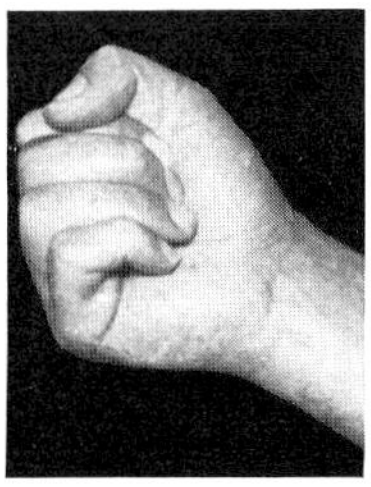
c

Abb. 248 a–c (R. H. 45 Jahre ♂). Dupuytrensche Kontraktur vor und nach der Operation (Stadium 3)

Abb. 248 d–g (D. K. 60 Jahre ♂). Dupuytrensche Kontraktur vor und nach der Operation (Stadium 2)

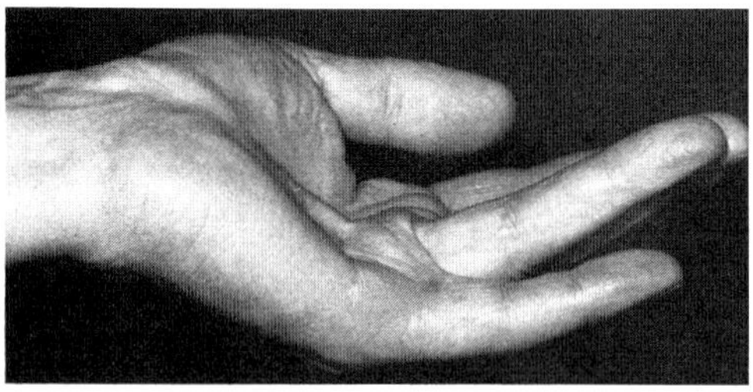
d

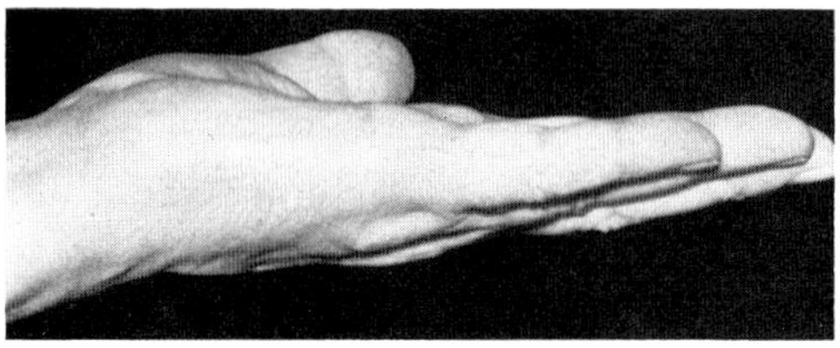
e

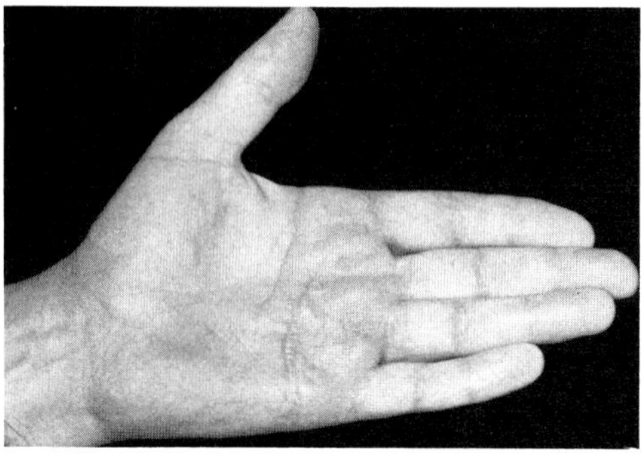
f

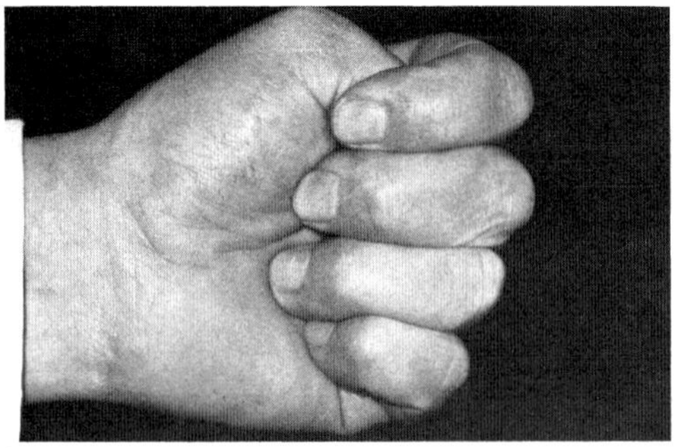
g

Daumen. Über die Geschlechtsdisposition finden sich widersprüchliche Angaben. Nach den meisten Statistiken ist das männliche Geschlecht vermehrt betroffen. Nach *Hueston* und *Tubiana* kommt es bei Frauen weniger zu Flexionskontrakturen der Finger. Eine Ursache, warum Frauen weniger wegen dieser Erkrankung den Arzt aufsuchen und warum bei ihnen ein harmloser Verlauf festzustellen ist, kann mit dem durchschnittlich späteren Erkrankungsalter der Frauen erklärt werden. Während Männer vorwiegend im 5. Lebensjahrzehnt erkranken, werden Frauen meistens im 6. Lebensjahrzehnt von der Krankheit befallen (*Nigst, Joannovich* und *Wülflingseder*).

Es ist auffällig, daß die Dupuytrensche Kontraktur sehr oft die kaukasische Rasse befällt. Bei Afrikanern, Chinesen und Japanern ist sie kaum aufgetreten.

Nach *Iselin* unterscheidet man 4 Stadien:

Stadium 1: Knoten und Stränge in der Hohlhand;

Stadium 2: Beugekontraktur im Grundgelenk;

Stadium 3: Beugekontraktur im Grund- und Mittelgelenk;

Stadium 4: Hochgradige Beugekontraktur im Grund- und Mittelgelenk mit Überstreckung im Endgelenk.

Die Dupuytrensche Kontraktur zeigt nicht immer eine stetige Progredienz. Erfahrungsgemäß kann sie in jedem dieser Stadien zum Stillstand kommen (*Reichmann* und *v. Buch*).

Therapie: Durch konservative Therapie ist die Dupuytrensche Kontraktur nicht entscheidend beeinflußbar. Derzeit kann nur eine operative Behandlung empfohlen werden. Da es sich um eine gutartige Erkrankung handelt, ist diese jedoch nicht zwingend notwendig. Ob eine Operationsindikation besteht und welches Verfahren anzuwenden ist, muß nach Abschätzung von mehreren Allgemein- und Lokalfaktoren entschieden werden *(Rodrigo)*. Dabei ist die familäre Belastung, der Beginn der Erkrankung, Alkoholismus, die Ausdehnung und Schnelligkeit des Fortschreitens und die Auswirkungen vorangegangener Operationen zu beachten. Da jedes Operationsverfahren keine vollständige Heilung garantieren kann und da die Erkrankung in jedem Stadium zum Stillstand kommen kann, bleibt das wichtigste Prinzip der chirurgischen Behandlung weniger die Verhinderung von Rezidiven oder gar die Prophylaxe, sondern die Korrektur der Fehlstellung und die gute Funktion der Hand anzustreben.

Um zu häufige Rezidivoperationen zu vermeiden, sollte mit der chirurgischen Intervention solange gewartet werden, bis das Stadium II so weit fortgeschritten ist, daß ein Fingerkuppen-Unterlagen-Abstand von mindestens 5 cm besteht (Abb. 249), oder wegen der Fingernerveneinengung über Schmerzen in der Hohlhand geklagt wird.

Es wird vorwiegend in Regionalanästhesie operiert, da diese weit über die Operationsdauer hinaus Schmerzfreiheit garantiert. Die Drüsenfunktion der Haut ist vermindert. Außerdem treten nicht, wie bei der Ausleitung einer Allgemeinnarkose, krampfartige Muskelaktionen auf, die die Gefahr der Hämatombildung mit sich bringen können.

Die Operation sollte unbedingt in Blutsperre erfolgen. Es genügt, wenn dabei der Manschettendruck 50 mmHg über dem systolischen Druck liegt.

Je nach Lage der pathologischen Veränderungen wählt man einen Hautschnitt, für den mannigfaltige Vorschläge zur Verfügung stehen (Abb. 250). Meist entscheidet man sich für die digito-palmare Inzisionen in Form der longitudienalen Zickzackschnittführung (VW-Schnitt). Bei Kontrakturen

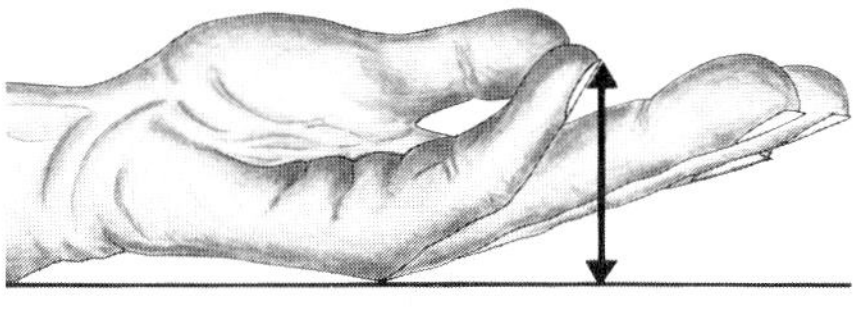

Abb. 249 Dupuytrensche Kontraktur: Die Operationsindikation ist gegeben bei einer Fingerkuppenunterlagendistanz von 5 cm

sind Z-Plastiken oft unumgänglich, die aber nur bei sehr guter Hautqualität und nur an den Fingern über den Gelenken Anwendung finden sollen. In der Hohlhand sind Z-Plastiken weniger günstig.

Vor Wundschluß sollte eine exakte Blutstillung erfolgen. Eine feine Redondrainage verhindert ein palmares Hämatom.

Es bestehen folgende Behandlungsmöglichkeiten:

Palmare Fasziotomie

Es ist die ursprüngliche Methode von Baron *Dupuytren*, die von *McCash* mit seiner „offenen Hohlhandtechnik" verfeinert wurde. Dabei wird ein sehnenartiger Strang durch eine kurze quere Hohlhandinzision durchtrennt. Die nach Streckung des betroffenen Fingers weit offene Wunde heilt vom Rande her granulierend binnen 3–5 Wochen zu. Die palmare Fasziotomie findet meist bei älteren Patienten Anwendung, um sie für ihre letzten Jahre von der hinderlichen Deformität im Grundgelenk zu befreien.

Lokale Fasziektomie

Mit der lokalen Fasziektomie kann die Fehlstellung des Fingergrundgelenkes in den meisten Fällen beseitigt werden, nicht immer aber die des Mittelgelenkes. Es werden knotige und kleinflächige Veränderungen beseitigt.

Subtotale Fasziektomie

Die begrenzte Fasziektomie wird am häufigsten durchgeführt. Dadurch kann jedoch nicht verhindert werden, daß später an einer anderen Stelle der Hand ebenfalls eine Dupuytrensche Kontraktur auftritt *(Sakellarides)*. Bei dieser Methode wird das gesamte pathologisch veränderte Gewebe entfernt, soweit es makroskopisch sichtbar ist.

Totale Palmarfasziektomie

Die radikale Palmarfasziektomie wird vor allem bei jungen Patienten mit ausgedehnten Veränderungen und schneller Zunahme der Deformität notwendig.

Radikale lokale Exzision von Faszie und Haut mit Deckung des Defektes durch ein Vollhauttransplantat

Diese Methode wird meist bei jüngeren Patienten notwendig, denen vorangegangene Eingriffe keinen Erfolg brachten. Die Hauttransplantation bleibt üblicherweise begrenzt auf Eingriffe am 4. und 5. Finger *(Carr)*.

Fingeramputation
Sie ist nur angezeigt bei nicht korrigierbaren Veränderungen am Kleinfinger. Sie hat bei älteren Patienten den Vorteil der kurzen Heilungsphase. Nach längeren Kontrakturen der Fingergelenke kann es zu arthrogenen Kontrakturen kommen, die nur durch eine Exzision der volaren Gelenkkapsel beseitigt werden können. Eine Verkürzung der Gefäßnervenstränge der Finger stellt einen begrenzenden Faktor dar. Eine zu starke Nervendehnung sollte vermieden werden, da dadurch eine erhöhte Gefahr der *Sudeck*schen Atrophie besteht.
Nach der Operation sollten die Fingergrundgelenke in einer Beugestellung und das Handgelenk durch eine Unterarmschiene für 5 Tage ruhigge-

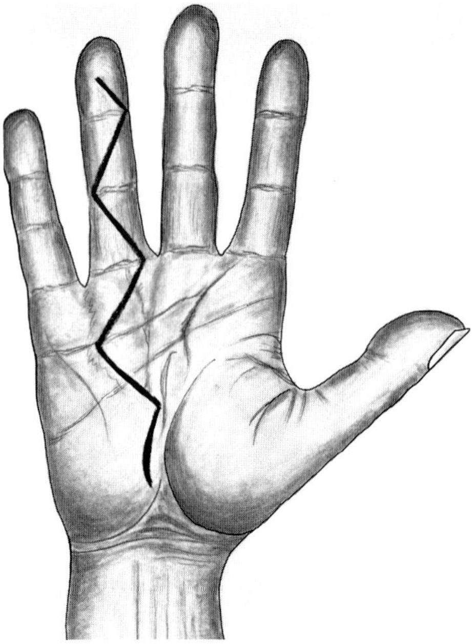
a

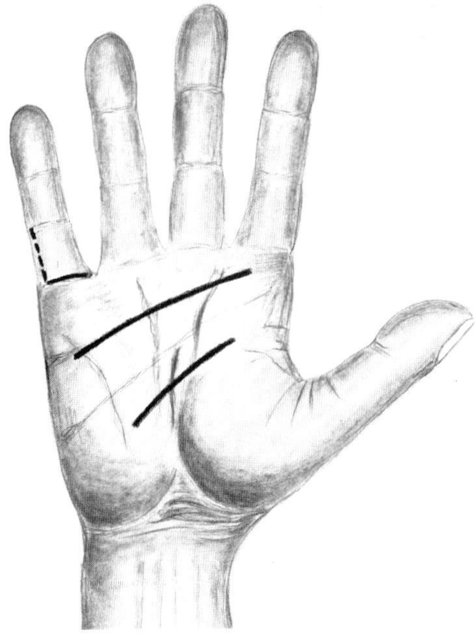
b

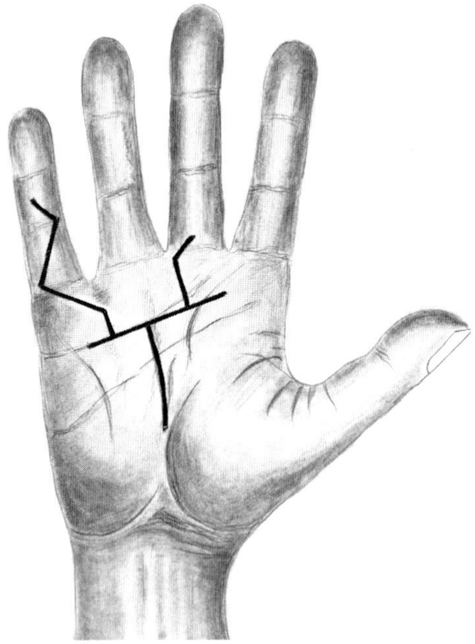
c

Abb. 250 a–e Vorschläge zur Schnittführung bei Dupuytrenscher Kontraktur: a) VW-Schnitt nach *Brunner*. *b) Nach James*. c) Nach *Skoog*. d) Nach *Millesi*. e) Nach *Iselin* (Schnittführung am Kleinfinger, Situation nach Wundschluß am Mittelfinger dargestellt)

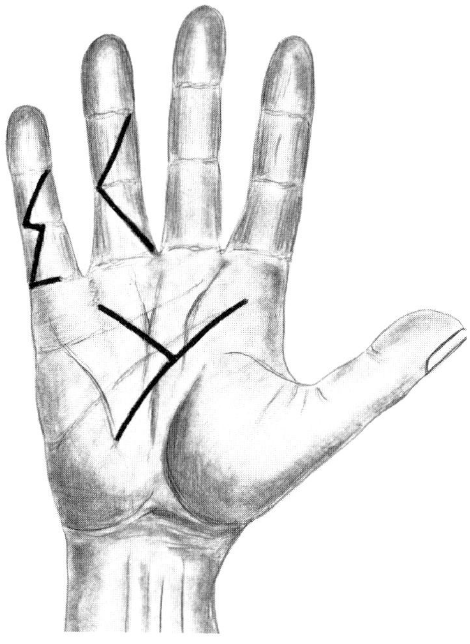

d

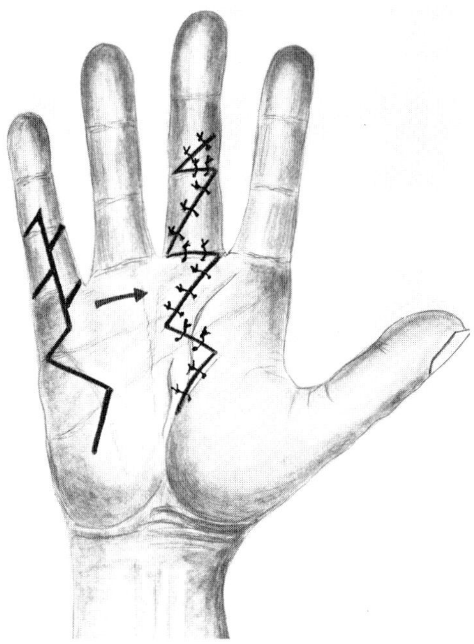

e

stellt werden. Das Hochhängen des Armes verhindert eine postoperative Schwellung.
Vom 1. postoperativen Tag an sollte eine konsequente Übungstherapie durchgeführt werden, um eine Kontraktur im Ellbogen- und Schultergelenk zu vermeiden. Nach der Wundheilung erfolgt eine intensive krankengymnastische Beübung. Die beste Beübung besteht aber dann nach Wundheilung im arbeitsmäßigen Einsatz der Hand.
Rezidiv: Zeigt sich ein Rezidiv, so muß wegen der unterschiedlichen Konsequenz vor der Planung eines erneuten Eingriffes geklärt werden, ob es sich um ein falsches oder wahres Rezidiv handelt. Das „falsche Rezidiv" wird verursacht durch Narbenkontrakturen bei ungünstiger Schnittführung, Gelenkkontrakturen durch postoperative Schwellung und Verkürzung der Gelenkseitenbänder, durch ein Ungleichgewicht zwischen Streck- und Beugesehnen, weil die über längere Zeit ausgeschaltete Strecksehne den kraftvollen Beugesehnen keinen ausreichenden Halt entgegensetzt.
Zur Behandlung genügt meist ein angepaßter Streckquengel.
Das „wahre" Rezidiv tritt an bereits operierten Stellen oder durch Ausdehnung der Krankheit mit neuen Herden auf. Nach entsprechender Funktionseinschränkung sollte eine radikale Exzision erfolgen.

n) Besondere Probleme bei Geschwülsten der Hand

Tumoren im Handbereich können ihren Ausgang von sämtlichen dort befindlichen Gewebsarten nehmen. Hinsichtlich der Häufigkeit der einzelnen Formen, der Diagnose, der Dignität und der Therapie bestehen hier beachtenswerte Besonderheiten. Einige Geschwulstformen beobachtet man nur an der Hand.
Die Erkennung eines Tumors an der Hand bietet meist weniger Schwierigkeiten als an anderen Regionen, da hier Veränderungen frühzeitig augenscheinlich werden und der Weichteilmantel um die Knochen nicht dick ist. Die Funktionseinbußen treten schnell zu Tage, da die entsprechenden Strukturen wie Knochen, Sehnen, Nerven und Gefäße dicht aneinander liegen. Für die Früherkennung ist es günstig, daß die Hand der Körperteil ist, den ein Mensch an sich selbst am meisten in Augenschein nimmt.
Bösartige Geschwülste sind in diesem Bereich selten. Einige Formen, wie z. B. das Chondrosarkom und das Osteosarkom, zeigen in diesem Bereich viel weniger Metastasierung als in Rumpfnähe (*Düben* und *Gadzaly*).
Die Anamnese, das klinische Bild und die vergleichenden Röntgenaufnahmen bringen uns meist die Verdachtsdiagnose. Spezielle Untersuchungen, wie Angiographie, Knochenszintigramm

und serologische Befunde können wertvolle Hilfe leisten. Die endgültige Diagnose stellt der Pathologe mit der histologischen Untersuchung.
Im klinischen Bild stehen neben Schwellung und Schmerzen frühzeitige Funktionsstörungen der Hand im Vordergrund.
Bei gefäßreichen Tumoren fühlt man eine deutliche Überwärmung, die nicht zur Fehldiagnose einer Entzündung verleiten darf.
Besonderen Schmerzcharakter können wir beim Glomustumor und beim Osteoid-Osteom nachweisen. Die Funktionsstörung wird bestimmt durch den Sitz des Tumors in Nachbarschaft von Gelenken, Sehnen und Nerven.
Bei der Therapie steht die operative Tumorentfernung im Vordergrund. Je nach Dignidität werden die Herde entweder abgetragen, kurettiert und mit körpereigener Spongiosa plombiert oder im Gesunden en bloc entfernt. Die Amputation gilt als ultima ratio.
Immer steht die Erhaltung der Funktion der Hand als Greif- und Tastorgan im Vordergrund der therapeutischen Bemühungen, die aber nicht auf Kosten des Lebens des Patienten gehen dürfen. Wenn die Art des Tumors auch nur eine Curettage erlaubt, so sollte diese sehr sorgfältig durchgeführt werden, da auch gutartige Handgeschwülste sehr zu Rezidiven neigen (*Düben* und *Gadzaly*).
Die Operation erfolgt in Blutsperre und nicht in Blutleere, um zusätzliche Schäden mit der Kompression der *Esmarch*schen Binde und die Provokation von hämatogenen und lymphogenen Metastasen zu vermeiden.
Während die Bestrahlung der meist mesenchymalen Tumoren mehr im Hintergrund steht, muß über die Indikation zur Chemotherapie im Einzelfall entschieden werden. Kann ein Funktionsausfall nicht vermieden werden oder ist man zu einer Amputation gezwungen, besteht die Möglichkeit, durch Ersatzoperation oder prothetischen Ersatz dem Patienten zu helfen. Vor einer Ersatzoperation soll mindestens 2 Jahre gewartet werden, um lokale Rezidive ausschließen zu können. Eine besondere Möglichkeit des Fingerersatzes bietet die Mikrochirurgie mit dem Zehentransfer. (*Biemer, Duspiva, Glas*).

1. Knochentumoren

Knochentumoren sind an der Hand häufig. Man rechnet, daß bis zu 10% aller diagnostizierten Knochengeschwülste im Handbereich vorkommen.

1.1. Gutartige Knochentumoren

1.1.1. Enchondrom

Man unterscheidet das solitäre vom multiplen Enchondrom, der Enchondromatose.
Das solitäre Enchondrom ist der häufigste Knochentumor der Hand *(Lichtenstein)*. Es wird ca. zweimal so häufig diagnostiziert als alle anderen Knochentumoren der Hand zusammen. Es liegt keine besondere Geschlechtsdisposition vor und wird in fast allen Altersstufen gefunden (meist zwischen dem 10. und 50. Lebensjahr).

Im histologischen Bild läßt sich öfters eine läppchenartige Anordnung von knorpeligem Tumorgewebe unterscheiden. Dazwischen liegt Bindegewebe, in dem sich auch die Gefäße befinden. Der Zellreichtum in Enchondromen ist unterschiedlich. Die Knorpelzellen liegen in einer interzellulären, meist hyalinen Grundsubstanz. Meist sind sie in einer Lakune zu finden. Gelegentlich liegen auch zwei und mehrere Zellen darin. Bei der Beurteilung der Wachstumsart achte man auf Veränderungen der Zellkerne. Sie sind normalerweise klein. Das Zytoplasma ist blaß und mehr oder weniger ausgeprägt mit Vakuolen durchsetzt. Im Gegensatz dazu wären selten Veränderungen und Verplumpungen sowie atypische Teilungen auf ein malignes Wachstum verdächtig, wie es ja bei verschiedenen anderen Lokalisationen möglich ist.

Klinisches Bild: Im Anfangsstadium verursachen Enchondrome keinerlei Beschwerden. Bei 75% erkennt man das Enchondrom anläßlich einer Spontanfraktur *(Alawneh)*.
Röntgenologisch zeigen sich mehr oder weniger regelmäßig begrenzte, ovale Aufhellungszonen in der Diaphyse und Metaphyse, der Phalangen

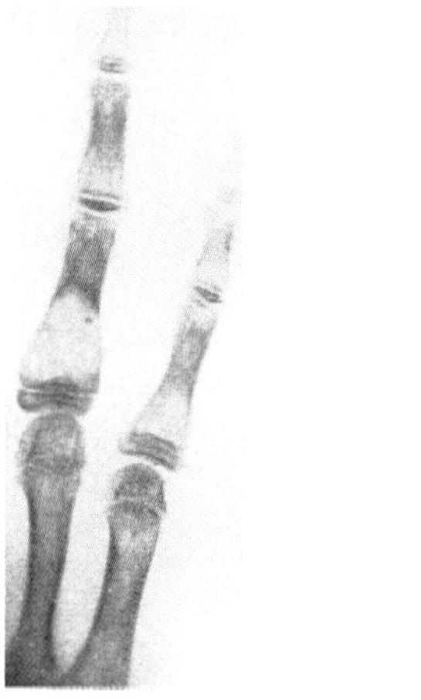

Abb. 251 Enchondrom im Grundglied des 4. Fingers

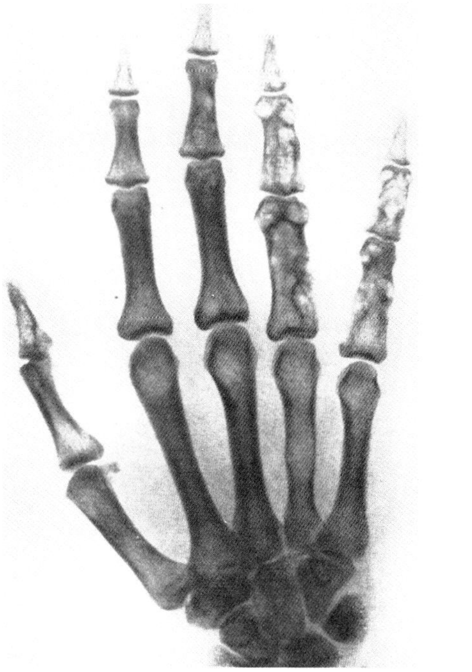

Abb. 252 Verschiedene Formen der Zystenbildung in den Phalangen und Mittelhandknochen bei einer Enchondromatose *(Ollier)*

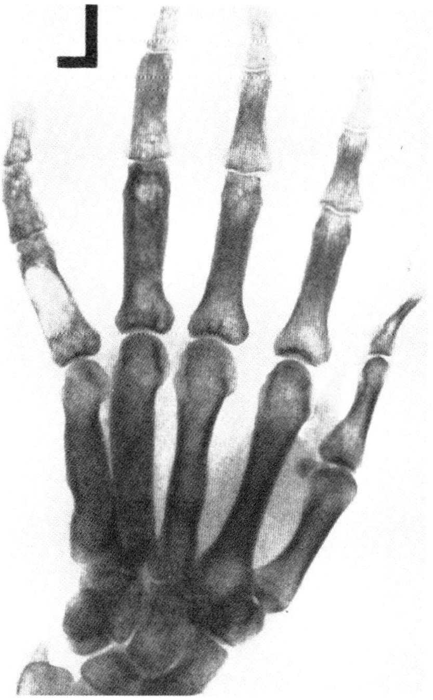

Abb. 253 Zysten in den Phalangen beim Boeckschen Sarkoid

oder Metakarpalia. Das Enchondrom kann auch etwas exzentrisch gelegen sein.

Die Epiphysenlinie wird selten überschritten. Die Kortikalis kann sehr dünn und ausgebuchtet werden, so daß es manchmal zu äußerlich feststellbaren Deformierungen kommt. Im Enchondrom lassen sich auch ab und zu trabekelartige Unterteilungen erkennen, ferner können fleckenartige Verkalkungszonen zu unterscheiden sein (Abb. 251–255).

Abb. 254 a und b Enchondrom und Ekchondrom im Kindesalter

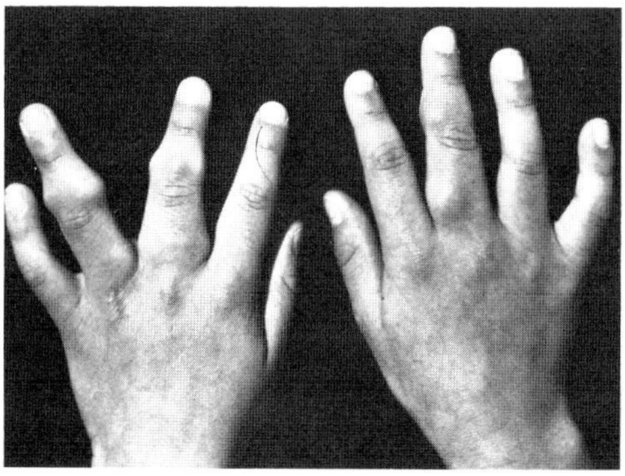

a

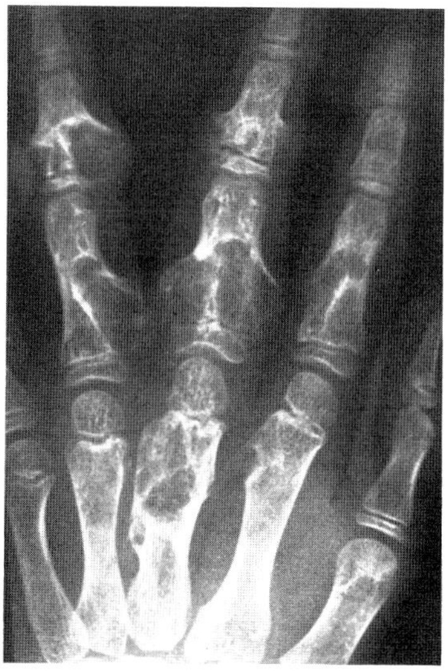

b

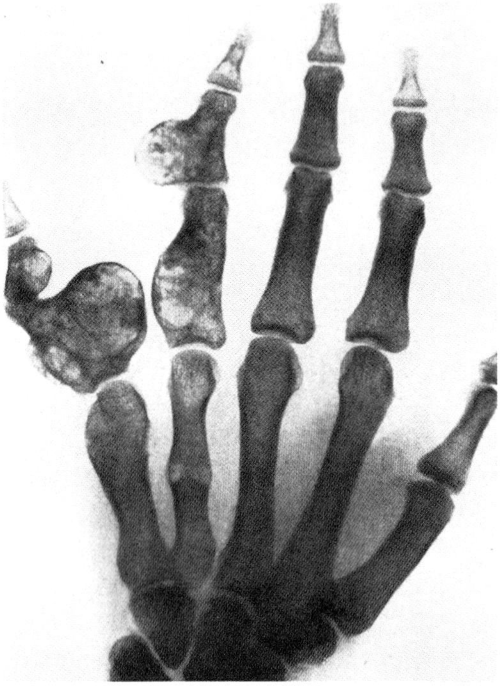

Abb. 255 Ekchondrome am 4. und 5. Strahl

Behandlung: Die exakte Ausräumung des Geschwulstgewebes und Auffüllung mit körpereigener Spongiosa bringt sichere Ergebnisse.

Prognose: Lokalrezidive werden häufig beobachtet. Maligne Entartungen sind eine Rarität (Abb. 256).
Als **Differentialdiagnose** ist an die juvenile Knochenzyste zu denken, die oft in der Grundphalanx zu finden ist. Nicht selten macht eine Epidermoidzyste, die durch ein Trauma in den Knochen implantiert worden ist, ein ähnliches Bild. Die Enchondromatose (*Ollier*sche Wachstumsstörung) wird meist vor dem 30. Lebensjahr diagnostiziert. Von malignen Entartungen wird berichtet. Die Phalangen der Mittelfinger sind Prädilektionsstellen. Um größere Deformierungen und Funktionsverluste zu vermeiden und einer Entartung zuvorzukommen, müssen die Herde in mehreren Sitzungen beseitigt werden. Blasenartige Auftreibungen im Röntgenbild können durch ein eosinophiles Granulom verursacht sein.
Multiple Zysten in den Phalangen und Metakarpalia findet man auch beim *Boeck*schen Sarkoid.

1.1.2. Ekchondrom oder Osteochondrom

Es ist wesentlich seltener als das Enchondrom im Handbereich (Abb. 255). Es tritt nahe der Meta-

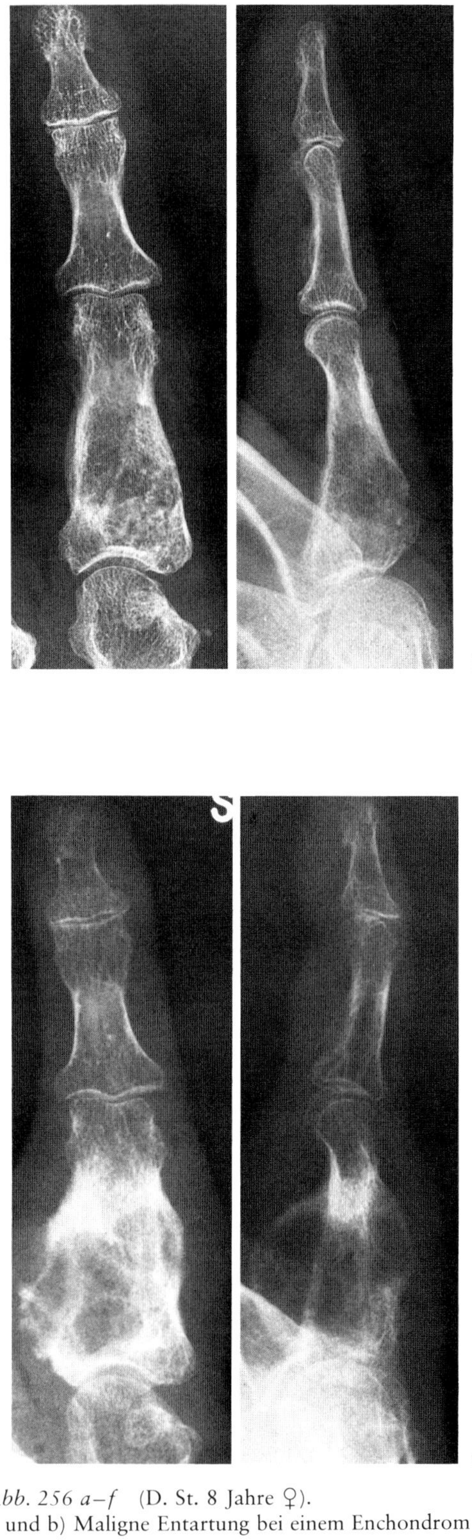

a b c d

Abb. 256 a–f (D. St. 8 Jahre ♀).
a und b) Maligne Entartung bei einem Enchondrom

e

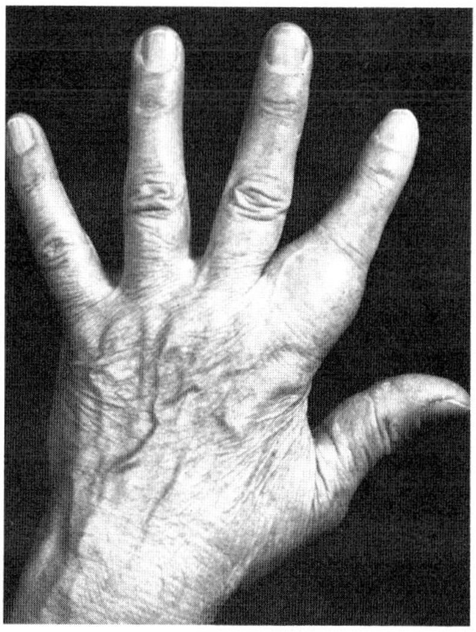

c–e) Chondrosarkom nach zweimaliger Operation im Abstand von 4 Jahren

f

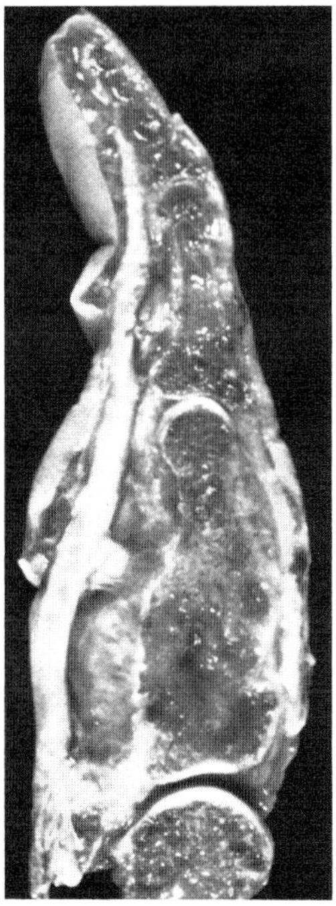

f) Präparat nach Amputation

und Epiphyse auf. Da es exophytisch am Knochen wächst, verursacht es bald einen Funktionsausfall. Nur durch eine baldige Operation können Störungen vermieden werden. Um Rezidiven vorzubeugen, empfiehlt es sich, die Geschwulst einschließlich der Basis exakt abzutragen.

1.1.3. Chondroblastom

Der Tumor liegt epiphysär. Eine Gelenkschwellung führt meist zur Diagnose. Eine maligne Entartung ist im Gegensatz zu rumpfnahen Chondroblastomen selten nachzuweisen.

1.1.4. Osteoid-Osteom

Unter den gutartigen knochenbildenden Tumoren sollen im Handbereich Osteoid-Osteome angeführt werden. Sie sind schmerzhaft.

Das Osteoid-Osteom besteht aus einem höchstens $^1/_2$ cm im Durchmesser betragenden Geschwulstnest, das auch als Nidus bezeichnet wird. Histologisch besteht es aus Osteoidgewebe und stark vaskularisiertem, knochenbildendem Bindegewebe.

Diese gutartige osteoblastische Geschwulst entwickelt sich im Schaft oder in der Nähe einer Gelenkfläche. Im spongiösen Knochen ist der Tumor nur von einem dünnen sklerotischen Saum umgeben (Abb. 257a). Im Schaft dagegen sieht man ausgedehnte periostale Zonen mit sklerotischem Knochen. Verwechslungen des Osteoid-Osteoms mit einer chronischen Osteomyelitis sind leicht möglich.

Früher wurde diese Geschwulst ohnehin für einen entzündlichen Prozeß gehalten. Verwechslungen mit Sequestern sind grundsätzlich möglich. Als diagnostischen Hinweis kann man werten, daß die Beschwerden nach Gabe von Acetyl-Salicylsäure deutlich nachlassen. Therapeutisch soll die Geschwulst nach genauer röntgenologischer Lokalisation entfernt werden.

1.1.5. Riesenzelltumoren

Riesenzelltumoren – vielfach auch noch als Osteoklastome bezeichnet – wachsen ausnahmsweise in den Epiphysen der Mittelhandknochen.

Histologisch bestehen die Riesenzelltumore aus einem vaskularisierten Nest von spindeligen oder ovalen Zellen und dazwischengelagerten, mehrkernigen Riesenzellen. Aufgrund eines verschiedenartigen Wachstums der Bindegewebszellen unterscheidet man drei Gruppen.

Sind die Bindegewebszellen zusammengedrängt, unregelmäßig geordnet, finden sich große Zellen und anormale Kernteilungen, so liegt ein primär bösartiges Wachstum vor (Gruppe III). Gruppe I ist gutartig. Die Gruppe II gilt als semimaligne. Nach *Dahlin* lassen sich aus dieser Einteilung keine sicheren prognostischen Rückschlüsse ziehen (s. Band II/1, S. 385).

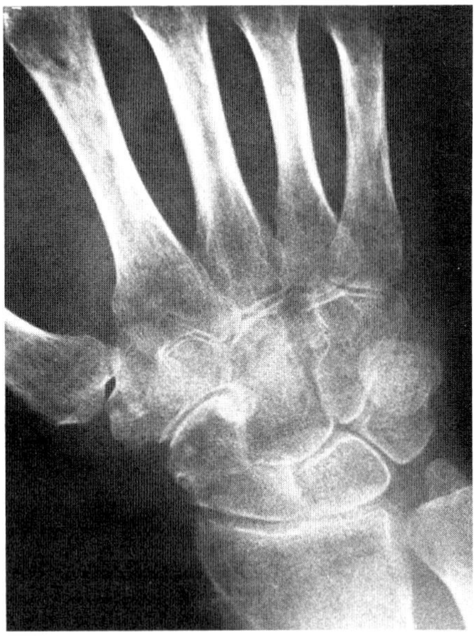

a

Abb. 257 a–c Osteoidosteom. a) Osteoid Osteom am Os multangulum. b) Tomogramm zu a). *Beachte* unscharfe Begrenzung zur Umgebung. c) Angiogramm zeigt keine Gefäßneubildungen oder Gefäßerweiterungen

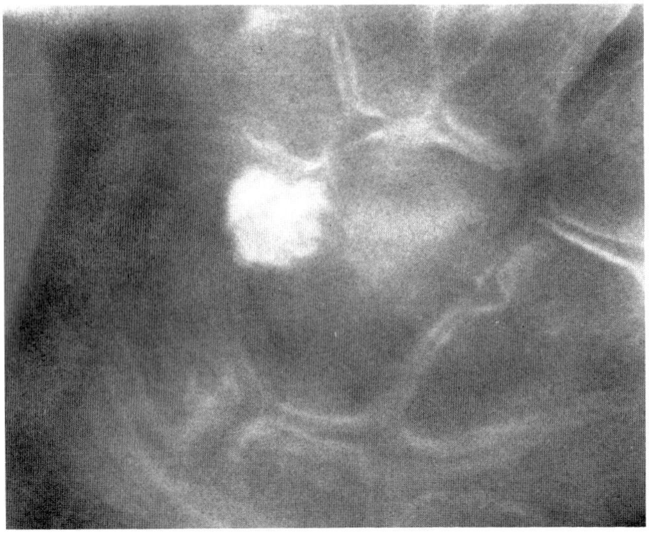

b

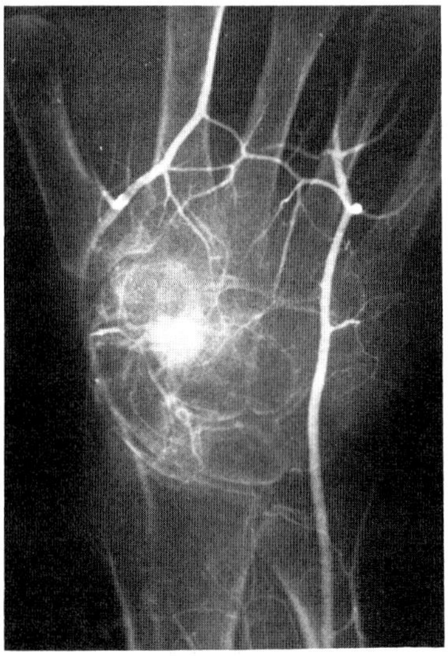

c

Klinisches Bild: Riesenzelltumoren zeigen anfangs eine uncharakteristische Auftreibung, die nur wenig Schmerzen bereitet. Bei Nichtbeachtung kann eine erhebliche Geschwulst entstehen. Der Gefäßreichtum bedingt eine geringe Erhöhung der Hauttemperatur. Röntgenologisch ist ein osteolytischer Prozeß in der Epiphyse charakteristisch.

In einem späten Stadium kann auch die Metaphyse mit ergriffen werden. Diagnostisch hilft bei der Beurteilung der Wachstumsart sehr oft die Angiographie weiter. Maligne Riesenzellgeschwülste zeigen ausgedehnte pathologische Gefäßneubildungen.

Behandlung: Es empfiehlt sich bei der Gruppe I und II die radikale operative Entfernung des Tumors. Der Defekt soll mit einem Eigenspan überbrückt werden. Im Falle der Malignität ist, je nach Lage und Ausdehnung der Geschwulst, die Resektion unter Erhaltung einer teilfunktionstüchtigen Hand gelegentlich nicht mehr möglich. Auch bei Riesenzellgeschwülsten, die momentan ein gutartiges histologisches Bild aufwiesen, muß eine regelmäßige Nachkontrolle erfolgen, da eine spätere Entartung nicht mit Sicherheit ausgeschlossen werden kann.

1.2. Bösartige Knochentumoren

1.2.1. Sarkome

Primäre und sekundäre maligne Knochengeschwülste im Bereich der Hand gehören zu den Seltenheiten *(Posch, Howard)*. Man findet aber Chondrosarkome, Osteosarkome (Abb. 258), Fibrosarkome und *Ewing*-Sarkome.

Klinisches Bild: Bei allen bösartigen Knochentumoren ist eine relativ schnell zunehmende Schwellung zu beobachten. Sie ist häufig schmerzhaft. Röntgenologisch muß auf die allgemein gültigen Zeichen des malignen Geschwulstwachstums im Knochen geachtet werden (zentrale oder kortikale Destruktion, Spicula-Bildung und Lamellierung des Knochens, parossale Apposition von osteoidem Gewebe oder sklerotischem Knochengewebe). Das Gefäßbild läßt sehr oft neu gebildete Tumorgefäße erkennen.
Verwechslungen mit einem Panaritium kommen immer wieder vor. Auszuschließen sind weitere Knochendestruktionen, wie sie bei einer chronischen Osteomyelitis zu sehen sind. Klinisch sprechen öfter die Veränderungen nicht unbedingt für eine Entzündung; auch die Blutbefunde sind manchmal vieldeutig. Abzugrenzen sind weiter Gefäßmißbildungen (Abb. 259).

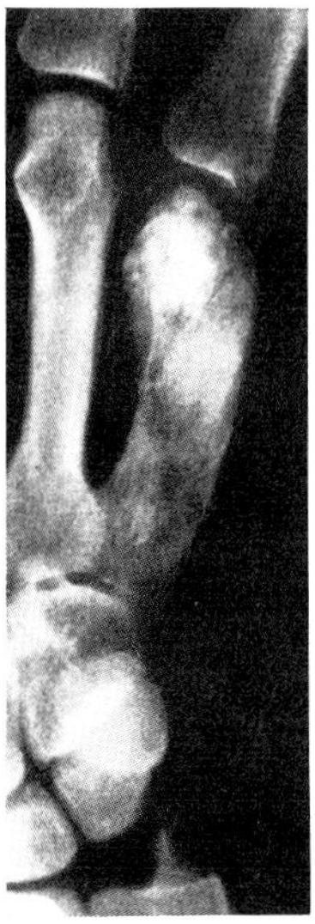

Abb. 258 Osteosarkom im Os metacarpale V

Therapeutisch erfordert eine frühe Erkennung der Geschwulst eine radikale chirurgische Behandlung (Amputation, in Ausnahmefällen genügt die Resektion).
Metastasen im Handbereich sind selten. Zu nennen sind Prostata-, Bronchial-, Mamma- und Parotistumoren (Abb. 260).

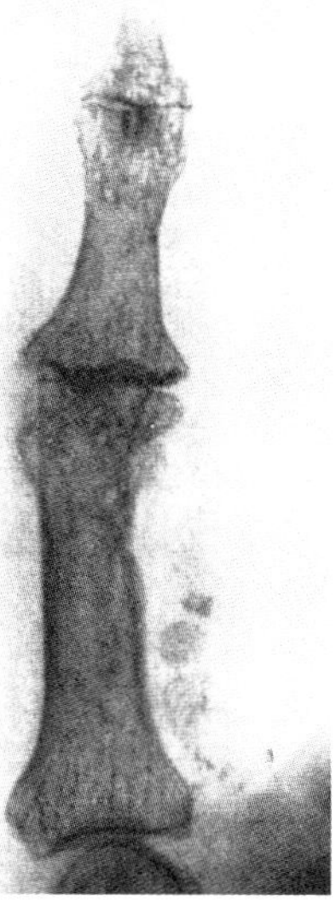

Abb. 259 Arrosion der Grundphalanx und Weichteilverkalkung bei einer arteriovenösen Gefäßmißbildung. Sie darf nicht mit einer Tumordestruktion verwechselt werden

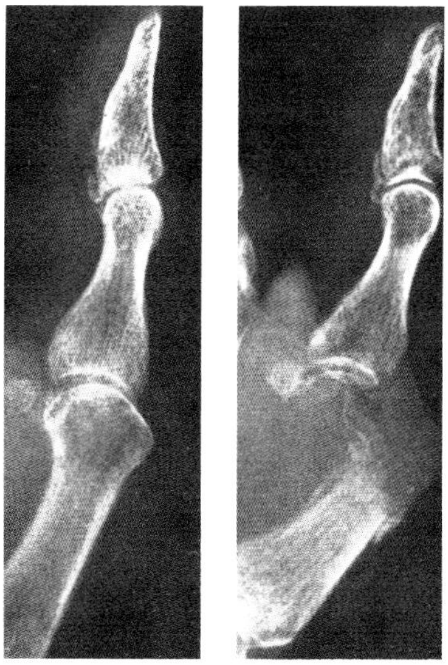

a b

Abb. 260 a) Metastase eines Bronchialkarzinoms im Köpfchen des Metakarpale I. b) 3 Monate später findet man eine teilweise Zerstörung des Metakarpale und eine Destruktionsluxation

2. Weichteiltumoren

2.1. Gutartige Weichteiltumoren

2.1.1. Epidermoidzyste

Es ist fast immer eine solitär vorkommende, auf der Volarseite der Hand und der Finger gelegene Zyste, die verschieden benannt wird:
Perltumor und Dermalzyste. Diese Zystenbildungen beobachtet man öfter nach Verletzungen. Ferner können durch Implantation von Epidermis ähnliche Zysten erzeugt werden.
Sicher ist, daß es keine Dermoide sind, da Hautanhangsgebilde in der Zyste bis jetzt nicht nachgewiesen werden konnten. Die Zystenwand zeigt eine epitheliale Auskleidung. Der Zysteninhalt weist einen hohen Cholesteringehalt auf und einen niedrigen Fettgehalt. Dadurch unterscheidet sich der Inhalt schon von den Talgzysten. Talgzysten liegen zudem dorsal an den Fingern, da Talgdrüsen volar nicht vorkommen.

Klinisches Bild: Volar liegt ein regelmäßig haselnußgroßer, elastischer Tumor, der sich von der Umgebung abgrenzen läßt. Die Zyste kann bei der Palpation eine elastische Beschaffenheit aufweisen. Der Patient berichtet über eine früher stattgehabte Verletzung im Zystenbereich.
Auch finden sich Operationsnarben in der Umgebung. Eine Verwechslung der Zysten mit Fremdkörpergranulomen, Ganglien und Fibromen ist möglich. Desgleichen liegen die von *Jones* beschriebenen, interdermalen, mukösen Zysten dorsal an den Fingern, bevorzugt in Endgelenksnähe. Sie zeigen ein blasenartiges Aussehen. Sie sind mit einer gallertigen Flüssigkeit gefüllt und können spontan rupturieren.

Behandlung: Die Entfernung der Zyste einschließlich der gesamten Zystenwand ist notwendig. Die Aspiration des Zysteninhaltes und die Injektion von verödenden Mitteln ist nicht ausreichend.

2.1.2. Lipom

Es handelt sich dabei um regelmäßige lappige Fettgeschwülste, die vorwiegend im subkutanen Gewebe gelegen sind.
Manchmal entstehen sie auch im Bereich von Sehnenscheiden. Man unterscheidet dann epi- und endovaginale Lipome.

Klinisches Bild: Während Lipome an verschiedenen anderen Körperregionen leichter zu diagnostizieren sind, werden sie im Handbereich sehr oft nicht als Lipom erkannt. Sie fallen durch eine mechanische Behinderung auf. Schmerzen werden kaum verursacht.
Lipome entstehen vorwiegend auf der Volarseite (Thenar, Hypothenar und entlang der Finger). Ausnahmweise sind Lipome an der Hand multipel anzutreffen. Bei der Betastung läßt sich eine weiche Geschwulst unter der Haut abgrenzen.
Liegt es innerhalb der Sehnenscheide (endovaginal), so verursacht es eine Bewegungseinschränkung. Eine zentrale Verkalkung im Röntgenbild kann irreführen.

Behandlung: In Blutsperre muß das Lipom dargestellt und in toto entfernt werden, ansonsten ist mit einem Rezidiv zu rechnen.

2.1.3. Fibrolipom

Dieser Tumor kann in den Weichteilen der Hand, oder auch als gestielte kleine Kugel vorkommen. Die Entfernung bietet keine Probleme.

2.1.4. Riesenzell-Fibroblastome (Fibroblastoma giganto cellulare xanthematosum et pigmentosum)

Das Riesenzell-Fibroblastom ist nach *Mittelmeier* eine ausgesprochen typische Geschwulst des Sehnengleitgewebes. Sie entwickelt sich im Paratenon.
Histologisch zeigen sich charakteristische Veränderungen, eine dichte, ziemlich ungeordnete Wucherung von mittelgroßen mesenchymalen Zellen. Sie haben spindelige bis polymorphe Gestalt. Der Kern ist chromatinreich. Dazwischen liegen zahlreiche mehrkernige Riesenzellen *(Mittelmeier)*. Wegen des relativen Zellreichtums der Riesenzellen wurde früher auch von einem sarkomatösen Wachstum gesprochen, was nicht der Fall ist.
Ob es sich beim Riesenzell-Fibroblastom um Tumoren handelt, die mit den Riesenzelltumoren der Knochen zu vergleichen sind, ist bis jetzt nicht endgültig geklärt.
Eine morphologische Ähnlichkeit ist gegeben.

Klinisches Bild: Man findet Riesenzell-Fibroblastome an Fingern, im Bereich der Streckaponeurose und auch volar entlang der Beugesehnen sowie an der Hohlhand. Die Patienten berichten über eine langsam an Größe zunehmende Geschwulst. Sie können in Ausnahmefällen bis Pflaumengröße erreichen. Meist kommen aber die Patienten schon vorher zum Arzt. Die lappige Struktur täuscht eine Fluktuation vor (Abb. 261). Verwachsungen mit der Sehne sind möglich.

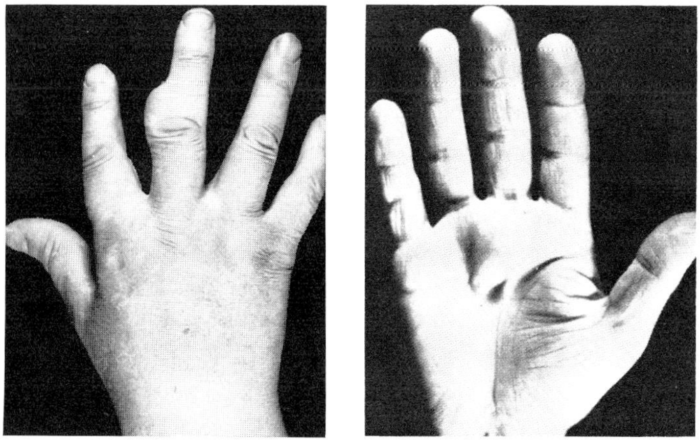

a b

Abb. 261 a und b Riesenzellfibroblastom des Paratenons (aus: *Mittelmeier*)

Differentialdiagnostisch muß an das seltene Synovialom, ein manchmal auch maligne wachsender Schnenscheidentumor, gedacht werden. Das maligne Synovialom allerdings zeigt ein infiltrierendes Wachstum in die umgebenden Gewebe. Auch nach einer Radikalentfernung können diese bösartigen Geschwülste lokal rezidivieren und metastasieren.

Behandlung: Die baldige operative Entfernung ist in jedem Falle angezeigt.

2.1.5. Ganglion

Während sie früher als Degenerationszysten angesehen wurden (*Ledderhose* 1893), hält man jetzt mehr an der Theorie der Tumorgenese fest *(Herzog, Stell, Brink* und *Englert)*. Es werden auch deshalb die Bezeichnungen „Gangiom" oder „gangioblastischer Tumor der Hand" vorgeschlagen.
Die Ganglien nehmen ihren Ursprung an der Gelenkkapsel von Sehnenscheiden oder Sehnen. Sie kommen hauptsächlich an den Dorsal- und Volarflächen des Handgelenkes mit Bevorzugung der Radialseite vor. Man findet einzelne Zysten oder auch mehrkammerige Gebilde.

Behandlung: *Englert* konnte nachweisen, daß eine exakte Resektion des Ganglions einschließlich Stielbasis die Rezidivquote entscheidend senken kann. Bei einfachem Zerdrücken des Ganglions beträgt die Rezidivquote bis zu 75%.

2.1.6. Dorsales Fingerknöchelpolster

Man findet fibromartige Verdickungen dorsal an den Fingern in Höhe der Mittelgelenke. Sie kommen fast regelmäßig multipel vor. Der Daumen wird nicht betroffen. Vielfach werden diese dorsalen Fingerknoten für Hyperkeratosen gehalten. Auch wird von Fibromen gesprochen. *Bunnel* hält sie für atavistische Rückbildungen zum Schutze der Gelenke.
Bei Anthropoiden werden dorsale Fingerknoten gefunden.
Untersuchungen von *Singer, Hofmeister* und *Mittelmeier* zeigen histologisch ein zellreiches, vorwiegend spindeliges mesenchymales Gewebe, das morphologisch den Wucherungen bei der *Dupuytren*schen Kontraktur entspricht.
Die klinischen Erfahrungen zeigen weiter, daß dorsale Fingerknöchelpolster mit der Palmarfaszienkontraktur vergesellschaftet sind. Beim Bestehen einer Funktionsbehinderung oder aber auch aus kosmetischen Gründen sollen die fibromatösen Neubildungen entfernt werden.

2.1.7. Gefäßgeschwülste

Alle Hämangiomtypen (simplex, kapillare und cavernosum) kommen an der Hand vor. Sie sind meist gutartig.
Die Therapie der großen kavernösen Hämangiome sind Probleme, da sie meist nicht radikal entfernt werden können und deshalb zu Rezidiven neigen.
Eine eigene Stellung nimmt der Glomustumor ein (*Mason*, 1812).

2.1.8. Glomustumor

Der Tumor entsteht aus dem Glomus, einem neuro-myoarteriellen Gebilde im Stratum reticulare der Haut.

Glomus sind in der Haut über den ganzen Körper verteilt anzutreffen. Vermehrt sind sie im Bereich der Finger subungual gelegen. Sie sind ein Teil des vasomotorischen Systems und dienen vor allem der Wärmeregulation.
Im Glomustumor lassen sich bei der feingeweblichen Untersuchung zum Vergleich mit dem normalen Glomus eine Vermehrung der Glomalzellen und der nicht-myelinisierten Nerven beobachten.

Klinisches Bild: Ein Glomustumor ist in etwa 50% aller Fälle subungual. Die mittleren Altersgruppen sind vermehrt befallen. Der Glomustumor bereitet heftigste Schmerzen.
Diagnostisch bereitet er wenig Schwierigkeiten, wenn an die bevorzugte Lokalisation und das Aussehen gedacht wird.
Es zeigt sich eine bläulich-rote Verfärbung unter dem Nagel oder in der Haut. Der Glomus kann einen Durchmesser von nur wenigen Millimetern und höchstens 1 cm aufweisen. Der Fingernagel hebt sich bei der Größenzunahme der Geschwulst ab.
Röntgenologisch werden Knochenarrosionen beschrieben (Abb. 262).
Als diagnostische Hilfe hat sich folgender Test bewährt: Der Patient schließt die Augen. Der Arzt betastet mit einem Stecknadelkopf den Fingernagel. Der Patient empfindet diesen stumpfen Druck als Nadelstich.

Differentialdiagnose: Es ist auf subunguale Melanome zu achten. Im frühen Stadium zeigt sich nur ein dunkler Fleck unter dem Nagel, der zur Verwechslung mit einem Glomustumor Anlaß geben kann.

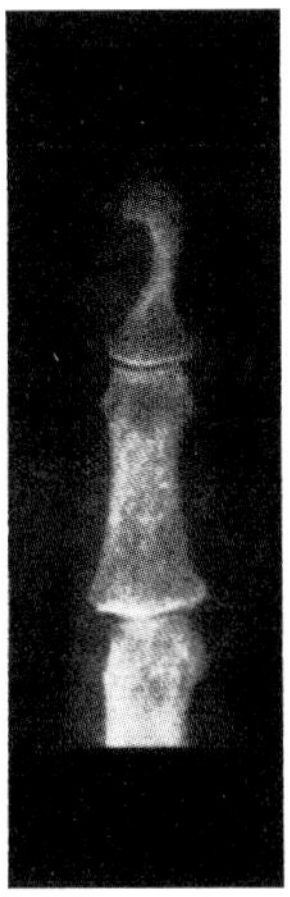

Abb. 262 Arrosion an der Endphalanx bei Glomustumor *(Mason)*

Behandlung: Der Glomustumor soll operativ entfernt werden.

2.2. Bösartige Weichteiltumoren

2.2.1. Karzinome

Von der Epidermis der Haut läßt sich das Basalzellkarzinom und das Plattenepithelkarzinom ableiten, wobei das letztere an der Hand seltener nachzuweisen ist.
Diese Tumoren findet man bei älteren Patienten mit meist thermisch oder aktinisch vorgeschädigter Haut („Landmannshaut“, „Strahlenkrebs des Zahnarztes“).

Therapie: Die Exstirpation muß im Gesunden erfolgen. Die Funktion der Hand ist hier von sekundärer Bedeutung. Die Resektion größerer Weichteilbezirke erfordert eine plastische Dekkung, sei es mit einem Schwenklappen, einem gestielten Bauchhautlappen oder einem freien Lappen mit mikrovaskulärem Gefäßanschluß.

2.2.1.1. Das Karzinom des Nagelbettes

Dieser Tumor wird oft fehlgedeutet als chronische Paronychie. Es wird vorwiegend am Daumen und Zeigefinger gefunden. Dieses Schuppenzell-Epitheliom – im anglo-amerikanischen Sprachgebrauch als „squamous-celled carcinoma of the nail bed“ bezeichnet – bildet anfänglich einen schmerzhaften, warzenartigen Tumor am Nagelbett und kann den Knochen destruieren.
Als **Therapie** ist die Fingeramputation meist nicht zu umgehen.

2.2.1.2. Das Melanomalignom

Die verschiedenen Formen des Melanoms entwickeln sich in gesunder Haut oder auf dem Boden eines Naevuszell-Naevus oder einer Melanosis circumscripta Dubreuilh. Jeder neu entstehende Naevus oder jede Vergrößerung mit Ulzeration oder Blutung eines bereits bestehenden Naevus ist verdächtig. Die Prognose hängt von der Invasionstiefe des Tumors ab *(Rauffer)*.
Das subunguale Melanom ist prognostisch günstiger zu beurteilen (*Düben* und *Gadzaly*).

Therapie: Die Umschneidung im Gesunden mit einem Rand von mindestens 1 cm meist aber die Fingeramputation ist erforderlich. Befallene regionäre Lymphknoten werden entfernt. *Rauffer* empfiehlt die hypertherme Perfusion mit einem Zytostatikum.

D. Untere Extremitäten

I. Becken

a) Anatomische Vorbemerkung

Zum Beckengürtel zählt man Kreuzbein und die beiden Hüftbeine. Sie verbinden den Rumpf mit den Gliedmaßen. Die Ossa coxae haben dorsal im Kreuzdarmbeingelenk eine gelenkige Verbindung mit dem Kreuzbein, vorn vereinigen sie sich in der Schambeinfuge. Durch diese Art der Zusammenfügung der Beckenknochen, nämlich mit straffen Gelenken und Fugen, entsteht ein Beckenring, der eine gewisse Nachgiebigkeit aufweist und so vor allem bei einer dynamischen Beanspruchung günstige Bedingungen für die Lastübertragung bietet, ohne zu viel an Stabilität zu verlieren (Abb. 263).

Schwierigkeiten bei der Untersuchung des Beckens: Der gesamte Beckenring ist von Muskulatur und Fettgewebe umlagert, so daß nur Teile zu tasten sind. Zu sehen und zu tasten ist die Spina ilica ventralis. Tastet man von hier aus entlang des Beckenkammes, so findet sich dorsal eine leichte Hauteinziehung, unter der die Spina iliaca dorsalis gelegen ist. Das untere laterale Lendengrübchen ist bei 2 von 3 Patienten zu sehen. Es liegt etwa in Höhe des Kreuzdarmbeingelenkes. 3–4 cm darüber liegt der lumbosakrale Übergang. Eine Kompression des Beckens bei einer Affektion der Kreuzdarmbeingelenke führt zu Schmerzen, desgleichen die Dehnung des Beckenringes durch Abduktion der Beine.

Wichtige Orientierungspunkte am Becken sind ferner die Tubera ossis ischii, die im Stehen am besten durch den großen Gesäßmuskel zu tasten sind. Vom Schambein ist die obere Begrenzung und die Symphyse zu palpieren, was bei Sprengungen der Symphyse wichtige diagnostische Erkenntnisse bringen kann.

Neben individuellen Formvarianten, Alters- und Rasseneigenheiten des Beckens (Zwergbecken,

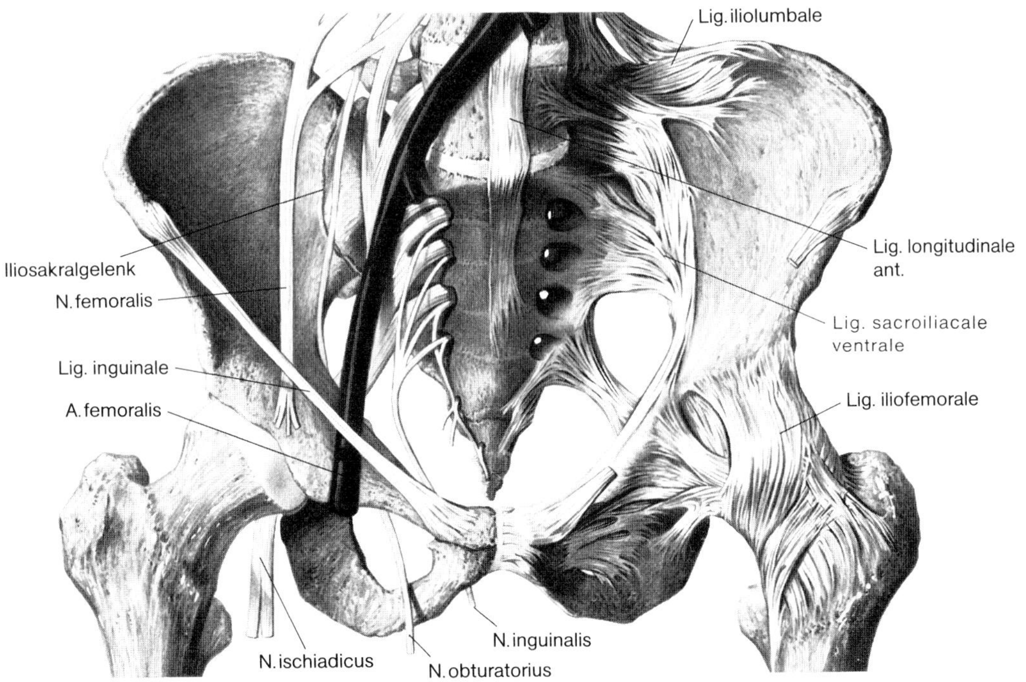

Abb. 263 Darstellung des Beckens unter Berücksichtigung des Knochens und der Bänder. Zusätzlich werden die wichtigsten Gefäße und Nerven abgebildet

Riesenbecken) bedürfen vor allem Geschlechtsverschiedenheiten einer Berücksichtigung. Man beobachtet sie bereits bei frühen Altersstufen und auch bei verschiedenen Rassen. Ganz allgemein sind Kürze und Weite die Kennzeichen des weiblichen, Höhe und Enge die Merkmale des männlichen Beckens. Im einzelnen sind die Knochen beim weiblichen Becken dünner und glatter. Die Darmbeine sind flacher ausgewölbt. Die Schamfuge ist niedriger und der Winkel, welcher von beiden Schambeinbögen gebildet wird, größer. Er wird deshalb als *Arcus pubis* bezeichnet, im Gegensatz zum *Angulus pubis* beim Manne. Die Sitzknorren weisen einen weiteren Abstand auf. Der Beckeneingang ist bei der Frau queroval oder rundlich. Die Betrachtungsweise des Beckenskeletts aus der Sicht des Orthopäden verlangt zunächst die Beachtung einzelner Deformitäten, wie sie als Anlagefehler erblich und als Entwicklungsstörungen exogen oder endogen bedingt sein können. Dabei ist zu beachten, daß Anlagefehler stets sekundäre Entwicklungsstörungen zur Folge haben. Weiter sind noch während des Lebens erworbene Deformierungen zu nennen, die sich infolge einer Erweichung oder einer Überlastung ausbilden.

b) Deformitäten des Beckens

1. Mißgebildetes Becken

Es kann das ganze Becken fehlgebildet sein oder aber nur einzelne Anteile, häufiger im Sinne der Defektbildung. Man findet eine Agenesie, Aplasie oder Hypoplasie verschiedenen Ausmaßes (Abb. 264). Gleichzeitig lassen sich auch Fehlbildungen der Wirbelsäule beobachten. Mißbildungsbecken bedingen häufig Entwicklungsstörungen der unteren Extremitäten mit nachfolgenden Deformierungen (Abb. 265).

2. Das Becken bei der angeborenen Hüftluxation

Neben den Veränderungen im Bereich der Pfanne findet man bei der angeborenen Hüftverrenkung zahlreiche sekundäre Verformungen, sofern die Hüftluxation nicht behandelt wird. Nach *Bernbeck* zeigt sich bei einer einseitigen kongenitalen Luxationshüfte bereits eine primäre Hypoplasie, die später infolge der Inaktivitätsatrophie der betroffenen Seite und der Überlastung der gesunden Seite eine Beckenasymmetrie zur Folge hat. Das

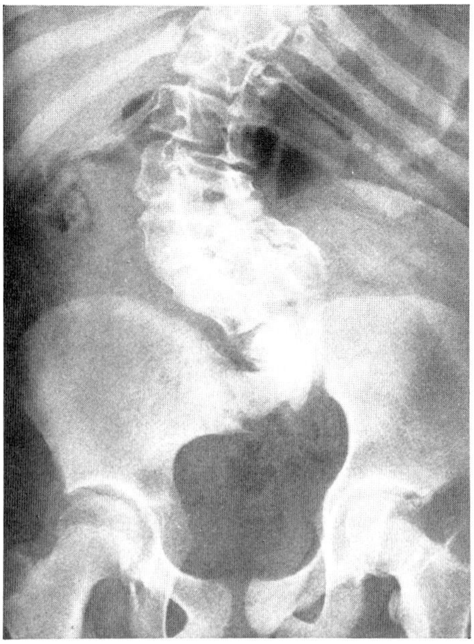

Abb. 264 Teilaplasie des Kreuzbeins

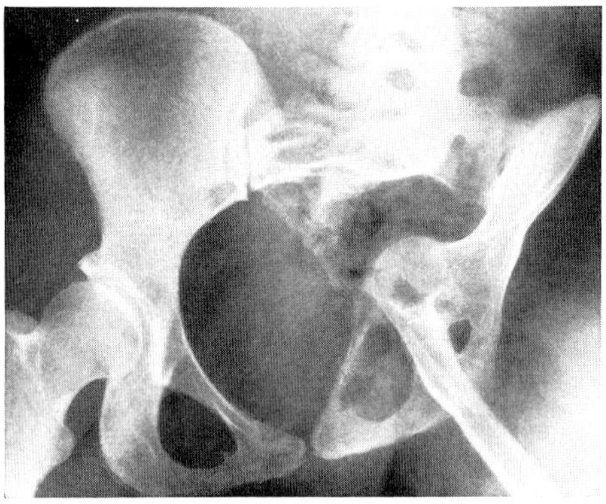

Abb. 265 Mißbildungsbecken

nichtbehandelte Luxationsbecken beim Erwachsenen läßt auf der kranken Seite eine Ausweitung des Beckenringes bei einer bestehenden Hypoplasie erkennen (Abb. 266). Der Beckeneingang ist asymmetrisch, ebenso der Arcus pubis. Auf der Luxationsseite ist der Schambogen flacher. Bei der doppelseitigen Hüftluxation entwickelt sich eine starke Beckenkippung infolge der instabilen Beckenbeinverbindung. Es besteht deshalb ein in den queren Durchmessern elongiertes Plattbekken, seltener ein querverengtes Anthropoidenbekken (Abb. 267). Letzteres wird auf eine veränderte funktionelle Situation, nämlich wie bei den quadrupeden Primaten, zurückgeführt (*Bernbeck*).

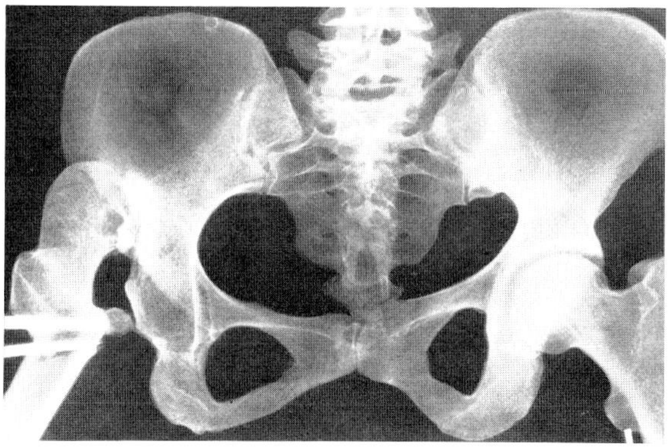

Abb. 266 Beckenasymmetrie bei angeborener Hüftluxation (Präparat von *Bernbeck*)

3. Veränderungen des Beckens bei Aufbaustörungen der Wirbelsäule am lumbosakralen Übergang

Durch eine Assimilation des letzten Lendenwirbels an das Kreuzbein (Sakralisation) oder aber auch auf eine Einbeziehung von Steißwirbeln entsteht die allgemein als langes Becken bekannte Form. Charakteristisch ist auch das Becken bei der Spondylolisthesis.

Bei der bestehenden ventralen Dislokation der Wirbelsäule sieht und tastet man am lumbosakralen Übergang eine Stufe. Es resultiert daraus eine vermehrte Beckenkippung und ausgedehnte Lendenlordose. Folge der Wirbelverschiebung ist die für den Geburtshelfer so wichtige Raumbeschränkung des Geburtskanals.

4. Beckendeformitäten bei Systemerkrankungen des Skeletts

Veränderungen des Beckens bei Systemerkrankungen haben orthopädischerseits insofern Bedeutung, als sie zur Beeinträchtigung der Tragfähigkeit und der Beweglichkeit der Hüftgelenke führen können. Ferner geben Befunde am Becken verschiedentlich wichtige diagnostische Hinweise. Hinzuweisen bleibt auf das *osteomalazisch* verformte Becken, das infolge der Kompression ein kartenherzähnliches Aussehen hat und in Extremfällen wegen der ausgedehnten Verformbarkeit als Kautschukbecken bezeichnet wird. Schwere funktionelle Störungen im Bereich der Hüftgelenke stehen dann im Vordergrund.

Beim *Rachitisbecken*, das heute immer seltener zu

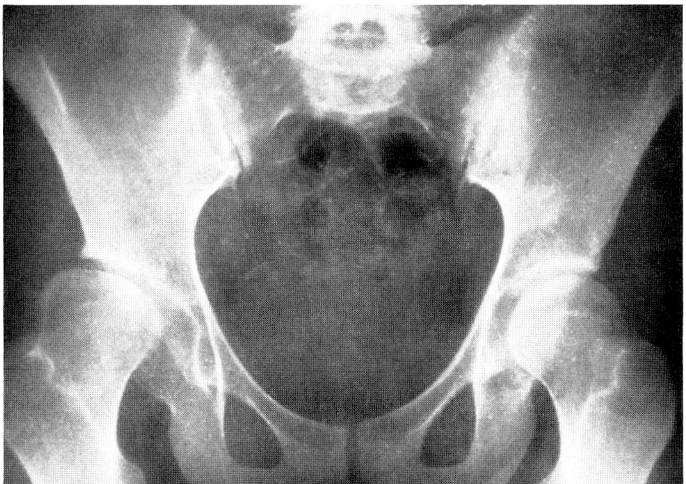

Abb. 267 Querverengtes Becken bei Dysplasie der Hüftgelenke

beobachten ist, kann eine asymmetrische Verbildung des Beckenringes als Folge der Rachitis Ursache für statische Beschwerden sein. Die Trichterform des knöchernen Geburtskanals ist für den Geburtshelfer von Interesse.

Charakteristische Beckendeformitäten lassen sich häufig bei der *Ostitis deformans (Paget)* vorfinden.

Neben dem Schädel ist das Becken bei der Pagetschen Erkrankung am häufigsten befallen (Abb. 268). Durch Erweichungsprozesse kommt es wiederum zu Verformungen des Beckens ähnlich wie bei der Osteomalazie. Spontanfrakturen sind möglich. Besondere Beachtung verlangen orthopädischerseits die Verformungen der Hüftgelenke mit ausgedehnten Funktionsausfällen.

Bei der Diagnose der *enchondralen Dysostose* gibt die Beurteilung der Form des Beckens wichtige Hinweise, ganz besonders auch bei der Forme fruste. Bei den metaphysären Formen der enchondralen Dysostose (Chondrodystrophie) unterscheidet man nach *Breus-Kolisko* einmal das plumpe abgeplattete Becken beim Erwachsenen mit einem stark vorspringenden Promontorium. Beim Kind ist das vierschrötige Becken zu sehen. Die Symphyse tritt zurück. Der Beckeneingang ist deshalb nierenförmig gestaltet. Weiter fällt eine vermehrte Beckenkippung auf. Die Hüftpfannen weisen eine verminderte Tiefe auf. Eine weitere, allerdings seltener anzutreffende Form unterscheidet sich durch ein zierliches, verengtes Bekken. Die Beckenfugen können verbreitert sein. Bei der Dysostosis epiphysarea und, wie *H. Mau* anführt, auch bei der Dysostosis epimetaphysarea überwiegt die Aufbaustörung des Pfannendaches. Desgleichen zeigt der epiphysäre Hüftkopfanteil deutliche Störungen. Es finden sich muldenförmige Defekte, die Epiphyse kann insgesamt klein sein (Mikroepiphyse). Zu beachten bleibt ferner das Klaffen der Kreuzdarmbeinfugen, vorwiegend in den unteren Abschnitten (*Marquardt*). Auch im Bereich der Symphyse kann die Ossifikation gestört sein.

c) Postpartale Beckenringlockerung

Während der Schwangerschaft und vor allem um die Geburt kommt es unter Einwirkung der Östrogene zu einer Gewebeauflockerung im Bereich der Symphyse und der Kreuzdarmbeingelenke. Diese geweblichen Veränderungen bedingen eine Erweiterung des Geburtskanals. Gelegentlich kann man gegen Ende der Schwangerschaft beim Stehen auf einem Bein eine Verschiebung im Bereich der Symphyse fühlen. Manche Patientinnen klagen über ein unangenehmes Gefühl im Kreuz beim Gehen und Stehen. Unter der Geburt kann es nun außer der als physiologisch zu bezeichnenden Erweiterung des Geburtskanals durch Gewebeauflockerung auch zu Einrissen und Blutungen im Bereich der Symphyse und auch der Kreuzdarmbeingelenke kommen. Eine vollständige Symphysenzerreißung führt zum Klaffen der Symphyse. Gleichzeitig ist damit auch regelmäßig eine Sprengung eines oder beider Sakroiliakalgelenke vergesellschaftet.

Klinisches Bild: Die ersten Beschwerden entstehen meistens beim erstmaligen Aufstehen nach der Geburt. Schmerzen sind besonders ausgeprägt über der Symphyse, aber auch über den Iliosakralgelenken. Über der Symphyse besteht ein

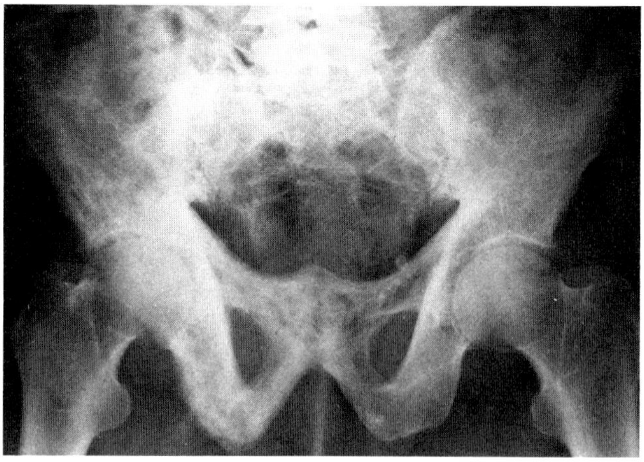

Abb. 268 Typisches Pagetbecken (Sehr oft kommt es zur degenerativen Veränderung des Hüftgelenkes!)

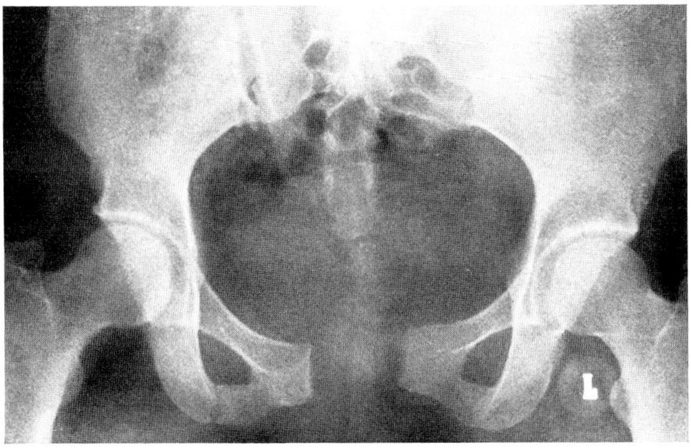

Abb. 269 Symphysensprengung und Sprengung des Ileosakralgelenkes im Anschluß an eine Geburt

ausgeprägter Druckschmerz. Gelegentlich wird beim Belasten über ein krachendes Geräusch in der Symphyse berichtet. Beim Betasten fühlt man die klaffende Symphyse. Die Schmerzen strahlen von der Schambeinfuge in die Oberschenkel oder auch ins Kreuz aus. Die Beine werden häufig in Außenrotationsstellung gelagert. Das Bewegen der Beine bereitet dann Schmerzen. Mit der Symphysensprengung kann eine Schädigung der Harnröhre verbunden sein.

Das **Röntgenbild** läßt die Symphysensprengung erkennen (Abb. 269). Die Breite des Symphysenspaltes beträgt normal um 5 mm und gegen Ende der Schwangerschaft etwas mehr als 1 cm. Die Symphysenspaltbreite nach einer postpartalen Beckenringsprengung kann dann mehr als 5 cm betragen. Von Interesse sind Beobachtungen von *Williams*, der während der Geburt eine Symphysenspaltbreite bis zu 4,4 cm nachweisen konnte, die sich nach der Geburt auf Normalbreite zurückbildete. Radiologisch schwieriger zu beurteilen sind Zerreißungen in den Iliosakralgelenken. Bei einer entsprechenden Röntgentechnik lassen sich Gelenkspaltverbreiterungen erkennen. Später sind dann häufig Umbauvorgänge in den subchondralen Bezirken abzubilden.

Therapie: Es muß unter allen Umständen versucht werden, die klaffende Symphyse zu reponieren und mit Hilfe einer Kompression durch Lagerung in einer Kompressionsgurtung die Vernarbung der Symphyse ohne wesentliche Erweiterung des Beckenringes zu erreichen. Nur dadurch lassen sich Beschwerden und degenerative Veränderungen in den Kreuzdarmbeingelenken verhindern. Die Lagerung in einem Kompressionsverband bringt oft pflegerische Probleme. Wichtig ist, von Anfang an eine krankengymnastische Übungsbehandlung vorzunehmen. Die Lagerung soll über mehrere Wochen durchgeführt werden. Wir sahen ein erneutes Klaffen der Symphyse nach einer vorzeitigen Wegnahme des Kompressionsverbandes. Nach einer Lagerungsbehandlung muß unbedingt ein fester Beckengurt getragen werden. Dieser kann auch in ein Mieder eingearbeitet werden.
Manchmal wird man sich zur Osteosynthese entschließen, um den Patienten schnell mobilisieren zu können.
Seltene Verletzungen: Während der Geburt kann – allerdings selten – das Steißbein luxieren oder ein versteiftes Gelenk zwischen Kreuzbein und Steißbein frakturieren. Die Patientin klagt über lokale Schmerzen, die auch in die Beine ausstrahlen können und besonders stark bei der Defäkation sind. Die Reposition gelingt regelmäßig rektal.

d) Ostitis pubis

Unter einer Ostitis pubis versteht man eine meist nach einem supra- oder retropubisch vorgenommenen Eingriff auftretende Erkrankung im Bereich der Symphyse (Abb. 270).
Die Entstehung der Ostitis pubis ist nicht endgültig geklärt. Einmal wird angenommen, daß eine Zellgewebsentzündung als Folge einer Infektion durch den Urin bei liegendem suprapubischem Katheter auf die Schambeine übergreifen kann.

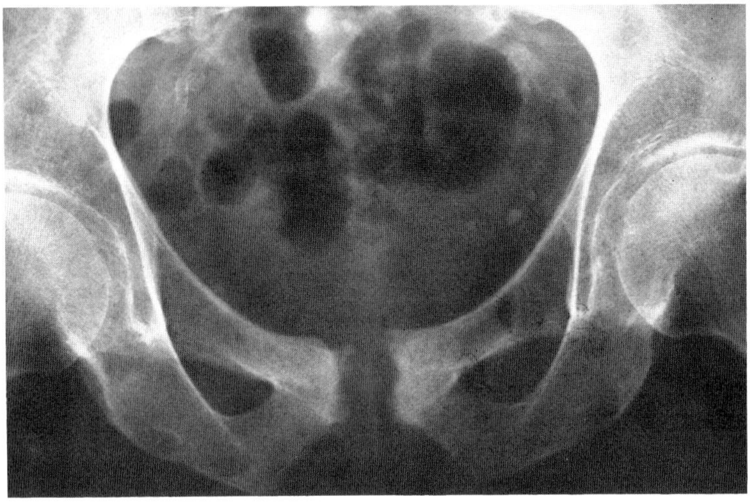

Abb. 270a *Ostitis pubis* mit Arrosion des Knochens (Zustand nach retropubischer Operation)

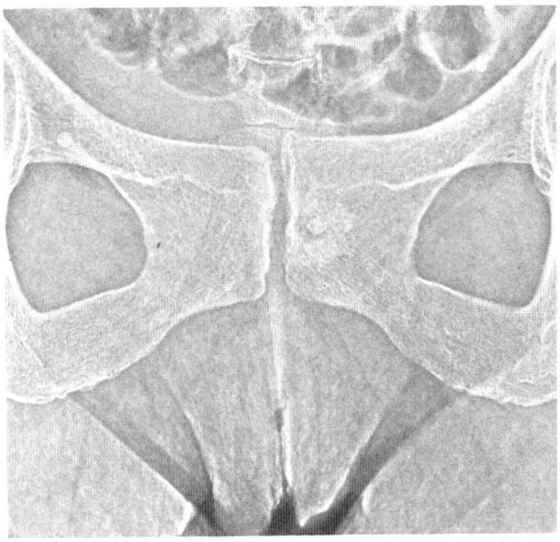

Abb. 270b Osteoid-Osteom parasymphysär

Verschiedentlich wurde auch behauptet, daß bereits eine Traumatisierung des Gewebes zur Auslösung der Ostitis pubis genüge. Auch wird die Entstehung der Ostitis pubis immer wieder mit vasoneurotrophischen Störungen in Zusammenhang gebracht. *Grießmann* und *Dammann* sind der Meinung, daß es sich bei der Ostitis pubis um eine Umbaustörung, ähnlich wie bei der Sudeckschen Dystrophie, handelt. Entsprechend der Theorie von *Schaefer* würde durch verschiedenartige Einwirkungen eine Beeinträchtigung des „Strombahn-Nerven-Systems" hervorgerufen. Folge davon wäre eine Änderung von Stoffwechselvorgängen, welche dann schließlich die Umbauvorgänge im Knochen auslösen.

Klinisches Bild: Wochen nach einem suprapubischen Eingriff oder aber auch nach einer Verletzung können vorwiegend bei älteren männlichen Patienten Schmerzen im Bereich der Symphyse auftreten, die entlang der Adduktoren nach unten ausstrahlen. Der Ursprung der Adduktoren ist meist druckempfindlich. Die Abspreizung im Hüftgelenk ist ebenfalls schmerzhaft. Beschwerden treten auch beim Laufen auf. Der Kranke hinkt.

Röntgenologisch sind anfangs nur eine mäßig ausgeprägte Herabsetzung des Kalksalzgehaltes und eine geringfügige Änderung der Knochenstrukturen in den Schambeinästen nahe der Symphyse festzustellen. Später bilden sich dann Defekte und Arrosionen. Auch wird die Symphyse etwas weiter. Im Verlaufe von Monaten erst erfolgt ein erneuter Knochenaufbau. Manchmal kommt es dabei zur knöchernen Überbrückung der Symphyse. Radiologisch müssen Knochenneubildungen abgegrenzt werden (Abb. 270b).

Therapie: Bei Verdacht der Infektion muß unbedingt eine konsequente antibiotische Behandlung eingeleitet werden. Hartnäckige Schmerzen sind oft schwer zu beeinflussen.

e) Kokzygodynie

Andauernde Schmerzen im Steißbeinbereich werden unter dem Begriff der Kokzygodynie zusammengefaßt. Nach *Orth* findet man eine Kokzygodynie bei *Prozessen,* die auf das Os *coccygis*

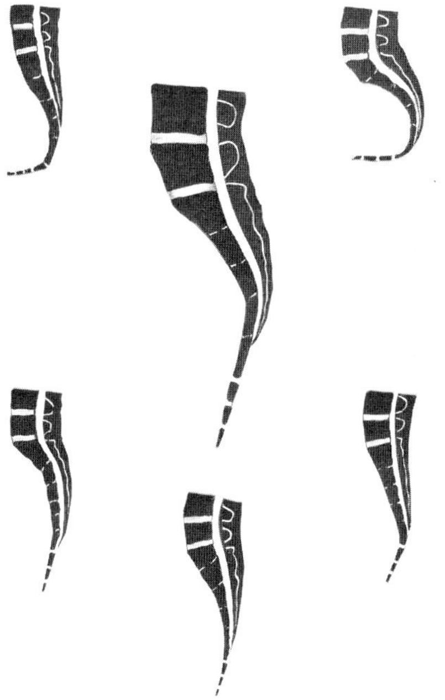

Abb. 271 Optische Darstellung der Formvariationen des Kreuz- und Steißbeines (gez. nach *Roth*). Oben: J- und Sichelform des Steißbeines (selten). Mitte: Normalform (am häufigsten). Unten: Hockeyschläger-Form und andere steile Formen des Os coccygeum

beschränkt sind, und weiter bei *krankhaften Prozessen in der Umgebung des Steißbeines* (Entzündungen, Geschwülste, Verletzungen). Ferner führt er eine Kokzygodynie bei neurofunktionellen Störungen und Steißbeinschmerzen an, die durch Ferneinwirkung entstehen, wie es z.B. beim Bandscheibenleiden der Fall sein dürfte. Immer wieder wird von der psychogenen Kokzygodynie gesprochen. Ohne Zweifel weisen Patienten mit Steißbeinbeschwerden sehr oft eine psychogene Überlagerung oder Fehlbewertung von Beschwerden auf. Die genaue Klärung, ob den Beschwerden morphologisch faßbare Veränderungen zugrunde liegen, muß jedoch immer vorgenommen werden.

Klinisches Bild: Oft wird über seit Monaten bestehende quälende Schmerzen am Steißbein geklagt. Der Beginn der Schmerzen wird oft mit einem Unfallereignis (Sturz auf den Steiß) in Zusammenhang gebracht. Bei der Untersuchung findet man meist einen Druckschmerz von dorsal oder bei rektalen Untersuchungen von kaudal und ventral. Auch kann die Beweglichkeit des Steißbeins schmerzhaft sein (Arthrosis deformans). Genau muß auf morphologische Veränderungen in der Umgebung des Steißbeins oder auch des Steißbeins selbst geachtet werden.

Radiologisch achte man auf Formvariationen (Abb. 271) und auf arthrotische Veränderungen, die relativ häufig zu beobachten sind.

Therapeutisch kann die symptomatische Behandlung der Kokzygodynie Schwierigkeiten bereiten. Verschiedentlich soll mit einer Reposition eine Beschwerdefreiheit errreicht werden (Druckschmerz). Auch können Umspritzungen mit Ultracain und Cortison erfolgen. Gelegentlich wird jedoch die Frage der operativen Resektion des Steißbeins in Erwägung zu ziehen sein.

Die *Steißbeinresektion* erfolgt am besten über einen Längsschnitt. Nachfolgend muß das Steißbein vorsichtig freigelegt werden. Nach der Resektion sind die Knochenkanten zu glätten (Abb. 272). Bei dem Eingriff ist besonders auf die Nähe des Rektums zu achten.

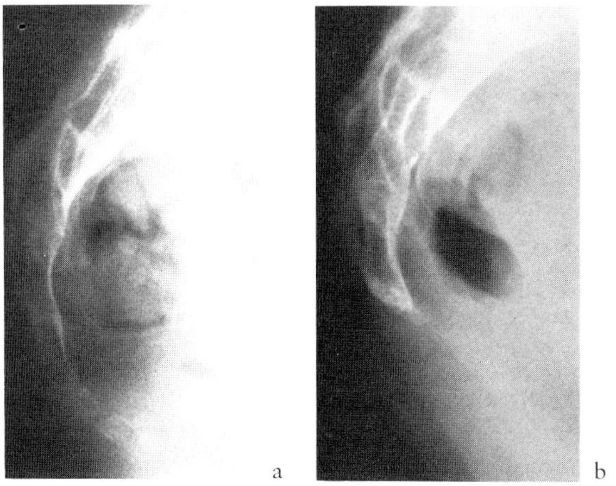

Abb. 272 a und b Kokzygodynie: Zustand vor und nach Sitzbeinresektion

Die Ergebnisse der Steißbeinresektion sind unterschiedlich. Manchmal kann der Patient dann endgültig vom Schmerz befreit werden, was bei 20 Patienten 15mal erreicht werden konnte (strenge Indikationsstellung). Eine Verschlechterung der Situation trat bei den Patienten, die keine wesentliche Besserung zeigten, nicht ein.

f) Ektodermale Zysten im Kreuz-Steißbein-Bereich

Unter einer ektodermalen Zyste oder dem Dermoid, welche im angloamerikanischen Schrifttum „pilonidal Cyst" genannt wird, versteht man angeborene zystenartige Gebilde dorsal im Bereich des Hiatus sacrococcygeum, die mit Plattenepithel einschließlich sämtlicher Hautanhangsgebilde angelegt sind. Die Zyste kann mit Haaren, Cholesterin und Epithelzellen gefüllt sein. Häufig besteht eine Verbindung der Zyste nach außen über eine oder auch mehrere in der Mittellinie gelegene Öffnungen. Die Voraussetzungen für eine sekundäre bakterielle Entzündung mit nachfolgender Abszeßbildung sind damit gegeben.
Man führt diese ektodermale Zyste mit oder ohne Öffnung auf liegengebliebene Gewebsteile bei der Bildung des kaudalen Endes des Medullarrohres zurück. Diese Theorie stützen Untersuchungen von *Mallory*, der bei Reihenuntersuchungen von Feten epithelausgekleidete Zysten mit und ohne Verbindung zur Haut finden konnte. Eine seltene Form der Zystenbildung ist abzugrenzen. Sie ist entlang des Ligamentum caudale, einem Band zwischen dem letzten Steißwirbel und der Haut, zu finden. Außen sieht man dann meist nur eine Hauteinziehung. Der Zystengang verläuft nach kaudal zum Rektum hin und endet mit einer zystischen Auftreibung gelegentlich nahe dem M. sphincter ani externus. Verwechslungen mit einer Analfistel sind möglich, vor allem nach vorausgegangenen Abszessen, die allerdings bei dieser Gruppe selten sind. Anders bei der häufiger zu beobachtenden Form von ektodermalen Zysten, deren Zystengang immer von unten nach oben verläuft. Die Zyste ist dann regelmäßig am Periost in Höhe des Gelenks zwischen Kreuzbein und Steißbein gelegen.

Klinisches Bild: Solange keine Sekundärinfektion auftritt, machen sakrokokzygeale Zysten und Gänge meist keine Symptome. Diagnostisch ist eine Hauteinziehung dorsal über dem Kreuz-Steißbein-Bereich mit oder ohne Hautöffnung von Bedeutung. Aus einem Zystengang können Haare wachsen. Manchmal wird über eine gelegentliche Absonderung von Sekret berichtet. Besondere Beachtung verlangen aber bakterielle Entzündungen. Abszesse im Bereich der Mittellinie werden vorwiegend von Dermoidzysten hervorgerufen.

Therapie: Ektodermale Zysten sollen entfernt werden. Die Ausdehnung des Fistelganges läßt sich mit Farbstoff markieren. Auf mögliche Verbindungen zum Spinalkanal ist zu achten. Abhängig von der örtlichen Situation können, je nach dem Ausmaß der notwendig gewordenen Exzision der Haut, bei Verschluß der Wunde Schwierigkeiten auftreten. Hautverschiebungen sind möglich, oder aber man kann die Wunde zugranulieren lassen, wie es früher regelmäßig empfohlen wurde.
Beim Vorliegen eines Abszesses ist mit einer Radikaloperation abzuwarten, es soll lediglich breit inzidiert werden. Die Verordnung von Antibiotika ist vorzunehmen. 3–4 Monate nach Ablauf der akuten Infektion empiehlt sich die vollkommene Entfernung der Zyste und des narbig veränderten benachbarten Gewebes.

Technik: Nach einer Instillation von Indigokarminblau wird die Dermoidzyste ovalär ausgeschnitten. Regelmäßig reicht die Zystenwand bis zur Sakralfaszie, manchmal auch in das Steißbein und in den Hiatus sacralis. Wichtig ist das Einbringen eines Redondrains und das Absaugen für mindestens 48 Stunden, um Resthämatome zu verhindern. Der Drain kann auch länger belassen werden, sofern noch eine seröse Sekretion erfolgt.

g) Iliosakralgelenke

Die Beschreibung des Iliosakralgelenks, wie sie von *Meckel* vor 150 Jahren erfolgte, entspricht auch heute noch im großen und ganzen den anatomischen Gegebenheiten. Er stellte fest, daß die artikulierenden Gelenkflächen mit Knorpel bedeckt sind, beim Jugendlichen glatt sind und beim älteren Menschen rauh werden können. Mit zunehmendem Alter fällt die Tendenz zur Ankylose auf. In dem engen Spalt zwischen den Gelenkflächen findet sich eine zähe Flüssigkeit.
Besondere Schwierigkeiten bereitet nach wie vor die Beantwortung der Frage über eine *Beweglichkeit des Iliosakralgelenkes*. Vielfach wird von einer Amphiarthrose, also einem straffen Gelenk

mit wenig Beweglichkeit, gesprochen. Es wurde aber auch festgestellt, daß das Iliosakralgelenk eine Diarthrose darstellt. Die Erfassung des Bewegungsausmaßes im Iliosakralgelenk bringt Probleme, da es einer Objektivierung weder klinisch noch röntgenologisch zugänglich ist. *Zu beachten bleibt* aber ein enger Gelenkspalt und die straffe Gelenkkapsel, die sich größtenteils faltenlos über den Spalt hinwegspannt und unmittelbar im Niveau des Periosts von Kreuz- und Darmbein liegt. Von der Kapsel aus ragen einige Gelenkzotten in den Gelenkspalt. Die Kapsel ist von zahlreichen Bändern einmal direkt verstärkt (Lig. sacroiliaca dors. und ventr.) und zum anderen indirekt durch das Lig. iliolumbale, das Lig. sacrotuberale und sacrospinale.

Demnach und wenn weiter die Untersuchungsergebnisse von *Salonen* Berücksichtigung finden sollen, wird man annehmen müssen, daß im Iliosakralgelenk nur eine *getrennte unilaterale Bewegung im Sinne der Wackelbeweglichkeit* ablaufen kann. Das Vorhandensein einer gemeinsamen Achse für die Bewegungen in den Iliosakralgelenken wurde vielfach angenommen, scheint aber grundsätzlich nicht möglich zu sein, wenn die morphologischen Gegebenheiten gewürdigt werden, d.h. die unregelmäßige Form, die Struktur und die Richtung der Iliosakralgelenke. Die straffe Kapsel einschließlich der Verstärkungsbänder und der schmale Gelenkspalt zwischen den mit Erhöhungen und Vertiefungen versehenen Gelenkoberflächen können eine bestimmte Bewegung der zwei Gelenke zur gleichen Zeit und in einer bestimmten Richtung um eine gemeinsame Achse nicht ermöglichen.

Für die klinische Betrachtung des Iliosakralgelenkes ist eine Erörterung der *Nervenversorgung* weiter von Wichtigkeit. Untersuchungen von *Salonen* zeigen eine regelmäßige, allerdings nicht immer symmetrische Versorgung der Gelenke ventral oben und unten durch die Spinalnerven L 4, L 5 und S 1. Der dorsale Gelenkanteil wird von den Segmenten S 1 und S 2 versorgt. Bedeutung wurde auch gelegentlich der räumlichen Anordnung des Plexus lumbosacralis zum Iliosakralgelenk im Hinblick auf die Entstehung einer Irritation zugeordnet. Auch wurde eine Irritationsmöglichkeit durch die Lage des M. piriformis zum Iliosakralgelenk und Plexus lumbosacralis angenommen. Eine Bestätigung dieser Annahme blieb aber aus.

1. Aplasie

Die Aplasie des Iliosakralgelenks gehört zu den Seltenheiten (Abb. 273). Schwer zu beurteilen sind weiter Dysplasien des Iliosakralgelenks. Sie haben bei der Entstehung der Arthrosis deformans sicher Bedeutung.

2. Arthrosis deformans

Aus früheren Untersuchungen von *Sashin Brooke* ist bekannt, daß die Beweglichkeit der Iliosakralgelenke von der Pubertät an abnimmt. Beim Mann wäre häufig schon im 4. Lebensjahrzehnt eine weitgehende Versteifung festzustellen. Bei der Frau wäre das Gelenk länger beweglich. Diese Eigenheiten dürften wohl auf degenerative Veränderungen zurückzuführen sein. Als Arthrosis deformans bezeichnet man alle degenerativen, nicht entzündlichen Gelenkserkrankungen. Es

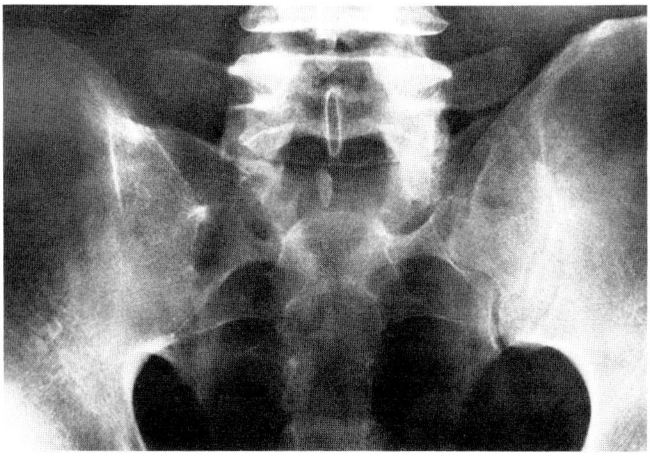

Abb. 273 Einseitige Aplasie des Kreuz-Darmbeingelenkes

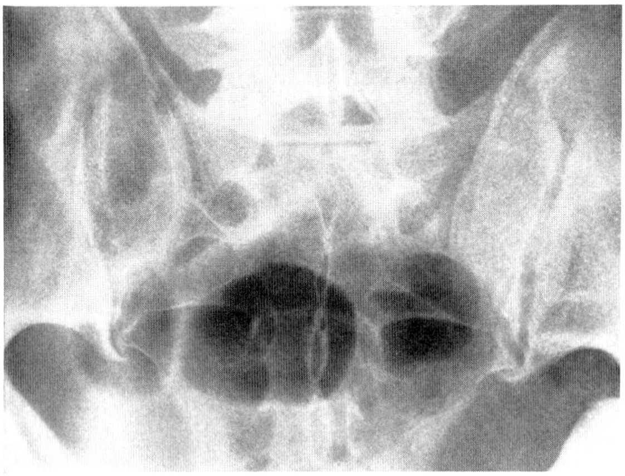

Abb. 274 Arthrose der Iliosakralgelenke mit ausgedehnten Randwulstungen am unteren Pol

handelt sich dabei um Verbrauchs- und Verschleißerscheinungen, die auf ein über längere Zeit bestehendes Mißverhältnis zwischen der Leistungsfähigkeit des Knorpels und der subchondralen Knochenschicht und deren Beanspruchung bei den Gelenksbewegungen zurückzuführen sind. Es haben also für die Entstehung einer Arthrosis deformans im Iliosakralgelenk sowohl mechanische als auch biologische Faktoren eine Bedeutung. Ein degenerativer Knorpelabbau kann durch eine Inkongruenz der Gelenkkörper beeinflußt werden (Gelenkverletzungen, statisch bedingte Fehlbelastungen bei Beinverkürzung, Lähmungen oder Kontrakturen), ferner durch hormonelle Fehlregulierungen oder gestörte Stoffwechselbedingungen.

Klinisches Bild: Die Arthrosis deformans des Iliosakralgelenks hat klinisch gesehen bei weitem keine solche Bedeutung wie die Lumbosakralarthrose oder die Arthrosen der Gelenke an den unteren Extremitäten, nicht zuletzt deshalb, weil die Beweglichkeit im Iliosakralgelenk gering ist. Eine Beweglichkeit ist ja eine der Voraussetzungen für die Ausbildung einer Arthrose. Man wird aber Beschwerden im Kreuz, die vor allem bei Belastung auftreten, ganz besonders dann mit dem Iliosakralgelenk in Zusammenhang bringen können, wenn die Vorbedingungen für degenerative Veränderungen gegeben sind (präarthrotische Deformität). Röntgenologisch feststellbare Sklerosierungen der subchondralen Gelenkzonen und das Vorhandensein von arthrotischen Randwülsten helfen diganostisch weiter (Abb. 274, 275). Auch kann gelegentlich eine Gelenkspaltverschmälerung bestehen. Anzuführen bleibt aber, daß gerade die radiologische Darstellung des Iliosakralgelenkes schwierig ist und jeweils einer exakten Darstellung, manchmal einschließlich der Tomographie, bedarf. Sicher abzugrenzen sind ausgeprägte arthrotische Befunde, wie sie als postinfektiöse Arthrose nach tuberkulösen Entzündungen, bei Gibbusbildungen der Lendenwirbelsäule und bei Fehlstellungen nach einer Versteifung des Hüftgelenks zu sehen sind (Abb. 276).

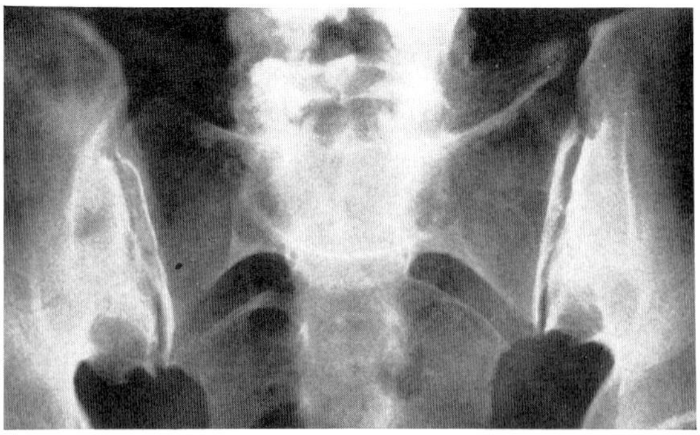

Abb. 275 Arthrosis deformans der Iliosakralgelenke. Ausgeprägte Sklerosierung der subchondralen Gelenkzonen und kaudale Zackenbildungen

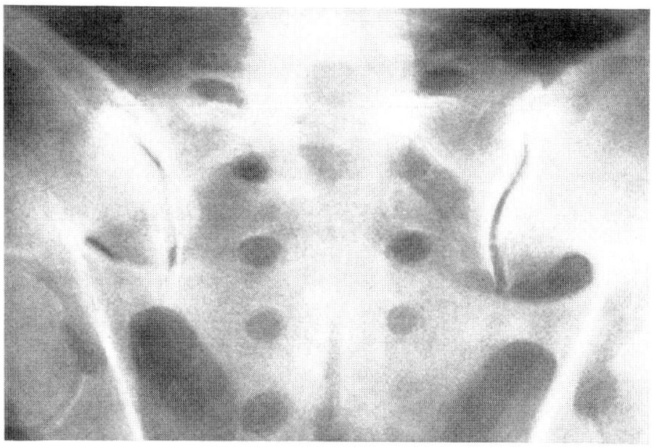

Abb. 276 Hochgradige Arthrose der Iliosakralgelenke

Therapeutisch sind arthrotische Veränderungen nur schwer zu beeinflussen. Eine intraartikuläre Injektion von Cortison ist nur selten möglich. Meist gelingt nur eine paraartikuläre. Weitere konservative Maßnahmen in Form von Wärmeanwendungen, Bädern, Massagen der Beckengürtelmuskulatur und der Rückenmuskulatur sollten angewendet werden. Eine begrenzte Ruhigstellung wird durch einen Hüftgürtel möglich sein. *Die Notwendigkeit einer operativen Versteifung der Iliosakralgelenke wegen einer Arthrosis deformans ergibt sich nur ausnahmsweise.*

3. Die „Subluxation des Kreuzdarmbeingelenks" der Chirotherapeuten und die „Läsion des Sakroiliakalgelenkes" der Osteopathen

Nach *Illi* führt eine „Subluxation" der Kreuzdarmbeingelenke zur Wirbelsubluxation. Die durch die Subluxation im Kreudarmbeingelenk bedingte Fehlstellung der Wirbelsäule gibt Anlaß zu arthrotischen Veränderungen der Wirbelgelenke. Dadurch käme es dann zu reflektorischen Tonusänderungen der Muskeln, die eine Fixierung der Wirbelgelenke begünstigt, und weiter zu einer Gefäßdilatation. Letztere könne eine funktionelle Einengung der Zwischenwirbellöcher bedingen. Die manuelle Therapie der Chirotherapeuten müsse deshalb einmal die Subluxation des Kreuzdarmbeingelenks und dann auch die Wirbelsubluxation beseitigen.

Bei der sakroiliakalen Läsion, wie sie von den Osteopathen angenommen wird, ist Voraussetzung, daß es infolge von Zerrungen zu geringen Verschiebungen der sakroiliakalen Gelenkflächen kommt. Damit wären dann Neuralgien, Neuritiden und Ischialgien in Zusammenhang zu bringen. Die Verschiebung der Sakroiliakalgelenke – es werden minimale Verrenkungen oder Subluxationen angenommen – kann so geringfügig sein, daß sie nur der tastende Finger des Osteopathen wahrnehmen kann. Röntgenologisch wäre sie nicht zu objektivieren. Durch Einrichten wäre diese Läsion zu beseitigen. Verschiedentlich wurde auch versucht (*Cramer*), röntgenologisch den Nachweis der Subluxation zu erbringen, vor allem im Bereich der Halswirbelsäule. Die Auswertung der Röntgenaufnahmen erfolgte zudem nicht immer unter Berücksichtigung der Erkenntnisse wissenschaftlich fundierter Wirbelsäulenforschung.

Insgesamt gesehen sind die Fundamente der Chirotherapie und der Osteopathie nach wie vor als fragwürdig zu betrachten. Die Art der Diagnostik entbehrt der gewünschten Objektivität, und das therapeutische Vorgehen kann Beeinträchtigungen im Bereich der Wirbelsäule sicher nicht entscheidend beeinflussen. Ernsthafte *Gefahren* bringen diese Verfahren heute deshalb mit sich, weil sich die Chirotherapie und auch die Osteopathie einer gewissen Popularität erfreuen und immer mehr geübt werden, und zwar ohne eine entsprechende Diagnostik. Eine gezielte Behandlung von Wirbelsäulenerkrankungen verlangt stets eine exakte Diagnostik auf Grund fundierter Erkenntnisse. Es werden Patienten mit Entzündungen, Geschwulstbildungen oder Bandscheibenvorfällen über lange Zeit hinweg adjustiert; auf diese Weise wird der günstige Zeitpunkt für eine erfolgreiche Therapie, die oft möglich ist, versäumt.

4. Ostitis condensans ilii

Unter einer Ostitis condensans ilii versteht man eine sklerosierende, meist auf den an das Iliosakralgelenk angrenzenden Teil des Ileum begrenzte Entzündung des Knochens.
Die Ursache der Ostitis condensans ilii ist nicht bekannt. Man weiß, daß die Ostitis condensans kein eigenes Krankheitsbild ist (*Hellner*). Bei verschiedenen Erkrankungen können die beschriebenen Herdbildungen beobachtet werden (Rheumatismus, Spondylarthritis ankylopoetica, Osteomyelitis, Tuberkulose der Lendenwirbelsäule) (Abb. 277).

Berent fand einen Zusammenhang mit geburtstraumatischen Schädigungen. Später wurde die Ostitis condensans ilii auch beim Mann gesehen. Sie wurde als Reaktion auf Traumen gedeutet (*Stehr*). Auch wurde angenommen, daß es nach blanden bakteriellen Embolien, die klinisch symptomlos verlaufen können, zu diesen Herdbildungen kommen kann. *Glogowski* wiederum hebt eine rheumatische Genese hervor und schlägt vor, dem Krankheitsbild den Namen Sacroiliitis condensans rheumatica zu geben.

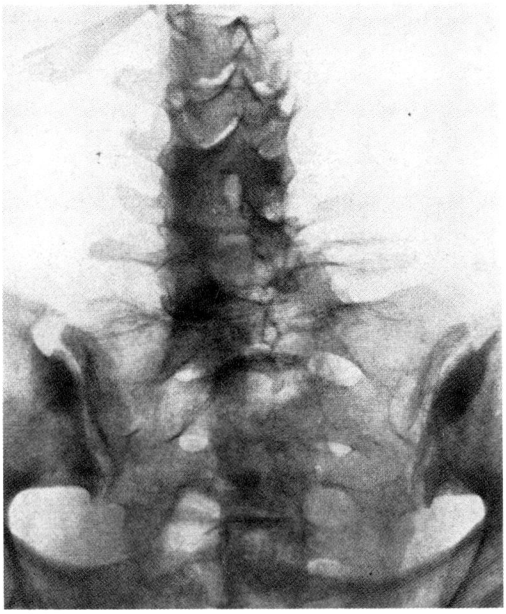

Abb. 277 Ostitis condensans ilii bei Tuberkulose der Lendenwirbelsäule

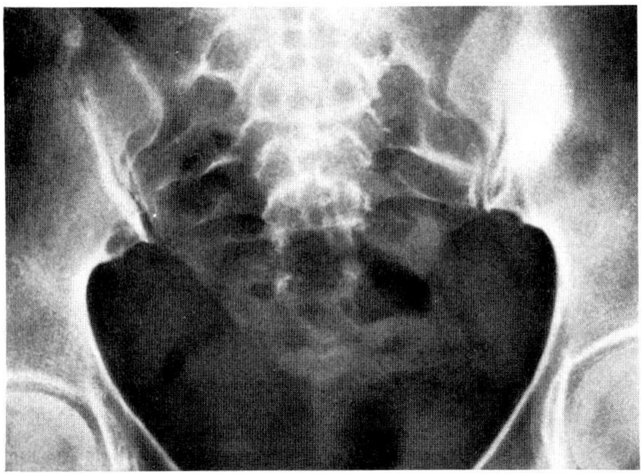

a

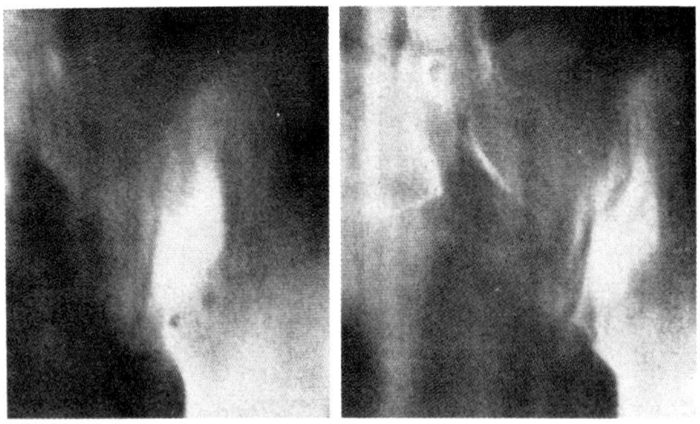

b

Abb. 278 a und b Iliitis condensans, a) Übersichtsaufnahme, b) Schichtaufnahmen

Man findet eine Ostitis condensans ilii bei Mehrgebärenden. Sie klagen nach der Geburt und selbst Monate später noch über Kreuzschmerzen. Auch nach knöchernen Verletzungen des Beckens sind Kreuzschmerzen gelegentlich mit diesen Herdbildungen in Zusammenhang zu bringen. Die Symptome sind im allgemeinen nicht sehr charakteristisch. Zu achten ist auf über Monate bestehende ziehende Schmerzen, die von der Kreuzbeingegend über das Darmbein zur Hüfte oder in die Leiste ausstrahlen. Das Iliosakralgelenk kann auf Dehnung empfindlich sein. Auch kann ein Klopfschmerz bestehen. Die Blutsenkungsreaktion ist erhöht. Der positive Ausfall der Rheumateste spricht für ein rheumatisches Geschehen. Für diese Form wird bei entsprechenden klinischen und röntgenologischen Befunden die Bezeichnung Sacroiliitis condensans rheumatica zutreffen. Die feingeweblichen Untersuchungen der Herde ergaben unspezifische entzündliche Reaktionen im Bereich der Spongiosabälkchen mit reichlich Histiozyten. Zum Teil fanden sich auch fibröse Markumwandlungen.

Das Röntgenbild dagegen ist charakteristisch (Abb. 278). Es zeigen sich scharf begrenzte Herde mit großer Dichte im Os ilium, und zwar in unmittelbarer Nähe des Iliosakralgelenkspaltes. Am Gelenkspalt hören die Veränderungen auf. In seltenen Fällen ist auch die sakrale Seite betroffen (*Knutson*). Eine völlige Versteifung des Iliosakralgelenkes erfolgt nur, wenn es sich bei der Ostitis condensans ilii um ein Symptom der Spondylarthritis ankylopoetica handelt.

Therapie: Abhängig vom klinischen und röntgenologischen Befund wird manchmal eine Probeexzision notwendig werden. Gegebenenfalls ist in gleicher Sitzung die Arthrodese des Iliosakralgelenks vorzunehmen. Ist die Ostitis condensans ilii mit einem rheumatischen Geschehen in Zusammenhang zu bringen, so empfiehlt sich die antirheumatische Behandlung.

5. Bakterielle Entzündungen der Iliosakralgelenke

Die bakterielle Entzündung kann hämatogen erfolgen (häufig) oder aber durch Entzündungen aus der Umgebung. Die Behandlung der bakteriellen Entzündung im Iliosakralgelenk erfolgt zunächst konservativ mit Antibiotika (Abb. 279). Sehr oft ist die Entzündung damit zu beherrschen. Anders, wenn eine Abszeßbildung oder gar ein Durchbruch nach außen vorliegt. Die Herdausräumung muß dann unbedingt erfolgen. Die Freilegung von dorsal her bildet einen günstigen Zugang zum Iliosakralgelenk. Die Ausräumung muß gründlich vorgenommen und anschließend eine Spüldrainage gelegt werden.

6. Tumoren der Iliosakralgelenke

Gutartige und bösartige Geschwülste im Bereich der Iliosakralgelenke sind eine Seltenheit. Synovialome können im Gelenk entstehen. *Meist sind es gutartige oder primär und sekundär bösartige Geschwülste, die von außen her auf das Gelenk vordringen.* Von den gutartigen Geschwülsten ist der Riesenzelltumor zu nennen (Abb. 280), von den bösartigen ist es das Osteosarkom und das Ewing-Sarkom. Metastatische Geschwülste werden ebenfalls in Gelenknähe gesehen.

Therapeutisch kommt im Bereich des Iliosakralgelenks meist nur die Strahlenbehandlung und zytostatische Behandlung zur Anwendung. Manchmal gelingt die operative Resektion des Tumors, was erstrebenswert ist.

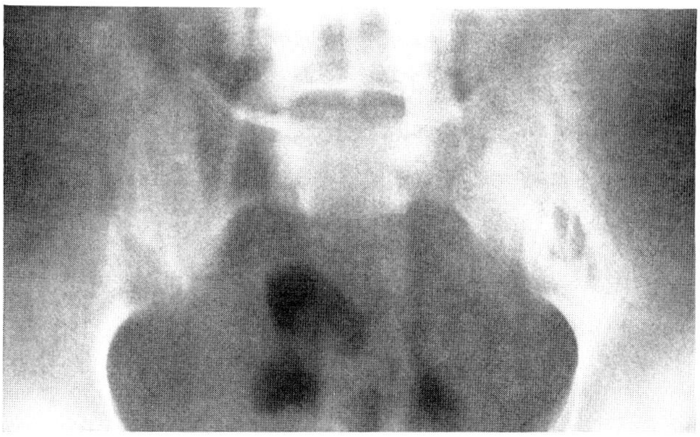

Abb. 279 Osteomyelitis des Iliosakralgelenks nach einem septischen Abortus bei einer 24 Jahre alten Patientin

h) Besonderheiten bei der Diagnose und Behandlung vonKnochengeschwülsten im Bereich des Beckengürtels

Gutartige, besonders aber primär und sekundär maligne Geschwülste im Beckenbereich ergeben *besondere* diagnostische und therapeutische Probleme.

Die **Diagnose** erschwert sich insofern, als die Bekkengeschwülste meist einer äußeren Betastung nicht zugänglich sind. Weiter sind radiologische Veränderungen zunächst oft uncharakteristisch, zum Teil finden sich Überlagerungen, so daß eine entsprechende Verwertung der Befunde oft erst spät erfolgt. Bei der Lokalisation tumoröser Veränderungen helfen oft Tomogramme weiter. *Entscheidende Einblicke vermittelt dann das Computertomogramm.* Damit lassen sich gerade im Bereich des Beckens entscheidende Lagezuordnungen durchführen (Abb. 282). Anreicherungen im Szintigramm bringen ebenfalls eine wichtige Information.

Als unumgänglich notwendig hat sich uns vor allem dann, wenn eine operative Therapie in Aussicht gestellt werden kann, die *Angiographie* erwiesen. Damit sind einmal Gefäßneubildungen und dann weiter auch die zuführenden Äste zu unterscheiden. Sehr oft kann z.B., sofern der Haupttast zum Tumor aus der Ilica interna kommt, die A. ilica interna unterbunden werden. Die Anfärbung von Geschwulstgefäßen in den verschiedenen Formationen bringt uns Hinweise über Wachstumseigenheiten der Geschwulst. So sind z.B. nekrotische Bezirke avaskulär, wohingegen Bezirke mit intensivem Wachstum häufig ausgedehnte Gefäßneubildungen aufweisen.

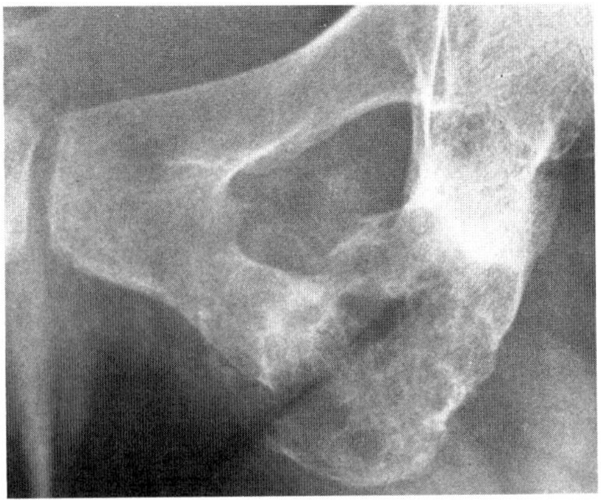

Abb. 281 (R. B., 36 Jahre) *Enchondrom im Sitzbein,* zunächst gutartig. Radikale Resektion. 2 Jahre später Rezidiv (dann histologisch Chondrosarkom). Erneute Tumorresektion und Bestrahlung, später Metastasierung (Exitus nach 6 Jahren an Lungenmetastasen)

Ergibt sich nach Abwägung der verschiedenen Gegebenheiten die Möglichkeit zur operativen Behandlung der Geschwulst, was ja heute mit verschiedenen Methoden oft möglich ist, so muß genau geplant werden, welche Art von Eingriff in Frage kommt, d.h. die Hemipelvektomie, die Resektion des Tumors und anschließende Verbundosteosynthese oder aber der plastische Ersatz des resezierten Beckenanteiles einschließlich des Hüftgelenks.

Gleichzeitig wird dann postoperativ die Strahlenbehandlung vorgenommen werden müssen, oder eine Chemotherapie.

1. Benigne Knochengeschwülste des Beckens

1.1. Chondrome

Sie gehören zu den am häufigsten vorkommenden gutartigen Knochentumoren im Bereich des Bek-

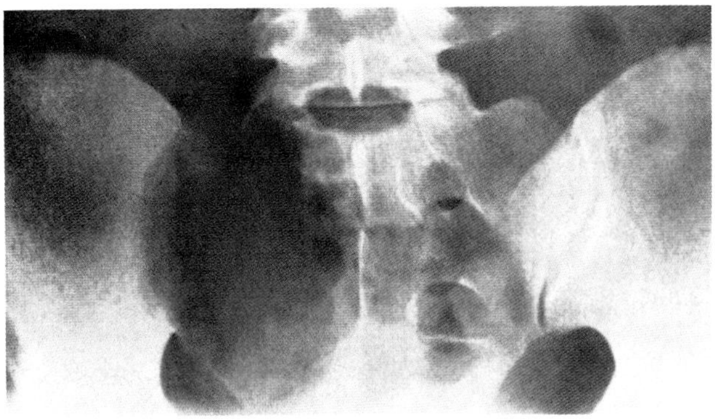

Abb. 280 Osteoklastom des Kreuzbeins mit Destruktion des Iliosakralgelenkes bei einem 18 Jahre alten Patienten

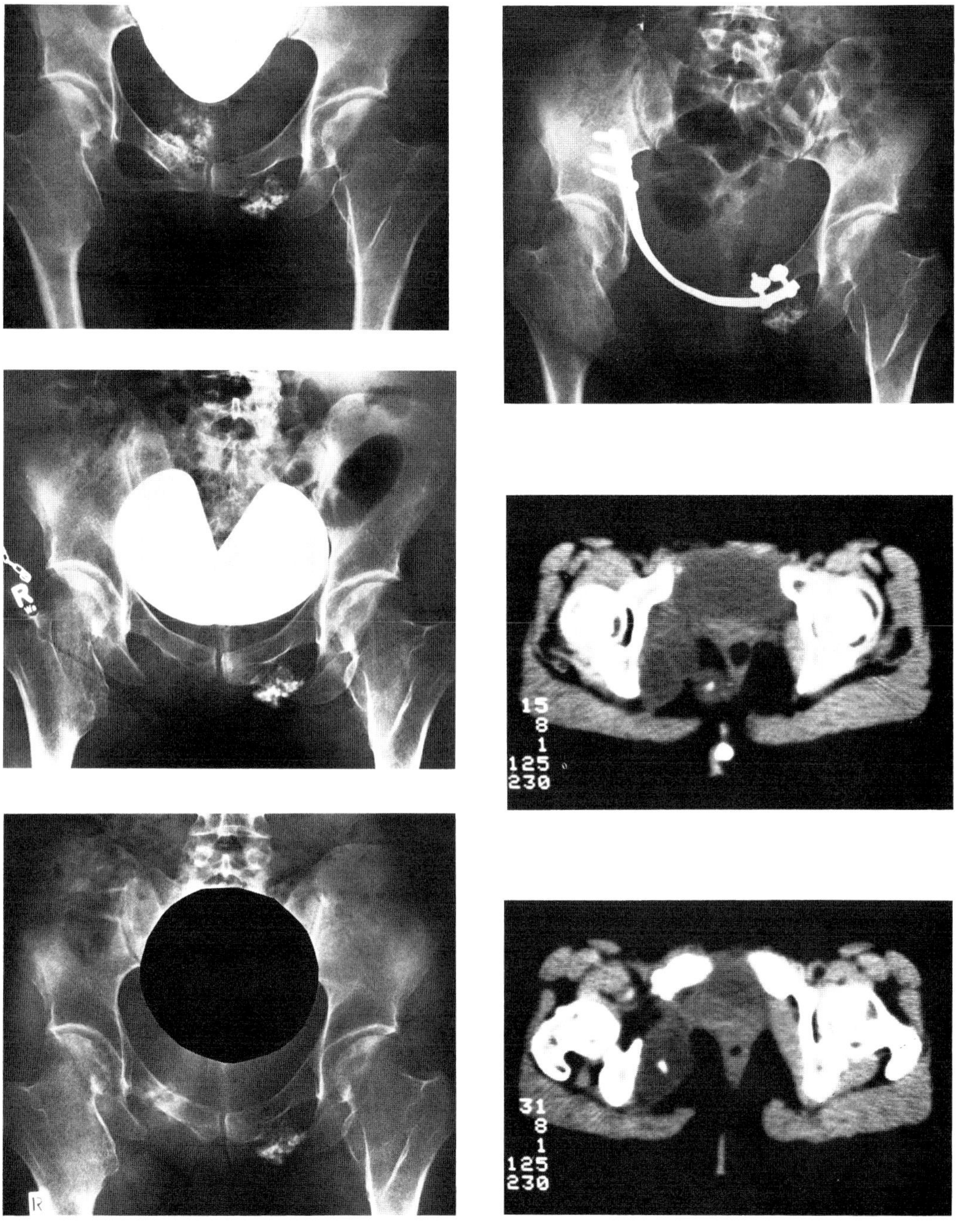

Abb. 282 a–f (M. R., 27 Jahre). *Chondrosarkom des R. ischii des Schambeins rechts bei multiplen kartilaginären Exostosen.* Es bestehen multiple kartilaginäre Exostosen mit typischen Wachstumsstörungen am koxalen Femurende. Am linken R. ischii befindet sich ebenfalls ein Ekchondrom (a).
Es erfolgte eine Resektion des Chondrosarkoms am rechten Schambein (b). Nach 5 Monaten bereits Rezidiv mit Infiltration zur Blase hin und in die Fossa ischiorectalis (c), besonders deutlich auf dem Computertomogramm zu sehen (e, f).
Jetzt: Radikale Tumorentfernung und Osteosynthese zwischen Schambein und Darmbein als eine Möglichkeit zur Stabilisierung des Beckenringes (d). Im allgemeinen ist eine Osteosynthese nicht notwendig

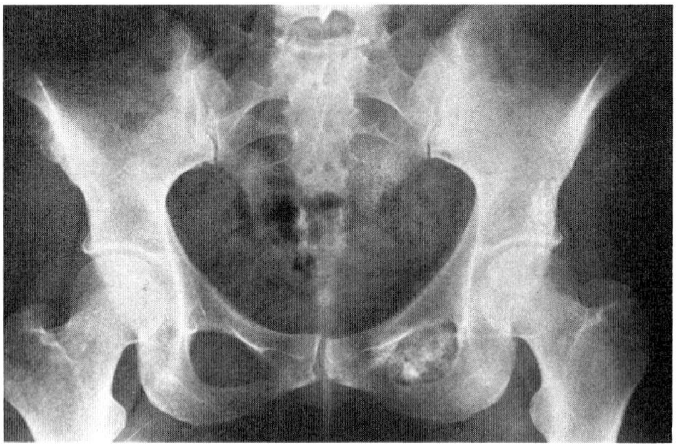
a

Abb. 283 a–c (N. N., 36 Jahre). *Solitäres Ekchondrom am R. pubis* (a). 2 Jahre nach Abtragung entwickelte sich ein ausgedehntes Rezidiv (histologisch jetzt Chondrosarkom) mit ausgedehnten Anfärbungen von Geschwulstgefäßen (b und c).
Jetzt: 3 Jahre nach Tumorresektion einschließlich der Resektion des Os ischium und Strahlentherapie kein Hinweis für ein Rezidiv

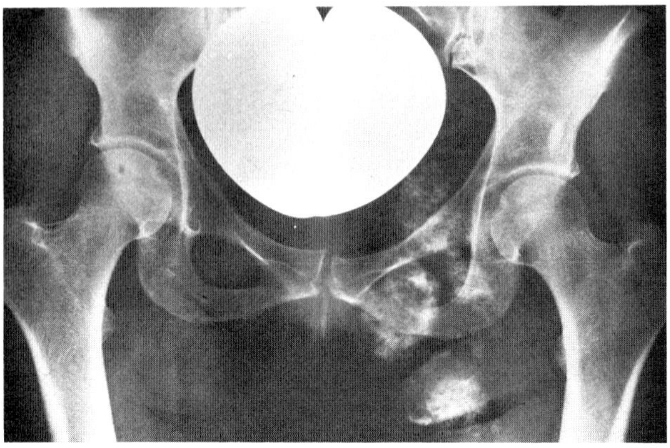
b

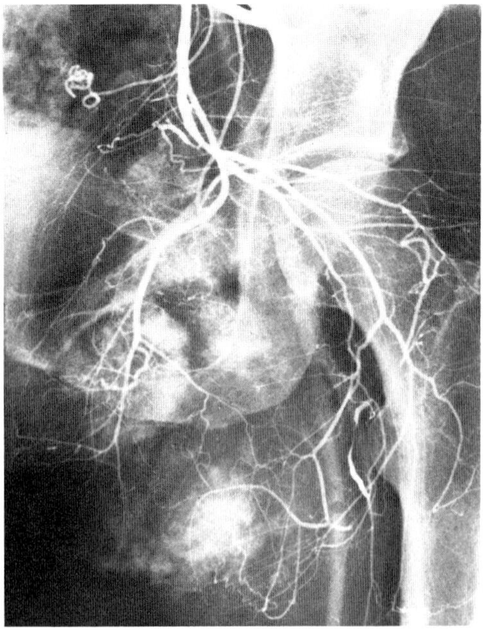
c

kens. Im Gegensatz zu den Chondromen in den kleinen Röhrenknochen müssen die Beckenchondrome als potentiell maligne Tumoren betrachtet werden. Es ist keine Seltenheit, daß Jahre nach einer vermeintlichen radikalen Entfernung eines histologisch bestätigten Chondroms ein Rezidiv im Knochen und in den Weichteilen auftritt (Abb. 281, 283), welches sich dann bei der feingeweblichen Untersuchung als Chondrosarkom erweist. Röntgenologisch ist eine Osteolyse in den Randbezirken einer Knochengeschwulst zumindest als verdächtig für ein malignes Wachstum zu betrachten. Oft zeigt das radiologische Erscheinungsbild auch keinen Hinweis auf ein malignes Wachstum. Das Gefäßbild läßt in diesen Bezirken regelmäßig Eigengefäßbildungen erkennen, wenngleich festgestellt werden muß, daß Chondrosarkome oft nur wenig Tumorgefäße besitzen.

Die **Therapie** der Beckenchondrome muß auch bei einer histologisch nachgewiesenen Gutartigkeit immer sehr gründlich erfolgen. Eine Resektion muß soweit wie möglich im Gesunden stattfinden. Beim Rezidiv, das sehr häufig vorkommt (Abb. 281, 282), und dann auch bei den bösartigen Knorpelgeschwülsten ist die partielle Resektion des Beckens und der plastische Ersatz möglich. Wenn auch Knorpeltumoren als wenig strahlenempfindlich gelten, so wird man sich vor allem nach einer Rezidivoperation doch zur Bestrahlung entschließen, was manchmal günstige Ergebnisse bringen kann. Auch haben wir verschiedentlich eine Chemotherapie eingeleitet. Gelegentlich bleibt die Hemipelvektomie nicht zu umgehen.

1.2. Riesenzelltumoren

Auch Riesenzelltumoren sind im Bereich des Beckengürtels vorzufinden. Charakteristisch für die Riesenzellgeschwulst ist die Osteolyse ohne Osteoplasie. Selten sind im Bereich des Beckens Osteome (Abb. 284) und Osteofibrome sowie Hämangiome zu beobachten.
Hinzuweisen bleibt noch auf die Lokalisation der fibrösen Dysplasie als tumor-like lesion im Becken.

1.3. Chordome

Chordome sind Geschwülste, die in den Resten der Chorda dorsalis entstehen. Sie sind gekennzeichnet durch ein langsames, aber stetiges Wachstum mit der Tendenz der Knochenzerstörung. Etwa zwei Drittel aller Chordome sind nach *Mabrey* im Sakrokokzygealbereich gelegen. Die Chordome sind *strahlenunempfindlich*. Sie können metastasieren.

Klinisches Bild: Chordome werden in jedem Lebensalter gesehen. Häufiger sind Männer betroffen. Anamnestisch werden bei Chordomen am unteren Ende der Wirbelsäule meist nur Kreuzschmerzen und Schmerzen im Beckenbereich angeführt. Gelegentlich wird bei größeren Tumoren über Obstipation und Blasenstörungen geklagt. Neurologische Ausfälle kommen vor. Erst bei der rektalen Untersuchung ist die Geschwulst vorn am Kreuzbein oder Steißbein zu tasten. Sie erstreckt sich nach vorn ins kleine Becken. Die Konsistenz ist fest, manchmal auch zystisch.

Röntgenologisch lassen sich öfter verschieden stark ausgedehnte Destruktionen des Knochens vorfinden. Die Knochenstrukturen verschwinden. In der Geschwulst sind Verkalkungen des Tumorgewebes möglich.

Therapie: Nur eine radikale Entfernung des Tumors verspricht Aussicht auf Heilung. Bei partiellen Resektionen erfolgt anschließend ein erneutes expansives Wachstum. Die Prognose unter Berücksichtigung einer Fünfjahresheilung ist äußerst ungünstig.

2. Maligne Geschwülste im Bereich des Beckens

Im Bereich des Beckens sind das Osteosarkom (selten), das Fibrosarkom (selten), das Chondro-

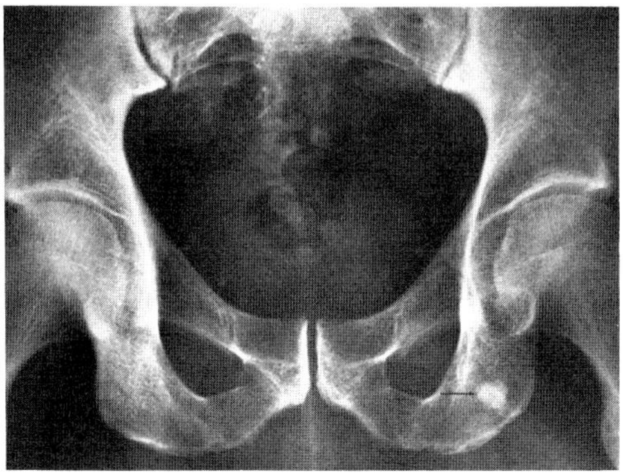

a

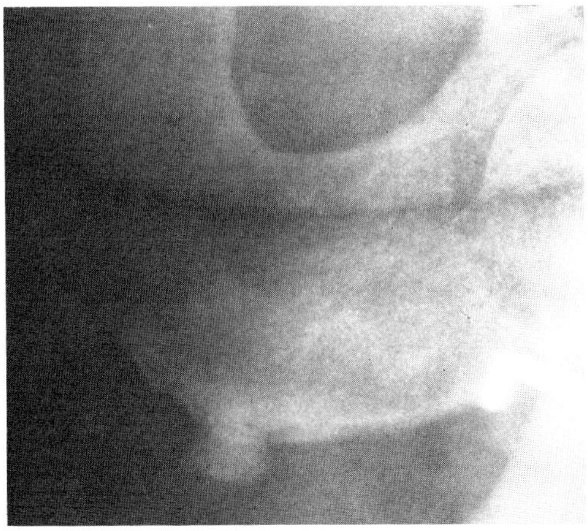

b

Abb. 284 a und b (S. E., 53 Jahre ♂). *Osteoidosteom im Sitzbein.* Klinisch bestand eine Ischialgie, die durch örtliche Beeinträchtigung des N. ischiadicus entstand. Nach der Tumorresektion vollkommener Rückgang der Ischialgie. Das Osteoidosteom der platten Knochen wurde früher vielfach als Enostom gedeutet!

sarkom (häufig), das Ewing-Sarkom (häufig) und das Plasmozytom (häufig) und Hämoblastom zu beobachten. Es kommen auch selten zu beobachtende Tumoren im Bereich des Beckens vor wie Hämangioendotheliome (Abb. 285). Diagnostisch können angiographisch feststellbare Gefäßneubildungen wichtige Hinweise bringen. Beim Plasmozytom ist vor allem zu beachten, daß die im Becken sichtbare Geschwulst nicht nur die einzig nachweisbare Geschwulst sein kann. Weitere seltene Tumoren können im übrigen Skelett liegen, die manchmal auch histologisch nur begrenzt einzuordnen sind (Abb. 285).

Differentialdiagnostisch bleibt das eosinophile Granulom als tumor-like lesion zu unterscheiden, das gelegentlich einen osteolytischen Tumor im Becken vortäuschen kann. Auch kann ein Echinokokkus in der Darmbeinschaufel zu Verwechslungen Anlaß geben.

Therapeutisch muß heute bei primären Beckengeschwülsten die operative Behandlung angestrebt werden, mit Ausnahme des Ewing-Sarkoms, des Retikulumzellsarkoms und der Hämoblastosen. Vor allem auch beim Ewing-Sarkom und beim Retikulumzellsarkom ist die Tumorresektion und der plastische Ersatz notwendig, wenn z.B. das Hüftgelenk mit befallen ist (Abb. 287).

Die **Prognose** ist bei den primären Beckentumoren ungünstig, wenngleich Heilungsmöglichkei-

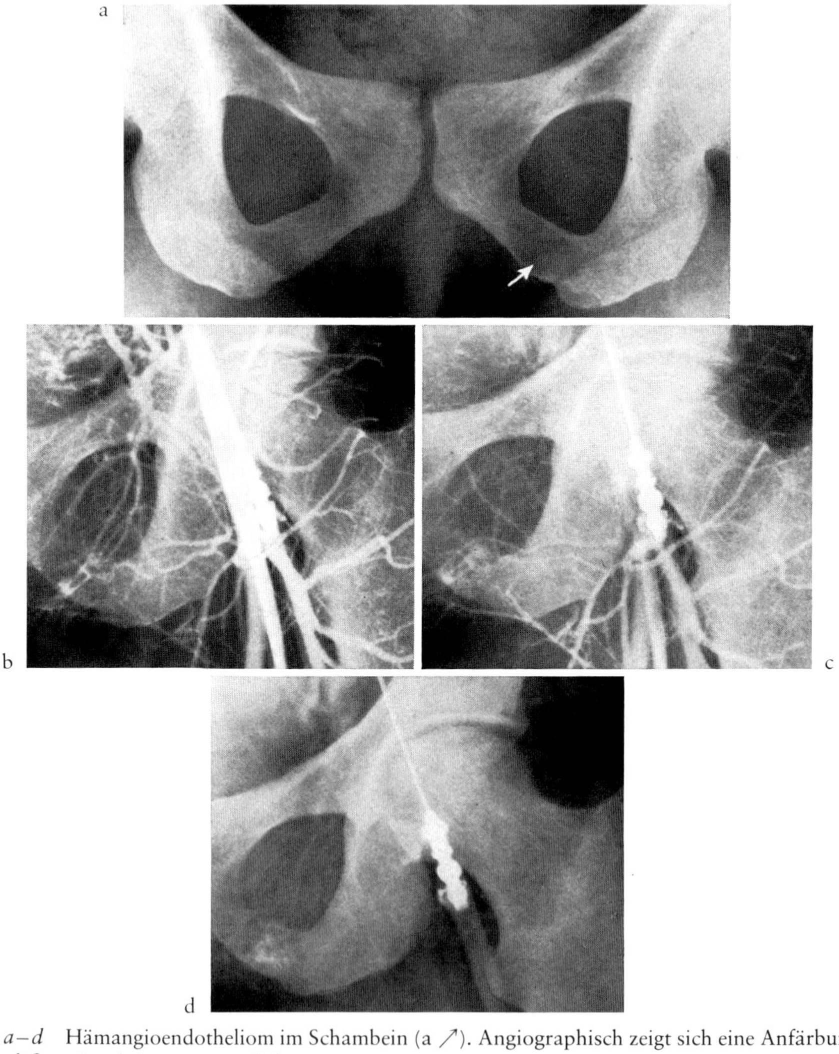

Abb. 285 a–d Hämangioendotheliom im Schambein (a ↗). Angiographisch zeigt sich eine Anfärbung von Geschwulstgefäßen. Resektion war möglich

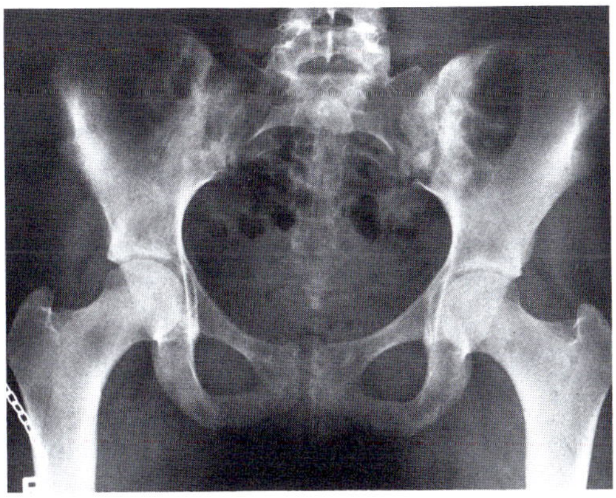
a

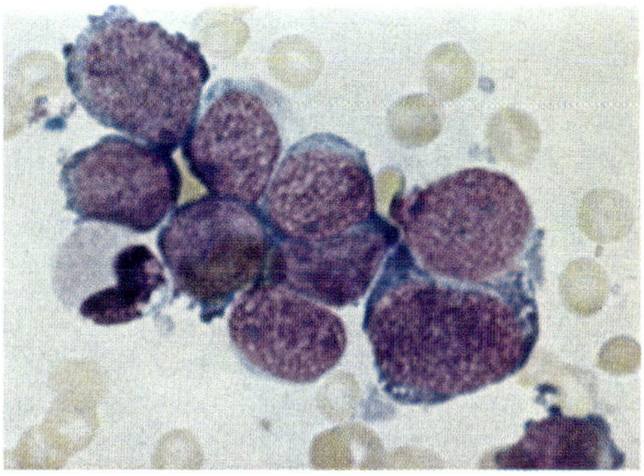
b

Abb. 286 a und b (B. I., ♀ 17 Jahre). *Nur bedingt einzuordnende Tumordestruktionen im Bereich des Beckens.* Klinisch werden seit 6 Wochen Kreuzschmerzen angegeben. Radiologisch finden sich multiple, z. b. lochartig ausgestanzte Osteolysen im Bereich des Beckens, der Lendenwirbelsäule, die an ein multiples Myelom erinnern. *Histologisch* war die Geschwulst nicht endgültig einzuordnen, wobei ein Mesenchymom und Polyhistiom als rundzelliges Sarkom am meisten wahrscheinlich ist

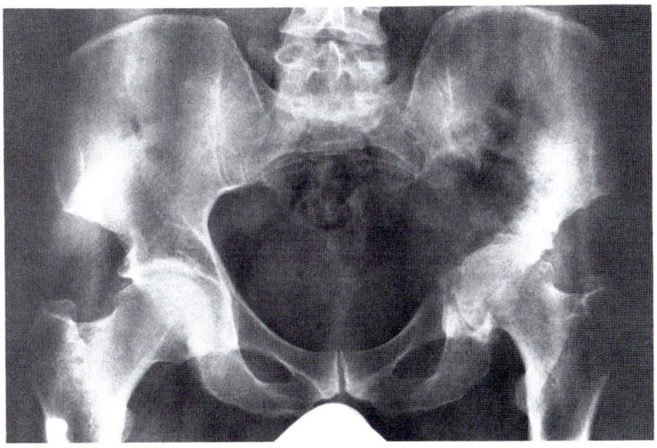
a

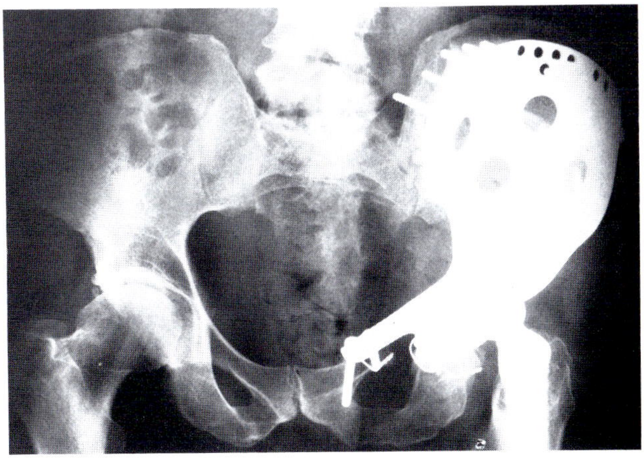
b

Abb. 287 a und b (G. H., ♂, 54 Jahre). *Retikulumzellsarkom* des Beckens mit Einbruch ins Hüftgelenk.
Jetzt: 3 Jahre nach Tumorresektion und alloplastischem Ersatz des Defektes und zytostatischer Behandlung kein Hinweis für ein Rezidiv

ten bei Anwendung einer kombinierten Therapie, d.h. zusätzlich zur operativen Therapie die Strahlentherapie und Chemotherapie, sich ergeben.

3. Metastatische Knochengeschwülste im Becken

Häufig kommt es zur Metastasierung des Prostata-, Mamma-, Lungen-, Schilddrüsen- und Nierenkarzinoms, seltener von Haut- sowie Uteruskarzinomen und Karzinomen des Gastrointestinaltrakts in das Becken (Abb. 288, 289, 290). Die **röntgenologische Abgrenzung** von Metastasen erweist sich gerade im Becken sehr oft als schwierig. Darmgase führen zu Überlagerung. Auch können Metastasen zunächst nur das Knochenmark befallen und deshalb wenig oder aber erst später Strukturveränderungen verursachen. Andererseits erfährt aber die Tela ossea durch die Osteoklastentätigkeit auch schon früh eine Unterbrechung (osteolytischer Typ). Beim osteoblastischen Typ wird neuer Knochen angelagert. Beide Formen sind gleichzeitig zu beobachten, so beim Hypernephrom und beim Sympathikoblastom.

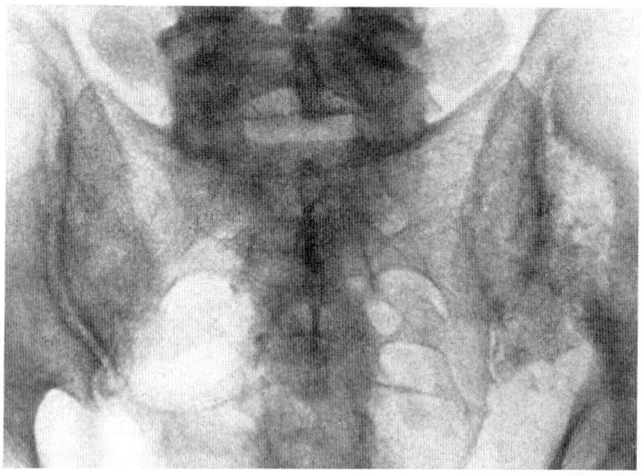

Abb. 288 Metastasen eines Bronchialkarzinoms im Darmbeinbereich mit Einbruch ins Iliosakralgelenk

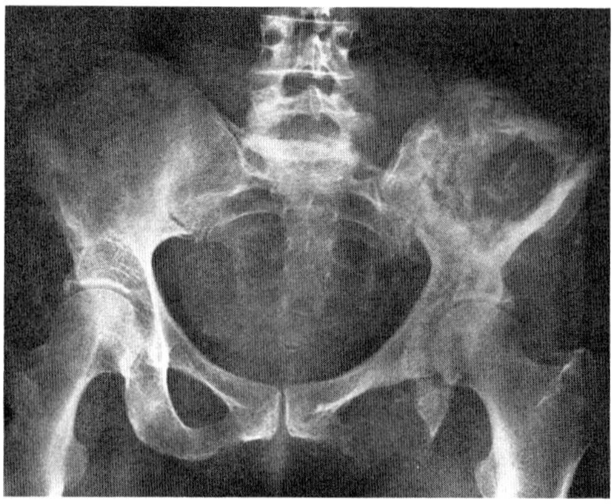

Abb. 289 Zum Teil faustgroße multiple osteolytische Metastasen eines Schilddrüsenkarzinoms im Becken

Metastasen des Prostatakarzinoms finden sich am häufigsten im Becken. Man muß deshalb beim älteren Mann mit Kreuzschmerzen, selbst beim Fehlen von Symptomen von seiten der Blase und bei einem negativen Tastbefund, immer an Beckenmetastasen denken. Sie sind meist gekennzeichnet durch osteoplastische Bezirke im Bereich des Pfannenbodens. Sie befinden sich weiter in den Schambeinästen und in der Kortikalis des Beckenkamms. Die saure Phosphatase ist erhöht. Zum Teil große, seifenblasenähnliche osteolytische Metastasen sind im Becken bei Tochtergeschwülsten der *Schilddrüse* und *Niere* zu sehen. Es handelt sich meist um solitäre Metastasen, die exzentrisch gelegen sein können.
Metastasen des *Mamma*karzinoms sind regelmäßig multipel und zeigen eine Osteolyse. Nach

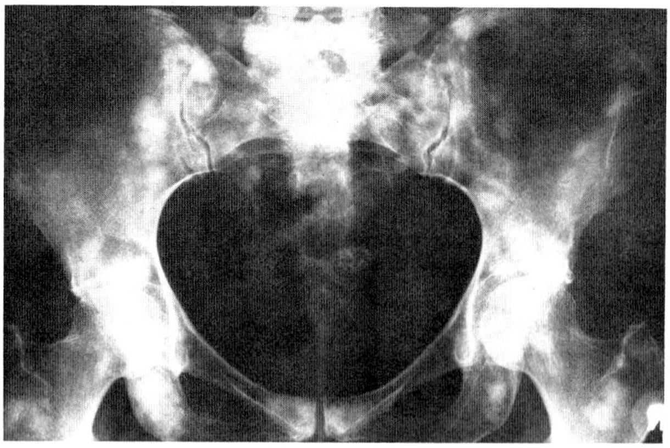

Abb. 290 (T. M., 56 Jahre). Osteomyelosklerose im Bereich des Beckens und der Wirbelsäule. Fleckenförmige Verdichtungen im Bereich des Beckenskeletts. Unscharfe Begrenzung der Herde

Cocchi kann man bei der osteolytischen Variante der polytopen Beckenkarzinome drei verschiedene Formen unterscheiden. Einmal können die Defekte münzgroß ausgestanzt erscheinen, und zum anderen können die Defekte am Rande eine Sklerose aufweisen. Schließlich findet man kleine osteolytische Herde ohne scharfe Begrenzung, die mottenfraßähnlich aussehen.

Therapie: Sofern ein operativer Eingriff (Verbundosteosynthese bevorzugt) eine Aussicht auf eine Zunahme der Stabilisierung und Belastungsfähigkeit bringt, soll heutzutage unbedingt die Operation durchgeführt werden. Mit Hilfe von Verbundosteosynthesen und Alloarthroplastiken lassen sich Patienten manchmal über Monate, ja sogar Jahre auf den Beinen halten.

II. Beinlängendifferenzen

Beinlängendifferenzen sind häufig zu beobachten. Sehr oft variiert die Länge der Beine lediglich um Millimeter, was klinisch schwer festzustellen ist. Von den klinischen Methoden hat sich die sogenannte „Brettchenmethode" bewährt. Die Meßgenauigkeit beläuft sich jedoch nur zwischen 0,5 und 1,0 cm. Exakter ist die Messung mit den verschiedenen zur Verfügung stehenden Meßgeräten (Manometer, Differentiometer). Exakt gelingt die Feststellung der Beinlänge mit Hilfe einer Ganzaufnahme der unteren Extremitäten.

Ungleiche Beinlängen haben ungünstige Auswirkungen auf das Hüftgelenk und die Wirbelsäule, weshalb man bei Beinlängendifferenzen von 0,5 cm, schon einen Ausgleich mit Hilfe der Absatzerhöhungen anstreben soll.

Ursachen der Beinlängendifferenz

1. Eine einseitige Überlänge durch primäre Hypoplasie, partiellen Riesenwuchs oder hemilaterale Wachstumsakzeleration (Klippel-Trenaunay-Syndrom).
2. Einseitige Hypoplasie, enchondrale Entwicklungshemmungen.
3. Sekundäre einseitige Verkürzungen durch epiphysäre Wachstumsstörungen nach Trauma, Entzündungen oder Lähmungen.

Therapie: Neben den funktionellen Gesichtspunkten stellt auch das ästhetisch-psychologische Problem einen bedeutenden Faktor bei der Indikationsstellung zum Beinlängenausgleich dar.

Für die Korrektur der Beinverkürzung stehen orthopädisch technische Maßnahmen zur Verfügung (Absatzerhöhung, Maßschuh, Verkürzungsausgleich, Innenschuhe oder orthopädische Apparate und Verkürzungsprothesen). Die verschiedenen Hilfsmittel, die mit zunehmender Verkürzung aufwendiger werden, bedingen eine erhebliche Belastung für den Patienten (Geruchsbelästigung infolge einer begrenzten Reinigungsmöglichkeit).

Ab einer Beinlängendifferenz von etwa 2 cm wird heute eine *operative Korrektur* der Beinlängendifferenzen angestrebt. Sie kann durch Verkürzung des überlangen Beines oder durch Verlängerung der zu kurzen Extremität erfolgen. Die Wahl des Verfahrens hängt von verschiedenen Faktoren ab, unter anderem von der Ursache der Längendifferenz, der Gesamtgröße des Patienten, dem Lebensalter und von psychischen Faktoren. Verkürzungs- und Verlängerungsosteotomien stellen immer wieder größere und technisch nicht einfache Eingriffe dar. Der Operateur muß die Leistungsgrenzen des angewendeten Verfahrens kennen sowie mit den möglichen Komplikationen vertraut sein.

Ein Vorteil der operativen Beinverlängerung besteht in der Tatsache, daß der operative Eingriff am betroffenen, d. h. also am kranken Bein ausgeführt wird, während der Längenausgleich durch Verkürzung das bis dahin intakte gesunde Bein in die operative Behandlung einbezieht und damit seine Unversehrtheit beseitigt. Durch eine unmittelbare Korrektur der Deformität kann eine operative Beinverlängerung zur Restitutio ad integrum führen, während die Verkürzungsosteotomie die ursprüngliche Deformität unverändert bestehen läßt und lediglich eine Kompensation am gesunden Bein herbeiführt. Die operative Beinverlängerung, die am Ort der Deformität angreift und diese korrigiert, führt zu einer Normalisierung der Proportionen, während die Verkürzung der gesunden Gliedmaße zwangsläufig eine Störung der Körperproportionen mit sich bringt. Als Nachteil der Verlängerungsosteotomie sind die lange Klinikbehandlung zu nennen; weiter ist die Operation technisch schwierig. Es sind 3–4 Operationen notwendig (Osteotomie, Osteosynthese und Spananlagerung sowie Metallentfernung), des weiteren oft Begleitoperationen (Achillotenotomie, Adduktorentenotomie, Kniebeugesehnenverlängerung).

Die *operative Verkürzung des Beines* kann durch Resektion eines Knochenzylinders (nach Wachstumsabschluß) am Oberschenkel oder Unterschenkel erfolgen, entweder metaphysär oder diaphysär. Am häufigsten wird die Verkürzungsosteotomie subtrochanter durchgeführt. Seltener wird die Längendifferenz ausschließlich am Unterschenkel durchgeführt. Die Osteotomien werden stabil verschraubt, wobei subtrochanter eine Plattenklinge eingebracht wird (Abb. 291), desgleichen kann am Schienbeinkopf mit einer Winkelplatte oder einer Löffelplatte eine stabile Osteosynthese erreicht werden (Abb. 291a). Diaphysär soll die Osteosynthese mit einem Nagel oder aber mit Platten vorgenommen werden (Abb. 291b).

Am Oberschenkel können maximal 10 cm reseziert werden. Dabei kann es zu einer kosmetisch ungünstigen Verbreiterung des Oberschenkelprofils kommen. Nachteilig bleibt weiterhin, daß die Verkürzungsosteotomie am gesunden Bein vorgenommen werden muß, was die Patienten oft ungern durchgeführt haben wollen.

Weiter führt die Verkürzungsosteotomie des Oberschenkels zu einer Änderung der Beinachsen. Da beim verkürzten Oberschenkel und unveränderter physiologischer Valgität des Knies beim Aneinanderlegen der Beine die Innenknöchelberührung vor der Knieberührung eintritt, entsteht der Eindruck eines O-Beines (beidseitige Verkürzungsosteotomie bei Patienten von mehr als 190 cm Körpergröße).

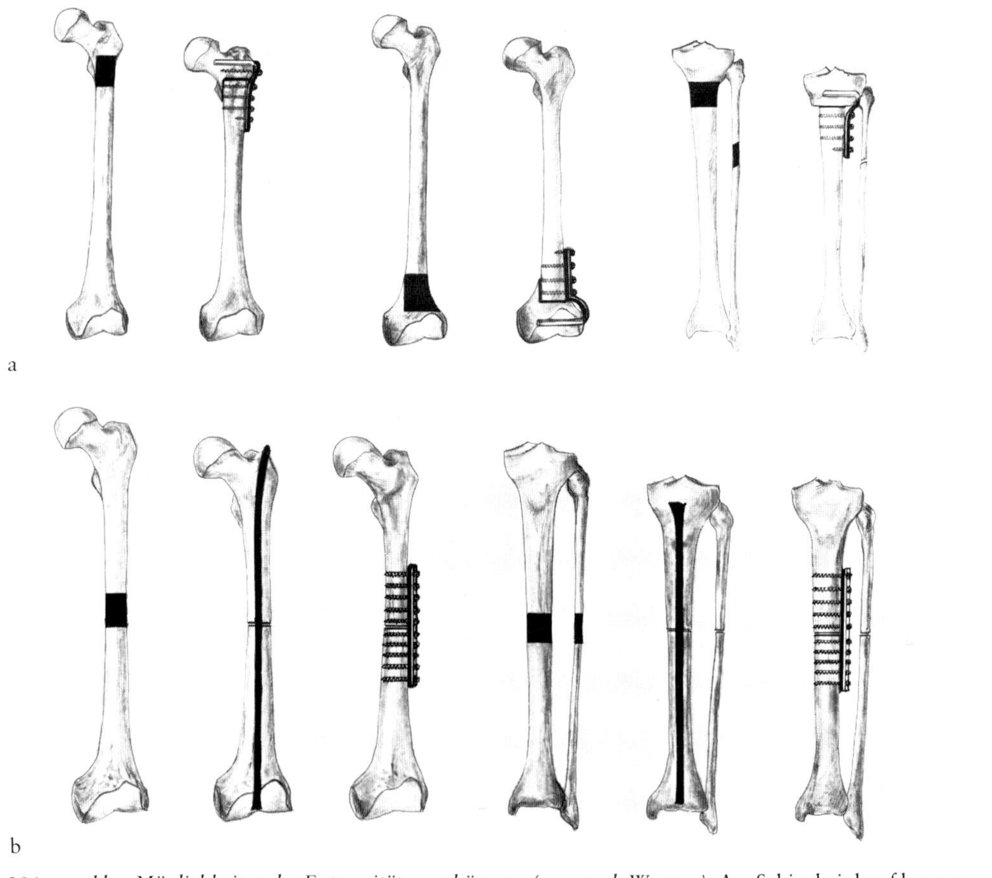

Abb. 291 a und b Möglichkeiten der Extremitätenverkürzung (gez. nach Wagner). Am Schienbeinkopf kann zur Stabilisierung auch eine T-Platte Verwendung finden. Die Verkürzungsosteotomie in der Diaphyse (b) soll nur ausnahmsweise durchgeführt werden (verzögerte Knochenheilung)

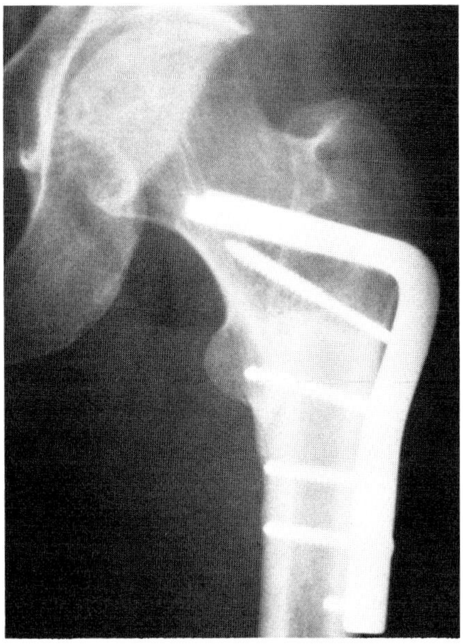

Abb. 292 Verkürzung des Oberschenkels um 6 cm (Osteotomie am koxalen Femurende und Fixation mit einer Plattenklinge).
Beachte: Der Trochanter minor wurde erhalten

Diesem kosmetisch erheblich störenden O-Bein kann z. B. durch eine gleichzeitige valgisierende Osteotomie entgegengewirkt werden.
Operative Beinverlängerungen können am Unterschenkel oder Oberschenkel durchgeführt werden. Verlängerungsosteotomien sind technisch schwierig, und die Behandlungszeit ist wesentlich länger als bei der Verkürzungsosteotomie, es sei denn, die Verlängerungsosteotomie (maximal 2 cm) kann einzeitig erfolgen (Abb. 293). Im allgemeinen muß die Verlängerungsosteotomie aber zweizeitig vorgenommen werden. In der 1. Sitzung erfolgt eine einfache Horizontalosteotomie in Schaftmitte von der Tibia und der Fibula bzw. Femur unter weitgehender Erhaltung des Periostschlauches. Vor der Trennung des Knochens wird ein Fixationsapparat nach *Anderson* oder *Wagner* angebracht. Ein proximales oder distales, perkutan in Horizontalrichtung in den Knochen eingeführtes paralleles Paar kräftiger Steinmannägel oder Knochenschrauben wird außerhalb der Weichteile – nach *Anderson* bilateral, nach *Wagner* unilateral – mit dem Schraubapparat verbunden (Abb. 294).

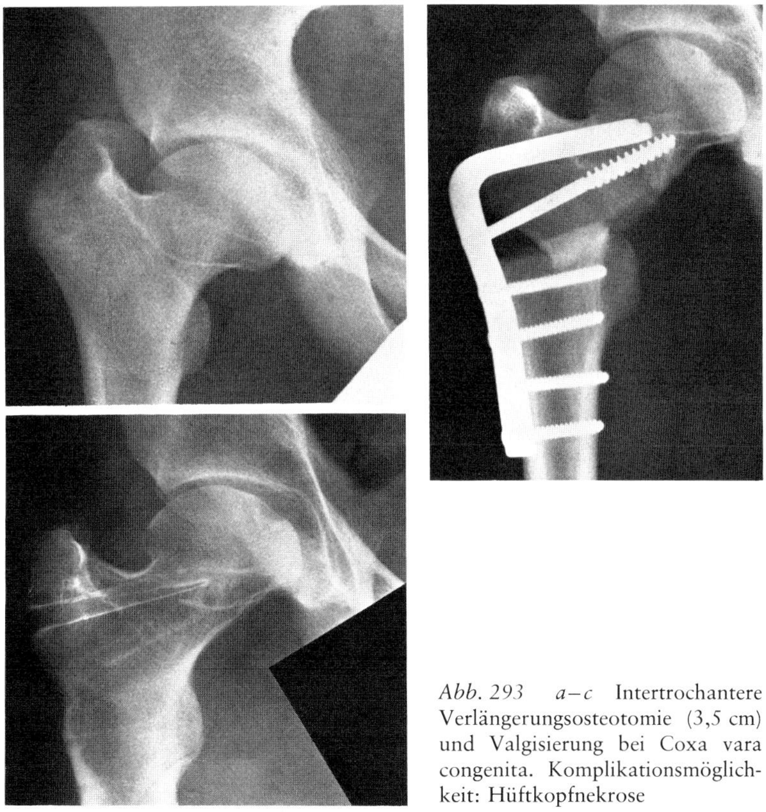

a b c

Abb. 293 a–c Intertrochantere Verlängerungsosteotomie (3,5 cm) und Valgisierung bei Coxa vara congenita. Komplikationsmöglichkeit: Hüftkopfnekrose

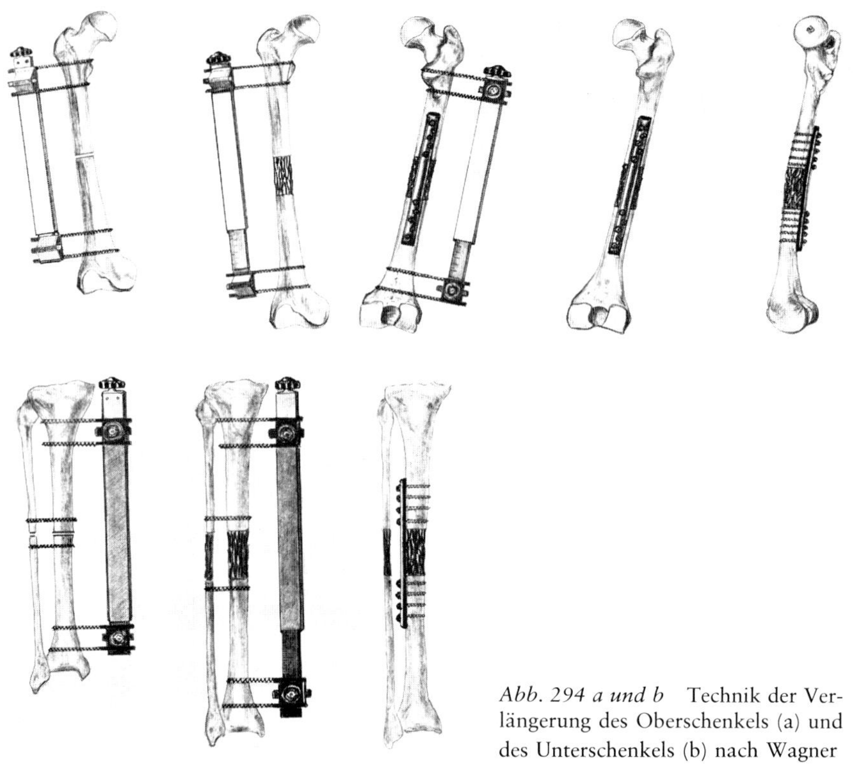

a

b

Abb. 294 a und b Technik der Verlängerung des Oberschenkels (a) und des Unterschenkels (b) nach Wagner

Nach fortgesetzter schrittweiser Distraktion werden die Osteotomiefragmente allmählich auf die benötigte Distanz auseinandergezogen.
Die tägliche Distraktionsrate beträgt anfänglich 2–3 mm. Von der 2. Woche ab verringert sich die Distraktionsstrecke auf etwa 1–2 mm infolge einer Zunahme des Weichteilwiderstandes. Die durchschnittliche Verlängerung pro Woche beträgt etwa 1 cm. Nach Erreichen der gewünschten Elongation wird in einer 2. Sitzung mit einer Platte die Stabilisierung der distrahierten Osteotomiefragmente vorgenommen. Der knöcherne Defekt wird mit einem Beckenkammknochen ausgefüllt. Bereits während der Distraktionsphase können Bewegungsübungen aufgenommen werden. Eine belastungsstabile Verknöcherung tritt beim Erwachsenen meist erst nach einem Jahr ein. Pseudarthrosen sind möglich, des weiteren Gefäß- und Nervenschäden.
Die Verlängerungsmöglichkeit ist begrenzt infolge einer beschränkten Dehnbarkeit von Nerven und Arterien sowie der Sehnen und Muskeln. Die obere Grenze der Verlängerung liegt im allgemeinen zwischen 6 und 8 cm.
Als Vorteile der Verlängerungsosteotomie sind die Schonung des nicht geschädigten Beines und die Wiederherstellung der natürlichen Körperproportion anzuführen.
Gelegentlich ist bei einer Achsenkorrektur eine gleichzeitige Verlängerung zu erhalten (Abb. 295).

Beinlängenausgleich durch eine temporäre Epiphysiodese: Eine zeitlich begrenzte Unterbrechung des Längenwachstums am Ober- und Unterschenkel kann während der Wachstumsperiode durch eine temporäre Epiphysiodese erreicht werden (*Blount*sche Klammerung). Man überbrückt den Wachstumsknorpel durch 8-förmige Metallklammern und erreicht dadurch eine mechanische Arretierung des Längenwachstums. Auf jeder Seite sind mindestens 3 Parallelklammern in gleichen Abständen einzubringen. Besonders geeignet sind die rasch wachsenden Epiphysen distal am Femur und proximal an der Tibia. Am Unterschenkel muß zur Vermeidung eines Vorschubs der Fibula auch deren proximale Epiphyse geklammert werden. Die Klammern bleiben liegen, bis das verkürzte Bein den Wachstumsrückstand aufgeholt hat und darüber hinaus 0,5–1,0 cm Überlänge erreicht ist. Das dauert je nach Längendifferenz bis zu drei oder mehr Jahren. Eine leichte Überkorrektur ist notwendig, da nach Entfernen der Klammern die Epiphyse meist mit einem verstärkten Wachstumsschub reagiert, was zu einem Korrekturverlust führt.

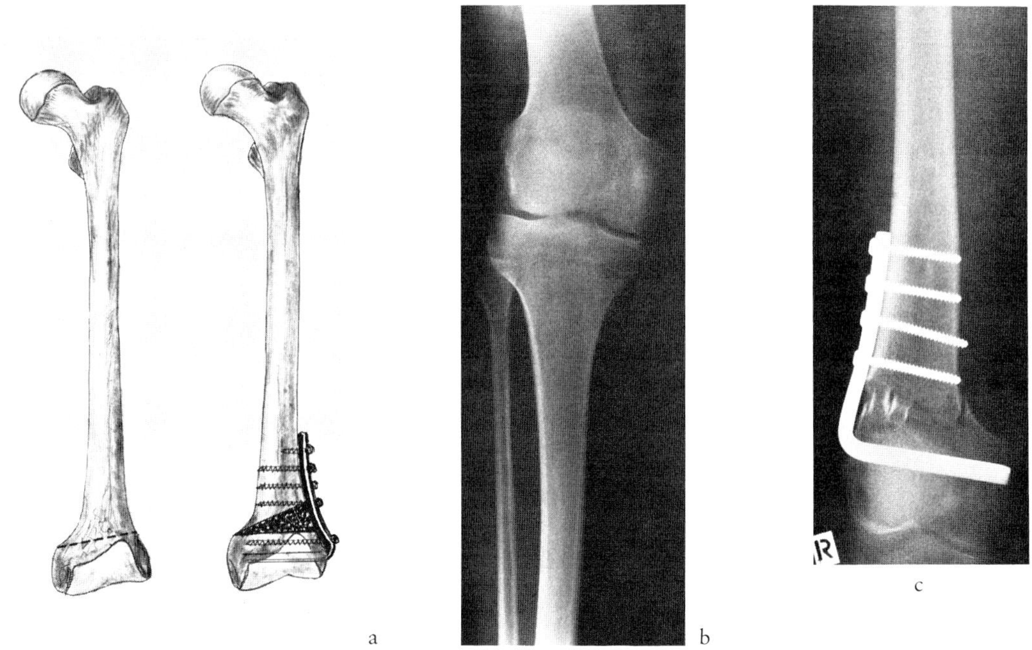

Abb. 295 a–c Suprakondyläre Umstellungsosteotomie (Varisierung) unter gleichzeitiger Verlängerung (Einbringung von Knochenkeilen)

III. Hüftgelenk und Oberschenkel

a) Habituelle Luxation des Hüftgelenks

Die *habituelle Luxation* (Dysplasie) und auch die *rezidivierende Luxation* des Hüftgelenks (posttraumatisch) sind außerordentlich selten. Häufig dagegen die Luxation der Hüfte, wie sie sich im Verlauf des Dysplasiegeschehens mit nachfolgender Luxation im Säuglingsalter entwickelt.

W. Koch berichtete 1978 über einen 6jährigen Patienten mit einer *habituellen doppelseitigen Hüftluxation* bei einem normalen Pfannendach, aber einer Antetorsion von 45° und Coxa valga von 150°, die bei Beugung, Abduktion und Außenrotation auftrat.
Bei der Operation ergab sich eine schlaffe Kapsel, die operativ gedoppelt und weiter ventral durch eine aufgesteppte Rektussehne verstärkt wurde. Zur *rezidivierenden Luxation* des Hüftgelenks kann es im Anschluß an eine traumatische Luxation kommen, wobei dann eine nicht entsprechende Verheilung der Kapsel Mitursache ist. Sehr oft findet sich aber gleichzeitig ein pathologischer Befund der Antetorsion, des Schenkelhalswinkels bzw. eine Pfannendysplasie. Ist dies nicht der Fall, so kann durch eine Kapselplastik die rezidivierende Hüftgelenksluxation erfolgreich angegangen werden. Andernfalls muß eine Fehlwachstumskomponente im Schenkelhals bzw. der Pfanne mit korrigiert werden.

b) Coxa vara

Unter Coxa vara versteht man eine Verformung des koxalen Femurendes, wobei der Schenkelhalsschaftwinkel (CCD-Winkel) unter 120° liegt. Eine Schwierigkeit ergibt sich bei der Abgrenzung der Coxa vara im Kindesalter, da ja während der Wachstumsphase eine umwegige Entwicklung stattfindet (*v. Lanz, Mayet*).
Verschiedene Erkrankungen und auch Verletzungen können zur Coxa vara führen.

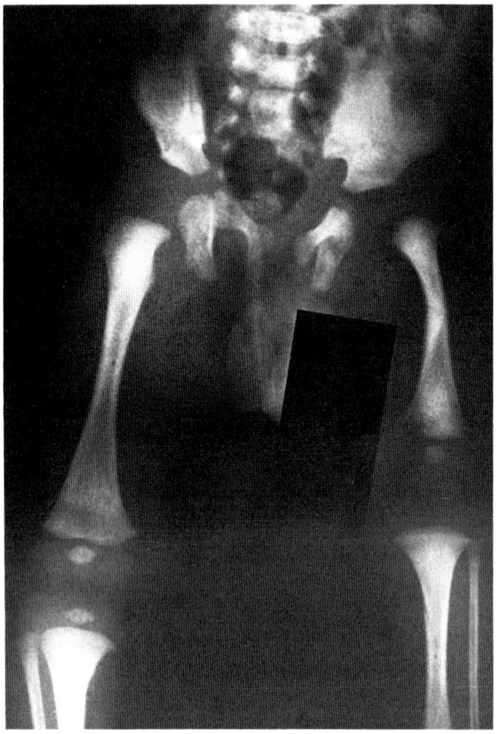

Abb. 296 Coxa vara bei angeborener Femurverkürzung

Einteilung

1. Angeborene Coxa vara

a) Coxa vara congenita bei einer lokalisierten Wachstumsstörung (Femurhypoplasie mit Coxa vara und Femurverkrümmung mit Coxa vara – Abb. 296).

b) Coxa vara bei generalisierten Wachstumsstörungen (Osteochondrodysplasie).

c) Coxa vara infantum (Abb. 297).

2. Erworbene Coxa vara

a) Coxa vara bei krankhafter Erweichung des Knochens (Rachitis) und Tumoren sowie Tumor-like lesions (Abb. 300).

b) Coxa vara bei Aufbaustörungen (Coxa vara adolescentia). (Abb. 35 und 37, Bd. II/1), Perthessche Erkrankung (Abb. 301).

c) Coxa vara traumatica nach Schenkelhalsfrakturen (Abb. 302) und Hüftkopfnekrosen.

1. Angeborene Coxa vara

Bei der angeborenen Coxa vara handelt es sich um eine lokalisierte angeborene Wachstumsstörung oder aber eine generalisierte angeborene Entwicklungsstörung des Skeletts, wie sie vor allem bei der Osteochondrodysplasie zu beobachten ist.

Bei der *kongenitalen Femurhypoplasie* vom Typ A findet man eine deutliche Varusbildung des Schenkelhalses, wobei der knöcherne dysplastische Femurschaft mit dem Femurkopf durch einen fibrösen oder knorpeligen Hals verbunden ist. Man spricht von einer „proximal femoral focal Deficiency" (PFFD). Beim Typ B nach *Aitken* findet sich eine Dislokation des Femur nach proximal bei einem dysplastischen Femurkopf in normaler Pfanne. Klinisch zeigt sich ein stark verkürzter Oberschenkel mit Flexions-, Abduktions- und Außenrotationskontraktur der Hüfte.

Therapie: Bei der *kongenitalen Femurhypoplasie* mit Coxa vara vom Grad I und II nach *Aitken* muß die valgisierende Osteotomie mit einer Knochenspanbolzung kombiniert werden, um den knorpeligen Schenkelhalsdefekt knöchern zu überbrücken. Meist ist eine Kniearthrodese notwendig, um die mechanische Wirkung des kurzen Beines als Hebelarm der Prothese zu verbessern. Zur besseren Führung und Anpassung der Prothese ist zusätzlich oft die Amputation des Fußes nicht zu umgehen, oder aber die Drehung des Unterschenkels um 180°, so daß die Fußspitzen nach dorsal schauen und das obere Sprunggelenk als Kniegelenk der Prothese benützt werden kann.

Eine *Coxa vara bei einer angeborenen Femurverkrümmung* ist gekennzeichnet durch die Sklerosierung und Verbiegung des Oberschenkels und des subtrochanteren Bereichs, was zu einer erheblichen Verkürzung des Beines führt.
Die Verkürzung und die Fehlstellung ist nicht so ausgeprägt wie bei der angeborenen Femurhypoplasie und Coxa vara. Operativ kommt zunächst die valgisierende Osteotomie in Frage, evtl. später der Beinlängenausgleich.
Auch bei der *metaphysären Wachstumsstörung der Osteochondrodysplasie* (enchondrale Dysostose) kann sich eine mehr oder weniger ausgeprägte Coxa-vara-Bildung entwickeln. Therapeutisch kann die Fehlstellung durch eine Abduktionsosteotomie behoben werden.
Bei der *Coxa vara congenita*, der eigentlichen angeborenen Coxa vara, die von *Drehmann* als Vorstufe des Femurdefektes bezeichnet wurde, findet sich eine Defektbildung im Bereich des metaphysären Hüftkopfanteils und auch des Schenkelhalses. Häufig, im Verhältnis 3 : 1, ist nur eine Seite betroffen.

Klinisch wird die Diagnose erst oft dann gestellt, wenn das Kind bereits laufen gelernt hat, es sei denn, daß bei einer Vorsorgeuntersuchung die Röntgenaufnahme des Hüftgelenks angefertigt wurde. Klinisch zeigt sich bei einem einseitigen Befall ein schmerzloses Trendelenburg-Hinken,

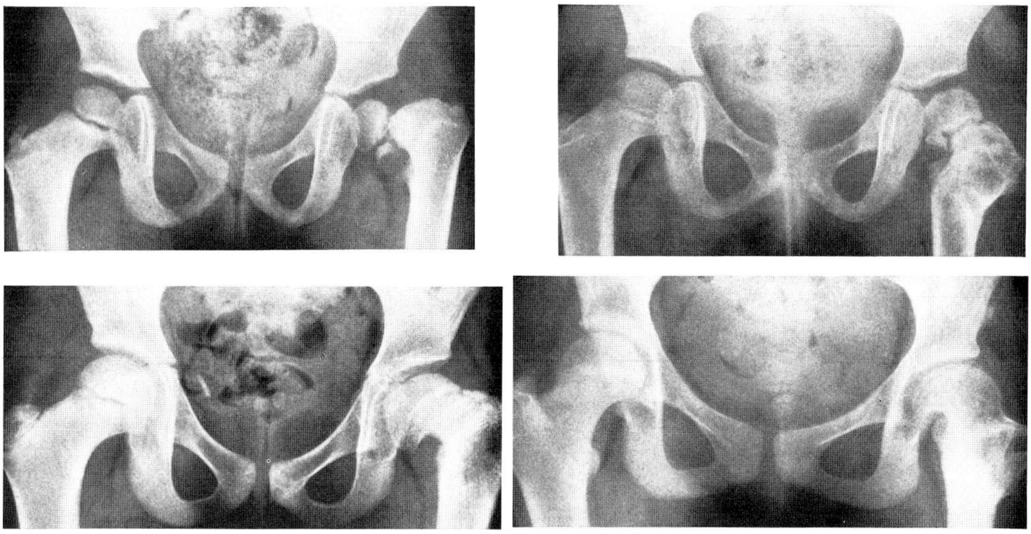

a b c d

Abb. 297 a–d *Coxa vara congenita.* a) Typische Verformung des koxalen Femurendes im Alter von 4 Jahren, b) nach Aufrichtungsosteotomie, c) erneute Varusdeformierung 5 Jahre später, nochmals Aufrichtungsosteotomie, d) Endstadium im Alter von 15 Jahren

bei einem beidseitigen Befall kommt es zum Watschelgang. Kinder ermüden relativ schnell. Oft fällt bei der Untersuchung eine vermehrte Lendenlordose auf. Bei der Beweglichkeitsprüfung findet man auch eine Abduktions- und Innenrotationsbehinderung. Das Trendelenburgsche Zeichen ist positiv. Es besteht eine meßbare Beinverkürzung.

Radiologisch zeigt sich ein deutlich verkleinerter CCD-Winkel mit Extremwerten von 40–50°. Die Kopfepiphyse, die im allgemeinen keine Wachstumsstörung aufweist, steht vertikal. Der distale Anteil der Fuge teilt sich in zwei Äste, so daß die Form eines umgekehrten Y entsteht. Zwischen den beiden Ästen liegt distal ein dreieckförmiges Knochenfragment, das pathognomonisch für die Coxa vara congenita ist. Neben der Coxa-vara-Stellung besteht weiterhin eine Retroversion des koxalen Femurendes.

Therapie: Die *Coxa vara congenita* muß durch eine Y-förmige valgisierende Osteotomie nach *Pauwels* behandelt werden, um eine hirtenstabförmige Deformierung am koxalen Femurende zu verhindern (Abb. 297, 298, 299).
Der Zeitpunkt der Operation wird zum Teil durch die morphologischen Veränderungen bestimmt. Am Beginn der operativen Behandlung steht die Valgisations-Derotationsosteotomie zur

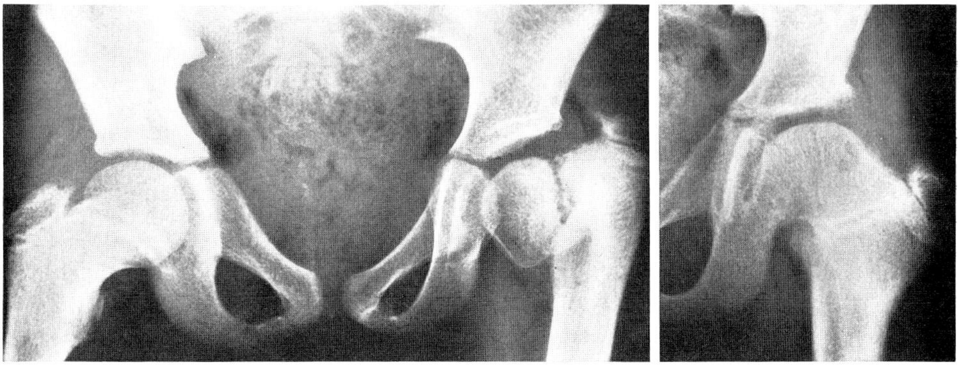

a b

Abb. 298 a und b Coxa vara congenita (8 Jahre alt). a) Zu Beginn der Behandlung, b) 5 Jahre nach Aufrichtungsosteotomie

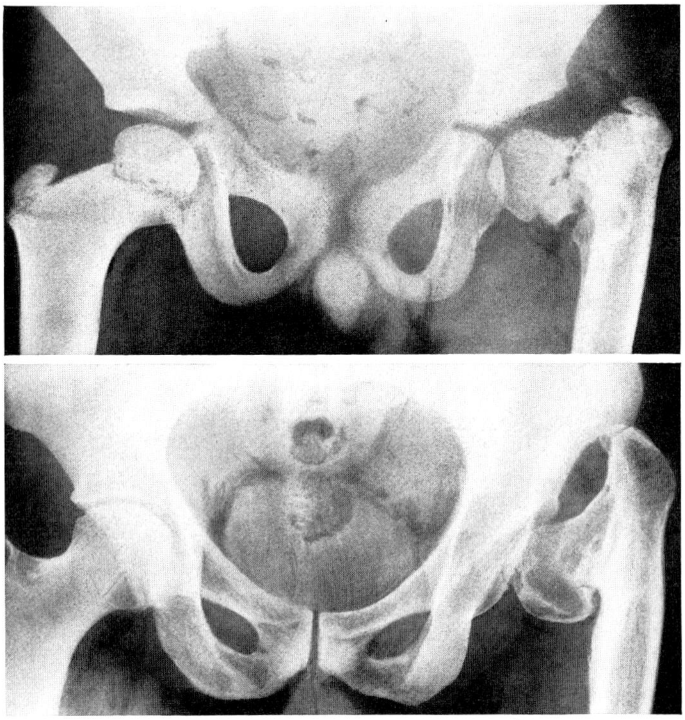

a

b

Abb. 299 a und b Coxa vara congenita ohne Behandlung. a) Im Alter von 8 Jahren, b) Typische Hirtenstabdeformierung des koxalen Femurendes (25 Jahre später)

Herstellung einer physiologischen Biomechanik der Hüften. Die Epiphysenfuge kommt dadurch in eine fast horizontale Lage. Es werden also alle Scher- und Biegekräfte in Druckkräfte umgewandelt. Durch die Valgisation folgt weiter eine Distalverlagerung des Trochanter major und eine Verlängerung der Hüftabduktoren, womit das Trendelenburgsche Hinken behoben werden kann. Außerdem bewirkt die Valgisation eine Verlängerung des Beines. Spezielle Osteotomien können – vor allem, wenn sie erst nach Wachstumsabschluß durchgeführt werden – eine wesentliche Verlängerung des Beines (3–4 cm) bringen (Abb. 293).

2. Erworbene Coxa vara

Die *Coxa vara rachitica* gehört zu den erworbenen Deformierungen bei pathologischer Erweichung des Knochens. Die Ursache ist der gestörte Einbau von Kalzium und Phosphor in den Knochen infolge Vitamin-D-Mangel. Der genaue pato-physiologische Mechanismus dieser Störung ist noch nicht endgültig geklärt. Man weiß, daß die Mineralisation des gebildeten Osteoids und des Epiphysenknorpels vermindert ist, weshalb es zur Knochenerweichung und weiter zur Osteoidhypertrophie und Epiphysenauftreibung kommt. Unter der Belastung des Körpergewichts erfolgt eine multilokuläre Deformierung des Skeletts im Bereich der unteren Extremitäten und der Wirbelsäule. Im Vordergrund steht die Varusdeformierung des proximalen Femurendes und weiter folgt eine Varusverbiegung suprakondylär am Femur und am Tibiakopf sowie supramallelär am Unterschenkel.

Die Vitamin D-Mangel-Rachitis ist heute selten. Die Vitamin D-resistente Rachitis stellt jedoch nach wie vor ein Problem dar. Es handelt sich um eine seltene dominant vererbte, gelegentlich auch sporadisch auftretende Krankheit, die auf Gaben von Vitamin D nicht anspricht. Bei zunehmender Belastung kommt es zur Progression der Deformität infolge der auftretenden Scher- und Biegekräfte, insbesondere am proximalen Femur. Die resultierende Coxa vara zeigt eine konsekutive Insuffizienz der Hüftabduktoren mit einem positiven Trendelenburgschen Zeichen. Durch die zusätzliche Lateralverschiebung des proximalen Femur verstärkt sich das O-Bein.

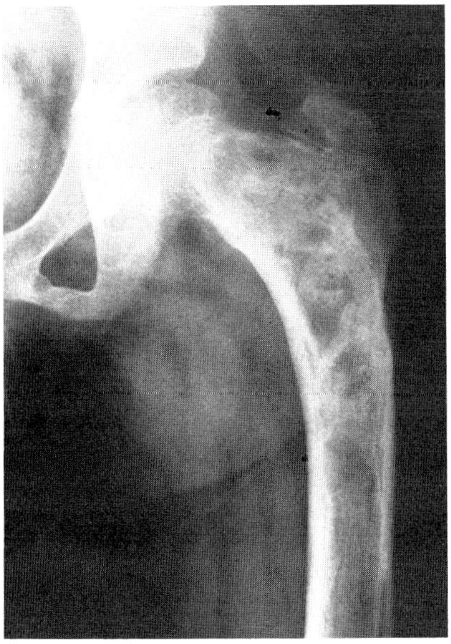

a

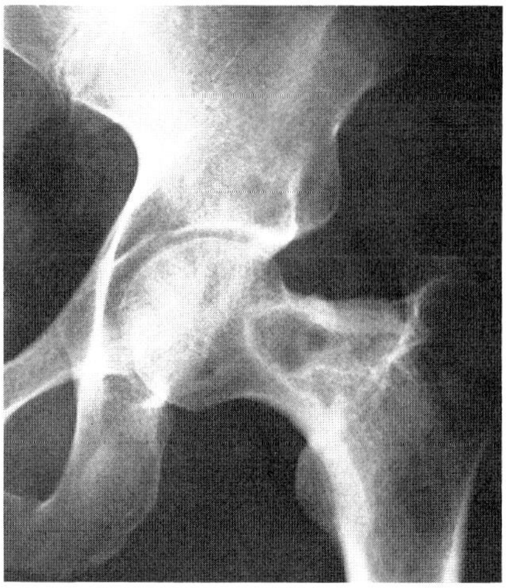

b

Abb. 300 a und b *Coxa vara – Verformung* bei fibröser Dysplasie (a) bei eosinophilem Granulom (b)

Therapeutisch muß eine Kombinationsbehandlung stattfinden, wobei die operative Behandlung erst im Anschluß an die medikamentöse Behandlung erfolgen soll. Bei der Coxa vara ist eine valgisierende intertrochantere Osteotomie vorzunehmen. Gelegentlich ist bei geringgradigen Coxa-vara-Verformungen eine suprakondyläre Osteotomie zur Korrektur ausreichend, wenn diese wegen einer knienahen Achsenfehlstellung durchgeführt werden muß.
Besondere Probleme bereitet die Behandlung der *Coxa vara bei der fibrösen Dysplasie*, da es dabei zu ausgeprägten Verformungen des gesamten proximalen Femuranteils kommen kann. Nach einer korrigierenden Osteotomie muß der Knochendefekt überbrückt werden, was sehr oft größte Schwierigkeiten bereitet (Abb. 300).
Hinzuweisen bleibt noch auf die posttraumatische Coxa-vara-Bildung im Verlauf verschiedener Frakturen am koxalen Femurende (Abb. 302), weiter auf eine Coxa vara-Bildung bei Wachstumsstörung (Perthessche Erkrankung) (Abb. 301) und die Coxa vara epiphysaria (Abb. 35, 37) im Sinne des jugendlichen Hüftkopfgleitens, wie sie in Bd. II/1, S. 44 abgehandelt wurde.

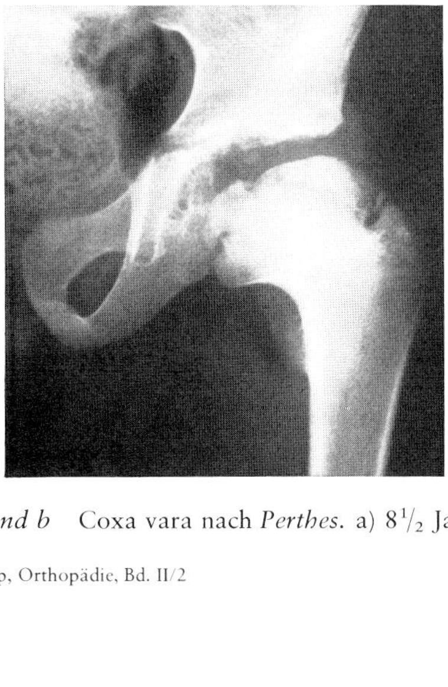

a

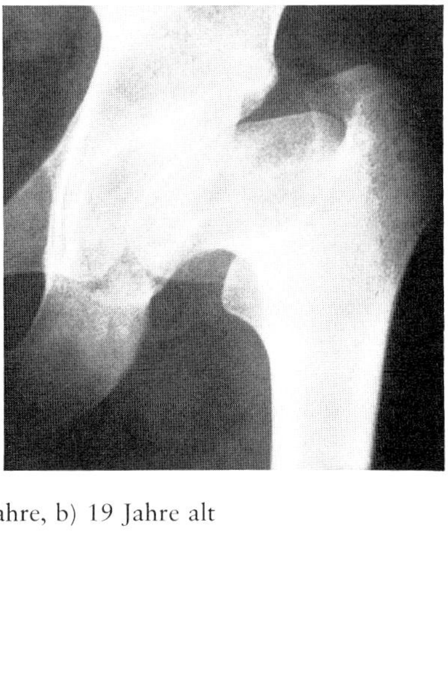

b

Abb. 301 a und b Coxa vara nach *Perthes*. a) 8½ Jahre, b) 19 Jahre alt

c) Coxa valga

Die Coxa valga ist durch eine Vergrößerung des Schenkelhalswinkels charakterisiert, der normalerweise im Durchschnitt 127° betragen soll mit einer Schwankungsbreite zwischen 120 und 135°. Im allgemeinen spricht man von einer Coxa valga, sofern der Winkel mehr als 140° beträgt (*Fritz Lange*). Zur exakten Objektivierung des Schenkelhalswinkels ist es notwendig, daß Röntgenaufnahmen bei parallelliegenden Kniegelenken angefertigt werden. Bei Röntgenaufnahmen in Außenrotationsstellung erscheint der Schenkelhals steiler, bei Aufnahmen in Innenrotationsstellung kleiner. Die Coxa valga-Stellung (vergrößerter CCD-Winkel) kann gleichzeitig mit einer vermehrten Antetorsion (vergrößerter AT-Winkel) einhergehen. Wir sprechen dann von der Coxa valga antetorta. Sie gilt als die wichtigste Form der Coxa valga im Verlauf einer Hüftdysplasie, wobei die Dysplasie der Gelenkpfanne verschieden stark ausgeprägt sein kann. Es gibt aber Coxa valga-Bildungen auch ohne Pfannenveränderung.

Zur Coxa valga-Bildung kann es bei Entlastung und weiter bei einer Störung des Muskelgleichgewichtes kommen (Unterfunktions-Coxa valga nach *H. Mau*). Die *Entlastungs-Coxa valga* kommt dadurch zustande, daß der Muskelzug herabgesetzt ist oder das Gehen und Stehen unter Ausschaltung des Körpergewichts erfolgt, was bei einer Entlastung des Beines wegen Verkürzung, nach Amputation und bei einer Störung des Wachstums zu erwarten ist, das auf das Tragen eines entlastenden Apparates zurückzuführen ist. Die Coxa valga infolge einer Störung des Muskelgleichgewichts entsteht bei einer Lähmung der Glutäen nach einer Poliomyelitis oder bei einer Schwächung der Glutäalmuskulatur im Verlauf einer Muskeldystrophie. Auch eine Spastik der Adduktoren kann zur Steilstellung des Schenkelhalses Anlaß geben.
Hinzuweisen bleibt schließlich noch auf die Coxa-valga-Bildung nach Frakturen und bei Wachstumsstörungen infolge einer Epiphysenfugenschädigung. Weiter finden wir die Entwicklung einer Steilstellung bei kartilaginären Exostosen und bei Entzündungen.

1. Coxa valga antetorta im Verlaufe der Hüftgelenksdysplasie

Als Ursache für die Coxa valga antetorta werden Störungen des muskulären Gleichgewichts und eine dysplastische Komponente diskutiert. Das Spektrum der Coxa valga antetorta erstreckt sich von der Coxa valga subluxans bis hin zur oberen Normgrenze des physiologischen altersentsprechenden Schenkelhalswinkels.

Während der Schenkelhalswinkel eindeutig festgelegt ist, ergeben sich bei der Definition und Bestimmung des Antetorsionswinkels immer wieder Diskussionen.
Der Antetorsionswinkel wird seit langem als Winkel zwischen der Kniekondylenachse und der Schenkelhalsachse der Transversalebene definiert (*Fick, von Lanz* und *A. Mayet, Mittelmeier, Müller, M. E.* und *Rippstein*). Es handelt sich also um einen in die Horizontalebene projizierten Winkel im Raum. 1973 wurde von *König* der Antetorsionswinkel als Winkel zwischen Schenkelhalsachse und ihrer lotrechten Projektion auf die Kondylenebene angegeben, d.h. der Antetorsionswinkel liegt in der Ebene des Schenkelhalswinkels und ist von diesem direkt abhängig. Es handelt sich hierbei um eine andere Definition des Antetorsionswinkels, die folglich eine andere Bestimmungsmethode mit sich bringt und damit auch andere Winkelwerte ergibt. Nach den Überlegungen von *König* ergibt sich eine direkte mathematische Abhängigkeit der beiden Winkelgrößen zueinander, woraus sich mathematische Gesetzmäßigkeiten ableiten lassen.
Untersuchungen von *Hackenbroch* ergaben, daß die Antetorsionsbestimmung nach der Methode von *Rippstein* zuverlässig vorgenommen werden kann. Die Bestimmungsmethode nach *Rippstein* ist durch die Standardisierung und exakte Reproduzierbarkeit infolge der besonderen Lagerungstechnik hervorzuheben.
Normalerweise beträgt die Antetorsion um 10°.

Klinisches Bild: Sehr oft bestehen bei der Coxa valga ohne Antetorsion keine Beschwerden, es sei denn, es entwickeln sich im Lauf des Alterns arthrotische Veränderungen.
Beim gleichzeitigen Bestehen einer Antetorsion fällt bei der Untersuchung die maximale Einwärtsdrehungsmöglichkeit von etwa 90° und die verminderte Außendrehfähigkeit des Hüftgelenks auf. Die Kinder laufen nach innen, sie stolpern sehr oft, neigen zur raschen Ermüdbarkeit. Gelegentlich werden Trochanter- oder Knieschmerzen angegeben. Das Trendelenburgsche Zeichen kann in Außenrotationsstellung positiv sein.

Therapie: Eine Coxa-valga-Stellung bei einer normalen Pfannenentwicklung ist nur ausnahmsweise eine Indikation für eine Umstellungsosteotomie. Es muß dann eine typische Drehvarisierungsosteotomie durchgeführt werden, wenn neben der Valgastellung eine Antetorsion vorzufinden ist. Es ist dann eine Derotations-Varisierungsosteotomie zu planen. Die

Operationsindikation hängt nicht sosehr von einem Antetorsionswinkel ab, sondern viel mehr vom klinischen Befund und den radiologischen Veränderungen der Hüftpfanne. Eine Operation ist zu diskutieren, wenn die Antetorsion im Verlauf von Jahren sich nicht zurückbildet (Abb. 303), wenn subchondrale Pfannendachsklerosen als Zeichen einer Überlastung auf Röntgenkontrolluntersuchungen festgestellt werden können und wenn klinisch entsprechende Beschwerden bestehen (Schmerzen, Ermüdbarkeit, Einwärtsgang). Im allgemeinen kann bis zum 10. Lebensjahr, regelmäßig sogar länger bis Wachstumsabschluß abgewartet werden. Entschließt man sich zur Operation, so sollte diese exakt geplant und unter optimalen Bedingungen durchgeführt werden. Die intertrochantere Derotations-Varisierungsosteotomie erlaubt eine exakte Korrektur der Antetorsion, der Schenkelhalssteilstellung, und weiter kann eine Medialisierung des distalen Oberschenkels vorgenommen werden. Gefürchtete Komplikationen, die auch bei der Fixation mit Kirschnerdrähten und anschließendem Bekken-Bein-Gips beobachtet werden können, sind

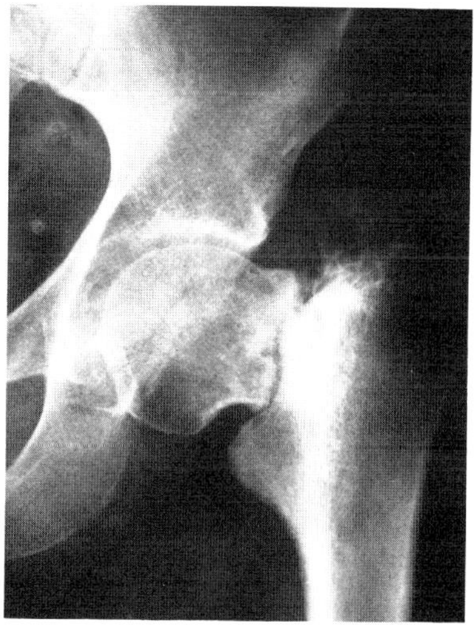

Abb. 302 *Coxa vara posttraumatica* bei Schenkelhalspseudarthrosen nach medialer Schenkelhalsfraktur. Nach Aufrichtungsosteotomie und Spaneinpflanzung gelang die Beseitigung der Coxa vara und der Durchbau der Pseudarthrose.

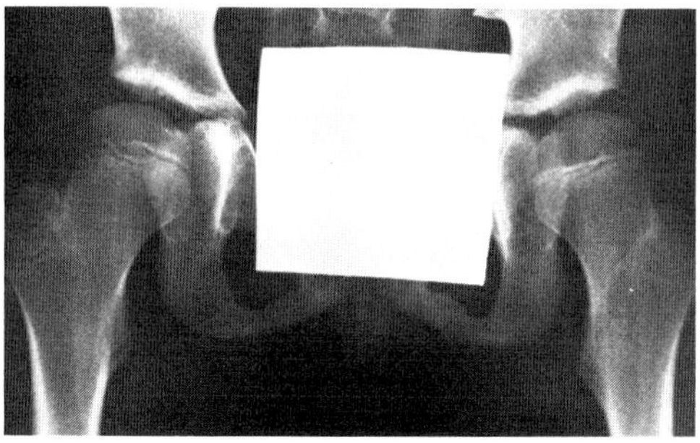

a

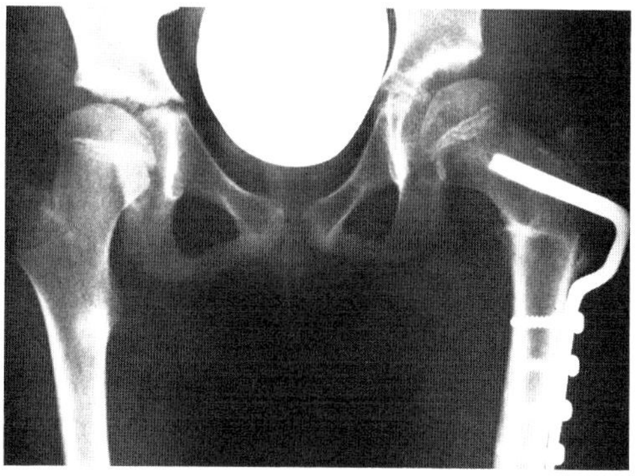

b

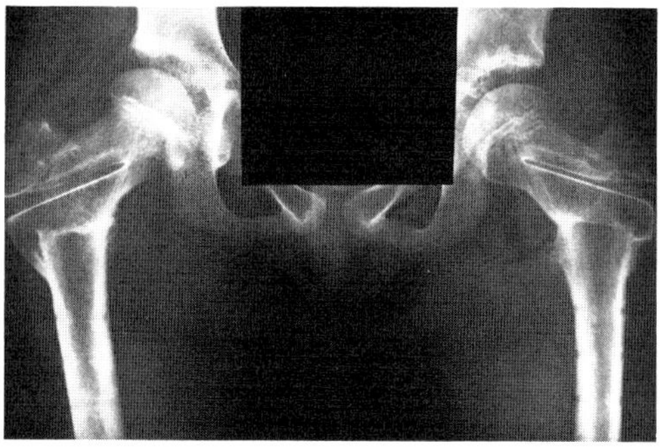

c

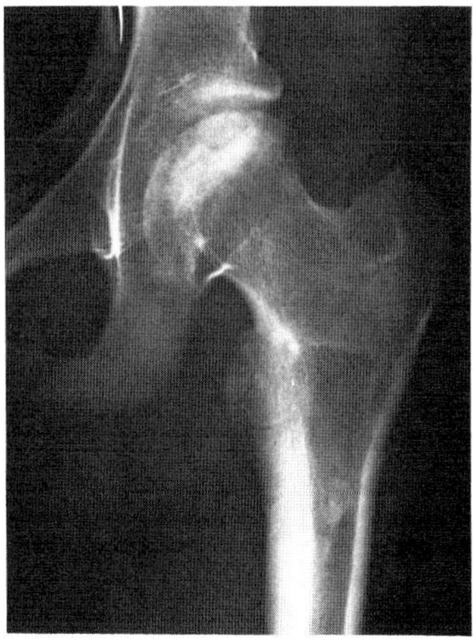

d

Abb. 303 a–d *Coxa valga antetorta.* Korrektur der Antetorsion und Valgusstellung durch eine intertrochantere Derotationsvarisierungsosteotomie (alio loco) und Fixation mit Plattenklingen. 2 Jahre später entwickelte sich rechts eine Hüftkopfnekrose (seltene Komplikation) die Hüftkopfnekrose (Abb. 303 d), die Schädigung der Epiphysenfuge im Hüftkopf und der Apophysenfuge am Trochanter major. Selten kommt es zu einer Ischiadicuslähmung.

d) Koxarthrose

Zur Koxarthrose – unter Arthrose versteht man ganz allgemein alle nicht entzündlichen degenerativen Gelenkerkrankungen – als häufige und schmerzhafte Erkrankung des Hüftgelenks, kommt es sehr oft beim Bestehen einer *präarthrotischen Deformität*, also bei Gelenken, die Formveränderungen der Gelenkkörper oder Achsenabweichungen aufweisen. Die Koxarthrose wurde vor 150 Jahren von *Adams* bereits als degenerative Hüftgelenkserkrankung beschrieben. Die chronisch deformierende Koxarthrose kann aber auch als Primärarthrose ohne erkennbare Ursache oder als endokrin gesteuerte Erkrankung im Sinne des Malum coxae praesenile in Erscheinung treten. Wir sprechen dann von der *idiopathischen Koxarthrose.*

Bei einer Analyse des eigenen Krankenguts zeigt sich, daß meist eine präarthrotische Deformität vorlag und nur wenige Patienten, die wegen einer Koxarthrose mit einer Totalprothese versorgt werden mußten, an einer primären oder auch idiopathischen *Arthrose* erkrankt waren. Eine diesbezügliche Analyse von 258 Patienten, die im letzten Jahr wegen einer Koxarthrose operiert wurden, zeigt folgende Verteilung:

Koxarthrosen	%
Idiopathische Koxarthrose	1,5
Dysplasie +	46,0
(angeb. Luxation)	
Coxa vara epiphysaria	20,1
Protrusio acetabuli	10,0
posttraumatisch	7,7
postarthritisch	6,5
M. Perthes	1,5
Coxa vara rachitica	1,5
enchondrale Dysostose	2,3
M. Bechterew – M. Paget – Psoriasis –	2,0
Chondromatose	1,9

a
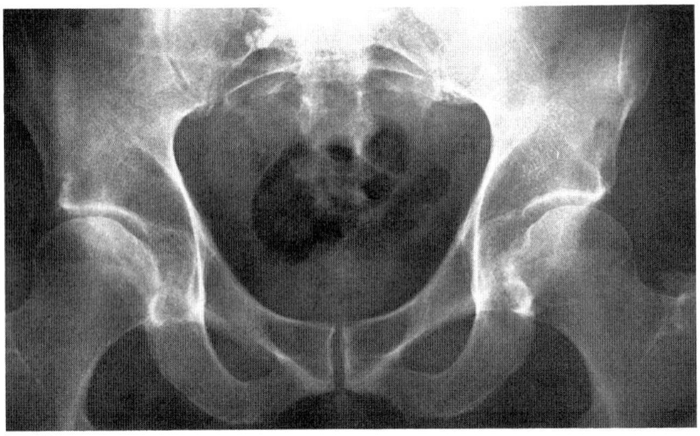

b
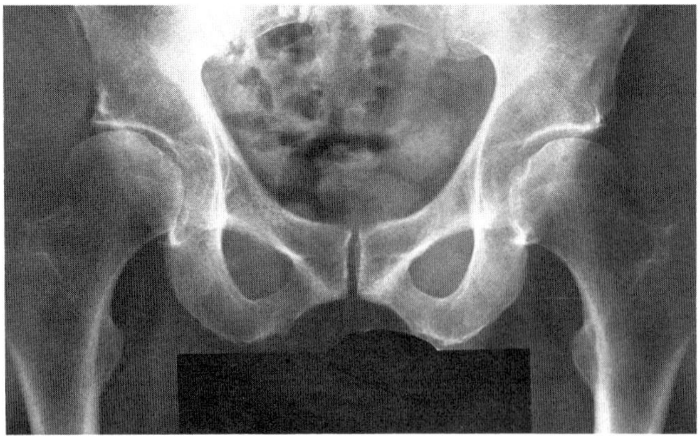

Abb. 304 a und b Beginnende Koxarthrose rechts im Alter von 67 Jahren (Pfannendysplasie) (a) bei mäßiger Dysplasie des Hüftgelenkes.
Beachte: Deutliche Gelenkspaltverschmälerung rechts bei einer Beckenübersichtsaufnahme im Stehen (b)

Diese angeführte Verteilung der präarthrotischen Deformitäten variiert natürlich bei den verschiedenen Untersuchungen, vor allem von Land zu Land (*Francillon* 1957, *Mutter, Schlegel* 1975 und *M. H. Hackenbroch* 1979). Immer wieder wird die Dysplasie als die am häufigsten zu beobachtende Deformität angegeben (Abb. 304, 305, 306, 307). Es folgt der Häufigkeit nach die Coxa

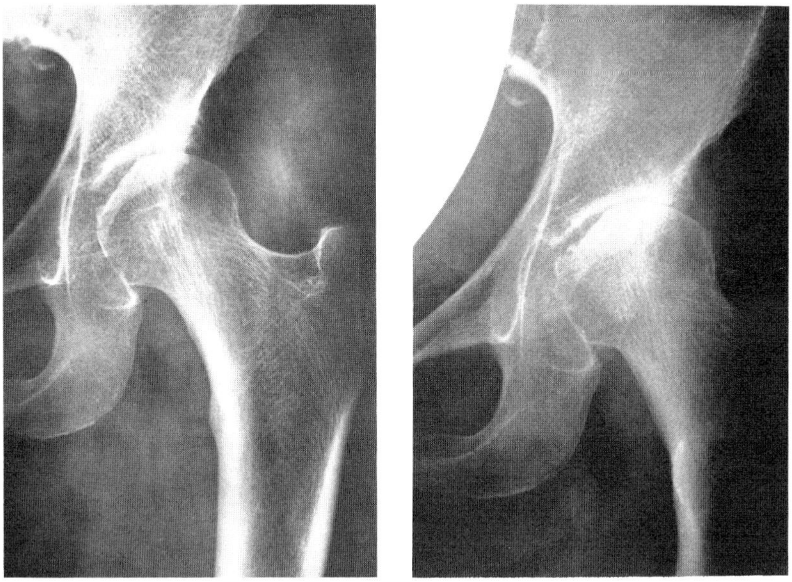

a b

Abb. 305 a und b Entwicklung einer „akuten" Koxarthrose bei einer Coxa valga anteorta und Pfannendysplasie innerhalb von 2 Jahren.
Erstmals Hüftbeschwerden im Alter von 62 Jahren! (a)
Beachte: Osteoporose
Innerhalb von 2 Jahren fortschreitende Einsteifung des Gelenkes bei radiologisch nachweisbarer Knorpelknochendestruktion. *Beachte:* Gelenkspaltverschmälerung (b)

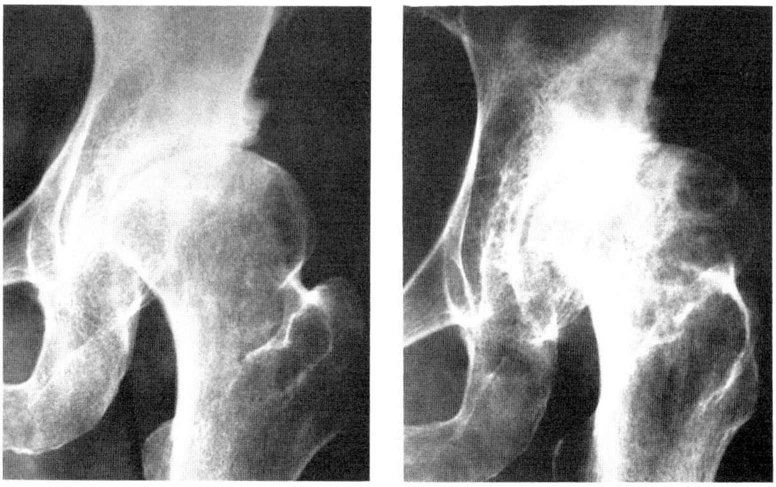

a b

Abb. 306 a und b *Fortschreitende Koxarthrose (Dysplasie)* bei extremer Valgastellung des koxalen Femurendes im Verlaufe von 6 Jahren. Der günstige Zeitpunkt (a) zur Varisierungsosteotomie wurde versäumt. Damals keine Indikation zur Totalplastik!
Konservative Maßnahmen können bei der bestehenden Fehlstellung am koxalen Femurende keine anhaltende Besserung bringen! Jetzt (b) empfiehlt sich die Einbringung einer Prothese mit Pfannenaufbau

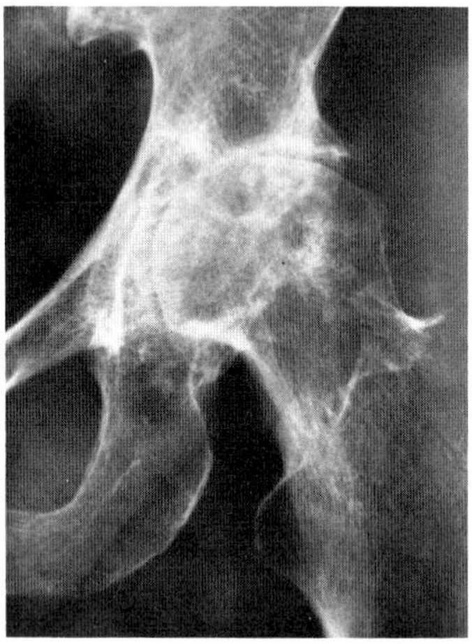

Abb. 307 Fortgeschrittene Koxarthrose (Dysplasie) bei Coxa valga und Antetorsion, wobei radiologisch die Gelenkspaltverschmälerung, die ausgedehnte Zystenbildung in Kopf und Pfanne sowie reaktive ossäre Vorgänge besonders auffallen

vara epiphysarea adolescentia vor allem auch in abortiven Verlaufsformen (Abb. 308 b). Im eigenen Krankengut beobachten wir dann schon die Protrusio acetabuli, die ebenfalls in unterschiedlicher Ausprägung zu sehen ist (Abb. 309, 310), gefolgt von der posttraumatischen Coxarthrose (Abb. 317). *Hackenbroch* sieht sogar die posttraumatische Arthrose noch häufiger. *Hackenbroch* konnte in seinem Krankengut die Arthrose nach *Perthes*scher Erkrankung in 6,1% feststellen, bei uns sind es lediglich 1,5% (Abb. 33, Bd. II/1. 6% der Patienten hatten früher eine Gelenkentzündung durchgemacht (Abb. 314).

Als präarthrotische Deformität sind weiter die Coxa vara rachitica (Abb. 308 a) und auch enchondrale Dysostose (Abb. 312) z. T. wenigstens zu betrachten.

Von Interesse ist weiter über die Geschlechtsverteilung zu erfahren, daß z. B. das weibliche Geschlecht von der Dysplasiearthrose, der Protrusionsarthrose und vor allem von Arthrosen befal-

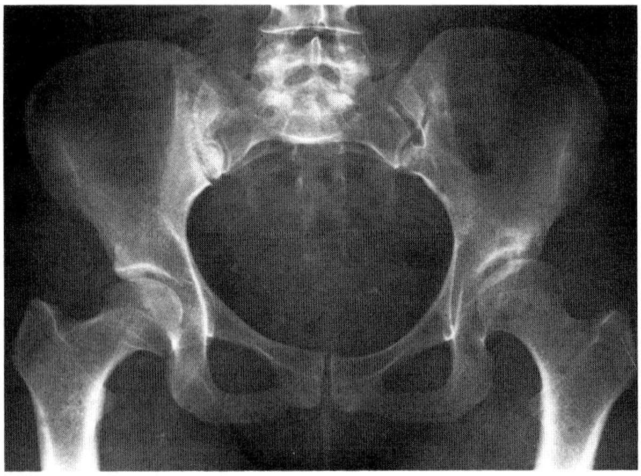

a

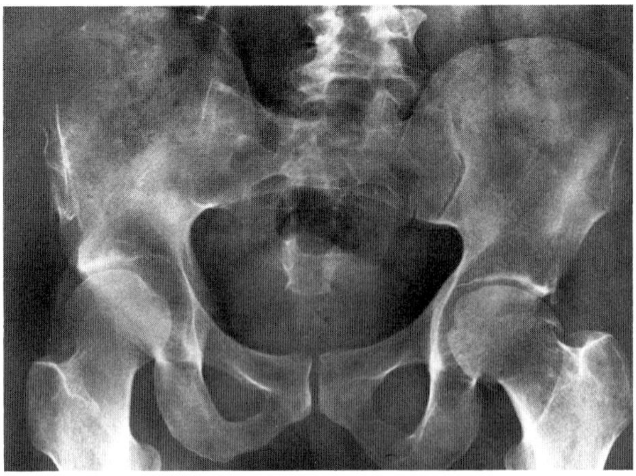

b

Abb. 308 a und b Gleichzeitiges Vorkommen verschiedener präarthrotischer Deformitäten. a) re. Coxarthrose rachitica, li. Coxa valga bei Dysplasie des Hüftgelenkes. b) re. Coxa valga nach Poliolähmung, li. Arthrose nach einer Coxa vara epiphysarea

Abb. 309 a und b Fortschreitende Koxarthrose bei Protrusio acetabuli zwischen dem 65. und 70. Lebensjahr.
Beachte: Zunahme der Protrusio!

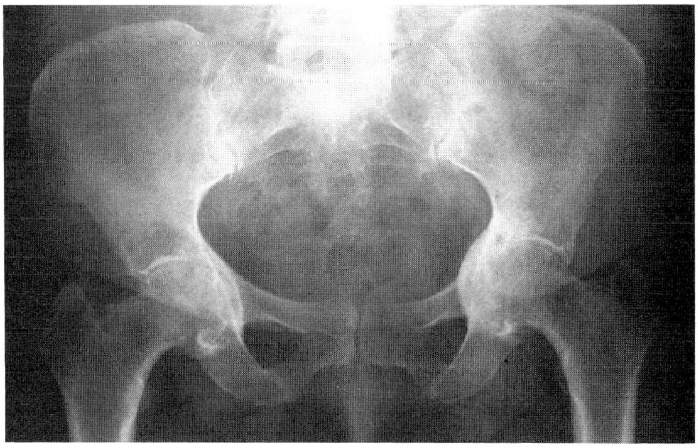

a

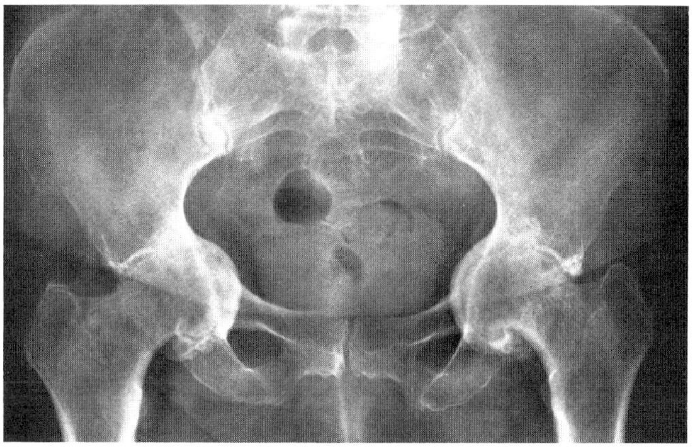

b

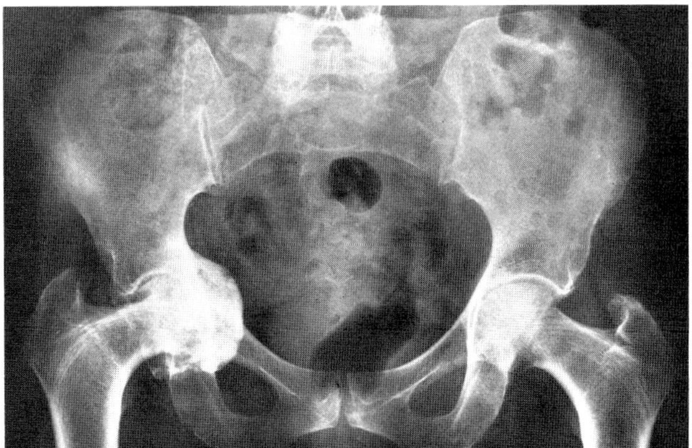

Abb. 310 Koxarthrose bei Protrusio acetabuli mit hochgradiger Varusverformung des koxalen Femurendes. Veränderung der Trabekelstrukturen.
Beachte: Ausgedehnte ossäre Reaktionen im Bereich des Pfannengrundes

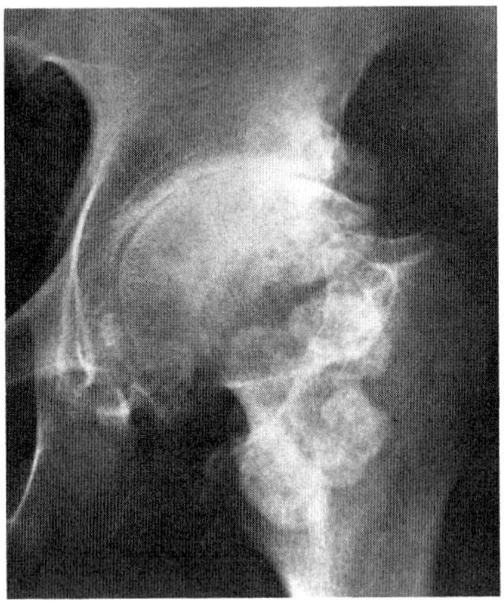

Abb. 311 Koxarthrose bei Chondromatose

len ist, die als idiopathische Coxarthrosen zu betrachten sind. Beim männlichen Geschlecht dagegen dominiert die Coxa vara epiphysaria, die Perthessche Erkrankung und die posttraumatische Coxarthrose.

Relativ früh kommen Patienten mit einer Perthesarthrose zur Behandlung, ferner mit einer Dysplasiearthrose, mit einer posttraumatischen Coxarthrose, und Coxa vara epiphysaria Arthrose, und zwar regelmäßig schon vor dem 50. Lebensjahr. Relativ spät tritt dagegen die sog. primäre Coxarthrose in Erscheinung. Insgesamt gesehen, beobachten wir in mehr als 60% der Patienten eine bds. ausgeprägte Arthrose.

Für die Entwicklung der *Präarthrose* – man versteht darunter Vorgänge, die in mikro- oder makrostrukturellen Bereichen die Gewebsanteile des Gelenks in ihrem Funktionsoptimum beeinträchtigen – haben zahlreiche Faktoren eine Bedeutung, deren Wirkungsweise vielfach noch nicht bekannt ist. Wir wissen, daß sich während einer Schwangerschaft z. B. eine Koxarthrose bei einem dysplastischen Hüftgelenk entwickeln kann und wir kennen weiter die Zunahme der Koxarthrose bei der Frau im Klimakterium sowie oft die Entwicklung einer „akuten" Arthrose beim alten Menschen. Diese Gegebenheiten lassen vermuten, daß hormonelle Faktoren eine Bedeutung erlangen können. Weiter können wir Beziehungen zu Stoffwechselerkrankungen herstellen (Gicht, Diabetes).

Die *Entstehung der Arthrosis deformans* kann

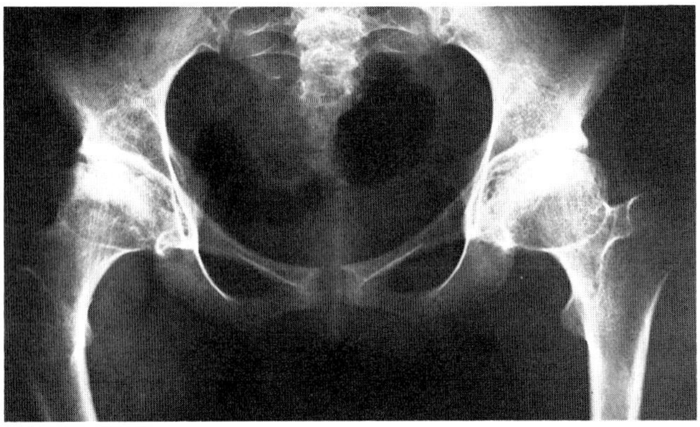

Abb. 312 Koxarthrose bei enchondraler Dysplasie (epimetaphysärer Typ)

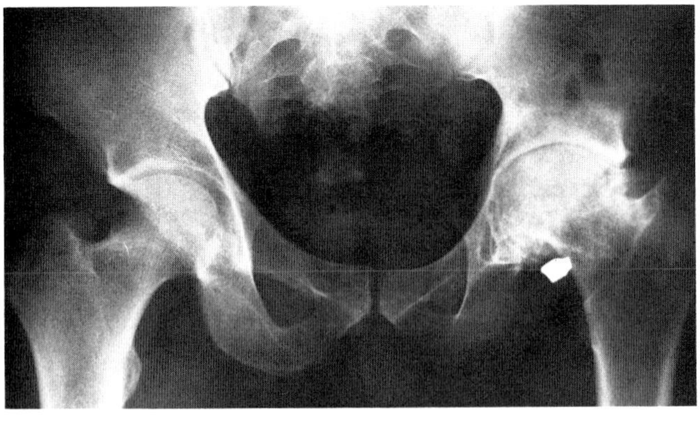

Abb. 313 Postarthritische Koxarthrose. Splitterverletzung vor 35 Jahren

man sich aber auch ohne Formstörung eines Gelenks oder einer Achsenveränderung erklären, wenn berücksichtigt wird, daß die Regenerationsfähigkeit des Knorpels, als dem zentralen Teil für die Funktion eines Gelenks, herabgesetzt ist oder aber vollkommen ausfallen kann. Der Beginn des Arthrosegeschehens ist in Veränderungen des Hyalingelenkknorpels zu finden, der an Matrix verliert. Kollagene Fibrillen liegen dann frei. Wir wissen, daß der Knorpel, sobald er an Chondroithinsulfat verarmt, nicht mehr genügend Wasser aufnehmen kann. Deshalb vermindert sich die Belastbarkeit. Normalerweise gelingt über eine regelrecht zusammengesetzte Gelenkschmiere der Austausch von niedermolekularen Substanzen, was für den Gleitvorgang und die Ernährung wichtig ist. Während des *Alterns* beobachten wir eine Abnahme der Leistungsfähigkeit der Synovialzellen, was über die Herabsetzung des Polymerisationsgrades der Hyaluronsäure zur Störung der Gelenkschmierung Anlaß gibt. Im Alter werden die Abstände der Kapillaren zur synovialen Kapselschicht größer, weshalb sich die Transitstrecken verlängern und so der ernährende Substratfluß eingeschränkt ist. Beeinträchtigungen des Stoffwechsels treten aber auch ein, wenn z.B. ein Erguß die Kapillardurchgängigkeit beeinträchtigt. Auch bei einer längeren Ruhigstellung des Gelenkes kann eine Ernährungsstörung beobachtet werden. Weiter haben verschiedene Enzymaktivitäten aus dem Gelenkraum und dem Knorpel selbst eine destruktive Wirkung auf den Knorpel, wie es bei genetischen Enzymdefekten oder aber bei Enzymen der Fall ist, wie sie bei einer Entzündung zu beobachten sind (*Cotta*).

Mikroskopisch lassen sich als Zeichen einer Entkoppelung des Knorpelstoffwechsels Zellhaufen von Chondrozyten (Cluster) vorfinden, die nach *Dustmann* und *Puhl* sogar als pathognomonisch für eine Präarthrose oder Arthrosis deformans anzusehen sind. Es handelt sich dabei um Ansammlungen von Chondrozyten in Kugel-, Ei- oder Tropfenform. Normalerweise findet man sie nur gelegentlich in tiefen Knorpelschichten. Bei einer beginnenden Arthrosis deformans liegen sie unterhalb der Gelenkfläche. In der Peripherie eines Clusters liegen Chondrozyten dichter als im Zentrum. Im Zentrum neigen diese Zellen zum Zerfall.

Klinisches Bild: Im frühen Stadium der Koxarthrose können die Symptome uncharakteristisch sein. Frühzeitig jedoch treten Schmerzen und ein gewisses Steifigkeitsgefühl auf. Diese Beschwerden können jedoch nur flüchtig bestehen. Das arthrotische Gelenk ist außerordentlich empfindlich für mechanische und thermische Reize, insbesondere auf Überlastung und Unterkühlung. Die Gelenkbeschwerden werden besonders häufig mit Wetterveränderungen in Zusammenhang gebracht.

Der *Schmerz* gilt jedoch als *Leitsymptom* bei der Koxarthrose. Nach der Art der Schmerzen unterscheiden wir Einlaufschmerzen, Bewegungsschmerzen, Belastungs- und Ruheschmerzen, die vor allem in der Nacht sehr ausgeprägt sein können. Die Differenzierung der Schmerzart bringt Vorteile, und weiter ist sie wichtig bei der Abwägung therapeutischer Konsequenzen. Die Lokalisation und auch die Intensität der Schmerzen sind individuell sehr unterschiedlich. Wichtig ist zu beachten, daß Muskelansatzschmerzen im Sinne von Tendopathien sehr oft mit der Koxarthrose vergesellschaftet sind. Wichtig ist es, die dem Gelenk zugehörige Muskulatur vor allem bei akuten Schmerzzuständen zu tasten. Man findet sie hyperton und dementsprechend außerordentlich druckempfindlich. Bei der Koxarthrose kann dann im fortgeschrittenen Stadium eine Hypotonie und Atrophie vor allem der Glutealmuskulatur und der Oberschenkelmuskulatur nachgewiesen werden. Die Ansatzbereiche der Sehnen werden schmerzhaft. Früher wurde deshalb – heute nur noch selten – eine örtliche Injektionsbehandlung mit Scandicain und Cortison z.B. in den Ansatzbereich der Muskulatur am Trochanter major injiziert, was oft zu einer zumindest vorübergehenden Besserung der Arthrosebeschwerden führte.

Der *eigentliche Koxarthroseschmerz* wird in allen Stadien der Erkrankung in die Leiste projiziert. Daneben müssen mehrere Arten von *Ausstrahlungsschmerzen* unterschieden werden, die am häufigsten in das *Kniegelenk* projiziert werden oder aber in die *Kreuzgegend.* Die vom Patienten oft schwer beschreibbaren Schmerzen im Kniegelenk werden durch eine Irritation des N. obturatorius vielleicht durch Weichteilveränderungen hervorgerufen. Sofern der Patient ausstrahlende Schmerzen auf die Außenseite des Oberschenkels sowie des Kniegelenks angibt, können Verspannungen der Traktusmuskeln als Ursache angegeben werden. Differentialdiagnostisch muß allerdings eine lumbale Wurzelirritation ausgeschlossen werden. Bei der Periarthrosis coxae beherrscht der lokale Druckschmerz am Trochanter das Beschwerdebild.

Bei der Abklärung der Schmerzsymptomatik muß bei der Koxarthrose an einen Schmerz gedacht werden, wie er bei *peripheren Durchblutungsstörungen* in Erscheinung treten kann.
Nur ausnahmsweise sind die Gelenkkapsel und die Hüftgelenkskörper beim Menschen einer Betastung zugänglich, so daß ein Erguß im Gelenk schwer nachzuweisen ist und Osteophyten nur ausnahmsweise palpiert werden können.
Als weiteres wichtiges Symptom der Koxarthrose gilt die *Beweglichkeitsbehinderung*, was zunächst in Form einer Abspreiz- und auch einer Drehbehinderung auffällt. Der Patient bekommt Schwierigkeiten beim Anziehen der Strümpfe, sobald die Beugefähigkeit behindert ist. Auch werden das Sitzen und Aufstehen aus einem Sessel schwierig und schmerzhaft. Der Belastungsschmerz führt zum Hinken, wodurch eine Entlastung des erkrankten Gelenks bis zu einem gewissen Grad erreicht wird. Der Patient benützt dann zum Gehen einen Stock. Bei der Untersuchung findet sich anfangs oft nur eine gering eingeschränkte Innenrotation. Im weiteren Verlauf der Erkrankung kommt die Einschränkung der Abduktion und der Extension hinzu. Es fällt eine Neigung zur Außenrotation auf. Im Verlauf der Abduktionsbehinderung kann es dann zur Adduktionskontraktur und schließlich bei Zunahme der Innendrehbehinderung zur Außenrotationskontraktur kommen. Folge der Adduktionskontraktur ist die relative Verkürzung. Die Hüftbeugekontraktur wird lange durch eine kompensatorische Lendenlordose ausgeglichen. Ist dies nicht mehr möglich, so folgt das Verbeugungshinken. Relativ lange ist die Beugefunktion im allgemeinen erhalten, aber auch sie kann schließlich eingeschränkt oder weitgehend aufgehoben sein. Es liegt dann eine weitgehende Versteifung, oft nur noch mit schmerzhaften Wackelbewegungen des Gelenks vor. Eine spontane knöcherne Überbrückung des Gelenks ist bei einer Koxarthrose nicht zu beobachten.
Die **Röntgendiagnose** bringt wichtige Erkenntnisse bei der Klärung der Ursache der Koxarthrose und weiter für das therapeutische Vorgehen. Grundsätzlich lassen sich radiologisch vier charakteristische Veränderungen objektivieren. Einmal die Verschmälerung des Gelenkspalts, die Verdichtung der subchondralen Gelenkzonen (Osteosklerose), Zystenbildungen und eine Osteophytose. Diese Veränderungen können jeweils unterschiedlich ausgeprägt sein. Oft ergeben sich Abhängigkeiten zur bestehenden präarthrotischen Deformität. Die Verschmälerung des Gelenkspalts läßt sich durch die Dickeabnahme des Knorpels bei einem mehr oder weniger ausgedehnten Schwund des Knorpelbelags erklären. Infolge der veränderten Belastung im subchondralen Bereich sind die radiologisch in Erscheinung tretenden Verdichtungen dieser Zonen einzuordnen. Unklar ist noch nach wie vor die Entstehung der Zysten. *Lendells* erklärt sie durch das Eindringen von Synovialflüssigkeit in den Knochen.
Randwulstbildungen entstehen als reaktive Vorgänge am Knorpelknochenübergang.
Die radiologische Diagnose der Arthrose insgesamt und ganz speziell im Bereich des Hüftgelenks bereitet Schwierigkeiten, da ja weder der Knorpel noch die Synovialis sich abbilden lassen, d.h. man sieht nur den Knochen und den zwischen dem Gelenkkörper liegenden Zwischenraum als radiologischen Gelenkspalt. Bis auf die Gelenkspaltverschmälerung, die als Ausdruck der Dickeabnahme des Knorpels zu beurteilen ist, befinden sich alle übrigen Symptome am Knochen. Betrachtet man den morphologischen Fortgang einer Koxarthrose, so ist von einer eigentlichen radiologischen Frühdiagnose kaum zu sprechen, da ja bis zum Nachweis der Gelenkspaltverschmälerung z. B. meist ein erheblicher Abbau des Knorpels erfolgt sein muß. Auch ist die Osteophytose als Zeichen reaktiver Umgestaltung im Bereich der Knorpel-Knochen-Grenze im frühen Stadium oft wenig ausgeprägt. Bei der durchschnittlich verlaufenden Arthrose mit einer relativ geringen Progredienz besteht eine relative Ausgeglichenheit zwischen destruktiven und reaktiven Prozessen. Am Hüftgelenk ist die Osteophytose vielgestaltig. Neben den üblichen Osteophyten an den Gelenkkanten von Kopf und Pfanne gibt es auch Osteophyten im Bereich des Pfannengrundes und medial sowie unten am Femurkopf. Diese Osteophyten können ein erhebliches Ausmaß annehmen und zur Subluxation des Kopfes führen.
Die Koxarthrose kann auch als rasch fortschreitende *destruierende Arthrose* in Erscheinung treten, und zwar bevorzugt bei Frauen um das 60. Lebensjahr. Sehr oft sind dann beide Hüftgelenke betroffen, die innerhalb von 6–18 Monaten einer weitgehenden Destruktion anheimfallen. Radiologisch ergeben sich oft bei der Abgrenzung einer Koxitis infolge einer rasch vorangehenden Gelenkspaltverschmälerung Schwierigkeiten (Abb. 304). Auch bei der destruierenden Koxarthrose, wobei destruktiv erosive Vorgänge (Abb. 305, 314 im Vordergrund stehen, kann die Blutsen-

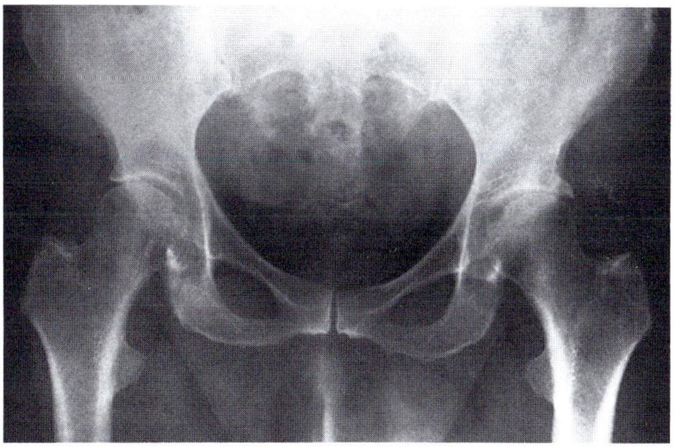

a

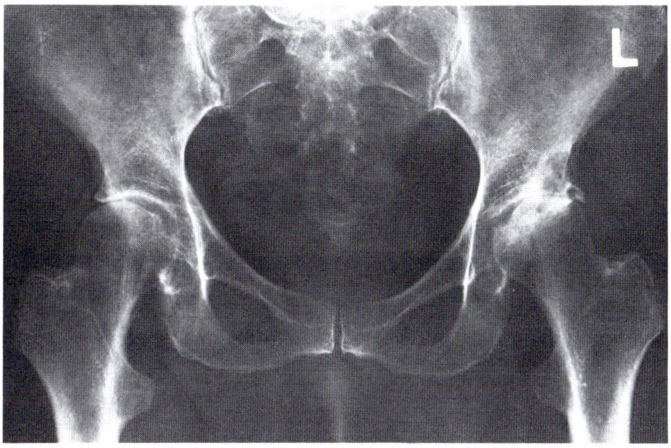

b

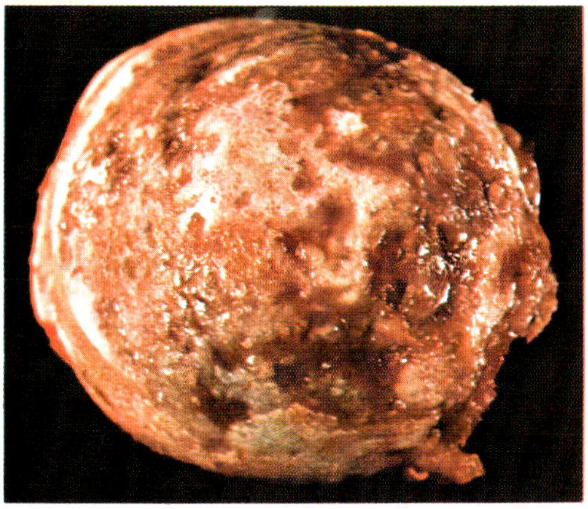

c

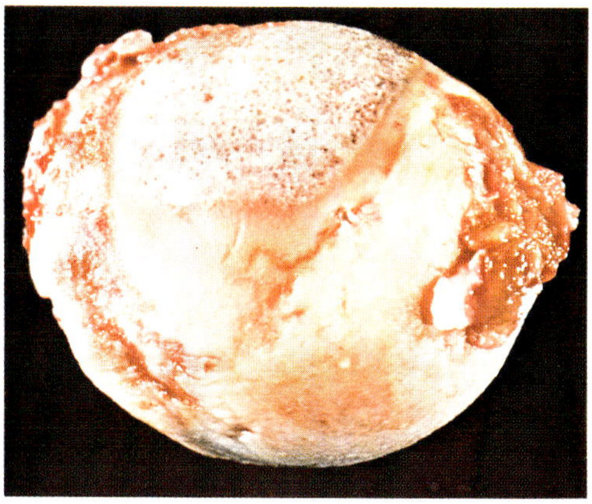

d

Abb. 314 a–c „Akute“ Koxarthrose bei Dysplasie des Hüftgelenkes im Alter von 69 Jahren. Innerhalb von 8 Monaten (Abb. 314 a, b) akut vorangehend arthrotische Destruktion des linken Hüftgelenkes. c und d Hüftkopfpräparate.
Beachte: „Exulzeration“ der Hüftkopfoberfläche (c) im Gegensatz zum Abschliff, wie wir es bei mechanisch bedingten Arthrosen sehen (Knochenschliff Abb. d)

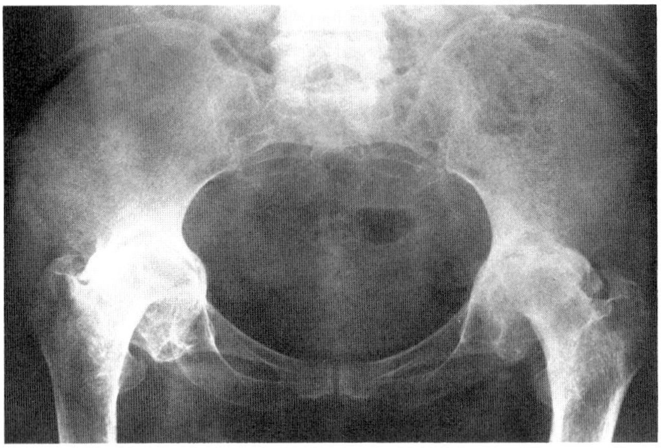

Abb. 315 Arthropathia tabica.
Beachte: Feinkörnige metalldichte Rückstände in der Glutealmuskulatur beidseits (Salvarsaninjektionen)

kungsreaktion erhöht sein. Das Gelenkexsudat ist oft hämorrhagisch.
Die progredient destruierende Koxarthrose kann primär akut verlaufen oder aber eine Coxarthrose geht plötzlich in eine progrediente destruierende Koxarthrose über.

Bei der radiologischen Diagnose der Koxarthrose ist es zunächst notwendig, eine Beckenübersichtsaufnahme und eine Aufnahme im axialen Strahlengang durchzuführen, um das Gelenk im einzelnen beurteilen zu können (präarthrotische Deformität). Gelegentlich ist bei einem Verdacht einer akuten Arthrose oder aber bei entzündlichen und osteochondrotischen Prozessen im Verlauf von zwei Monaten eine Kontrolluntersuchung durchzuführen. Gerade bei der idiopathischen Hüftkopfnekrose können dann im Verlauf von Wochen und Monaten Zonen einer Destruktion unterschieden werden (Verlust der Trabekelstruktur). Im frühen Stadium der *Arthrose* zeigt oft eine Aufnahme bei Belastung eine Zunahme der Gelenkspaltverschmälerung (Abb. 304).

Differentialdiagnostisch bleibt noch auf die *Arthritis urica* am Hüftgelenk hinzuweisen, die beim Vergleich der Lokalisation am Kniegelenk und Großzehengrundgelenk an der Hüfte selten zu beobachten ist. Sehr oft ist sie von der Arthrose nicht abzugrenzen. Chondrokalzinosen sind im Bereich der Hüfte oft schwer nachzuweisen. Am Kniegelenk dagegen kann eine Verkalkung der Menisken frühzeitig objektiviert werden.
Destruktionen des Hüftgelenks im Sinne einer Arthropathie beobachten wir bei der Tabes dorsalis (Abb. 315), bei der Psoriasis (Abb. 316) und auch als Arthropathie bei der Hämophilie.
Hinzuweisen bleibt auch auf eine *posttraumatische Arthrosis deformans*, also eine Arthrose ohne Kopfnekrose, die am Hüftgelenk vor allem nach zentralen traumatischen Luxationen zu beobachten ist und durch degenerative Knorpelveränderungen beim Fehlen einer Primärzerstörung des Knochens oder aber sekundären Destruktion infolge des Ausfallens der ernährenden Hüftkopfgefäße zustande kommt. Bei der posttraumatischen Arthrosis deformans zeigen sich die Zei-

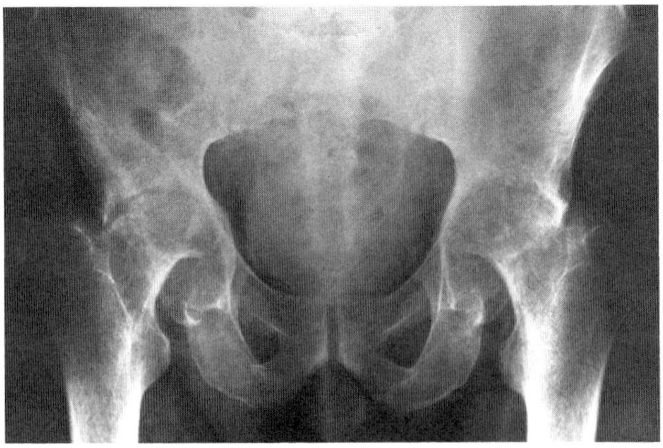

Abb. 316 Arthropathia psoriatica mit ausgedehnter Pfannenzerstörung

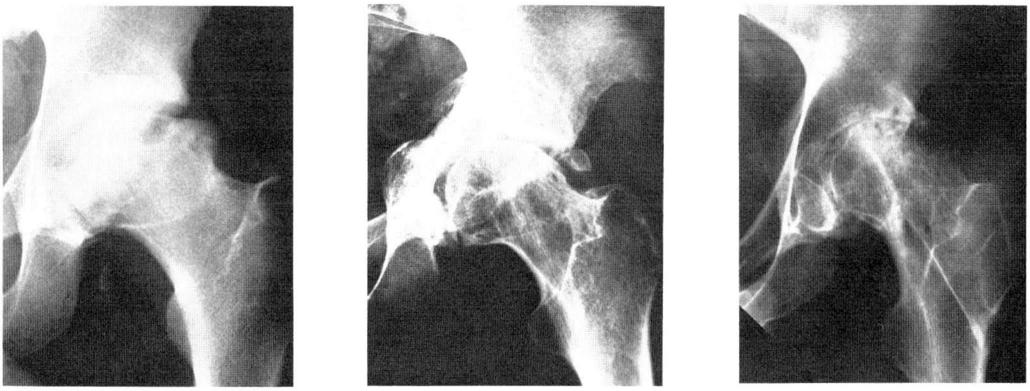

a b c

Abb. 317 a–c Verschiedene Formen der posttraumatischen Arthrose. a) Kopfdeformierung nach epiphysärer Teilnekrose (Zustand nach traumatischer Hüftluxation), b) Posttraumatische Arthrose nach zentraler Luxation. *Beachte:* keine Knochennekrose, c) Fortgeschrittene posttraumatische Hüftarthrose im Verlaufe einer Kopfnekrose

chen der Arthrose, nämlich die Gelenkspaltverschmälerung, die Sklerosierung der subchondralen Gelenkzonen und später reparative Vorgänge an Kopf und Pfanne. Es kann aber auch im Anschluß an eine partielle Kopfnekrose früher oder später zur Arthrosis deformans kommen, da ja die Gelenkkörperverformung als präarthrotische Deformität zu bezeichnen ist.

Die *idiopathische Hüftkopfnekrose* ist im späten Stadium oft nicht mehr von der Arthrosis deformans abzugrenzen, sobald die Zerstörung des Hüftkopfs fortgeschritten ist (Abb. 319, 320). Anders dagegen im frühen Stadium der Erkrankung. Ein örtliches Nekrosegeschehen, vor allem im epiphysären Hüftkopfanteil, steht dann im Vordergrund. Anfangs sind oft Veränderungen der Trabekelstrukturen in diesem Bezirk das einzig verwertbare Symptom. Eine weitere Form der Arthrose im Verlauf der idiopathischen Hüftkopfnekrose ergibt noch eine „sozusagen" erfolgreich behandelte Kopfnekrose mit Plombage und Umstellungsosteotomie (Abb. 320).

Eine Sonderstellung nimmt ohne Zweifel die *Destruktion des Hüftgelenks bei der chronischen Polyarthritis* ein (Abb. 321). Verschiedene Gegebenheiten lassen dabei auch an ein Nekrosegeschehen des Knochens denken. Angiographisch ergeben sich Hinweise für Gefäßveränderungen im Sinne einer Angiopathia rheumatica (Abb. 321 b). Im späten Stadium der Polyarthritis dagegen beherrschen arthrotische Vorgänge das Geschehen (postarthritische Arthrose). Hinzuweisen bleibt differentialdiagnostisch noch auf Destruktionen, wie wir sie bei Leukosen und Lupus erythematodus sehen können (Abb. 318, 322).

Therapie: Zunächst bleibt anzuführen, daß unter allen Umständen die Entwicklung einer Koxarthrose verhindert werden muß, was zum Teil durch rekonstruktive Eingriffe (Umstellungsosteotomien) möglich ist.

Bei einer präarthrotischen Deformität, die nicht erfolgreich operativ korrigiert werden kann, soll dem Patienten geraten werden, sich auch beruflich entsprechend einzugliedern, um den Verschleiß so gering wie möglich zu halten. Des weiteren ist der Betroffene zu beraten, sportlich das Hüftgelenk mit nicht belastenden Aktivitäten zu

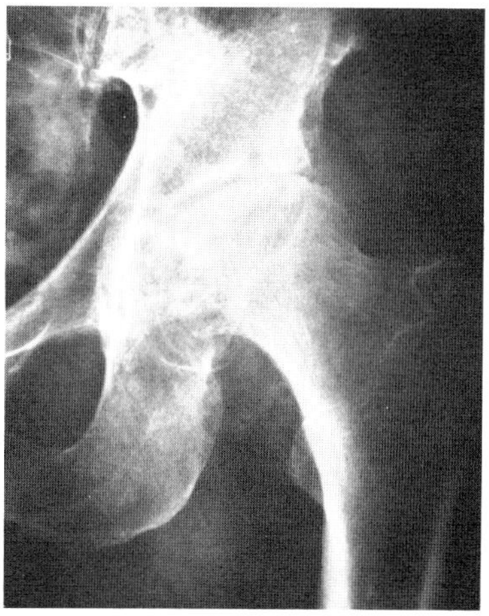

Abb. 318 Hüftkopfnekrose bei Lupus erythematodes.
Beachte: Nekrosegeschehen im Hüftkopf. Gleichzeitig ist eine Verschmälerung des Gelenkspaltes auffällig, weshalb eine Verwechslung mit einer Arthrose möglich ist

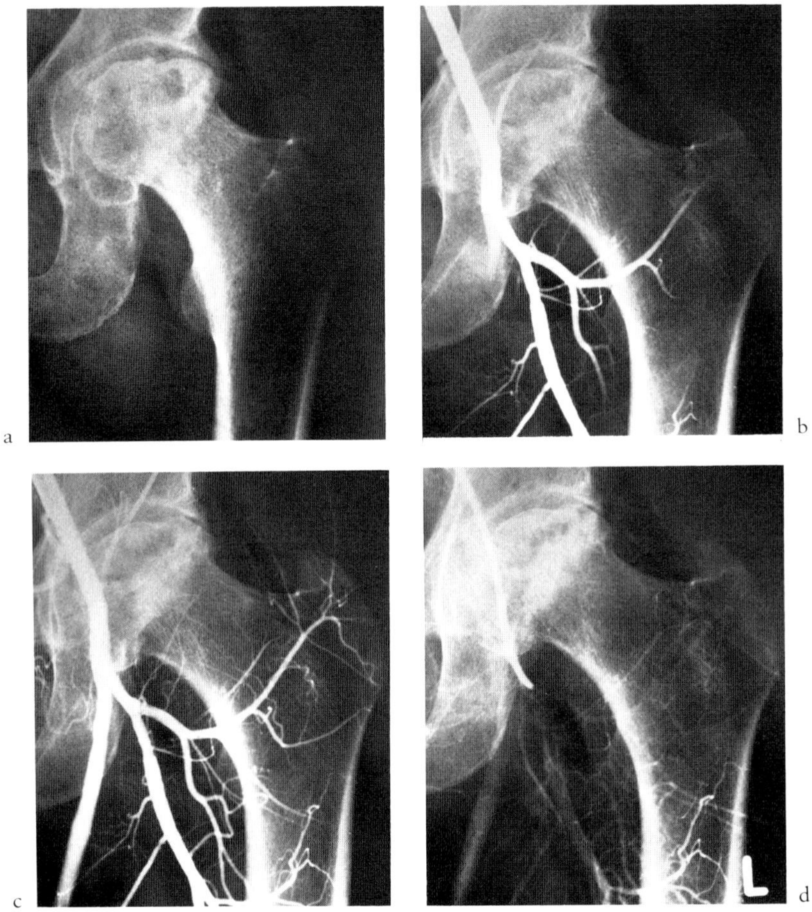

Abb. 319 a–d Sekundäre Arthrose bei idiopathischer Hüftkopfnekrose (Störung der Blutversorgung des Hüftkopfes).
Beachte: Angiographisch zeigt sich eine Blutumlaufverzögerung im R. profundas der A. circumflexa femoris profundas und an mehreren Stellen Gefäßeinengungen, wie sie bei der destruktiven Gefäßerkrankung zu sehen sind

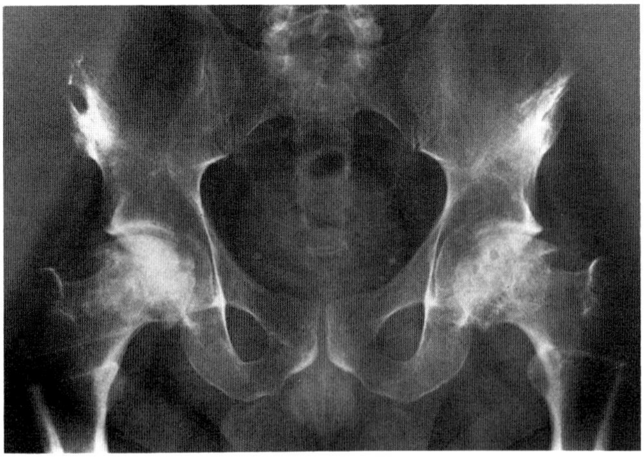

Abb. 320 (V. R. ♂ 42 Jahre). *Sekundäre Koxarthrose bei idiopathischer Hüftkopfnekrose.* Es wurde vor 8 Jahren eine Umstellungsosteotomie und Plombage durchgeführt. Damit konnte der Kopfeinbruch verhindert werden. *Jetzt* entwickelt sich eine Arthrose, die derzeit nur geringe Beschwerden bereitet, weshalb später eine Aufrichtungsosteotomie durchgeführt werden wird. Dies bringt dann für evtl. einmal notwendig werdende Double-Cup-Plastik bzw. für eine Totalplastik bessere Voraussetzungen

a

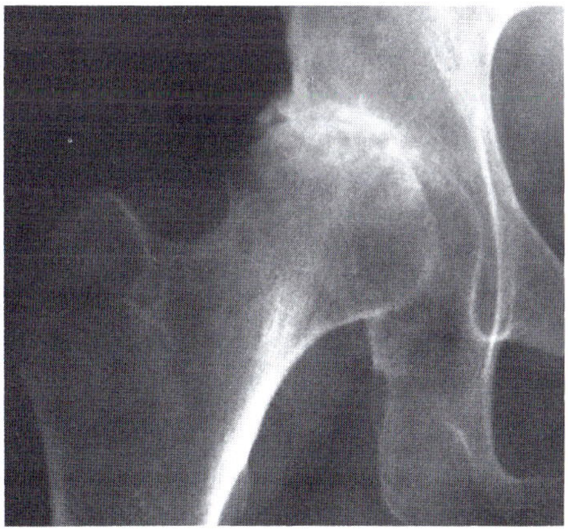

b

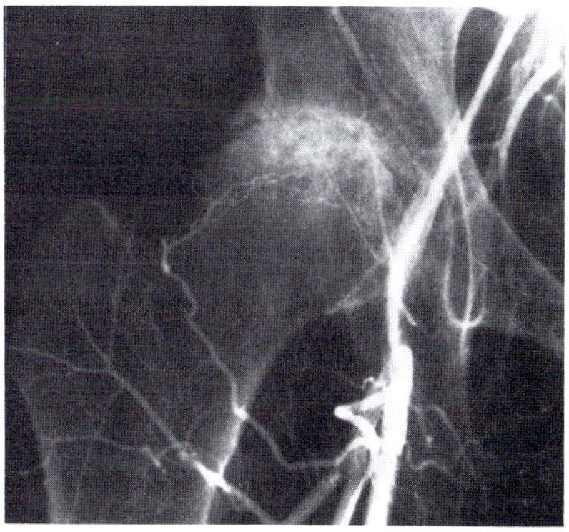

Abb. 321 a und b Akute arthritische Destruktion des Hüftgelenkes bei seropositiver chronischer Polyarthritis (Arthrose im Verlaufe einer Arthritis).
Beachte: Endangitische Veränderungen im R. profundus der A. circumflexa femoris medialis und vor allem im Bereich der Rr. nutitii capitis (rheumatische Endangitis)

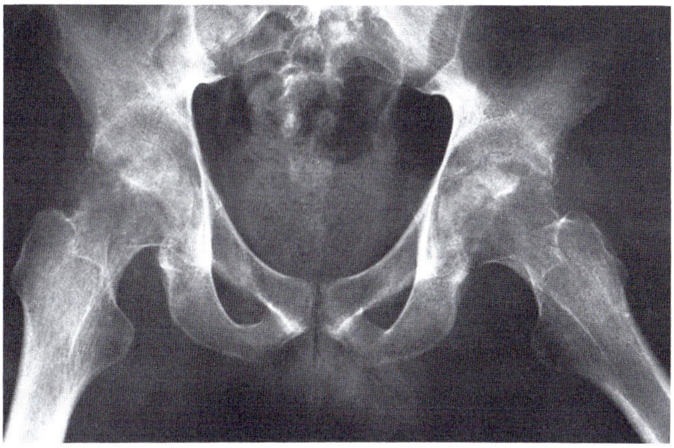

a

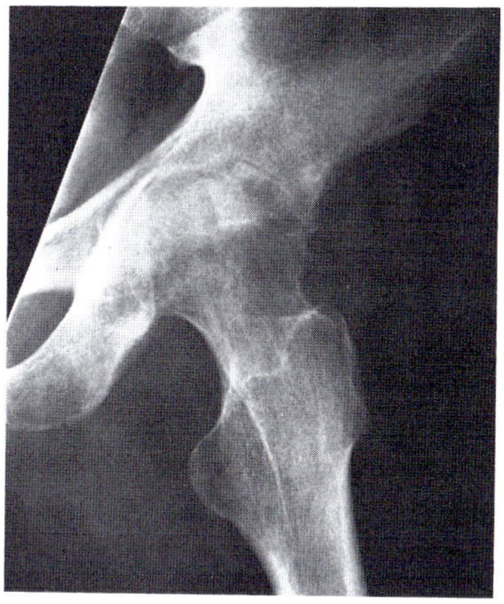

b

c

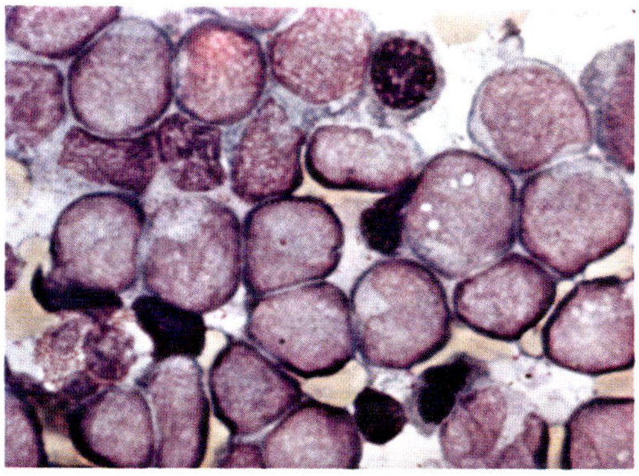

Abb. 322 a–c Hüftkopfnekrose beiderseits bei akuter Leukämie.
Beachte: Beuge-, Abduktions- und Außenrotationskontraktur, wie bei einer Koxitis

beanspruchen. Wichtig ist weiter die Vermeidung von Übergewichtigkeit.

Im Gegensatz zu noch vor 15 Jahren ist jetzt die Behandlung der Koxarthrose vorwiegend operativ. Konservative Maßnahmen müssen jedoch gelegentlich, vor allem im Frühstadium der Koxarthrose, noch in Anwendung gebracht werden.

Im Vordergrund der therapeutischen Bemühungen steht die *Beseitigung des Schmerzes*, der allgemein medikamentös angegangen werden kann. Gelegentlich kann der Schmerz durch Injektionen von Scandicain und Cortison in das Gelenk oder aber paraartikulär z.B. in den Ansatzbereich des Gluteus und der Rotatoren beeinflußt werden. Kortikosteroide befreien oft schnell von Schmerzen. Der Erfolg kann über Monate anhalten. Kortikoid-Injektionen sollen jedoch nur über eine begrenzte Zeit verordnet werden.

Therapeutisch ist zu beachten, daß im arthrotisch veränderten Knorpel mehr Grundsubstanz ab- als aufgebaut wird. Die Interzellularsubstanz enthält zuwenig Chondroitinsulfat. Kollagene Fasern lagern sich zu dikken Strängen zusammen. Der Knorpel wird unelastisch, die stark belasteten Bereiche fasern auf, zeigen Schliffspuren und Usuren. Abgeschilferte Zellen bilden einen Detritus, der seinerseits phagozytiert und durch lyosomale Enzyme abgebaut wird. Diese greifen nun den Knorpel an, sobald sie mit seiner Oberfläche in Kontakt kommen. Die Progredienz der Arthrose läßt sich beeinflussen, wenn die für den übermäßigen Abbau verantwortlichen Zellsysteme inhibiert oder fehlende saure Mukopolysaccharide adsorptiv in die Grundsubstanz eingelagert werden (*Greiling*).

Eine Therapie mit Mukopolysaccharid-Polyschwefelsäureresten kann intraartikulär oder intramuskulär durchgeführt werden (*Arteparon*). Ferner wird Glukosamin als Mukopolysaccharid-Baustein verwendet (*Dona*).

Bei der konservativen Behandlung erlangt weiter die *physikalische Therapie* eine Bedeutung. Sie kann sich jedoch wie die medikamentöse Behandlung nur symptomatisch auswirken, und zwar durch Schmerzlinderung, Verbesserung der Durchblutungsverhältnisse, Entspannung der Muskulatur, Beseitigung oder Besserung von Gelenkkontrakturen einschließlich Kräftigung der insuffizienten Muskulatur.

Eine *örtliche Wärmebehandlung* in Form einer feuchten Wärme als Moor-, Paraffin-, Fangopakkung ist der trockenen Wärme vorzuziehen. Balneologische Kuren in Thermen haben oft eine günstige Wirkung. Zusätzlich soll dann gleichzeitig eine Massagebehandlung zur Tonusverminderung und Durchblutungsförderung sowie eine Bewegungstherapie erfolgen, wobei die Bewegung ohne Belastung im Vordergrund stehen muß.

Apparative Verordnungen (Hohmann-Bandage) haben heute nur noch ausnahmsweise eine Berechtigung. Sie ermöglichen durch die Blockierung der Drehbewegung ein weniger schmerzhaftes Gehen bei Freigabe der Restbeugemöglichkeit.

e) Operative Therapie der Koxarthrose

Die *operative Behandlung* der Koxarthrose steht heute im Vordergrund. Nach ihren Wirkungsprinzipien müssen *stellungskorrigierende* und *druckaufnahmeverbessernde* Operationen (Umstellungsosteotomien), die auch insgesamt gesehen eine druckvermindernde Wirkung haben, von *schmerzausschaltenden Operationen* (Arthrodese) und dem *Gelenkersatz* (Arthroplastik) in verschiedener Form unterschieden werden.

1. Umstellungsosteotomien

Aufgrund der Ätiologie vor allem der sekundären Koxarthrose hat eine Kausaltherapie die Aufgabe, auslösende Ursachen der Erkrankung, nämlich die überhöhte Druckbeanspruchung der Gelenkkörper zu vermindern, was durch eine Reduzierung der auf das Gelenk wirkenden Druckkraft und vor allem durch Vergrößerung der Fläche, auf welche die Druckkraft übertragen wird, zu bewerkstelligen ist.

Operativ kann die auf das Gelenk wirkende Druckkraft durch Schwächung der Muskulatur erreicht werden, was bis vor 15 Jahren oft durch eine *Hängehüfte-Operation* (Tenotomie der Glutäen, des Rektus und der Adduktoren) erfolgte (Abb. 323) und jetzt gelegentlich noch durch die *Operation nach McMurray* durch eine schräge Osteotomie dicht oberhalb des Trochanter minor und Verschiebung des Schaftfragmentes nach aufwärts vorgenommen wird. Dadurch werden vor allem der Iliopsoas und die Adduktoren entspannt (Abb. 324).

Sobald aber bei einer Koxarthrose die Tragfläche der Gelenkkörper infolge einer Inkongruenz der Gelenkflächen oder aber einer Subluxation des Schenkelkopfs mehr oder weniger verkleinert ist, kann der Gelenkdruck bei gleichbleibender Belastung allein durch die Verkleinerung der Tragfläche um ein Mehrfaches seiner Normalgröße ansteigen. Eine wirksame Kausaltherapie muß dann den stark erhöhten Gelenkdruck durch

a

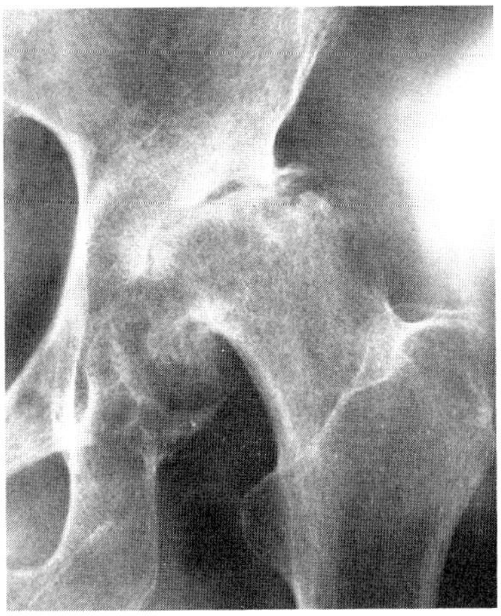

b

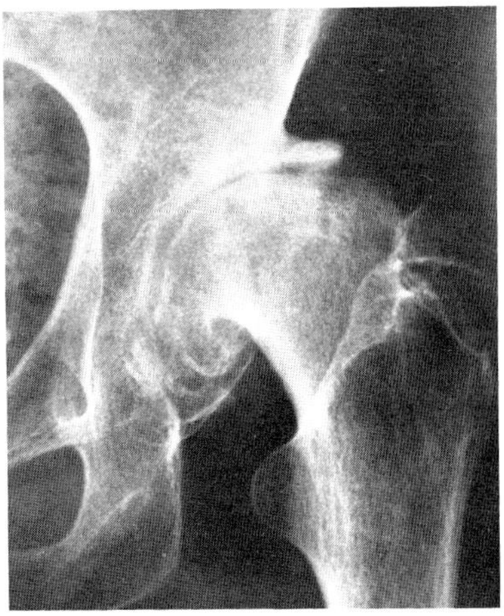

c

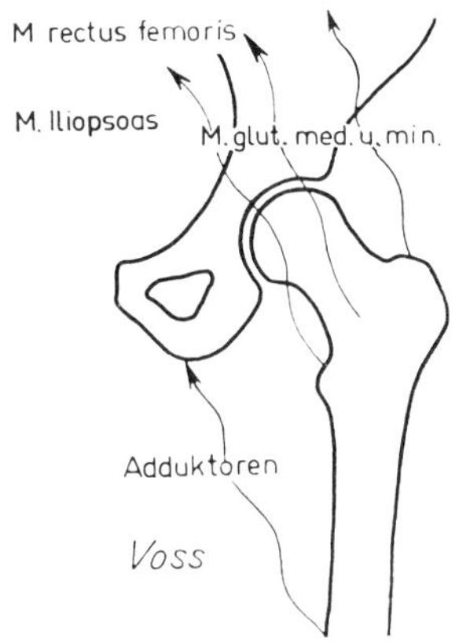

Abb. 323 a–c Beispiel einer Besserung der Koxarthrose (destruktive Form) nach Durchführung einer muskulären Dekompression 1960 (Hängehüftoperation) die heute nicht mehr durchgeführt wird (a). 4 Jahre später zeigt sich ein Gelenkspalt und weiter lassen sich Glättung der Gelenkfläche an Kopf und Pfanne deutlich erkennen (b). Schematische Darstellung der Hängehüftoperation (c)

Vergrößerung der Tragfläche des Gelenks reduzieren. Dies ist durch eine operative Änderung des Schenkelhalswinkels zu erreichen, und zwar je nach Konfiguration des Gelenks entweder durch eine Verkleinerung des Schenkelhalswinkels (*varisierende Adduktionsosteotomie* nach *Pauwels*) oder aber durch Vergrößerung des Schenkelhalswinkels (*valgisierende Abduktionsosteotomie* nach *Pauwels* und *Bombelli*). Gleichzeitig kann die Ventralisation einer dorsalen intakten Gelenkfläche durch Entnahme eines zusätzlichen ventralen Keils bzw. die Dorsalverlagerung durch Entnahme eines dorsalen Keils erfolgen, womit gleichzeitig eine Beugekontraktur behoben werden kann. Zu beachten ist weiter die Möglichkeit der Derotation. Weiter ist eine Veränderung der Tragefläche durch eine *Beckenosteotomie nach Chiari* möglich (Abb. 330).

Die Beckenosteotomie hat erneut in den letzten Jahren als gelenkerhaltende und pfannenverbessernde Operationsmethode eine ganz besondere Bedeutung erlangt, da ja die optimale Pfannenverankerung gerade bei der dysplastischen Pfanne immer wieder Probleme mit sich bringt. Es soll deshalb grundsätzlich vor Durchführung einer Umstellungsosteotomie geprüft werden, ob nicht durch eine Pfannenrekonstruktion bessere Voraussetzungen für eine Doppelcupprothese bzw. eine Totalplastik geschaffen werden können.

Die Erfolge der Umstellungsosteotomien am koxalen Femurende sind abhängig von einer sorgfältigen, auch zeichnerischen Planung, der korrekten Durchführung der Osteotomie und nachfolgenden Osteosynthese. So muß z.B. geklärt werden, ob bei einer Ausgangssituation mit stark reduzierter Tragfläche eine Varisierung oder auch Valgisierung eine weitere Verminderung bzw. eine Verbesserung der Tragfläche bringen kann. Die Abb. 327 zeigt, daß in diesem Fall nur eine valgisierende Abduktionsosteotomie unter Entnahme eines Keils von 10° eine gute Kongru-

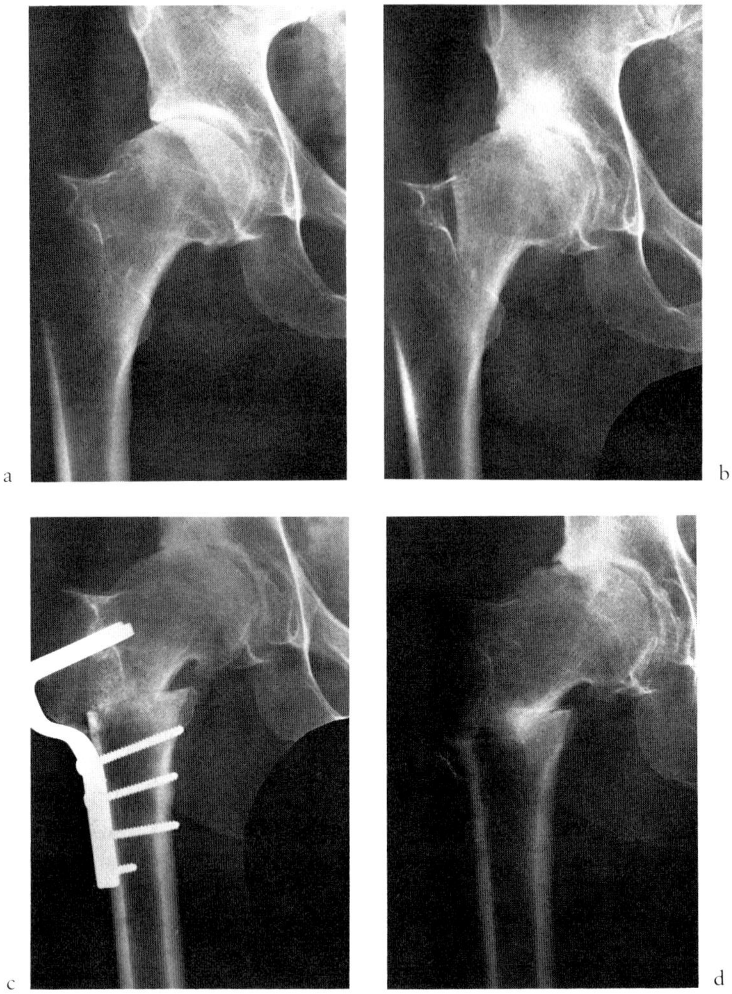

Abb. 324 a–d (P. F. 54 Jahre). *Langsam fortschreitende Coxarthrose* im Verlaufe von 7 Jahren bei coxa vara epiphysaria (a und b). Schmerzfreiheit und Zunahme der Beweglichkeit der Hüfte $2\,^1/_2$ Jahre nach einer Umstellungsosteotomie im Sinne von *McMurray*

enz der Gelenkflächen und eine vergrößerte Tragfläche bringt.

Technik der Varisierungs- und Valgisierungsosteotomie: Über einen etwa 15 cm langen Längsschnitt, der am Trochanter beginnt, wird der laterale proximale Oberschenkel dargestellt, wobei zunächst die Fascia lata längsgespalten und der M. vastus lateralis dorsal am Septum intermusculare abgelöst wird. Anschließend türflügelförmiger Schnitt nach vorn. Es wird mit Kirschnerdrähten die Osteotomiehöhe markiert, desgleichen die Lage der Plattenklinge (Röntgenkontrolle). Danach Einschlagen des Führungsmeißels. Die eine Osteotomie liegt parallel zum Führungsmeißel, die andere distale Osteotomie liegt rechtwinkelig zum Schaft gerade oberhalb des Trochanter minor. Nachfolgend stabile Osteosynthese mit 4–5 cm langer Plattenklinge (Abb. 325).

Bei der *valgisierenden Osteotomie* wird der Führungsmeißel je nach dem Ausmaß der notwendigen Valgisierung mit einem Winkel von 100 bzw. 110° eingeschlagen und ein lateraler Keil entnommen (Abb. 328, 329).

Technik der Beckenosteotomie: Der supra-azetabulare Bereich wird über einen Smith-Petersen-Schnitt dargestellt, wobei der M. Glutaeus medius zum Teil abgelöst wird. Die Spinamuskulatur wird ebenfalls temporär abgelöst. Die Beckenosteotomie erfolgt oberhalb des Pfannenerkers unter Schutz mit Spezialhebeln. Danach gelingt die Medialverschiebung des Beckens. Fixation mit Spongiosaschrauben (Abb. 330 b).

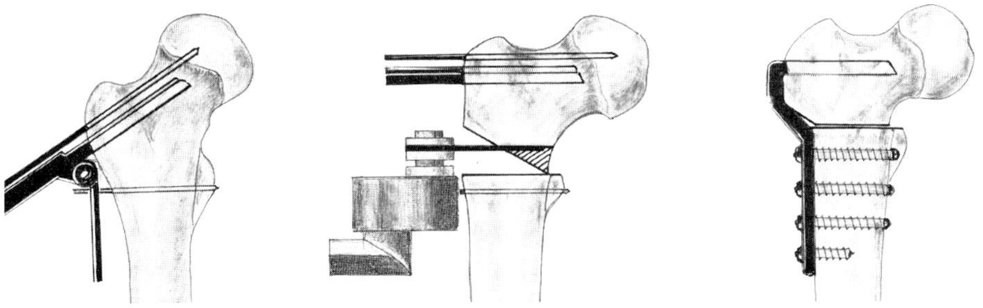

a b c

Abb. 325 a–c Technik der intertrochanteren Varisierungsosteotomie und Osteosynthese nach den Richtlinien der A.O.

a

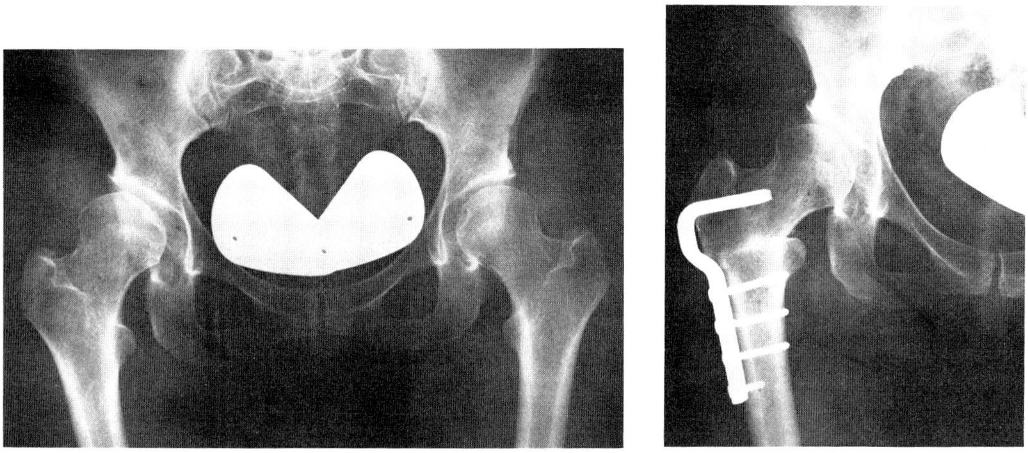

Abb. 326 a und b *Beginnende Coxarthrose bei Dysplasie des Hüftgelenkes* nach Umstellungsosteotomie

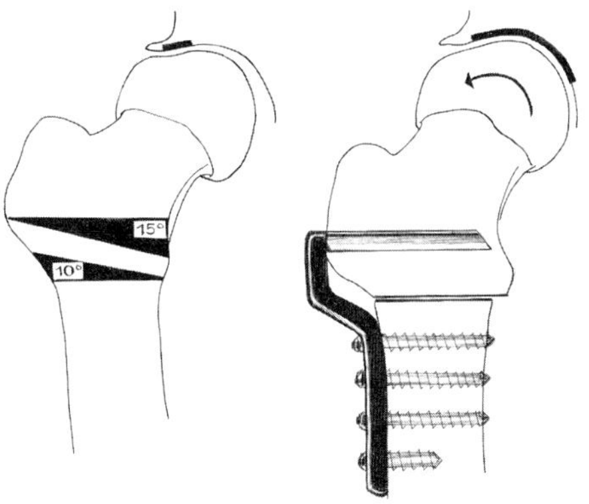

a b

Abb. 327 a und b Technik der intertrochantären valgisierenden Osteotomie unter Berücksichtigung einer optimalen Kongruenz der Gelenkkörper nach der Osteotomie.
Beachte: Eine Varisierung von 15° würde eine Punktbelastung bringen, eine Valgisierung von 10° dagegen verbessert die Kongruenz der Gelenkkörper und vergrößert die Belastungszonen

Komplikationen bei der Osteotomie: Technisch ist vor allem auch auf die *richtige Lage der Osteotomie* zu achten, was bei einer in der Operationseinheit zur Verfügung stehenden Bildverstärkeranlage zu kontrollieren ist, und weiter auf einen richtigen Plattensitz (Abb. 331). Die Osteotomie soll unmittelbar kranial des Trochanter minor liegen und zur Plattenklinge eine Distanz von mehr als 15 mm aufweisen. Die kaudale Osteotomieebene liegt in der Regel senkrecht zur Femurschaftachse.
Bevor die Osteotomie durchgeführt wird, muß beidseits der Osteotomiestelle ein Kirschnerdraht eingebohrt werden, um Rotationsfehler zu verhindern. Zu beachten ist weiter, daß auf den Femurschaft ein Drehmoment ausgeübt wird, wenn der Plattenspanner schief zur Achse des Plattenschaftes angelegt wird. Bei entsprechender Operationstechnik sind *Pseudarthrosen* selten und gegebenenfalls durch eine Reosteosynthese und Spongiosaplastik zu beheben.

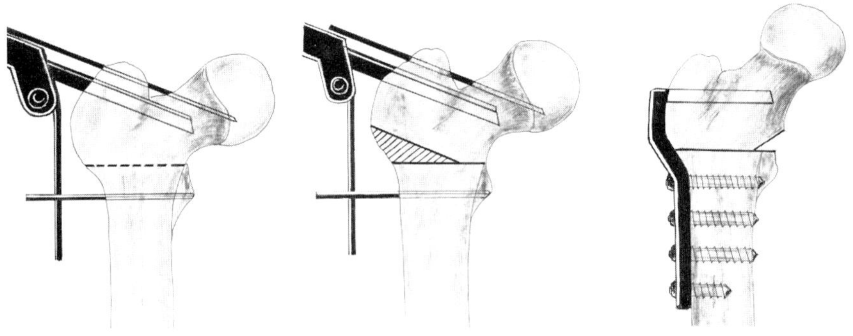

a b c

Abb. 328 a–c Technik der valgisierenden Osteotomie nach den Richtlinien der A.O.

Hüftkopfnekrosen können bei nicht entsprechendem Plattensitz und Schädigung der Hüftkopfgefäße entstehen, weshalb der Plattensitz, wenn möglich, radiologisch kontrolliert werden soll. Bei begrenzter Nekrose ohne wesentlichen Einbruch wird unter vollständiger Entlastung die Entwicklung der Gefäßstörung abgewartet (Abb. 303). Fortgeschrittene Nekrosen, vor allem bei jüngeren Patienten, werden gelegentlich durch die Spongiosaplastik angegangen, gegebenenfalls soll später eine erneute Umstellungsosteotomie, vor allem unter Entnahme eines ventralen Keiles, erfolgen. Damit ist dann oft eine wesentliche Verbesserung der Tragflächen zu bekommen.

Prognose: Eigene Beobachtungen an mehr als 500 Umstellungsosteotomien am koxalen Femurende, die zum Großteil wegen einer sekundären Koxarthrose durchgeführt wurden, zeigen ähnliche Ergebnisse, wie sie sich auch anhand einer Sammelstatistik der Schweizer Orthopädischen Gesellschaft an mehr als 2000 intertrochanteren Osteotomien ergaben. Es sind um 80% der Patienten, die durch eine Umstellungsosteotomie über mehr als 5 Jahre wesentlich gebessert werden konnten, d. h. es kam zu einer weitgehenden Schmerzbeseitigung und zu einer wesentlichen Zunahme der Gelenkbeweglichkeit. Regelmäßig ist den Patienten dann ein mehrstündiges,

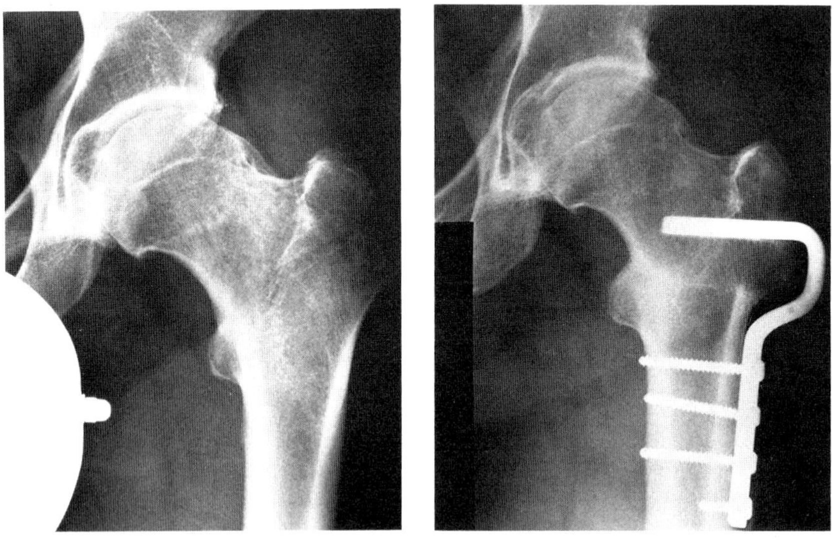

a b

Abb. 329 a und b Beginnende Koxarthrose bei einem 40jährigen Patienten nach einer Coxa vara epiphysaria im Alter von 14 Jahren (weitgehend asymptomatisch verlaufen) vor und nach der valgisierenden Osteotomie von 15°

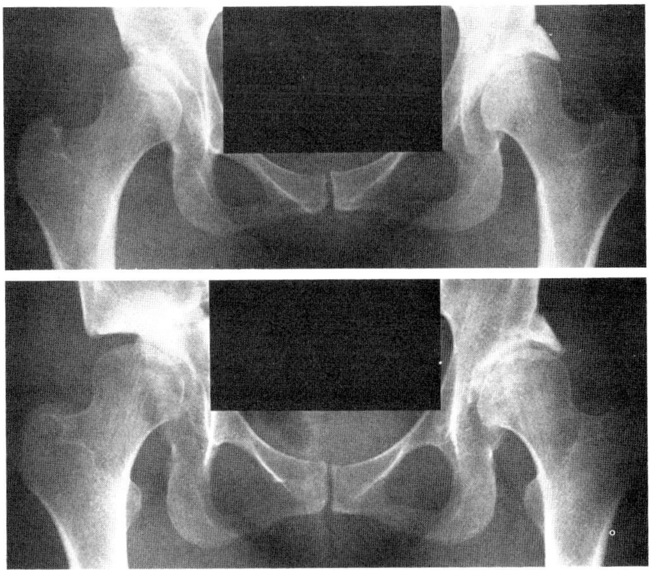

a

b

Abb. 330 a und b Dysplasie beider Hüftgelenke, wobei die Pfannendysplasie im Vordergrund steht. Zunächst auch im Alter von 16 Jahren eine Azetabulplastik (Spitzy-Technik) und auf der anderen Seite jetzt im Alter von 35 Jahren eine Chiarische Beckenosteotomie vorgenommen (b). Die Patientin ist auf beiden Seiten vollkommen beschwerdefrei

zum großen Teil schmerzfreies Gehen möglich geworden. Radiologisch ist sehr oft eine Zunahme der Gelenkspaltweite zu dokumentieren. 20% der Patienten konnten durch die Umstellungsosteotomie nicht wesentlich beeinflußt werden, weshalb anschließend eine Totalplastik durchgeführt wurde bei gleichzeitiger Entfernung des bei der Umstellungsosteotomie eingebrachten Osteosynthesematerials. Unter den Versagern der Umstellungsosteotomie befanden sich vor allem auch primäre Koxarthrosen.

Die günstigsten Ergebnisse sind im allgemeinen bei den Dysplasiehüften zu erwarten. Aber auch bei der Protrusio acetabuli kann vor allem im frühen Stadium die Valgisierung des koxalen Femurendes bei gleichzeitiger Verkürzung oft eine wesentliche Besserung über Jahre hinweg bringen (*Vienstein* und *Rosemeyer*).

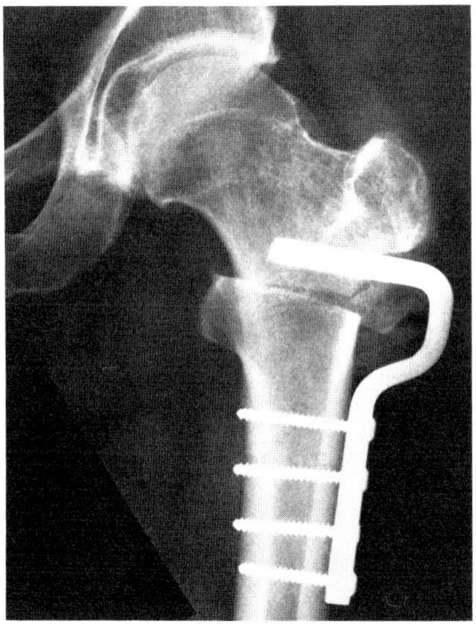

Abb. 331 Postoperative Komplikation nach einer intertrochantären Umstellungsosteotomie. (Plattenklinge liegt zu nahe an der Osteotomie!)

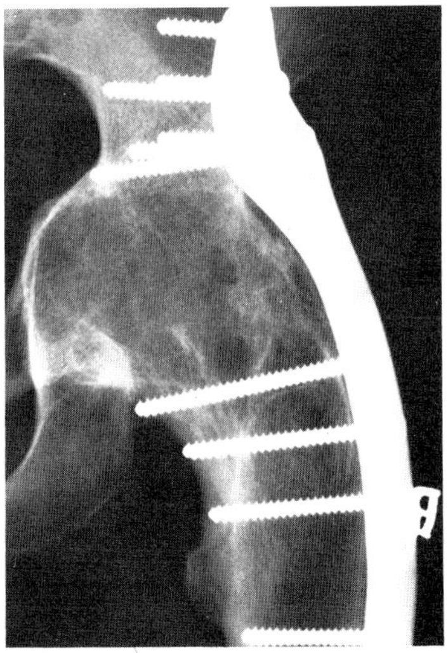

Abb. 332 Arthrodese des Hüftgelenkes nach den Richtlinien der A.O. (Beckenosteotomie und Osteosynthese mit einer Kreuzplatte)

Ganz allgemein ist es bei den Umstellungsosteotomien wichtig zu beachten, daß Voraussetzungen für einen erfolgreichen Verlauf nach *Morscher* gegeben sind, wenn der Patient zum Zeitpunkt der Operation um 40 Jahre alt ist, keinen schweren Beruf hat, wenn es sich um eine Sekundärarthrose mit guter Zentrierbarkeit handelt und Zeichen der mechanischen Belastung an Kopf und Pfanne nachzuweisen sind.

2. Arthrodese des Hüftgelenks

Während noch bis vor 10 Jahren die operative Versteifung des Hüftgelenks zu den häufigsten therapeutischen Eingriffen bei den verschiedenen Hüftgelenkserkrankungen zählte, muß sie heute im Zeitalter des totalen Gelenkersatzes nur noch relativ selten vorgenommen werden. Es gibt aber nach wie vor Indikationen für die operative Stilllegung, die von den einzelnen Therapeuten unterschiedlich gewertet werden. Im eigenen Krankengut z. B. spielt die Hüftarthrodese nur noch eine untergeordnete Rolle und muß im Verhältnis zur Hüftgelenksplastik nur noch in 5 von 1000 Patienten durchgeführt werden.
Grundsätzlich muß die Arthrodese als Alternative bei jungen Patienten diskutiert werden. Wir verfügen derzeit bei der Alloarthroplastik noch über keine Langzeitergebnisse, weshalb wir bei dieser Altersgruppe mit dem Einbringen neuer Gelenkkörper zurückhaltend sein sollten. Eine Änderung hat sich jetzt insofern ergeben, daß sich mit Hilfe der Schalenprothese und der selbsterhaltenden, nicht einzuzementierenden Prothese die Indikationsstellung geändert hat. Diese Prothesen können auch bei jungen Patienten eingebracht werden. Es ist wichtig zu wissen, daß nach einer Hüftarthrodese sogar im späteren Alter noch eine Arthroplastik – allerdings unter erschwerten Bedingungen – erfolgen kann. Die Arthrodese des Hüftgelenks ist gelegentlich nach Prothesenentfernungen und ausgeprägter Instabilität in Erwägung zu ziehen.
Die Hüftarthrodese bedeutet für den Patienten einen relativ großen Eingriff, wobei verschiedene Komplikationen eintreten können, d. h. bei etwas mehr als 10% erfolgt auch bei entsprechender Operationstechnik kein ossärer Durchbau der Arthrodese. Die angestrebte Schmerzlosigkeit des Gelenks bleibt aus.

Technisch empfiehlt sich, sofern die Arthrodese des Hüftgelenks nicht zu umgehen ist, die Versteifung nach den Richtlinien der AO mit einer Kreuzplatte nach Bekkenosteotomie durchzuführen (Abb. 332). Die operative Versteifung gelingt auch mit der Technik, wie sie von *M. Lange* und *Watson-Jones* angegeben wurde (Abb. 333). Dabei muß dann allerdings postoperativ eine Ruhigstellung im Gipsverband durchgeführt werden, was wir heute unbedingt vermeiden wollen.
Die Stillegung des Hüftgelenks erfolgt in einer Beugestellung von 20°, in einer mittleren Drehstellung und einer Adduktionsstellung von nicht mehr als 10°.

3. Arthroplastik des Hüftgelenks

Die Alloarthroplastik des Hüftgelenks hat in den letzten Jahren eine segensreiche Entwicklung genommen. Während früher nur eine Sine-sine-Plastik (Abb. 334) oder eine partielle Arthroplastik ohne entsprechende Fixation des neuen Gelenkkörpers möglich war (Metallkappe von *Petersen* (Abb. 335), Polymethylmetakrylat-Prothese (Plexiglas) von *Judet* (Abb. 336–338), self-locking-

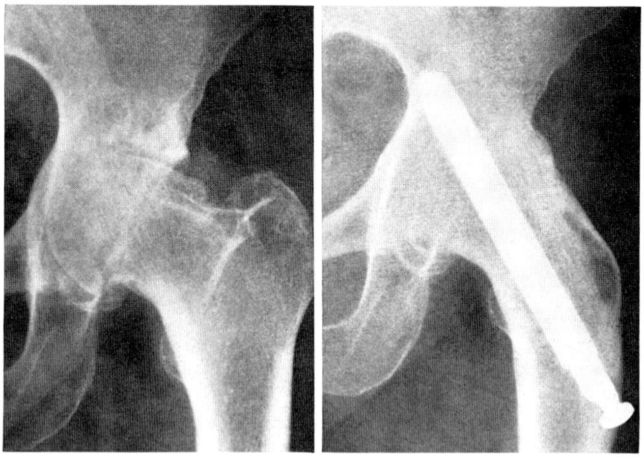

a b

Abb. 333 Arthrodese der Hüfte mit Nagelosteosynthese und Spanüberbrückung von Trochanter zu Hüftpfanne. Hüftkopf und Gelenkpfanne müssen selbstverständlich zunächst entknorpelt werden

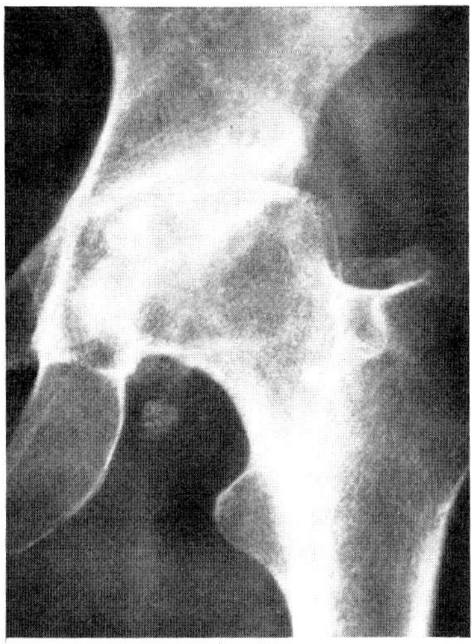

a

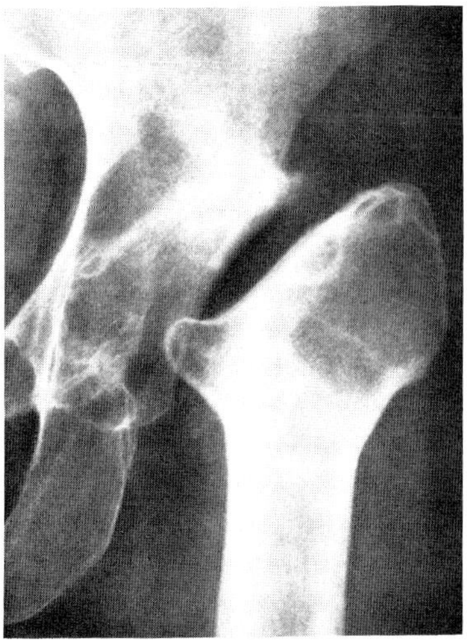

b

Abb. 334 a und b (B. M. 60 Jahre). Doppelseitige Koxarthrose; rechts Arthrodese. a) Links Kopfresektion und Abstützungsosteotomie. b) 6 Jahre nach der Operation

Prosthesis von *Moore,* kann man seit 20 Jahren eine Fixation der neuen Gelenke mit dem Knochenzement erfolgreich vornehmen.

Knochenzement, ein auspolymerisiertes pulverförmiges Polymethylmetakrylat, ergibt mit flüssigem Monomer einen Teig, der etwa bei 100° C erhärtet, wenn man einen Katalysator zugibt. Sowohl das Pulver als auch die Flüssigkeit enthalten je einen Bestandteil dieses Katalysators, nämlich das Kristallindibenzoylperoxyd und das flüssige Dimethyl-p-poluidin. Während des Härtens entstehen die einzelnen Ketten blitzartig schnell, da viele Starrvertikale in der Flüssigkeit erzeugt werden. Es wird Wärme freigesetzt, des weiteren schrumpft die Masse, weil die polymerisierenden Moleküle aneinanderrücken.

Ausgehärtetes Methylmetakrylat erhält sich im Körper inert, biologisch wird es nicht abgebaut. Mißerfolge beruhen auf mechanischen Einflüssen, dem der Knochenzement nicht standhalten kann, etwa bei ungünstiger Form und Lage der eingesetzten Gelenkkörper. Während des Härtens kann ein Blutdruckabfall auftreten, der wahrscheinlich durch gelöstes Monomer verursacht wird. Weiter wird eine Fettintravasation durch den Druck des eingebrachten Knochenzements diskutiert.

Probleme brachten vor allem auch die Werkstoffe. Als Kunststoff für die Prothesen haben sich unter anderem vor allem Teflon und Polyester nicht bewährt. Der Abrieb war zu groß. Es bildeten sich

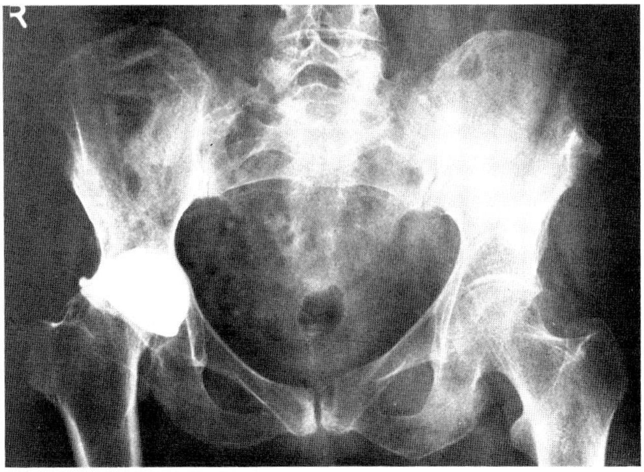

Abb. 335 Hüftkopfmetallkappenplastik vor 25 Jahren. Jahrelang wenig Beschwerden. In letzter Zeit zunehmend Beschwerden und Bewegungseinschränkung

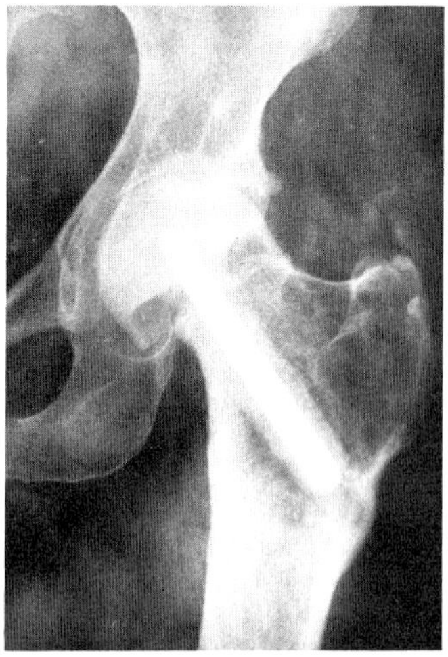

a

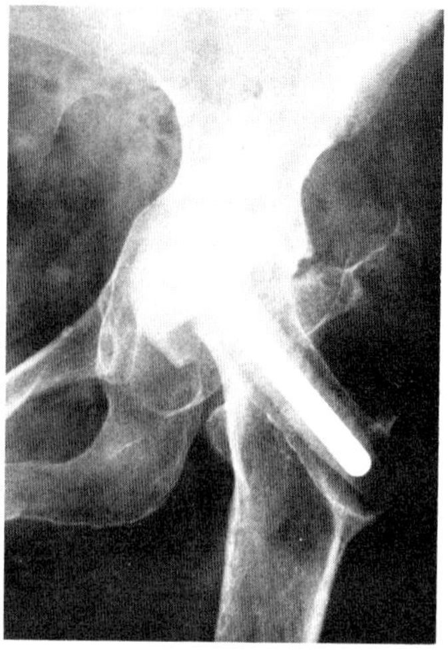

b

Abb. 336 a und b Judet-Plexikopfplastik
Beachte: 6 Jahre später ausgeprägte Lockerungsvorgänge in dem Prothesenstiel. Weiter kam es zu einer weitgehenden Resorption des Schenkelhalses

ausgedehnte Granulomatosen, die zur Lockerung führten.

Die *Alloarthroplastik der Hüfte* hat heute als *Totalprothese* (Abb. 339, 340) und als *Gelenkflächenersatz in Form der Schalenprothese* (Abb. 341, 343, 344) eine Bedeutung. Die Entwicklung der Totalprothese ist vor allem mit den Namen *Charnley, McKee-Ferrar* und *M. E. Müller* in Zusammenhang zu bringen, die der Schalenprothese mit *Freeman* und *Wagner*.

Während wir mit der Totalplastik bereits über eine mehr als 10jährige Erfahrung verfügen und die Möglichkeiten und Grenzen der Methode mit großer Sicherheit abschätzen können, belaufen sich die Erfahrungen mit der Schalenprothese erst auf 5 Jahre. Sie sind aber bereits so positiv zu werten, daß sie unter entsprechenden Bedingungen zuverlässig eingebracht werden kann. Wichtig ist festzustellen, daß die Schalenprothese jederzeit durch eine Totalprothese ersetzt werden kann (Second line of defense). Damit ergibt sich eine

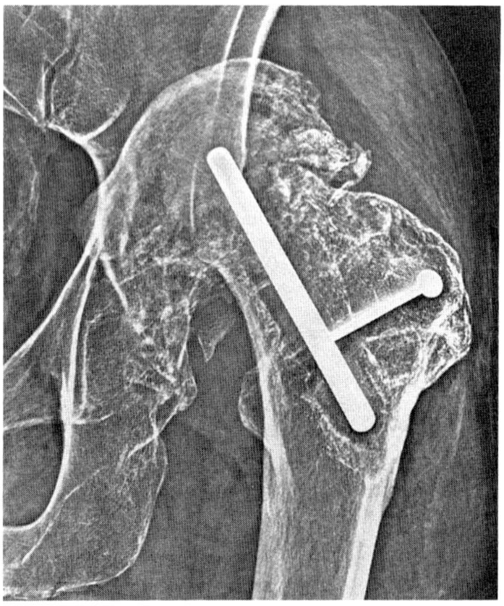

Abb. 337 Xeroradiogramm bei ausgedehnten Osteodestruktionen, Veränderungen und reaktive Vorgänge 20 Jahre nach Implantation einer Judet-Endoprothese. *Beachte:* Der Prothesenstiel liegt noch weitgehend stabil

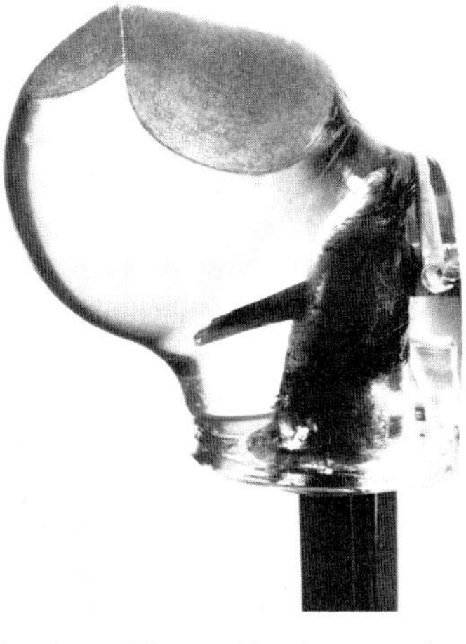

Abb. 338 Ausgedehnter Abrieb einer Plexiendoprothese 5 Jahre nach Implantation

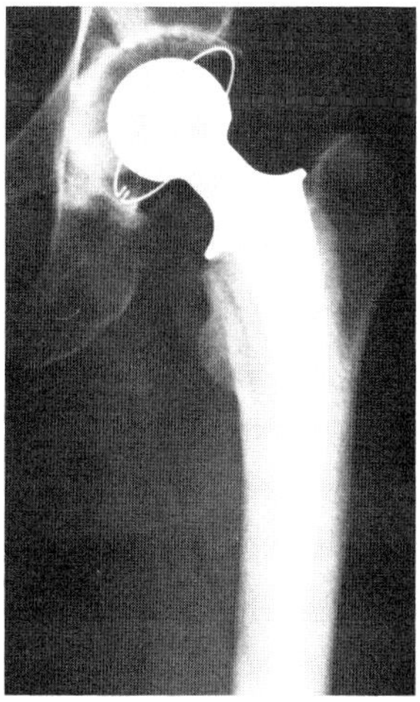

a

Abb. 339 a) Typische *Totalplastik* (Typ *Charnley-Müller*) bei einer 70jährigen Patientin. b) Typische Totalplastik (Typ *Müller-Geradschaft*). c) Totalplastik (Typ *Müller-Geradschaft*) mit Pfannenaufbau.

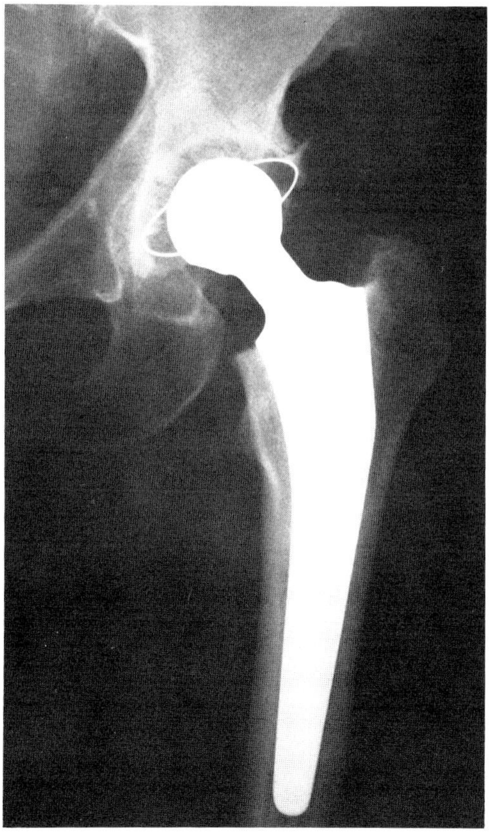

b

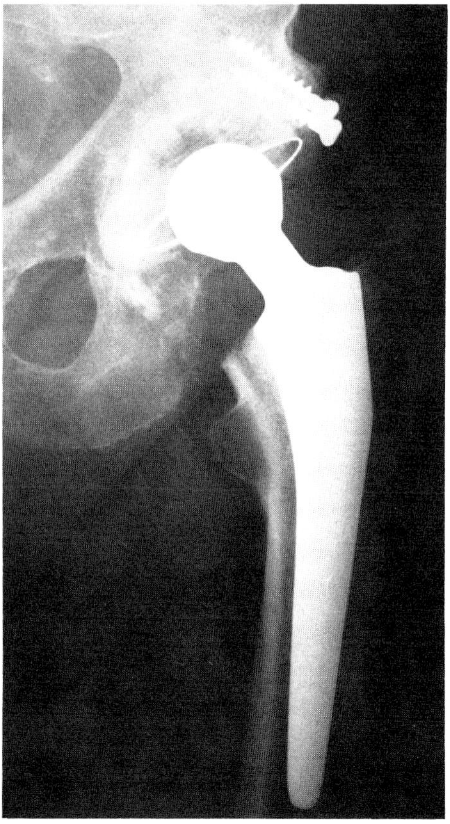

c

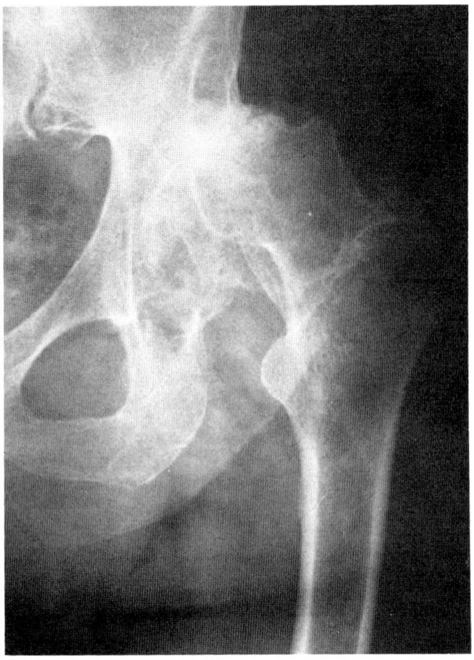

d

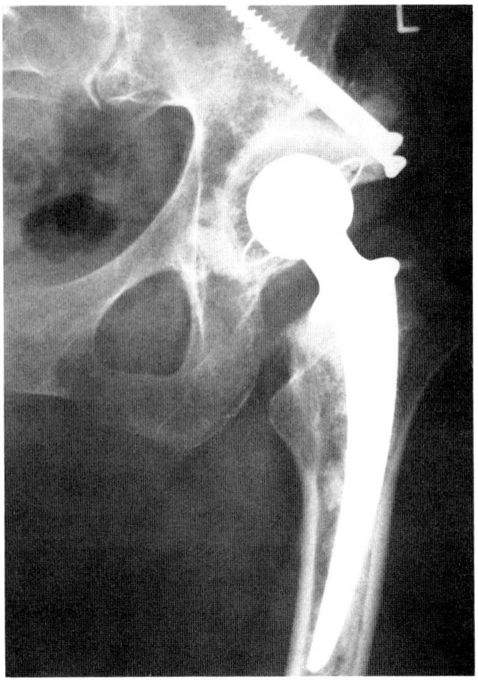

e

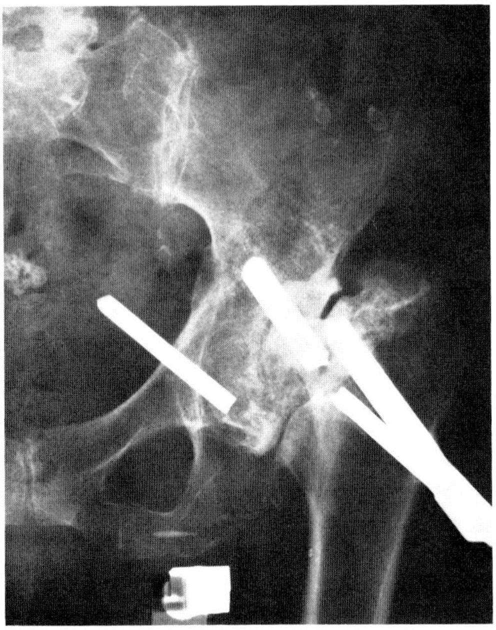

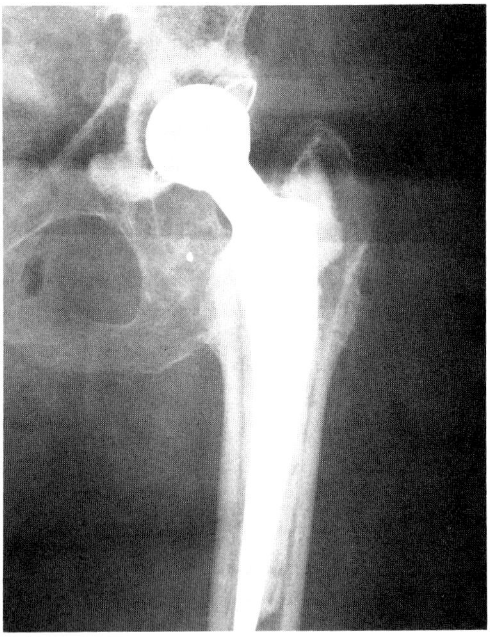

f

Abb. 339 d und e Totalplastik nach Reposition in die eigentliche Hüftpfanne und Pfannenaufbau mit eigenem Knochen und Schrauben. f) Totalplastik *(Müller-Geradschaft)* nach vor 20 Jahren durchgeführter Arthrodese mit Spreiznagel. Jetzt schmerzhafte Wackelbewegungen bei Pseudarthrose. g) Reaktionslose Einheilung der Geradschaftprothese

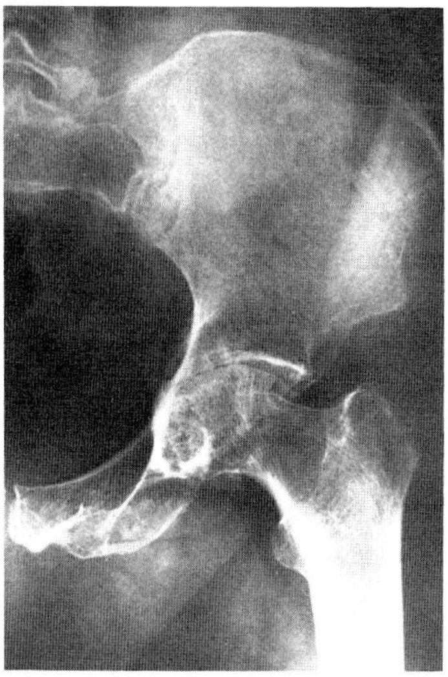

a

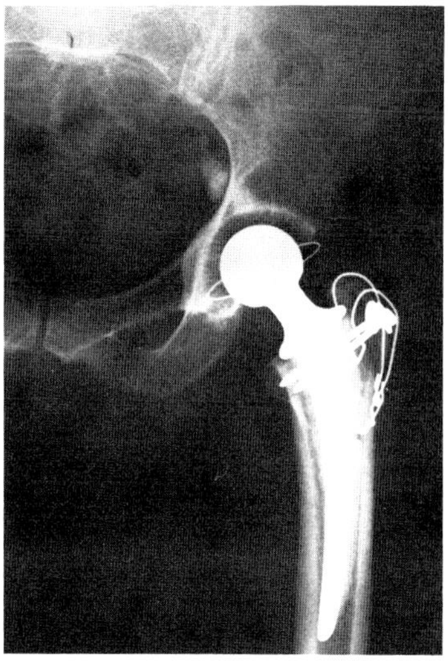

b

Abb. 340 Totalplastik (Typ Charnley-Müller) bei einer 68jährigen Patientin. Temporäre Trochanterresektion angezeigt. Anschließend Fixation mit Schrauben und Cerclage (Rucksacktechnik nach *M. E. Müller*)

Indikation zur Alloarthroplastik auch schon vor dem 60. Lebensjahr, sofern keine gelenkerhaltenden Maßnahmen in Frage kommen.
Die Indikation zur Plastik des Hüftgelenks ist heute abhängig von verschiedenen Gegebenheiten. Der *Operateur muß die technischen Voraussetzungen* besitzen und es muß ihm eine *Operationsabteilung von hohem Reinheitsgrad zur Verfügung* stehen. Eigene Beobachtungen im Reinraum-Operationssaal in den letzten 8 Jahren sprechen dafür, daß einer konsequenten Asepsis größte Bedeutung zukommt (Schleusensystem, Set-System, Laminar-flow-System). Dazu ist weiter eine strenge Disziplin in der ganzen Operationsabteilung unumgänglich notwendig (ärztliche Mitarbeiter, Mitarbeiter der Anästhesieabteilung und des Pflegepersonals). *Klinisch gesehen* besteht die Indikation, wenn bei dem Patienten eine schmerzhafte, mehr oder weniger ausgedehnte Bewegungsbehinderung sowie entsprechende Belastungseinschränkung oder aber Belastungsunfähigkeit besteht. *Radiologisch gesehen* muß die Zerstörung des Hüftgelenks soweit fortgeschritten sein, daß eine Rekonstruktion nicht mehr in Frage kommt (verschiedene Arten der Umstellungsosteotomie, wie die Varisierungsosteotomie, Drehosteotomie, Verschiebeosteotomie, Flexions- und Extensionsosteotomie). Vor allem bei jüngeren Patienten (unter 60 Jahren) muß kritisch geprüft werden, ob nicht durch eine *gelenkerhaltende Operation* das Beschwerdebild gebessert werden kann. Bei einer vorausgegangenen septischen Erkrankung im Bereich des Hüftgelenks sowie bei bestehender einseitiger Hüftankylose in guter Stellung soll man von einer prothetischen Versorgung im allgemeinen Abstand nehmen. Des weiteren bereitet der Einbau der Totalprothese bei verschiedenen Formen des Beckens sowie des koxalen Femurendes Schwierigkeiten, da eine entsprechende Verankerung nicht in Aussicht zu stellen ist. Es ist vorher eine Um-

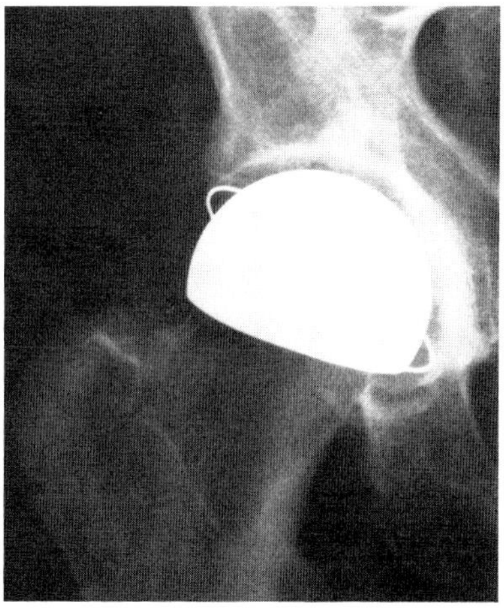

a

Abb. 341 a) Double-Cup-Plastik (Typ *Wagner*) bei einer 55jährigen Patientin.
b) und c) Double-Cup-Plastik (Typ *Wagner*) bei gleichzeitigem Kopfaufbau und Pfannenaufbau.
d) Double-Cup-Plastik (Typ *Wagner*) und gleichzeitig durchgeführter Valgisationsosteotomie

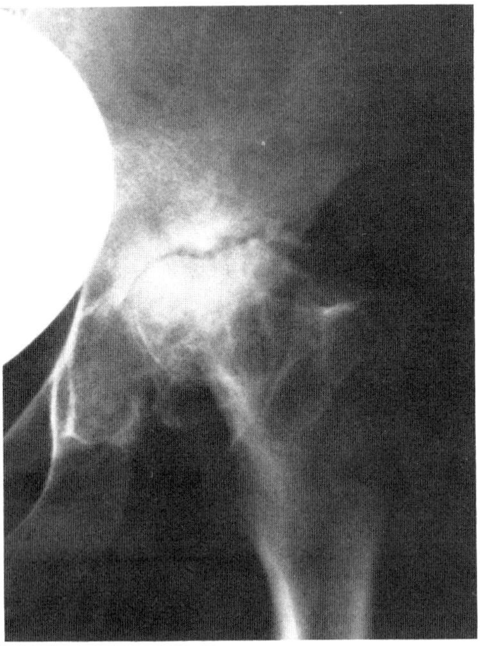

Abb 341 b

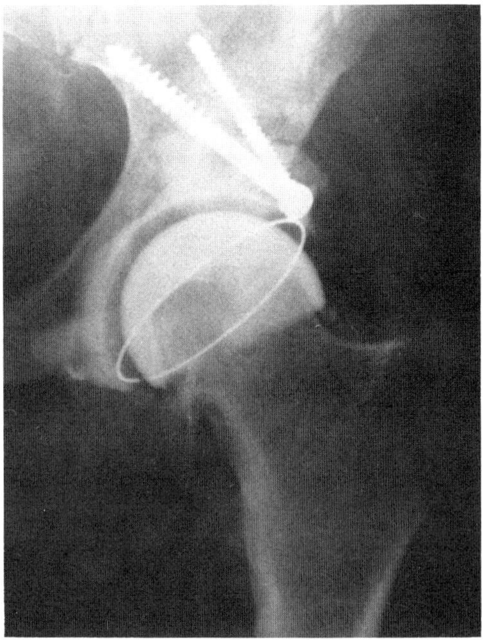

Abb. 341 c

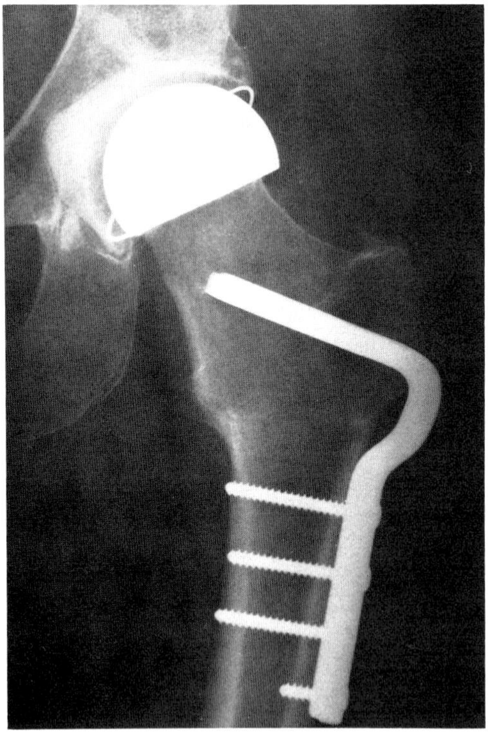

Abb. 341 d

stellungsosteotomie bzw. eine Beckenosteotomie durchzuführen, um günstigere Bedingungen zu bekommen.

Internistischerseits ergeben sich nur selten Gegenindikationen, sofern ein gezieltes Teamwork möglich (Kardiologe, Pulmonologe, Anästhesist) sowie eine konsequente postoperative Pflege in Aussicht zu stellen ist.

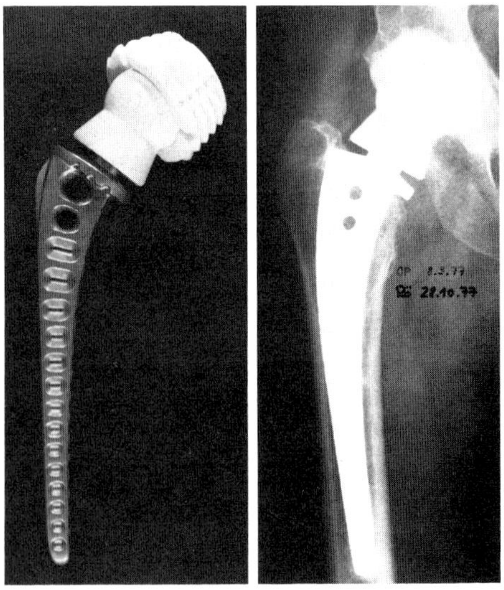

Abb. 342 *Tragrippenprothese (Typ Mittelmeier).* Die Prothese wurde vor 2 Jahren von *Mittelmeier* eingebaut

a 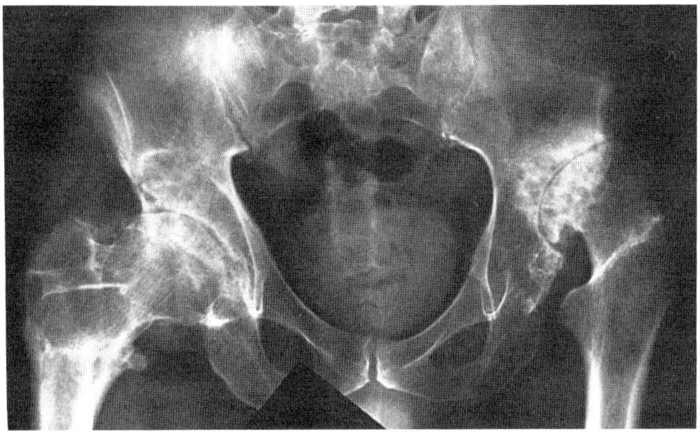 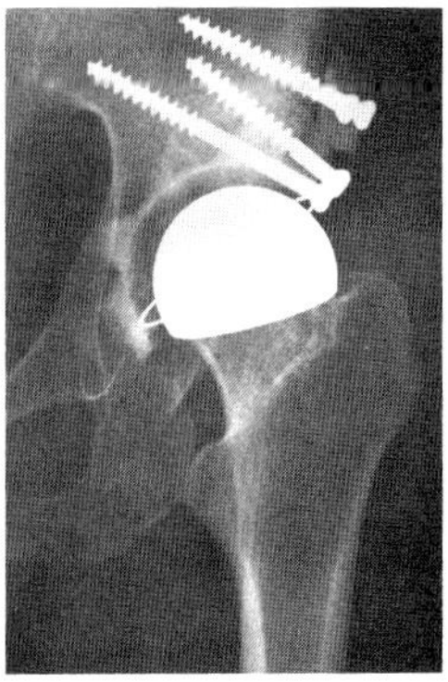 b

Abb. 343 a und b Double-Cup-Plastik (Typ Wagner) bei Subluxationsarthrose (48 Jahre).
Beachte: Implantation der Plastikpfanne in die Primärpfanne und doppelstöckiger Pfannenaufbau mit dem teilresezierten Hüftkopf

a 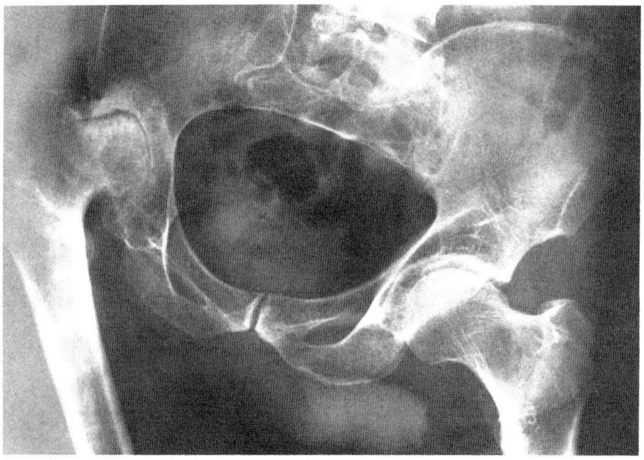 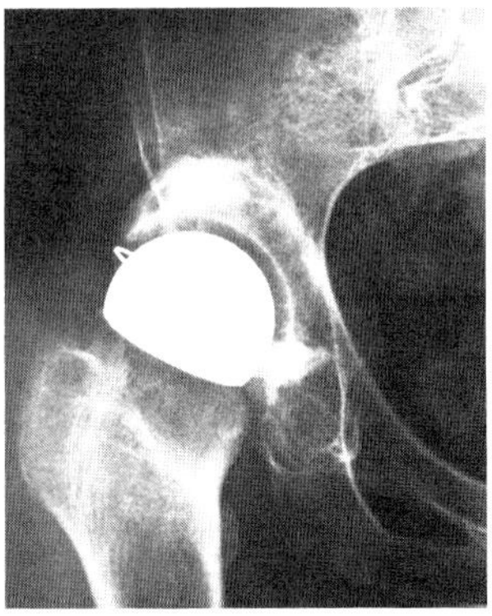 b

Abb. 344 a und b Double-Cup-Plastik bei posttraumatischer Arthrose im Anschluß an eine Hüftkopfnekrose (traumatische Hüftluxation vor 30 Jahren) mit einer Beugekontraktur von 50° und Adduktionskontraktur von 45°

3.1. Überlegungen bei der Wahl der Prothese

Voraussetzung für die Implantation eines alloplastischen Gelenks ist, daß das Gelenk aus bioinertem, mechanisch stabilem Material hergestellt ist und die dabei verwendete Materialkombination einen möglichst geringen Reibungskoeffizienten aufweist.

Als Prothese kommen grundsätzlich ein Metall-Metall-Gelenk (heute nur noch ganz selten verwendet), ein Metall-Polyäthylen-Gelenk oder ein Keramik-Polyäthylen-Gelenk in Frage.

Grundsätzlich kann gesagt werden, daß bei metallischen Gleitpartnern ein hohes Reibungsmoment zu erwarten ist. Unter den thermoplastischen Werkstoffen hat sich vor allem das hochmolekulare Niederdruckpolyäthylen bewährt. Metall-Polyäthylen-Prothesen weisen einen dreifach niedrigeren Abriebkoeffizienten als Metall-Metall-Prothesen auf. Der geringste Abrieb ist bei der Polyäthylen-Keramik-Kombination festzustellen, weshalb dieser Prothese jetzt der Vorzug zu geben ist.

Einen ausgedehnten Abrieb konnten wir früher bei Teflon und in den letzten Jahren mit Polyester beobachten, weshalb diese Materialien keine Verwendung mehr finden dürfen.

Um einen möglichst guten Flüssigkeitszufluß in die Belastungszone zwischen Kopf und Pfanne zu gewährleisten, ist ein ausreichendes Spiel zwi-

schen den artikulierenden Oberflächen notwendig.
Das Metall-Kunststoff-Gelenk bzw. das Metall-Keramik-Kunststoff-Gelenk weist an der Stelle der Verankerung im Knochen mit Hilfe des Knochenzements eine schwache Stelle auf. Die Prothese muß deshalb exakt verankert werden und im allgemeinen soll das Gelenk nicht sofort maximal belastet werden, es sei denn, es handelt sich um einen sehr alten Patienten, der nur noch eine begrenzte Lebenserwartung hat. Das Problem der Verankerung mit Zement wird umgangen, wenn selbsttragende Prothesen Verwendung finden (Tragrippen), wie sie von *Mittelmeier* entwickelt wurde (Abb. 342). Einen entscheidenden Fortschritt bedeuten weiter die Geradschaftprothesen, wie sie jetzt von *M. E. Müller* eingeführt wurden. Sie besitzen medial und lateral Knochenkontakt und brauchen nur ventral und dorsal noch mit einer kleinen Menge Zement zusätzlich ausgegossen zu werden.

Hinsichtlich der Verankerung sind Vorschläge von *Judet* (Porometall-Prothese), *Mathys* (isoelastische Prothesen) und Prothesen aus sogenannter bioaktiver Keramik (*Blencke*) zu überlegen.

Es sind also jeweils Überlegungen bei der Wahl des Prothesenmodells notwendig. Der operierende Arzt berücksichtigt vor Einbau eines neuen Gelenks verschiedene Faktoren und empfiehlt jeweils das entsprechende Modell, das dem Patienten die meisten Vorteile bringen kann. Der Operateur muß ein großes Sortiment von verschiedenen Prothesen und auch verschiedenen Prothesenmodellen zur Auswahl zur Verfügung haben.
Prognostisch kann gesagt werden, daß die Ergebnisse der Totalplastik – sofern der Eingriff unter entsprechenden Bedingungen durchgeführt wurde – sehr gut sind.
Lockerungen der Prothese sind im Verlauf von Jahren möglich; die Lockerungsrate zeigt ohne Zweifel eine Abhängigkeit von der Art der Einbringung der Prothese, von den ossären Voraussetzungen und auch von den Belastungsbeanspruchungen. Die Indikation zur Totalplastik muß deshalb nach dem Motto „*Quid quid agis prudenter agas et respice finem*" erfolgen. Es muß unbedingt berücksichtigt werden, daß die Prothese eventuell nur 10 Jahre oder sogar kürzer verbleiben kann und ein Prothesenwechsel früher oder später, vor allem bei jüngeren Patienten, mit Wahrscheinlichkeit erfolgen muß. Grundsätzlich ist eine mehrmalige Erneuerung möglich, wobei die Prothesenwechsel jeweils schwieriger werden und die Verankerung der neuen Gelenkkörper fragwürdiger wird. Weiterhin können *Infektionen* als Früh- oder Spätinfektion auftreten. Wir beobachten seit 5 Jahren keine Infektion mehr (Reinraumoperationssaal, Atemluftabsaugeanlage, strenge Disziplin in der Operationsabteilung).
Weiter ist der *Abrieb der Kunststoffprothese* zu nennen (0,56 mm pro Jahr).
Immer wieder muß jedoch festgestellt werden, daß die Möglichkeiten mit dem totalen Hüftgelenkersatz überbewertet wurden und der Eingriff nicht unter optimalen Voraussetzungen vorgenommen wird, weshalb mancherorts Komplikationen häufiger sind (Abb. 346, 347).

3.2. Implantation der Totalprothese

Verschiedene Faktoren müssen im einzelnen berücksichtigt werden:

1. Die Operation muß genau geplant werden. Es empfiehlt sich, präoperativ Zeichnungen anzufertigen, um die Position der Gelenkpfanne und die Resektionsstelle am koxalen Femurende genau festzulegen. Unbedingt notwendig ist die genaue Bestimmung der Beinlänge, da der Patient sonst mit dem Operationsergebnis sehr oft unzufrieden ist.
2. Operationstechnik. Die Hüftgelenksprothese kann über drei Zugänge zum Hüftgelenk eingebracht werden. Einmal gelingt es über den ventralen Zugang (er wird bei uns nur selten verwendet), dann über den dorsalen Zugang (southern approach) oder aber – am häufigsten angewandt – von der Seite. Vielfach wird beim Zugang zum Hüftgelenk der Trochanter major reseziert, was wir nur in etwa 10% durchführen. Die Resektion des Trochanters verlängert die Zeitdauer des Eingriffs, ferner ist die Blutung vermehrt. Der Einblick in das Hüftgelenk wird allerdings besser. Die temporäre Resektion des Trochanters ist unbedingt bei schweren Osteoporosen, bei sehr dicken Patienten, bei der Protrusio acetabuli oder aber nach Hüftgelenksversteifungen angezeigt. Des weiteren empfiehlt sich bei der Reoperation die temporäre Abtrennung des Trochanters, und zwar dachfirstartig, wie es von *B. G. Weber* angegeben wurde.

Technik (Abb. 345 a–d): Der Patient befindet sich in Rückenlage. Es wird ein gerader, etwa 15–20 cm langer Hautschnitt über dem Trochanter major angelegt, der nach unten parallel zum Femurschaft verläuft.

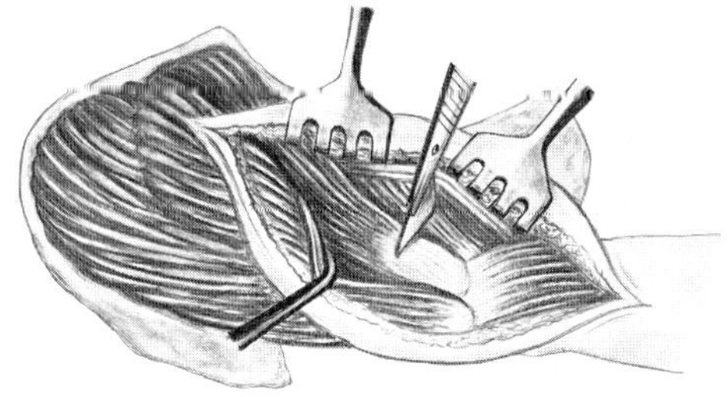
a

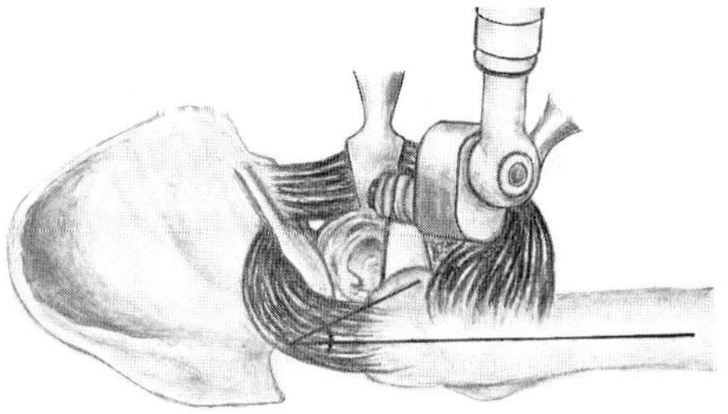
b

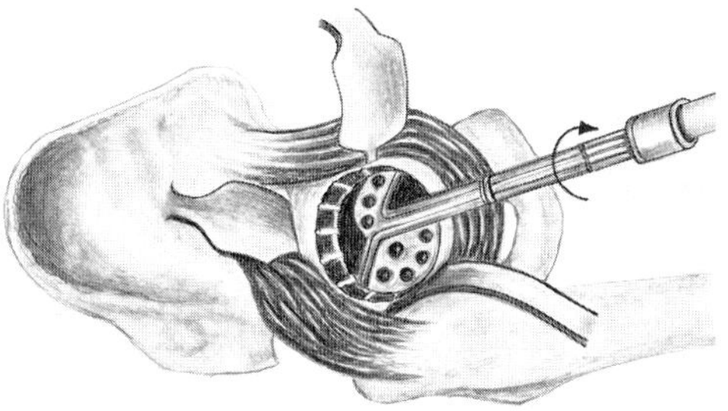
c

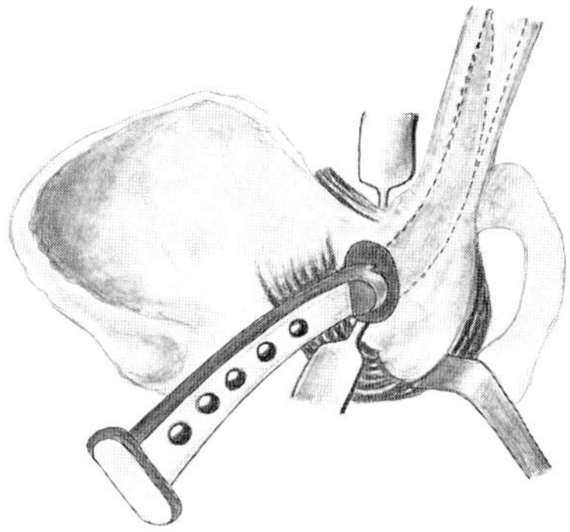
d

Abb. 345 a–d Technik der Implantation einer Totalprothese von lateral

Leicht bogenförmig wird der Tractus iliotibialis gespalten. Anschließend wird zwischen dem M. tensor fasciae latae und dem M. glutaeus medius auf die Gelenkkapsel eingegangen. Es empfiehlt sich, den M. glutaeus minimus oberhalb des Sehnenansatzes temporär abzutrennen, mit einem Faden anzuschlingen und am Schluß der Operation wieder zu vereinigen. Anschließend Einbringen von Hohmann-Hebeln nach ventral und dorsal, wobei die Gelenkkapsel mit dem Rasparatorium zunächst isoliert wird. Die Gelenkkapsel wird T-förmig eingeschnitten und vorn sowie medial und lateral reseziert. Es erfolgt jetzt die Resektion des Hüftkopfs, wobei der Winkel zwischen der Resektionslinie und Oberschenkelschaft 45° betragen soll. Danach kann der

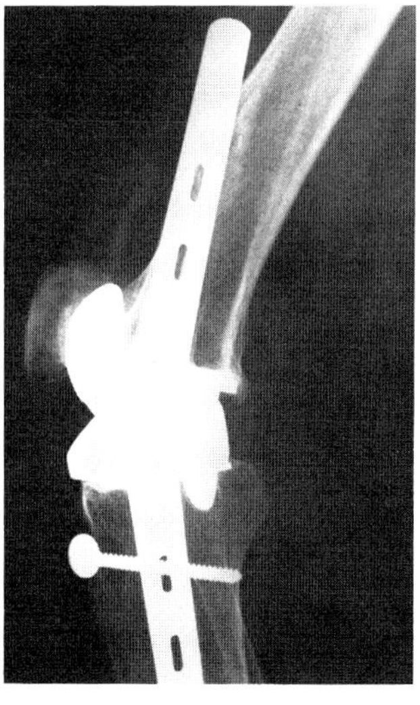
a

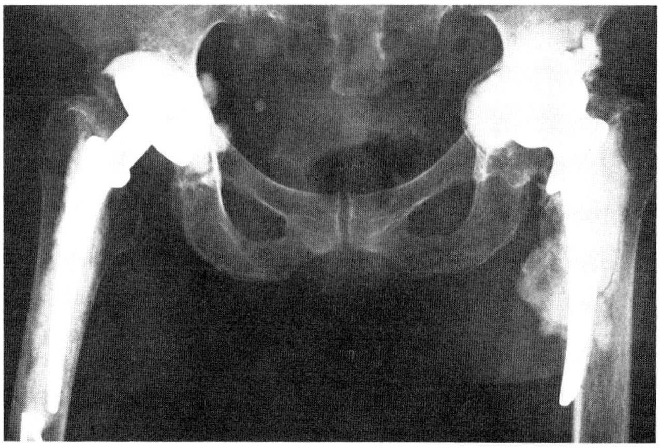
b

Abb. 346 a und b *Multiple technische Komplikationen* bei Gelenkplastiken (64jähr. Patient). Extraossäre Verankerung des Prothesenstieles (alio loco). Es empfiehlt sich grundsätzlich eine intraoperative Röntgenkontrolle. Desgleichen wurde am Kniegelenk der Prothesenstiel extraossär fixiert. Des weiteren wurde rechts ein Prothesenmodell verwendet, das materialmäßig nicht brauchbar war (Polyesterkopf)

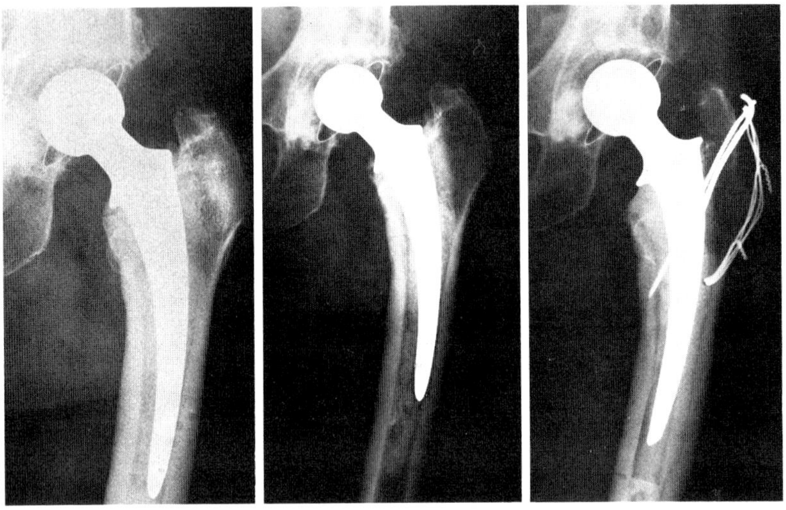

a b c

Abb. 347 a–c Implantation der Schaftprothese erfolgte in Varusstellung. Im Verlaufe von 4 Jahren zunehmende Lockerung der Prothese und Arrosion der lateralen Kortikalis

Kopf extrahiert werden und dorsal ebenfalls eine Kapselinzision bzw. Kapsulektomie stattfinden. Nach Einbringung eines Spezialhebels wird der Femurschaft nach unten gehalten, damit die Pfanne präpariert werden kann und Verankerungslöcher, vor allem im oberen Anteil, in der Pfanne eingebracht werden können. Die Pfannenverankerung mit Zement muß in einer lateralen Winkelstellung zwischen 40 und 45° und in einer Anteversionsstellung von etwa 10° erfolgen. Anschließend wird der Femur außenrotiert, flektiert, adduziert, um die Präparation des Femurschafts vornehmen zu können. Es ist vor allem darauf zu achten, daß die Prothese im Femurschaft eine korrekte Lage aufweist. Anschließend Einbringen eines Redondrains, um beim Einspritzen des Zements dem Blut die Möglichkeit zum Abfließen zu geben. Jetzt wird die Prothese nachgeschoben und, sobald der Zement anzuziehen beginnt, in die endgültige Position gebracht. Unumgänglich notwendig ist das Einbringen von Redondrains in die Gelenkhöhle. Die Gluteussehne wird vereinigt und die Fasciae vernäht. Zu diesem Zeitpunkt soll unbedingt eine Röntgenkontrolle vorgenommen werden, um die korrekte Lage der eingebrachten Prothese zu dokumentieren.

Sofern die *Resektion des Trochanter major notwendig geworden ist,* werden nach dem probeweisen Einbringen der Prothese zwei Löcher in den Schaft gebohrt, einmal ventral und dann dorsal. Desgleichen werden Bohrlöcher in den abgelösten Trochanter angelegt. In die Bohrlöcher am Trochanter werden temporär Malleolarschrauben eingebracht und in die Löcher am Femurschaft Kortikalisschrauben, die nach dem Einbringen des Zements und der Prothese entfernt werden. Es besteht dann ein exaktes Schraubenprofil. Anschließend Entfernung der Malleolarschrauben im Trochanterbereich und endgültige Einbringung der Schrauben von ventral und dorsal des Prothesenstammes (4,5 cm-Kortikalisschraube). Vor allem beim Bestehen einer Osteoporose muß zusätzlich eine Cerclage angelegt werden, es sei denn, der Trochanter ist dachfirstartig (*B. G. Weber*) abgetrennt worden. Die Rotationen werden damit verhindert (Abb. 348).

Implantation einer Schalenprothese: Der Einbau einer Gelenkkörperschalenprothese hat (*Wagner, Freeman*) vor allem bei jüngeren Patienten Bedeutung, da die Hüftkopfresektion dadurch nicht notwendig ist. Wir führen den Ersatz der Gelenkoberfläche der Hüfte über einen lateralen Schnitt durch. (Ähnliches Vorgehen bei der Totalplastik.) Es muß die Sehne der M. gluteus minimus temporär abgetrennt und kranial der Muskel etwas von der Faszie abgelöst werden. Es erfolgt eine gründliche Kapselresektion unter Schonung der Hüftkopfgefäße. Nach Luxation des Hüftkopfs gelingt die totale Kapselresektion. Jetzt kann die Pfannenpräparation erfolgen, wobei der Hüftkopf dorsal gehalten werden muß, danach Implantation der Pfanne. Anschließend Präparation der Kopfoberfläche und Implantation der Hüftkopfschale. Technisch kann die Einbringung der Schalenprothese schwierig sein, vor allem wenn ausgedehnte Kontrakturen vorliegen (Abb. 344).

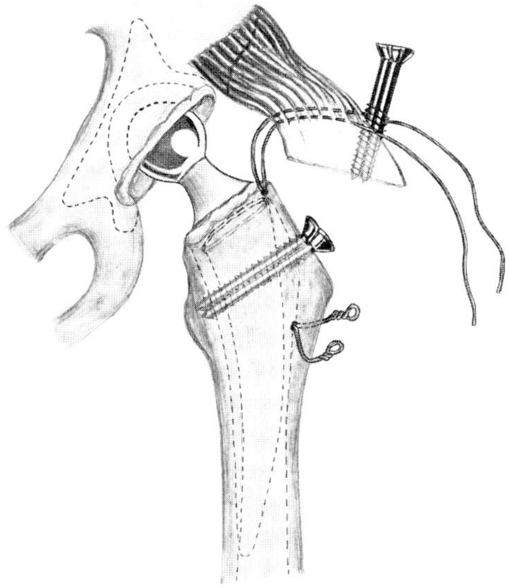

a

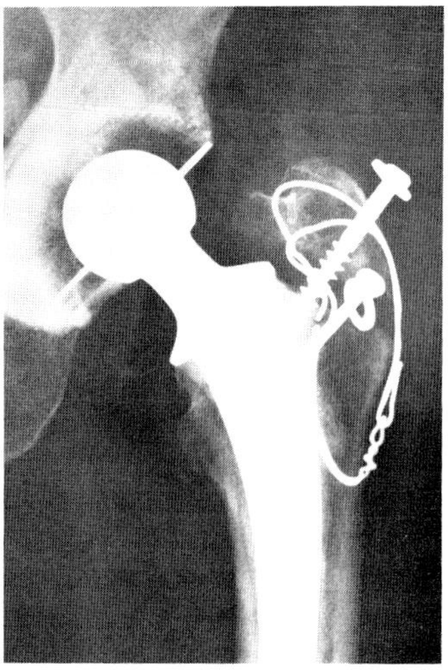

b

Abb. 348 a und b Technik der Refixation des temporär abgelösten Trochanter major nach der Technik der A. O. (a). Aber auch bei entsprechender technischer Durchführung der Trochanterosteosynthese kann es zum erneuten Ausriß kommen (b). Die „dachfirstartige" Trochanterosteotomie ist zu empfehlen *(B. G. Weber)*

Implantation der Tragrippen-Totalprothese: Um die Tragrippenprothese hat sich vor allem *Mittelmeier* Verdienste erworben. Sie ist ebenfalls am besten von lateral einzubringen. Nach Resektion des Hüftkopfs und der Pfannenpräparation ist das Gewinde für die Schraubpfanne exakt zu schneiden, damit ein stabiler Sitz der Keramikpfanne gewährleistet wird. Der Schaft wird mit Spongiosa eingebolzt, um einen ossären Einbau zu bekommen.

Besondere Schwierigkeiten können sich bei der Pfannenverankerung ergeben. Man muß beim Vorliegen einer Dysplasiepfanne die Hüftgelenkspfanne unter Aufbau des Pfannenerkers einbauen, was verschiedentlich Schwierigkeiten bereitet (Anlagerung eines Pfannenerkers, der aus dem Hüftkopf entnommen [Abb. 343] und mit Schrauben fixiert wird. Gelegentlich genügt bei einer Dysplasie das Einbohren von Schrauben im Bereich des Pfannenerkers). Wichtig ist das Belassen der stabilen Knochenstrukturen am Pfannendach, eine Erkenntnis, die sich erst seit einigen Jahren durchsetzt. Kranial im Bereich des Pfannendachs werden einige nicht allzu tiefe Bohrlöcher angelegt. Probleme bereitet verschiedentlich auch die Pfannenfixation nach stattgefundenen Frakturen. Gegebenenfalls ist vorher eine Beckenosteotomie durchzuführen.

Probleme der Alloarthroplastik beim Hämophilen: Der alloarthroplastische Eingriff beim Hämophilen – man unterscheidet eine Hämophilie a und b – ist dank einer besseren Substitution der fehlenden Faktoren möglich geworden. Präoperativ muß eine genaue Blutgruppenbestimmung mit Untergruppen auch im Rh-System, Iso- und Kälteagglutinine sowie ein vollständiger Gerinnungsstatus mit genauen Faktoranalysen erfolgen. Vor Durchführung des Eingriffs ist es notwendig, eine ausreichende Menge des substituierenden Faktors (Faktor 8 bei Hämophilie a, Faktor 9 bei Hämophilie b) vorrätig zu haben, damit postoperativ eine entsprechende Faktorkonzentration erreicht wird. Sie muß bis zum 3. postoperativen Tag um 50% betragen, anschließend dann um 40% bis zum Ablauf der 3. postoperativen Woche. Peroperativ und postoperativ erfolgt die Volumen-Substitution nur mit Frischblut, das nicht älter als 2–3 Stunden sein darf, da der Faktor 8 nicht lagerungsstabil ist.

Beachte: Keine Koagulation, Unterbindung der Gefäße. Als Komplikation muß auf allergische Reaktionen, Hemmkörperbildungen, Hämolysen wegen hohen Isoagglutinintitern im Konzentrat sowie auf eine Hepatitis und einen starken Hipronegenanstieg (Viskositätserhöhung) hingewiesen werden. Zu achten ist weiter auf Hämatombildungen in der postoperativen Phase.

3.3. Peroperative Komplikationen

Nervenläsionen können bei der Totalplastik direkt oder indirekt auch durch Zug oder einen

Hakendruck auftreten. Dabei ist vor allem der N. femoralis, selten der N. ischiadicus betroffen (*Karpf*). Die maximale Dehnbarkeit des Nerven wird mit 10% angegeben (*Sunderland*). Es besteht eine Abhängigkeit vom Ausmaß und der Zeitdauer der Nervenbeeinträchtigung (*Lehman*).

Der N. *femoralis* zieht zusammen mit dem N. iliopsoas durch die Lacuna musculorum zum Oberschenkel und teilt sich nach kurzem Verlauf in eine Anzahl von Ästen auf, um den M. quadriceps femoris und M. sartorius zu versorgen.

Druck entsteht auf den Nerven durch Einsetzen von 1–2 Hohmann-Hebeln am oberen vorderen Anteil der Pfanne. Hier ist auf exaktes Einbringen der Haken mit Knochenfühlung zu achten. Jedoch wird der N. femoralis dabei nicht nur vom Haken komprimiert, sondern es kann ein zusätzlicher Gegendruck durch das Leistenband entstehen, wenn der Hohmann-Haken symphysennah eingesetzt wird. Der N. femoralis ist in seinem Verlauf ein kurzer Nerv, der sich verzweigt und daher sehr anfällig gegenüber Zugbeanspruchungen ist. Dieser Zug wird vor allem durch den dorsal eingesetzten Hohmann-Haken, der den Femur nach hinten drücken kann, erzeugt. Besonders gefährdet ist der N. femoralis bei Hüftgelenken mit präoperativer Beugekontraktur, der durch den Einsatz der Prothese eine plötzliche Streckung erfährt. Eine Läsion des N. femoralis kann weiter durch Koagulation in dieser Region erfolgen. Seltener sind der N. obturatorius und der N. ischiadicus betroffen. Der N. ischiadicus verläßt das Becken durch das Foramen infrapiriforme und ist zum Hüftgelenk hin durch die kleinen Außenrotatoren (Triceps coxae) gut geschützt. Beim Einbringen der Totalprothese können jedoch Druck- und Zugläsionen entstehen. Ein Zug in Längsrichtung erfolgt bei der Reposition der Prothese. Der Zug kann verstärkt sein bei zu großer Halslänge der Prothese oder bei ungünstiger Resektion des Schenkelhalsbereichs. Läsionen des N. ischiadicus äußern sich fast immer im Gebiet des N. peronaeus, was oft zu Fehldiagnosen einer distalen Peronaeuslähmung Anlaß gibt.

Ein Nerv kann als widerstandsfähig gegenüber mechanischen Einflüssen gelten, wenn er voluminös, faserreich und dabei in vielen Faszikeln mit hohem Gehalt an Perineuralscheiden untergliedert ist. Weiter ist eine ausgeprägte innere Plexusbildung wichtig sowie eine reichliche Durchsetzung von epineuralem Gewebe.

Die motorische Restitution benötigt im allgemeinen 6 Monate. Zwischenzeitlich muß die beeinträchtigte Muskulatur intensiv beübt werden. Unangenehm äußert sich vor allem eine Par- und Hypästhesie bei der Femoralisläsion an der Innenseite des Oberschenkels und des Kniegelenks. Ischiadikusläsionen brauchen oft 2 Jahre, bis die volle oder partielle Leitfähigkeit wiederhergestellt ist.

Gefäßverletzungen der A. femoralis sind möglich, sofern die Lösung einer besonders verdickten Kapsel von der Umgebung Schwierigkeiten bereitet (*M. E. Müller*). Das Einsetzen der Spitze des Hohmann-Hakens am ventralen Acetabulumrand muß sorgfältigst unter Sicht des Auges und subperiostal erfolgen, da es sonst zu ausgedehnten operativen Blutungen (*Boitzy*) und zur Ausbildung von falschen Femoralisaneurysmen kommen kann (*Kroese*). Bei einer Perforation des Beckenbodens kann eine Beeinträchtigung der großen Beckengefäße stattfinden (*Mallory*).

Sobald es zur Acetabulum-Perforation gekommen ist, sollte vor dem Einsetzen der Prothese ein Netz in den Pfannenboden eingelegt werden sowie ein Knochentransplantat aus dem Hüftkopf angelegt werden, damit Hitze und mechanische Gefäßläsionen durch Einbringen des Knochenzements vermieden werden. Nach der Pfannenimplantation ist überstehender Knochenzement sorgfältig zu entfernen, da dieser durch scharfkantige Zapfenbildung zur Gefäßverletzung Anlaß geben, weiter zu einer Ummauerung der Femoralgefäße oder aber zu einer Läsion der Arteria profunda femoris durch spitze Zementapposition führen kann. Läsionen der größeren Gefäße beim alloplastischen Hüftgelenksersatz können sich bereits intraoperativ durch starke Blutungen bemerkbar machen. Für den Operateur nicht bemerkbare Blutungen intrapelvinen Ursprungs erfordern eine konsequente Mitarbeit des Anästhesisten. Manchmal kann allerdings eine intraoperativ gesetzte Gefäßläsion durch einen Druck des Hohmann-Hakens verdeckt werden und sich erst postoperativ bemerkbar machen. Anhaltende Schmerzen, arterielle Durchblutungsstörungen der unteren Extremität sowie Schwellungen in der Leiste und Strömungsgeräusch und evtl. Pulsation sollen unbedingt auf Gefäßkomplikationen hinweisen. Als Spätkomplikation sind weiter falsche Aneurysmenbildungen anzuführen (*Kihr, Huke, Suren*). Verschiedentlich wurde über späte Gefäßkomplikationen (Aneurysma) berichtet (*Podlaha*).

Besteht nach einem alloplastischen Ersatz des Hüftgelenks der geringste Verdacht einer Gefäß-

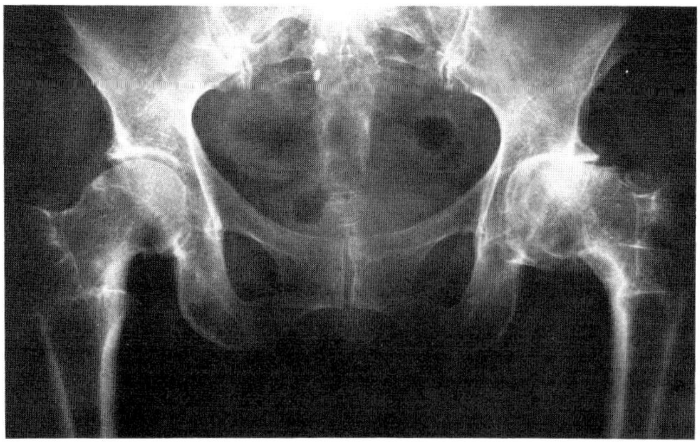

a

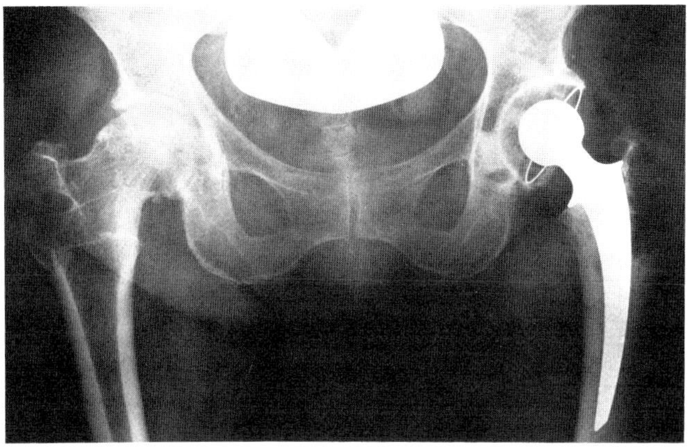

b

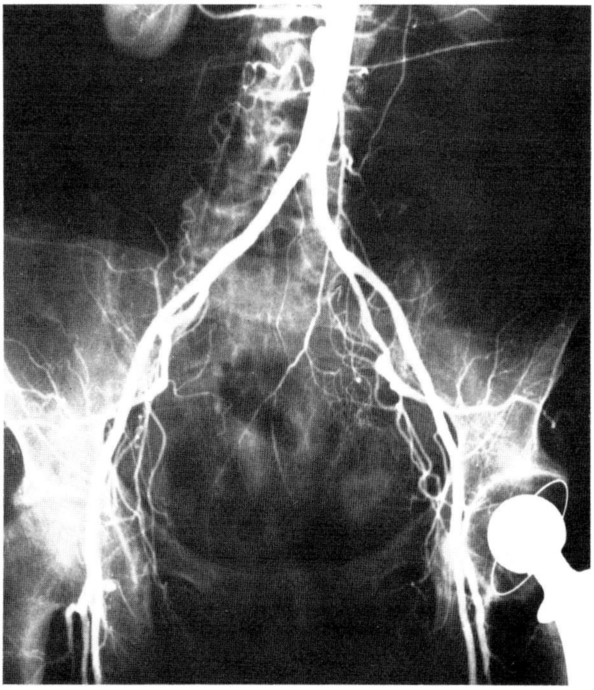

c

Abb. 349 a–e (D. I. 68 Jhr. ♀). *Temporäre Femoralisläsion nach einer Totalplastik* unter Verlängerung von 2,5 cm. Vorausgegangen war eine Varisierungsosteotomie, die 5 Jahre lang ein befriedigendes Ergebnis brachte. Nach 6 Monaten Rückgang der Nervenlähmung (a, b).
Jetzt 2 Jahre nach der Totalplastik klagt die Patientin über Wadenkrämpfe beidseits, die beim Stehen stärker werden.
Angiographisch konnte ein generalisiertes Gefäßleiden mit einem besonderen Betroffensein der körperfernen Arterien festgestellt werden (c–e).
Notabene: Fußpulskontrollen vor Durchführung einer Totalplastik!

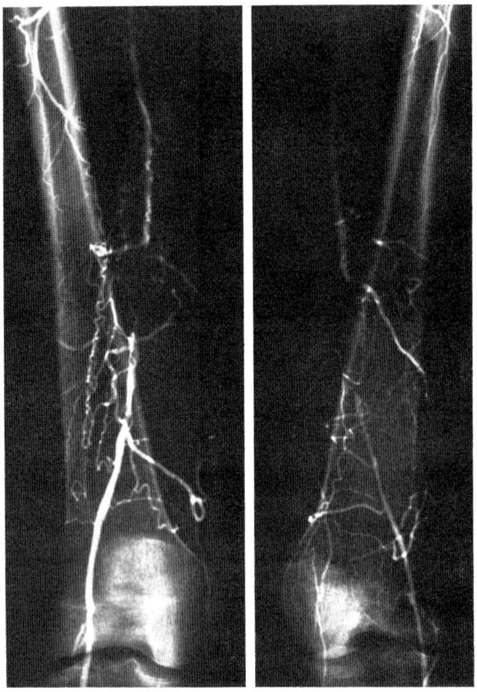

Abb. 349d

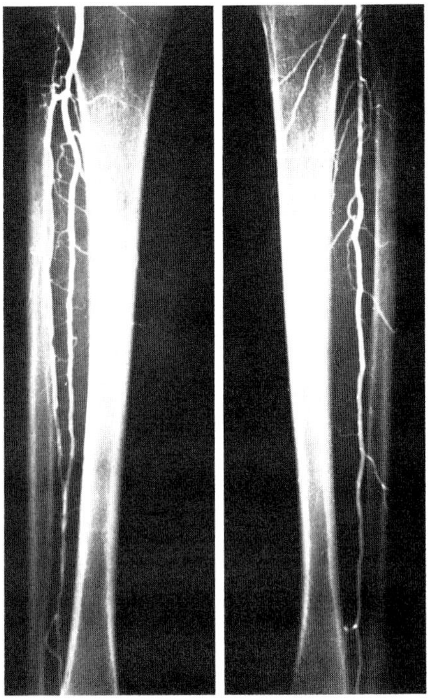

Abb. 349e

komplikation, so ist unbedingt eine Becken-Bein-Arteriographie notwendig.
Unumgänglich notwendig ist eine präoperative Erhebung des Gefäßstatus der unteren Extremität, um später, gegebenenfalls auch aus forensischer Sicht, entsprechende Dokumente zur Verfügung zu haben (Abb. 349). Die *Pfannenperforation* kann vor allem bei Osteoporose und auch bei der Protrusio acetabuli folgen, vor allem wenn eine mit Motor betriebene Fräse benützt wird. Der Defekt soll mit einem Metallgitter überbrückt werden oder aber bei einer großen Perforation sogar eine Ringverankerung Anwendung finden *(Müller)* (Abb. 356).
Frakturen des Femurschafts und, häufiger, des Trochanter major können als weitere peroperative Komplikationen eintreten. Besonders gefährdet sind Patienten mit einer Osteoporose oder aber einer weitgehenden Einsteifung des Hüftgelenks. Der frakturierte Trochanter major muß dann mit Schrauben und Zuggurtung befestigt werden. Die Frakturen des proximalen Oberschenkelanteils verlangen zusätzlich eine Plattenosteosynthese. Nach Reposition der Prothese kann, sofern die Gelenkkörper nicht entsprechend eingebracht wurden, eine *Luxationstendenz* bestehen. Wenn die Muskulatur zu lang ist, sollte der Trochanter osteotomiert und nach distal versetzt werden. Postoperativ ist gelegentlich ein Unterschenkelgips mit einem Antirotationsstab für 2 Wochen angezeigt, um eine Luxation zu verhindern.

3.4. Postoperative Komplikationen

Postoperativ kann es zur *Luxation des Gelenks* kommen, sofern bei einem instabilen Gelenk relativ früh maximale Anspreiz- und Außendrehbewegungen durchgeführt werden. Meist ist dann die Reposition in Allgemeinnarkose notwendig. Nach der Reposition soll ein Unterschenkelgips mit Querstange angelegt und die untere Extremität in Abspreizstellung gelagert werden. Gelingt keine geschlossene Reposition, so soll bei der offenen Reposition eine Fehlstellung der implantierten Gelenkkörper (häufige Ursache der Luxation) behoben werden.
Postoperative Hämatome entstehen bevorzugt bei Nichtfunktionieren der Redonsaugdrainage. Gegebenenfalls muß das Hämatom ausgeräumt werden, um eine Infektion zu verhindern.
Als folgenschwere Komplikation nach Totalplastik gilt die *postoperative Infektion*. Wir konnten sie im eigenen Krankengut bei mehr als 1000 Gelenkplastiken glücklicherweise nicht beobachten. Als Zeichen der *primären Infektion* gilt eine

Temperaturerhöhung und örtliche Zeichen der Entzündung. Eine Aspiration von Pus kann das Infektionsgeschehen bestätigen, und daraufhin kann dann eine gezielte Behandlung antibiotischer Art vorgenommen werden. **Therapeutisch** soll sobald als möglich die operative Ausräumung und nachfolgende Spülung erfolgen. Gleichzeitig sollen parenteral Antibiotika verordnet werden; sie müssen über Wochen und manchmal auch Monate gegeben werden. Es empfiehlt sich, für 4–6 Wochen einen Beckenspreizgipsverband anzulegen.

Als folgenschwere postoperative Komplikation kann sich die *Thromboembolie* erweisen. Die Häufigkeit des Auftretens einer Thromboembolie wurde unterschiedlich angegeben. Im eigenen Krankengut beobachten wir sie in 0,3%. Bedeutung zur Verhinderung der Thromboembolie hat ohne Zweifel eine entsprechende postoperative Nachbehandlung (der Patient soll am gleichen Abend noch aus dem Bett gehoben und intensiv krankengymnastisch betreut werden). Die Lungenembolie kann fulminant verlaufen und nach wie vor innerhalb von Sekunden zum Tode führen.

3.5. Komplikationen im ersten Jahr nach der Totalplastik

Bereits innerhalb von Wochen kann es durch eine mehr oder weniger ausgeprägten Bewegungsbehinderung, die meist Schmerzen bereitet, zur *Verknöcherung im periartikulären Gewebe* kommen (Abb. 350, 351). Die Ursache der ektopischen Knochenbildung ist nicht endgültig geklärt, Beziehungen zur Operationstechnik können hergestellt werden. Es empfiehlt sich, so gewebsschonend wie nur möglich zu operieren.

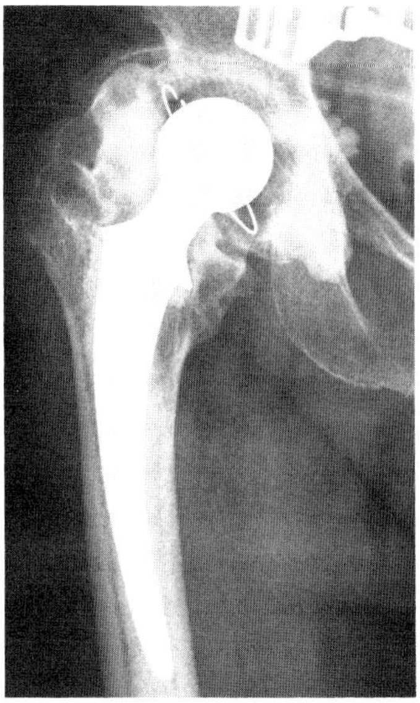

Abb. 351 Vollkommene Einmauerung der Totalplastik durch parartikuläre Verknöcherungen. Entfernung der Verknöcherung unbedingt angezeigt!

Sobald sich eine Ossifikation ausgebildet hat, soll frühestens nach Ablauf eines Jahres die Resektion des Knochens durchgeführt werden. Wir beobachten eine ektopische Knochenbildung nur bei 0,5%. Eine operative Entfernung war bei keinem Patienten notwendig, da keine wesentliche Einschränkung der Beweglichkeit bestand.

Als frühe Komplikation kann sich weiter eine *Lockerung der Prothese* einstellen. Sie ist meist auf eine ungenügend gründliche Verankerung oder aber auf eine Frühinfektion zurückzuführen. Grundsätzlich muß festgestellt werden, wie die Untersuchungen von *Draenert* ergeben haben, daß ein geschlossener Kontakt zwischen Knochen und Zement zustande kommen kann. (Abb. 352).

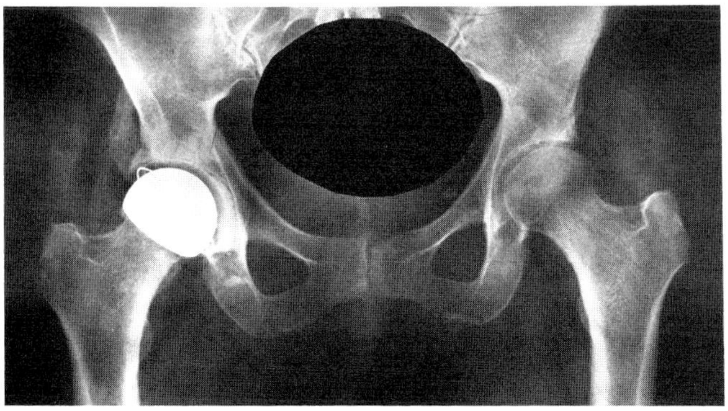

Abb. 350 Klinisch nicht beeinträchtigende Verknöcherung am Pfannenerker nach Double-Cup-Plastik (Typ *Wagner*) (Sog. spontaner Pfannenaufbau)

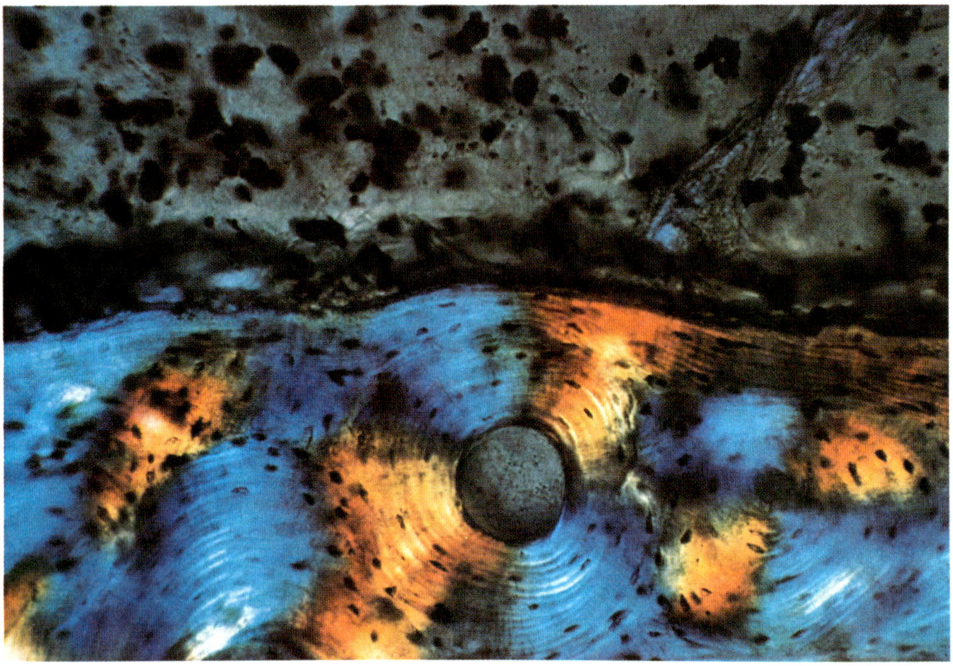

Abb. 352 Geschlossener Kontakt zwischen Zement und Knochen (Präparat von Dr. *Draenert*)

Die Einheilung der Prothese muß allerdings störungsfrei erfolgen können (Entlastung!). Die Diagnose der Lockerung kann schwierig sein. Wichtig ist die Schmerzangabe im mittleren Bereich des Oberschenkels und Hüftgelenks. Fordert man den Patienten auf, gegen Widerstand das Bein zu heben, so wird ebenfalls ein Schmerz im Gelenk angegeben. Wichtig ist weiterhin die Schmerzangabe bei Belastung des Gelenks. Radiologisch ist auf dem Nativ-Röntgenbild besonders auf Resorptionszonen zwischen Knochen und Zement zu achten, die im Lauf von Monaten breiter werden können. Verschiedentlich zeigt sich bei der Arthrographie ein Einfließen von Kontrastmittel in die Resorptionszonen. Wichtige Hinweise kann ferner die Szintigraphie bringen. Zu berücksichtigen ist hierbei allerdings, daß analog zu den übrigen traumatischen Knochenläsionen auch nach Einsetzen einer Endoprothese über einen gewissen Zeitraum ausnahmslos ein vermehrter Einbau von Radionukleiden im periprothetischen Knochengewebe erfolgt, so daß die Szintigraphie in den ersten 9 Monaten im allgemeinen keine Aussagekraft hat. Wichtig ist die Kombination zwischen der Technetium-Szintigraphie und dem Gallium-Scan.

Therapie: Die lockere Prothese muß früher oder später gewechselt werden. Die Prothesenentfernung bereitet insbesondere im Bereich des Schaftes Schwierigkeiten. Sehr oft ist die Entfernung der Zementmasse en bloc mit Hilfe eines korkenzieherähnlichen Instruments möglich. Meistens wird aber eine Fensterung des Femurschafts in Höhe der Schaftspitze erfolgen müssen.

3.6. Spätkomplikationen

Im Vordergrund der Spätkomplikationen steht die *Prothesenlockerung* und die *späte Infektion.* Nach *M. E. Müller* sind es 10 Jahre nach Einbringung einer Prothese mindestens 10% der Patienten, die einen Prothesenwechsel erforderlich machen. Dies gilt, sofern die Prothesen unter optimalen Bedingungen eingebracht wurden. Ist dies nicht der Fall, so wird die Lockerungsrate wesentlich höher sein. Zur Prothesenlockerung kommt es bei ungenügender Fixation der implantierten Gelenkkörper, bei nicht entsprechender Position der Gelenkkörper und bei Maximalbelastungen. Manchmal kann auch kein Grund für die Lockerung gefunden werden.

3.6.1. Mechanische Prothesenlockerung

Die mechanische Lockerung der Zement-Knochen-Verbindung stellt die häufigste Ursache des *mechanischen Spätversagens* des künstlichen Hüftgelenks dar. Die Aufmerksamkeit gilt daher dem an den Zement angrenzenden Knochen, im Bereich des Adamschen Bogens, der gesamten Spongiosa im koxalen Femurende und des inneren Anteils des Femurschafts an der Prothesenspitze. Diese Knochengewebe können bei der Implantation operativ-traumatisch, vaskulär, chemo-toxisch und auch thermisch geschädigt werden.

Durch Einsetzen der Prothese in Varusstellung ergibt sich ein weiteres Problem: Zwangsläufig wird das Prothesenlager im Bereich der medialen Abstützung dünner und weniger widerstandsfähig gegenüber den Belastungsspitzen, die durch das ungünstige Drehmoment verstärkt wirksam werden.

Weiter bereitet die Lockerung der Pfanne Probleme, und zwar hinsichtlich der Entstehung, und auch die Diagnose der Pfannenlockerung. Das natürliche Becken ist eine Sandwich-Konstruktion, welche mit minimalem Materialaufwand eine maximale Stabilität garantiert (*Jakob*). Falls beim Einbringen der künstlichen Pfanne durch Aufbohren des knöchernen Acetabulums diese Sandwich-Konstruktion zerstört wird, ist eine stabile Verankerung oft nicht mehr gewährleistet. Das Aufbohren des natürlichen Acetabulums bis in die Spongiosa ist demnach aus zwei Gründen zu vermeiden, einmal da der spongiöse Knochen allein nicht in der Lage ist, den Belastungsdruck aufzunehmen, und zum anderen die Tendenz zur Deformierung im Pfannenlager besteht.

3.6.2. Aseptische Prothesenlockerung

Aseptische Prothesenlockerungen sind weiter durch eine nicht entsprechende Position der Pfanne möglich sowie bei der Vorbereitung des Pfannenlagers. Ferner sind Blutbeimengungen zum Zement von Bedeutung. Es ist bekannt, daß das Methylmetacrylat durch Blutbeimengung während der Operation bis zu 50% seiner ursprünglichen elastischen Deformierbarkeit einbüßt. In der Folge entstehen bei relativ geringen Druck- und Zugbeanspruchungen Brüche im Zementköcher.

Anzuführen bleibt als Ursache der Lockerung die besondere Bedeutung des Knochenabriebs. Die *Fremdkörperreaktion* auf *Verschleißpartikel* hängt mit der Spätlockerung von Prothesen direkt zusammen. Wenn das Bindegewebe der neu gebildeten Gelenkkapsel die abgeriebenen Kunststoffpartikel nicht mehr durch Phagozytose beseitigen und abtransportieren kann, entsteht Granulationsgewebe und weiter folgt die Lockerung der Pfanne *(Willert)*.

Solange ein Gleichgewicht zwischen Produktion von Abriebpartikeln und Gewebsreaktionen mit nachfolgendem Abtransport des fremden Materials besteht, kommt es zu keiner wesentlichen Reaktion. Überwiegt jedoch das Angebot die Möglichkeit des Abtransports, so entstehen Fremdkörpergranulome (Abb. 353, 354, 355). Die Zellen des Knochens und der Bindegewebsmembran werden an der Knochen-Zement-Grenze in die Fremdkörperreaktion mit einbezogen. Aus der Knochenresorption resultiert die Gefahr, daß Lücken entstehen und sich die Prothese lockert.

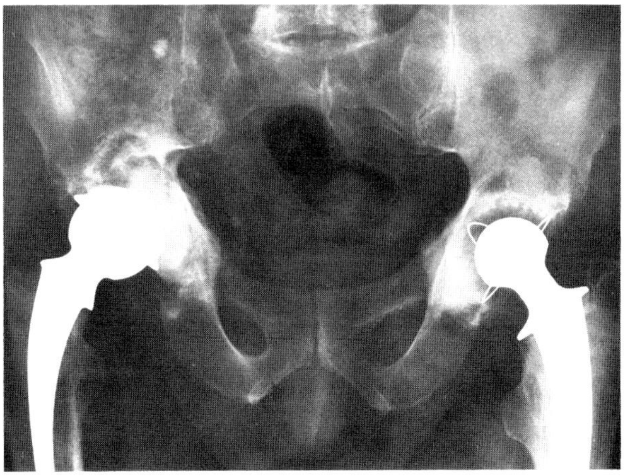

Abb. 353 Fortgeschrittene Lockerung der Metall – Metallprothese (Metallose)

Diagnostisch ist bei der Lockerung vor allem auf anamnestische Angaben zu achten. Einige Patienten waren nach der Arthroplastik nie ganz beschwerdefrei. Zunehmend treten dann Belastungsschmerzen auf; wichtig ist weiter die Beachtung eines Anspannungsschmerzes (das Heben des gestreckten Beines bereitet Schmerzen oder ist nicht möglich).

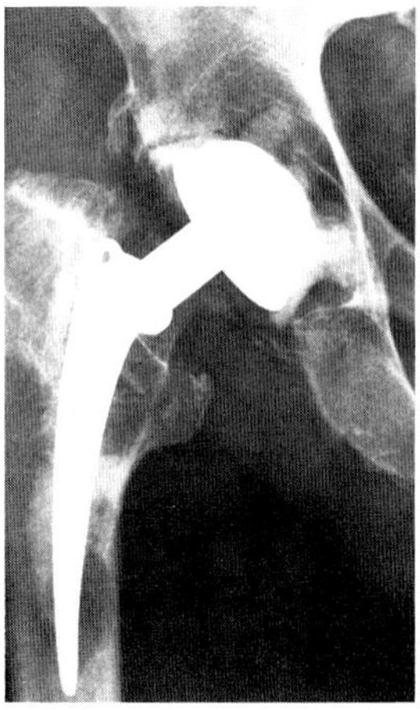

Abb. 354 Ausgedehnte ossäre Destruktion nach Totalplastik (Polyesterkopf) vor 7 Jahren (Typ *Huggler-Weber*).
Beachte: Destruktion auch im Schaftbereich (Infektionsverdacht!)

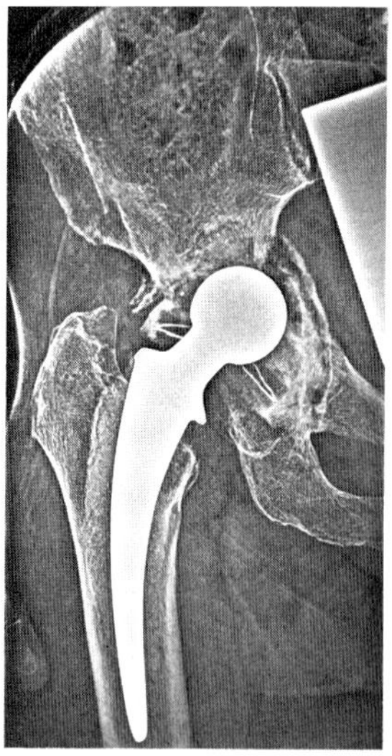

Abb. 355 Ausgedehnte paraartikuläre ossäre Destruktion 7 Jahre nach Implantation einer Totalplastik und Fraktur der Polyesterpfanne (Xeroradiogramm)

Röntgenologisch achte man auf die Zeichen der Lockerung zwischen Zement und Knochen, was vor allem im Bereich der Hüftpfanne Schwierigkeiten bereitet. Frakturen oder Verformungen der Gelenkkörper erlangen diagnostische Wichtigkeit. Frakturen der eingebrachten Gelenkkörper sind jetzt relativ selten, mußten allerdings in den Anfangsjahren häufiger beobachtet werden (z. B. der Bruch des Prothesenstiels und der Bruch der Hüftgelenkspfanne) (Abb. 355).

Therapeutisch muß dann unbedingt ein Prothesenwechsel erfolgen. Der Eingriff kann sich schwierig gestalten. Es empfiehlt sich, den Trochanter major temporär zu resezieren.
Beim Prothesenwechsel wird zunächst die Entfernung der Pfanne und dann erst des Zements vorgenommen, wobei beim Ausmeißeln des Zements zum Zentrum hingemeißelt werden soll, um die Kortikalis und Spongiosa der Pfanne zu schonen. Bei zentralen Knochendefekten muß unbedingt die zum Becken noch bestehende Bindegewebsmembran erhalten werden. Die Defektüberbrückung kann mit einem Knochendeckel oder aber mit einem Netz unter Verwendung eines Metallringes vorgenommen werden. Am Pfannenrand kann die Auflage der Pfanne mit einem verschraubbaren Eichler-Ring, besser mit einer Pfannenabstützplatte, wie sie von *Burch* und *Schneider* angegeben wurde, oder aber mit einer Platte nach *M. E. Müller* vergrößert werden (Abb. 356a, 356c).

3.6.3. Spätinfektion

Spätinfektionen nach Totalplastiken sind meistens auf wenig virulente Keime zurückzuführen. Oft sind bakteriologisch keine Keime nachzuweisen. Die histologische Diagnose erlangt dann große Bedeutung. Wir konnten Spätinfektionen in 0,3% beobachten, wobei zweimal die Infektion im 2. Jahr nach der Operation und einmal 5 Jahre nach Einbringung der Totalplastik auftrat. Diese Operationen wurden allerdings noch nicht im Reinraum durchgeführt.
Allgemein wird die Häufigkeit der Spätinfektion mit 2–15% angegeben. *M. E. Müller* beobachtete sie in 1,4%, in einer großen Schweizer Statistik werden 1,6% genannt. Als Keime kommen vor allem Staphylokokkus albus, weniger häufig Staphylokokkus aureus, andere Kokken und Pneumokokken in Frage. Der Bakteriennachweis ist oft sehr schwierig. Entscheidende Erkenntnisse vermitteln oft erst elektronenmikroskopische Un-

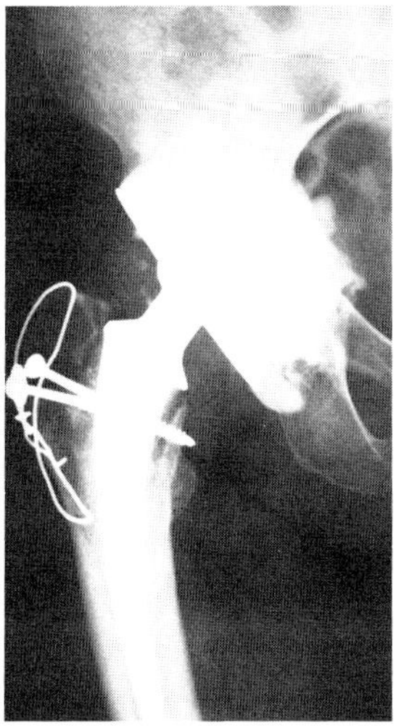

a

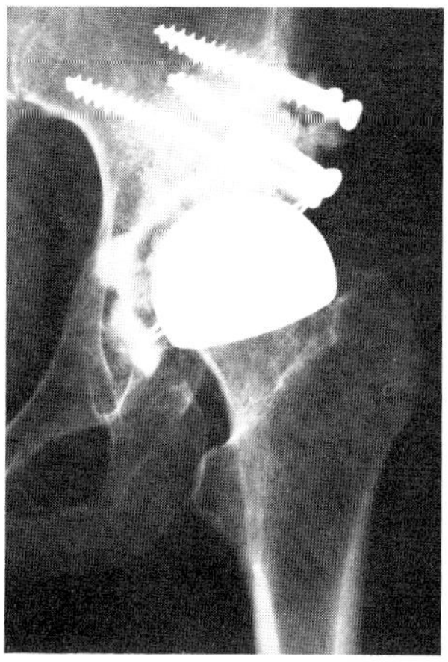

b

Abb. 356 a und b Pfannenwechsel mit Eichlerring. Die Verwendung des Ringes war wegen der vorausgegangenen Pfannenperforation notwendig. Besser ist die Verwendung eines Abstützringes *(M. E. Müller)* und die Implantation eines Knochenblockes im Bereich des Beckenbodens (c)

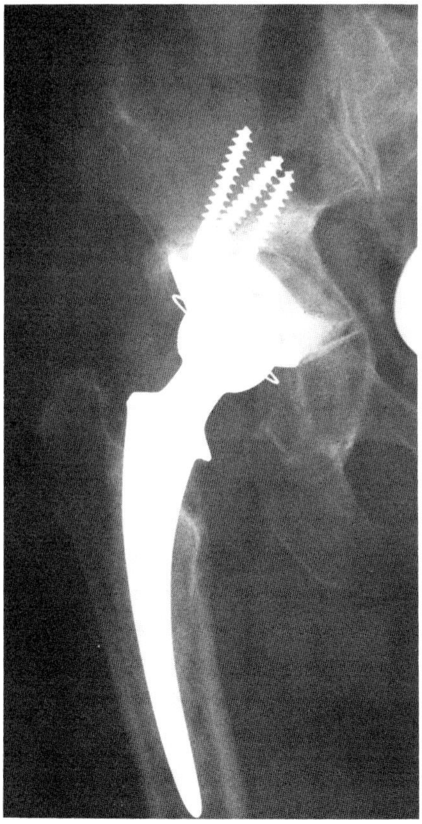

Abb. 356 c Pfannenwechsel unter Verwendung einer Abstützplatte *(Müller)* und Implantation von Eigenknochen im Pfannenboden

tersuchungen (Abb. 357 a u. b), wie sie *Draenert durchführt.*

Untersuchungen von *A. Reichelt* zeigen, daß mit 95%iger Sicherheitswahrscheinlichkeit gesagt werden kann, daß bei einem Patienten die BKS-Erhöhung in mehr als 50% im 3. postoperativen Monat bei sonst fehlender Ursache auf eine Infektion hinweist.

Klinisch stehen Schmerzen und Fistelbildungen bei der Prothesenlockerung im Vordergrund.

Radiologisch finden sich lakunenartige Osteolysen, periostale Reaktionen, periartikuläre Verknöcherungen, ein streifig wabiger Knochenumbau und die lockere Prothese (Abb. 358, 359, *360, 361, 362).*

Therapie: Allgemein galt bis jetzt der Grundsatz, bei einer Infektion den Fremdkörper zu entfernen und erst nach einer Sanierung der Eiterung die Prothese einzusetzen. Wichtig ist dabei, das Hochrutschen des Trochanters während der Infektionsbehandlung mit Hilfe einer Drahtextension zu verhindern.
Insbesondere den Bemühungen von *Buchholz* ist es zu verdanken, daß derzeit die Prothesen regelmäßig gleich wieder eingesetzt werden können (Abb. 362). Besondere Probleme bringen dabei ohne Zweifel schwer anzugehende Keime (Pseudomonas, Enterokokken, Proteus, Aerobacter und Klebsiellen). Entscheidend ist die Beimischung von Antibiotika in den Zement als Infek-

tionsprophylaxe. Im allgemeinen ist die Gentamycin-Substanz im Polymethylmetacrylat ausreichend. Antibiotika können dem Methylmetacrylat-Knochenzement beigemischt werden. Die winzigen Kristalle des Antibiotikums lösen sich im Polymer nicht auf; trotzdem diffundiert die Substanz durch den festen Kunststoff an die Grenzfläche.

a

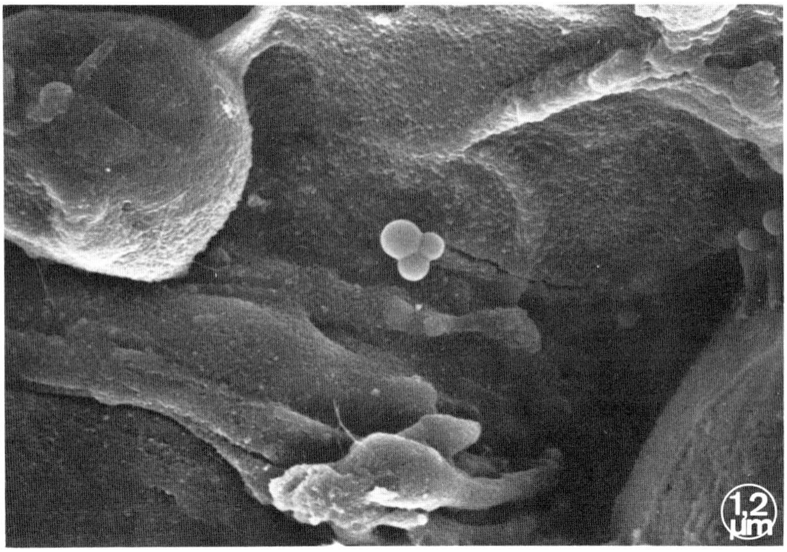

b

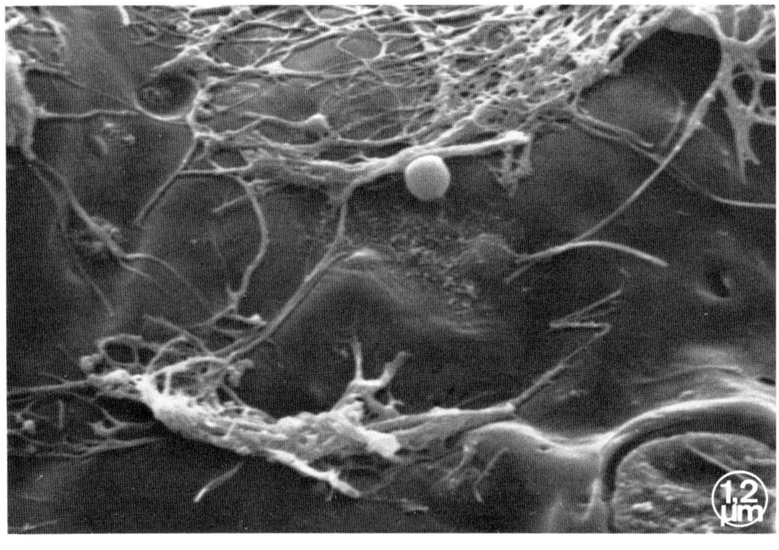

Abb. 357 a und b Nachweis von Staphylokokken auf der Grenzoberfläche des Zementes zum Knochen. Die Kugelbakterien liegen nach der Teilung häufig in zwei Ebenen zu Trauben beieinander. Fibrinnetze sind in der Nachbarschaft der Keime häufig nachzuweisen. Die Zementprobe entstammt der Trochanter-major-Region.
3 Jahre nach Implantation einer Original Müller-Totalprothese des Hüftgelenkes wurde klinisch der Verdacht auf einen schleichenden Infekt ausgesprochen. Wiederholte Probepunktionen führten zu keinem positiven Keimnachweis in der Bakterienkultur.
Präparation für das REM über Schockgefrierung in unterkühltem N_2 nach Fixation in Phosphat-gepuffertem Formalin und Dehydratation über Alkohol mit anschließender Gefriertrocknung GT 1*. 200Å Goldbeschichtung durch Glimmentladung und Untersuchung im PSEM 500^+ bei 10 kV (Präparate Dr. *Draenert*)

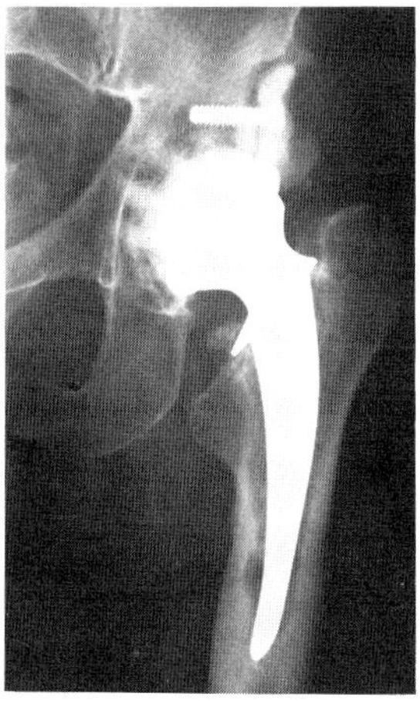

Abb. 358 Infektion im Bereich des Prothesenstiels
Beachte: Ausgeprägte Destruktionshöhle im Stielbereich mit reaktiven Vorgängen an der medialen Kortikalis.
Klinisch bestehen heftige Schmerzen im Hüftgelenksbereich.
Jetzt: 2 Jahre nach Prothesenwechsel und antibiotischer Behandlung beschwerdefrei

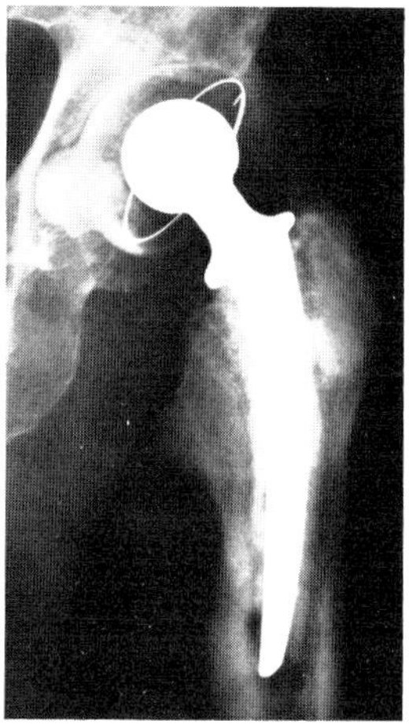

Abb. 360 Spätinfektion nach Hüftplastik 2 Jahre nach Implantation (eigene Beobachtung). Lockerungszeichen im Bereich von Pfanne und Prothesenstiel.
Beachte: Zwiebelschalenförmige Knochenanlagerung am Schaft als Zeichen der chronischen Infektion. Es wurde ein Prothesenwechsel vorgenommen (Antibiotika), der jedoch nur 2 Jahre ein belastungsfähiges Gelenk brachte. *Jetzt:* Girdlestoneplastik

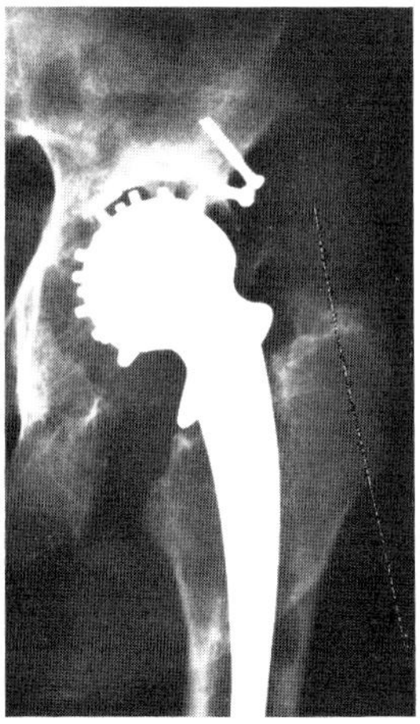

Abb. 359 Vollkommene Lockerung der Hüftgelenksprothesen (Destruktion um Bereich von Pfanne und Schaft)
Beachte: Schraubenbruch im Bereich der Pfanne

a 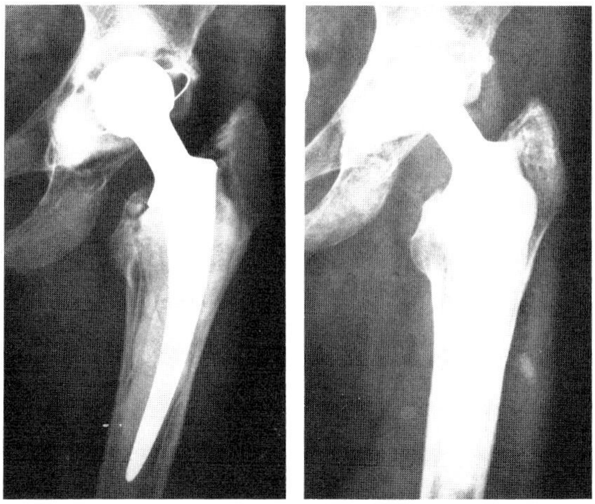 b

Abb. 361 a und b Spätinfektion nach Totalplastik (18 Monate nach Implantation) mit Fistelbildung.
Jetzt: 5 Jahre nach Prothesenwechsel beschwerdefrei (b)

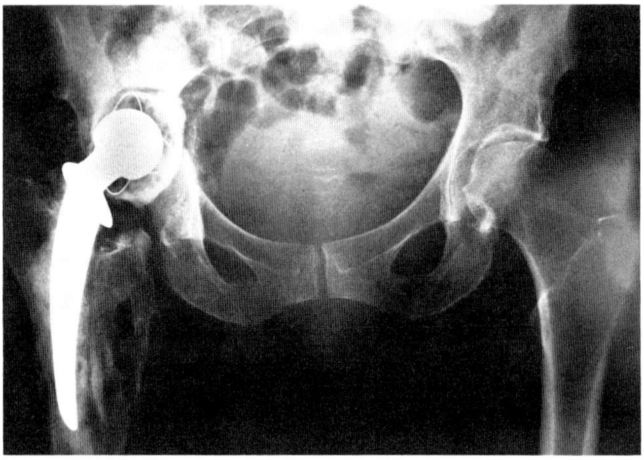

Abb. 362 (K. W. 86 Jahre ♀). *Spätinfektion nach Totalplastik ohne Fistel.* Ausgedehnte Osteodestruktion im Bereich des Beckens mit Pfannenluxation bei chronischer Infektion. Im Bereich des Oberschenkelschaftes bestanden erhebliche Knochenneubildungen medial. Auch die Schaftprothese war lokker. 1 Prothesenwechsel war alio loco vorausgegangen. Völlige Gehunfähigkeit. Jetzt nach erneutem Prothesenwechsel (schwierig) Belastungsfähigkeit. 2 Jahre später jedoch erneute Lokkerung

Buchholz konnte 78% der infizierten Hüftgelenke erfolgreich austauschen. Der Prothesenwechsel kann sich bei der infizierten Prothese besonders schwierig gestalten.
Beim Nichtgelingen eines Prothesenaustauschs ist die ersatzlose Implantatentfernung als Ultima ratio durchzuführen (Resektionshüfte, Girdlestone-Hüfte) und später eine Neuimplantation vorzunehmen, da 65% der Patienten vor allem wegen der bestehenden Instabilität nicht zufrieden sind. Etwas besser sind die Ergebnisse nach Einstellen des Oberschenkelstumpfs in die Pfanne, eventuell gemeinsam mit einer Verschiebeosteotomie des Trochanters.

f) Tendopathien im Bereich der Hüfte

Tendopathien als degenerative Erkrankung der Sehnen, ihrer Gleitgewebe und Ansatzzonen – die Folge eines Mißverhältnisses zwischen Belastung und Belastbarkeit des Gewebes – haben im Hüftgelenksbereich als *Periarthritis coxae* Bedeutung. Es ist vor allem der Glutaeus medius betroffen. Wir kennen aber auch Tendopathien im Bereich des Trochanter minor, Tendopathien am Bekkenkamm, im Bereich der Spina iliaca anterior superior (M. sartorius), der Spina iliaca ant. inf. (M. rectus femoris) und am Tuber ossis ischii, was häufig zu Verwechslungen mit einer Pseudoischias führt. Von größter Bedeutung ist weiter das *Gracilissyndrom*, das vorwiegend bei Fußballspielern, Hürdenläufern und Eishockeyspielern in Erscheinung tritt (Abb. 363).

1. Periarthritis coxae

Bei der Ansatztendoperiostose im Bereich des M. glutaeus medius klagen die Patienten zunächst über diffuse, im Hüftgelenksbereich gelegene Beschwerden, die oft mit einer Arthrosis deformans in Zusammenhang gebracht werden. Bei der Untersuchung fällt ein ausgeprägter Druckschmerz im dorsalen oberen Bereich des Trochanter major auf sowie ein Schmerz bei der Abduktion und Außendrehung. Die Beweglichkeit ist meist nicht eingeschränkt.

Abzugrenzen bleibt eine *Bursitis im Bereich des Trochanters* im Sinne einer unspezifischen oder aber spezifischen Schleimbeutelerkrankung.

Radiologisch findet man häufig eine Ausziehung im Bereich der Trochanterspitze (Abb. 364a, 364b), die allerdings nur wenig ausgeprägt sein kann, weshalb sie auf Übersichtsaufnahmen überhaupt nicht unterschieden wird (Abb. 365). Verkalkungen und auch Verknöcherungen im Bereich der Trochanterspitze müssen nicht unbedingt Symptome bereiten (*Schulitz*). Es konnte festgestellt werden, daß die Tendoperiostose im Bereich des Glutaeus oft mit einer Hüftdysplasie und Coxa valga vergesellschaftet ist.
Klinisch ist weiterhin zu beachten, daß der Ansatz des Glutaeus medius vor allem bei der Koxarthrose sehr oft erheblich schmerzempfindlich ist. Bei der Bursitis fallen vor allem die verstärkten Entzündungszeichen auf, wobei Schmerz und Functio laesa im Vordergrund steht.

Bercovici hat die Trennung einer sogenannten internen und externen Form der Periarthritis empfohlen, wobei

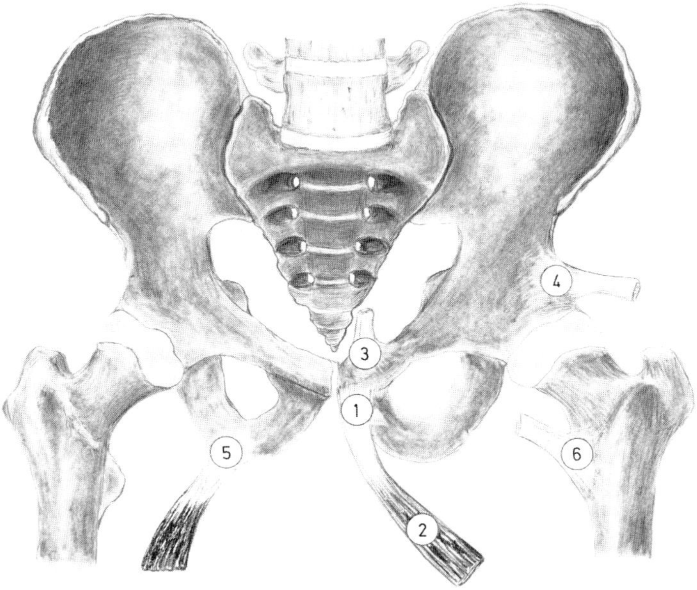

Abb. 363 Differentialdiagnose der Tendoperiostosen im Hüftbereich. Typische Druckpunkte bei: 1. Grazilissyndrom, 2. Adduktoreneinriß mit nachfolgender Myositis, 3. Tendopathie M. rectus abdominis, 4. Tendopathie M. rectus femoris, 5. Tendopathie der ischiokruralen Muskulatur, 6. Tendopathie des M. iliopsoas

der externen Periarthritis Veränderungen im Bereich des Trochanter major zugeordnet werden und der internen Form vorwiegend Veränderungen im Bereich des Psoas einschließlich der Psoasbursitis.

Therapie: Die Behandlung der Periarthritis coxae ist zunächst eine Domäne der konservativen Therapie, wobei Fangopackungen, Moorbäder und Massagen, Ultraschall und Iontophorese zu empfehlen sind. Sehr oft bringt eine örtliche Infiltration mit Scandicain und Cortison einen schnellen Rückgang der Schmerzhaftigkeit. Diese Injektionen können gegebenenfalls wiederholt werden.

a
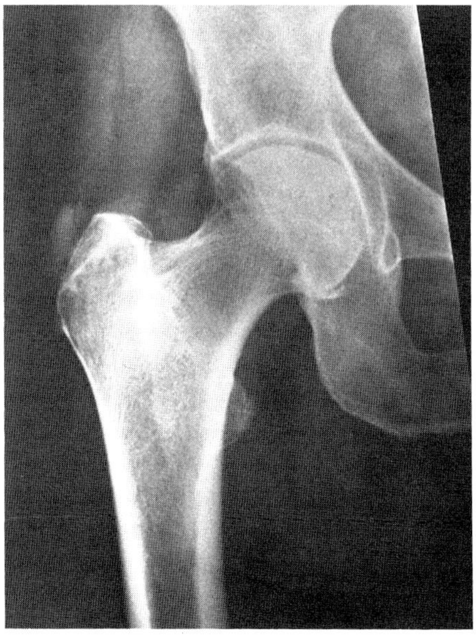
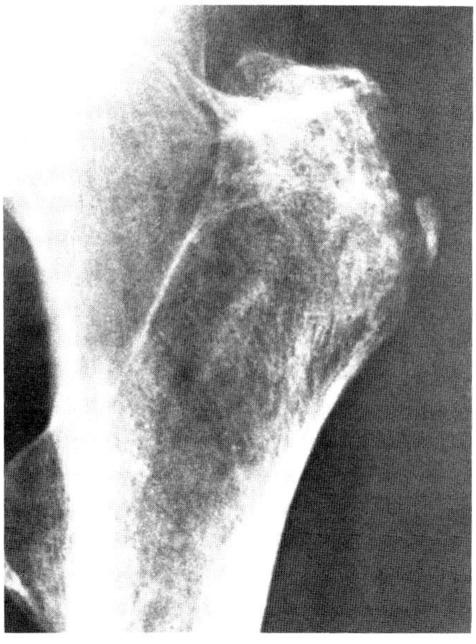
b

Abb. 364 a und b Periarthritis coxae mit Kalkeinlagerung im Bereich der Bursa und der Sehnenansätze

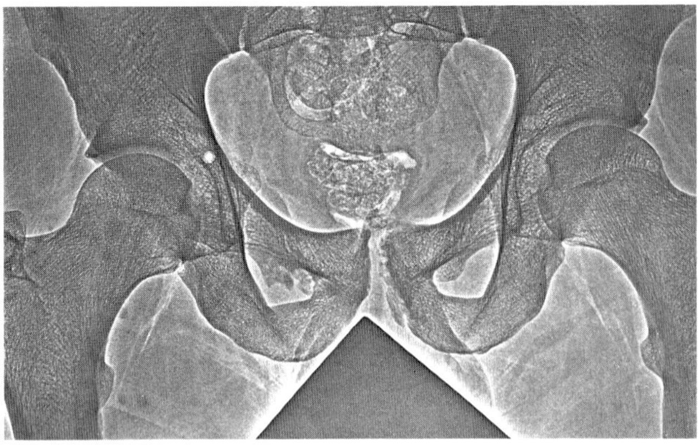

Abb. 365 Gracilissyndrom bei einem Vertragsfußballspieler mit ossären Reaktionen am Sehnenursprung (Xeroradiogramm)

Manchmal wird man sich, sofern eine Cortisoninjektion nicht Anwendung finden kann, doch zur analgetischen Röntgenbestrahlung entschließen, wobei 6 Sitzungen mit jeweils 60 r zu empfehlen sind. Im Verlauf von Monaten kann es zur Resorption der Kalkablagerungen im Trochanterbereich kommen. Spontanheilungen sind möglich. Medikamentös sollten Phenylbutazone oder ähnliche Präparate verordnet werden.
Nur ausnahmsweise wird man sich zu einer operativen Behandlung, wie sie *Mittelmeier* empfohlen hat, entschließen. (Teildiszision der Abduktoren am Trochanter major und der Außenrotatoren an der Crista intertrochanterica.)

2. Gracilissyndrom

Vor allem bei einer sportlichen Überbelastung, wie sie beim Fußballspielen, beim Zehnkampf oder beim Hürdenlauf und Eishockey auftreten kann, kommt es zur Tendoperiostose im Bereich der Adduktoren, wobei vor allem der Gracilis betroffen ist (Gracilissyndrom). Bei der Untersuchung findet man einen typischen Druckschmerz am Ansatzpunkt des M. gracilis im Bereich der Symphyse sowie einen Dehnungsschmerz bei Abduktion des Beines. Zeitweise kann sogar ein bohrender Ruheschmerz bestehen bleiben. Oft strahlt der Schmerz in den Bereich des N. obturatorius aus.

Differentialdiagnostisch muß das Gracilissyndrom von Adduktorenzerrungen und Einrissen abgegrenzt werden.

Radiologisch kann sich im Lauf der Tendoperiostose eine reaktive Veränderung am Knochen entwickeln (Ausziehung, Sklerosierung des Periosts, Abb. 365).

Therapeutisch empfiehlt sich beim Gracilissyndrom die lokale Infiltration mit Scandicain und Cortison und bei Therapieresistenz die subkutane oder aber offene Durchtrennung des Gracilis.

g) Schnappende Hüfte

Unter der schnappenden Hüfte versteht man ein ruckartiges Gleiten des Tractus tibialis über dem Trochanter major, das beim Beugen und Strecken des Beines in der Hüfte abläuft. Man legt bei der Untersuchung die Hand flach auf die Hüfte und läßt Radfahrbewegungen im Stehen ausführen. Die schnappende Hüfte kann doppelseitig auftreten. Sie kann sich gelegentlich nach einem Trauma (Sturz auf die Hüfte) entwickeln. Zwischen dem Tractus iliotibialis und dem Trochantermassiv entwickelt sich ein Gleitgewebe und vielfach auch ein Schleimbeutel. Vor allem die Bursitis führt dann zu Beschwerden.

Therapie: Häufig ist eine Behandlung nicht notwendig, da keine wesentlichen Beschwerden bestehen. Das Schnappen wird als unangenehm empfunden. Beim Hinzutreten regelmäßiger entzündlicher Veränderungen (Bursitis) und vor allem beim Bestehen von Bewegungsschmerzen soll die operative transossäre Fixation des Tractus tibialis am Trochanter major, evtl. unter Fasziendoppelung, erfolgen.

h) Entzündungen des Hüftgelenks

Nicht tuberkulöse Entzündungen des Hüftgelenks beobachten wir nach Streuungen von Bakterien, wie sie im Säuglingsalter von der Nabelschnur oder aber einigen Hauterkrankungen ausgehen können, und dann beim Erwachsenen bei verschiedenen Herdbildungen und nachfolgenden Streuungen.

1. Säuglingskoxitis

Bei der Säuglingskoxitis handelt es sich um eine akut auftretende metastatische Osteomyelitis von Eitererregern, die über die Nabelschnur oder aber Hautveränderungen in die proximale Femurepiphyse bzw. Metaphyse gelangen. Sekundär kann der Durchbruch zum Gelenk erfolgen und sich eine Koxitis entwickeln. Die Säuglingskoxitis ist also primär eine Säuglingsosteomyelitis im proximalen Femuranteil, weshalb man besser von einer Säuglingsosteomyelitis mit nachfolgender Säuglingskoxitis sprechen sollte. Als Erreger kommen Streptokokken, Pneumokokken und Staphylokokken in Frage.

Das **klinische Bild** ist geprägt durch Schübe hohen Fiebers. Das Bein wird in Schonstellung (Abduktion, Außenrotation und Beugung) gehalten. Es entwickelt sich eine Schwellung im Bereich der Hüfte. Früher kam es sehr oft zur Fistelbildung nach Spontandurchbruch, das Hüftgelenk luxierte. Nach Ablassen des Eiters konnte die Luxation wieder behoben werden.

Das klinische Verlaufsbild wird heute durch eine baldige Einleitung einer antibiotischen Behandlung wesentlich verändert. Regelmäßig kann eine vollkommene Zerstörung des Hüftgelenks jetzt vermieden werden (Abb. 366–369). Es kann aber auch noch zur Einsteifung und zu ausgeprägten Wachstumsstörungen kommen. Nur selten ist eine vollkommene Wiederherstellung des Hüftkopfs mit frei beweglichem Hüftgelenk möglich.

Therapie: Bei entsprechender Anamnese und Befund muß nach Probepunktion sofort mit einer

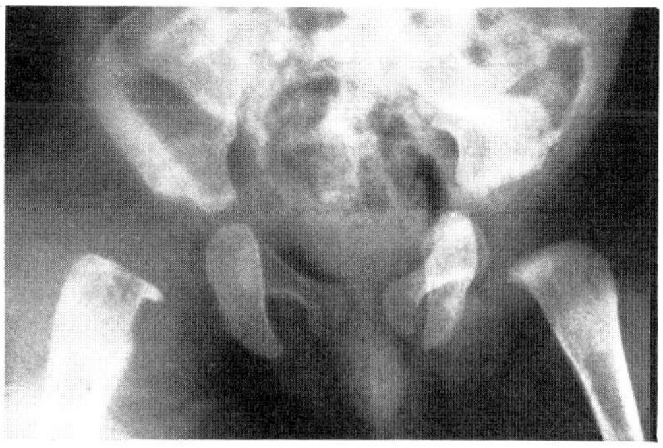

a

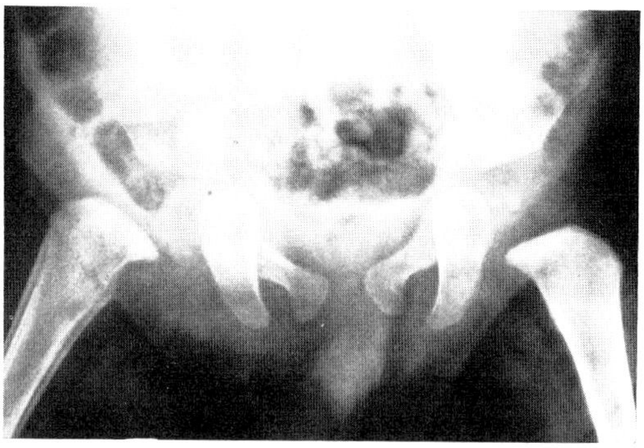

b

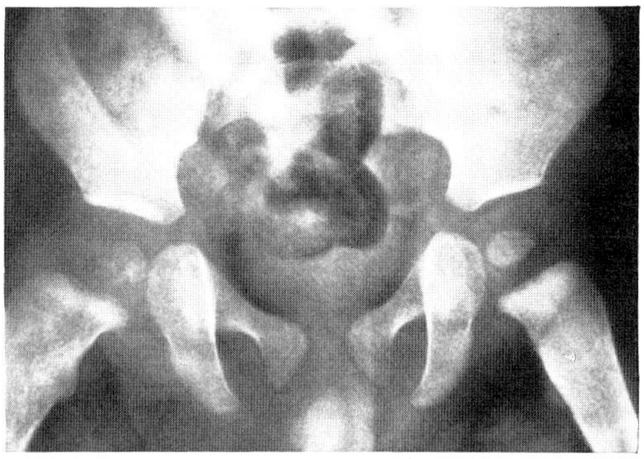

c

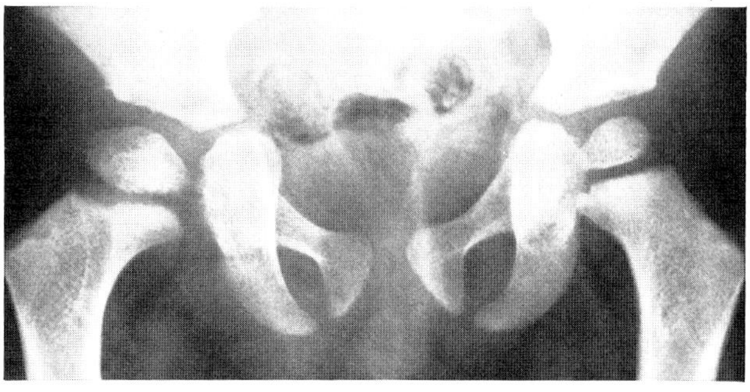

d

Abb. 366 a–d Verlaufsserie einer Säuglingskoxitis. a) 4 Monate altes Kind (4. 11. 1955). Herdbildung im Bereich des metaphysären Hüftkopfanteiles. b) 28. 11. 1955 Fehlen des Hüftkopfkernes. Lamellenbildung am Oberschenkelschaft. c) 27. 11. 1956 weitgehende Ausheilung nach antibiotischer Behandlung. Der Hüftkopfkern ist jedoch noch unregelmäßig begrenzt. d) 18. 3. 1958 Ausheilung mit einem kleinen Defekt im Bereich des metaphysären Kopfanteiles. Auffällig ist ferner die Kopfvergrößerung

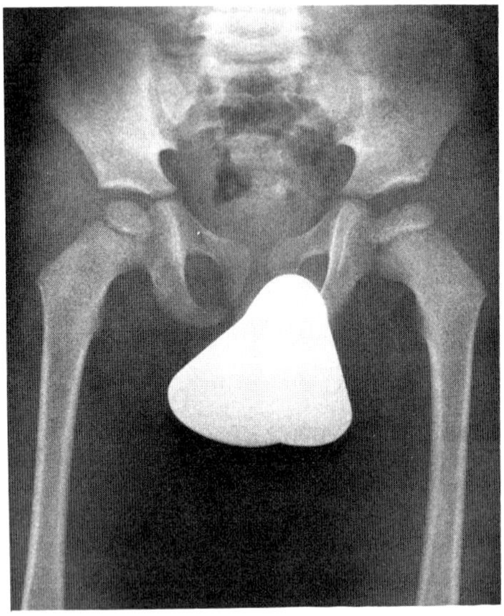

Abb. 367 Soorkoxitis vor 6 Monaten. Jetzt Wachstumsstörung im Bereich der Kopfepiphysen

gezielten antibiotischen Behandlung begonnen werden. Das Hüftgelenk wird temporär im Beckenspreizgips ruhiggestellt.

2. Hüftgelenksentzündungen im Erwachsenenalter

2.1. Unspezifische Infektarthritis

Nach wie vor wird gelegentlich von einer unspezifischen Infektarthritis als einer monartikulären Erkrankung gesprochen, die von einem Fokus (Tonsillen, Zahngranulome) ausgehen soll. Sie kann infolge einer bakteriellen Toxinschädigung durch Streuung entstehen. Es kann sich aber auch um ein allgemein allergisches Geschehen handeln. Die Entzündung verläuft serös exsudativ, wobei klinisch eine endgradige Bewegungseinschränkung bestehen kann. Ferner finden sich subfebrile Temperaturen und auch eine Erhöhung der Blutsenkung.

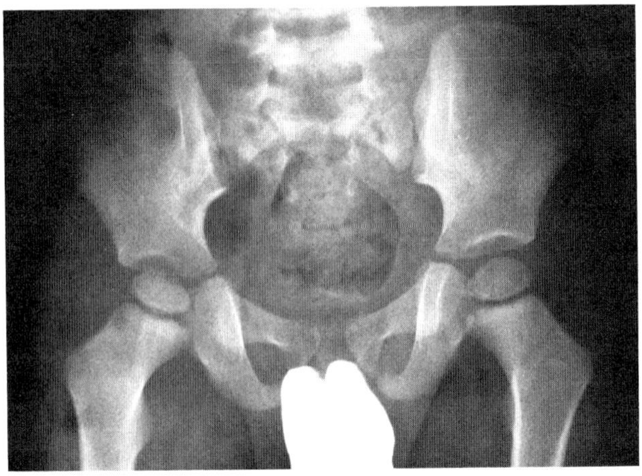

a

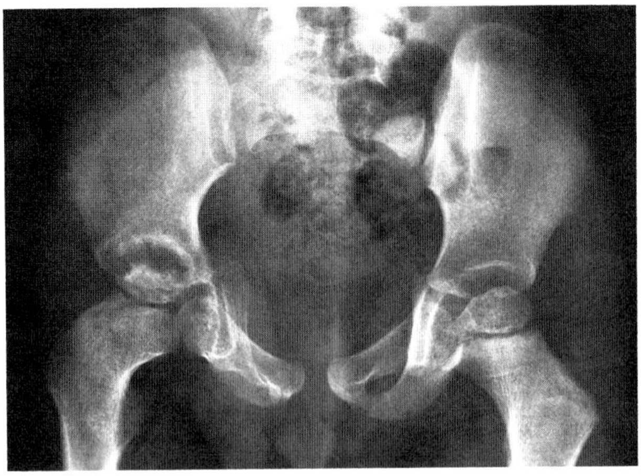

b

Abb. 368 a und b Säuglingskoxitis unklarer Genese. Im Verlaufe eines Jahres kam es zu einer weitgehenden Einsteifung des Gelenkes. Eine im Alter von 5 Jahren jetzt durchgeführte Arthrolyse mit Kapsulektomie brachte eine Zunahme der Beweglichkeit und Besserung der Wachstumsstörung der Epiphyse

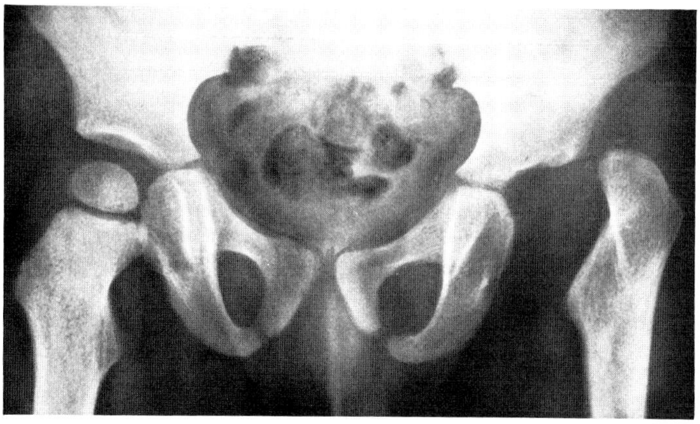

Abb. 369 3jähriges Kind. Destruktionsluxation nach Säuglingskoxitis

Radiologisch kann eine fleckige Atrophie bestehen.

Therapeutisch steht die Fokussanierung im Vordergrund. Weiter entschließt man sich zur Gabe von Antibiotika und entzündungshemmenden Mitteln.

2.2. Septische Koxitis

Bei der septischen Koxitis dagegen werden Eitererreger im Kindes- und Erwachsenenalter in das Hüftgelenk verschleppt. Sie können primär im koxalen Femuranteil gelegen sein und im Zuge der Knochenzerstörung zur Perforation des Hüftgelenks führen oder aber die Entzündung kann primär von der Gelenkkapsel ausgehen.

Klinisches Bild: Heute wird die septische Koxitis noch im Zuge von Streuungen verschiedener Bakterien aus Eiterherden im Körper beobachtet. Weiter findet man sie sekundär nach Gelenkinfektionen (Injektion, operative Eingriffe). Der Beginn der Koxitis ist akut. Regelmäßig ist das Allgemeinbefinden gestört. Es besteht ein hohes Fieber, die Senkung ist erhöht und die Leukozyten stark vermehrt. Bei der Untersuchung findet man eine Schmerzkontraktur. Jeder Versuch, das Bein zu bewegen, wird als äußerst schmerzhaft angegeben. Das Bein liegt in einer Abduktions-, Beugekontrakturstellung bei gleichzeitiger Außenrotationskontraktur. Radiologisch findet man zu Beginn der Erkrankung oft keine wesentlichen Veränderungen. Bald stellt sich eine Knochenatrophie und eine Verbreiterung des Gelenkspalts ein.

Xeroradiographisch läßt sich die veränderte Gelenkkapsel bald objektivieren. Bald sind auch ossäre Destruktionen festzustellen (Abb. 371, 372). Im Verlauf der Koxitis kommt es zur Luxation

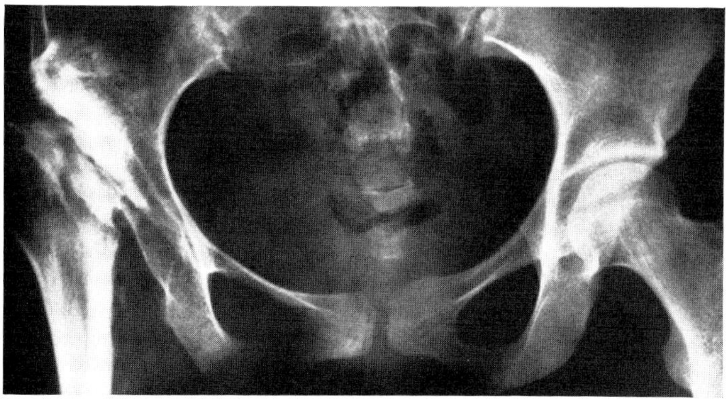

Abb. 370 Destruktionsluxation beim Erwachsenen. Oberschenkelverbiegung und X-Stellung sowie Beckenfehlstellung

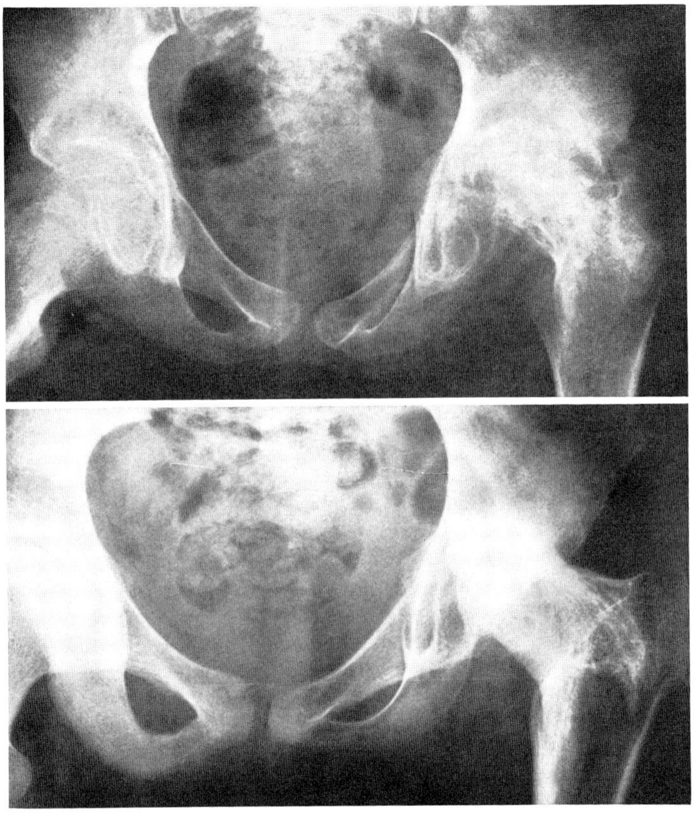

a

b

Abb. 371 a und b Septische Koxitis mit Ausgang in Ankylose. a) 15 Jahre, b) 3 Jahre später

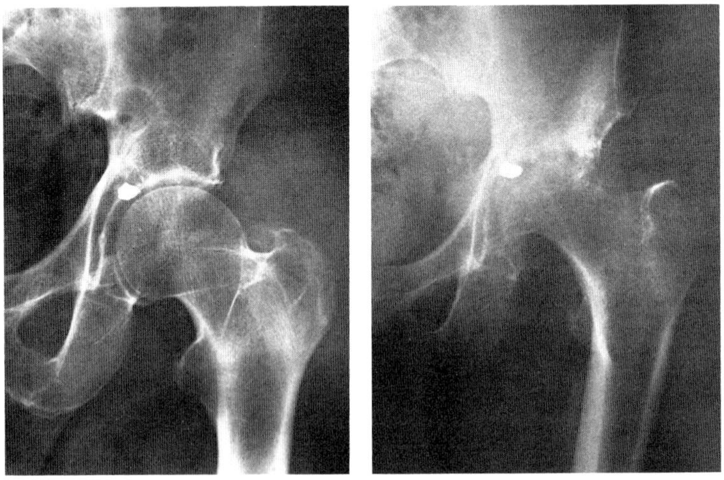

a

b

Abb. 372 a und b *Coxitis acuta 35 Jahre nach parartikulärer Splitterverletzung!* Innerhalb von 3 Monaten kam es jetzt zur völligen Destruktion des Gelenkes. (Alio loco wurde lediglich eine inkonsequente antibiotische Behandlung durchgeführt) des Gelenks, bei der Zerstörung des Schenkelhalses zur Destruktionsluxation.

Therapie: Im allgemeinen wird heute die operative Gelenköffnung und nachfolgende Spüldrainage durchgeführt. Gelegentlich kommt man mit einer konservativen Behandlung (Antibiotika nach Testung) und einer Ruhigstellung im Beckenspreizgipsverband zurecht.

Verlauf: Während früher der Ausgang der septischen Koxitis die knöcherne Ankylose war, ist heute mit Hilfe von Antibiotika die Ausheilung mit einem beweglichen Gelenk sehr oft zu erreichen. Sofern eine Teilversteifung mit Kontrakturen zurückbleibt, soll z.B. die Beugekontraktur und die Adduktionskontraktur durch eine subtrochantere Osteotomie ausgeglichen werden.

3. Koxitis bei Infektionskrankheiten

Im Verlauf eines Scharlachs, Typhus, Paratyphus, Ruhr und in seltenen Fällen bei Kindern auch mit einer Varizelleninfektion kann es zu einer Begleitkoxitis kommen.

i) Besonderheiten bei Tumoren im Hüftgelenksbereich

Das koxale Femurende und auch der Hüftpfannenbereich zählen zu den bevorzugten Lokalisationen für primäre und sekundäre Knochengeschwülste. Am koxalen Femur kommen sämt-

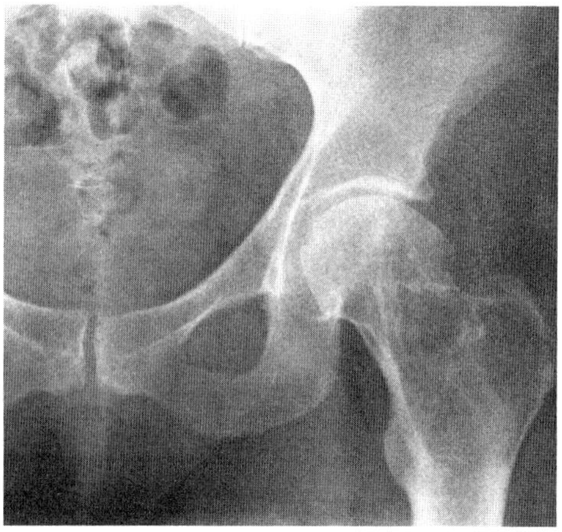

a

Abb. 373 a–d (S. A. 58 Jahre ♀). *Enchondrom im koxalen Femurende* (a). Plombage mit Knochen und Osteosynthese. 1 Jahr später Rezidiv (b).
Histologisch jetzt: Chondrosarkom (Grad I). Zustand nach Resektion und Spezialplastik. (c) Patient 3 Jahre nach Totalplastik rezidivfrei

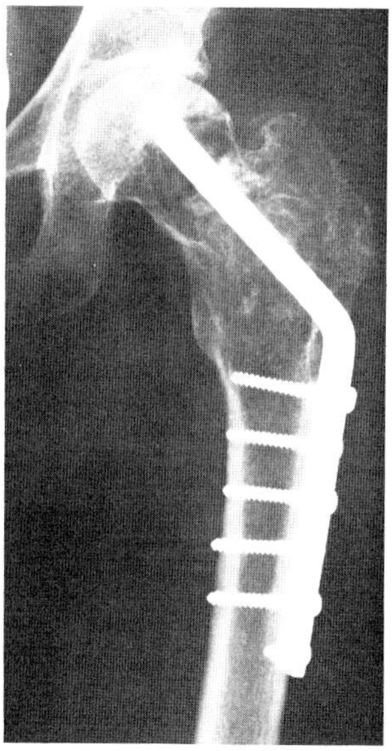

b

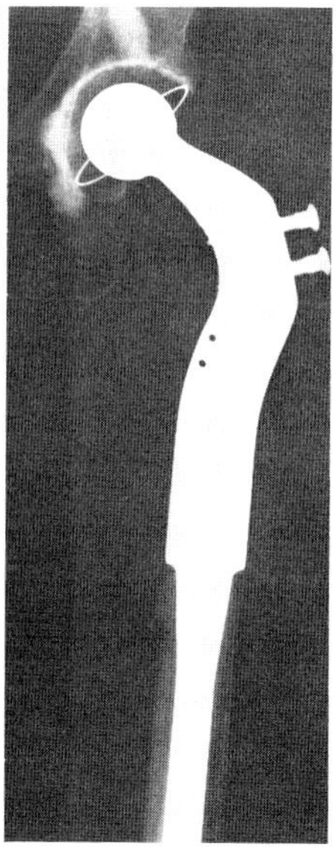

c

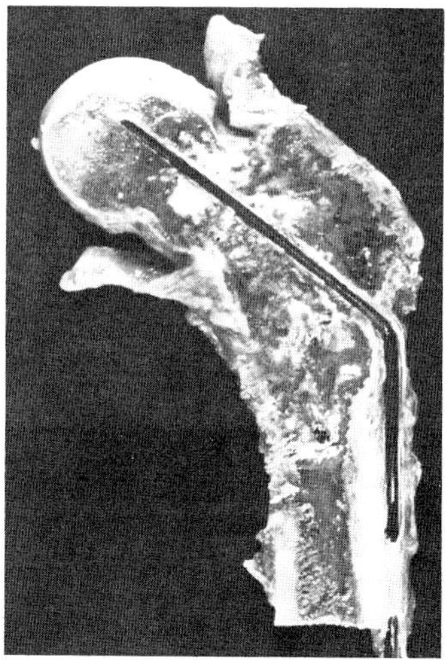

d

sämtliche gutartige und bösartige Tumoren vor. Diagnostisch ergeben sich sehr oft Probleme und weiter auch für die Therapie.

Gutartige Geschwülste sind im allgemeinen mit einer Resektion und Plombage zu beherrschen, mit Ausnahme von Riesenzellgeschwülsten und Chondromen. Sehr oft kommt es gerade beim Enchondrom in diesem Bezirk zu Rezidiven (Abb. 373) und Entartung der Geschwulst, weshalb ein knochen- und gelenkerhaltender Eingriff auch bei optimaler Technik im allgemeinen nicht so erfolgreich sein wird. Meist ist die Alloarthroplastik nicht zu umgehen (Abb. 373, 374).

Primär maligne Tumoren im Hüftgelenksbereich können manchmal reseziert und der Defekt mit einer Alloarthroplastik überbrückt werden, manchmal ist die Hemipelvektomie nicht zu umgehen.

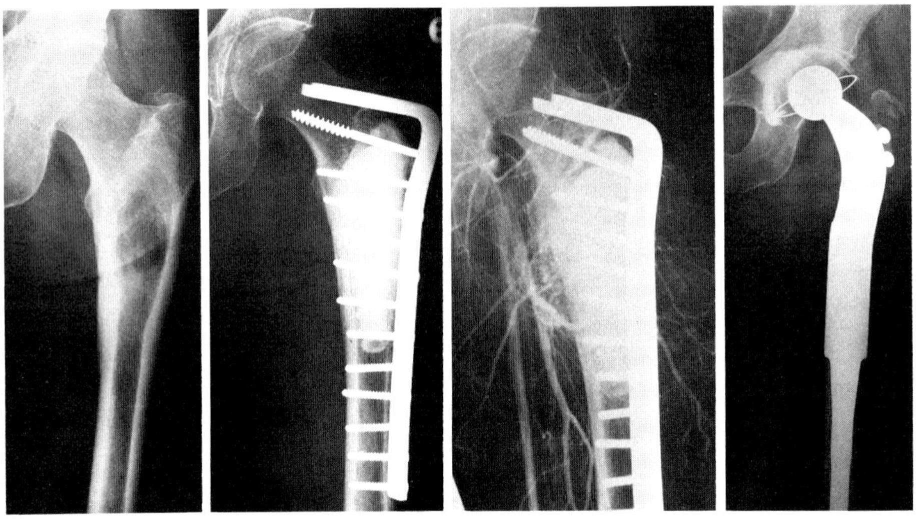

a b c d

Abb. 374 a–d Rezidiv eines Chondroms im proximalen Femur nach Plombage mit Palacos und Osteosynthese. *Histologisch jetzt:* Chondrosarkom Grad I. Jetzt 4 Jahre nach Resektion: Lungenmetastasen

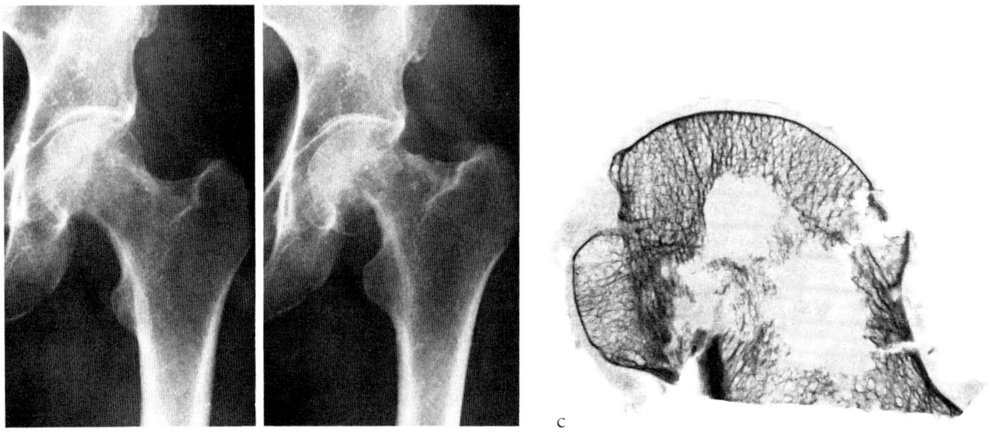

a b c

Abb. 375 a–c *Fibrosarkom im Schenkelhals:* Unscharf begrenzte zentrale Osteolyse bei einer 54jährigen Patientin mit Belastungsbeschwerden in der Hüfte (a). 8 Tage später Spontanfraktur (b).
Anamnestisch Mammaamputation vor 8 Jahren wegen Karzinom.
Histologisch ergab sich jedoch kein Hinweis für eine Metastase, sondern ein Fibrosarkom.
Strukturaufnahme (c) zeigt eine unscharf begrenzte zentrale Osteolyse

Sekundäre Geschwülste (Metastasen) werden regelmäßig mit einer Alloarthroplastik, sehr oft unter Verwendung von Spezialanfertigungen, behandelt. Metastasen liegen bevorzugt im intertrochanteren Bereich (Abb. 376), aber auch primär maligne Tumoren finden sich dort (Abb. 375).

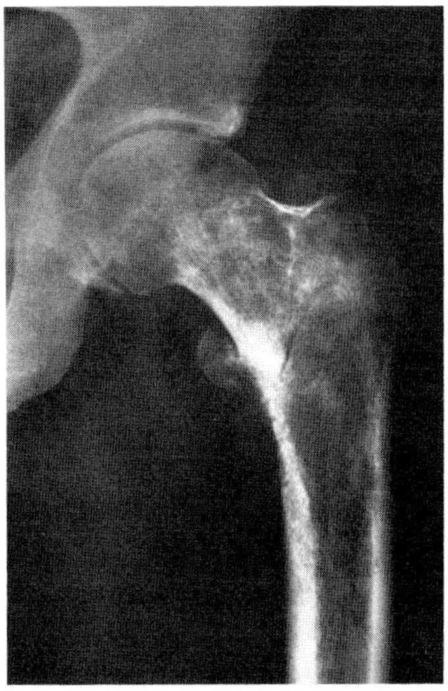

Abb. 376 Destruktion im Bereich des coxalen Femurendes bei Prostatakarzinom

IV. Kniegelenk

a) Anlagestörungen des Kniegelenks

Bei einer ersten Betrachtung scheinen anlagemäßig bedingte Störungen der Kniegelenksentwicklung wesentlich seltener zu sein als die der Hüften. Bei der weiteren Analyse finden sich jedoch gar nicht selten Form- und auch Lageveränderungen der Kniegelenkskörper, die dann während des Lebens als präarthrotische Deformität für die Entwicklung einer Arthrosis deformans Bedeutung erlangen.

1. Angeborene Knieluxationen

Die angeborene Knieluxation und auch erworbene Luxationen (Abb. 377) sind selten. Oft findet man bei der angeborenen Form dann multiple Gelenkluxationen. Bei der Behandlung der angeborenen Knieluxation ist der Versuch der unblutigen Reposition nach vorheriger Dehnung der Weichteile und anschließend die Ruhigstellung in Beugestellung vorzunehmen. Später empfiehlt sich manchmal das Tragen einer Gehschiene mit einem Streckanschlag.

Gelegentlich ist eine operative Reposition nicht zu umgehen. Dabei muß oft eine Verlängerung der Quadricepssehne erfolgen. Bei der erworbenen Form der habituellen Knieluxation ist die operative Rekonstruktion des Kapselbandapparates notwendig.

1.1. Subluxation

Solange es sich nur um eine Subluxation handelt, genügt regelmäßig die Ruhigstellung bei Kniebeugung im Gipsverband und anschließend die Lagerung in einer Schiene sowie die nachfolgende Übungsbehandlung, und zwar so lange, bis sich die Entwicklung der Kniegelenkskörper normalisiert hat (Abb. 378).

Hingewiesen werden soll lediglich auf die sehr selten zu beobachtende *angeborene Streckkontraktur* des Kniegelenks, wie sie bei der Arthrogryposis congenita – einer embryonalen Störung der Muskelentwicklung – zu sehen ist, sowie bei der Pterygoarthromyodysplasia congenita und der *kongenitalen Beugekontraktur* mit Pterygiumbildung, wie sie 1924 von *Hackenbroch* beschrieben wurde.

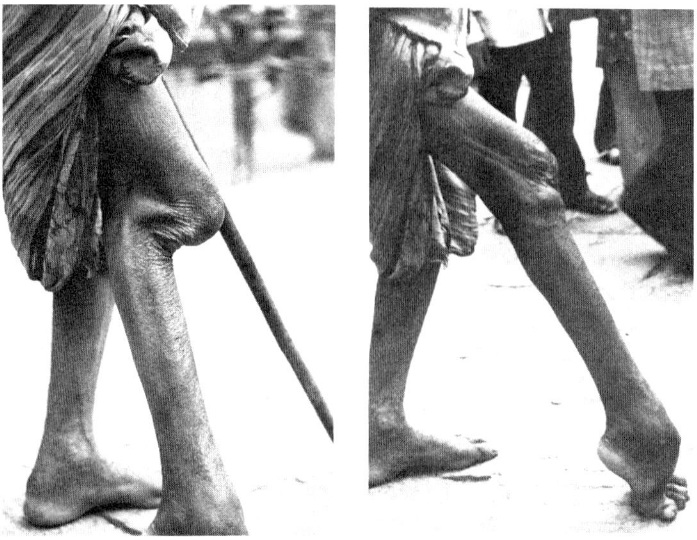

a b

Abb. 377 a und b Willkürlich auszulösende Luxation des Kniegelenkes beim Erwachsenen

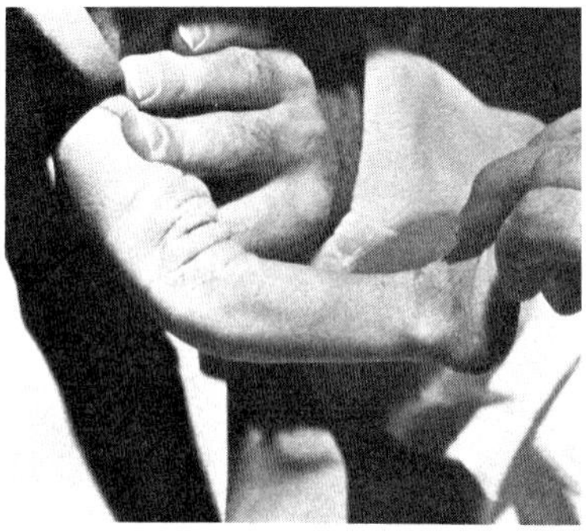

a

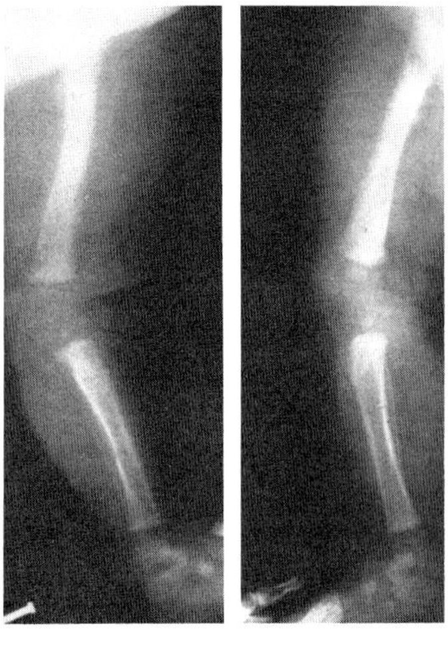

b

Abb. 378 a und b Angeborene Subluxation des Kniegelenkes

2. Dysplasie des Kniegelenks

Die endgültige Diagnose einer Dysplasie des Kniegelenks bereitet nach wie vor Schwierigkeiten. In den letzten Jahren haben wir jedoch einigen Faktoren eine vermehrte Aufmerksamkeit geschenkt und wissen jetzt, daß die Patella relativ häufig Fehlwachstumskomponenten aufweist (*Wiberg, Baumgartl*) und auch die Retroversion des Schienbeinkopfes im Sinne eines verminderten Retroversionswinkels und im Extremfall sogar einer Anteversion mit einer Hyperextensionsmöglichkeit des Kniegelenks (*v. Lanz, Hipp*) als Zeichen einer Störung der Kniegelenksentwicklung zu betrachten sind.

b) Patellaluxation

Zur *habituellen Patellaluxation* (Abb. 379) kommt es bei einer Dysplasie des Femuropatellargelenks, meist erst nach Wachstumsabschluß. Die Luxation kann aber auch schon im Kindesalter eintreten. Anlaß zur Erstluxation ist oft nur eine geringfügige traumatische Einwirkung. Abzugrenzen ist die eigentliche *traumatische Luxa-*

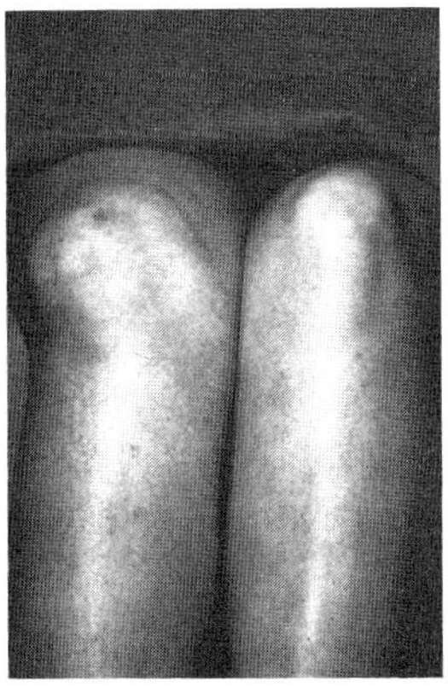

Abb. 379 Habituelle Luxation der Patella nach lateral (häufige Form)

tion der Patella und die *rezidivierende Luxation*, die sich danach einstellen kann, sofern eine Verheilung des traumatisch geschädigten Kapselbandapparates nicht erfolgt ist (Abb. 380). Voraussetzung für eine habituelle Kniegelenksluxation ist neben der Abflachung der Gleitrinne zwischen den Femurkondylen die Formveränderung der Patella, die zweckmäßigerweise nach *Wiberg* eingeteilt werden soll (Abb. 381). Wichtig ist ferner die Lage der Patella. Eine Patella alta ist häufig mit der Dysplasie des Kniegelenks vergesellschaftet. Weiter findet sich sehr oft eine Lateralisation bzw. selten eine Medialisation der Patella. Ferner hat die Beschaffenheit des Kapselbandapparates und die muskuläre Leistungsfähigkeit Bedeutung. Die Patella luxiert meist nach lateral, nur ausnahmsweise nach medial (Abb. 382–385).

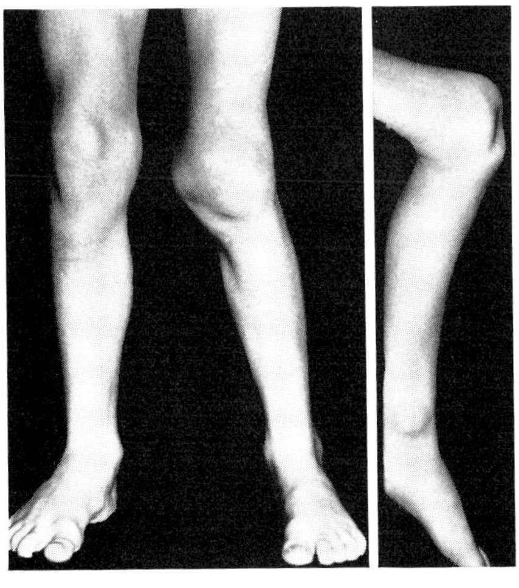

a b

Abb. 380 a und b Luxation der Patella nach medial

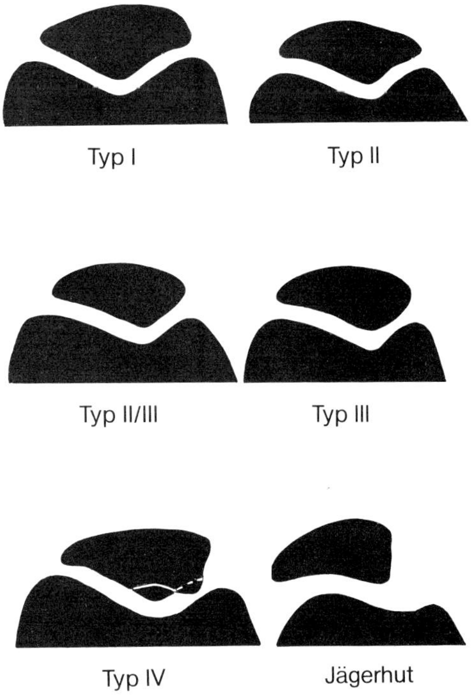

Abb. 381 Einteilung der Patellaformen nach *Wiberg* und *Baumgartl*

Typ I Mediale und laterale Facette der Patella ist konkav und annähernd gleich groß

Typ II Die kleine mediale Facette ist konkav

Typ II – III Die kleine mediale Facette ist plan

Typ III Die kleine mediale Facette ist konvex

Typ IV Die kleine mediale Facette springt wulstförmig vor

Typ Jägerhut Die mediale Facette fehlt

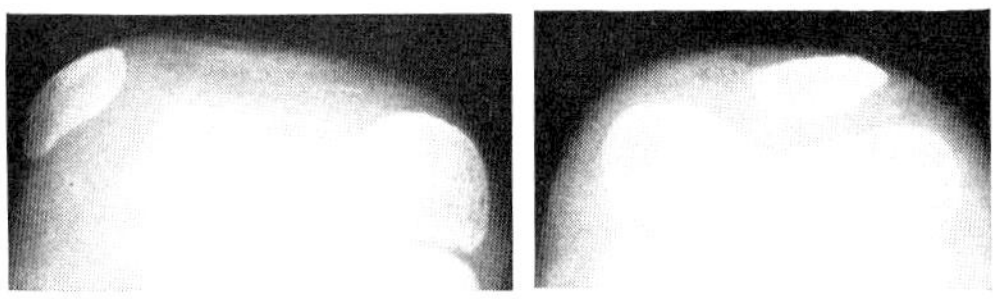

Abb. 382 a Habituelle Luxation der Patella nach lateral (häufige Form) im Kindesalter jedoch selten zu sehen

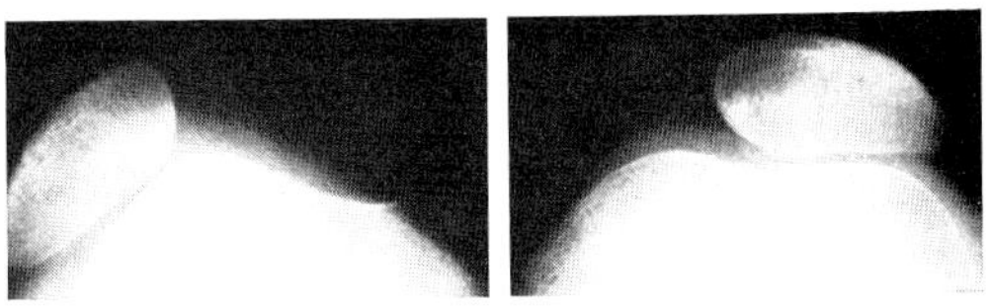

Abb. 382 b Habituelle Luxation der Patella nach lateral nach Wachstumsabschluß

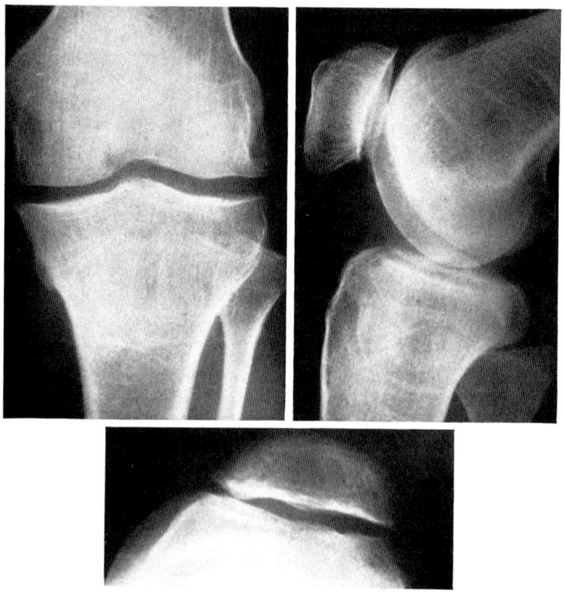

Abb. 383 a–c Arthrosis deformans vor allem in Femoropatellargelenk nach zahlreichen habituellen Luxationen.
Beachte: konkave Form der Patellarückfläche

Klinisches Bild: Aus geringfügigen Anlässen kommt es zur lateralen Verrenkung der Patella, die im allgemeinen äußerst schmerzhaft ist. Bei der Patellaluxation kann ein Knorpelschaden eintreten und anschließend eine Chondromalazie zur Folge haben. Bei der Luxation erfolgt mit großer Regelmäßigkeit eine Blutung in das Gelenk (Hämarthros).

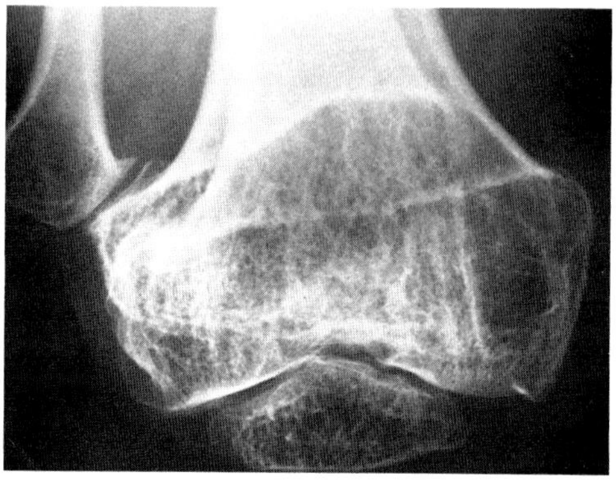

Abb. 384 Arthrose des Kniegelenkes (dystrophische Arthrose), besonders ausgeprägt im Bereich des Femuropatellargelenkes (36jähriger Patient) nach einer in der Kindheit abgelaufenen Coxitis tuberculosa mit nachfolgender Destruktionsluxation. Es bestand kein tuberkulöser Befall des Kniegelenkes, wohl aber eine tuberkulo-toxische Fernreaktion (*Poncet*). Auch war das Kniegelenk über viele Monate im Gipsverband ruhiggestellt.
Beachte: Ausgedehnte Strukturveränderungen (strähnig) nach einer abgelaufenen Knochendystrophie

Therapie: Baldmöglichst muß die luxierte Patella reponiert werden. Wenn ein Hämarthros besteht, ist unbedingt der Bluterguß abzupunktieren. Eine Ruhigstellung im Gipsverband empfiehlt sich bei den ersten Luxationen, da, wenn auch selten, manchmal eine Wiederholung der Luxation vermieden werden kann (*Debrunner*). *Meist ist jedoch eine operative Rekonstruktion nicht zu umgehen.*

Dazu muß die Richtung des Patellagleitweges verändert werden, was mit einer Verlagerung der Kniescheibe nach medial und distal durch Verpflanzung der Tuberositas tibiae zu erreichen ist. Weiter muß lateral eine Einschneidung der Kapsel und medial eine Kapseldoppelung stattfinden.

Technik: Die „Distalisierung“ und „Medialisierung“ soll nach der Technik von *Blauth* erfolgen,

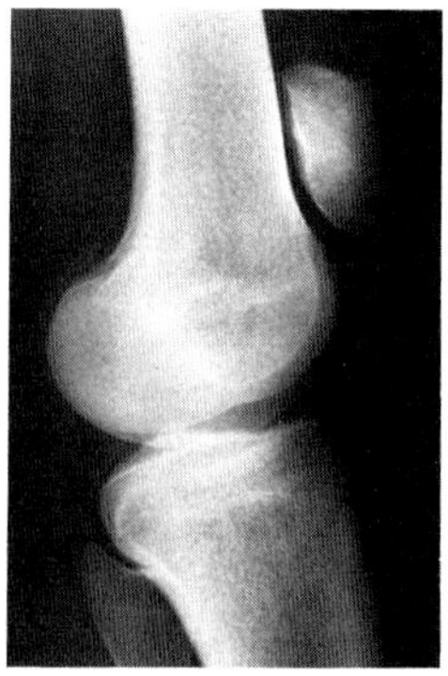

Abb. 385 Typische Patella alta

wobei gleichzeitig eine „Ventralisierung" erfolgen kann, was beim Bestehen einer Chondromalazie im Sinne eines Maquet-Effektes wichtig ist.
Bei der Behandlung von Dystopien, Luxationen und dem Lateralisationssyndrom der Kniescheibe hatte bis jetzt die Versetzung der Tuberositas tibiae nach medial oder medial und distal nach einer Technik, wie sie *Roux* und *Hauser* angegeben hatte und woraus sich verschiedene Variationen entwickelten, größte Bedeutung. Die bisher durchgeführten Methoden hatten den Nachteil, daß meist mit der Versetzung der Tuberositas tibiae eine deutliche Dorsalverlagerung um 1 oder sogar 1,5 cm zustande kam. Häufig wurde bei der Verlagerung der Kniescheibe eine Verdrehung des Kniescheibenbandes mit in Kauf genommen. Nach den Berechnungen von *Maquet* und *Bandi* sowie *Fürmaier* hat die Rückverlagerung der Tuberositas eine höhere Druckbelastung im Femuropatellargelenk zur Folge (negativer Maquet-Effekt). Man kann sich vorstellen, daß durch die Drehung des Kniescheibenbandes eine asymme-

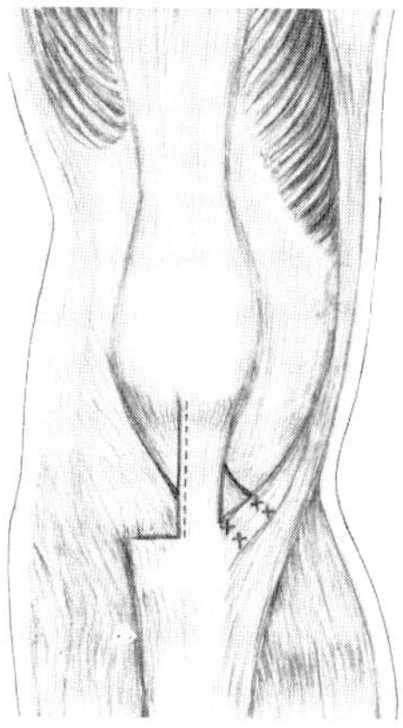

a

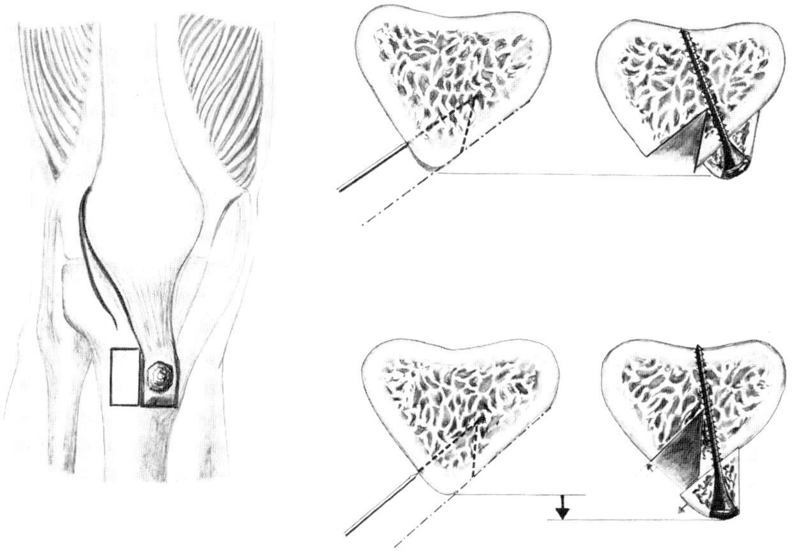

b

Abb. 386a Operationstechnik nach *Goldthwait* (beim Kind). Es wird lediglich die laterale Hälfte des Lig. patellae nach medial verlagert

Abb. 386b Operationstechnik nach *Blauth* (beim Erwachsenen). Durch eine entsprechende Entnahme des Tuberositas tibiae ist gleichzeitig die Ventralisation, Medialisation und Kaudalverlagerung möglich

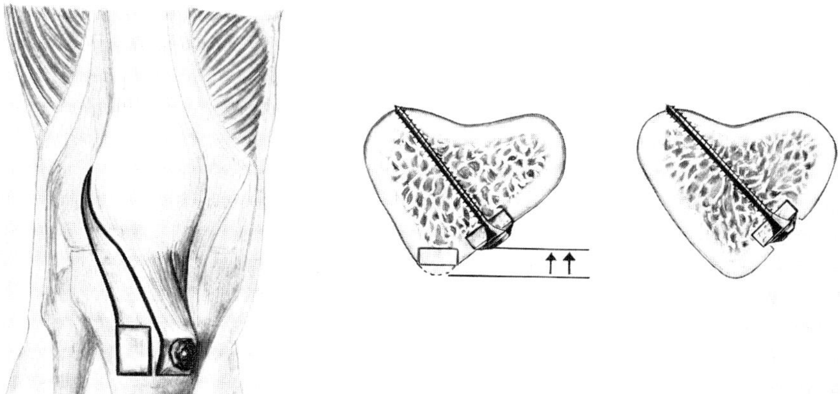

c

Abb. 386c Mit der Operationstechnik nach *Hauser* erfolgt eine Rückverlagerung des Tuberositas

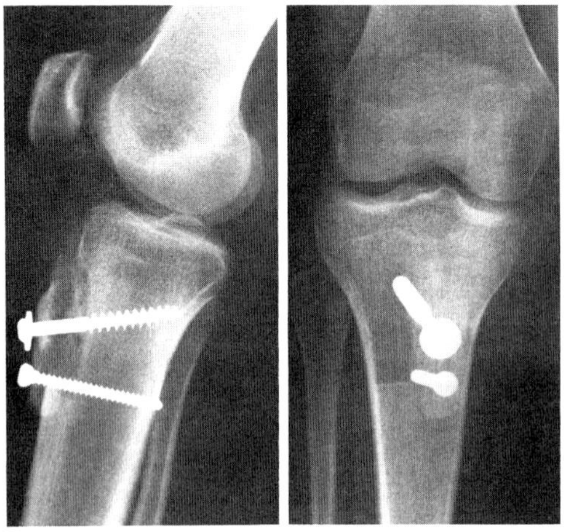

a b

Abb. 387 a und b Operation nach Blauth: bei Dystopie der Patella und Chondropathie. Tuberositas tibiae wurde nach distal, medial und ventral verlagert

trische Krafteinwirkung auf das Kniescheibenlager zustande kommt.
Eine von *Blauth* angegebene Technik läßt jeweils eine gezielte Medial-, Distal- und Ventralverlagerung ohne Drehung der Patella möglich werden.

Technik: Über einen parapatellaren Bogenschnitt oder Längsschnitt wird die Tuberositas tibiae freigelegt. Medial und lateral wird die Knochenhaut der Tuberositas tibiae eingeschnitten. Das Aussägen der Tuberositas tibiae erfolgt lateral mit einer Schnittfläche, die parallel zur medialen Tibiavorderkante gelegen ist. Die mediale Schnittfläche verläuft senkrecht zur Sagittalebene. Anschließend kann die Tuberositas nach Einsägen im kranialen und distalen Anteil entnommen und nach medial distal abhängig von der Blockhöhe nach ventral verlagert werden. Dazu muß die Stelle, an der die Tuberositas angeschraubt werden wird, angefrischt werden (Abb. 386). Die Tuberositas wird nun am neuen Platz temporär mit 2 Kirschnerdrähten fixiert und nach Prüfung des Bewegungsablaufs der Patella mit einer *Blauth*schen Spezialschraube oder aber mit einer Spongiosaschraube bzw. Spongiosa- und Kortikalisschraube befestigt (Abb. 387).

Beim Bestehen einer X-Bein-Bildung muß gleichzeitig eine suprakondyläre Korrekturosteotomie ausgeführt werden. Nach Abschluß der Operation soll die Patella achsengerecht laufen.
Selten wird beim beschriebenen Operationsvorgang die *Verpflanzung des M. gracilis* erforderlich, wie sie *M. Lange* empfahl, bzw. die *Verpflanzung des M. semitendineus*, wie es *Gocht* angegeben hat. Nicht zu empfehlen ist die *Hebung des lateralen Kondylus* zur Vertiefung der Gleitrinne nach den Richtlinien von *Albee*. Zur Entfernung der Patella, wie sie früher vielfach ausgeführt wurde, soll man sich ebenfalls nur ausnahmsweise entschließen, da uns ja heute entscheidende rekonstruktive Möglichkeiten zur Verfügung stehen.

Variationen: Ausnahmsweise kann die Patella fehlen (Patellaaplasie). *Wuth* berichtet über ein familiäres Befallensein.
Anlagestörungen können auch zur Entwicklung einer doppelten Patella (Abb. 388) oder einer *Patella bipartita* (Abb. 389–391) *bzw. multipartita*

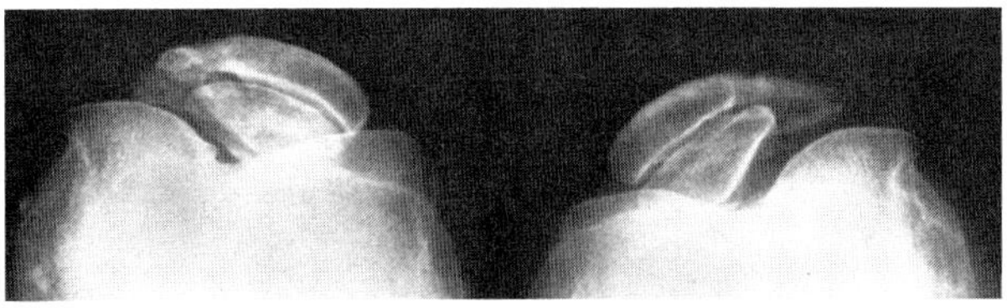

Abb. 388 Doppelte Patella

a b

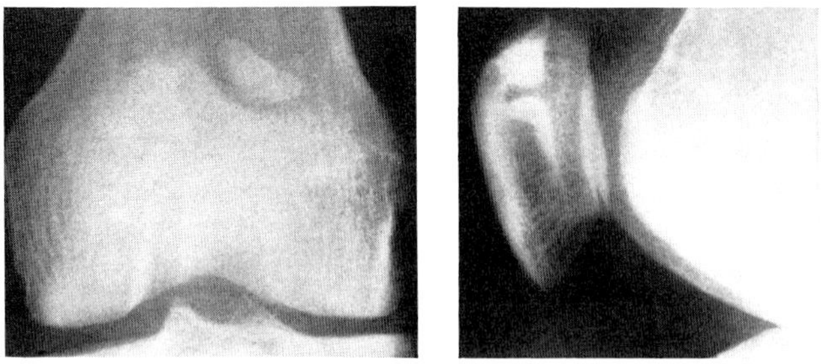

Abb. 389 a und b Patella bipartita
Beachte: Im Bereich der patellaren Gelenkfläche findet sich nur eine geringe Stufenbildung. Die Entfernung der zusätzlichen Kniescheibe ist oft notwendig

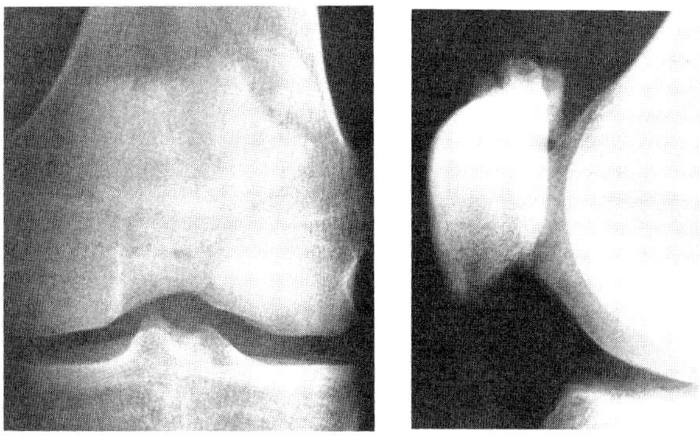

a b

Abb. 390 a und b Patella bipartita mit ausgeprägter Stufenbildung und Wulstungen im oberen Patellabereich. Rechtzeitige Entfernung des abgeteilten Anteils der Kniescheibe notwendig

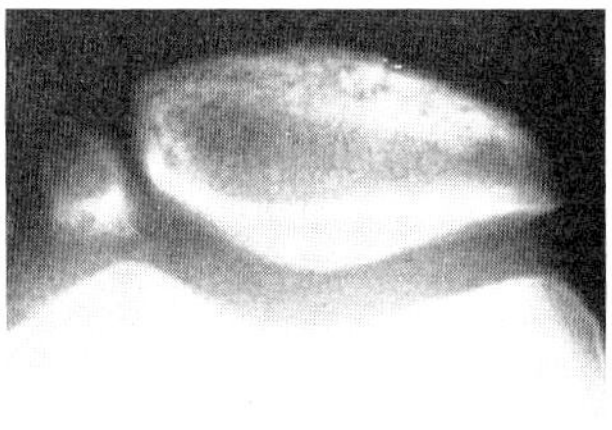

Abb. 391 Patella bipartita Isolierte Entwicklung des lateralen Anteils der Kniescheibe. Mit 18 Jahren bereits Kniegelenksbeschwerden mit subpatellarem Reiben. Operative Entfernung angezeigt

(Abb. 392) führen, sofern die Verknöcherung von mehreren Kernen erfolgt (*Caffey*).

Klinisch kann die Patella bipartita Beschwerden bereiten, vor allem nach Kontusionen, so daß gelegentlich die zusätzlichen Kniescheiben entfernt werden müssen. Bei der Untersuchung ist vor allem die Beugung des Kniegelenks über den rechten Winkel hinaus schmerzhaft, da dabei die Kniescheibe besonders stark gegen die Unterlage gedrückt wird und es zu Verschiebungen zwischen den Kniescheibenstücken kommen kann. Eine maximale Beugung des Kniegelenks ist oft wegen Schmerzen nicht möglich (Patella partita dolorosa).

Nach *Saupe* können drei Formen der Patella bipartita unterschieden werden: Dabei kann die Kniescheibenspitze quer von der übrigen Kniescheibe getrennt sein, oder aber die Kniescheibe ist vertikal in zwei Teile geteilt (breites mediales und schmales laterales Stück).

Weiter kann der obere laterale Quadrant der Kniescheibe abgespalten sein. Diese Form der Patella bipartita ist nach *Jonasch* am häufigsten. Die Berücksichtigung dieser Gegebenheit ist wichtig, um traumatische Kniescheibenabsprengungen

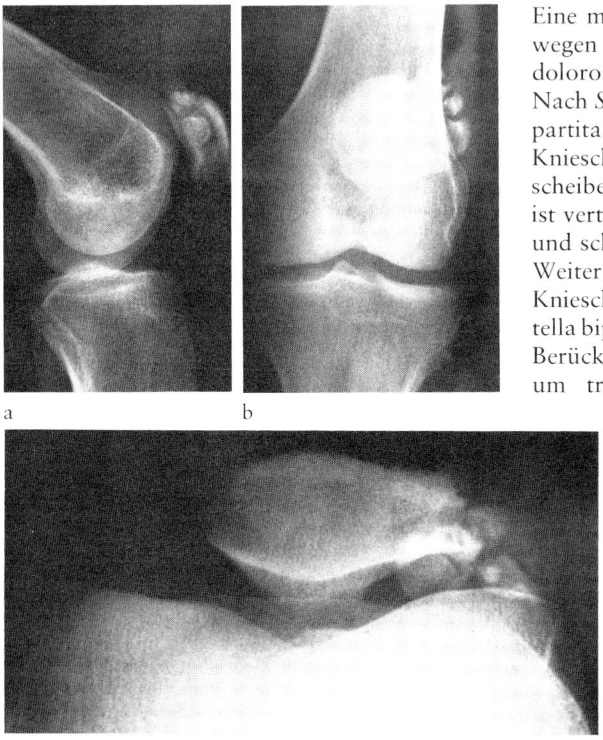

a b c

Abb. 392 a–c Patella multipartita
Beachte: Erst im Alter von 45 Jahren kam es zu Beschwerden. Operative Abtragung angezeigt

unterscheiden zu können. Auch ist darauf zu achten, ob das isolierte Knochenstück glatt begrenzt ist, wie es bei der Patella partita der Fall ist. Therapeutisch ist gelegentlich die Entfernung des abgeteilten Kniescheibenstückes nicht zu umgehen. Hinzuweisen bleibt auch auf ein in etwa 20% vorkommendes zusätzliches Knochenelement im Kniegelenk, nämlich die *Fabella*. Sie liegt als Sesambein im lateralen Gastroknemius und hat eine ovale Form mit einem Längendurchmesser von 4–12 mm. Sie weist eine glatte Oberfläche auf. Selten findet sich eine Fabella partita.
Radiologisch beobachtet man die Fabella auf der seitlichen Aufnahme des Kniegelenks hinter den Kondylen und oberhalb des Gelenkspalts.

c) Chondropathia patellae

Das Krankheitsbild der Chondropathia patellae als Ursache für unklare Reizzustände im Bereich des Kniegelenks ist auf typische degenerative Veränderungen des Knorpels an der Patellafläche zurückzuführen. Von Interesse ist, festzustellen, daß etwa 80% aller Menschen im 2. Lebensjahrzehnt mehr oder weniger ausgeprägte degenerative Veränderungen im Bereich des Kniescheibenknorpels aufweisen. Diese Knorpelveränderungen können, müssen aber nicht unbedingt zu einer Arthrosis deformans im Femuropatellargelenk führen.

Pathogenetisch spielt bei der Chondropathia patellae vor allem eine gelenkmechanische Überbeanspruchung des Knorpelgewebes im Bereich der Patella eine Rolle. Zwischen Patella und Femurkondylus wirken beim Bewegungsablauf hohe Druckkräfte ein. Diese hohen Druckkräfte verteilen sich bei der Bewegung nicht auf die gesamte Patellahinterwandfläche, sondern in bestimmten Bewegungsphasen erfolgt die Druckübertragung nur im Bereich umschriebener Teilabschnitte. Allein schon die Stärke des Patellaknorpels weist auf eine hohe funktionelle Beanspruchung des Gelenks hin, da die Dicke der Knorpeloberfläche proportional dem einwirkenden Druck ist.
Nach *v. Lanz* und *Wachsmuth* beträgt die Knorpeldicke der Patellafläche bis zu 6,4 mm und übertrifft damit die Knorpelbeläge aller anderen großen Körpergelenke.
Die oben angeführten physiologischen Druckkräfte im Femuropatellargelenk können durch eine Veränderung der Gelenkmechanik auf exogener Grundlage, z.B. durch direkte oder indirekte Traumen oder aber durch Verkleinerung der Gelenkauflagefläche infolge endogener Faktoren, wie der Patelladysplasie bzw. Patelladystopie und Hypoplasie des tibialen Femurkondylus, eine pathologische Vergrößerung erfahren.
Knorpelveränderungen stellen sich insbesondere im Bereich des distalen Abschnittes der Patella und am Rand der medialen Gelenkfacette ein und sind durch eine gelblichgraue Verfärbung des Knorpels gekennzeichnet. Im weiteren Verlauf der Erkrankung entstehen Rißbildungen, schuppenartige Abhebungen der Knorpeloberfläche und weiter dann ulkusartige Zerstörungen des Knorpels, die bis zum Knochen reichen. Histologisch zeigen sich dann Zeichen der Knorpeldegeneration mit ödematöser Verquellung einschließlich des Kernschwundes (*Paul*).

Klinisches Bild: An einer Chondropathia patellae erkranken vor allem junge Menschen im 2. oder 3. Lebensjahrzehnt, und zwar sind mehr Männer als Frauen betroffen. Die Beschwerden sind zunächst oft uncharakteristisch. Der Patient klagt über Schmerzen im Bereich der Knievorderseite oder aber im Knie überhaupt. Diese Beschwerden werden vor allem nach einer längeren Belastung auf unebenem Boden sowie beim Treppensteigen, insbesondere aber beim Treppabsteigen sowie beim Bergabgehen beobachtet. Nach längerem Sitzen besteht ein Steifigkeitsgefühl im Kniegelenk, das sich beim Gehen wieder bessert. Allerdings beobachtet man beim Gehen plötzlich ein Nach-vorn-Gehen des Kniegelenks (Giving-way-Phänomen). Gelegentlich können blockierungsartige Erscheinungen auftreten, die wahrscheinlich auf ein Einklemmen abgelöster Knorpelstücke zurückzuführen sind. Regelmäßig findet man Reibegeräusche beim Bewegen des Kniegelenks.
Die Kniescheibe kann klopf- und druckempfindlich sein. Charakteristisch ist ein kratzendes Geräusch beim Verschieben der Patella nach lateral und medial. Regelmäßig ist ein Kompressionsschmerz beim Anspannen des Quadriceps festzustellen (Zohlensches Zeichen).
Gelegentlich können intermittierende Reizergüsse das Zeichen einer Mitreaktion der Gelenkinnenhaut sein.

Röntgenbefund: Bei der Chondropathia patellae findet man Lageanomalien der Kniescheibe in Form einer Patella alta oder aber einer Lateralisation der Kniescheibe. Normalerweise tangiert der untere Patellapol die sogenannte Blumensaatlinie, die dorsal von der ehemaligen Epiphysenfu-

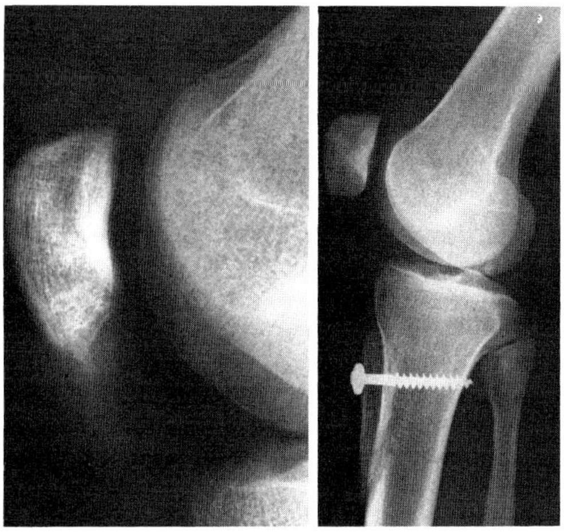

a b

Abb. 393 a und b Exostosenbildung an der Patellaspitze und Chondropathia patellae. Nach der operativen Korrektur mit Ventralverlagerung der Tuberositas. Technik nach *Bandi* (b)

gennarbe ausgeht und zu einem nach ventral offenen 45° betragenden Winkel nach vorn verläuft. Im seitlichen Strahlengang können weiter Unregelmäßigkeiten im Bereich der Patellapole (Abb. 393) und der Patellahinterwand objektiviert werden (Abb. 394–399). Von *Haglund* (1926) wurde eine zentrale Eindellung in der Mitte der Facies articularis der Patella beschrieben, die als Frühzeichen der Chondropathia patellae gedeutet wurde. Weiter gelten Ausziehungen am oberen und unteren Patellapol als Zeichen einer Femuropatellararthrose (Billingsches Zeichen).

Auf der tangentialen Aufnahme zeigen sich dann die unterschiedlichen Formvarianten der Kniescheibe, wie sie von *Wiberg* 1941 in 4 Typen unterschieden wurde (Abb. 381). Danach charakterisiert der Typ 1 die normale Patella und weist eine etwa gleich große mediale und laterale Facette mit einem Gelenkflächenwinkel von 120–140° auf. Nach *Baumgartl* wird er in etwa 11% beobachtet. Beim Typ 2 findet sich eine kleinere mediale Facette. Die Gelenkflächen verlaufen konkav. Der Winkel zwischen beiden beträgt 110–120°. Diese Form der Kniescheibe wird in 55% beobachtet. Beim Typ 3 besteht eine steil verlaufende, kleine mediale Facette. Sie ist konvex gestaltet. Der Facettenwinkel beträgt 90–110°. Diese Kniescheibenform findet man in etwa 11%. Nach *Baumgartl* kann beim Typ 2 und 3 in 23% eine planverlaufende mediale Facette vorgefunden werden, beim Typ 4 besteht ein knorrenartiger Vorsprung an der medialen Facette.

Dem Typ 2–4 wird von *Wiberg, Bengert, Baumgartl* und *Bandi* eine Bedeutung bei der Entstehung der Chondropathia patellae zugeordnet. Es ist offensichtlich, daß mit zunehmender Verkleinerung und steilerem Verlauf der medialen Gelenkfacette die Kongruenz mit dem korrespondierenden Femurkondylus geringer wird und damit funktionell Zonen eines erhöhten Druckes entstehen müssen. Routinemäßig soll eine Patellatangential-Aufnahme in einem Beugewinkel von 45° angefertigt werden. Dabei lassen sich die Form und weiter auch die Dystopie im Sinne einer Subluxation objektivieren.

Differentialdiagnostisch sind vor allem bei einklemmungsartigen Erscheinungen Meniskusver-

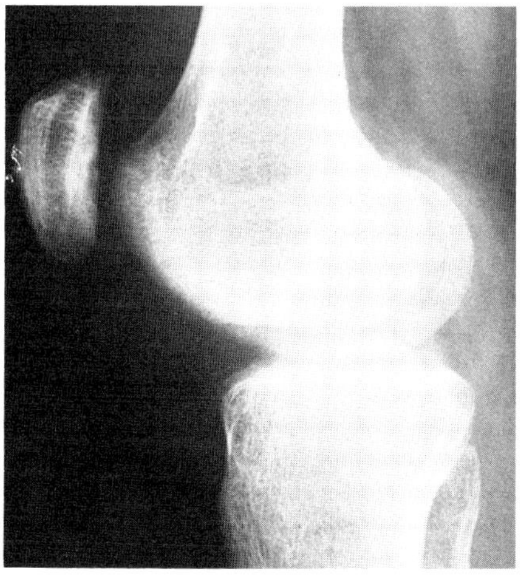

a

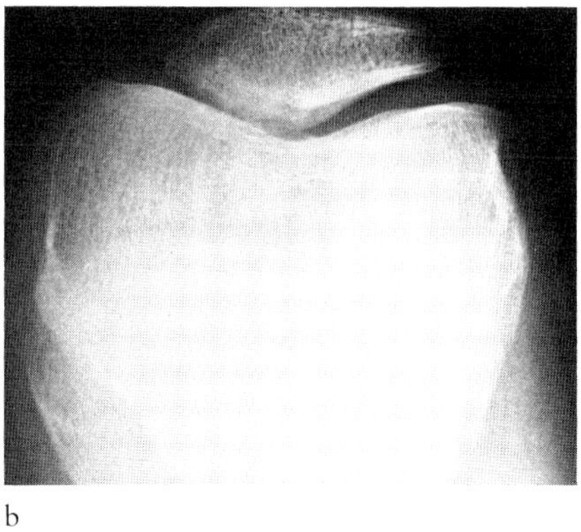

b

Abb. 394 a und b Typisches Röntgenbild einer Chondropathia patellae

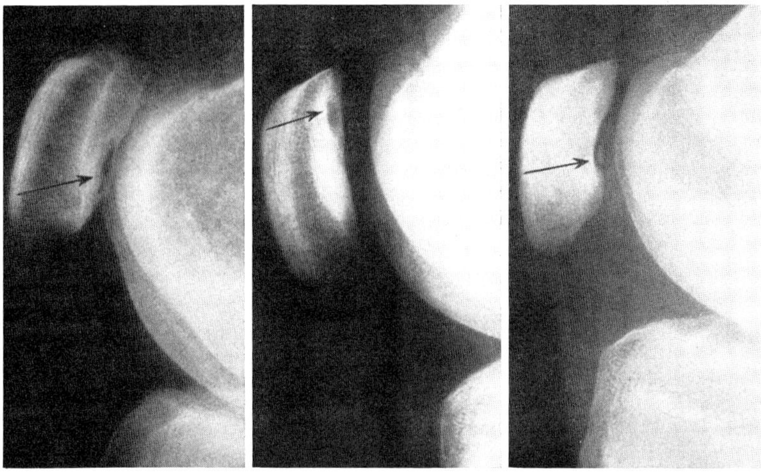

a b c

Abb. 395 a–c Verschiedene Formen der Chondropathia patellae. a) Knorpelknochenläsion im unteren Patellabereich, b) kleiner Herd im oberen hinteren Anteil der Patella. c) Herd im mittleren Bereich

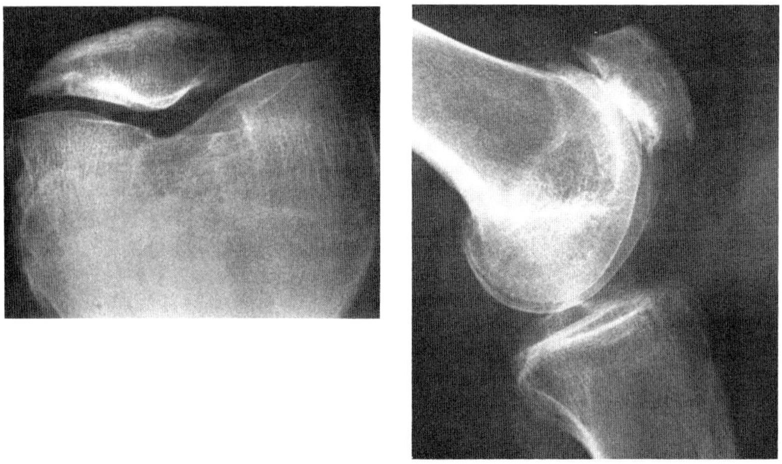

a b

Abb. 396 a und b Fortgeschrittene Chondropathie der Kniescheibe mit reaktiven ossären Vorgängen im Bereich des Femuropatellargelenkes (60jähriger Patient)
Therapie: Ventralisation und mäßige Medialisation der Kniescheibe notwendig

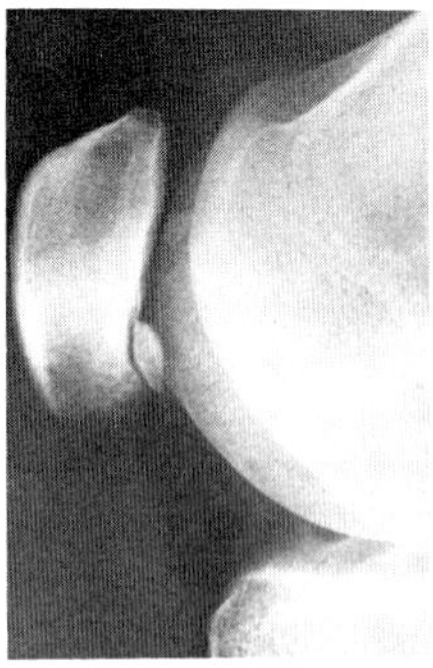

Abb. 397 Osteochondrosis dissecans der Patella (selten)

änderungen abzugrenzen (Arthrogramm!). Des weiteren ist auf eine Osteochondrosis dissecans hinzuweisen, die verschiedentlich ähnliche Symptome nachweisen läßt (Abb. 397). Differentialdiagnostisch denke man auch an Entzündungen und Tumoren der Patella. Sie sind aber selten (398, 399).

Therapie: Bei der Behandlung der Chondropathia patellae wird man zunächst konservative Maßnahmen in Anwendung bringen, und zwar in

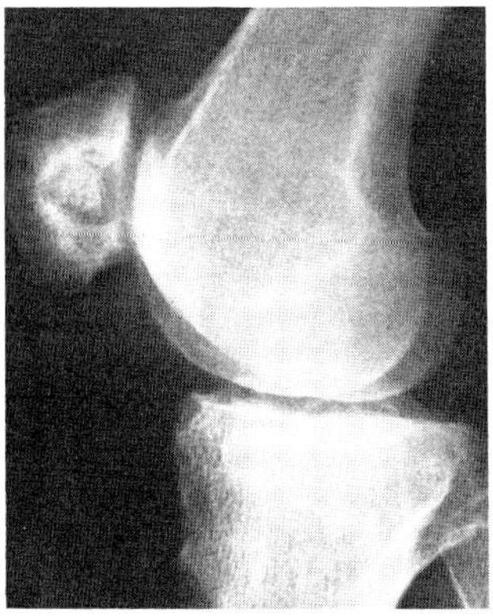

Abb. 398 Tuberkulöser Herd im Bereich der Patella

Form von Wärmeapplikationen, Salbeneinreibungen, Verordnung von Antiphlogistika und Arteparon sowie Glucosamin. Gelegentlich wird man sich noch zu einer Ruhigstellung im Gipstutor entschließen. Bei konservativ nicht beeinflußbaren Beschwerden ist die operative Behandlung nicht zu umgehen.

Bei einer Arthrotomie erfolgt die Resektion des malazischen Knorpels und Glättung der Resektionsstellen. Anschließend muß die Normalisierung der Patellagleitbahn und die Reduktion des femuropatellaren Druckes stattfinden. Technisch empfiehlt sich eine Verlagerung der Tuberositas tibiae nach medial, gegebenenfalls nach distal unter gleichzeitiger Ventralverlagerung der Tuberositas tibiae, wie es von *Blauth* angegeben wurde. Die Fixierung der Tuberositas tibiae kann mit Spongiosa- oder aber Malleolarschrauben erfolgen (Abb. 387). *Blauth* empfiehlt die von ihm angegebenen Schrauben.

Sofern lediglich eine Reduktion des femuro-patellaren Druckes erfolgen soll, kann eine typische Hebung der Tuberositas durch Unterfütterung der Tuberositas mit einem 10 mm dicken Knochenkeil aus dem Becken erreicht werden (Abb. 400).

Prognose: Nach Abrasio der Patella erfolgt meist eine Regeneration des Knorpels als Faserknorpel, der weniger leistungsfähig ist. Gleichzeitig vorgenommene operative Korrekturen der Gleitbahn durch Anhebung der Tuberositas und Seitverlagerung haben gezeigt, daß damit in mehr als 80% der Fälle eine Besserung der Beschwerden und ein Aufhalten der degenerativen Veränderungen im Bereich des Kniegelenks erreicht werden. Bei

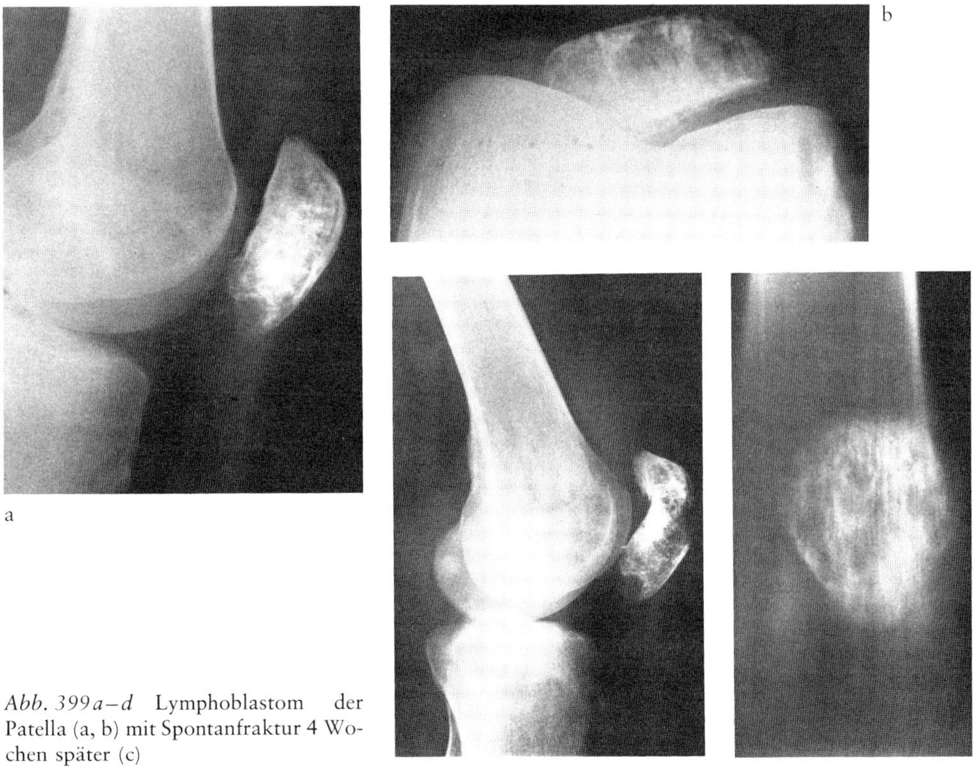

a b c d

Abb. 399a–d Lymphoblastom der Patella (a, b) mit Spontanfraktur 4 Wochen später (c)

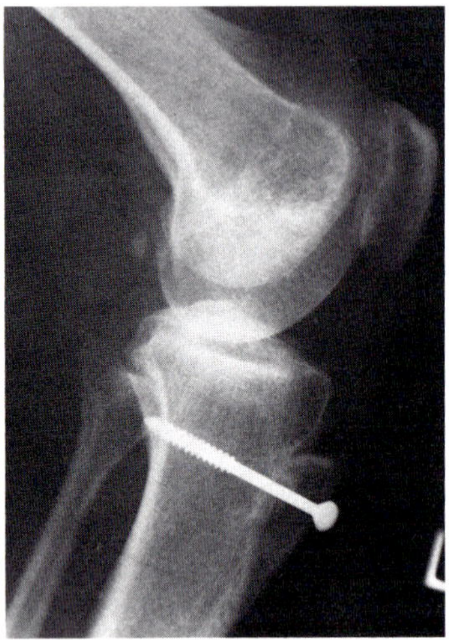

Abb. 400 Chondropathia patellae, Zustand nach Maquet-Bandischer Operation sowie Kürettage des Nekroseherdes

fortgeschrittenen arthrotischen Veränderungen im Femuropatellar-Gelenk entschließt man sich heute zum Ersatz der Patellahinterwand oder aber zusätzlich noch zum Ersatz der Gleitbahn am Femur mit einer Prothese.

d) Meniskus

1. Scheibenmeniskus

Als Fehlbildung der Menisken ist der *Scheibenmeniskus* (Meniscus disciformis) anzuführen. Es handelt sich dabei um einen Atavismus beim Menschen. Ein geschlossener Meniskus ist bei einigen Vertebraten regelmäßig anzutreffen, so z.B. beim Huhn.

Meniskusentwicklung: Während der embryonalen Entwicklung bestehen zunächst durch ein Septum getrennt zwei primitive Gelenkräume, die durch ein horizontales Septum getrennt sind. Aus diesem Septum bilden sich im allgemeinen dann die zentralen Anteile zurück. Bei einer Scheitelsteißlänge von 3 cm wird die zwischen dem Gelenkknorpel sich befindende Scheibe – funktionell angepaßt – in eine keilförmige Halbringform umgebildet.
Entwicklungsstörungen finden sich bevorzugt im lateralen Anteil. Sie treten als Scheibenmeniskus (vollständiger Diskus) in Erscheinung und als ringförmiger Meniskus, der nicht mit einem Korbhenkelriß verwechselt werden darf. Man spricht weiter von einem infantilen Meniskus (*Smillie*), wobei das Vorderhorn und Hinterhorn meist normal sind, wohingegen der mittlere Anteil kaum ausgeprägt ist. Auch kann vor allem das Hinterhorn stark ausgeprägt sein, während der mittlere und vordere Anteil eine Hypoplasie aufweisen (kommaförmiger Meniskus nach *Mittleton*). Besonders hinzuweisen bleibt auf den hypoplastischen Meniskus, der im Arthrogramm durch einen kleinen Keilschatten zu unterscheiden ist und leicht mit einem Meniskusdegenerat verwechselt werden kann (Anamnese!).

Der Meniscus disciformis entwickelt sich lateral und nur ausnahmsweise medial und zeigt eine Scheibenform anstelle eines Halbmonds. Der Scheibenmeniskus kann ausgebuchtet oder aber gewölbt sein. Die Dicke der Scheibe ist unterschiedlich.

Klinisches Bild: Es kommt bei der Beugung des Kniegelenks sehr oft zu einem knackenden Geräusch. Zusätzlich kann der Scheibenmeniskus infolge einer mangelnden Fixierung subluxieren, wodurch ein Schnellen und Schnappen des Kniegelenks in Erscheinung tritt. Der Scheibenmeniskus kann auch einreißen (Abb. 401). Sehr oft beobachten wir schon im Kindesalter ein Gelenkknacken, das bereits beim Gehen auffällt. Das Knacken wird beim Auflegen der Hand spürbar. Das Gelenkschnappen kann dauernd oder auch nur zeitweise schmerzhaft sein, d.h. es können zusätzliche Reizerscheinungen und Ergußbildungen auftreten. Diese Irritationen verschwinden durch konservative Maßnahmen. Es muß also nicht jeder Scheibenmeniskus sofort operiert werden. Manchmal wölbt sich der Scheibenmeniskus beim Beugen des Kniegelenks nach vorn vor, was dann äußerlich sichtbar wird, ganz besonders, wenn sich zusätzlich noch ein Ganglion entwickelt.

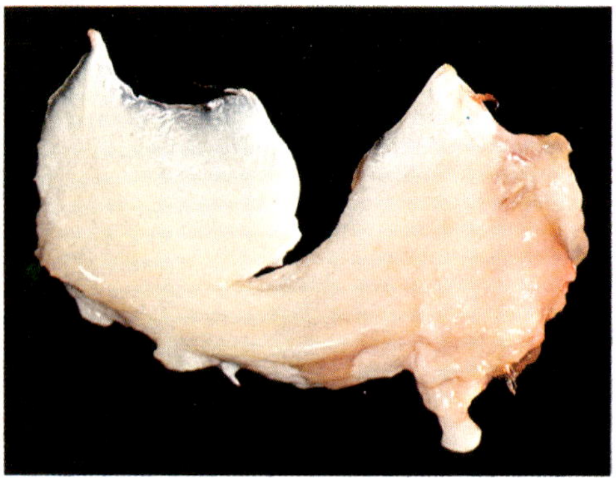

Abb. 401 Typischer Scheibenmeniskus mit Querriß

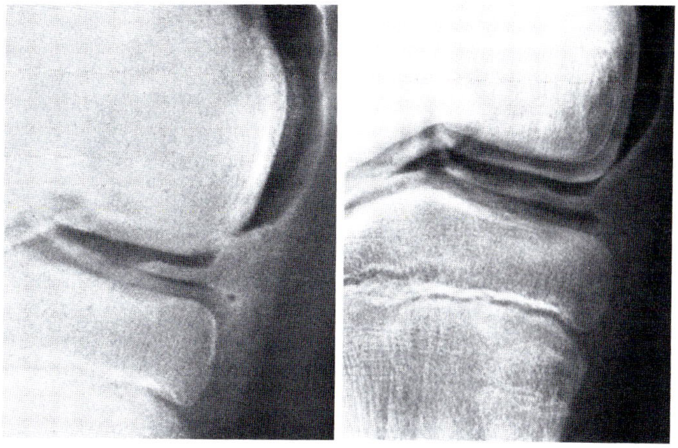

a b

Abb. 402 a und b Typischer Scheibenmeniscus im Doppelkontrastarthrogramm

Radiologisch findet sich eine Abflachung der Tuberositas lateralis der Eminentia intercondylica, wie es *Schlüter* festgestellt hat. Abhängig von der Dicke der Scheibe kommt es zur Verbreiterung des lateralen Gelenkspalts. Hinzuweisen bleibt noch auf eine Abflachung des äußeren Schienbeinkopfs und einen Hochstand des Wadenbeinköpfchens.

Entscheidende **diagnostische** Einblicke vermittelt die Arthrographie (Abb. 402).

Im allgemeinen ist die **operative Behandlung** des Scheibenmeniskus unumgänglich, wobei dann der ganze Meniskus entfernt werden muß. Nur selten kann man den Scheibenmeniskus belassen. Meist handelt es sich dann um abortive Formen.

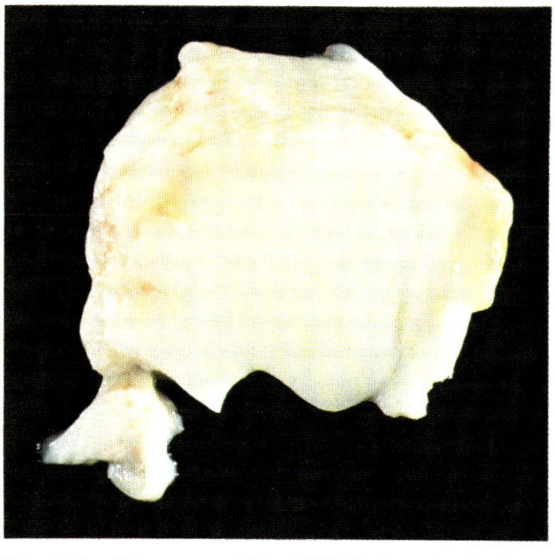

Abb. 403 Präparat zu Abb. 402 b. Es besteht eine komplette verschieden hohe Scheibe, die eingerissen war und luxierte

2. Meniskusganglien

Beim Meniskusganglion – man spricht auch von einer Zyste des Meniskus – handelt es sich um eine meist einfach gekammerte Zystenbildung bei einer schleimig gallertigen Degeneration der Grundsubstanz des Meniskus. Vorwiegend betroffen sind jüngere Patienten im 2. und 3. Dezennium. Meist liegt die Zyste im lateralen Meniskus und nur ausnahmsweise im medialen Meniskus. Sehr oft kommt es bei dem Ganglion des Meniskus zum Einriß. *Laarmann* beschrieb 1898 erstmals eine Meniskuszyste. *Ebner* hat diese Zysten 1904 als Ganglien interpretiert. Meniskuszysten werden heute allgemein für Degenerationsprodukte (*Phemister; Smillie; Laarmann*) oder aber für Tumoren (*Ollerenshaw; Albert; Keller*) gehalten. Danach sollen die Meniskusganglien aus Überresten des bei der Ontogenese nicht verbrauchten embryonalen arthrogenen Mesenchyms hervorgehen. Die Tumortheorie hat vor allem *Herzog* (1941) vertreten. Er betrachtet das Meniskusganglion als Myxofibrom. Nach *Masshoff* sind Meniskusganglien Folgen adaptiver Vorgänge nach Art akzessorischer Schleimbeutel. Die Ganglionisierung ist durch eine begrenzte reaktive Gewebsneubildung, die mit der Proliferation eines schleimigen Gewebes beginnt, das sich über das Zwischenstadium der fortschreitenden Zyto- und Histolyse einem dem akzessorischen Schleimbeutel entsprechenden Meniskusganglion entwickelt, charakterisiert. Nach Untersuchungen von *Masshoff* resultieren kausalgenetisch die Meniskusganglien aus einer Anpassung an vor allem durch unphysiologische Zugspannung ausgelöste Beanspruchung. Als häufige ätiologische Faktoren werden Läsionen und Fehl-

a

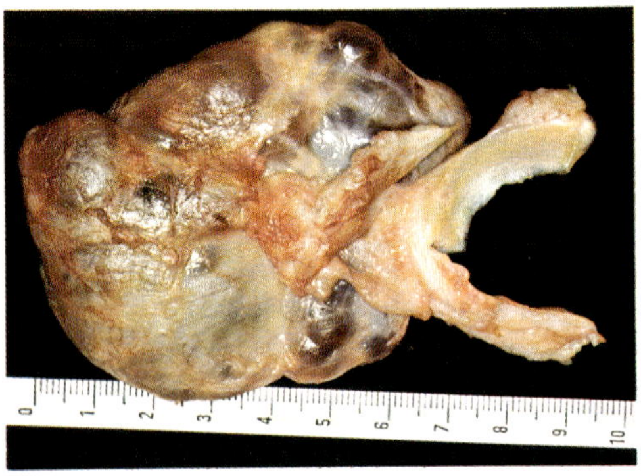

b

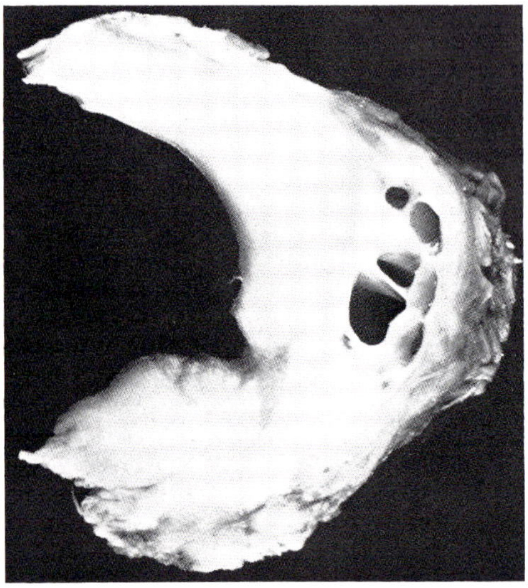

Abb. 404 a Faustgroßes vorwiegend parameniskal gelegenes Ganglion mit Querriß des Meniskus

Abb. 404 b Rechter Außenmeniskus von kranial (13jähr. Mädchen): Größeres parameniskales, auf das äußere Drittel des Faserknorpels übergreifendes Ganglion (Vergr. 1,5fach) (aus *Maßhoff, Schultz-Ehrenberg*, Z. Orthop. 112 [1974] 378)

formen der Menisken sowie statische Abweichungen und eine Überbeanspruchung des Kniegelenks angeführt.

Nach *Mandl* (1927) unterscheiden wir parameniskale und intrameniskale Ganglien, wobei das äußere gefäßführende Drittel des Meniskus in etwa einem Drittel der Fälle betroffen ist. Abhängig von der Lage der Ausbildung eines Ganglions im vorderen, mittleren oder hinteren Anteil kommt es zu den verschiedenen Symptomen.

Klinischer Befund: Das männliche Geschlecht ist zweimal häufiger betroffen als das weibliche. Meniskusganglien können zwischen dem 30. und 60. Lebensjahr in Erscheinung treten. Oft zeigen sie ein uncharakteristisches Erscheinungsbild und werden häufig mit Meniskusläsionen verwechselt. Etwa 50% der Fälle von Meniskusganglien werden erst intraoperativ oder aber bei der histologischen Untersuchung endgültig geklärt. Sehr oft werden Beschwerden erst nach einer Traumatisierung des Meniskus ausgelöst. Bei einer Größenzunahme der Zyste und des Ganglion zeigt sich dann eine Vorwölbung, die oft erst bei Streckung in Erscheinung tritt. Beim Beugen verschwindet das Ganglion sehr häufig. Bei der Untersuchung tastet man manchmal nur eine kleine elastische pralle Schwellung im Bereich des äußeren Gelenkspalts. Beim Bestehen von Meniskuseinrissen kann eine Einklemmung erfolgen.

Radiologisch findet sich oft eine Verbreiterung des Gelenkspalts. Im Arthrogramm zeigt sich je nach Ausbildung des Ganglion auch partiell ein großer Meniskuskeil, gegebenenfalls mit einer zentralen Aufhellung, sofern ein Einriß des Ganglion besteht.

Therapie: Die operative Entfernung des Ganglion und auch des Meniskus ist notwendig, es sei denn, es handelt sich um ein parameniskales Ganglion. Der Meniskus kann dann nach der Ganglionresektion belassen werden, was allerdings nur selten möglich ist.

3. Meniskopathie

Der Meniskus ist, wie *Mittelmeier* vor allem erarbeitet hat, nicht nur Verletzungen ausgesetzt, sondern der Gewebedegeneration überhaupt, und zwar besonders in den versorgungsungünstigen zentralen Meniskusanteilen. Diese Bezirke der „metabolischen Degenerationszone" liegen von den ernährenden Gefäßen der Meniskusbasis am weitesten entfernt und auch weiter entfernt von der Synovialflüssigkeit (Abb. 405).

Die Gewebedegeneration besteht im wesentlichen in einer schleimigen Verquellung der kollagenen Grundsubstanz des Faserknorpels, was

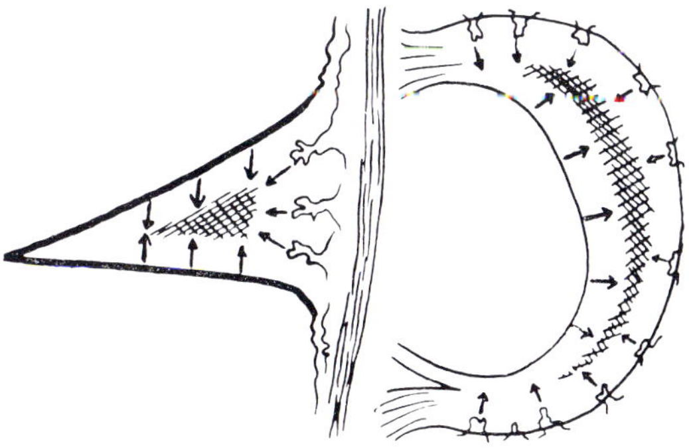

Abb. 405 Metabolische Degenerationszone des Meniskus (links Querschnitt, rechts Horizontalschnitt): Die Pfeile zeigen die Ernährung des Faserknorpels durch Diffusion an, welche von den Basisgefäßen und von der Oberfläche her (aus der Synovialflüssigkeit) erfolgt. Zentral schlechte Versorgung! (Aus *Mittelmeier*)

sich anhand einer Metachromasie objektivieren läßt.

Degenerativ verändertes Meniskusgewebe verliert an mechanischer Leistungsfähigkeit und kann schon bei lebens- und arbeitsüblichen Belastungen sozusagen „spontan" einreißen. Es muß also die Ruptur des degenerativ veränderten Meniskus (Meniskopathie) von der traumatischen Ruptur unterschieden werden (Abb. 406, 407).

Äußere Einwirkungen können eine Meniskopathie beeinflussen, wie es z. B. beim Bergmann bekannt ist, sofern jahrelanges Arbeiten in maximaler Beugestellung (Hockstellung) erforderlich war. Man spricht dann von einer Berufskrankheit (Ziff. 42, 7 BKV). Inwieweit Maximalbelastungen bei der Meniskopathie Bedeutung erlangen, wie es bei verschiedenen Berufssportlern der Fall ist (Vertragsfußballspieler), bleibt noch zu klären. Ohne Zweifel werden neben den besonderen Belastungen dabei verschiedentlich erfolgte traumatische Einwirkungen eine zusätzliche Bedeutung erlangen.

Von Interesse sind Beobachtungen von *Pfeil,* wonach die Meniskusbreite im Lauf des Alters um die Hälfte abnimmt, d. h. der Kondylendruck auf den Meniskus wird geringer, weshalb totale Längsrisse im Sinne des „Korbhenkels" im Alter seltener werden. Partielle Risse dagegen nehmen zu, diese brauchen allerdings oft nicht operiert zu werden.

4. Meniskusverkalkung

Diffuse oder herdförmige Verkalkungen der Menisken kommen relativ selten vor. Man sieht Verkalkungen nach Verletzungen oder aber idiopathisch (*Andreesen; Beiler; Oestern; Seyss, Wagner*). Diffuse Verkalkungen sind im allgemeinen radiologisch leichter zu erkennen (Abb. 408) als örtlich begrenzte Verkalkungen, ganz besonders dann, wenn sie nur ein geringes Ausmaß besitzen. Verkalkte Menisken können einreißen und eine Meniskektomie notwendig machen.

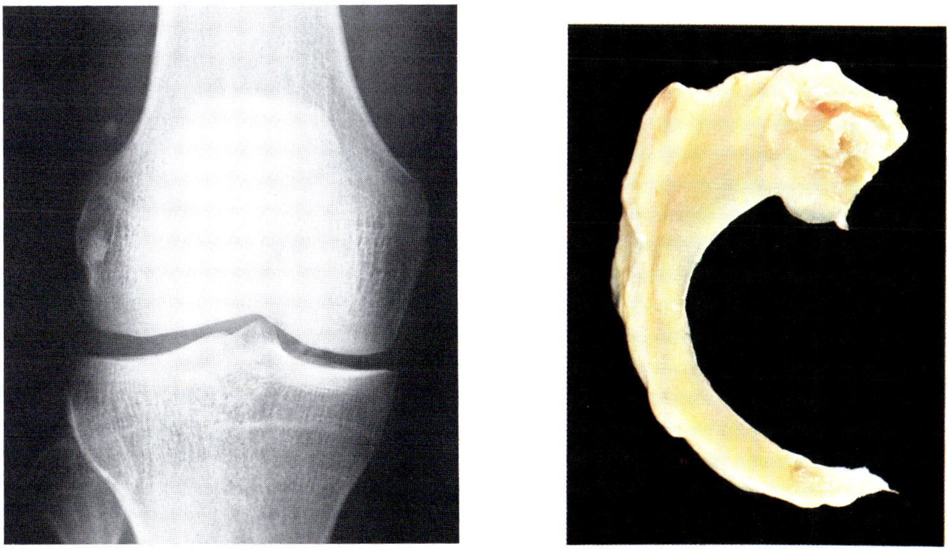

a b

Abb. 406 a und b Degenerative Hinterhornläsion mit Verknöcherungen

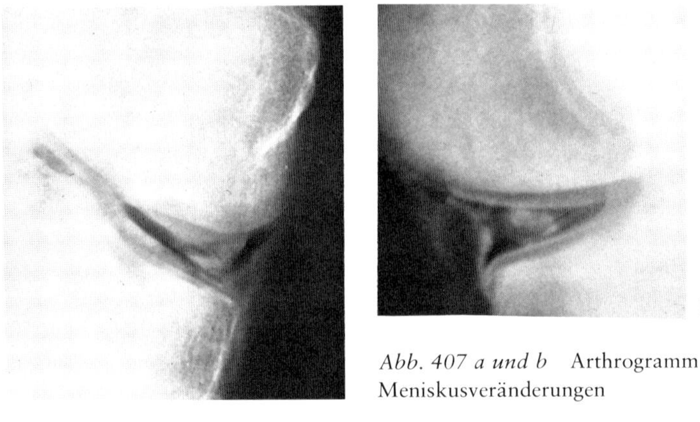

a b

Abb. 407 a und b Arthrogramm bei degenerativen Meniskusveränderungen

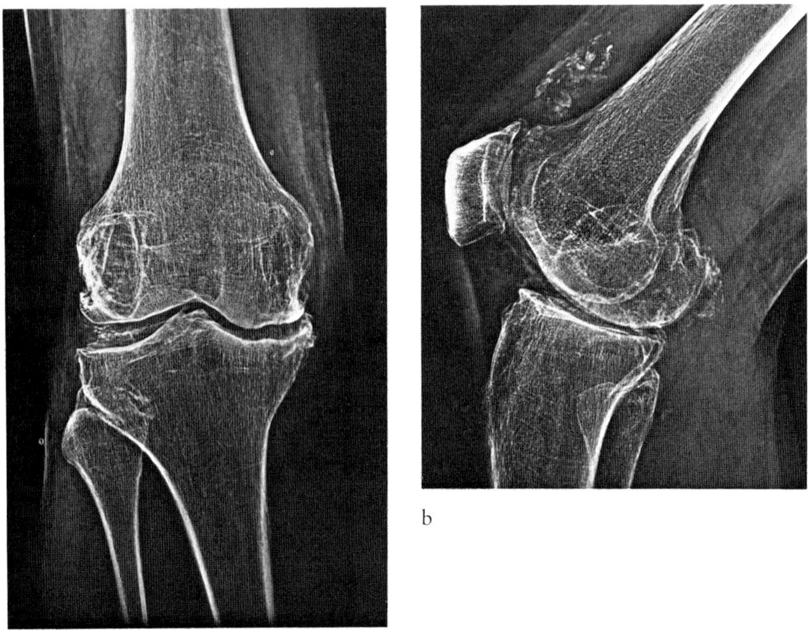

a b

Abb. 408 a und b Verkalkung des Außenmeniskus sowie Verkalkungen im Bereich der Gelenkinnenhaut, besonders im Rezessus suprapatellaris. Zustand nach Innenmeniskusentfernung vor 30 Jahren, jetzt fortgeschrittene Arthrose (Xeroradiogramm)

e) Verkalkungen der Knorpel des Kniegelenks (Chondrokalzinosis)

Eine Verkalkung der Kniegelenksknorpel kann isoliert oder aber gemeinsam mit einer Verkalkung der Menisken einhergehen (*Wolke*). Die ersten Arbeiten über die Chondrokalzinose stammen von *Harmon* und *Bunje*. Die Chondrokalzinose, auch als „Pseudogicht" bezeichnet, befällt bevorzugt monartikulär das Kniegelenk. Im Gelenkerguß findet man Kalziumpyrophosphatkristalle.

f) Hoffasche Krankheit

1904 hat *Hoffa* erstmals Veränderungen im Bereich des infrapatellaren Fettkörpers beschrieben, und zwar als schmerzhafte Vergrößerung desselben, die oft mit einem Reizerguß und einer Funktionseinschränkung des Kniegelenks vergesellschaftet ist. Einklemmungen hypertrophischer Fettkörper wären möglich.

Ohne Zweifel finden sich gelegentlich bei der Arthrotomie Veränderungen des Fettkörpers im Sinne einer Fibrosierung, auch lassen sich anhand des Röntgenbildes Knorpelknotenbildungen und auch Verkalkungen des infrapatellaren Fettkörpers nachweisen. Nur selten werden dadurch Symptome ausgelöst, die eine Resektion des Fettkörpers notwendig machen. Meist ist die Ursache unklarer Kniegelenksbeschwerden bei anderen Veränderungen zu suchen.
Bei der **Diagnose** von Fettkörperveränderungen hilft vor allem das Xeroradiogramm weiter.

g) Genu valgum

Das X-Bein als sogenannte Belastungsdeformität ist gekennzeichnet durch die Abknickung des normalerweise weitgehend gerade verlaufenden Beines im Kniegelenk nach lateral, so daß also Oberschenkel und Unterschenkel einen nach außen offenen Winkel bilden. Normalerweise soll eine leichte Valgität bestehen, weshalb man von einem physiologischen X-Bein spricht. Das physiologische X-Bein ist bei der Frau stärker ausgeprägt als beim Mann. Es hat sich nachweisen lassen, daß ein Gestaltwechsel der Beinachse im Sinne einer umwegigen Entwicklung stattfindet (*Böhm; von Lanz; Hipp*), d.h. während der embryonalen Entwicklung und auch postnatal findet sich zunächst ein O-Bein und später eine X-Bein-Bildung.

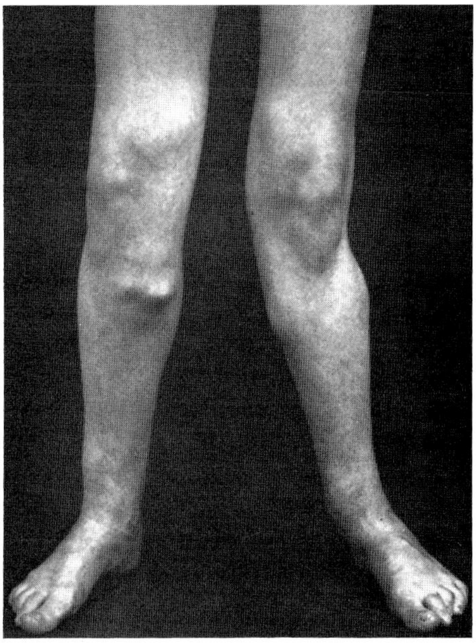

Abb. 409 X-Bein als Folge einer Wachstumsstörung bei multiplen kartilaginären Exostosen

Über die Entstehung des X-Beines weiß man, daß hauptsächlich *metaphysäre* Wachstumsstörungen (Abb. 409, 410, 412), nur selten *epiphysäre*

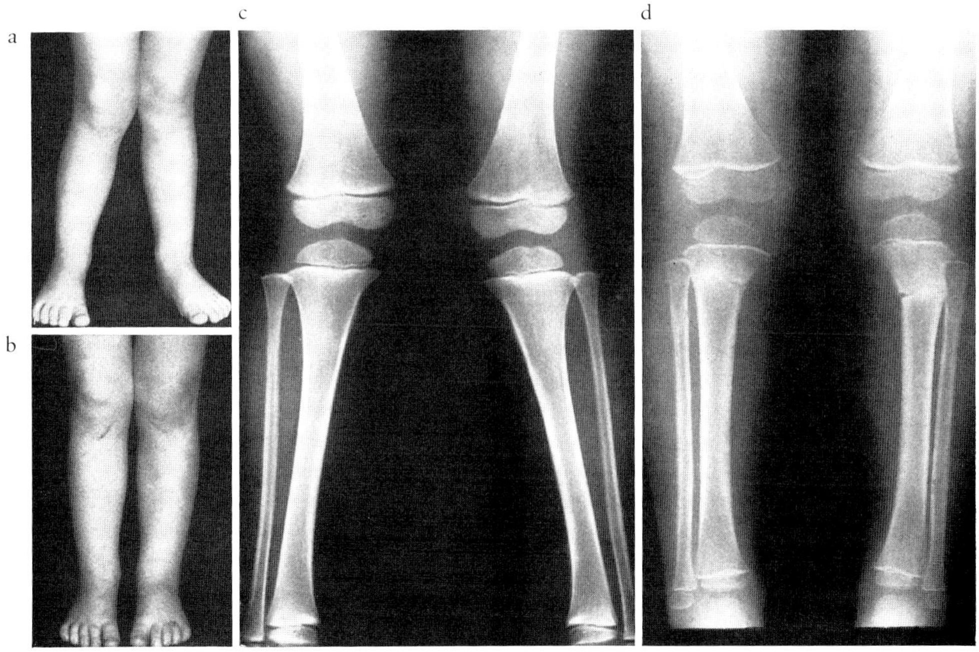

Abb. 410 a–d Kindliches X-Bein (5 Jahre) vor und nach der Osteotomie

a

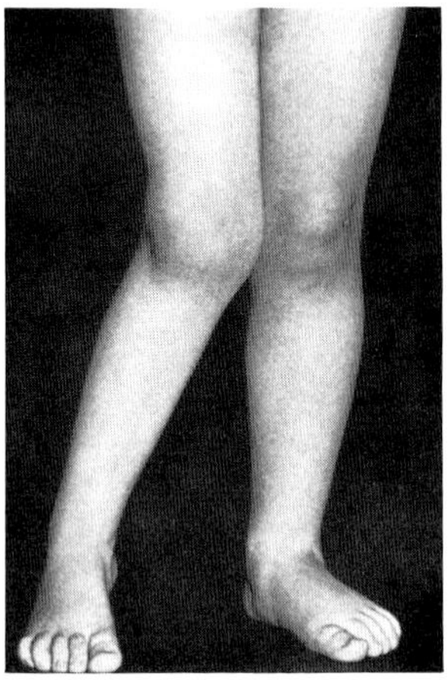

b

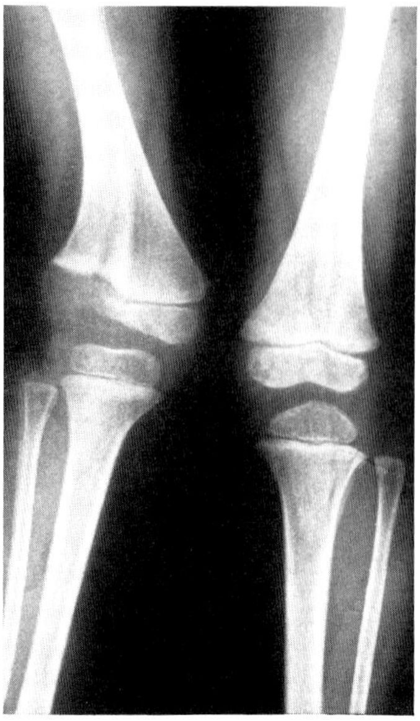

Abb. 411 a und b 4 Jahre alte Patientin. X-Bein bei Schädigung der lateralen Femurepiphyse im Anschluß an eine Osteomyelitis

Wachstumsstörungen zur Achsenveränderung Anlaß geben.
Relativ häufig findet man *posttraumatische X-Bein-Stellungen* nach Epiphysenverletzungen oder Frakturen im Bereich des Schaftes, der Metaphyse oder der Epiphysen (Abb. 411).

Hueter war der Meinung, daß sich das X-Bein auf eine Verkürzung des Condylus femoris fibularis zurückführen läßt, weshalb auch von *Ogston* eine Verschiebeosteotomie des Condylus femoralis angegeben wurde. *Mickulicz* (1879) sah die Metaphyse als Ort der Verkrümmung. *Mc Even* war es dann, der die metaphysäre Osteotomie zur Korrektur des X-Beines empfahl.

Das X-Bein ist als präarthrotische Deformität aufzufassen. *Bragard* konnte schon 1930 nachweisen, daß man an den Hauptbelastungszonen infolge einer ungünstigen Verteilung der statisch-dynamischen Beanspruchung früh schon degenerative Knorpelveränderungen sieht.

Klinisches Bild: Bei der Beurteilung einer Valgusdeformität ist zu berücksichtigen, daß sich aus ei-

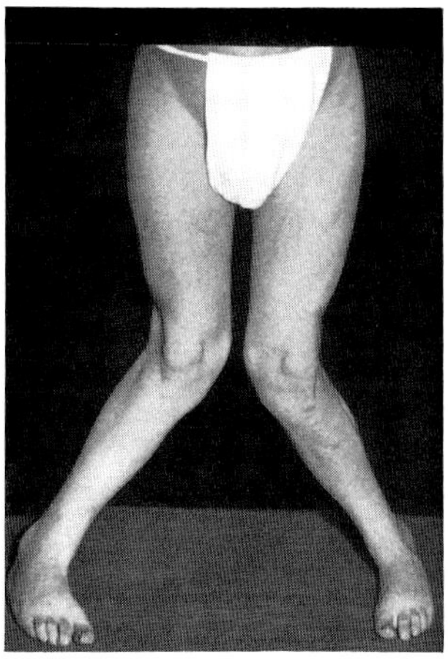

a

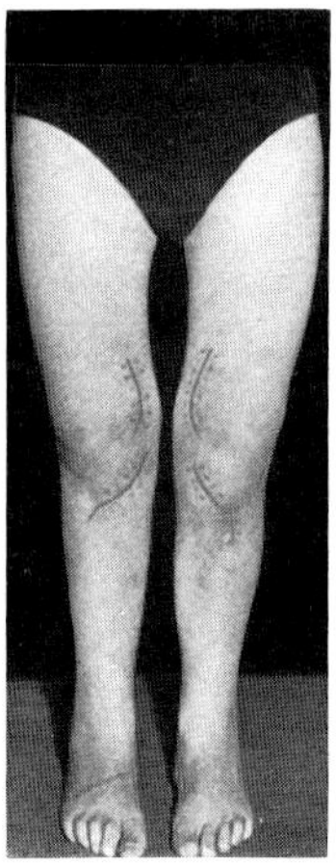

b

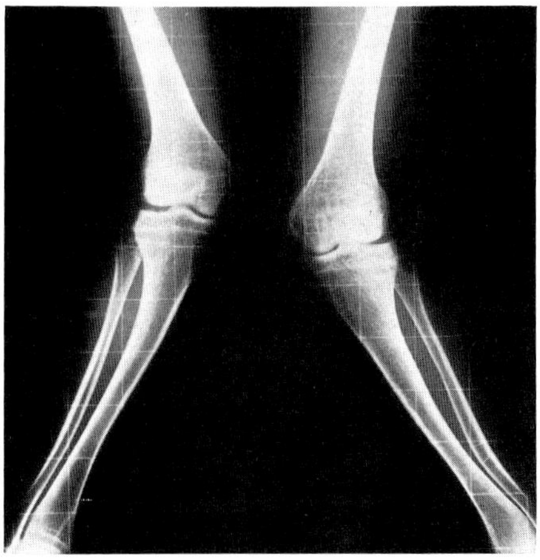

c

Abb. 412 a–c 20 Jahre alter Patient. Schwere X-Beine vor und nach der Osteotomie, die suprakondylär und im Schienbeinkopf durchgeführt werden mußte

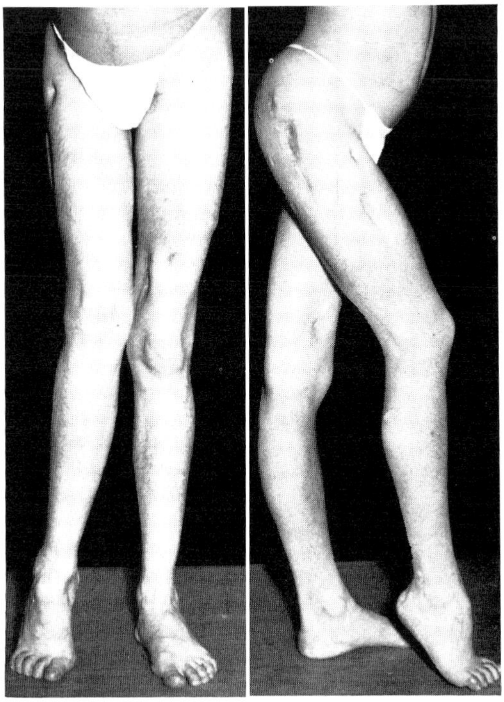

a b

Abb. 413 a und b 20 Jahre alter Patient. Kompensatorisches X-Bein bei Hüftversteifung in Adduktionsstellung im Kindesalter

ner Varusform im Kleinkindesalter eine Valgität als Normalform entwickelt. Seit den Untersuchungen von *R. Fick* wissen wir, daß die Oberschenkelschaftachse die Belastungslinie am Knie in einem Winkel von etwa 9° durchschnittlich schneidet. Wir haben demnach anatomisch gesehen ein leichtes X-Bein als normal zu betrachten. Eine Vergrößerung des Kniebasiswinkels über 10 und mehrere Grade wird dann als X-Bein definiert, wobei ab 20° eine operative Korrektur nach Wachstumsabschluß erfolgen soll, um eine präarthrotische Deformität nicht zu belassen. Sehr oft finden wir im Kindesalter gleichzeitig die Ausbildung eines erheblichen Senk-Knickfußes, der zusätzlich einen statisch ungünstigen Einfluß auf die X-Bein-Bildung hat.

Bei der Beurteilung des X-Beines ist vor allem zur Objektivierung das Messen des Malleolenabstandes notwendig. *F. Lange* hat dazu eine eigene X-Bein-Meßstange angegeben, die im Bereich der Adduktoren und am medialen Femurkondylus anlag. Es wurde dann die Distanz zwischen der Meßstange und dem Innenknöchel gemessen. Heute wird die Objektivierung mit einer Ganzaufnahme der unteren Extremität vorgenommen.

Technik der radiologischen Ganzdarstellung der unteren Extremitäten nach Oest

Der Patient wird mit dem Rücken unmittelbar gegen das Wirbelsäulenstativ auf ein zweistufiges Podest gestellt. Er kann sich mit den Händen am Rahmen des Stativs festhalten. Abhängig von Größe und Umfang können sehr oft beide Beine auf einer 30/96 abgebildet werden, gegebenenfalls ist jedoch zunächst nur eine Extremität aufzunehmen.

Ein Beckenschiefstand ist durch Unterlegen eines Brettchens auszugleichen. Es ist wichtig, daß sich die Kondylenachse parallel zur Ebene der Filmkassette befindet (Frontalisierung des Kniegelenks nach *Spirig*). Man fordert den Patienten auf, das Knie zu beugen, um die Drehposition des Kniegelenks feststellen zu können.

Technisch muß der Dickeausgleich bei der Extremitäten-Ganzaufnahme mit Hilfe einer Verlaufsfolie oder aber der Siemensschen Rotationsblende erfolgen. Die Belichtung der Ganzaufnahme muß aus einem Abstand von 3 Metern stattfinden.

Bei der Auswertung des Röntgenbildes ist es wichtig, die Hüftkopfmitte festzulegen. Weiter muß die Horizontallinie an der oberen Talusbegrenzung, eine Linie an der äußeren Zirkumferenz der Femurkondylen (Kniebasislinie) sowie eine Bestimmung der Femurschaftachse und der Tibiaschaftachse erfolgen. Nach der Festlegung der Kniegelenks- und Sprunggelenksmitte erfolgt das Einzeichnen der mechanischen Längsachse des Beines (Traglinie) durch Hüftkopf und Sprunggelenksmitte. Anschließend soll die Winkelbestimmung zwischen Kniebasislinie und Femurschaftachse (FSA/KB) sowie zwischen Kniebasislinie und mechanischer Tibiaachse (KB-TTA) erfolgen. Der Kniebasis-Femurschaftwinkel beträgt 81–82°, der Kniebasis-Tibiaschaftwinkel um 90° (Abb. 414).

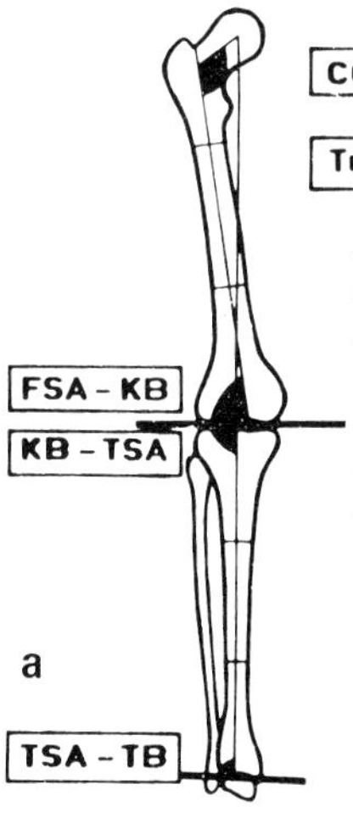

a

Abb. 414 a Praeoperative Bestimmung von Fehlstellungen im Kniegelenksbereich an Hand der Kniegelenksachse und der Schaftachsen. Als Durchschnittswert wird der Winkel zwischen Femurschaftachse und Kniebasis lateral mit 81 Grad und der Winkel zwischen Schienbeinschaft und Kniebasis medial mit 87 Grad angenommen. Bei größeren Fehlstellungen im Bereich der Tibia ist als Kniebasislinie das Schienbeinkopf-plateau zu berücksichtigen

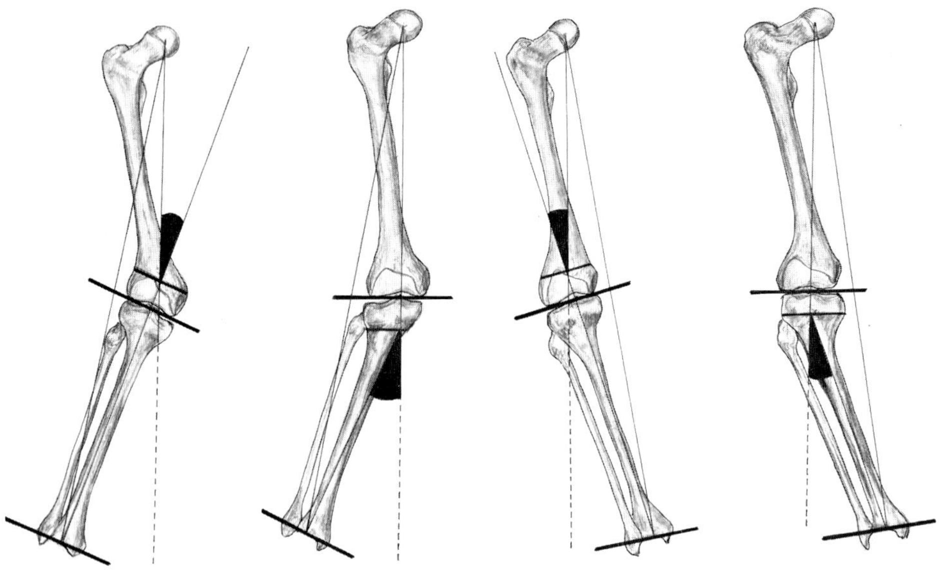

b c d e

Abb. 414b–e Bestimmung der Fehlstellung nach Oest. b) X-Bein-Fehlstellung von 20° suprakondylär. Bestimmung des Korrekturwinkels; c) X-Beinstellung infrakondylär. Korrekturwinkel eingezeichnet; d) O-Beinstellung suprakondylär. Bestimmung des Korrekturwinkels; e) O-Beinstellung infrakondylär. Korrekturwinkel eingezeichnet

Therapie: Konservative Maßnahmen können im allgemeinen keine wesentliche Besserung des Genu valgum bewerkstelligen. Im Kindesalter muß vor allem der statisch ungünstige Einfluß durch einen Knick-Senkfuß mittels Einlagenversorgung behoben werden. Die früher sehr häufig durchgeführte Schienenversorgung wird heute nur noch ausnahmsweise zu rechtfertigen sein, desgleichen auch Dehnlagerungen, wie sie von *F. Lange* angegeben wurden. Als zweckmäßig erweist sich ohne Zweifel eine krankengymnastische Übungsbehandlung.

Der operative Eingriff wird je nach dem Ort der Ursache des Genu valgum im metaphysären Anteil des Oberschenkels oder aber des Schienbeins durchgeführt. Im Kindesalter genügt nach wie vor eine Minimalosteosynthese mit Kirschnerdrähten und die Ruhigstellung im Gipsverband, wohingegen beim Erwachsenen heute regelmäßig eine stabile Osteosynthese mit einer Kondylenplatte oder aber am Schienbeinkopf mit einer Löffelplatte vorgenommen wird (Abb. 415).

h) Genu varum

Das Genu varum als O-Bein findet sich als *idiopathisches Genu varum* in Fortsetzung des normalerweise bei Geburt noch bestehenden O-Beines, wobei die Ursache dieser Entwicklungsstörung noch unklar ist. Anders, wenn ein knochenerweichender Prozeß im Kindesalter (Rachitis) bestand (Abb. 416, 417). Vielfach wird angenommen, daß die meisten idiopathischen O-Beine auf eine klinisch unterschwellig verlaufende rachitisähn-

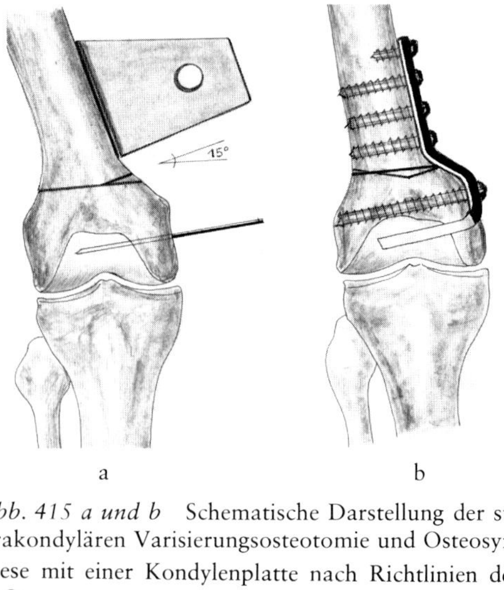

a b

Abb. 415 a und b Schematische Darstellung der suprakondylären Varisierungsosteotomie und Osteosynthese mit einer Kondylenplatte nach Richtlinien der A.O.

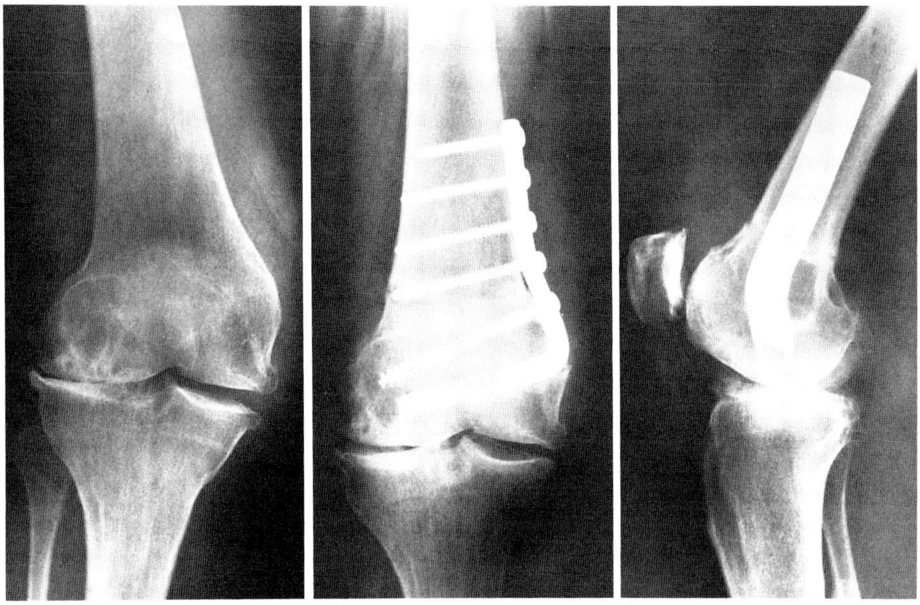

c d e

Abb. 415 c–e (B. A. 39 Jahre ♀). X-Bein. Operative Korrektur suprakondylär vor 12 Jahren bei fortgeschrittener Arthrose. Stabile Osteosynthese mit einer Kondylenplatte.
Beachte: Kondylenplatte bzw. Winkelplatte soll parallel zur Kniegelenksachse eingebracht werden, was bei dieser Patientin nicht beachtet wurde, weiter empfiehlt sich die Verwendung einer Rechtwinkelplatte

liche Störung zurückzuführen sind. Zu beachten ist auch, daß es sogenannte O-Bein-Familien gibt. Anzuführen bleibt dann das O-Bein auf dem Boden einer Tibia vara (*Blount*), die häufig nur auf einer Seite vorkommt.

Eine O-Bein-Bildung ist weiter bei Systemerkrankungen zu sehen: bei der Osteochondrodysplasie (Abb. 418) und beim Paget. Anzuführen bleibt die Tibia vara als Wachstumsstörung des medialen Anteils der proximalen Tibiaepiphyse (als Blounts disease bezeichnet), eine unmittelbar unterhalb des Kniegelenks sich entwickelnde Varusdeformierung; man unterscheide eine infantile Form und eine Verbiegung, die sich während der Adoleszenz entwickelt. Hinzuweisen bleibt noch auf andere Ursachen der Wachstumsstörung (Abb. 419, 420).

Therapie: Mit Hilfe einer Osteotomie, die meist am Schienbeinkopf durchgeführt werden soll, kann das Genu varum korrigiert werden. Die Osteotomie am Schienbeinkopf kann erst nach einer Fibulaosteotomie ausgeführt werden, und zwar bogenförmig oberhalb der Tuberositas. Damit kann ein günstiger Ausgleich der Fehlstellung erreicht werden. Eine Stabilisierung läßt sich mit drei Kirschnerdrähten relativ stabil gestalten. Es muß jedoch für 6 Wochen ein Gipsverband (Tutor oder Oberschenkelgehgips) angelegt werden (Abb. 421). Perkutan lassen sich dann die Fixierungsdrähte entfernen.

Heute bevorzugen wir die hohe keilförmige Osteotomie am Schienbeinkopf und Fixation mit einer Platte, wobei eine schräge Zugschraube vor allem beim Patienten mit einer Osteoporose eine zusätzliche Stabilität bringen kann (Abb. 422, 423). Nachteilig bleibt dabei, daß sehr oft in einer zweiten Operation die Metallentfernung notwendig wird. Liegt die Deformität suprakondylär, so muß auch die Korrektur am Oberschenkel stattfinden (Abb. 424).

i) Genu recurvatum

Man versteht darunter eine vermehrte Überstreckbarkeit des Unterschenkels im Kniegelenk, so daß in der Seitenansicht Oberschenkel- und Unterschenkelachse einen nach vorn offenen Winkel bilden. Die normale Überstreckfähigkeit überschreitet selten 5–10°. In ausgeprägten Fällen eines Genu recurvatum – ganz besonders nach

Kinderlähmung – kann ein Winkel bis zu 45° bestehen (Abb. 425, 426). Bei der idiopathischen Form des Genu recurvatum finden wir ursächlich Knochenaufbaustörungen. Zu achten ist auf das Genu recurvatum im Verlauf von Nervenerkrankungen (Poliomyelitis, Tabes dorsalis). Wenn Kinder nach einer frischen Poliomyelitis mit Beinlähmung ohne Apparatschutz herumlaufen, ist die Gefahr der Ausbildung eines Genu recurvatum groß. Das Knie wird, um die Standsicherheit zu erhöhen oder um überhaupt ein Stehen zu ermöglichen, in Überstreckung eingestellt. Dies kann das Kind besser als der Erwachsene, weil im Kindesalter eine relativ große physiologische Überstreckbarkeit im Knie vorhanden ist, die nach dem Fortfall der aktiven Muskelhemmung infolge der Lähmung noch erhöht wird. Die Ausnutzung der Rekurvatumstellung ist vielfach das Mittel für den Gelähmten, ein Einknicken im Knie zu verhüten. Die Überstreckstellung wird auch bei anderen schlaffen Beinlähmungen eingenommen.

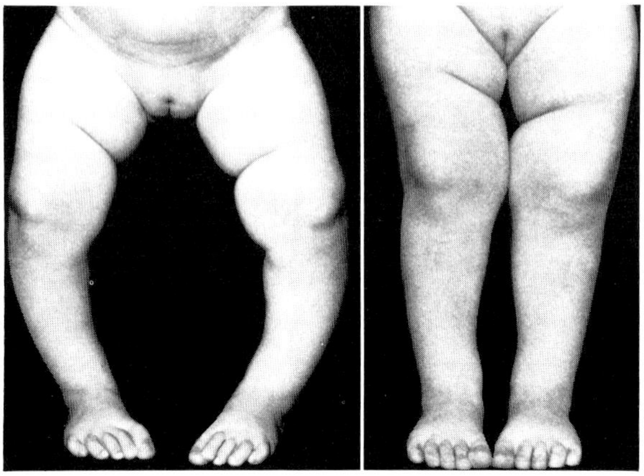

a b

Abb. 416 a–d 2jähr. Kind. O-Beine bei Rachitis vor und nach der Osteotomie

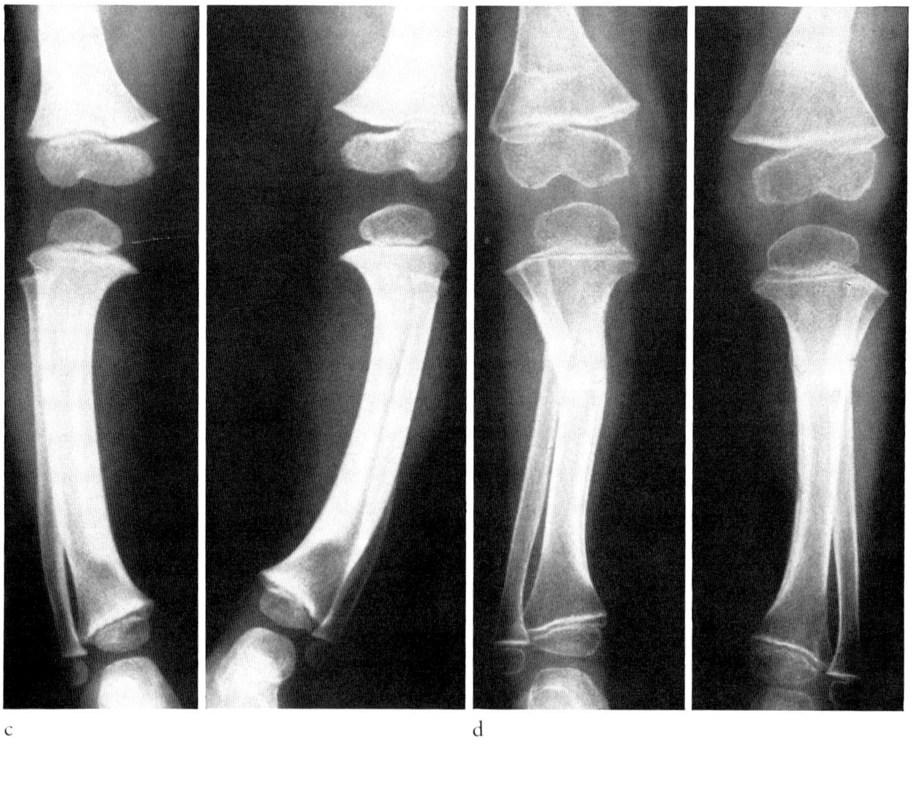

c d

Abb. 417 a und b *Hochgradiges O-Bein* (rachitisch) bei einer 20jährigen Patientin vor und nach der Umstellungsosteotomie im Schienbeinkopf

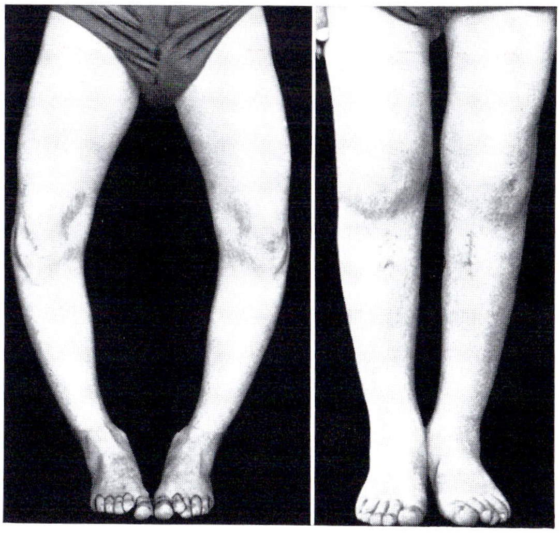

a b

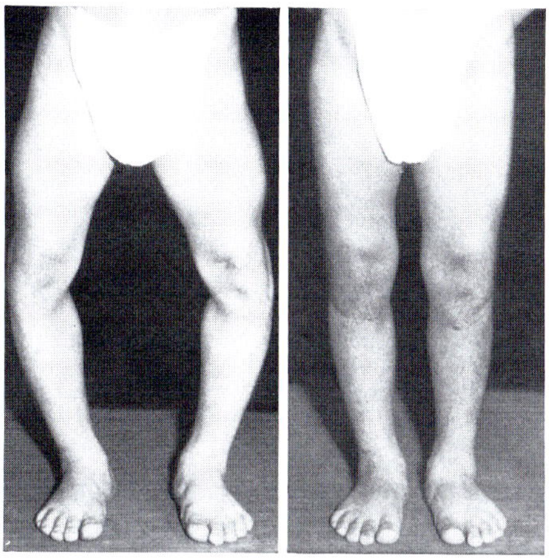

a b

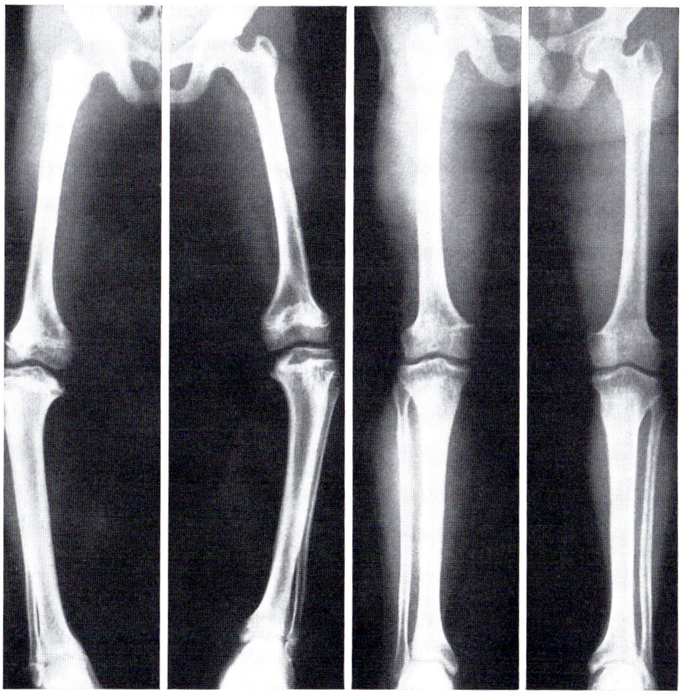

c d

Abb. 418 a–d 13 Jahre alter Patient. O-Bein bei einer enchondralen Dysostose (epimetaphysäre Form) vor und nach der Osteotomie

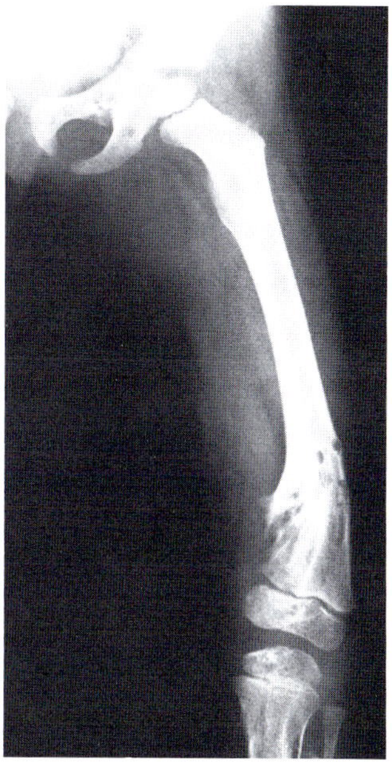

Abb. 419 *Enchondromatosis (Morbus Ollier)* mit hochgradiger Varusverbiegung des distalen Oberschenkels.
Beachte: Gegenkrümmung des Unterschenkels. Auch im Bereich der Tibia liegen Enchondrome

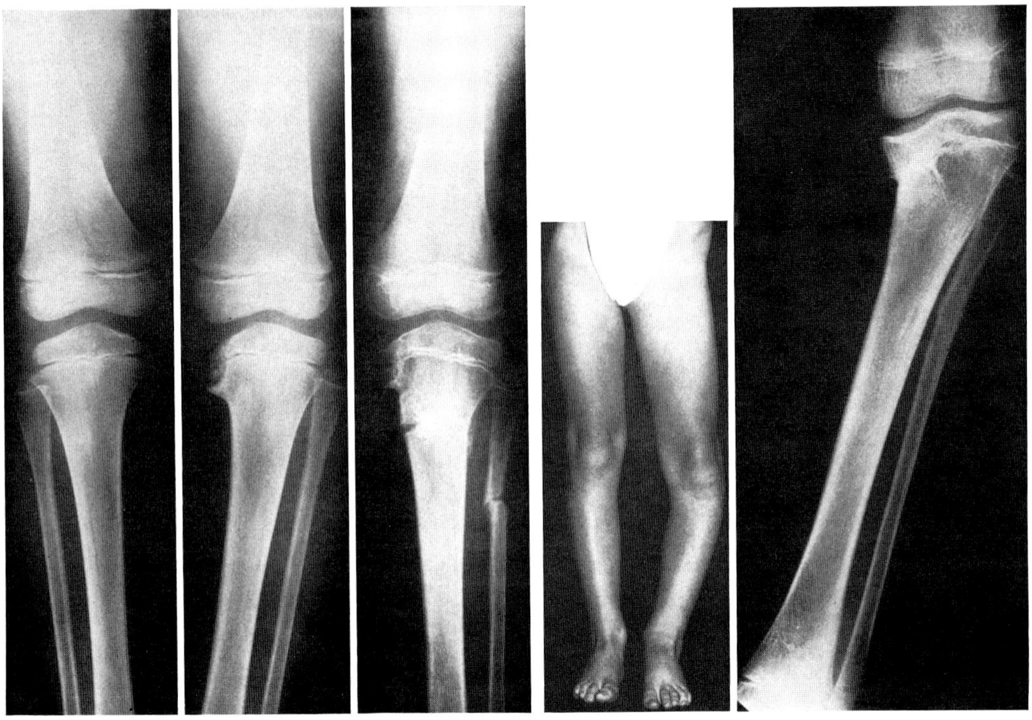

a b c d

Abb. 420 a–d Crus varum nach Schädigung (Entzündung) des medialen Anteiles der Schienbeinkopfepiphyse. a) und b) 8 Jahre alter Patient vor und nach der Osteotomie. c) und d) 7 Jahre später erneute Fehlform infolge der Wachstumsstörung. Erneute Operation ist erforderlich

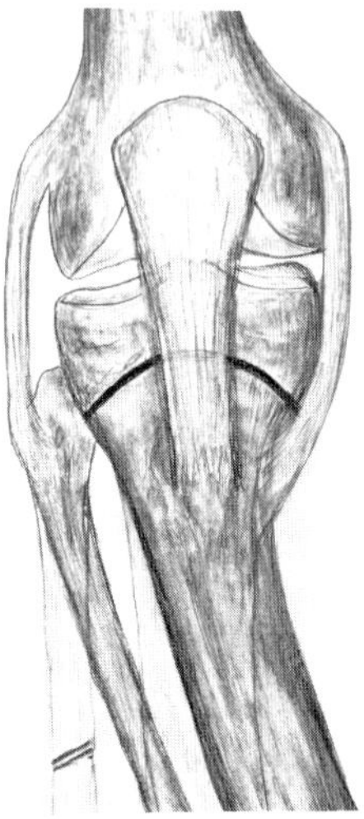

Abb. 421 Schematische Darstellung der bogenförmigen Schienbeinkopfosteotomie. Die Fixierung erfolgt mit 2 Kirschner Drähten, bzw. 3 Kirschner Drähten (Minimalosteosynthese). Eine Ruhigstellung im Gipsverband für 6 Wochen ist notwendig

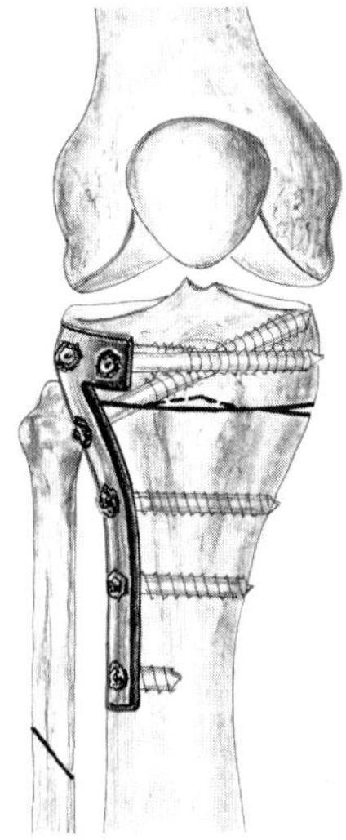

Abb. 422 Schematische Darstellung der Schienbeinkopfumstellungsosteotomie mit nachfolgender stabiler Osteosynthese nach den Richtlinien der A.O.

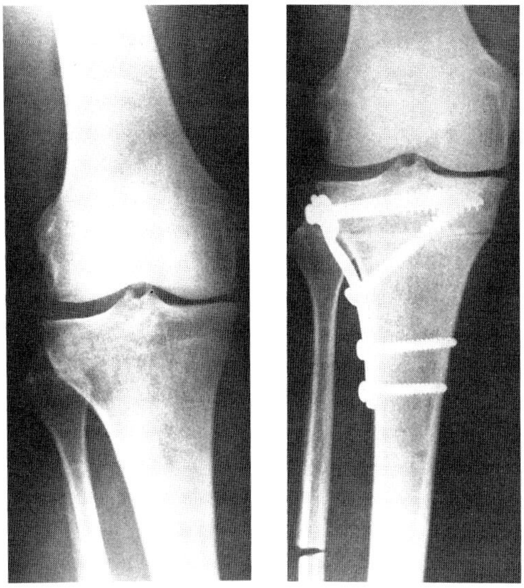

a b

Abb. 423 a und b Varusgonarthrose, Schienbeinkopfumstellungsosteotomie mit stabiler Osteosynthese

So sei nur an die Folgen von Wirbelverletzungen mit Rückenmarkschäden erinnert.
Bei der schlaffen Lähmung der Kinder kann ein Genu recurvatum auch ohne den Einfluß der Belastung allein dadurch entstehen, daß durch die Muskellähmung die Kniegelenkkapsel erschlafft. Man sieht eine pathologische Überstreckbarkeit im Knie auch bei Kindern mit einer poliomyelitischen Lähmung, die nie gegangen sind. Auch das neurogene Genu recurvatum ist zunächst nur durch die Kapsel- und Bänderveränderungen bedingt. Die knöcherne Umbildung der Gelenkformen oder die Umgestaltung des Tibiaschaftes ist erst eine sekundäre Folge.
Posttraumatisch entsteht das Genu recurvatum z.B. nach einer Störung der Wachstumsfuge im vorderen Anteil oder aber bei einer Verknöcherungsstörung der Schienbeinkopfapophyse (Abb. 428, 429).

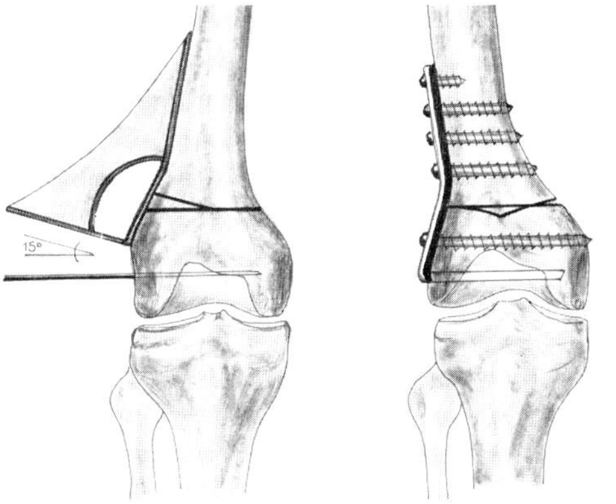

a b

Abb. 424 a und b Schematische Darstellung der suprakondylären O-Bein-Umstellungsosteotomie. Stabile Osteosynthese nach den Richtlinien der A.O.

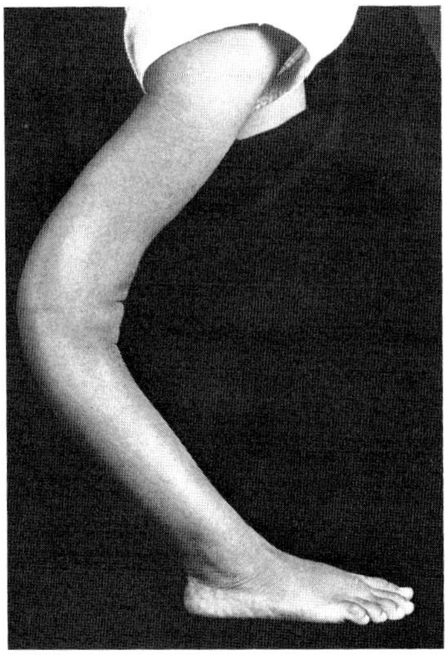

Abb. 425 Schweres Genu recurvatum nach Poliomyelitis im Kindesalter

a

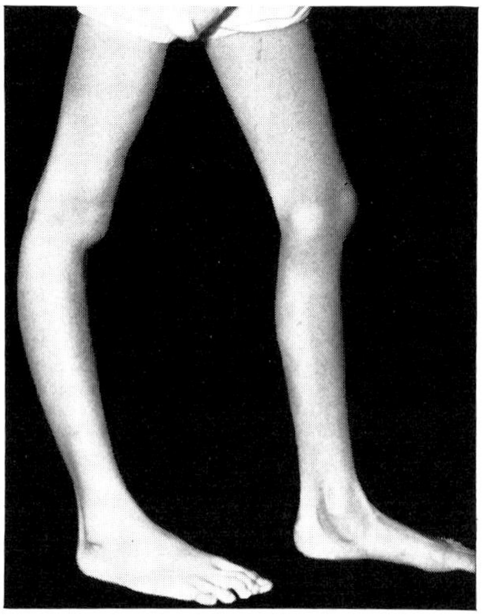

b

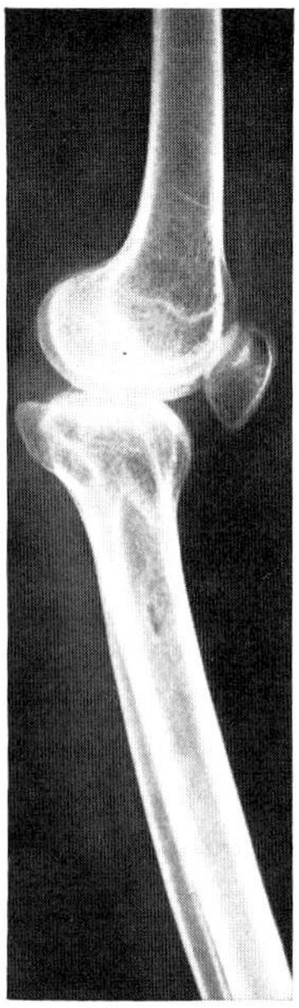

Abb. 426 a und b *Genu recurvatum* (nach Poliomyelitis) mit typischer Verformung des Schienbeinkopfes

Weiter unterscheiden wir das statisch kompensatorische Genu recurvatum.

Die Voraussetzung zu der Rekurvatumbildung sind die Gelenkfehlstellung von Fuß oder Hüfte, die sich ungünstig auf das Knie auswirken. Es gibt drei Möglichkeiten der statisch-dynamischen Ausgleichsvorgänge, die zu einem Rekurvatum führen: Die aufsteigende oder absteigende Kompensation am gleichen Bein, an dem sich am Fuß oder an der Hüfte die Fehlstellung findet, oder auch am gesunden Bein.

1. Die aufsteigende Kompensation

Die Fußfehlstellung, die das Knie in eine Rekurvatumstellung drängt, ist der *Spitzfuß*. Das Knie wird wegen der Spitzfußstellung bei jedem Schritt in Rekurvation gedrückt. Zerrungen und Ausweitungen am Kapselbandapparat sowie schließlich krankhafte Veränderungen an den Gelenkflächen sind die unausbleiblichen Folgen.

2. Die absteigende Kompensation

Die Ursache der absteigenden Kompensation sind Hüftversteifungen in starker Beugestellung. Das Kniegelenk stellt sich in Rekurvation ein, wenn die Lordosierung der Lendenwirbelsäule nicht ausreicht, um den Schwerpunkt des Körpers genügend nach hinten zu verlegen.

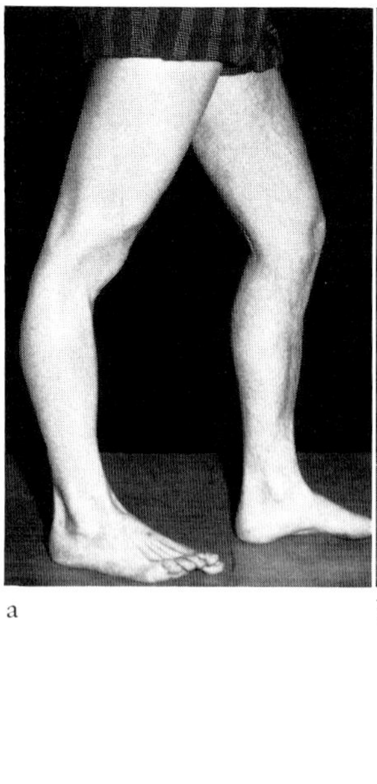

a

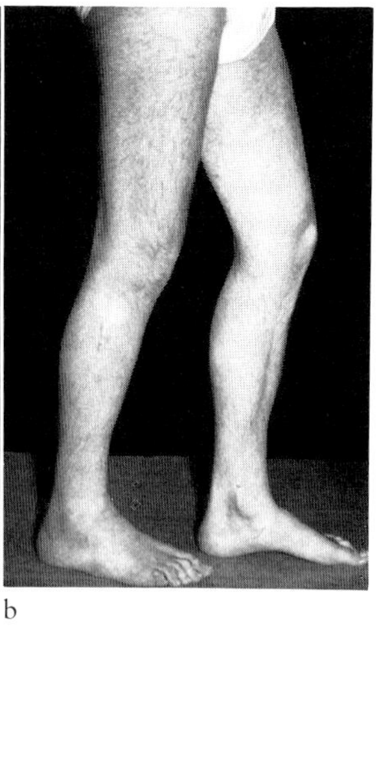

b

Abb. 427 a und b Typisches Genu recurvatum (posttraumatisch) vor und nach der Operation.

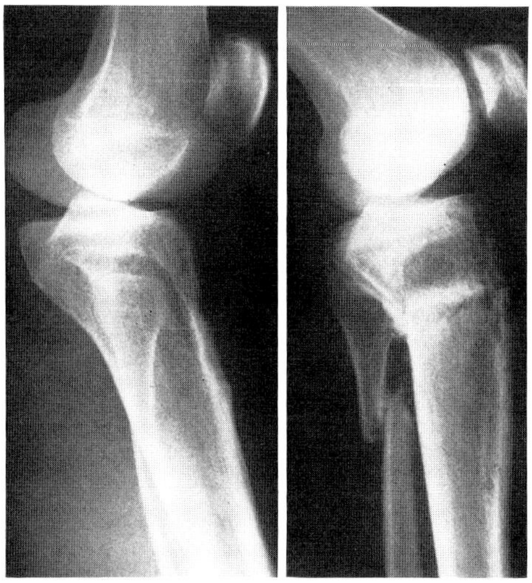

a b

Abb. 428 a und b Genu recurvatum (posttraumatisch) und nach der Osteotomie.
Beachte: Wachstumsstörung des vorderen Epiphysen- und Metaphysenanteils

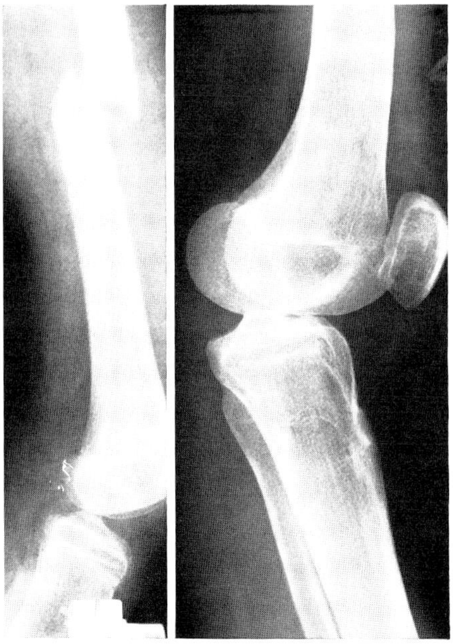

a b

Abb. 429 a und b Typisches Genu recurvatum posttraumaticum (jetzt 11 Jahre alt) nach Verletzung der Wachstumsfuge im Bereich der Schienbeinkopfapophyse im Alter von 5 Jahren (Tibiadrahtextension nach Oberschenkelfraktur!)

3. *Das Genu recurvatum am gesunden Bein bei Erkrankung des anderen Beines*

Dieses Genu recurvatum bildet sich bei einem wesentlichen Unterschied der Beinlängen aus. Das kann wieder für eine alte Koxitis zutreffen, die mit einer Hüftversteifung in Beugestellung ausgeheilt ist. Das Becken wird beim Stehen wegen der starken Hüftbeugestellung nach vorn gedreht. Das gesunde Bein muß sich wegen des großen Unterschiedes der Beinlänge diesen Verhältnissen anpassen. Das Einhalten einer Kniebeugestellung ist ermüdend, und es wird soweit als möglich die Ausruhstellung, die Überstreckstellung im Knie, gewählt. Ist der Gelenkkapselbandapparat fest, so bleibt die Rekurvatumstellung unauffällig; gibt der Bandapparat nach, so entwickeln sich beträchtliche Grade von Genu recurvatum. Die gleiche Form des Genu recurvatum am gesunden Bein kann sich auch bei Beinverkürzungen aus anderen Ursachen, wie z.B. nach Frakturen, ausbilden.

Klinisches Bild: Eine vermehrte Überstreckbarkeit wird sehr oft vom Patienten nicht als unangenehm empfunden, im Gegenteil, die vermehrte Überstreckbarkeit gibt bei verschiedenen Sportarten sogar besondere Möglichkeiten einer gesteigerten Leistung. Grundsätzlich muß jedoch ein Genu recurvatum früher oder später zu einer Knorpelbeeinträchtigung Anlaß geben, weshalb Fehlstellungen von mehr als 20° unbedingt korrigiert werden sollen.

Therapie: Die operative Behandlung des Genu recurvatum kann durch eine Schienbeinkopfosteotomie und ventrale Einpflanzung eines Knochenkeils aus dem Beckenkamm vorgenommen werden, wie es *Lexer* schon empfahl. Wir empfehlen die stabile Osteosynthese mit einer Platte, um eine Ruhigstellung im Gipsverband umgehen zu können, was bei Erwachsenen Vorteile bringt.

j) Arthrosis deformans des Kniegelenks

Die Gonarthrose als häufig zu beobachtende, nicht entzündliche degenerative Erkrankung des Kniegelenks entwickelt sich bevorzugt bei Formveränderungen der Kniegelenkskörper (angeboren, entwicklungsbedingt oder posttraumatisch) oder bei Achsenveränderungen (X-Bein, O-Bein, Genu recurvatum) (Abb. 434–436). Man unterscheidet aber auch eine idiopathische Gonar-

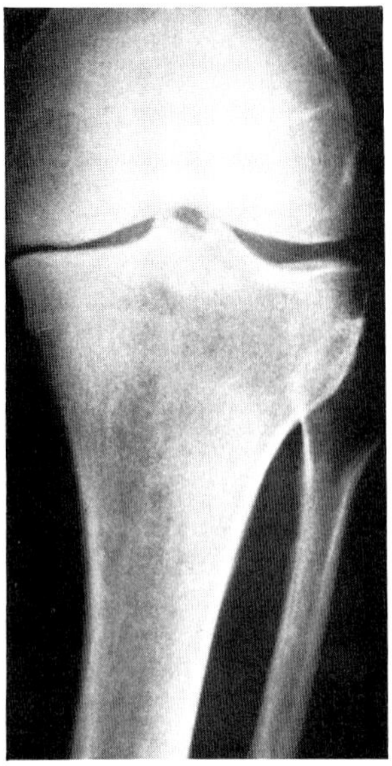

Abb. 430a Typische sekundäre Arthrose bei einer Varusdeformität (präarthrotische Deformität), wobei die einseitige Gelenkspaltverschmälerung als Zeichen des Knorpelverschleißes, die Verdichtung der subchondralen Bezirke als Zeichen der vermehrten Belastung und Ausziehungen am Gelenkkörperrand im Vordergrund stehen

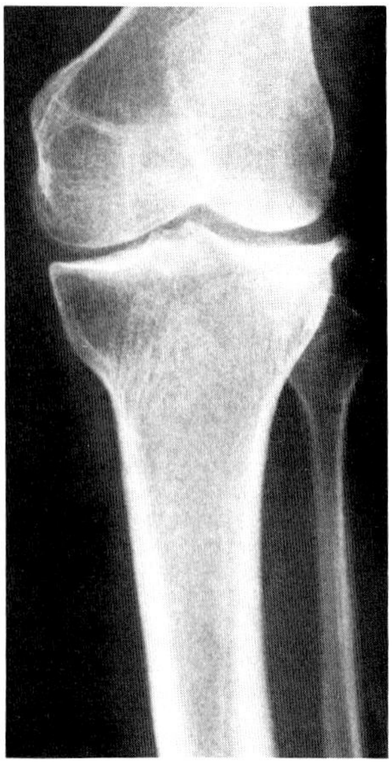

Abb. 430b Typische sekundäre Arthrose bei einer Valgusdeformität (präarthrotische Deformität) Therapeutisch ist bei Varusarthrosen und Valgusarthrosen unbedingt die Umstellungsosteotomie zu empfehlen

those (Abb. 431). Zur Arthrosis deformans kommt es aber auch nach abgelaufenen Entzündungen (postarthritische Arthrose nach bakteriellen Entzündungen und bei der chronischen Polyarthritis) oder bei Weichteilveränderungen (degenerative Meniskusläsionen und posttraumatische Meniskusverletzungen sowie bei Kapselbandschäden und bei einer Kapselmetaplasie im Sinne einer Chondromatose) (Abb. 432, 433, 437, 438).

Als Ursache der Gelenkknorpelschädigung sieht *Cotta* die mechanische Beeinträchtigung der Zellen, die primär enzymatische Schädigung des Knorpels, die von der Gelenkhöhle den Ausgang nimmt (Enzyme aus Granulozyten), und eine primäre enzymatische Schädigung des Gelenkknorpels durch knorpeleigene Enzyme.
Zahlreiche Faktoren beim Beginn der Entwicklung einer Gonarthrose sind noch unbekannt, wobei sicher auch hormonelle Faktoren eine

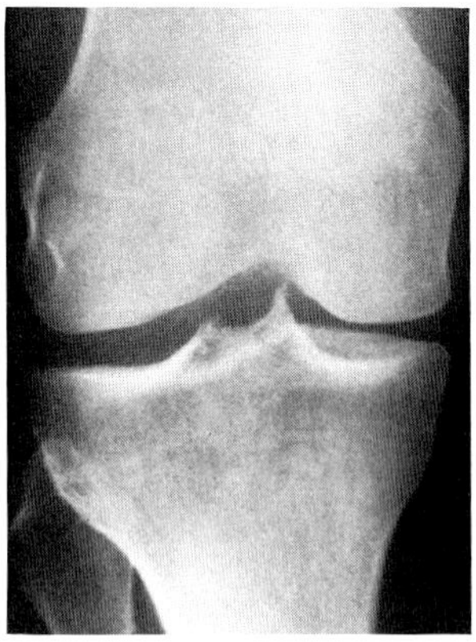

a

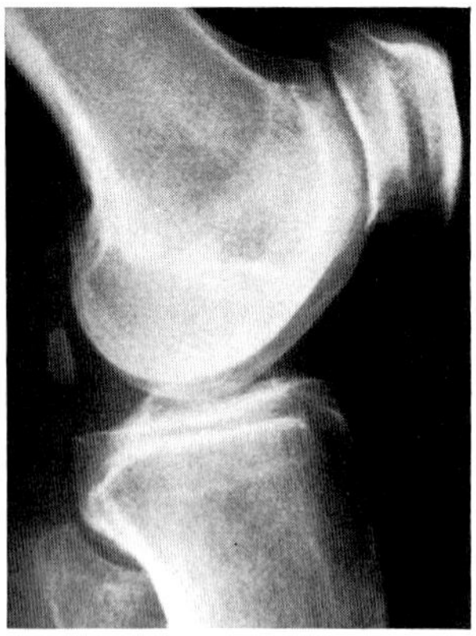

b

Abb. 431 a und b Beginnende primäre Gonarthrose: Gelenkspalte sind nur geringgradig höhenvermindert. Auffällig sind schon Ausziehungen an den hinteren Patellapolen und die der Kreuzbandhöcker

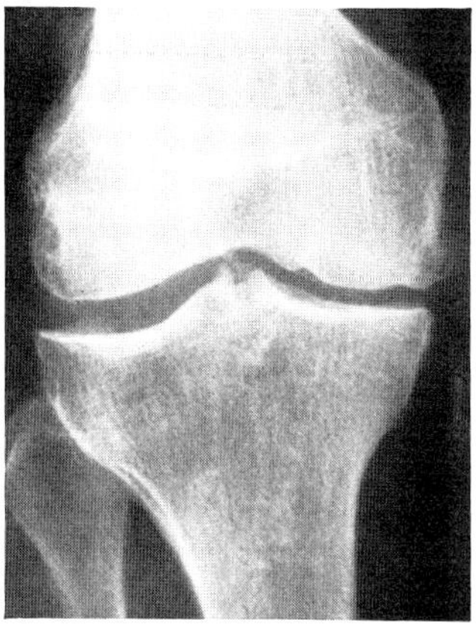

Abb. 432 Arthrose des medialen Gelenkanteiles mit sekundärer Varusverformung nach Meniskektomie

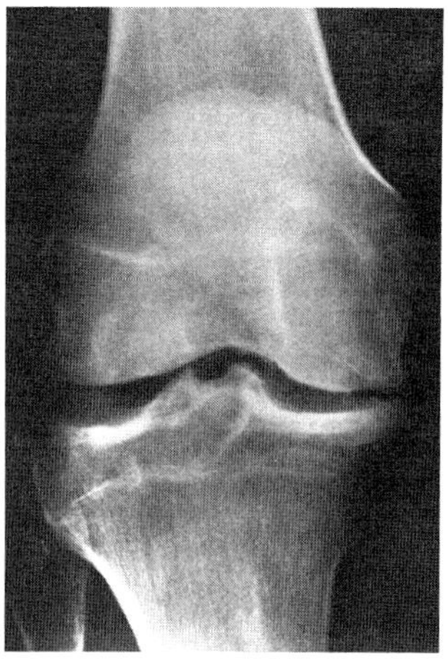

Abb. 433 Fortgeschrittene sekundäre Arthrose mit nachfolgender Varusdeformierung (vor 20 Jahren antero-mediale Bandläsion. Es erfolgte damals lediglich eine mediale Meniskusentfernung).
Beachte: Verformung der Gelenkflächen medial und des Kreuzbandhöckers

Rolle spielen, wie bei der Entwicklung der Gonarthrose nach dem Klimakterium. Anzuführen bleibt unter den seltenen Formen die „Paget-Arthrose" (Abb. 439).

Klinisches Bild: Im frühen Stadium der Arthrosis deformans sind Beschwerden im allgemeinen uncharakteristisch. Der Patient klagt über ein Steifigkeitsgefühl im Bereich des Kniegelenks, insbesondere bei Belastungsbeginn. Abhängig von dem Ort, an dem sich der Verschleißvorgang besonders ausprägt, wird z.B. bei der Femuropatellararthrose der Schmerz retropatellar projiziert und tritt vor allem beim Treppabgehen besonders deutlich in Erscheinung. Hingegen wird bei der O-Bein-Bildung der Schmerz in den medialen Bereich des Kniegelenks projiziert und bei der X-Bein-Arthrose lateral. Auch bei diesen Formen der Arthrosis deformans nimmt der Schmerz beim Belasten zunächst zu und kann bei längerem Gehen und Stehen etwas besser werden. Schon frühzeitig bemerkt der Patient eine Überwärmung und manchmal eine Verdickung des Kniegelenks, was zum Teil auf eine Kapselverdickung, meist aber auf einen Gelenkerguß zurückzuführen ist. Der Erguß kann palpatorisch erfaßt werden.

Bei der Punktion findet man meist eine klare Synovialflüssigkeit, die zellarm ist und einen normalen Eiweißgehalt wie auch eine normale Viskosität aufweist. Die

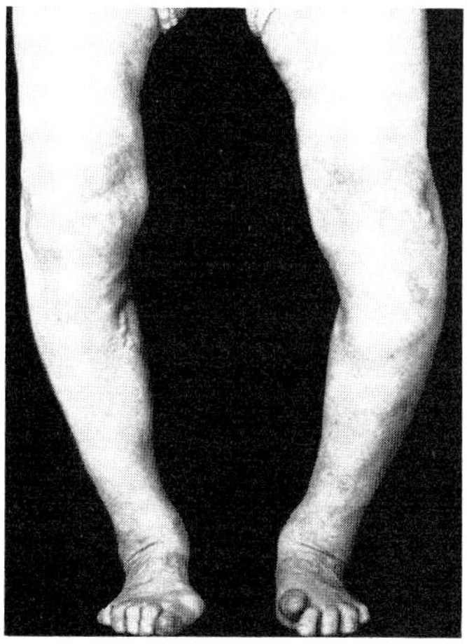

a

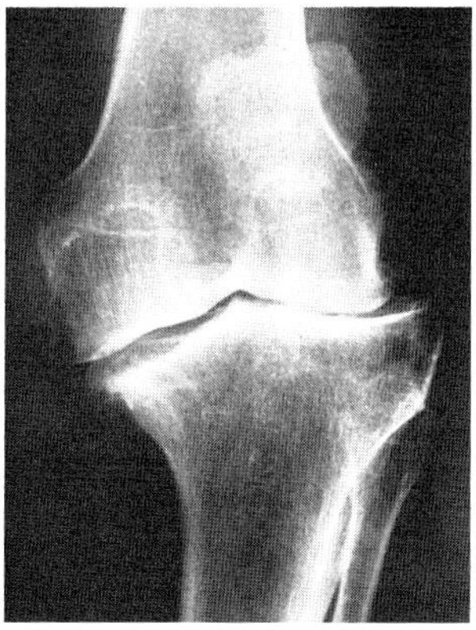

b

Abb. 434 a und b Hochgradige Varusarthrose mit Subluxation der Gelenkkörper

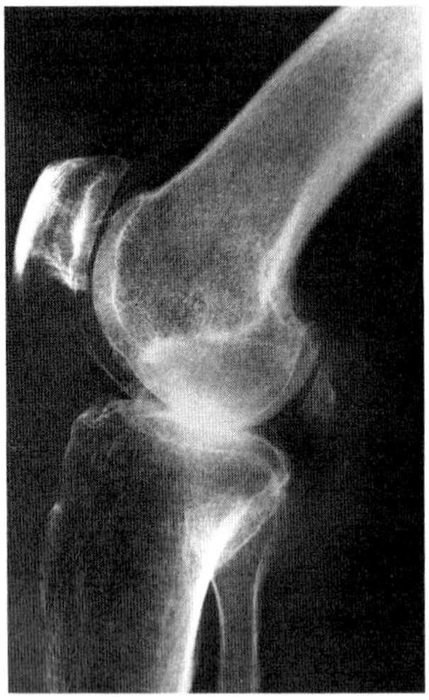

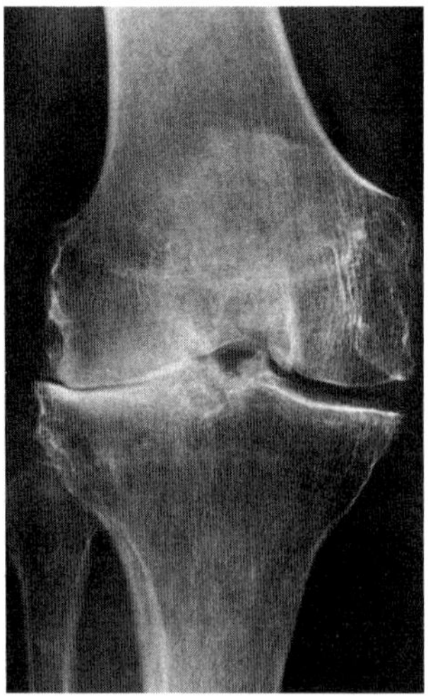

a b

Abb. 435 a und b Fortgeschrittene Valgusarthrose (79 Jahre alter Patient), aber auch im medialen Gelenkbereich und ganz besonders im femuropatellaren Gelenk zeigen sich degenerative Veränderungen

Auswertung zytologischer Ausstrichpräparate zeigt überwiegend abgeschilferte Synovialzellen sowie Lymphozyten und Monozyten. Beim akuten entzündlichen Reizerguß findet man dann oft bis zu 80% polymorphkernige Leukozyten, 10% abgeschilferte Synovialdeckzellen und 10% Lympho- und Monozyten. Dabei kann dann die Abgrenzung zum Erguß, wie wir ihn bei der Polyarthritis haben, Schwierigkeiten bereiten (*Huth; Klein*).

Gelegentlich wird über einklemmungsartige Erscheinungen geklagt, vor allem bei der Varusarthrose. Dabei kann die Innenmeniskusdegeneration besonders ausgeprägt sein.

Beim Fortschreiten der Arthrosis deformans folgt dann eine Beugebeeinträchtigung sowie eine Streckbehinderung (Beugekontraktur).

Differentialdiagnostisch beachte man vor allem *Meniskopathien,* die sich nach Verletzungen oder aber nach vermehrten Belastungen ausgebildet haben, z.B. bei langjähriger Arbeit unter Tage. Ferner soll an die *monartikuläre Form der PCP* gedacht werden (entzündliche Zeichen, BKS). Diagnostische Probleme bereitet oft im frühen Stadium die *spontane Osteonekrose des Kniegelenks,* wie sie von *Ahlbäck* 1968 beschrieben

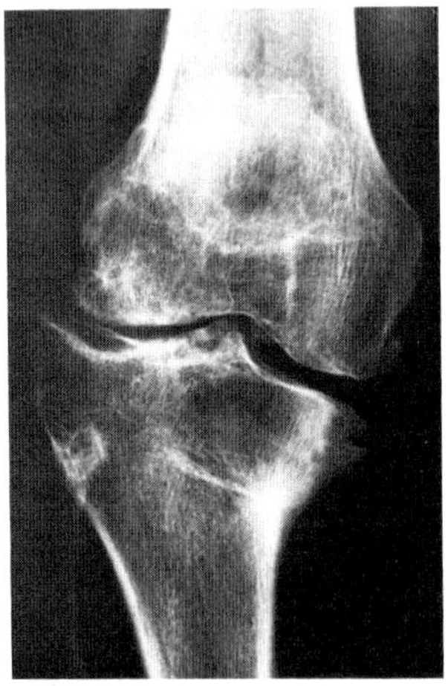

Abb. 436 X-Bein-Arthrose
Beachte: Varisierende Osteotomie im Schienbeinkopf (alio loco) führte zu einer vollkommenen Belastungsunfähigkeit. Die Osteotomie hätte suprakondylär ausgeführt werden müssen

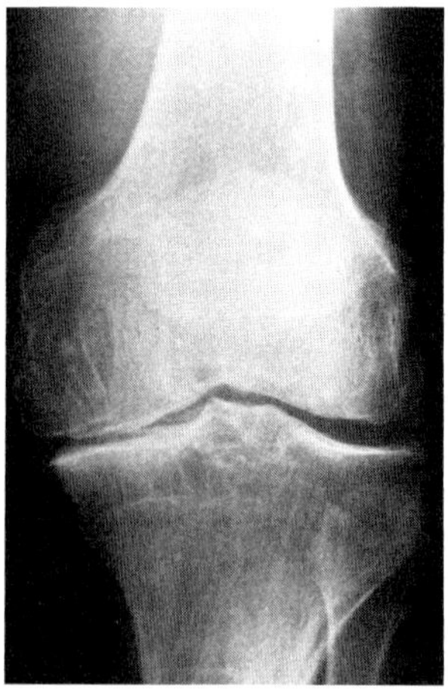

Abb. 437 Postarthritische Arthrose (vor 40 Jahren Scharlach mit Gonitis)

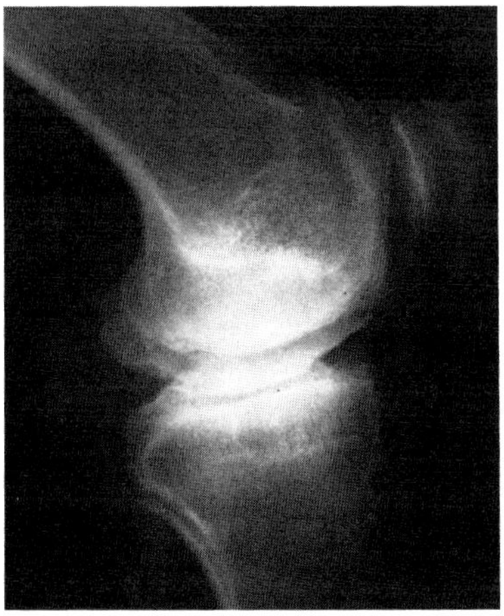
a

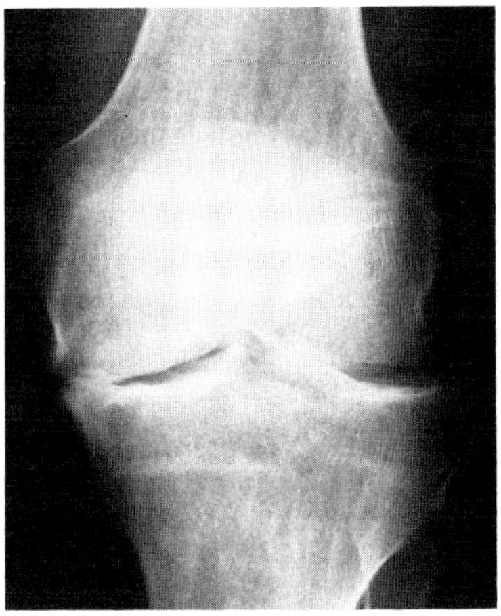
b

Abb. 438 a und b Postarthritische Destruktion des Kniegelenkes nach intraartikulärer Injektion vor 18 Jahren bei einem Hochleistungssportler.
Jetzt: Beugekontraktur und Varusfehlstellung. Korrektur der Fehlstellung durch eine suprakondyläre Osteotomie

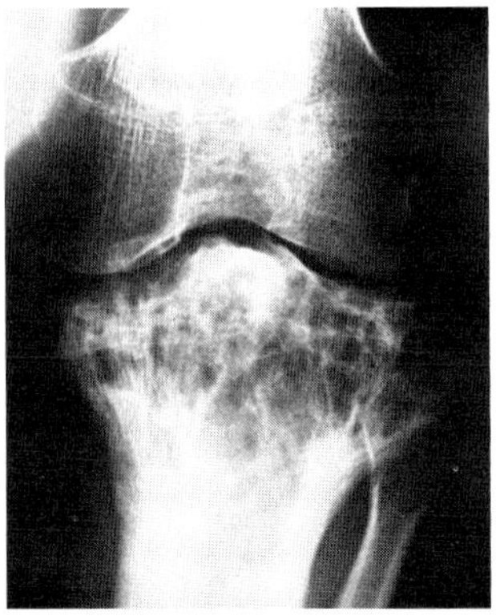
a

Abb. 439 a Varusarthrose bei Morbus Paget im Bereich des Schienbeinkopfes

Abb. 439 b und c Paget Arthrose im Xeroradiogramm. Strukturveränderungen sind besonders deutlich zu unterscheiden

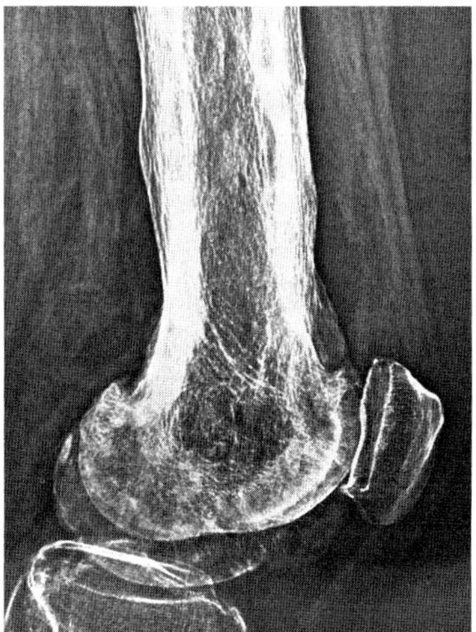
b

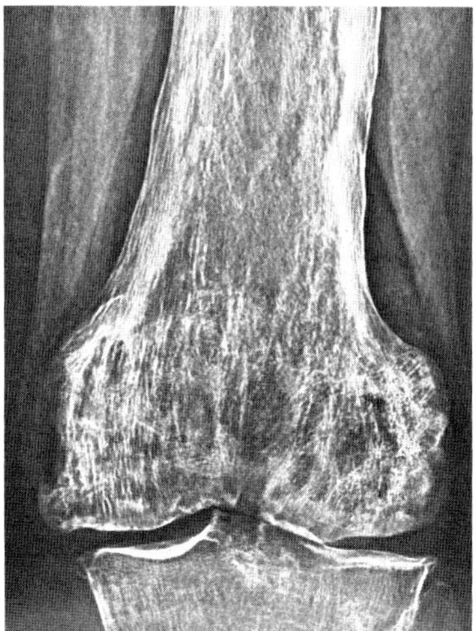
c

wurde. Es handelt sich dabei um eine Nekrose im Bereich des medialen Femurkondylus, ähnlich wie wir sie bei der Osteochondrosis dissecans beim Jugendlichen beobachten können. Man nimmt heute an, daß es sich dabei um eine avaskuläre Nekrose handelt, ähnlich dem Nekrosegeschehen bei der idiopathischen Hüftkopfnekrose. Bevorzugt betroffen sind Patienten nach dem 40. Lebensjahr. Die Spontannekrose kann beidseits auftreten. Klinisch ist vor allem der plötzlich einsetzende Schmerz im Bereich der Knieinnenseite anzuführen, der dann auch bei Ruhe bestehen bleibt.

Radiologisch findet sich im frühen Stadium gelegentlich lediglich eine Strukturveränderung, später jedoch zeigt sich dann eine subchondrale Aufhellungszone mit einer Randsklerose, die sehr bald deutlich wird (Abb. 440 a). Wichtig ist, daß der Nekroseherd schon sehr früh im Szintigramm nachgewiesen werden kann.

Differentialdiagnostisch ist es weiter wichtig zu wissen, daß sich im Bereich des Kniegelenks bevorzugt *primär maligne Knochentumoren* entwickeln. Auch gutartige Tumoren finden sich bevorzugt im metaphysären und epiphysären Kniegelenksbereich (Abb. 462, 463).

Bakterielle Entzündungen bereiten bei der Abgrenzung im allgemeinen wenig Schwierigkeiten, da immer Zeichen der akuten Entzündung nachzuweisen sind. Anders bei der Tuberkulose, die zwar heute selten geworden, aber nach wie vor zu beobachten ist. Man achte dabei auf eine diffuse Kapselschwellung, die man dann auch im Xeroradiogramm deutlich objektivieren kann.

Differentialdiagnostisch muß bei Kniebeschwerden eine *Koxarthrose* ausgeschlossen werden, da gar nicht selten bei einer bestehenden degenerativen Veränderung des Hüftgelenks Schmerzen in das Kniegelenk projiziert werden. Anzuführen bleibt weiter die Arthropathia tabica (Abb. 441 a–d).

Röntgenbefund: Bei der radiologischen Unterscheidung der Gonarthrose achte man beim Be-

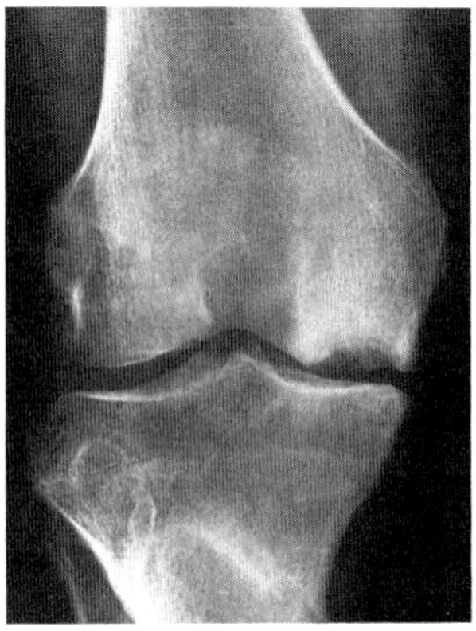

Abb. 440 a–e Idiopathische Nekrose im Bereich des medialen Femurkondylus (Morbus Ahlbäck) bei einer 73jährigen Patientin (a). Operationssitus (b) und Situation nach Implantation einer medialen Schlittenprothese (c). Postoperatives Röntgenbild (d, e)

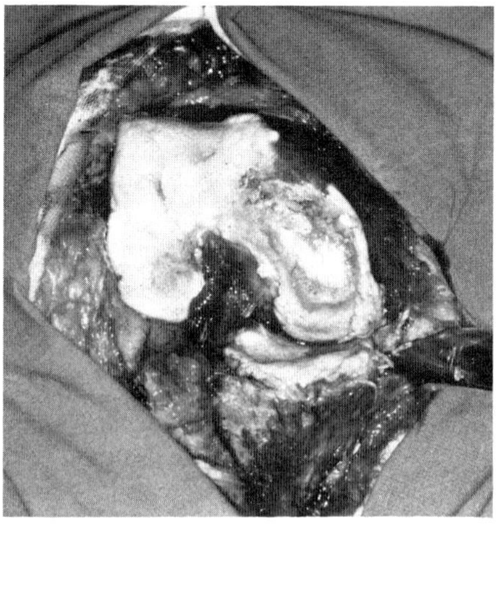

b

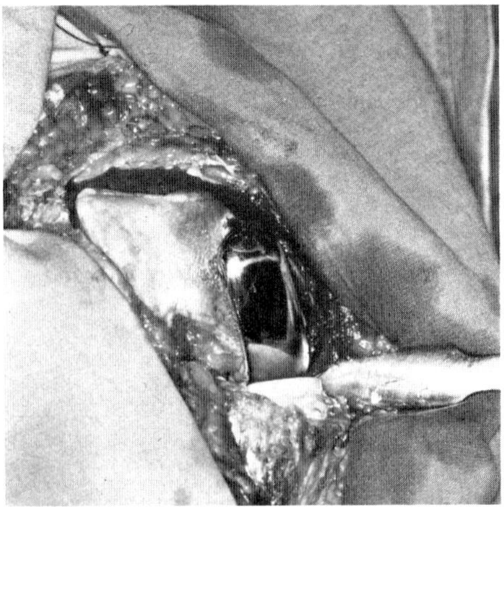

c

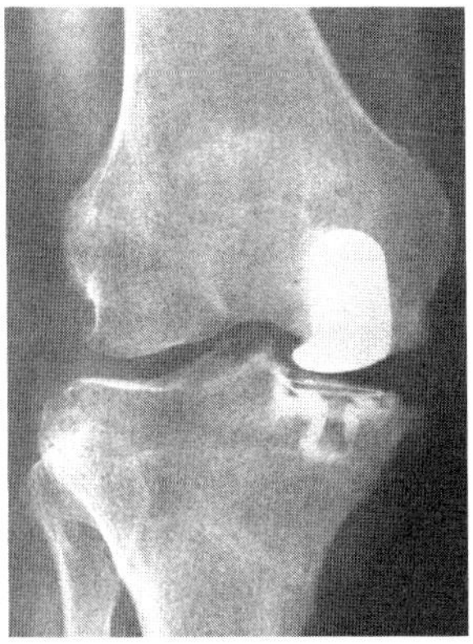

Abb. 440d

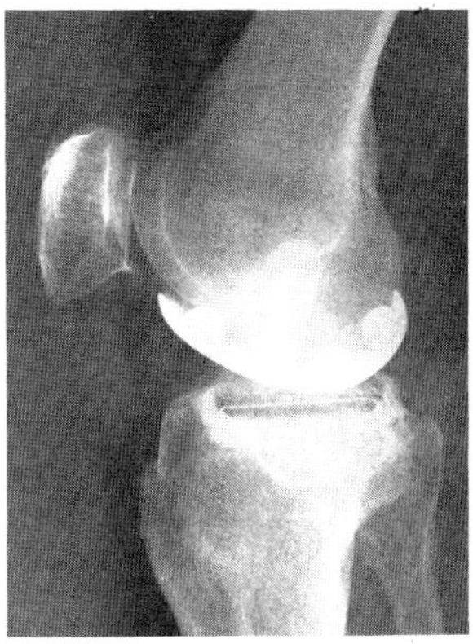

Abb. 440e

stehen von präarthrotischen Deformitäten vor allem auf Verdichtungen der subchondralen Gelenkzonen im Bereich vermehrter Belastungen. Bald kommen Randausziehungen in verschiedener Form hinzu, die im Spätstadium sehr ausgedehnt sein können. Zackenbildungen finden sich vor allem medial und lateral im Bereich der Kniegelenkskörper bei der Varus- und Valgusgonarthrose und am oberen und unteren Patellapol bei der Femuropatellararthrose (Billingsches Zeichen). Häufig sind auch Ausziehungen im Bereich der Kreuzbandhöcker zu beobachten, die aller-

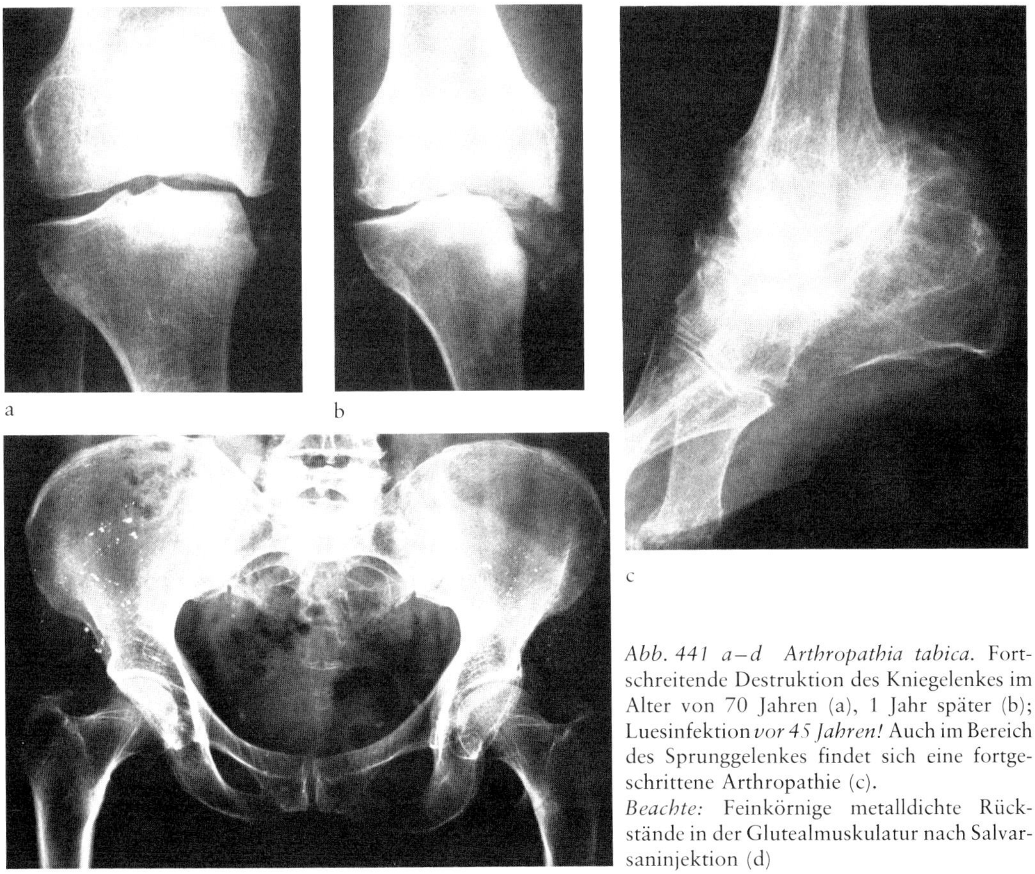

a b c d

Abb. 441 a–d Arthropathia tabica. Fortschreitende Destruktion des Kniegelenkes im Alter von 70 Jahren (a), 1 Jahr später (b); Luesinfektion *vor 45 Jahren!* Auch im Bereich des Sprunggelenkes findet sich eine fortgeschrittene Arthropathie (c).
Beachte: Feinkörnige metalldichte Rückstände in der Glutealmuskulatur nach Salvarsaninjektion (d)

dings nicht mit Formvariationen verwechselt werden dürfen.

Die Eminentia intercondylica besteht aus einem Tuberculum mediale und laterale, die durch einen Einschnitt voneinander getrennt sind. Die Tubercula sind sowohl in ihrer Größe als auch in ihrer Form verschieden. Am häufigsten ist das mediale Tuberkulum höher als das laterale (80%). In weniger als 10% ist das laterale Tuberkulum höher. Zu beachten ist weiterhin ein Tuberculum intercondyleum tertium medial vom Tuberculum mediale und ventral. Das Tuberculum quartum liegt am hinteren Rand des äußeren Schienbeinknorpels und findet sich im Ursprungsgebiet des hinteren Kreuzbandes (*Wichtl*).

Frühzeitig findet man Verschmälerungen eines oder aber beider Gelenkspalten.
Im Verlauf der degenerativen Veränderungen können sich zum Teil ausgeprägte reaktive Vorgänge oder aber Osteodestruktionen einstellen. Subchondrale Zysten sind am Kniegelenk seltener zu sehen als am Hüftgelenk.

Wesentlich ausgeprägter sind osteodestruktive Vorgänge bei den *Arthropathien*. Am Kniegelenk finden wir bevorzugt die Arthropathia tabica. Ganz allgemein entwickeln sich Gelenkveränderungen bei der Tabes dorsalis relativ spät. Als Frühsymptom gelten Knochenauflagerungen im Bereich der Gelenkfläche, Ablösung der Gelenkkanten (Abb. 441) und ausgeprägte Schliffurchen. Schließlich folgt dann das Schlottergelenk. Die Gelenkkörper verschieben sich gegeneinander und geraten in Subluxationsstellung. Die Gelenkkörper können sich zum Teil auflösen, was vor allem am Hüftkopf häufiger zu beobachten ist.

Therapie: Im frühen Stadium der Arthrosis deformans werden regelmäßig konservative Maßnahmen eingesetzt, wobei Wärmeapplikationen, Salbeneinreibungen und Verordnung von entzündungshemmenden und schmerzlindernden Präparaten von größter Bedeutung sind. Beim O-Bein wird eine Erhöhung des Schuhaußenrandes eine Besserung des Belastungsschmerzes bringen. Sehr oft wird nach einer intraartikulären Injektion von Cortison (unter streng aseptischen Kautelen) nach Punktion des Ergusses eine oft über Monate anhaltende Linderung der Beschwerden eintreten.
Verschiedentlich wird der Versuch einer intraartikulären Heparinoidtherapie oder Glukosamintherapie unternommen werden müssen.

k) Operative Therapie der Arthrosis deformans des Kniegelenks

1. Umstellungsosteotomie

Eine entscheidende Bedeutung hat in den letzten Jahren die operative Behandlung der Gonarthrose gewinnen können. Dabei ist vor allem die Umstellungsosteotomie bei bestehenden Achsenabweichungen von Wichtigkeit, wobei Varusde-

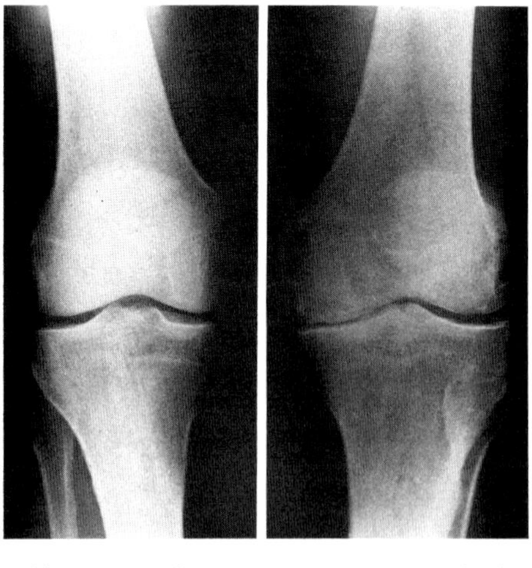

a

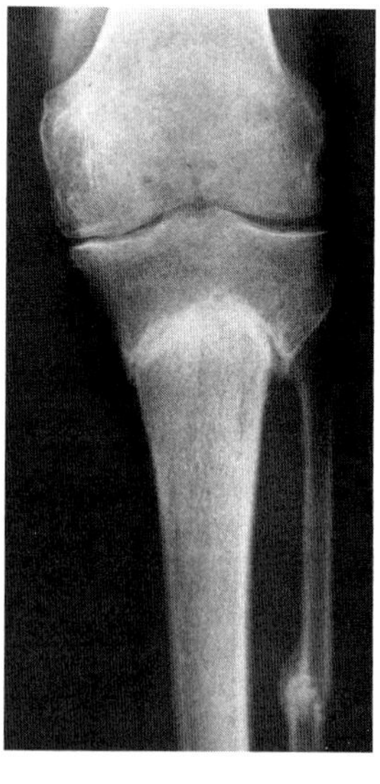

b

Abb. 442 a und b Varusarthrose mit ausgeprägter Gelenkspaltverschmälerung (a). 6 Monate nach bogenförmiger Tibiakopfumstellungsosteotomie ist der 60jährige Patient beschwerdefrei (b)

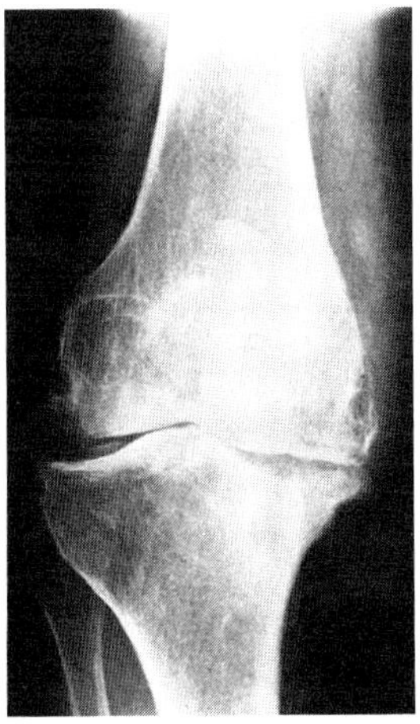

Abb. 443 (Z.B. 66 J. ♀) Fortgeschrittene Varusarthrose mit ausgedehnter Schienbeinkopfdestruktion

formierungen bis zu einer leichten Überkorrektur umgestellt werden dürfen, während Valgusdeformitäten nur bis zur Mittelstellung korrigiert werden sollen. Durch Umstellungsosteotomien will man – den Gedankengängen *Pauwels* folgend – überlastete Zonen der Gelenkflächen entlasten. Die Osteotomien können bei Varus- und Valgusarthrose bis zum 70. Lebensjahr, in Ausnahmefällen auch noch darüber, mit gutem Erfolg durchgeführt werden. Das Gelenk soll allerdings noch eine Restbeweglichkeit von mindestens 50–60° haben und eine ausreichende Bandstabilität aufweisen. Als Kontraindikation für die Umstellungsosteotomie gilt nur noch eine weitgehende Einsteifung des Gelenks, eine ausgeprägte Adipositas sowie ein schlechter Allgemeinzustand.

Technik: Die Schienbeinkopfosteotomie führen wir einmal bogenförmig über der Tuberositas tibiae durch (Abb. 442, 443). Damit läßt sich die im Schienbein gelegene Fehlstellung günstig korrigieren. Die früher vorgenommene Pendelosteotomie wurde verlassen. Eine Stabilisierung der bogenförmigen Osteotomie erfolgt mit Kirschnerdrähten im Sinne einer Minimalosteosynthese. Dabei ist es dann notwendig, einen Oberschenkelgips anzulegen. Mit dem Gipsverband kann der Patient noch am Tag der Operation aus dem Bett gebracht werden. Die Dauer der stationären Behandlung beträgt zwischen 8 und 14 Tagen. Anschließend wird der Patient mit einer Kniehülse oder aber mit einem Oberschenkelgehgips bzw. Bewegungsgehgips versorgt und kann mit zwei Stockstützen teilbelasten. Nach 6 Wochen ist die Osteotomie im allgemeinen durchgebaut. Danach kann die Entfernung der Fixierungsdrähte perkutan erfolgen.

So häufig wie nur möglich werden wir heute *die Osteotomie oberhalb der Tuberositas tibiae unter Entnahme eines lateralen Keils mit nachfolgender stabiler Osteosynthese mit einer Löffelplatte* durchführen (Abb. 422). Die postoperative Nachbehandlung vereinfacht sich dabei erheblich. Nach 2 Wochen können die Patienten mit einer Teilbelastung, im allgemeinen nach 8 Wochen mit einer Vollbelastung beginnen.

Nachteilig ist allerdings bei einem Teil der Patienten, daß das Osteosynthesematerial später entfernt werden muß. Auch ist der Eingriff technisch – angefangen vom Hautschnitt – korrekt durchzuführen (Hautnekrosen). Weiter kann es zu einer Beeinträchtigung des N. peronaeus oder aber zu einem postoperativen Ischämiesyndrom kommen, sofern die Redondrainagen nicht entsprechend eingebracht wurden.

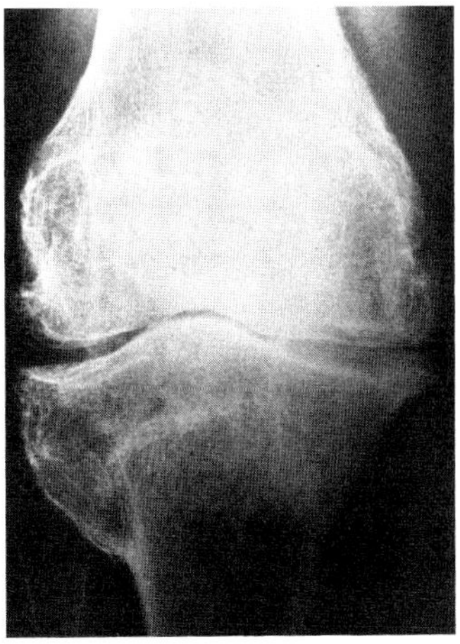

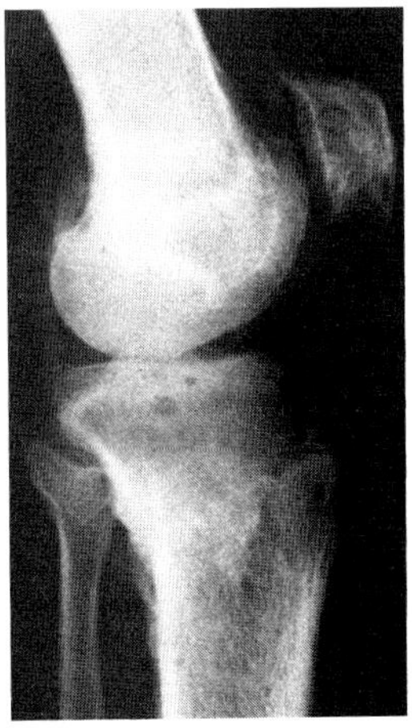

a b

Abb. 444 a und b Wiederaufbau eines sehr schwer arthrotischen Kniegelenkes 3 Jahre nach bogenförmiger Tibiakopfumstellungsosteotomie (schmerzfrei).
Beachte: Vorverlagerung der Tuberositas tibiae zur Dekompression des arthrotischen Femuropatellargelenkes (Maquet-Effekt) (b)

Die *Gelenktoilette,* worunter man die operative Entfernung und Glättung von arthrotischen Randzacken und Kanten der Femurkondylen sowie der Patella versteht, wird gelegentlich gemeinsam mit einer Umstellungsosteotomie vorgenommen. Manchmal wird sie auch allein als operative Palliativmaßnahme Anwendung finden, die den schicksalsmäßigen Verlauf der Kniearthrose allerdings nicht entscheidend beeinflußt.

2. Kniegelenksplastik

Die Interposition von Weichteilen, wie sie vor allem auf E. Lexer und E. Payr zurückgehen, werden heute nicht mehr durchgeführt, da die Ergebnisse auf Dauer unbefriedigend waren.

Im Vordergrund steht jetzt der *künstliche Kniegelenksersatz,* der bei entsprechender Indikation und Technik schon relativ befriedigend durchgeführt werden kann. Die Alloarthroplastik des Kniegelenks weist aber noch zahlreiche ungelöste Probleme auf, was mit dem außerordentlich komplizierten Bau des Gelenks, der ungewöhnlichen Bewegungsphysiologie und der besonderen Lage des Kniegelenks in Zusammenhang zu bringen ist (*Blauth*).

Von Interesse ist zu wissen, daß bereits 1890 *Gluck* dreimal Scharniergelenke aus Elfenbein implantierte, die allerdings abgestoßen wurden, weshalb die Alloarthroplastik des Kniegelenks mehr als 50 Jahre lang sozusagen vergessen wurde. Vor mehr als 10 Jahren wurden zunächst Metallprothesen (*Aufranc; McIntosh; McKeever*) und auch die Scharnierprothesen (*Waldius; Schiers; Young*) angegeben. Derzeit soll der alloarthroplastische Ersatz im Bereich des Kniegelenks noch mit größter Kritik Anwendung finden. Man verwendet nur noch Totalprothesen in Form von Scharnierprothesen (*Guepar; Blauth*) als einachsiges Gelenk mit einem Freiheitsgrad oder mehrachsige Prothesen (GSB, Herbert-, Shehan-, Blietz-Prothese). Weiter ist bei erhaltenem Bandapparat die Implantation von Prothesen ohne

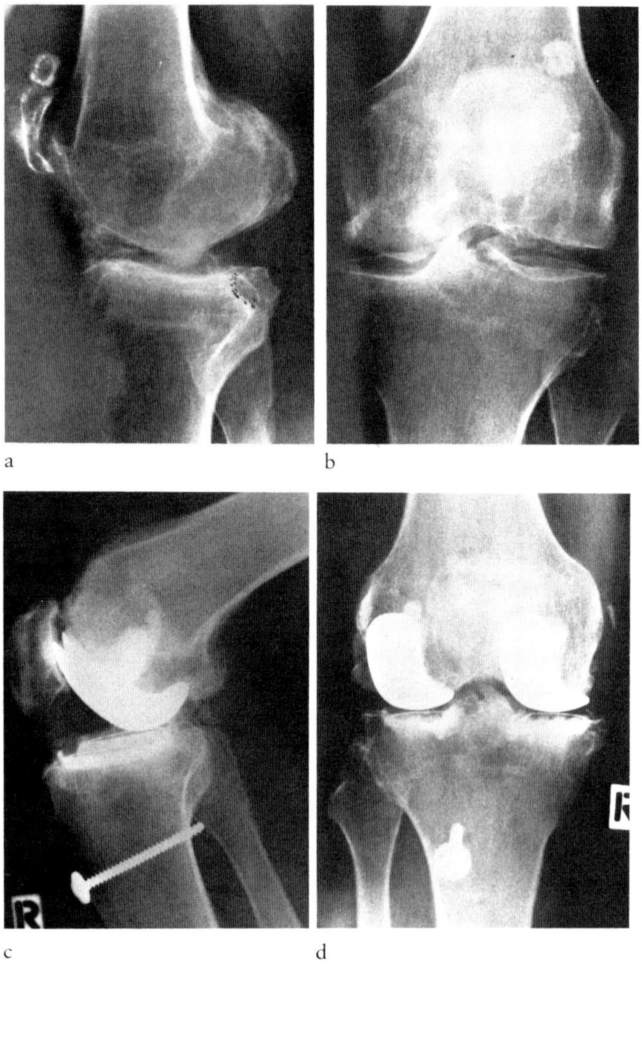

Abb. 445 a–d Schlittenprothese medial und lateral bei fortgeschrittener Gonarthrose

mechanische Achse möglich (Freeman-Swanson-Prothese). Zerstörte Knorpelflächen können aber auch mit Schlittenprothesen ersetzt werden.

2.1. Schlittenprothesen

Die Indikation zur Implantation einer Schlittenprothese besteht, wenn der Bandapparat weitgehend intakt ist, keine wesentliche Achsenfehlstellung vorliegt (weniger als 15°), das Gelenk eine Beweglichkeit um 90° aufweist und die Beugekontraktur nicht mehr als 20° beträgt. Die Schlittenprothese kann dann bei der Arthrose medial und lateral eingebaut werden, oder aber bei den spontanen Osteonekrosen bzw. bei der Varusarthrose medial bzw. lateral.

Technik: Über einen parapatellaren medialen bzw. lateralen Längsschnitt wird das Kniegelenk dargestellt, wobei die Freilegung ausreichend erfolgen muß, um die Patella luxieren zu können. Exakt muß am Femurkondylus die Schlittenkufe plaziert werden, und korrespondierend am Schienbeinkopf das Plateau aus Polyethylen. Mit verschieden großen und verschieden hohen Prothesen können Fehlstellungen bis zu einem gewissen Grad ausgeglichen werden.
Postoperativ wird sofort mit Bewegungsübungen begonnen, nach 2 Wochen mit einer Teilbelastung und erst nach 6 Wochen mit einer vollkommenen Belastung (Abb. 440, 445).

2.2. Scharnierprothesen

Die Implantation von Scharnierprothesen ist indiziert, wenn, wie es auch *Blauth* angibt, das Kniegelenk fortgeschrittene Destruktionen mit Bandinstabilität und Subluxation aufweist und Beugekontrakturen von mehr als 20° sowie Achsenfehlstellungen von mehr als 15° bestehen. Weiter gilt die mehr oder weniger ausgedehnte Ankylose als Indikation zur Scharnierprothese. Es ist auch nach nicht entsprechend erfolgreicher Osteotomie sehr oft nur noch die Implantation einer Scharnierprothese möglich (Abb. 446, 447). Als Kontraindikation gelten nach wie vor die Arthropathia tabica und Situationen nach Gelenkinfektion.
Unsere mehr als zehnjährigen Erfahrungen gehen auf die Verwendung der Waldius-Prothese, die der Guepar-Prothese und jetzt auf die Blauth-Prothese zurück. Dabei erweisen sich die Ergebnisse mit der Blauth-Prothese als die besten.

Technik: Über einen parapatellaren Längsschnitt wird das Kniegelenk dargestellt, wobei die Quadricepssehne über einige Zentimeter längs gespalten wird, um die Patella luxieren zu können. Ausnahmsweise wird eine temporäre Resektion der Tuberositas tibiae notwendig. Die Implantation der Totalprothese muß technisch korrekt erfolgen, wie es der Autor beschrieben hat. Als be-

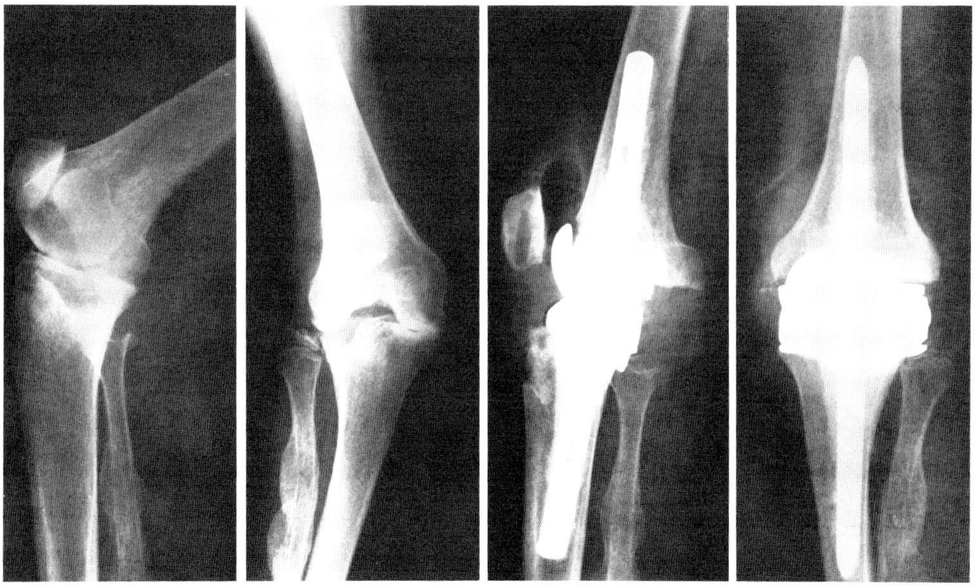

a b c d

Abb. 446 a–d Waldius-Prothese Implantation vor 12 Jahren wegen ausgedehnten Kniegelenksdestruktionen. *Beachte:* Die Implantation des tibialen Gelenkkörpers wurde dorsal (Maquet-Effekt) zur Entlastung des femuropatellaren Gelenkes vorgenommen. Die Waldiusprothese wird seit 10 Jahren nicht mehr verwendet!

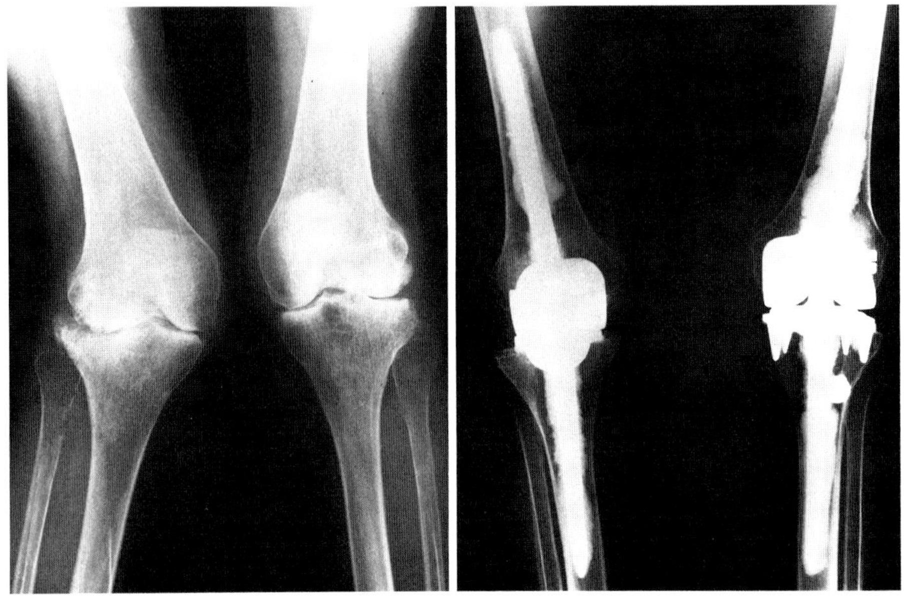

Abb. 447 a und b Fortgeschrittene Destruktion der Kniegelenke bei PCP (78 Jahre alte Patientin). Rechts Implantation einer Guepar-Prothese vor 4 Jahren (jetzt nur noch geringgradige Beschwerden). Links Implantation einer Blauth-Prothese vor 3 Jahren (beschwerdefrei)

sonderer Vorteil der Blauth-Prothese ist die minimale Resektionsfläche der Kniegelenkskörper (12 mm) zu sehen. Des weiteren ist auch die Höhe und Breite der interkondylären Resektion günstig, was beim Mißglükken der Prothesenoperation noch Rückzugsmöglichkeiten gibt (second-line of defense). Von Vorteil ist bei dieser Prothese außerdem, daß die Kraftübertragung auf breitflächige Gelenkrollen, und ferner, daß der Kontakt zwischen dem Gelenkkörper und breitflächigen Kunststoffschalen sowie auf einer in Kunststoff gelagerten Achse erfolgt.

Arthropathia hämophilica: Bei der Hämophilie kann es im Verlauf der Resorption rezidivierender Gelenkblutungen zu chronischen Reizzuständen und nachfolgend zur Zerstörung des Knochens kommen. Im späteren Stadium erfolgen dann ausgeprägte ossäre Destruktionen mit Beugekontrakturen des Kniegelenks.

Therapeutisch soll beim Auftreten des Gelenkergusses der Erguß sofort soweit wie möglich entnommen werden, gegebenenfalls sind wiederholte Punktionen notwendig. Die Ausbildung einer Kontraktur soll vermieden, gegebenenfalls können Quengelverbände in Anwendung gebracht werden. Im fortgeschrittenen Stadium der Destruktion bleibt die Verordnung eines Schienenhülsenapparates, manchmal die Arthrodese und selten die Arthroplastik zu empfehlen.

3. Arthrodese des Kniegelenks

Wenn auch die Arthrodese beim Vergleich zu früher heute wesentlich seltener Anwendung findet, so ist sie indiziert bei ausgedehnten posttraumatischen Störungen oder aber nach mißglückter Arthroplastik. Patienten mit einer Arthrodese des Kniegelenks sind leistungsfähig, wenn die Versteifung in einer Beugestellung von 10–15°, in einer X-Beinstellung von 10° und in einer Außendrehstellung von 5–10° erfolgt ist.

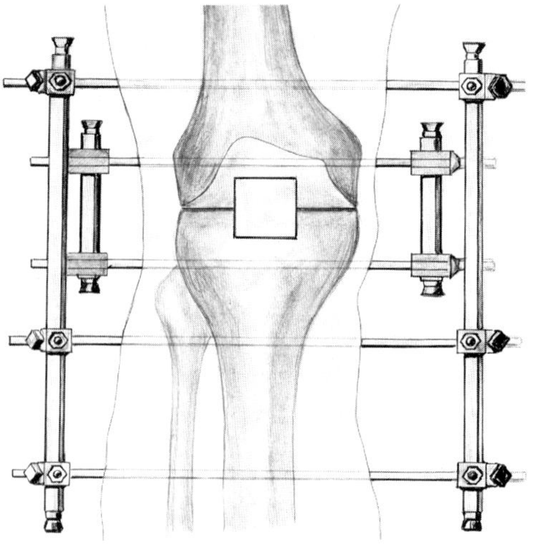

Abb. 448 Schematische Darstellung der Technik der Arthrodese nach der A.O.

Technisch kann die Arthrodese mit dem Fixateur externe durchgeführt werden, wie es z.B. bei einer Infektion zu bevorzugen ist, oder aber mit einer geschlossenen Plattenosteosynthese. *Blauth* gab eine zuverlässige Technik an (Abb. 449). Die Blauthsche Methode ist auch beim Charcot-Knie geeignet. Gerade beim neuropathischen Knie ergeben sämtliche andere Methoden unsichere Ergebnisse.

Technik: Der Zugang erfolgt am besten über einen Längsschnitt in der Mitte der Patella oder aber über eine parapatellare Längsinzision, sofern bereits Narben vorliegen. Sparsame Resektion der Gelenkflächen und Applikation des Fixateur externe bzw. Anlegen einer geschränkten 10–13-Loch-Längsplatte medial und lateral nach einer temporären Fixierung mit Kirschnerdrähten. Fixierung der Platte suprakondylär mit Kortikalisschrauben und anschließend dann distal Einbringen der Schrauben, die sich am Unterschenkel in 90° kreuzen sollen. Die Patella wird blockförmig angefrischt, und interkondylär eingeblockt und mit einer Schraube fixiert.

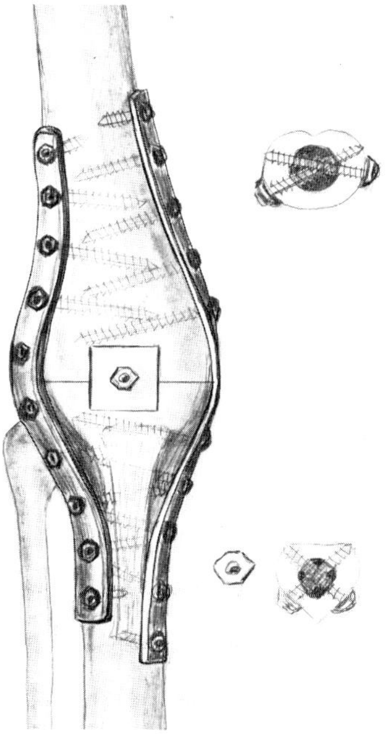

Abb. 449 Schematische Darstellung der Technik der Arthrodese nach *Blauth*

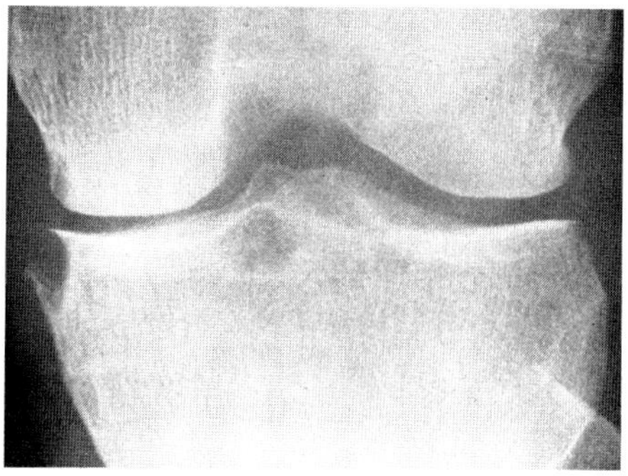

Abb. 450 Tuberkuloseherd unterhalb des medialen Kreuzbandhöckers sowie medial am Knorpelknochenübergang mit ausgedehnter Usur. Der tuberkulöse Prozeß hat bereits auf das Gelenk übergegriffen

n) Entzündungen des Kniegelenks

1. Gonitis tuberculosa

Die Gonitis tuberculosa kann im Kniegelenk als primär synoviale Form in Erscheinung treten, oder aber sekundär nach Durchbruch eines Knochenherdes in das Gelenk (Abb. 450). Diese sekundäre tuberkulöse Gelenkentzündung ist heute nur noch selten zu sehen, da gelenknahe Herde meist rechtzeitig erkannt und einer erfolgreichen Therapie zugeführt werden können (Herdausräumung). Tuberkuloseherde können auch multipel vorkommen (Abb. 451).

Klinisches Bild: Die *synoviale Form der tuberkulösen Gelenkentzündung* äußert sich durch eine langsam zunehmende Schwellung, mäßige Überwärmung und später eine Streckbehinderung des Kniegelenks. Es finden sich regelmäßig die bekannten Allgemeinsymptome der Tuberkulose.

Radiologisch achte man besonders auf eine Zunahme des Weichteilschattens, der vor allem xeroradiographisch gut abzugrenzen ist. Gelegentlich finden sich schon Gelenkusuren am Knorpel-Knochen-Übergang.

Therapie: Beim Verdacht der Gonitis tuberculosa muß baldmöglichst unter tuberkulostatischem Schutz die Synovektomie durchgeführt werden. Eine tuberkulostatische Behandlung muß nach der Synovektomie für 12 und manchmal 24 Monate durchgeführt werden.

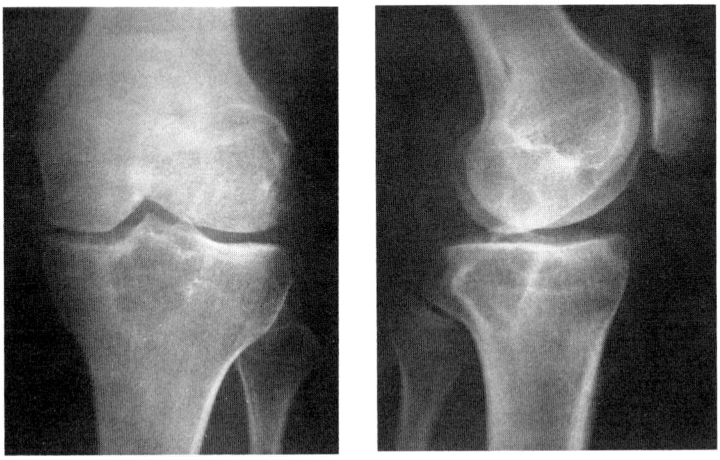

a b

Abb. 451 a und b Multiple Tuberkuloseherde im Bereich der Kniegelenksepiphysen (kein Gelenkeinbruch!)

Prognostisch ist die Tuberkulose des Kniegelenks heute im Hinblick auf den Erhalt der Gelenkbeweglichkeit günstig zu beurteilen. Postarthritische Arthrosen sind später jedoch möglich.

2. Akute eitrige Kniegelenksentzündung

Eine akute eitrige Kniegelenksentzündung wird durch die Verschleppung von verschiedenen Erregern auf dem Blutweg in die Synovialmembran ausgelöst. Die Infektion verläuft unter hohem Fieber. Klinisch zeigt sich das Bild einer schnell zunehmenden Schwellung, einer deutlichen Überwärmung und dem Auftreten erheblicher Schmerzen.

Die *eitrige Kniegelenksentzündung* kann aber auch nach Punktionen in Erscheinung treten. Oft erfolgen schon wenige Stunden nach einer erfolgten Gelenkinjektion die Symptome der akuten Entzündung. Eine sofort einsetzende antibiotische Behandlung kann dann die Zerstörung des Gelenks meist noch verhindern. Sehr oft bleibt aber ein Knorpelschaden zurück, der später Anlaß zu einer postarthritischen Veränderung gibt.

Das Punktat zeigt bei der akuten bakteriellen Entzündung ein trübes Aussehen und läßt zytologisch massiv Leukozyten erkennen. Nach erfolgter Testung der Erreger ist am besten parenteral sofort mit einer intensiven antibiotischen Behandlung zu beginnen, gegebenenfalls sind Antibiotika in das Kniegelenk zu applizieren. Vorübergehend muß eine Ruhigstellung im Gipsverband stattfinden. Nach Abklingen soll sofort mit der Aufnahme der Übungsbehandlung begonnen werden. Die Belastung des Kniegelenks darf erst nach Abklingen der Entzündung erfolgen. Die Beweglichkeit des Kniegelenkes muß zu diesem Zeitpunkt in der Beugung mindestens 90° betragen.

Die häufigsten Eitererreger sind Staphylokokken, Streptokokken und seltener auch Pneumokokken, Meningokokken und Gonokokken (Abb. 452). Selten findet man Dysenteriebazillen, Salmonellen, Brucellosen.

Prognose: Bei rechtzeitigem Einsetzen der antibiotischen Therapie kann sehr oft eine Destruktion des Gelenks verhindert werden, manchmal jedoch sind schwere Destruktionen die Folge.

Beachte: Kniegelenksinjektionen sollen nur unter aseptischen Bedingungen vorgenommen werden. Wir führen die Injektion nur im Raum für Gelenkinjektion durch, der sich durch einen niedrigen Luftkeimgehalt auszeichnet. Nach einer gründlichen Hautreinigung erfolgt die Abdeckung mit Einmaltüchern sowie die Verwendung von Handschuhen und Einmalspritzen sowie Einmalnadeln.

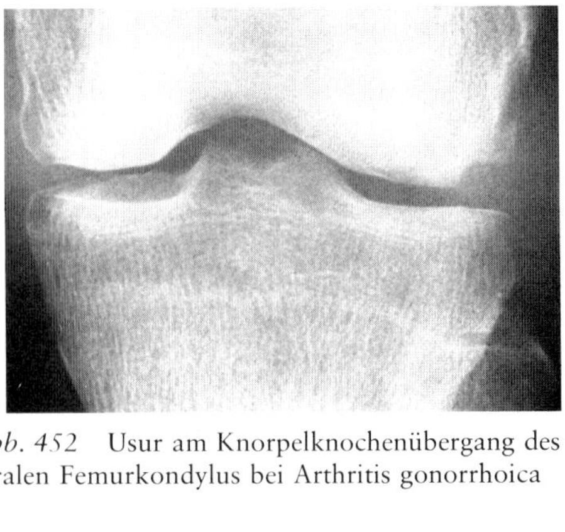

Abb. 452 Usur am Knorpelknochenübergang des lateralen Femurkondylus bei Arthritis gonorrhoica

m) Erkrankungen der Schleimbeutel am Kniegelenk

Im Bereich des Kniegelenkes findet man zahlreiche Schleimbeutel entsprechend ihrer Aufgabe als Gleit- und Drucklager im Bereich der Ansatzstellen verschiedener Sehnen. Auf vermehrte Belastungen (lange dauerndes Arbeiten in Kniebeugestellung) oder aber auch traumatisch kann es zur serösen, zur proliferativen und zur eitrigen Erkrankung der Schleimbeutel kommen. Eine eitrige Bursitis findet man häufig im Bereich der präpatellaren Schleimbeutel, ganz besonders wenn eine Eingangsmöglichkeit für Bakterien besteht (offene Verletzung, Punktion).
Chronisch entzündliches Gewebe im Schleimbeutel kann verkalken.

1. Bursitis praepatellaris

Am häufigsten findet man im Bereich des Kniegelenks eine Irritation der *präpatellaren Schleimbeutel*, die je nach der Lage der Bursa als Bursitis praepatellaris subcutanea, Bursitis praepatellaris subfascialis oder als Bursitis subtendinia in Erscheinung tritt. Insgesamt sprechen wir dann von der Bursitis praepatellaris. Von Bedeutung ist, daß diese Schleimbeutel nicht mit dem Gelenk in Verbindung stehen. Hinzuweisen bleibt noch auf die Bursitis infrapatellaris. Sie kann sich ebenfalls subkutan oder unter der Sehne entwickeln.

Klinisch steht die fluktuierende Schwellung über der Kniescheibe im Vordergrund. Bei der Punktion entleert sich meist seröse Flüssigkeit. Eine Suche nach Eitererregern muß stets stattfinden. Manchmal kommt es bei der serösen Bursitis nach Injektionen von Cortison zum Rückgang der Schleimbeutelbildung. Im allgemeinen ist jedoch die operative Entfernung nicht zu umgehen. Hinzuweisen bleibt schließlich noch auf die Bursa anserina, die meist am Pesansatz zur Entwicklung kommt. Sie kann bei einer bestehenden X-Bein-Bildung häufiger auftreten.

2. Baker-Zyste

Im dorsalen Bereich der Kniekehle findet man relativ häufig prall gefüllte Zystenbildungen, die vor allem beim Strecken des Kniegelenks deutlich hervortreten. Sie werden allgemein als Poplitealzysten bezeichnet. Es handelt sich dabei sehr oft um Schleimbeutelbildungen, die sich im Bereich des M. semimembranaceus oder des M. popliteus entwickeln.

Differentialdiagnostisch muß vor allem das Lipom der Kniekehle und das Liposarkom der Kniekehle ausgeschlossen werden, das an dieser Stelle bevorzugt gefunden werden kann. Differentialdiagnostisch kann auch eine granulomatöse Wucherung der Gelenkinnenhaut wie z.B. bei Morbus Boeck in Frage kommen (Abb. 455).
Poplitealzysten müssen im allgemeinen operativ entfernt werden, da eine Stichelung der Bursa und nachfolgende Cortisoninjektion nur selten eine bleibende Besserung bringen können. Bei der Operation zeigt sich dann, daß es sich bei der Zy-

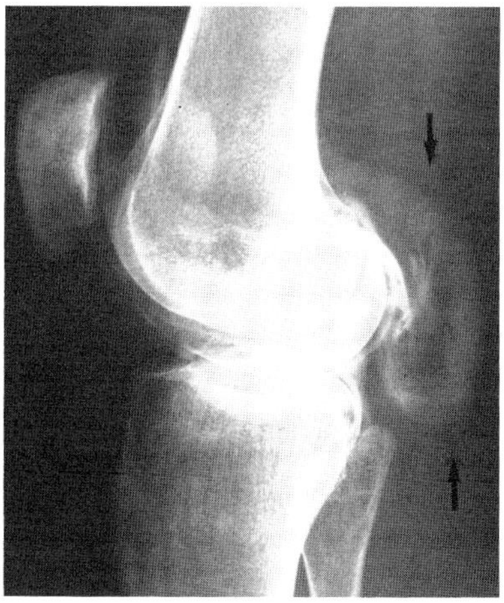

Abb. 453 *Baker-Zyste*, arthrographisch dargestellt

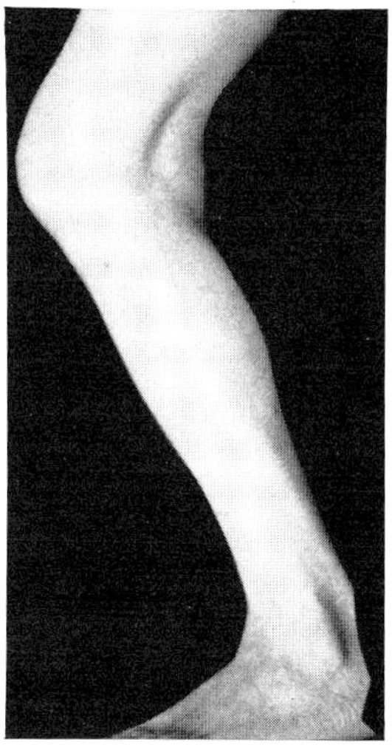

Abb. 454 Baker-Zyste

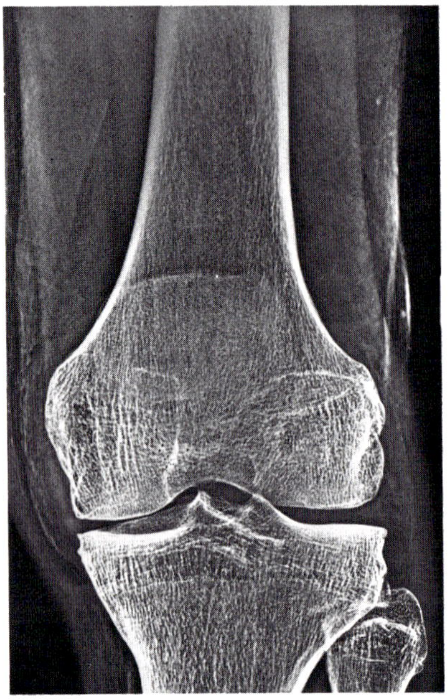
a

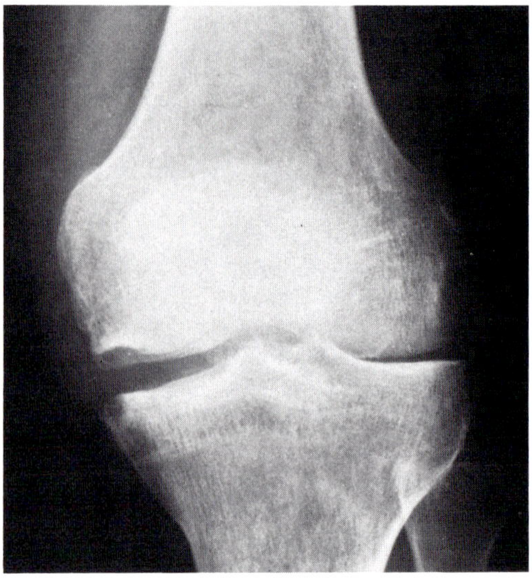
b

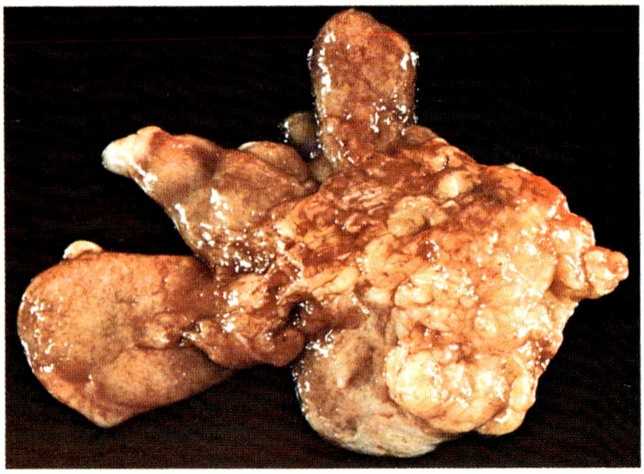
c

Abb. 455 a–c Synovitis des Kniegelenkes bei Morbus Boeck Beachte: Beginnende Usurbildung medial am Schienbeinkopf, sowie ausgedehnte Verdickung der Gelenkinnenhaut (a). Dies ist besonders deutlich auf dem Xeroradiogramm (a). 2 Jahre nach einer Synovektomie (b) Fortschreiten der Gelenkdestruktion, weshalb eine Resynovektomie vorgenommen wurde (c)

ste um eine Bursitis semimembranosa handelte oder aber um eine Bursitis im Bereich des M. popliteus. Sehr häufig finden wir Verbindungen mit dem Gelenk.

Therapie: Über einen leicht S-förmig verlaufenden queren Hautschnitt muß unter vorsichtiger Präparation die Bursa freigelegt und in toto exstirpiert, gegebenenfalls die Verbindung mit dem Gelenk ausgeschnitten werden.
Beim operativen Eingriff muß exakt auf den Gefäßnervenverlauf geachtet werden.

Beachte: Eine eitrige Bursitis eines poplitealen Schleimbeutels gehört zu den großen Seltenheiten.

n) Chondromatose des Kniegelenks

Die Chondromatose als Metaplasie der Gelenkinnenhaut beobachtet man relativ häufig im Bereich des Kniegelenks. Die Genese dieser Metaplasie ist derzeit noch nicht geklärt. Gelegentlich findet sich eine vollkommene Ausfüllung der Gelenkhöhle mit Knorpel-Knochen-Wucherungen (Abb. 456). Manchmal jedoch sind es nur einzelne oder aber gar nur ein freier Gelenkkörper verschiedener Größe, der sich in einem der Rezessus befinden kann (Abb. 457).

Nur ganz selten kommt es zur Entartung bei einer Kniegelenkchondromatose.
Therapeutisch ist, abhängig vom Ausmaß der Veränderung, die Entfernung der freien Gelenkkörper und gelegentlich eine partielle oder totale Synovektomie notwendig.

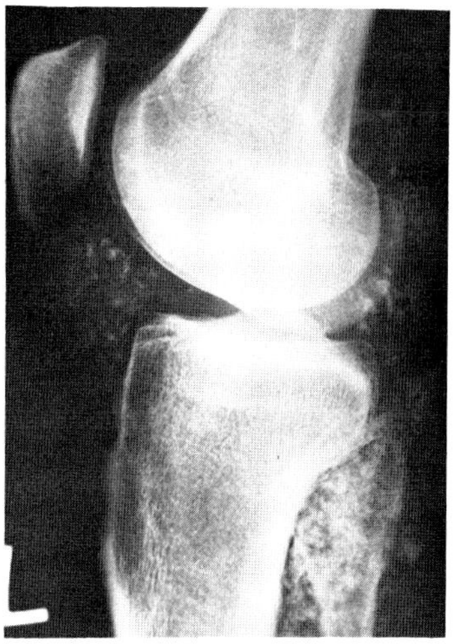

Abb. 456 Chondromatose des Kniegelenkes mit multiplen freien Knorpelknochenknoten. Therapeutisch ist eine ausgedehnte Synovektomie unbedingt notwendig

o) Hämangiom des Kniegelenks

Hämangiome des Kniegelenks findet man im Bereich der Gelenkinnenhaut und auch im Bereich der fibrösen Kapsel.

Klinisch steht eine teigige Schwellung im Vordergrund, die beim Hochheben des Beines oder beim Ausdrücken verschwindet. Die endgültige diagnostische Klärung erfolgt durch eine Gefäßdarstellung (Abb. 458).

Therapeutisch bringt die Exstirpation der Gefäßmißbildung günstige Ergebnisse.

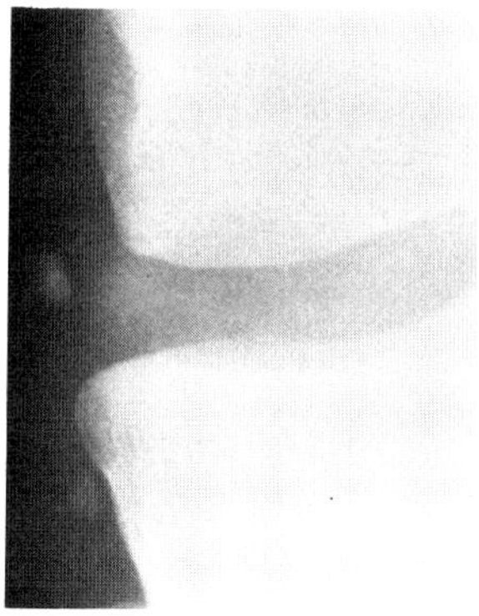

Abb. 457 Chondromatose des Kniegelenkes mit 2 freien Knorpelknochenknoten.
Beachte: Während sich der obere freie Körper dorsal im Rezessus befand, lag der untere kleinerbsgroße Knorpelknochen im Recessus inframeniscalis, was bei der Entfernung Schwierigkeiten bereiten kann!

p) Tumoren der Menisken

Gutartige und bösartige Geschwülste der Menisken gehören zu den Seltenheiten. Man findet Lipome, Fibrome und auch Fibrosarkome (*Guinard, Nigst, Tobler*).

Therapeutisch ist jeweils eine radikale Entfernung der Geschwulst unumgänglich notwendig, nur ausnahmsweise wird man sich beim Sarkom zur Amputation entschließen müssen.

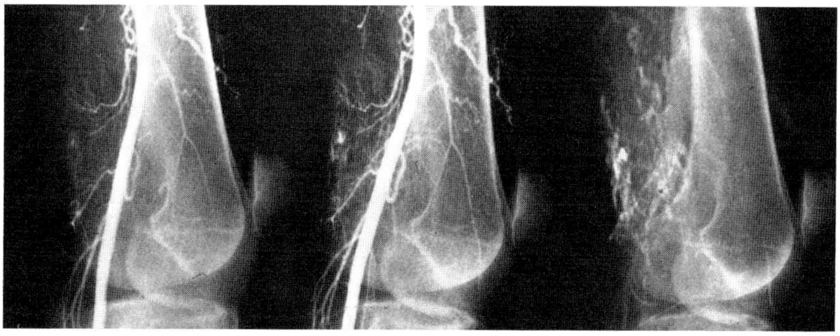

Abb. 458 Hämangiom im Bereich der Kniegelenkskapsel dorsal in den verschiedenen Durchblutungsphasen. Operative Entfernung der Gefäßmißbildung ist notwendig

q) Probleme bei der Diagnose und Therapie von Tumoren im Kniegelenksbereich

Sämtliche gutartigen und primär bösartigen Tumoren kommen bevorzugt in Kniegelenksnähe vor. Metastasen dagegen sind in dieser Region extrem selten zu beobachten. Die Symptomatik ist relativ uncharakteristisch. Schmerzen und Bewegungseinschränkungen stehen im Vordergrund. Nicht selten werden Anfangssymptome mit Zeichen einer Meniskusläsion verwechselt. Bei gutartigen Tumoren steht regelmäßig der tastbare Tumor im Vordergrund, gelegentlich auch bei der primär bösartigen Geschwulst.

Radiologisch läßt sich aus der Übersichtsaufnahme oft schon eine endgültige Diagnose stellen, sofern bestimmte morphologische Veränderungen verwertet werden, was vielfach allerdings nicht erfolgt (Abb. 459). Regelmäßig führen z.B. Osteofibrome zu Verwechslungen (Abb. 460), desgleichen Riesenzelltumoren und vor allem das Chondroblastom (Abb. 461). Zu beachten ist ferner, daß gutartige und bösartige Tumoren – wenn auch selten – bei einem Patienten vorkommen können (Abb. 466).
Schwierigkeiten ergeben sich oft bei der Deutung von Befunden, die Zeichen eines *malignen Wachstums* vermuten lassen. Man achte zunächst auf die Lokalisation in der Epi-, Meta- und Diaphyse. Das am häufigsten zu beobachtende Osteosarkom liegt bevorzugt in der Metaphyse und zeigt im allgemeinen eine Osteoplasie und im Angiogramm zum Teil charakteristische Gefäßneubildungen (Abb. 462–466).
Es gibt aber auch Sarkome, die vorwiegend eine Osteolyse aufweisen. Früher sprach man dann vom osteolytischen Sarkom. In diesen Geschwülsten sind dann oft auch Riesenzellen zu sehen (Abb. 464).
Radiologisch sind die Unterscheidung und Beurteilung der Osteoplasie auch im Hinblick auf die Ausdehnung eines tumorösen Prozesses für das weitere therapeutische Vorgehen unumgänglich notwendig. Bei der Osteolyse ist es wichtig, unregelmäßige Begrenzungen zu berücksichtigen, bei der Osteoplasie beachte man die Anlage der Osteoid- oder aber Knochenformationen (Spikulae, Lamellen) (Abb. 462, 463, 466). Manchmal gelingt auf dem Xeroradiogramm eine bessere Darstellung der Übergänge von Knochen zu Weichteilen und die Beurteilung der Knochen- und Weichteilstruktur (Abb. 463a).

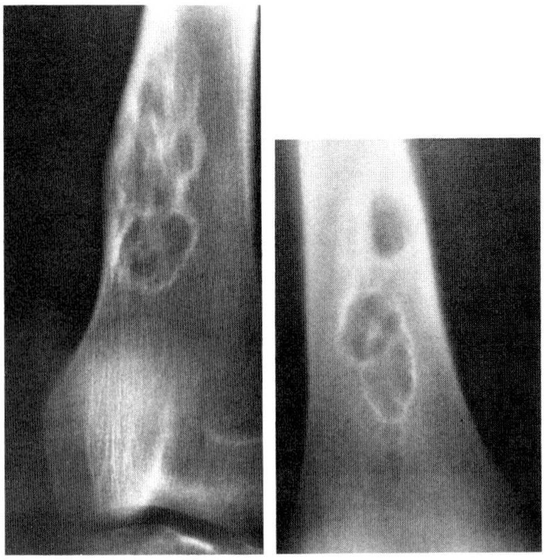

a b

Abb. 460 a und b Röntgenmorphologie des typischen Osteofibroms im Bereich der Oberschenkelmetaphyse (tumorlike lesion). Es wird häufig mit einem Osteosarkom oder Ewing-Sarkom verwechselt. Spontanfraktur häufig möglich.
Beachte: Scharf begrenzte, kleeblattförmige mit einem Sklerosesaum umrandete Herdbildung, die multipel vorkommen kann und zur Infraktion Anlaß geben kann. Manchmal finden spontane Stabilisierungsvorgänge statt, in Form von Kortikalisverdichtungen

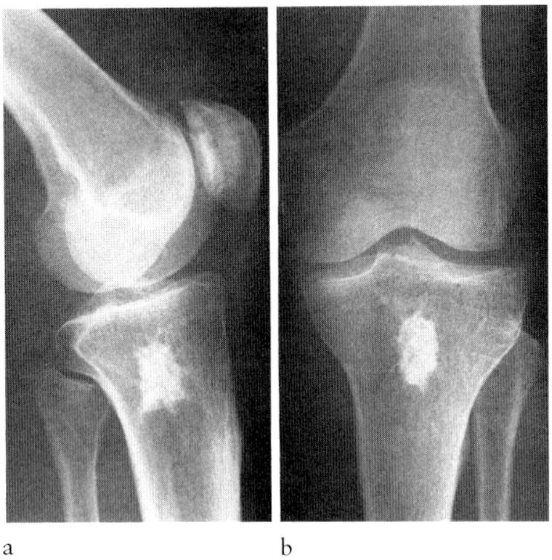

a b

Abb. 459 a und b Enostom im Schienbeinkopf (Nebenbefund, keine klinische Bedeutung). Patientin hatte wegen einer Femuropatellararthrose Beschwerden.
Beachte: Ausziehungen der Patellapole

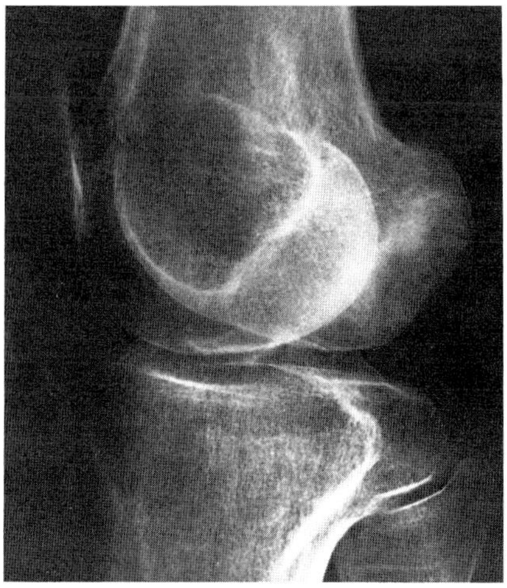
a

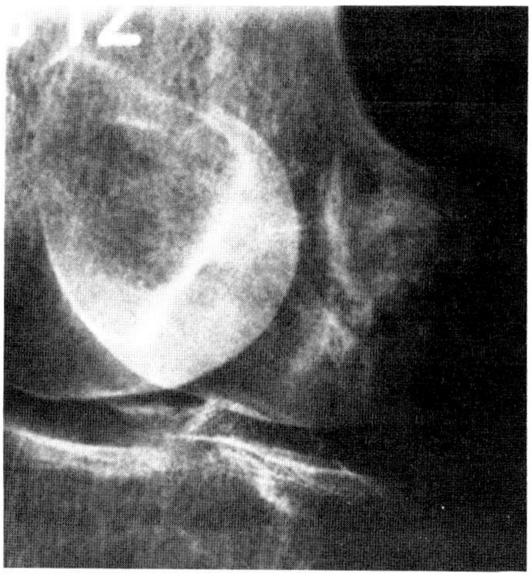
b

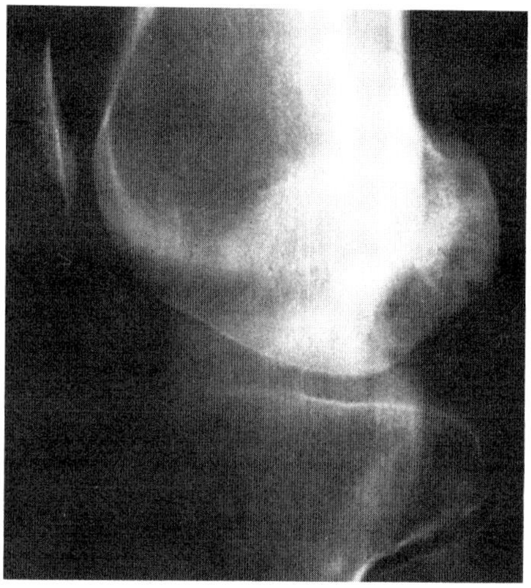
c

Abb. 461 a–c Typisches Chondroblastom im Bereich der medialen Femurrolle (Codman tumor).
Beachte: Besser als auf der Übersichtsaufnahme erkennt man auf einer gedrehten Aufnahme die Tumorausdehnung (b). Besonders übersichtlich zeigt das Tomogramm das Ausmaß der Destruktion (c)

Die **endgültige diagnostische Klärung** gelingt fast immer nur mit Hilfe der Probeexzision und der nachfolgenden feingeweblichen Untersuchung. *Die histologische Untersuchung muß durchgeführt werden.* Die Probeexzision soll so oft wie nur möglich in einer Sitzung, d. h. gleichzeitig mit der anschließenden endgültigen Therapie vorgenommen werden. Am Kniegelenk ergeben sich diesbezüglich günstige Möglichkeiten, da in Blutleere operiert werden kann. Zellverschleppungen lassen sich dabei verhindern. Selbstverständlich ist auch die Abgrenzung einer Knochengeschwulst im feingeweblichen Bild aus dem Schnellschnitt manchmal schwierig, weshalb der Pathologe es gelegentlich ablehnt.
Eine eingehende vorherige Information des Pathologen mit sämtlichen klinischen und radiologischen Befunden ist erforderlich! An unserer Klinik erhalten wir regelmäßig nach 30 Minuten eine verwertbare Diagnose und können in gleicher Sitzung die endgültige Therapie vornehmen.

Die **Therapie** der malignen Knochengeschwulst im Kniegelenksbereich erfolgt einmal durch Amputation oder aber gelegentlich durch Resektion. Nach wie vor gehen die Meinungen auseinander, wie hoch amputiert werden soll bzw. exartikuliert werden muß. Unsere Meinung geht dahin, daß zumindest 10–15 cm im Gesunden amputiert werden muß und wenn möglich der Oberschenkelstumpf erhalten werden soll.
Die Defektüberbrückung nach einer Resektion kann heute mit verschiedenen Spezialprothesen aus Metallegierungen, Keramik und Plastik er-

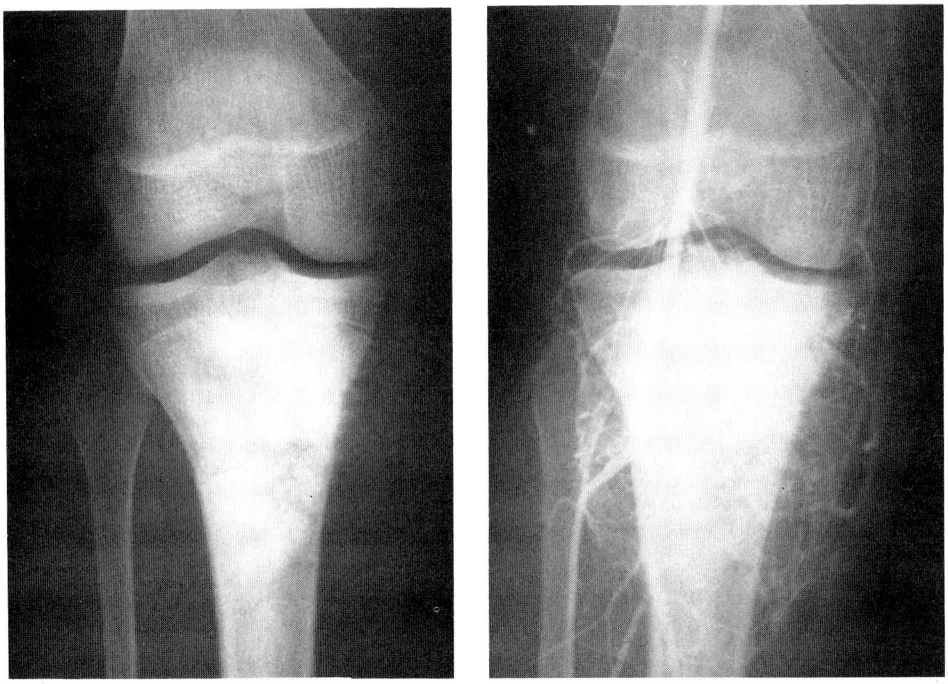

a b

Abb. 462 a und b Typisches Osteosarkom im Bereich des Schienbeinkopfes (13 Jhr. ♀)
Beachte: Metaphysäre Lage. Der Tumor erstreckt sich bereits extraossär, was auf dem Angiogramm sicher abgegrenzt werden kann

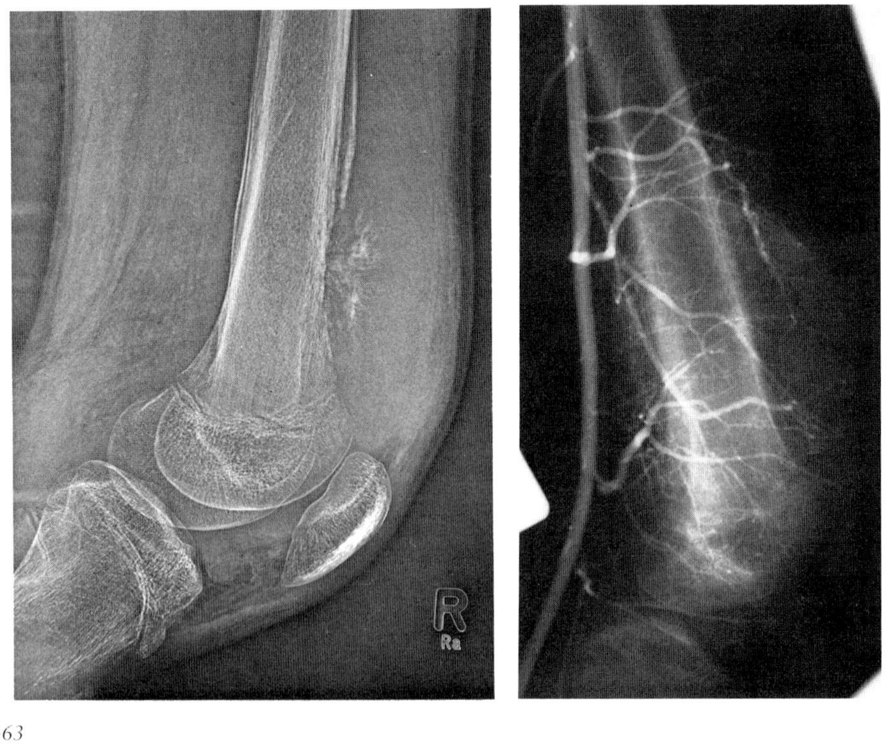

a b

Abb. 463

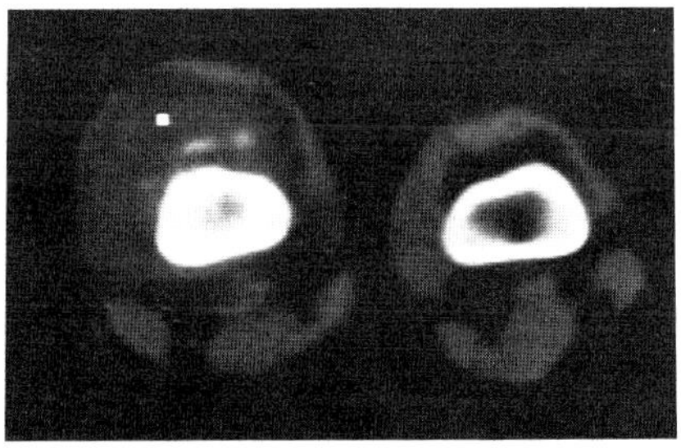
c

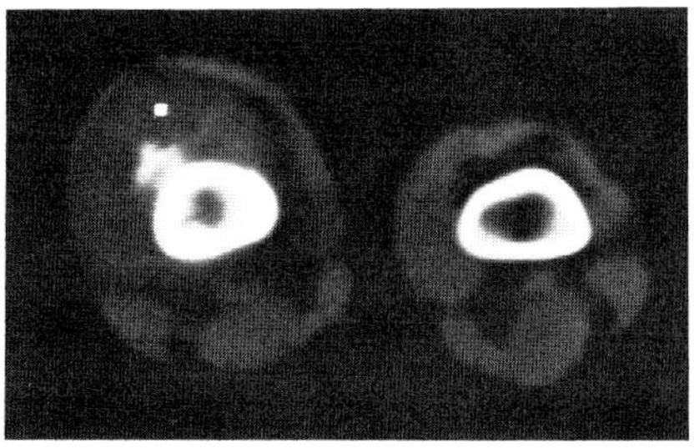
d

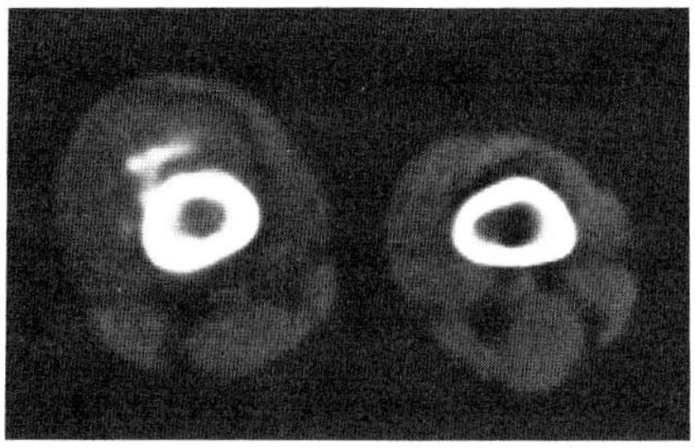
e

Abb. 463 a–f Typisches Osteosarkom metaphysär im distalen Oberschenkelanteil (13 Jahre ♂)
Anamnestisch: Angaben von Schmerzen und zunehmender Schwellung im Anschluß an eine Prellung vor 8 Wochen beim Fußballspiel. Zunächst als Myositis gedeutet.
Radiologisch findet sich neben geringen osteolytischen Vorgängen vor allem eine Osteoplasie in Form von Lamellen und Spikulae. Die Ausdehnung der Geschwulst ist auf dem Xeroradiogramm (a) begrenzt möglich, wird aber dann auf dem Angiogramm (b) sicher möglich, desgleichen auf dem Computertomogramm (c–e)! Hier sieht man vor allem die Ausdehnung des Tumors in der Markhöhle!
(f) Präparat zu 463 a

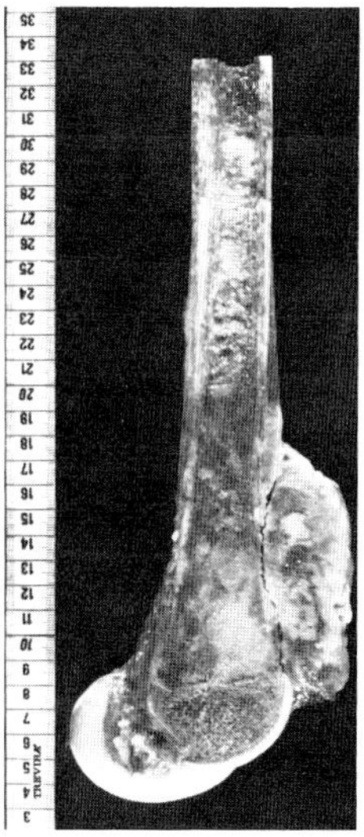
f

folgen, wobei eine stabile Einzementierung derzeit im Bereich des Kniegelenks noch stattfinden muß.
Gleichzeitig muß bei der malignen Geschwulst eine zytostatische Kombinationstherapie eingeleitet werden. Beim Ewing-Sarkom und Retikulumzellsarkom kommt man sehr oft ohne Amputation, allein mit der Chemotherapie und Bestrahlung aus.

V. Unterschenkel

In seiner Grundform wird der Unterschenkel entscheidend vom Skelett, von den Muskelbäuchen und Sehnen sowie vom Unterhautfettgewebe geprägt. Bereits das Unterhautfettgewebe ist Variationen unterworfen. Es läßt eine Geschlechtsabhängigkeit deutlich erkennen. Beim weiblichen Geschlecht ist es meist stärker ausgeprägt. Weiter ist die Wadenmuskulatur in ihrer Form variant. Der Gastroknemius kann kurz oder lang gefiedert sein. Die Ausbildung der Muskulatur hängt von Körperbau und rassischen Einflüssen ab. Neger haben meist schlanke Waden. Wichtig ist ferner der Leistungszustand der Muskulatur. Eine gewisse Bedeutung im Hinblick auf den Wadenumfang muß auch dem funktionellen Überwiegen eines Beines zugeordnet werden. Man spricht von der *Beinigkeit.* Die Beinigkeit wird zusätzliche Bedeutung bei einer vorwiegend einseitigen beruflichen Tätigkeit oder bei verschiedenen Sportarten erlangen. Man wird also normalerweise auf beiden Seiten eine annähernd gleiche Unterschenkelform vorfinden, die hauptsächlich geprägt wird von der Wade, die sich von der körperfernen Hälfte an zu den Knöcheln hin verjüngt. Fettpolster, wie sie neben der Achillessehne vorgefunden werden, haben ebenfalls einen formgebenden Einfluß.

Diagnostisch ergeben sich bei der Beurteilung von krankhaften Veränderungen im Unterschenkelbereich nicht selten erhebliche Schwierigkeiten. Allein schon bei der Beurteilung von *Schmerzen,* die im Unterschenkel angegeben werden, muß an zahlreiche Erkrankungen gedacht werden. Sehr

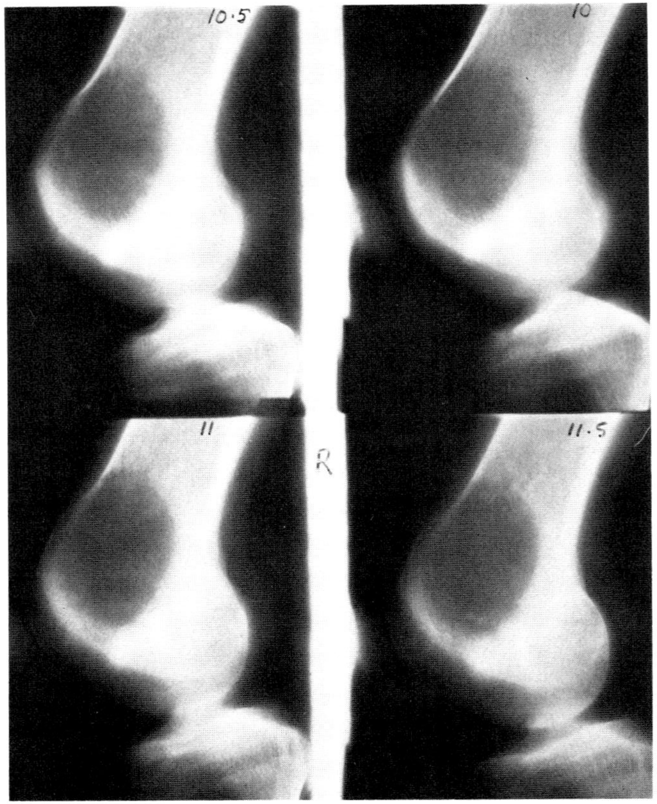

a

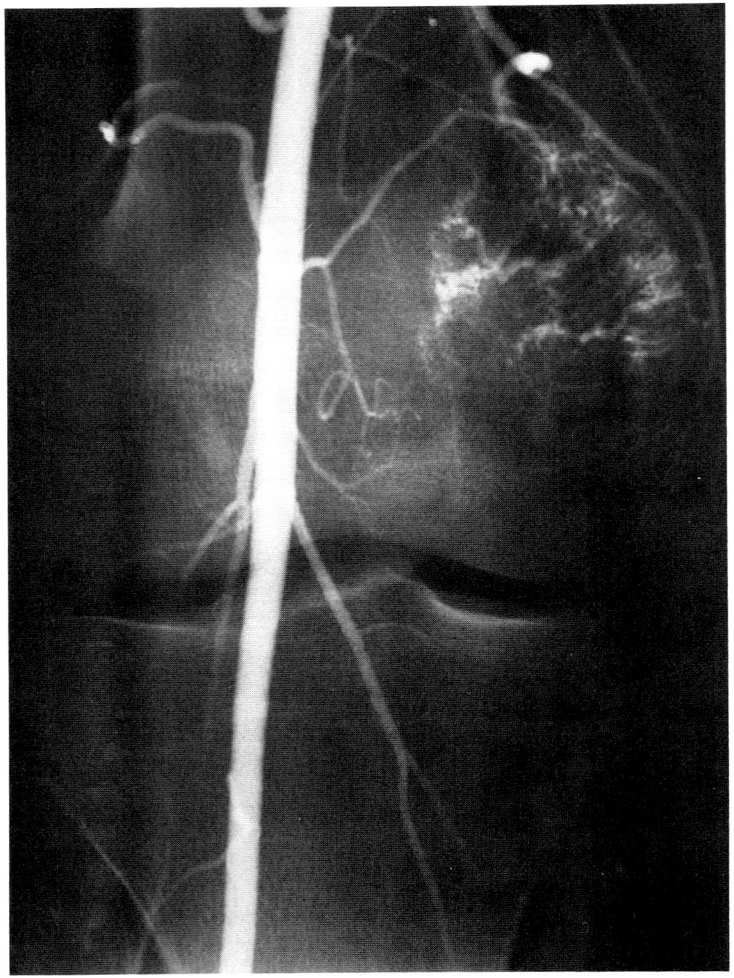

b

Abb. 464 a–d *Atypisches Osteosarkom* epimetaphysär im Bereich des medialen Femurkondylus (30 Jahre). Die radiologisch als osteolytisch anzusprechende Geschwulst ist scharf begrenzt und zeigt diesbezüglich Gemeinsamkeiten mit einer Riesenzellgeschwulst. Operativ ließ sich der Tumor scharf zur Umgebung hin abgrenzen, ebenfalls ähnlich wie eine Riesenzellgeschwulst.

Histologisch jedoch mußte die Diagnose des Osteosarkom gestellt werden.

Beachte: Angiographisch zeigt sich auf dem Vergrößerungsangiogramm die Morphologie der Gefäßneubildungen in den verschiedenen Durchblutungsphasen besonders deutlich

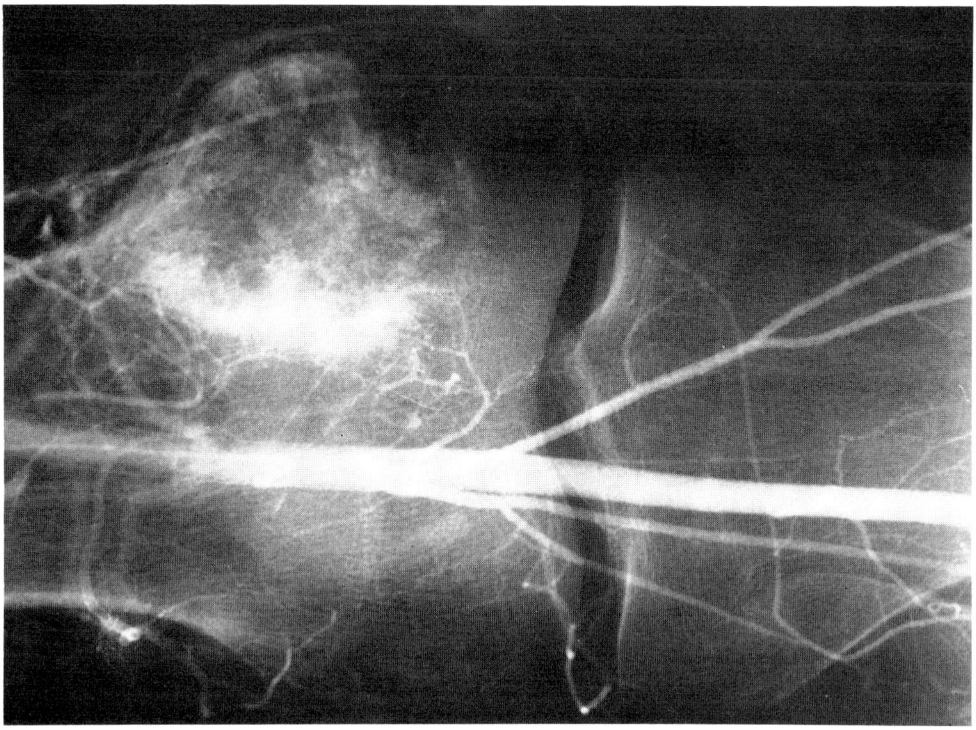

d

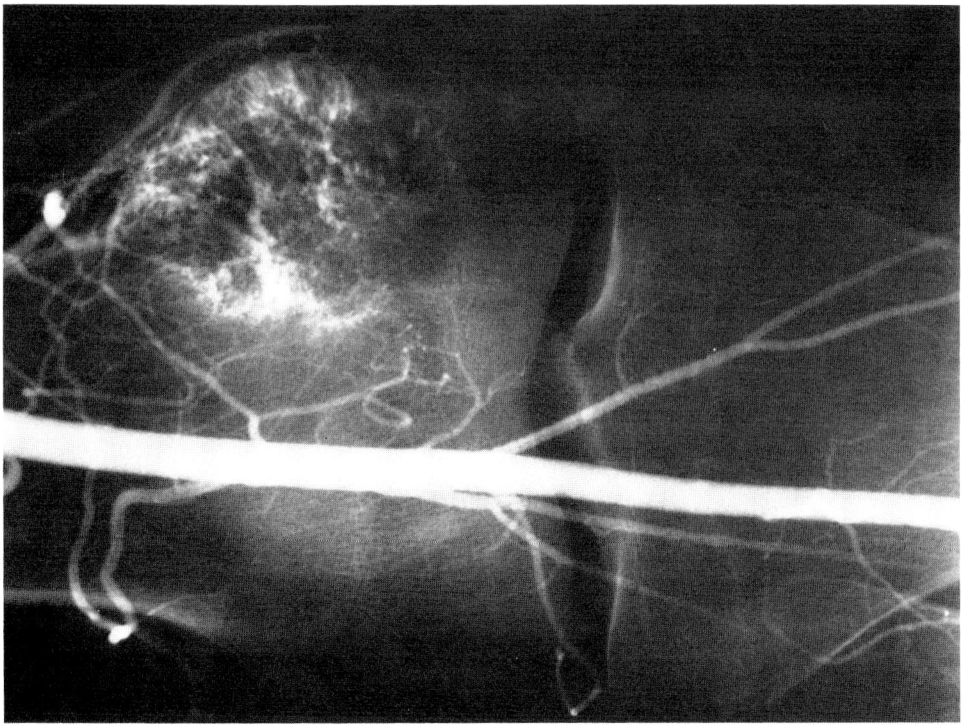

c

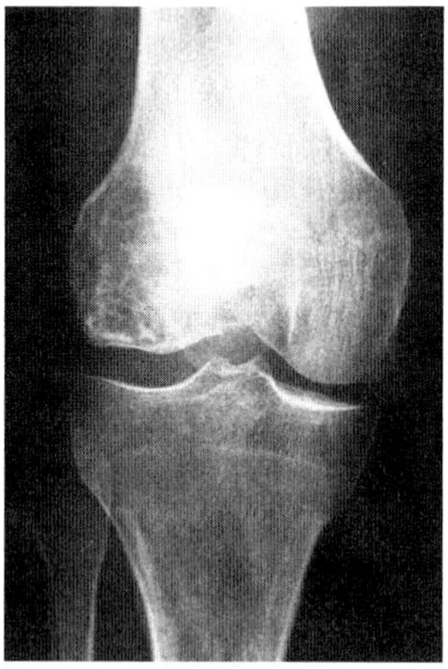

Abb. 465 Fibrosarkom epimetaphysär im lateralen Femurkondylus

oft ist der Schmerz belastungs- und bewegungsabhängig, wie es bei einer *statischen Insuffizienz* und bei *muskulären Dekompensationen* (Fußdeformitäten) zu beobachten ist. Weiter ist vor allem bei älteren Patienten an eine vaskulär bedingte Schmerzentstehung zu denken, die bei arteriellen Blutumlaufstörungen vor allem bei der Bewegung auftritt (Wadenkrämpfe). Auch führen venöse Rückflußstörungen, insbesondere Thrombosen, zu Wadenschmerzen. Hinzuweisen bleibt noch auf den *ossär bedingten Schmerz*, wie wir ihn bei Entzündungen oder aber bei benignen bzw. malignen Neubildungen sehen (Abb. 469, 470). Weichteilneubildungen sind meist palpatorisch abzugrenzen. Man hat dann jeweils genau auf morphologisch faßbare Veränderungen der verschiedenen Gebilde am Unterschenkel zu achten.

a) Dicke Beine

Die Bezeichnung „dicke Beine" wurde von *Hohmann* geprägt und charakterisiert das klinische Bild treffend. Über die Ursache wird damit natürlich nichts gesagt. Ursache und Entstehung der dicken Beine und weiter die Diagnose und Behandlung bieten auch heute noch zahlreiche Pro-

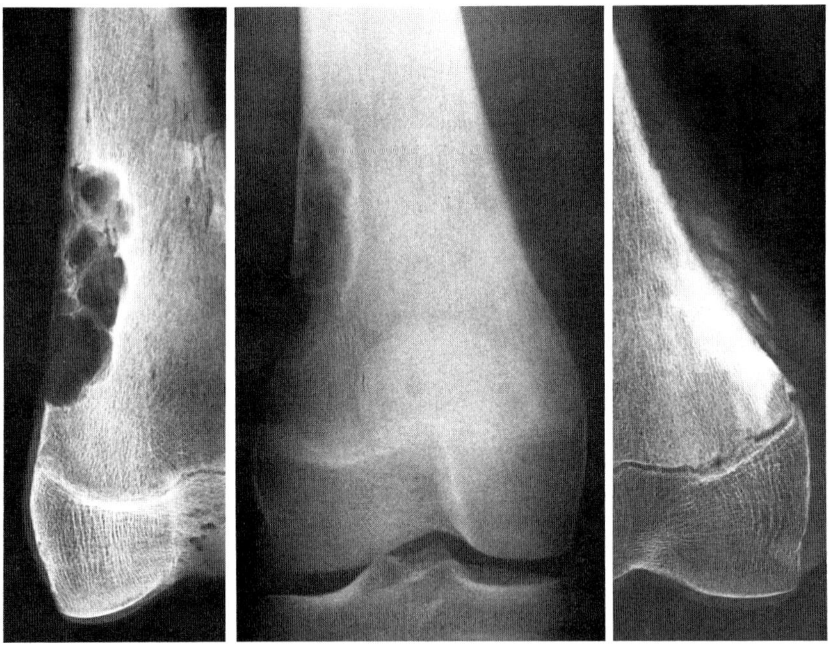

a b c

Abb. 466 a–e Gleichzeitig auftretendes typisches Osteosarkom und Osteofibrom bei einem 13jährigen Mädchen. Lateral metaphysär im Oberschenkel findet sich ein typisches Osteofibrom, das keine Atypismen im Hinblick auf eine Malignität zeigt. Medial dagegen zeigt sich eine Verdichtung intrakortikal und eine Knochenneubildung extrakortikal

Beachte: Keine Gefäßneubildung im Bereich des Osteofibroms, *typische Gefäßneubildungen* medial im Bereich des Osteosarkoms, die vor allem auch auf den Schrägaufnahmen zur Kniekehle hin deutlich einzusehen sind

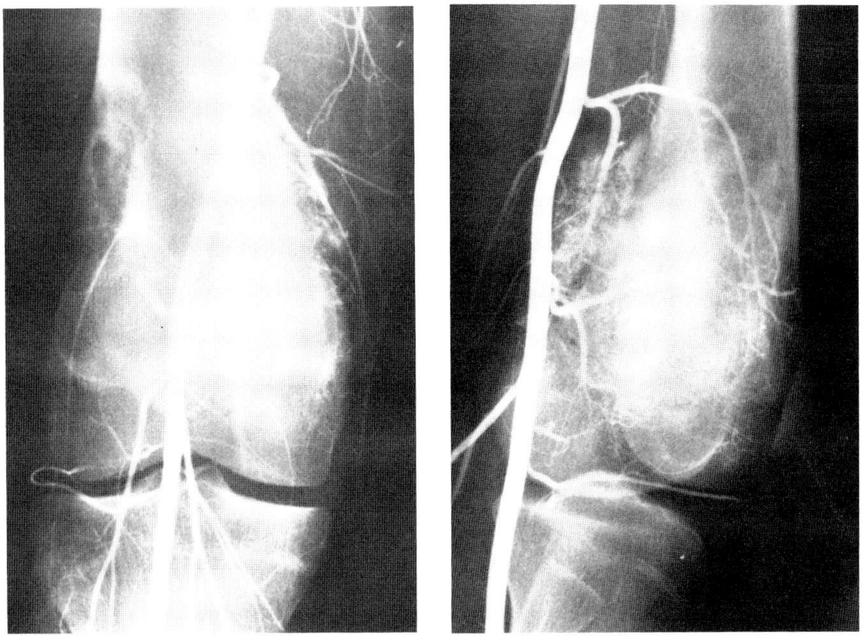

d e

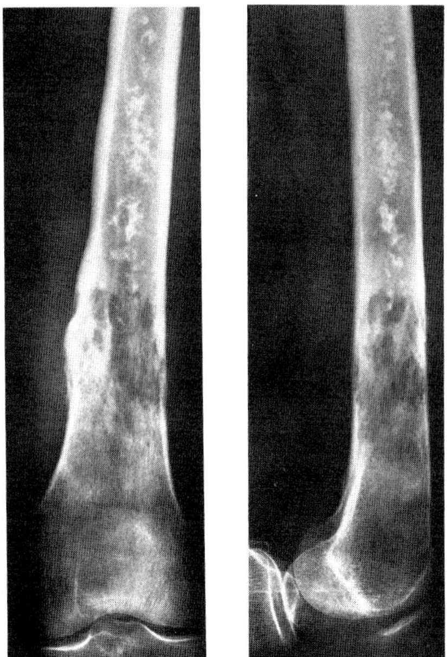

a b

Abb. 467 a und b Entartung eines intrakortikalen Chondroms in ein Chondrosarkom im Alter von 64 Jahren. Zur Diaphyse hin zeigt sich noch unverändert das Chondrom, wohingegen im metaphysären Anteil die Osteodestruktion im Vordergrund steht, was besonders auf den Seitaufnahmen deutlich wird

bleme, wenngleich zugegeben werden muß, daß mit modernen Untersuchungsmethoden (Arteriographie, Venographie, Lymphangiographie) jetzt zahlreiche „dicke Beine" eine diagnostische Klärung erfahren. Zum Teil ist eine erfolgreiche Behandlung möglich geworden.

Örtlich begrenzte Schwellungen sieht man bei subkutanen Lipomen, *Weichteiltumoren*, Fibromen und beim äußerst seltenen Myosarkom. Selbstverständlich können lokale Schwellungen durch *gutartige* oder auch *bösartige Knochentumoren* hervorgerufen werden. Osteosarkome, Fibrosarkome, Ewing-Sarkome und gelegentlich auch Metastasen sind am Unterschenkel anzutreffen. Die Röntgenaufnahme (Abb. 469, 470) und weiter die Angiographie bringen entscheidende diagnostische Einblicke. Zu beachten bleiben *Entzündungen des Knochens*, die manchmal eine chronische Verlaufsform aufweisen (Abb. 471). Selten führen *Schleimbeutelentzündungen* zu einer begrenzten Unterschenkelschwellung.

Einem durchweg dicken Bein bzw. Unterschenkel kann eine *Hypoplasie* der Lymphgefäße zugrunde liegen. Man spricht dann beim Auftreten der Schwellung schon im Jugendalter auch vom Lymphoedema praecox. Dabei kommt es anfangs oft nur einseitig zu einem derben blassen Ödem.

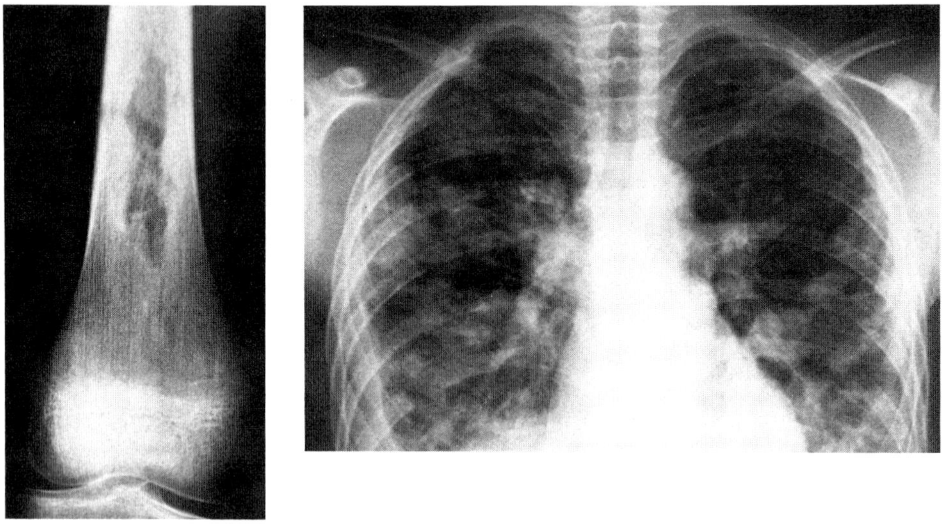

Abb. 468 a und b Unregelmäßig begrenzte Osteolyse in der distalen Oberschenkelmetaphyse bei akuter Osteomyelitis mit multiplen Herden in der Lunge. *Cave:* Verwechslung mit einem Tumor und Lungenmetastasen

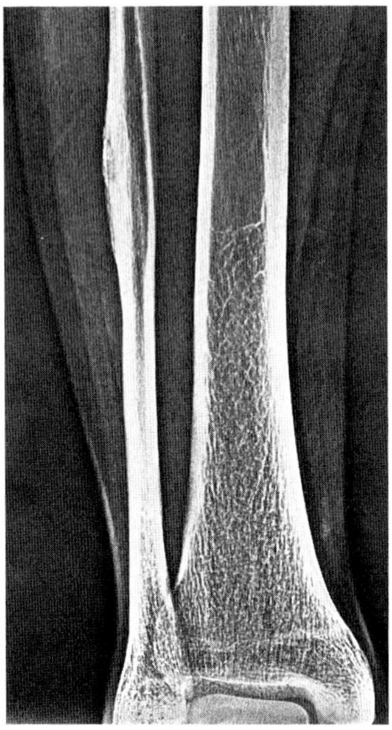

Abb. 469 Osteoidosteom im Bereich der Fibuladiaphyse. Klinisch bestehen heftige Schmerzen im Bereich der Wade, vor allem bei Nacht nehmen diese an Intensität zu. Rückgang der Beschwerden auf Aspiringaben. Radiologisch zeigt sich der typische Befund des Osteoidosteom mit Corticalisverdickung und Nidusbildung

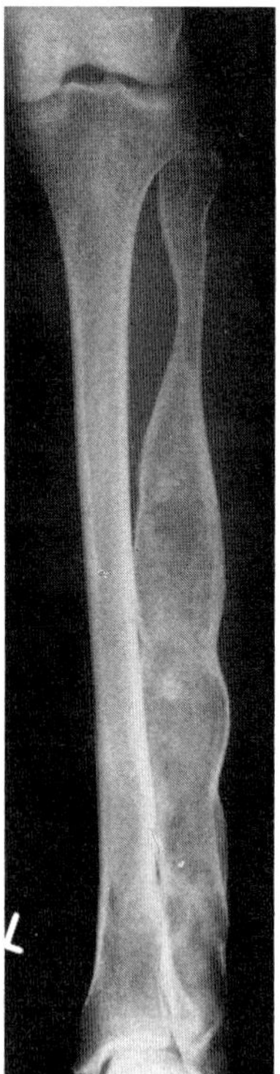

Abb. 470 Fibröse Dysplasie der Fibula

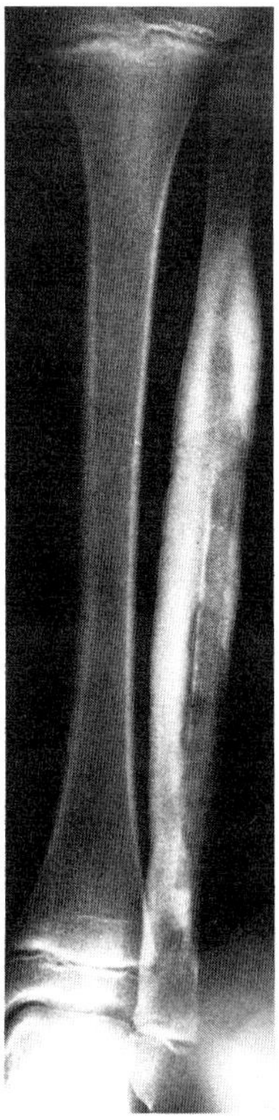

Abb. 471 Osteomyelitis der Fibula

Je nach dem Ausmaß der Veränderungen sind bei einer Lymphangiographie zu Beginn noch präfasziale Faszikel abzubilden.
Auch eine *primäre Lymphangiektasie* führt zur Beinschwellung. Dabei können ähnlich wie bei der Varikosis nur einzelne Gefäßabschnitte betroffen sein. Während am Unterschenkel sackartige oder zylindrische Ausweitungen der präfaszialen Lymphbahnen bestehen, weisen die Oberschenkelgefäße normale Verhältnisse auf. Auch kann nur der distale Anteil des Unterschenkels betroffen sein. Bei der klinischen Untersuchung fällt eine Hyper- und Parakeratose der Haut auf.

Therapeutisch müssen rechtzeitig Kompressionsverbände angelegt werden. Die Kompression muß ausreichend über Monate gewährleistet sein. Die operative Entfernung des fibrös veränderten Gewebes kann notwendig werden.
Verlegungen der Lymphgefäße als Folge von Entzündungen oder Lymphgefäßschädigungen nach äußeren Einwirkungen sollen nur angeführt werden. Die anamnestische Befragung hilft weiter und gibt Auskunft über stattgehabte Verletzungen und Infektionen.

Ein dickes Bein sehen wir ferner beim Bestehen einer arteriovenösen Gefäßmißbildung (Abb. 155, Bd. II/i) und bei traumatischen Gefäßbeeinträchtigungen (Aneurysma). Die übersichtliche Darstellung des Gefäßkurzschlusses gelingt allerdings nur mit Hilfe einer Serienangiographie. Eine rasch aufeinanderfolgende Belichtung mehrerer Aufnahmen ist erforderlich. Willkürlich gewählte Einzelbilder geben nur eine unzureichende Darstellung des Gefäßverlaufs und der funktionellen Eigenheiten zu erkennen, was für eine gezielte Therapie nicht ausreichend ist.
Am häufigsten werden ohne Zweifel dicke Beine durch Venenveränderungen hervorgerufen. Es kann sich um eine Varikosis der oberflächlichen Venen (Abb. 473) handeln oder aber um einen postthrombotischen Zustand. Die Anamnese bringt sehr oft keine sicheren Hinweise für eine durchgemachte Venenentzündung. In jedem Fall muß heute mit modernen diagnostischen Maßnahmen versucht werden, funktionelle und morphologische Veränderungen am Gefäßsystem zu erfassen (Phlebographie).

b) Ödeme

Unter einem Ödem versteht man eine krankhafte Vergrößerung des interstitiellen Flüssigkeitsvolumens. Im folgenden interessieren periphere

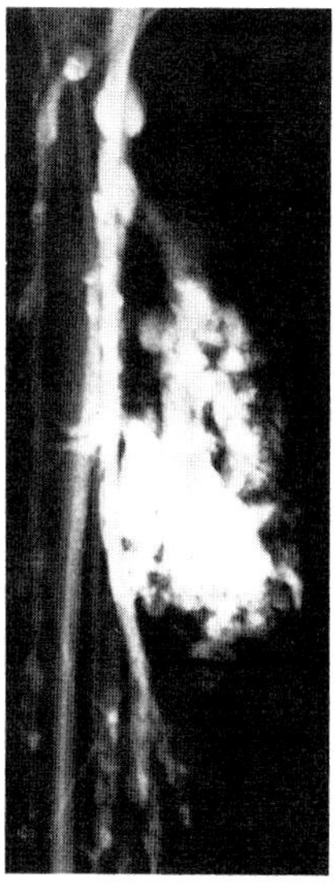

Abb. 472 *Kavernom im Bereich der Wade.* Klinisch steht die Schwellung des Unterschenkels im Vordergrund. Phlebographisch beachte man den ausgedehnten venösen Gefäßkrümel

Ödeme, bei denen das Interstitium der Subkutis und des Muskels beteiligt ist. Es kann generalisiert auftreten (Herzinsuffizienz, nephrotisches Syndrom) oder aber lokalisiert nach einer Venenentzündung, nach Phlegmonen oder Verschlüssen der Lymphgefäße aus verschiedenen Gründen. Pathogenetisch bleibt festzustellen, daß eine Flüssigkeitsansammlung im Interstitium einmal bei einer Insuffizienz der renalen Salz- und Wasserausscheidung und zum andern durch Wasseraustritt aus den Kapillaren entsteht. Ödeme, die durch einen kapillaren Flüssigkeitsaustritt bedingt sind, beobachtet man bei einem hydrostatischen Druckanstieg infolge einer venösen Hypertonie (Veneninsuffizienz, Venenverschluß, Venenrückstauung bei Herzinsuffizienz, Venenentzündung).

1. Entzündliches Ödem

Entzündliche Ödeme, wie sie nach einer infektiösen, chemischen oder aber auch mechanischen Irritation des Gewebes auftreten können, zeichnen sich durch eine Rötung, Temperaturerhöhung und Schmerzhaftigkeit aus. Entzündungsprodukte, wie das Histamin oder das Leukotoxin, bedingen infolge der Zunahme der Kapillarpermeabilität den erhöhten Proteingehalt des entzündlichen Ödems. Es kann bei einer Entzündung durch eine Stauung und Dilatation der Kapillaren eine Zunahme des hydrostatischen Drucks im Entzündungsgebiet bedingt sein. Eine vermehrte Exsudation im interstitiellen Raum ist damit zu erklären.

2. Ödeme bei Erkrankungen der Venen

Ein einseitiges Auftreten eines Ödems weist auf eine Phlebothrombose hin. Diagnostisch achte man auf das Mahlersche Zeichen (Pulsanstieg), auf Schmerzen beim Druck auf die Fußsohle (Payrsches Zeichen) und auf Schmerzen in den Waden bei Dorsalflexion des Fußes (Hohmannsches Zeichen) sowie auf das Löwenbergsche Zeichen: Man legt dazu eine Manschette an und findet, daß am gesunden Bein ein Druck bis 200 mm Hg ohne lokale Schmerzempfindung ertragen wird, während beim Vorliegen einer Phlebothrombose schon bei weniger als 100 mm Hg starke Schmerzen auftreten. Pathogenetisch nimmt *Favre* an, daß die Obstruktion des Venenlumens den Rückfluß behindert und einen Druckanstieg bedingt, der das Eindringen interstitieller Flüssigkeit in das Gefäß verlangsamt. Weiter bedingt eine perivenöse Lymphangitis und eine Entzündung der Kapillaren ein entzündliches Ödem. Der Beachtung bedürfen außerdem vasomotorische Störungen. Ähnliche Gesichtspunkte für die Ödempathogenese sind nach *Favre* bei chronischer Veneninsuffizienz bei bestehenden Varizen oder nach früher stattgehabten Thrombophlebitiden bedeutsam. Neben den mechanischen Faktoren, die durch Klappeninsuffizienz und eine venöse Hypertonie verursacht sind, bleiben noch vor allem chemische Faktoren (Sauerstoffmangel, Stoffwechselverlangsamung) und histologische Anomalien (hämorrhagische Kapillaritis) anzuführen.

3. Lymphatisches Ödem

Lymphatische Ödeme führen bald zu irreversiblen Subkutanverdickungen. Sie zeichnen sich aus durch faserige Struktur und einen relativ hohen Proteingehalt. Dies bedeutet ein günstiges Wachstumsmilieu für Fibroblasten. Es ist notwendig, durch Anlegen von Druckverbänden die Entwicklung des lymphatischen Ödems zu verhindern. Ein Lymphödem beobachtet man auf Grund kongenitaler Fehlbildungen der Lymphgefäße und weiter als sekundäre Lymphödeme im Anschluß an eine Verlegung der Lymphbahnen bei Geschwülsten der Mamma, nach Amputationen bei karzinomatösen Infiltrationen und bei Entzündungen der Lymphgänge nach einer Streptokokken-, Tuberkelbazillen- oder einer Filariainfektion.

4. Jugendliches Lymphödem

Anzuführen bleibt ferner noch das jugendliche Lymphödem, das hauptsächlich bei Mädchen im 2. Dezennium zu beobachten ist. Es treten dabei einseitig oder beidseitig blasse, harte und indolente Ödeme an den Beinen auf, die vor der Menstruation und vor allem bei warmem Wetter an Umfang zunehmen.

5. Ödeme bei Hyperparathyreoidismus

Durch eine Hypersekretion des aus der Hypophyse stammenden Thyreotropins kann es zum prätibialen thyreotropen Ödem kommen. Es ist charakterisiert durch eine harte, gelblich-rote Infiltration. Histologisch entspricht es dem Myxödem.

6. Schwangerschaftsödeme

Ödeme im Bereich der Knöchel, die während der Schwangerschaft auftreten, sind z. T. durch Venenerweiterungen und dadurch bedingte Klappeninsuffizienz hervorgerufen.

7. Generalisierte Ödeme

Generalisierte Ödeme bei Nephropathien sind weich, weiß und treten im Gegensatz zu Beinschwellungen bei Herzkranken häufig zuerst im Gesicht auf. Bei den Ödemen infolge der Herzinsuffizienz handelt es sich um weiche, weiße, kalte Schwellungen mit einer persistierenden Eindellung nach Fingerdruck, die sich bevorzugt im Bereich der Knöchel und bei bettlägerigen Patienten am Rücken finden. Ödeme bei Leberkranken finden sich meist als Anasarka.
Generalisierte Ödeme treten auch nach einer Applikation von Nebennierenrinden- und Sexualhormonen auf. Sie werden hervorgerufen durch eine Salz- und Wasserretention. Im besonderen wird sie bewirkt durch Cortison, Desoxykortikosteron, Aldosteron und weniger ausgeprägt auch durch Androgene.
Die prämenstruelle Wasserretention (Zyklusödem) ist nach *Thorn* ebenfalls auf eine hormonale Regulationsstörung zurückzuführen. Bedeutung hat dabei ein Hyperaldosteronismus. Neben Ödemen wird ein Spannungsgefühl im Bereich der Mammae angegeben. Ferner wird über psychische Störungen und über Kopfschmerzen geklagt.
Als Hungerödeme bezeichnet man weiche, verschiebliche Infiltrationen infolge eines Proteinmangels, die während der Nacht zum Teil verschwinden. Bei der Entstehung der Hungerödeme kommt es – durch die Hypoproteinämie bedingt – bei einem Abfall des kolloidosmotischen Drucks zum Plasmaaustritt in das Interstitium. Auch beim Beriberi, einer im Orient vorkommenden B-Avitaminose, beobachtet man generalisierte Ödeme.

c) Ulcus cruris

Man versteht unter dem Ulcus cruris eine tief bis in die Bindegewebsschicht reichende Gewebszerstörung im Bereich des Unterschenkels. Es ist also neben der Epidermis auch die Kutis betroffen. Untersuchungen von *Sigg* ergeben, daß 90% aller Beingeschwüre venöse Ulzera und weitere 5% arterielle Ulzera sind. Den restlichen 5% liegen zahlreiche Ursachen zugrunde. Sie sind im einzelnen mit einigen Änderungen aus einer Zusammenstellung von *Sigg* entnommen.

I. Ulcus cruris venosum
  1. Ulcus cruris postthromboticum
  2. Ulcus cruris varicosum

II. Ulcus cruris arteriosum
  1. bei Angioorganopathien
  2. bei Embolien

III. Ulcus cruris bei Angiolopathien

IV. Ulcus cruris bei arteriovenösen Gefäßmißbildungen

V. Ulcus cruris bei und nach äußeren Einwirkungen
  1. Ulcus cruris traumaticum
  2. Ulcus cruris arteficiale

VI. Ulcus cruris infectiosum
  1. Ulcus cruris bei bakteriellen Entzündungen (Fistelulkus)
  2. Ulcus cruris tuberculosum
  3. Ulcus cruris lueticum
  4. Ulcus cruris bei Mykosen

VII. Ulcus cruris trophoneuroticum
  1. Ulcus cruris bei ausgedehnten Narben
  2. Ulcus cruris bei Hautatrophien (Akrodermatitis, Sklerodermie)
  3. Ulcus cruris bei Poliomyelitis
  4. Ulcus cruris nach Ischiadikusverletzung

VIII. Ulcus cruris neoplasticum (Karzinom, Sarkom, Melanom)

IX. Ulcus cruris bei verschiedenen anderen Ursachen (Dermatosen, Calcinosis cutis)

1. Ulcus cruris venosum

Mehr als die Hälfte aller venösen Beingeschwüre sind als Folgezustände tiefer Venenentzündungen aufzufassen. Der Rest ist auf eine primäre Varikosis zurückzuführen (Abb. 473–475). Insuffiziente Vv. perforantes sind beim Bestehen eines tiefen Venenschadens die Voraussetzung für die Ausbildung eines *Ulcus cruris postthromboticum*. Es können dabei die tiefen Venen teilweise oder ganz verschlossen sein. Mehr oder weniger ausgeprägt ist eine sekundäre Varikosis. Die Wand der tiefen Beinvenen ist narbig verändert, die Klappen sind zum Teil zerstört, die restlichen meist insuffizient.

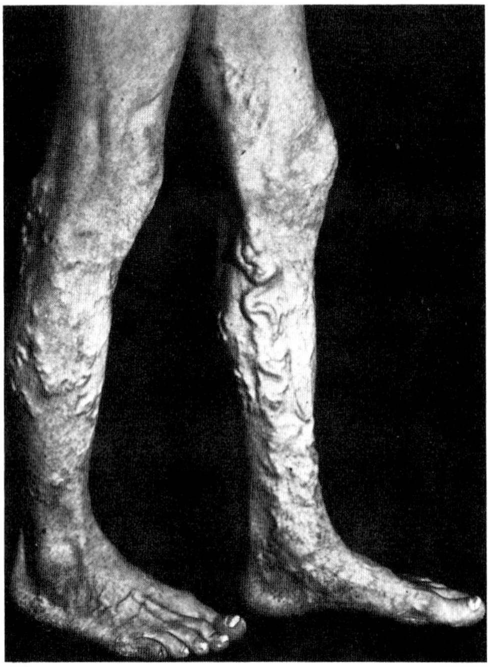

Abb. 473 Stammvarikosis der Vena saphena magna mit typischen Veränderungen der Haut um den Knöchel

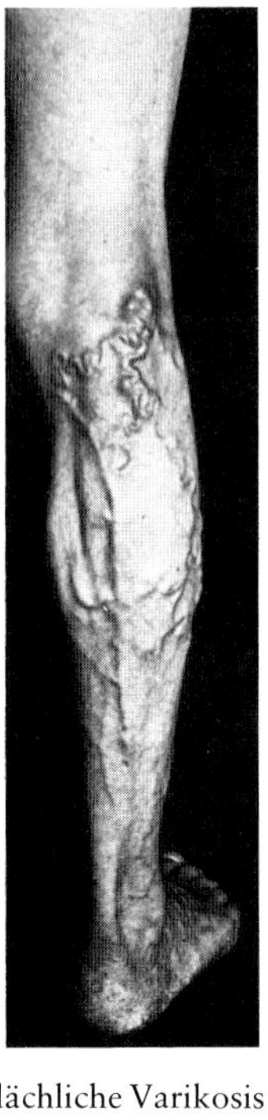

Abb. 474 Oberflächliche Varikosis der Vena saphena parva

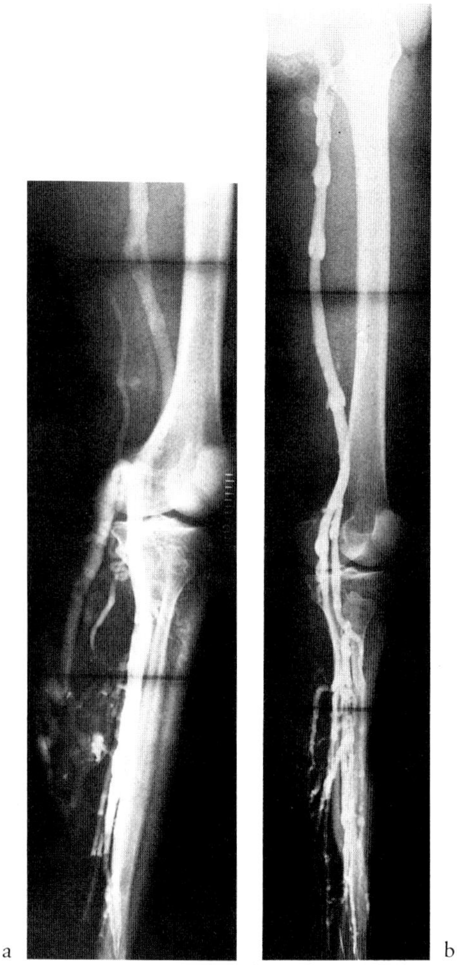

Abb. 475 a und b Ausgedehnte Varikosis im Bereich der Saphena parva
Beachte: Teilinsuffizienz der Venenklappen im Bereich der Vena femoralis, wohingegen die Venenklappen auf der Gegenseite normal sind

Ulcus cruris varicosum: Es beruht auf Ernährungsstörungen der Haut beim Bestehen von primären Varizen. Die Vv. perforantes – es sind dies die Verbindungsvenen zwischen den tiefen und oberflächlichen Beinvenen – lassen Zeichen der Insuffizienz erkennen. Die tiefen Venen sind häufig funktionstüchtig.

Anatomie der Unterschenkelvenen: Die Unterschenkelarterien sind von paarigen Venen, den Vv. tibiales anteriores, den Vv. tibiales posteriores und den Vv. peroneae, begleitet. Es sind dies die tiefen Venen. Unterhalb des Kniegelenks bilden die 3 Venenpaare einen Stamm. Er wird in der Fossa poplitea als V. poplitea bezeichnet. Zahlreiche Variationen bestehen insbesondere beim Zusammenfluß.

Unter den oberflächlichen Venen ist einmal die *V. saphena parva* hervorzuheben. Sie entspringt aus der V. marginalis lateralis und zieht hinter dem Außenknöchel zur Wade. Zwischen den Gastroknemiusköpfchen mündet die V. saphena parva in die V. poplitea. Zum anderen ist es die *V. saphena magna* (Abb. 476). Sie kommt aus der V. marginalis medialis und verläuft vor dem Innenknöchel in Richtung Fossa ovalis. Dort mündet sie in die V. femoralis. Sie erhält, wie es *Cockett* angab, etwa in Höhe des inneren Kniegelenkspalts einen R. anterior sowie einen R. posterior. Weiter besteht regelmäßig eine Verbindung zur V. saphena parva.
Das oberflächliche und tiefe Beinvenensystem ist durch zahlreiche, die Faszie durchbrechende Venen, die *Vv. perforantes*, miteinander verbunden. Diese Verbindungsvenen besitzen Klappen, die einen Blutstrom von den oberflächlichen zu den tiefen Venen erlauben. Man unterscheidet am Unterschenkel eine vordere, eine laterale und eine mediale Gruppe, die für die Entstehung der Beingeschwüre eine hervorragende Bedeutung besitzen. Bei einer Insuffizienz können sie erheblich ausgeweitet sein. Die wichtigsten medialen Perforantes liegen in Höhe der Tuberositas tibiae und dann am Übergang zum körperfernen Unterschenkeldrittel, etwa 4 Querfinger oberhalb des Innenknöchels, und eine weniger wichtige hinter und unter dem Innenknöchel. Die distalen Perforantes werden als Cockettsche Venen bezeichnet (*May*).

Bei der Entstehung eines Beingeschwürs kommt weiter dem Ödem und ekzematösen Hautveränderungen eine Bedeutung zu. Das variköse Ulkus beobachtet man nach *Sigg* in 19% beidseits, in

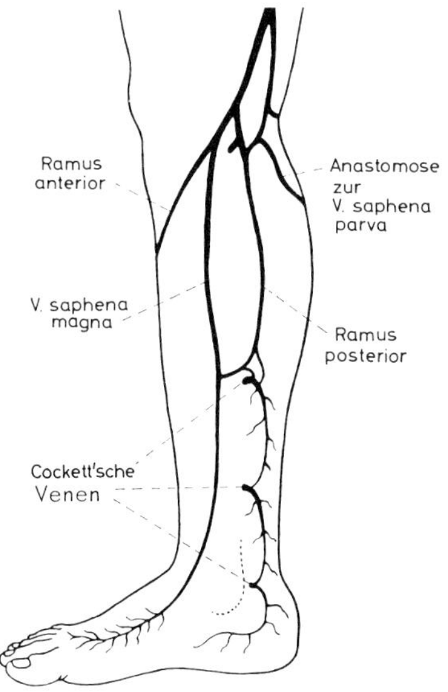

Abb. 476 Schematische Darstellung der Vena saphena magna und der medialen Vv. perforantes (*Cokkett*sche Venen) (gezeichnet nach *May*)

34% rechts und in 47% links. Frauen sind davon 4mal häufiger betroffen als Männer.
Das Ulcus cruris venosum liegt meist auf der Innenseite des Unterschenkels, und zwar bevorzugt um den Innenknöchel. Gelegentlich ist die Insuffizienz der lateralen V. perforans Anlaß für ein Geschwür im Außenknöchelbereich.
In der Umgebung findet man histologisch in den Venolen und Kapillaren Ausweitungen und Wandveränderungen. Lympho-plasmozytäre Wandinfiltrationen geben Anlaß zur Fibrosierung der Venenwand und zu Thrombosen. Sekundäre Veränderungen ähnlicher Art stellen sich im Verlauf des Leidens auch an den Arteriolen ein. Sie entstehen durch Fortleitung der Stauung.

Klinisches Bild: Das venöse Beingeschwür liegt vielfach in einer ekzematös veränderten, bläulich verfärbten und indurierten Haut. Die Haut zeigt trophische Störungen im Sinne der Hyperpigmentation und der Parakeratose (Abb. 477). Selten bildet sich ein venöses Ulkus auf einer normalen Haut. Sehr oft findet man ein Ödem. Es ist dabei genau auf ein Verstrichensein der retromalleolären Gruben zu achten. Häufig besteht beim venösen Ulkus eine primäre oder sekundäre Varikosis (Abb. 478). Es kann aber auch nur eine ausgeweitete V. perforans sichtbar sein oder lediglich die Corona phlebectatica paraplantaris sowie Stauungsflecken. Beim postthrombotischen Ulkus können Venenveränderungen fehlen oder klinisch unauffällig sein, solange die oberflächlichen Venen noch suffizient sind. Anamnestische Angaben über stattgehabte Phlebothrombosen können fehlen. Das Geschwür zeigt eine rundliche Form und ist fingernagel- bis handflächengroß. Ist die umgebende Haut wenig verändert, so sieht man weiche Ulkusränder und relativ frische Granulationen. Anders bei schweren Hautveränderungen und bei langem Bestehen eines Geschwürs. Der Ulkusrand wird hart und imponiert kraterförmig. Der Geschwürsrand ist mit schlaffen, bräunlichen und oft schmierigen und stinkenden Granulationen bedeckt. Es können Epithelinseln zu sehen sein.
Das Ulkus gibt mit seinen nekrotischen Gewebsteilen und seiner verschieden stark ausgeprägten serösen Sekretion einer bakteriellen Besiedlung günstige Voraussetzungen. Am häufigsten finden sich hämolytische Staphylokokken und das Bacterium pyocyaneum, seltener dagegen Streptokokken, Escherichia coli, Proteus, Aerobacter aerogenes sowie Hefepilze. Letztere sprechen

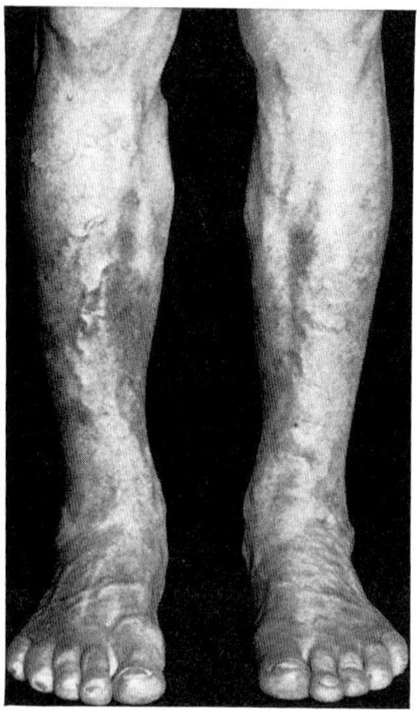

a

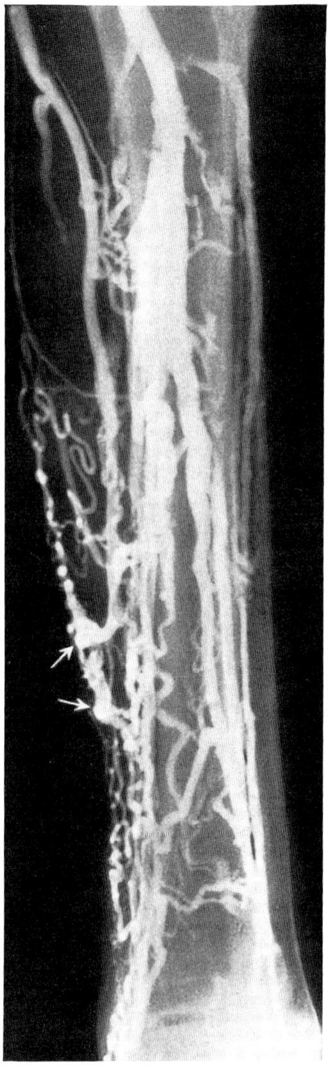

b

Abb. 477 a und b Narbenbildungen und Hyperpigmentation am Unterschenkel nach Ulcus cruris bei Varikosis, vor allem im Bereich der V. Saphena magna. Insuffizienz der Perforantes →. Die tiefen Venen sind durchgängig. Ligation und Stripping angezeigt!

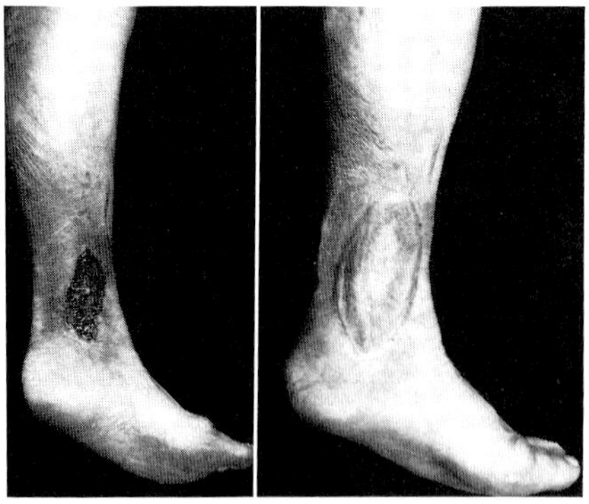

a b

Abb. 478 a und b Ulcus cruris varicosum vor und nach der Behandlung

sehr für das Vorliegen eines Diabetes. Infolge der Verlötung der Lymphspalten erklärt man sich das relativ seltene Auftreten einer ausgedehnteren Infektion und das Ausbleiben einer Toxinresorption. Kommt es aber zum Ausbreiten der Infektion durch Bakterien aus dem Geschwür, so treten heftige Schmerzen auf. Die Haut zeigt akutentzündliche Veränderungen. Sie wird bretthart. Das Ulkus kann sich vergrößern. Die Heilungsneigung verschlechtert sich erheblich.

Zur **Entstehung** berichtet der Patient, daß das Geschwür im Anschluß an ein Kratzen bei einem bestehenden Juckreiz aufgetreten sei oder aber nach einem Trauma. Das Ulkus kann schmerzhaft sein, besonders, wenn es im Knöchelbereich gelegen ist

und wenn ausgedehnte Hautveränderungen vorgefunden werden. Zu achten ist weiter auf eine Claudicatio intermittens. Sie ist hinweisend auf eine obliterierende Gefäßerkrankung im Sinne der Thrombangiitis obliterans. Die venösen Veränderungen sind dann Folge der arteriellen Grundkrankheit. Beim Ulcus cruris venosum sind die Fußpulse tastbar, bei ausgedehnten Hautveränderungen kann die Palpation erschwert sein. Die Lagerungsproben sind negativ. Die Oszillographie zeigt normale Werte.
Als Nebenbefund beim Ulcus cruris sind Periostauflagerungen und Sklerosierungen an den Unterschenkelknochen anzuführen. In den Weichteilen lassen sich Kalkablagerungen in den Venenwänden, Phlebolithen sowie Kalkablagerungen in den Muskeln und Faszien beobachten.

Diagnostisch wird man heute häufig die Kontrastdarstellung der Gefäße durchführen. Dazu empfiehlt sich die subkutane Phlebographie nach dem Ödemrückgang. Nur ausnahmsweise ist die transossäre Venographie nicht zu umgehen. Manchmal werden zur übersichtlichen Darstellung von insuffizienten Vv. perforantes isolierte Punktionen im Ulkusbereich notwendig. Nach der Kontrastmittelinjektion sollen Aufnahmen in zwei verschiedenen Richtungen erfolgen. Das Phlebogramm läßt morphologische und funktionelle Veränderungen festhalten. Neben Wandveränderungen und Ausweitungen ist besonders auf die Funktionstüchtigkeit der Vv. communicantes zu achten. Sind diese Venen insuffizient, so tritt bei jeder Muskelkontraktion ein Rückfluß von Blut aus den tiefen Venen über die Verbindungsvenen zu den oberflächlichen Venen auf. Es kommt dadurch zur Ausbuchtung der Saphena magna an der Einmündungsstelle der V. perforans (Abb. 477) (Dowsches Zeichen). Das Phlebogramm zeigt manchmal einen Knäuel von Varizen im Ulkusbereich, das auch als Ulkuspolster bezeichnet wird. Es kann um den ganzen Unterschenkel reichen. Beim Ulcus postthromboticum läßt dieses Varizengeflecht meist dünnere Adern unterscheiden.
Von besonderem Interesse sind Erkenntnisse von *Vogler* u.a., die besagen, daß beim varikösen Symptomenkomplex im Bereich des arteriellen Systems immer krankhafte Befunde nachzuweisen sind. Es ließen sich dabei Wandveränderungen objektivieren, wie sie bei den Angioorganopathien zu sehen sind. Weiter ergaben sich Hinweise für pathologische Strömungsveränderungen, die auf eine Beeinträchtigung der arteriellen terminalen Strombahn hinweisen. Im Ulkusgebiet sieht man ebenfalls Wandunregelmäßigkeiten und arteriovenöse Anastomosen, welche es ermöglichen, daß arterielles Blut unter Umgehung der Kapillaren direkt in die Venen gelangt, was ohne Zweifel zu einer vermehrten Belastung der Venen führt. Man wird also insgesamt bei der Entstehung der Ulcera cruris auch die Störungen im Bereich des arteriellen Anteils der terminalen Strombahn berücksichtigen müssen.

Die **Therapie** des Ulcus cruris wird nur erfolgreich sein können, wenn die Grundkrankheit des Beingeschwürs berücksichtigt wird. Es müssen also beim Ulcus cruris varicosum die Varizen und beim Ulcus postthromboticum vor allem das postthrombotische Syndrom beeinflußt werden. Besondere Beachtung erlangen die *Cockett*schen Vv. perforantes. Abhängig von dem Vorliegen und dem Ausmaß von krankhaften Veränderungen der tiefen Venen ist die Indikation zur Entfernung der primären Varizen und gelegentlich auch der sekundären Varizen. Sie können verödet oder aber operativ angegangen werden. Der chirurgische Eingriff bietet den Vorteil einer exakten Entfernung der Krampfadern und der Ligatur der Vv. perforantes. Restvarizen lassen sich dann veröden.
Eine entscheidend wichtige therapeutische Maßnahme ist die Beeinflussung des Ödems. Verschiedene Autoren berichten, daß damit sämtliche venösen Beingeschwüre zur Abheilung zu bringen sind (*Fischer, Sigg, Rotter*). Dies kann durch Bettruhe erfolgen. Das Ödem kommt aber beim Belasten wieder, sofern nicht ein entsprechender Kompressionsverband getragen wird. Am besten wird ein Kompressionsverband mit einer elastischen Binde oder Elastoplast mit Schaumgummikissen angelegt. Eine ausreichende Kompression ist erreicht, wenn die Zehen in Ruhe leicht bläulich verfärbt sind. Objektivieren läßt sich die Kompression mit einem Druckapparat, wie er von *Sigg* angegeben wurde. Der Verband muß mindestens täglich gewechselt werden. Die Behandlung ist ambulant möglich. Bettruhe soll nicht eingehalten werden. Zinkleimverbände gewährleisten eine nicht ausreichende elastische Kompression. Bewährt hat sich auch ein Spezialgummistrumpf (*Sigvaris*). Das Tragen des Kompressionsverbandes muß auch nach Abheilung des Beingeschwürs beibehalten werden. Als Lokalbehandlung empfiehlt sich nach wie vor die Anwendung von Kochsalzverbänden und Traubenzuckerumschlägen. Klebsiella und auch Pro-

teusbakterien sowie Pyocyaneuskeime und Colibakterien werden durch hypertone Traubenzuckerlösungen (40%) abgetötet, da in hypertonen Zuckerlösungen das Bakterienprotoplasma durch die Zellmembran diffundiert. Weiter wird man gelegentlich Salben mit bakteriostatischen und bakteriziden Medikamenten in Anwendung bringen.

Früher wurde vielfach die Zirkumzision des Geschwürs vorgenommen, die schon von *v. Nußbaum* angegeben wurde. Es eignen sich dazu Geschwüre, die nicht allzu groß und mit der Unterlage verwachsen sind. Eine Umschneidung der gesamten Geschwürsfläche im Abstand von 1 cm vom Rand bis auf die Faszie ist notwendig. Die Schnittwunde soll wegen oft erheblicher Blutungen mit einem Gazestreifen tamponiert werden.

Immer seltener sieht man jetzt Patienten mit chronisch rezidivierenden Ulcera cruris, die auch nach einer intensiven Behandlung der Grundursache bei einem ausgedehnten Gewebsschaden nicht zur Abheilung kommen. Es soll dann nach einer Säuberung des Geschwürs die Ulkusexzision und eine Defektdeckung durch Hauttransplantation vorgenommen werden (Abb. 478). Bei stärkerer Blutung kann die Hautverpflanzung erst einige Tage später in zweiter Sitzung ausgeführt werden. Sie ist möglich mit einem Spalthautlappen oder mit Corrachanläppchen. Nur ausnahmsweise wird man einen gestielten Hautlappen bei jüngeren Patienten in Anwendung bringen. Das Verhalten des Patienten nach der Krankenhausentlassung ist für den Erfolg einer Hautverpflanzung von Wichtigkeit. Eine erneute Ödembildung muß durch Kompressionsverbände verhindert werden.

2. Ulcus cruris arteriosum

Auch bei den arteriellen Verschlußkrankheiten kann ein Ulcus cruris auftreten. Häufiger jedoch sieht man dabei Geschwürsbildungen und Nekrosen an den Akren. Zu beachten sind ferner Mischformen von arteriellen und venösen Ulzera, da ja gerade die mehr entzündliche Verlaufsform der Endangiitis obliterans gleichzeitig die Venen befällt. Andererseits beobachtet man aber Beingeschwüre auch bei den mehr degenerativen, zur Obliteration führenden Formen der Arteriosklerose und Atheromatose.

Klinisches Bild: Arterielle Ulzera können über den Unterschenkel verteilt liegen. Häufiger sieht man sie an der Außenseite im Bereich des Außenknöchels oder auch zum Fußrücken hin. Um das Geschwür kann ein lokales Ödem bestehen. Zeichen der venösen Stase und Varizen fehlen regelmäßig. Bei trophischen Störungen der Haut ist auf Veränderungen der Pigmentation und auf eine Atrophie der Haut und Subkutis zu achten. An der Wade kann ein Haarausfall bestehen. Die Zehennägel sind sehr oft deformiert. Arterielle Geschwüre beginnen meist mit einer Bläschenbildung. Darunter liegt ein nekrotisches Gewebsstück, aus dem schließlich das Ulkus entsteht. Die Haut um das arterielle Ulkus kann zyanotisch sein. Die Hauttemperatur ist insgesamt herabgesetzt. Die Sekretion des Ulkus ist gering. Meist bestehen erhebliche Schmerzen. Von diagnostischer Bedeutung ist das Vorhandensein einer Claudicatio intermittens sowie das Fehlen der Fußpulse und der positive Ausfall der Lagerungsproben. Eine reaktive Hyperämie findet sich beim Verschluß der Unterschenkelgefäße erst nach etwa 50 Sek., beim Verschluß der A. femoralis nach etwa 30 Sek. und beim Verschluß der Beckengefäße nach 15–20 Sek. Normalerweise erfolgt eine diffuse Hyperämie bereits nach 5 Sek. Entsprechend verzögert ist beim Vorliegen eines Verschlusses auch die Wiederauffüllung der Venen. Sie kann bis zu einer Minute in Anspruch nehmen. Die Oszillographie zeigt seitendifferente Ausschläge. Oszillationen können überhaupt fehlen. Zur weiteren diagnostischen Klärung ist die Kontrastdarstellung unerläßlich. Das Kontrastmittel muß entweder in die A. femoralis oder in die Aorta eingespritzt werden. Nur an Hand des Gefäßbildes ist zu klären, ob mit einem gefäßchirurgischen Eingriff das Leiden noch zu beein-

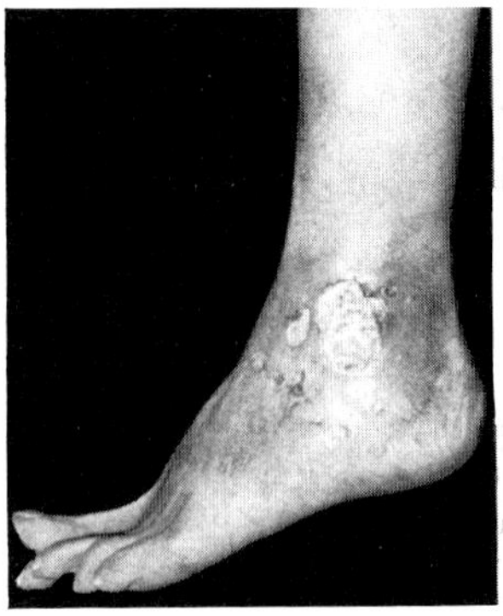

Abb. 479 Ulcus arteriosum im Außenknöchelbereich bei Verschluß der A. iliaca (56 Jahre alter Patient)

flussen ist. Im einzelnen sind auf dem Gefäßbild Verschlüsse zu objektivieren und Wandveränderungen der Gefäße. Verschlüsse können im Bekken, im Oberschenkelbereich und an den Unterschenkelarterien gelegen sein (Abb. 479–481). Das Angiogramm gibt weiterhin Auskunft über Möglichkeit und Ausdehnung eines Kollateralkreislaufs.

Die **Therapie** des arteriellen Ulcus cruris muß sich zunächst die Beeinflussung der Grundkrankheit zum Ziel setzen. Sie besteht in einer Gefäßplastik und in der Anwendung konservativer Maßnahmen (Antikoagulantien, gefäßerweiternde Mittel und aktive Übungsbehandlung). Lokal empfiehlt sich ein ähnliches Vorgehen wie beim Ulcus cruris. *Sigg* berichtet über eine günstige Beeinflussung der Ulzera durch Kompressionsverbände. Nicht selten kann aber beim Vorliegen eines arteriellen Ulkus trotz der verschiedenen Maßnahmen nur noch eine Amputation vorgenommen werden.

3. Ulcus cruris bei Angiolopathien

Man rechnet zu den Angiolopathien Störungen der Blutzirkulation, bei denen die pathologischen Erscheinungen auf Fehlreaktionen oder Zellveränderungen der terminalen Gefäße zurückzuführen sind (*Ratschow*).
Zu erwähnen ist ein *Livedo reticularis* mit Geschwüren, die vorwiegend während der Sommerzeit auftreten (*Feldaker*). Im Winter heilen sie meist spontan ab. Bevorzugt betroffen ist das weibliche Geschlecht, vor allem im jüngeren Le-

b a

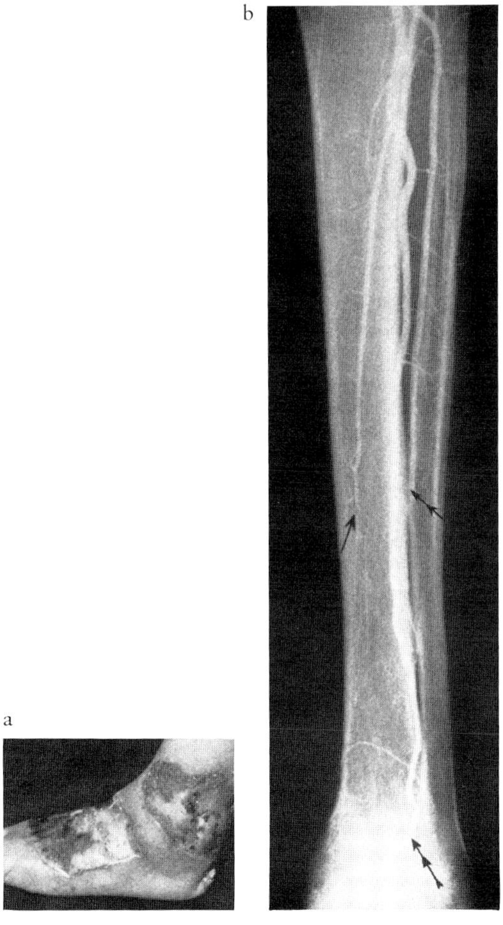

Abb. 480 a und b Ulkus am Fußrücken und über dem Außenknöchelbereich bei Verschluß der Unterschenkelarterien (Endangiitis obliterans)

b a

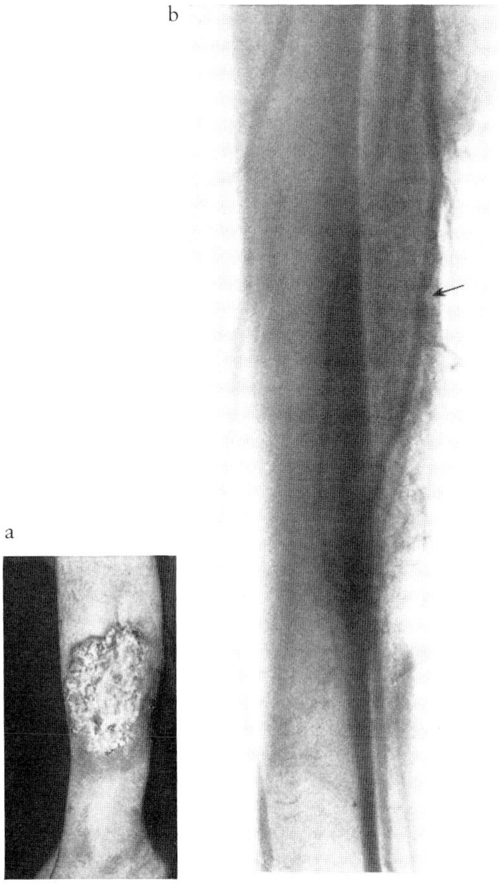

Abb. 481 a und b Ulcus cruris lateral bei arterieller Durchblutungsstörung (Endangiitis obliterans). Teilverschluß der A. tib. (↗) anterior und vollkommener Verschluß der A. fibularis bensalter. Man findet die Geschwüre prämalleolär regelmäßig auf beiden Seiten. Um das Ulkus sind livedoartige Gefäßveränderungen zu beobachten. Histologisch lassen sich um die erweiterten Hautkapillaren unspezifische, perivaskuläre Lymphozyten und Histiozyteninfiltrate nachweisen.

Ulcera cruria sieht man ferner beim *Livedo racemosa*. Im feingeweblichen Bild zeigen sich eine Endophlebitis und Endoarteriolitis. Desgleichen finden sich beim *Diabetes* infolge einer Angiolopathia diabetica Beingeschwüre. Therapeutisch ist die Regulierung des Zuckerstoffwechsels dann im Vordergrund. *Ratschow* rechnet weiter das *Ulcus hypertonicum*, wie es von *Martorelli* 1945 beschrieben wurde, zu den Angiolopathien. Andere wiederum sind der Meinung, daß es sich nur um eine besondere Form einer arteriosklerotischen Gefäßschädigung handelt, bei der einem Bluthochdruck Bedeutung zukommt. Betroffen sind meist Frauen nach dem 40. Lebensjahr. Es besteht ein Hypertonus. Zur Entstehung des Geschwürs berichten die Patienten, daß anfangs nur eine Hautblutung bestand. Innerhalb kurzer Zeit entwickelte sich ein Geschwür, das äußerst schmerzhaft ist. Das Ulcus hypertonicum liegt regelmäßig an der Außenseite des Unterschenkels. Therapeutisch sind gefäßerweiternde und schmerzbekämpfende Mittel sowie die Behandlung der Hypertonie angezeigt. Bei einer Therapieresistenz soll eine Hautverpflanzung erfolgen.

Gelegentlich liegen auch *Pernionen* am Unterschenkel. Ein abnormes Verhalten der Angiolen bei besonderen Anforderungen an die thermoregulatorische Funktion ist von Wichtigkeit. Später kommt es zu Thrombosen in den Kapillaren. Bedeutung bei der Entstehung von Frostbeulen erlangen auch konstitutionelle Faktoren. Frostbeulen dürfen also nicht mit einer echten Erfrierung, der Congelatio, verwechselt werden. Der Erfrierung ist im Gegensatz dazu jeder Mensch bei einer entsprechenden Kälteeinwirkung ausgesetzt.

Mädchen und junge Frauen mit akrozyanotischen Stauungserscheinungen neigen zu Frostbeulen. Man findet herdförmig angeordnete düsterrote Flecke mit zum Teil teigig weichen Gewebsverdichtungen, deren Rand hell und deren Mitte bläulich-rot verfärbt ist. Im Zentrum lassen sich Blutaustritte beobachten. Pernionen können manchmal manschettenartig den Unterschenkel umgreifen. Die Haut ist kalt, das Gefühl herabgesetzt. Es besteht ein Jucken und Brennen, besonders bei Erwärmung. Über Pernionen können sich Blasen bilden. Pernionen zerfallen gelegentlich. Es kommt zu Ulzerationen, die eine schlechte Heilungstendenz haben.

Therapeutisch ist auf vorbeugende Maßnahmen besonders hinzuweisen. Die Einwirkung von Kältereizen muß verhindert werden. Durchblutungsfördernde Maßnahmen sind günstig (Wechselbäder, aktive Übungen und Massagen). Beim Bestehen von Ulzera sind Kompressionsverbände und eine Lokalbehandlung des Ulkus notwendig.

4. Ulcus cruris bei arteriovenösen Gefäßmißbildungen

Bei den verschiedenen Formen der arteriovenösen Gefäßmißbildungen kommt es oft schon im Kindesalter zum Ulcus cruris. Klinisch ist das Bestehen von Varizen bei Kindern immer verdächtig auf einen arteriovenösen Kurzschluß. Weiter ist eine Dicken- und Längenzunahme des Unterschenkels sehr oft vorzufinden.

Therapeutisch muß man nach einer exakten diagnostischen Klärung der Gefäßveränderungen mit Hilfe einer Angiographie gefäßchirurgische Eingriffe vornehmen. Gelegentlich kann eine abnorme Verbindung zwischen Arterie und Vene operativ entfernt werden (s. Bd. II/1, S. 211).

5. Ulcus cruris traumaticum

Auch nach relativ geringfügigen Hautverletzungen sieht man vor allem über der Schienbeinvorderfläche manchmal langsam heilende Geschwürsbildungen. Es entstehen dabei tiefe Ulzera mit glatten Rändern. Verwechslungen mit einem luetischen oder tuberkulösen Ulkus sind möglich und müssen vermieden werden.

Therapeutisch ist mit antibiotischen Medikamenten und lokal mit antibiotischen Pudern oder Lösungen eine Heilung zu erreichen. Gleichzeitig muß eine Ödembildung durch Kompressionsverbände verhindert werden.

6. Ulcus cruris infectiosum

Eine *Osteomyelitis* kann Ursache für die Unterhaltung eines Beingeschwürs sein.

Die *Tuberculosis indurativa cutanea* oder das *Erythema induratum* (*Bazin*) beginnt bevorzugt in der Wadengegend. Es bilden sich knoten- oder plattenförmige Gewebsverdichtungen. Diese können erweichen und einbrechen. Es bilden sich dann rundliche oder unregelmäßig begrenzte, weichrandige Geschwüre. Diese Geschwürsum-

gebung ist bläulich verfärbt. Zu achten ist auch auf das gleichzeitige Bestehen einer aktiven Organtuberkulose. Die Behandlung muß mit tuberkulostatischen Heilmitteln erfolgen.
Auch das *luetische Ulkus* kommt im Bereich des Unterschenkels vor. In einer serpinginösen Form zeigt es am flachen konkaven Rand eine fortschreitende Überhäutung und am derben konvexen Rand ein Fortschreiten. Die Geschwüre können handflächengroß werden. Das gummöse Ulkus entsteht an der Wade durch den Zerfall von Gummen.
Das Ulkus ist kreisrund wie mit dem Locheisen ausgestanzt und zeigt scharfe Ränder. Der Ulkusgrund ist speckig und zum Teil mit nekrotischem Gewebe bedeckt. Diagnostisch helfen die Serumreaktionen weiter. Die Behandlung der Lues soll vom Dermatologen durchgeführt werden.
Nach *Ratschow* handelt es sich bei der Lues, bei der Tbc und bei Kollagenkrankheiten um unspezifische, allergisch-hyperergische Prozesse, die von Gefäßen der Adventitia ihren Ausgang nehmen. Rundzelleninfiltrate finden sich in den Vasa vasorum. Im Verlauf der Veränderungen werden Nekrosebildungen eintreten.

7. Ulcus cruris trophoneuroticum

Ausgedehnte Narbenbildungen sind gelegentlich Ursache für therapeutisch schwer zu beeinflussende *Narbenulzera*. Grundsätzlich muß mit einer Hauttransplantation versucht werden, den Narbenbezirk zu decken. Dies kann allerdings bei ausgedehnten Narben technische Probleme bieten. Therapeutische Schwierigkeiten ergeben sich auch bei trophischen Ulzera bei verschiedenen Erkrankungen, die mit einer Hautatrophie einhergehen.
Die *trophischen Ulzera* bei poliomyelitischen Lähmungen sollen auf Grund einer Hautischämie bei einer bestehenden Atrophie des Arteriensystems zustande kommen.
Relativ ausgeprägt sind trophische Störungen bei einer Lähmung des N. tibialis, wie sie am häufigsten bei einer Ischiadikusverletzung erfolgt. Es kommt dann zu therapieresistenten Geschwüren an der Fußsohle und auch am Unterschenkel (Abb. 482). Beim Ausbleiben einer Besserung der trophischen Störungen nach einer Neurolyse oder Nervennaht ist man gelegentlich sogar gezwungen, die Amputation vorzunehmen.

8. Ulcus cruris neoplasticum

Selten entsteht das Ulcus carcinomatosum als Ulcus rodens. Es entwickelt sich vielmehr aus einem

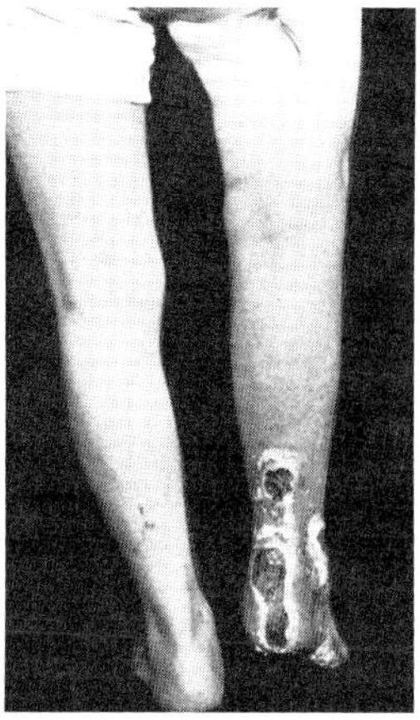

Abb. 482 Trophische Ulzeration am Fuß und Unterschenkel nach Schußverletzung des N. Ischiadieus

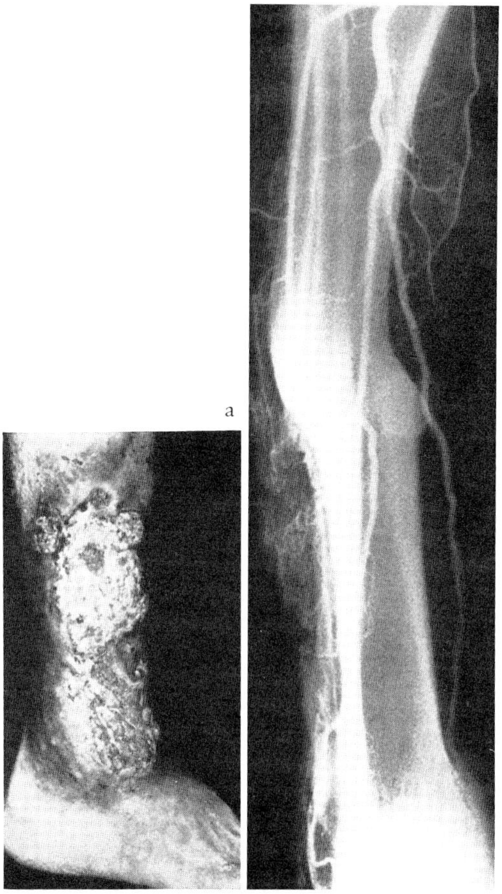

a b

Abb. 483 a und b Plattenepithelkarzinom bei einem chronischen Ulcus cruris nach Unterschenkelfraktur vor 20 Jahren und anschließender Thrombophlebitis. Angiographisch zeigen sich ausgedehnte pathologische Gefäßneubildungen

Narben- oder Fistelgeschwür. Auch können venöse Beingeschwüre Anlaß für ein karzinomatöses oder sarkomatöses Wachstum geben (Retothelsarkom). Das Ulcus carcinomatosum zeichnet sich durch unregelmäßige, harte Ulkusränder aus (Abb. 483 a). Sie können wallartig angelegt sein.

Therapeutisch ist gelegentlich noch eine operative Entfernung der Geschwulst möglich. Häufig wird aber die Amputation nicht zu umgehen sein. Schließlich bleibt festzustellen, daß prophylaktisch deshalb unbedingt für eine optimale Behandlung der Beingeschwüre gesorgt werden muß, um ein später mögliches Tumorwachstum zu verhindern.

d) Metaplastische Weichteilverknöcherungen bei der chronisch-venösen Insuffizienz

Eine heterotope Knochenbildung findet sich gelegentlich bei der chronisch venösen Insuffizienz der Beine. Knochenneubildungen entstehen vorwiegend im Subkutangewebe, manchmal aber auch in tiefer liegenden Schichten. Es handelt sich dabei um einen reifen spongiösen Knochen, der wahrscheinlich aus einer Metaplasie von Fettzellen hervorgegangen ist (*Lippmann*). Subkutane Verknöcherungen beobachtet man vorwiegend bei Frauen nach der Menopause. Regelmäßig findet sich die Metaplasie in chronisch ödematös und entzündlich verändertem Fettgewebe. Die Haut und der Muskel sind nicht beteiligt.

Diagnose: Entscheidend ist der Tastbefund. Manchmal fühlen sich Verknöcherungsherde wie Sandkörner im Gewebe oder wie reiskornähnliche Gebilde an. Die typische Lokalisation ist die Innenseite des distalen Drittels am Unterschenkel im Bereich der Cockettschen Venen. Seltener liegen die Verknöcherungsherde vorn und außen. Wichtige Einblicke in die Ausdehnung der Verknöcherungsbezirke kann das Xeroradiogramm bringen.

Differentialdiagnostisch müssen Venensteine oder aber eine Myositis ossificans abgegrenzt werden.

Therapie: Da es bei Unterhautverknöcherungen sehr oft zu schwer heilenden Geschwüren kommt, muß gelegentlich die Entfernung der Unterhautverknöcherung erfolgen. Manchmal ist eine Hautlappenplastik notwendig. Entscheidend ist zunächst eine konsequente Behandlung des Ödems.

VI. Fuß

Viel Beachtung findet die menschliche Hand. Künstler aller Zeiten bemühten sich um ihre Darstellung. Wenig dagegen spricht man vom Fuß, dabei gibt es den formschönen Fuß und auch die schön geformten Zehen (ägyptische, griechische Form), die zugleich auch funktionstüchtig sind (Abb. 484).

Ohne Zweifel weicht der Fuß am stärksten vom Grundplan der ursprünglichen Gliedmaßen ab. Die Leistungsforderung, für den vollkommen aufgerichteten menschlichen Körper eine *Standfläche* zu bilden, hat ihn entscheidend umgeformt, weshalb der Fuß gegen die Längsachse des Beines rechtwinkelig abgeknickt sein muß. Für die *Fortbewegung* – eine weitere wichtige Funktion des Fußes – ermöglichen die beiden hintereinandergeschalteten Sprunggelenke eine ausgezeichnete Beweglichkeit zum Unterschenkel hin. Die einzelnen Fußknochen sind nicht alle streng in einer Längs- oder Querrichtung angeordnet, sondern sie bilden ein Längsgewölbe und ein Quergewölbe (Fornix pedis). Diese Gewölbekonstruktion wird einmal durch die Form der Gelenkkörper möglich gemacht und weiter aufrechterhalten durch einen straffen Kapselbandapparat sowie durch eine aktive Halterung mit Hilfe verschiedener Muskeln. Daraus resultiert eine Hauptbelastungszone beim menschlichen Fuß einmal unter der Ferse und zum anderen unter den belasteten Metatarsalköpfchen I und über dem Metatarsalköpfchen V. Geringeren Ausmaßes erfolgt also die Belastung entlang der Fußaußenseite. Diese Druckverhältnisse verändern sich beim Gehen und Stehen. Beim Gehen tritt zudem ein Wechsel in der Art der Unterstützung ein. Die Belastung des Standfußes wird allmählich vom äußeren auf den inneren Fußrand übertragen. Ganz allgemein kann gesagt werden, daß die mittleren Strahlen infolge der Konstruktion des Fußes eine geringe Belastungsfähigkeit des Fußes

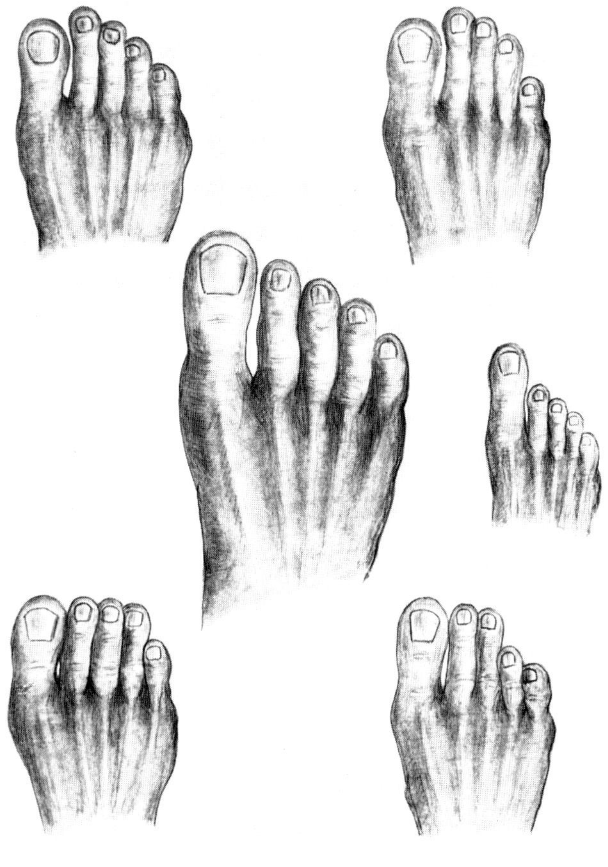

Abb. 484 Verschiedene Zehenformen: Die im Zentrum der Abbildung gelegene Form (ägyptische Form) ist am häufigsten zu beobachten

aufweisen, was bei einer Abflachung des Fußgewölbes dann ganz besondere Folgen mit sich bringt (Plattfuß, Spreizfuß).
Ein besonderer Hinweis gilt dem aktiven Halteapparat des Fußes. Der belastete, nicht ermüdete Fuß wird kürzer, da sich die Muskelklammern der Fußsohle sichernd zusammenziehen. Fällt die Muskelsicherung weg, so verlängert er sich. Der Vorfuß geht in die Breite, dies erklärt die Beschwerden, sobald der Fuß nach längerem Stehen ermüdet.
Im Gegensatz zu den Hominiden müssen die Zehen beim Menschen seltener *Greiffunktionen* ausführen, wie es z.B. beim Ohnhänder der Fall ist.

a) Entwicklung des Fußes zur Normalform

Der Säuglingsfuß ist durch eine physiologische Einwärtsstellung gekennzeichnet. Er zeigt eine lebhafte Beweglichkeit, wobei vor allem die Beweglichkeit der Zehen ins Auge fällt. Beim Steh- und Gehbeginn wird der 1. Strahl im Sinne der Pronation plantarwärts verschoben. Dies ist besonders gut im Zehenstand zu sehen. Beim Kleinkind sinkt dann der Fuß oft unter Belastung in eine deutliche Knick-Plattfuß-Form ein. Dieser Scheinplattfuß ist anfänglich noch durch das ausgeprägte Fußsohlenfettpolster verstärkt. Ein Knick-Plattfuß kann in den ersten Jahren noch bis zu einem gewissen Grad als physiologisch bezeichnet werden. Er unterscheidet sich aber deutlich vom leicht modellierbaren Knick-Plattfuß des 3–5jährigen. Zu dieser Zeit findet man zudem noch oft das physiologische X-Bein. Dadurch wird die Knickfußbildung zusätzlich noch verstärkt. Nach Untersuchungen von *Debrunner* ist der Knick-Plattfuß häufiger als der reine Knick- oder Plattfuß. Weiter ergibt sich, daß der Hohlfuß oft mit einem Knick- und Spreizfuß zusammen vorkommt. Der Spreizfuß ist häufig mit einem Knickfuß vergesellschaftet.

Der normale Fuß ist gekennzeichnet durch eine Kalkaneusstellung, die nur wenig vom Lot abweicht (5°). Beim Gehen wird der Tarsus in seiner gewohnten Lage durch die meist kräftige Muskulatur gestützt, so daß während des Gehens kein Absinken festzustellen ist. Die Belastung der Fußsohlenfläche erfolgt gleichmäßig. Im Podogramm nimmt die Brücke zwischen dem Fersenstempel und dem Ballenabdruck etwa die Hälfte der Fußbreite ein. Die Fußform wird dann rein gefühlsmäßig als schön bezeichnet. Sie zeigt eine ästhetisch ansprechende Gesamtform und gefällige Proportion. Der schöne Fuß wird von einer kräftigen Muskulatur gestützt, was vor allem beim Gehen gut sichtbar wird.

b) Allgemeines zur Anatomie des Fußes

Das Gerüst des Fußes bilden 26 Knochen, die mit kräftigen Kapselbändern gelenkig verbunden sind. Die Gelenke zeigen besondere Konstruktionen, wobei den Sprunggelenken (Talokrural-Gelenk, Talonavikular-Gelenk, Talokalkaneal-Gelenk sowie Kalkaneokuboid-Gelenk) die größte Bedeutung zukommen.

Sofern eine Versteifung des oberen Sprunggelenks erfolgt, kann sich das Gelenk zwischen Os naviculare und Talus sowie Kalkaneus und Os cuboid (Chopart-Gelenk) funktionell an die veränderte Situation anpassen und zu einem mehr oder weniger ausgedehnten Drehgelenk werden. Hinzuweisen bleibt auf das Ligamentum Calcaneo-naviculare-mediale, das sogenannte Pfannenband. Es hat eine Knorpeleinlage und soll ein Absinken des Taluskopfes verhindern (*Hohmann*).

Größere klinische Bedeutung erlangen weiter die Metatarsalcuneiforme-Gelenke und das Kuboid-Metatarsal-Gelenk (Lisfranksches Gelenk) sowie die Zehengrundgelenke, wobei das Großzehengrundgelenk sehr häufig degenerative Veränderungen im Sinne der Arthrosis deformans aufweist (Hallux valgus-Arthrose, Hallux rigidus-Arthrose).

c) Oberes Sprunggelenk

Die besondere Situation der notwendigen rechtwinkligen Abwinkelung des Fußes beim Stehen und weiter die zusätzliche Beweglichkeit beim Gehen verlangt eine besondere Konstruktion des oberen Sprunggelenks. Sie ist relativ stabil. Wenig erforscht sind bis jetzt Formvariationen und auch deren klinische Bedeutung (Dysplasie des oberen Sprunggelenks. Wir sehen Anlagestörungen und weiter auch Entwicklungsstörungen verschiedener Genese. Habituelle subkrurale Talusluxation können die Folge sein (Abb. 486). Hinzuweisen bleibt auch auf die posttraumatischen rezidivierende Talusluxation (Abb. 487).

1. Anatomie des oberen Sprunggelenks

Im oberen Sprunggelenk treffen Tibia, Fibula und Talus zusammen. Die Gelenkpfanne wird als Knöchelgabel bezeichnet; ihren Boden bildet die distale Tibiafläche, die laterale Seitenwand stellt der Außenknöchel dar, die mediale der Innenknöchel. Die Knöchelgabel umfaßt die Talusrolle, diese verbreitert sich nach vorn zu und sitzt deshalb bei der Fußhebung straff, bei der Fußsenkung federnd in der Gabel. Der Außenknöchel bzw. das Wadenbein ist federnd mit dem Schienbein verbunden, und zwar durch das vordere und hintere Tibio-Fibulare-Band (Syndesmosis tibio-fibularis). Zusätzlich wird das Wadenbein in einer Inzisur des Schienbeins arretiert. Zwischen diesen beiden Bändern liegt lockeres, gefäßreiches Gewebe. Eine gewisse Nachgiebigkeit des tibio-fibularen Apparates ist notwendig, da wegen der vorne breiteren Sprungbeinrolle bei der Fußhebung die Knöchelgabel 2–3 mm zu eng ist. Eine solche Elastizität, erhöht durch die Biegsamkeit des Fibulaschaftes, ermöglicht eine dynamische Funktion der Knöchelgabel. Sie wird also Auffanglager, wenn – vor allem beim Gehen auf unebenem Boden – das Sprungbein gegen den Außen- oder Innenknöchel drängt und versucht, die tibio-fibulare Verbindung zu sprengen. Außerdem gewährleistet die Nachgiebigkeit der Knöchelgabel gegen Frakturen einen besseren Schutz als dies eine starre Verbindung könnte.

Die Sicherheit des Standbeins ist an die Intaktheit der tibiofibularen Syndesmose gebunden.

Die Führung des Sprungbeins durch die Knöchelgabel wird ergänzt durch kräftige tibiale und fibulare Seitenbänder, die von der Knöchelspitze zum Sprungbein und zur subtalaren Fußplatte verlaufen. Sie sind besonders bei Plantarflexionen wirksam, wo die hinten abnehmende Rollenbreite dem Sprungbein einen gewissen Spielraum in der Gabel gewährt. Der **fibulare Seitenbandapparat** besteht aus 3 unabhängigen Bändern:
Ligamentum fibulo talare anterior,
Ligamentum fibulo calcaneare,
Ligamentum fibulo talare posterius (Abb. 485 a).
Demgegenüber bildet das **tibiale Seitenband** eine anatomische Einheit, **das sogenannte Ligamentum deltoideum.** In dieser dreieckigen Bandplatte unterscheidet man die Abschnitte der Pars tibio navicularis, Pars tibio-talaris anterior, Pars tibiocalcaneare und Pars tibio-talaris posterior (Abb. 485 b).

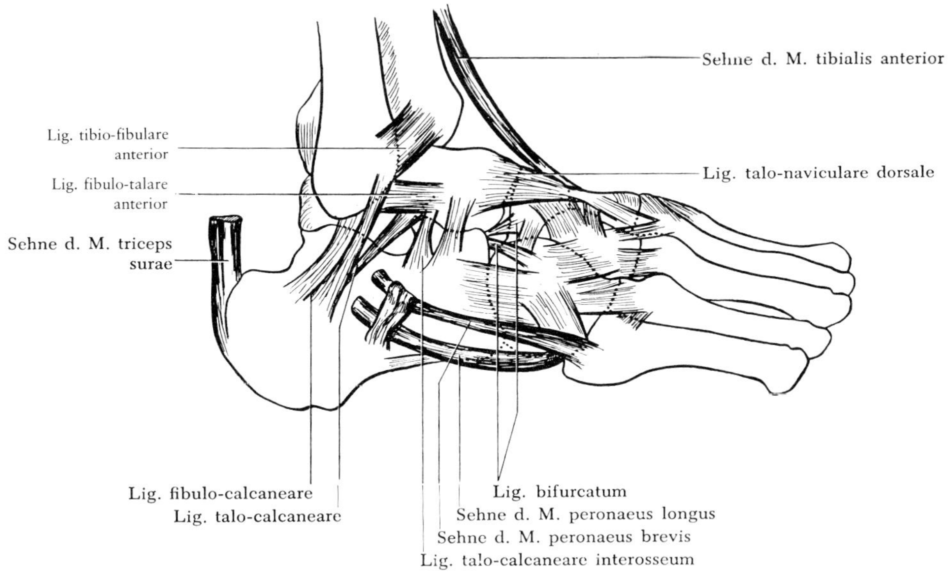

a

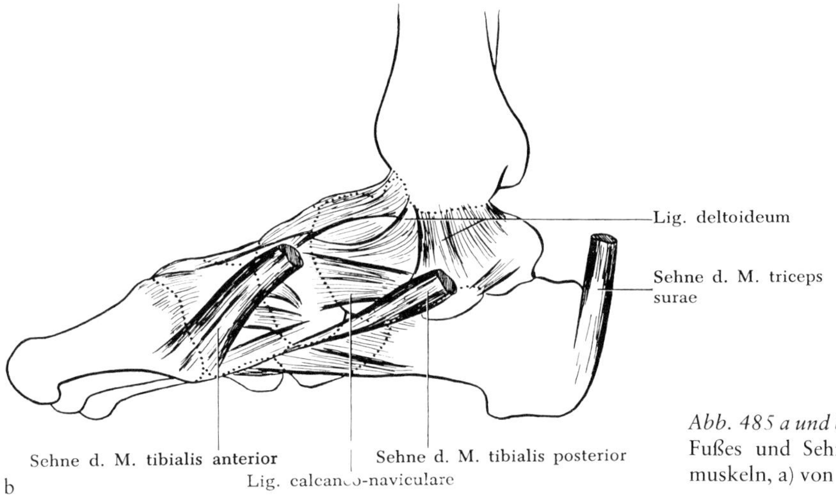

b

Abb. 485 a und b Gelenkbänder des Fußes und Sehnenansätze der Fußmuskeln, a) von lateral, b) von medial

Das Ligamentum deltoideum verhindert pronatorische Kippwirkungen des Talus. Seine vorderen Faserzüge hemmen die Plantarflexion, die hinteren die Dorsalflexion des Fußes. Dagegen wirken die fibularen Bänder hauptsächlich bei der Supination mit. Bei der Fußhebung kommt der Innenknöchel mit der Seitenfläche des Talus zusammen.

2. Erkrankungen des oberen Sprunggelenks

Grundsätzlich bleibt festzustellen, daß das obere Sprunggelenk der klinischen Untersuchung besonders gut zugänglich ist. Auch werden Beschwerden regelmäßig örtlich direkt in das Gelenk projiziert.

Man beobachtet im Bereich des oberen Sprunggelenks Achsenfehlstellungen nach idiopathischen oder aber auch posttraumatischen Wachstumsstörungen (Abb. 27, Bd. II/1), weiter Aufbaustörungen im Sinne einer Osteochondrosis dissecans (Abb. 488), wobei die Osteochondronekrose regelmäßig im Bereich des medialen Taluskörpers gelegen und knapp linsengroß ist.

Weiter finden sich im oberen Sprunggelenk spezifische Erkrankungen (selten) und unspezifische Entzündungen (Abb. 489), wobei auch die sekundäre Infektion nach Gelenkinjektion beson-

a

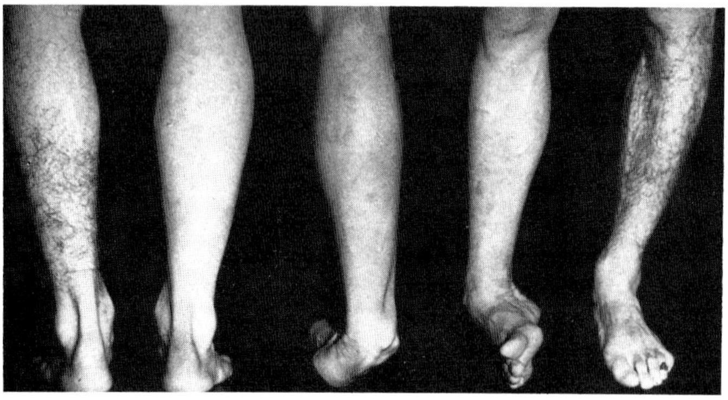

b

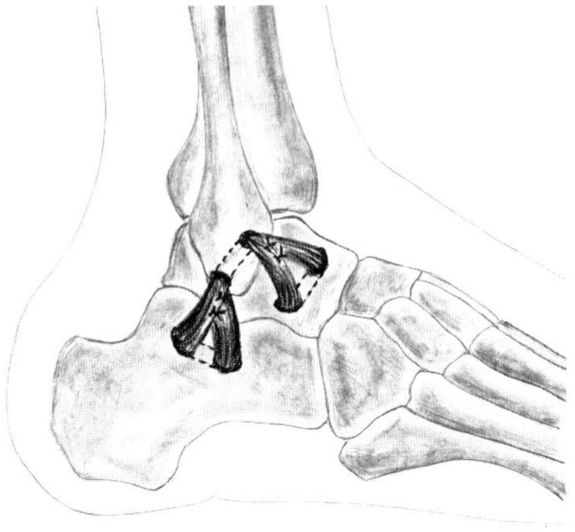

Abb. 486 a und b *Habituelle subkrurale Talusluxation* (im Anschluß an eine nicht behandelte „Sprunggelenksdistorsion" traten wiederkehrend Luxationen des Talus ein) (Therapeutisch wurde eine typische Bandplastik durchgeführt)

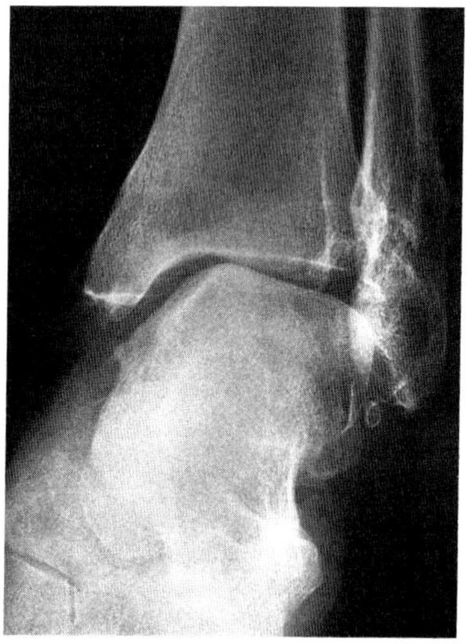

Abb. 487 *Talussubluxation* nach kombinierter Bandverletzung. Es bestehen bereits deutliche arthrotische Veränderungen. Trotzdem ist die Bandrekonstruktion angezeigt, später erst die Arthroplastik. Die Arthrodese gilt als ultima ratio

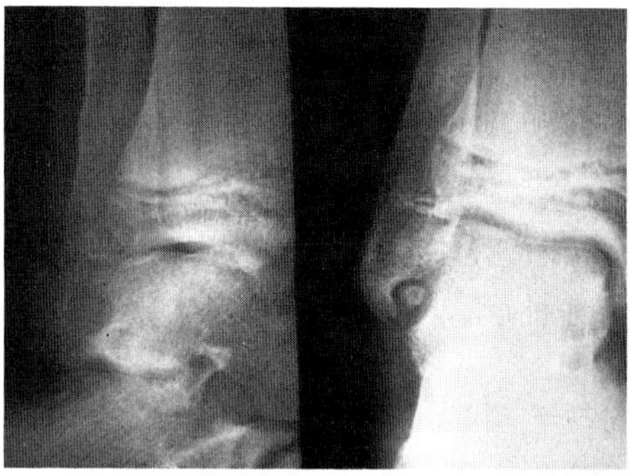

Abb. 488 a und b Osteochondrosis dissecans im Bereich der Facies articularis des Außenknöchels (selten!)

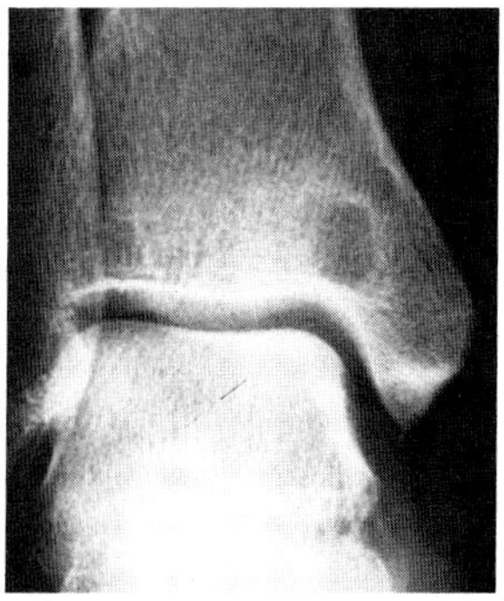

Abb. 489 Brodie-Abszeß. *Beachte:* Unscharfe Begrenzung des Herdes. *Klinisch* standen Schmerzen und eine Schwellung im Vordergrund. BKS 35/70 mm n.W.

dere Bedeutung erlangt. Sofern eine nicht rechtzeitig eingeleitete antibiotische Behandlung stattfindet, kommt es zur ausgedehnten Gelenkzerstörung, möglicherweise mit Einsteifung, die dann oft in Fehlstellung eintritt, wobei es zu einer weitgehenden Belastungsunfähigkeit kommen kann (Abb. 490).

Hinzuweisen bleibt auch auf rheumatische Entzündungen im Verlauf einer Polyarthritis oder aber der seltenen Form einer monartikulären

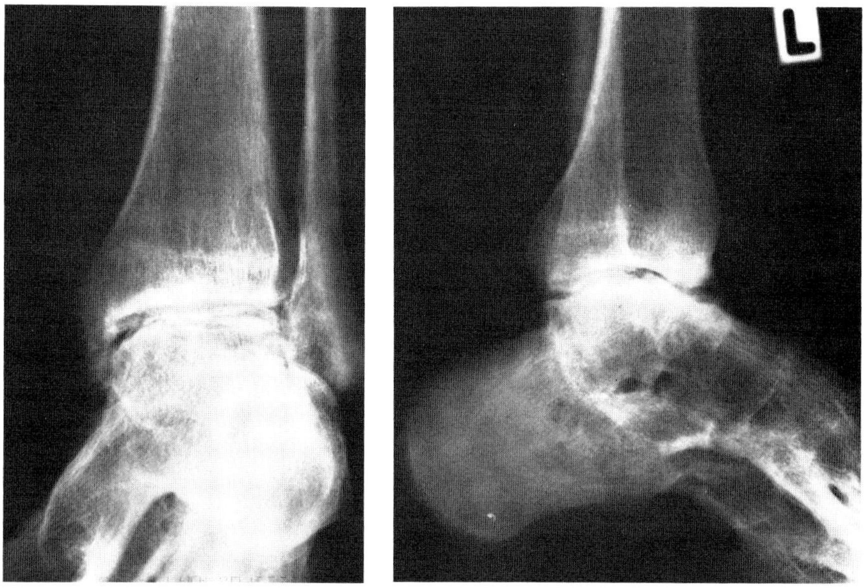

a b

Abb. 490 a und b Postarthritische Arthrose des oberen Sprunggelenkes. Vor 20 Jahren Infektion nach einer intraartikulären Kortisoninjektion mit nachfolgender Osteomyelitis. Vollkommene Versteifung des Mittelfußgelenkes. Teilversteifung des oberen Sprunggelenks

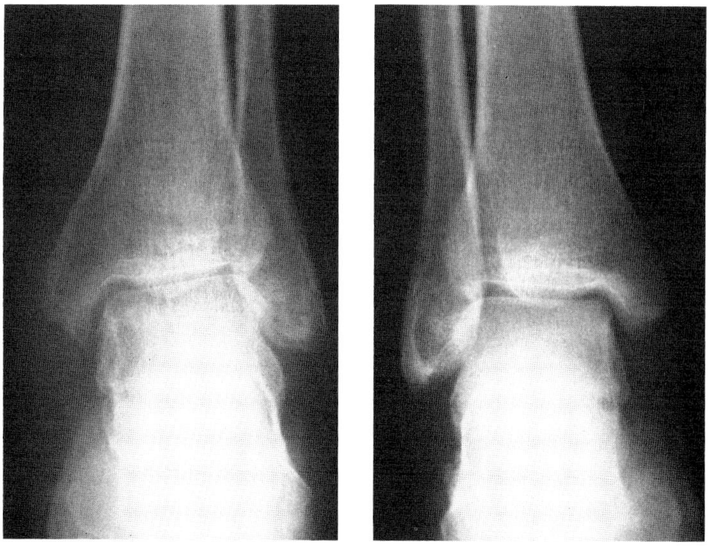

a b

Abb. 491 a und b Arthropathia psoriatica. Beachte: Arthrophie des Knochens und beginnende reaktive Vorgänge, vor allem im tibiotalaren Gelenkanteil. Die andere Seite ist normal

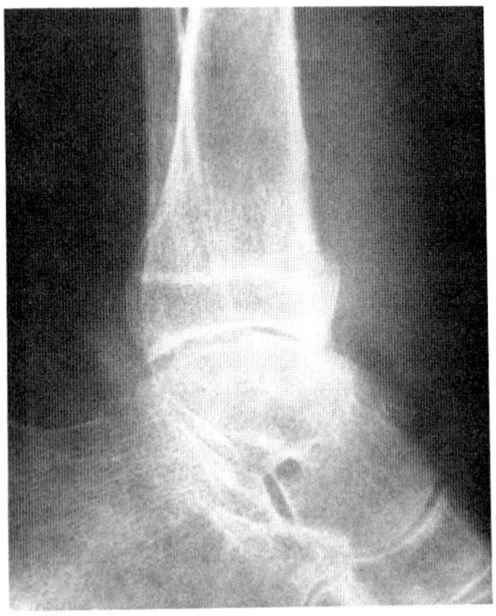

Abb. 492 Arthropathie bei Hämophilie

Form einer Polyarthritis. Abzugrenzen bleibt dann die Synovitis, wie sie im Verlauf einer Arthropathia psoriatica (Abb. 491) in Erscheinung treten kann, oder aber bei der Arthropathia tabica (Abb. 441 c) und bei der Arthropathia haemophilica (Abb. 492). Ferner findet man im distalen Schienbeinanteil relativ häufig gutartige und primär bösartige Geschwülste (Abb. 493), die oft zunächst eine uncharakteristische Symptomatik aufweisen. Selten dagewgen liegen sekundäre bösartige Geschwülste in diesem Bereich. Man muß aber daran denken (Abb. 494)!

2.1. Arthrosis deformans

Im Vordergrund der Erkrankungen des oberen Sprunggelenks steht die Arthrosis deformans, deren idiopathische Form keineswegs so häufig zu beobachten ist wie man bei der Art des Gelenks und vor allem bei der besonderen Belastung annehmen könnte. Auch sekundäre arthrotische Veränderungen (Abb. 495), wie sie nach Gelenkkörperzerstörungen in Erscheinung treten, haben oft lange nicht den klinischerseits erwarteten Krankheitswert.

Klinisches Bild: Im Vordergrund steht die schmerzhafte Bewegungseinschränkung des oberen Sprunggelenks. Schmerzen werden weiter beim Belasten und vor allem beim Belasten während der Bewegung angegeben. Das Sprunggelenk erscheint verdickt.

Radiologisch lassen sich die verschieden ausgeprägten arthrotischen Veränderungen feststellen, wobei vor allem die Gelenkspaltverschmälerung und reaktive Vorgänge im subchondralen Bereich im Vordergrund stehen (Abb. 496 a).

Therapie: Bei der Behandlung der Arthrosis deformans des oberen Sprunggelenks sind anfangs die üblichen konservativen Maßnahmen in Anwendung zu bringen. Besteht eine Achsenfehlstellung, so muß baldmöglichst die Korrekturosteotomie durchgeführt werden, um einen weiteren Verschleiß zu verhindern (Achsenfehlstellungen von mehr als 10° sollen korrigiert werden).

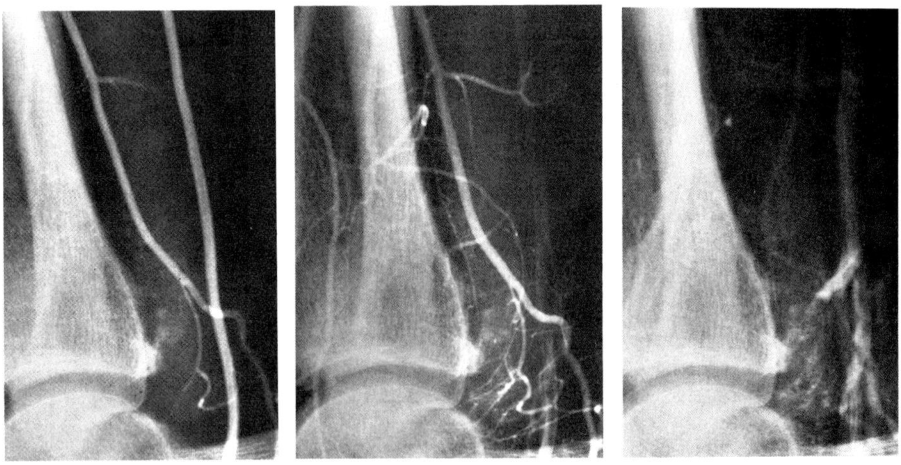

a b c

Abb. 493 a–c Chondrosarkom sprunggelenksnah im dorsalen Anteil der Tibia distal (Grad I), mäßig ausgeprägte Knochenneubildung. Angiographisch zeigen sich Einzelgefäße der Geschwulst in den verschiedenen Durchblutungsphasen, die eine exakte Abgrenzung zulassen

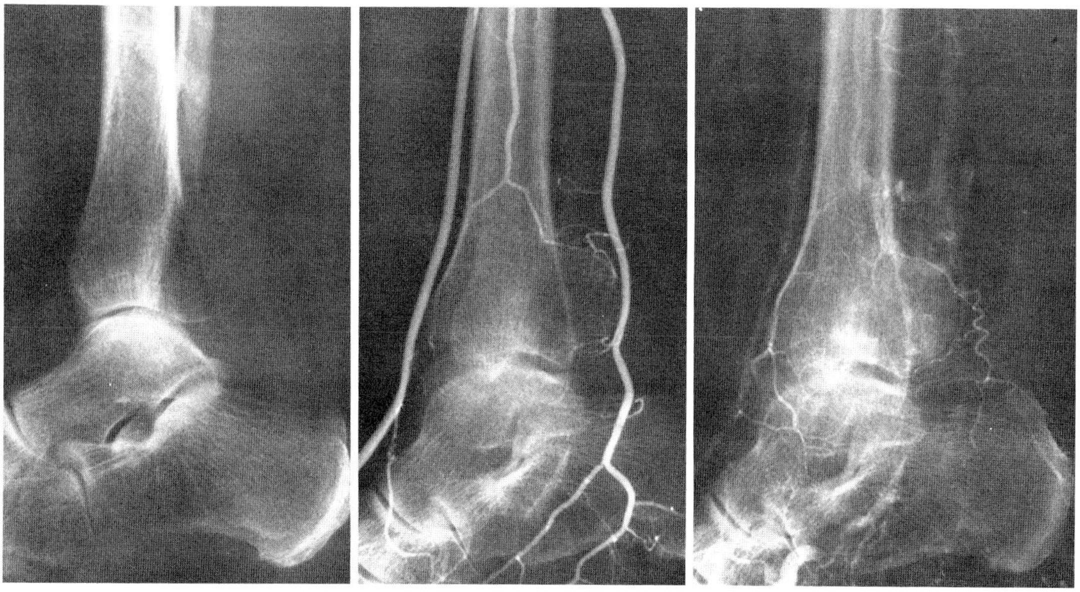

a b c

Abb. 494 a–c *Metastase eines Mammakarzinoms* im distalen dorsalen Tibiaanteil mit Gefäßfärbungen in den späten Durchblutungsphasen.
Beachte: Osteolyse im distalen dorsalen Schienbeinanteil

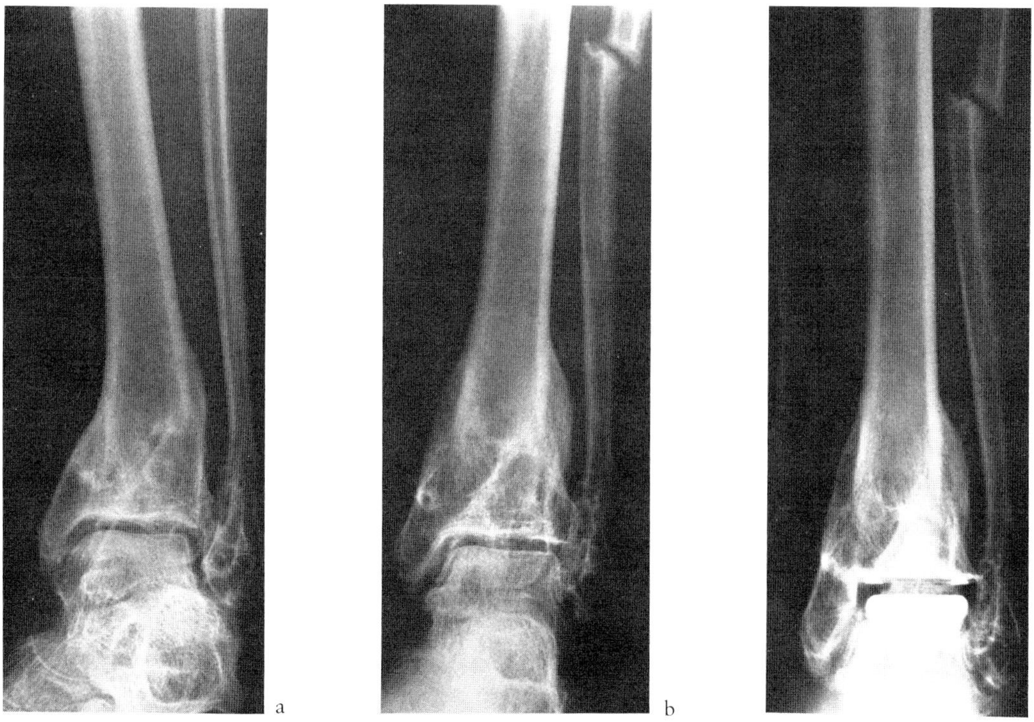

a b c

Abb. 495 a–c Posttraumatische Arthrose des oberen Sprunggelenkes 5 Jahre nach Luxationsfraktur (a), Varusfehlstellung. 3 Jahre nach supramalleolärer Umstellungsosteotomie, keine wesentliche Besserung der Beschwerden (b). Jetzt 3 Jahre nach Alloarthroplastik beschwerdefrei (c)

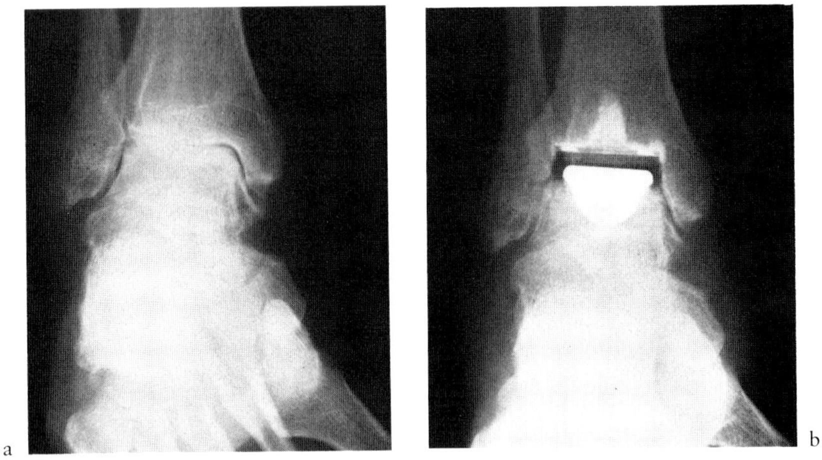

Abb. 496 a und b Arthrose des oberen Sprunggelenkes (schmerzhaft!) Arthroplastik (Typ *Richards*) mit gutem Ergebnis

Im fortgeschrittenen Stadium der Arthrosis deformans des oberen Sprunggelenks wurde früher regelmäßig die Arthrodese des oberen Sprunggelenks empfohlen. Nur ausnahmsweise führen wir heute primär noch die Arthrodese durch. Regelmäßig sollte die Arthroplastik vorgenommen werden, die bei einer entsprechenden Indikation und Technik gute Ergebnisse bringt. Allerdings fehlen derzeit noch Spätergebnisse, da die Arthroplastik des oberen Sprunggelenks erst seit wenigen Jahren erfolgreich durchgeführt werden kann. Erst nach nicht zufriedenstellenden Arthroplastiken ist die Arthrodese als „second line of defense" zu diskutieren.

Technik: Über einen ventralen Zugang wird die distale Gelenkfläche am Unterschenkel mit einem Polyäthylenblock ersetzt und am Talus die Gelenkfläche am Körper mit einer Metallschlittenkufe. Beim operativen Eingriff ist vor allem auf einen exakten Einbau der alloplastischen Gelenkanteile zu achten, wobei sklerotische subchondrale Gelenkanteile soweit wie möglich zu erhalten sind, um eine möglichst stabile Verankerung zu bekommen. Postoperativ soll bereits nach einigen Tagen mit der aktiven Übungsbehandlung im oberen

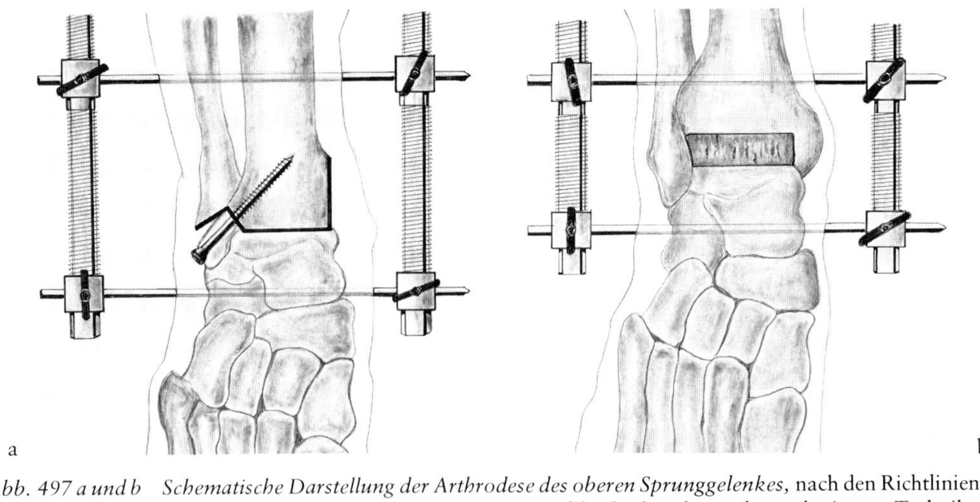

Abb. 497 a und b Schematische Darstellung der Arthrodese des oberen Sprunggelenkes, nach den Richtlinien der A.O. (a) und unter Interposition eines Knochenblockes zur Defektüberbrückung (b) nach eigener Technik

Sprunggelenk begonnen werden, die volle Belastung jedoch nicht vor Ablauf von 2 Monaten erlaubt werden. Nur dann wird man mit einer zuverlässigen Einheilung rechnen können (Abb. 495, 496).

Die Arthrodese des oberen Sprunggelenks kann ggf. als Kompressionsarthrodese nach den Richtlinien der AO erfolgen (Abb. 497a) oder aber als Kompressionsarthrodese unter gleichzeitiger Interposition eines Knochenblocks (Abb. 497b) zur Vermeidung von Beinverkürzungen (nach Arthroplastiken). Verschiedentlich empfiehlt sich vor allem bei ungünstigen Hautverhältnissen die Versteifung von lateral unter temporärer Fibularesektion (Abb. 498).

d) Erkrankungen des Fußes

1. Diabetische Arthropathie

Die Arthropathia diabetica, neben der Retino- und Neuropathie ein häufiges Spätsyndrom der Grunderkrankung, findet sich in mehr als 90% im Bereich des Fußskeletts. Im einzelnen handelt es sich um Weichteil- und Knochenveränderungen, die vorzugsweise an den Metatarso-phalangeal-Gelenken und an den Tarsalknochen des Fußes in Erscheinung treten. Bei der Entstehung der diabetischen Arthropathie hat meist über mehr als 10 Jahre ein nicht entsprechend einge-

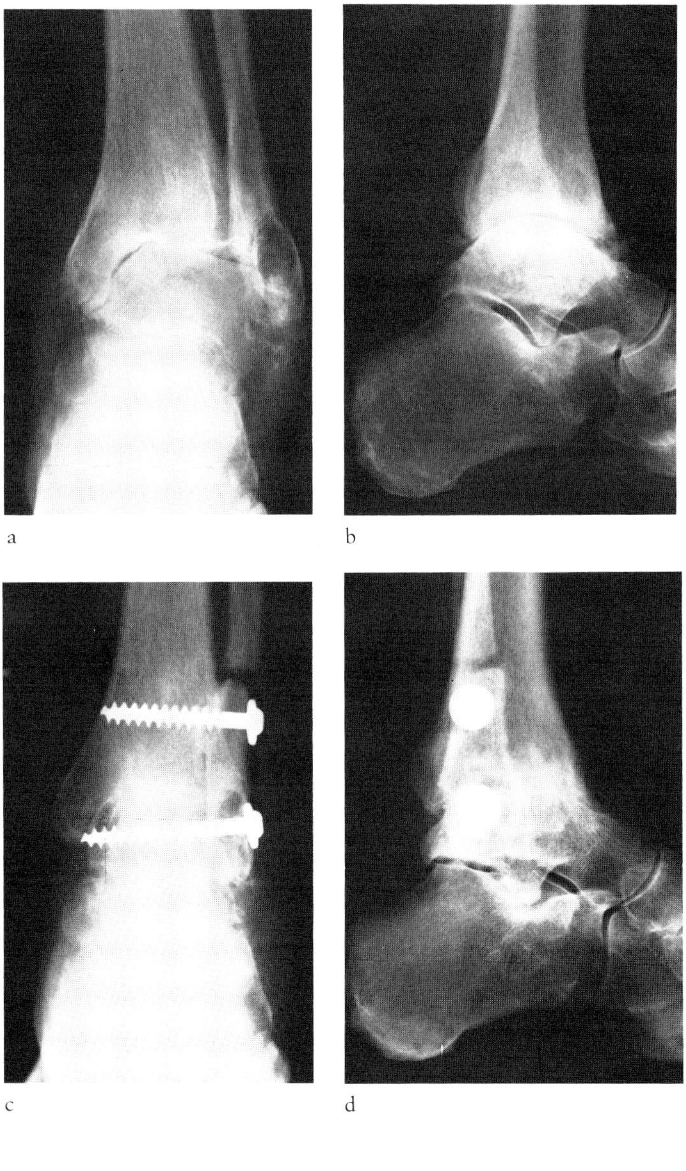

a b c d

Abb. 498 a–d Resektionsarthrodese des oberen Sprunggelenkes von lateral unter temporärer Resektion des Außenknöchels bei posttraumatischer Arthrose (Indikation: bei ungünstigen Hautverhältnissen) stellter oder auch schwierig einzustellender Diabetes mellitus Bedeutung. Des weiteren bestehen Beziehungen zwischen Arthropathie und Neuropathie, weshalb vielfach eine Pseudotabes diabetica angenommen wird. Inwieweit mechanische Faktoren eine Bedeutung erlangen, ist nicht endgültig geklärt. Das fast ausschließliche Vorkommen der diabetischen Arthropathie im Bereich des Fußes ist ohne Zweifel zu beachten.

Pathologisch-anatomisch kommt es zunächst zur Zerstörung des Knorpels und anschließend des subchondralen Knochens. Später erfolgt die Sklerosierung der subchondralen Regionen sowie eine hypertrophe Knochenneubildung. Zur Entwicklung von Ulzera und Fistelbildungen kann es kommen. Auffallend ist oft ein Mißverhältnis zwischen einer ausgeprägten Knochengelenkzerstörung und der Beschwerden, die nur gering sein können. Im Vordergrund steht die Unsicherheit beim Gehen.

Therapie: Eine konsequente Behandlung des Diabetes mellitus ist entscheidend. Orthopädischerseits ist beim Vorliegen der mutillierenden Form und einer Knochenentzündung die operative Sanierung notwendig.
Der Heilungsprozeß ist langwierig. Gelegentlich ist bei der Arthropathia diabetica im oberen Sprunggelenk die Arthrodese angezeigt. Im allgemeinen wird man sich aber mit orthopädischen Behelfen (Unterschenkelapparat oder orthopädischen Schuhen) begnügen müssen.

2. Habituelle Peronealsehnenluxation

Sehr oft findet man nach relativ geringfügigen äußeren Einwirkungen eine Luxation der Peronealsehnen, d.h. das Trauma hat für die Entstehung der Peronealsehnenluxation häufig nur eine auslösende Bedeutung, da hierbei auch anatomische Varianten der Knochenrinne am Außenknöchel vor allem eine Rolle zu spielen scheinen (*Radke*). So erklärt es sich auch, daß diese Sehnenluxationen bereits beim Kind und vor allem auch beidseitig vorkommen. Die Peronealsehnen luxieren in der Folgezeit habituell. Die Luxation kann vom Patienten meist durch eine bestimmte Fußbewegung ohne weiteres provoziert werden (Abb. 499).

Anatomische Bemerkungen: Betrachtet man den Außenknöchel von der Seite, so sieht man dorsal den Sulcus malleoli fibulae. In dieser Knöchelrinne verläuft vorn die Sehne des M. fibularis brevis, dahinter die Sehne des M. fibularis longus. Beide Sehnen sind hier über einer gemeinsamen Sehnenscheide (Vagina tendinum mm. fibularium communis) umschlossen. Erst weiter distal werden die beiden Sehnen durch den Processus trochlearis calcanei getrennt, und zwar zieht die kurze Fibularissehne oberhalb davon an den Fußaußenrand zur Basis des 5. Mittelfußknochens. Die lange Fibularissehne zieht zur Fußsohle hin. Die Knöchelrinne wird durch Verstärkungszüge der Unterschenkelfaszie (Retinaculum mm. fibularium proximale) zusammengeschlossen und Führungsring ergänzt. Weiter distal finden sich noch Verstärkungszüge in Höhe des Processus trochlearis calcanei (Retinaculum mm. fibularium distale), deren Zerreißung für die Entstehung einer Luxation der Sehnen jedoch nicht unbedingt Voraussetzung ist.

Therapie: Nur ein operativer Eingriff kann das Eintreten der Peronealsehnenluxation beseitigen. Dies kann durch eine transossäre Fixation des Retinaculum (eigene Technik) oder aber besser mit der Weberschen Technik erfolgen. Dabei wird der Sulcus malleoli durch die Dorsal- und Distalverlagerung einer kleinen Knochenscheibe von der Fibula vergrößert. Die Osteosynthese erfolgt mit einer bzw. zwei Malleolarschrauben.

3. Fersenschmerz

Der Fersenschmerz oder der Schmerz im Bereich der Ferse (painful heel) als das Symptom zahlreicher Erkrankungen bedarf jeweils einer genauen topographischen Analyse. So unterscheiden wir zunächst den Schmerz, der durch krankhafte Veränderungen im Bereich der Ferse ausgelöst wird (Bursitis subachillaea, z.B. bei einer Haglundexostose, Spornkrankheit bei dorsalem Sporn und plantarem Sporn) und weiter Schmerzzustände, wie sie durch Erkrankungen in der Nachbarschaft der Ferse verursacht werden können (Tendopathie der Achillessehne einschließlich der Insertionstendopathie).

4. Tendopathie

Als Tendopathie der Achillessehne bezeichnet man im allgemeinen regressive Veränderungen, die einmal in der tendinösen Lipoidose und zum anderen exogen peritendinöse Ursachen (äußere mechanische Einwirkung) haben. Zu beachten ist, daß der betroffene Bezirk im dünnsten Seh-

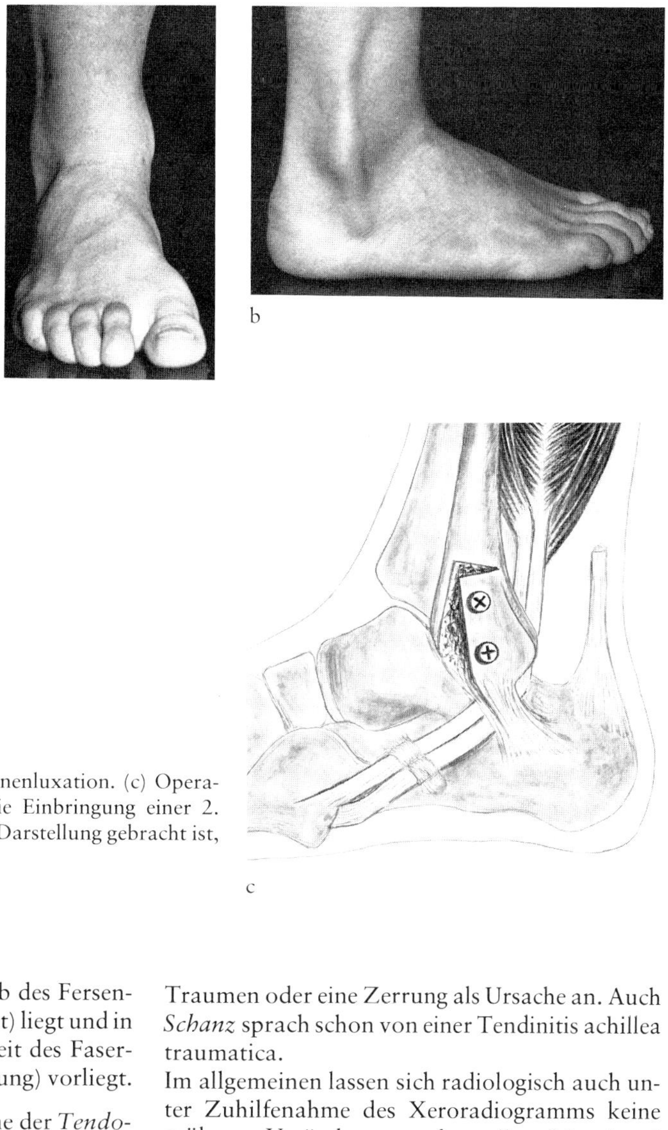

Abb. 499 a–c Habituelle Peronealsehnenluxation. (c) Operation nach *Kelly* und *B. G. Weber*. Die Einbringung einer 2. Schraube, wie es auf der schematischen Darstellung gebracht ist, sollte im allgemeinen erfolgen

nenabschnitt etwa 2–5 cm oberhalb des Fersenbeinansatzes (Bezirk der Gefäßarmut) liegt und in dieser Region auch eine Besonderheit des Faserverlaufs (stumpfwinklige Knickbildung) vorliegt.

Klinisches Bild: Als Hauptsymptome der *Tendopathie* sind der Schmerz, vor allem der Belastungsschmerz (Leistungssportler), und weiter die Schwellung zu nennen. Auffällig ist auch die Kraftlosigkeit der Wadenmuskulatur. Handelt es sich um eine *Paratenonitis achillea,* findet man weiter das Symptom der Krepitation. Bei der *Insertionstendopathie* ist als Hauptsymptom der lokale Druck am Sehnenansatz und der Schmerz bei Kontraktion gegen Widerstand zu nennen.
Eine Achillodynie kann spontan auftreten oder aber häufiger nach einer Überanstrengung oder ungewohnten Betätigung sowie durch eine chronische Überbelastung, z.B. bei Sportlern, ausgelöst werden. Manchmal gibt der Patient stumpfe Traumen oder eine Zerrung als Ursache an. Auch *Schanz* sprach schon von einer Tendinitis achillea traumatica.
Im allgemeinen lassen sich radiologisch auch unter Zuhilfenahme des Xeroradiogramms keine gröberen Veränderungen feststellen. Manchmal jedoch sieht man Gewebsverdichtungen im Bereich der Sehne.

Therapie: Die Behandlung der Tendopathie ist im allgemeinen zunächst *konservativ* (hoher Absatz, eventuell Ruhigstellung im Gipsverband mit leichter Spitzfußstellung sowie die Verordnung von Phenylbutazon oder ähnlichen Präparaten). Sehr oft ist aber mit konservativen Maßnahmen keine Beseitigung des Beschwerdebildes und der Veränderungen möglich. Es sollte deshalb bei Berücksichtigung der morphologischen Befunde im Bereich der veränderten Sehne (randständige oder zentrale partielle Sehnenerweichung bzw.

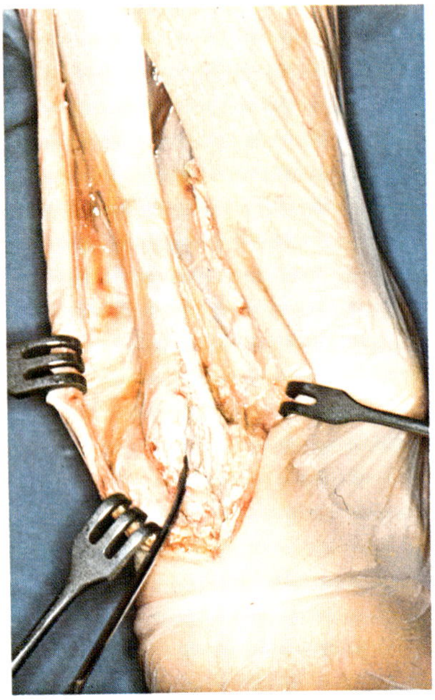

Abb. 500 Tendopathie der Achillessehne mit Teilnekrose der Sehne (Sonde). *Operationsindikation,* da sonst früher oder später eine Spontanruptur eintritt

partielle Sehnenruptur) ein *operativer* Eingriff durchgeführt werden (Abb. 500, 501).

Technik: Es empfiehlt sich die Revision des schmerzhaften Sehnenbezirks mit Exzision des pathologisch veränderten Sehnengewebes und nachfolgend die plastische Verstärkung des Exzisionsbezirks durch eine Umkipp-Plastik aus dem Sehnenspiegel des M. triceps surae nach Silfverskiöld bzw. eine Sehnenplastik mit der Plantarissehne im Sinne einer Durchflechtungsplastik. Postoperativ muß eine Ruhigstellung bis zu 6 Wochen im Unterschenkelgehgips erfolgen. Eine sportliche Betätigung, z.B. beim Hochleistungssport, soll erst 3–4 Monate nach dem operativen Eingriff vorgenommen werden.

5. Tendinitis ossificans traumatica

Die Ursache der heterotopen Knochenbildung in der Sehne ist nicht bekannt. Die Diagnose ist vor allem im Röntgenbild eindeutig zu stellen (Xeroradiogramm). Die Behandlung erfolgt operativ, allerdings erst nach Abschluß der Verknöcherung.

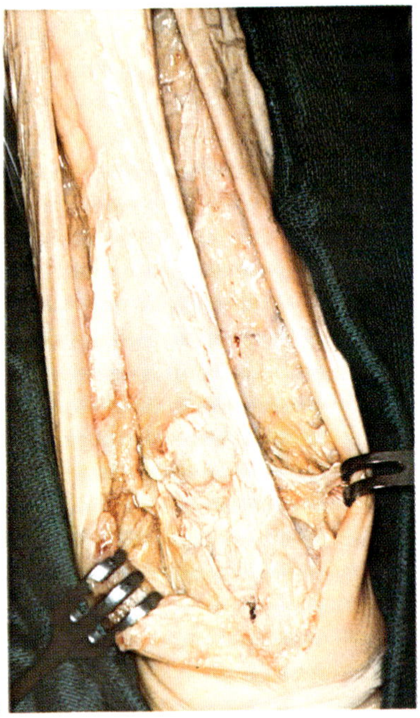

a

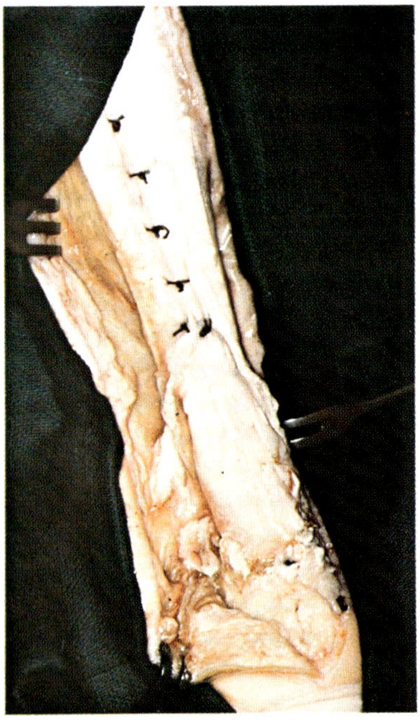

b

Abb. 501 a und b Tendopathie mit ausgedehnter Nekrose der Achillessehne (a)
Beachte: Nahezu die gesamte Achillessehne zeigt Umbauvorgänge, die zur weitgehenden Ruptur der Sehne Anlaß gegeben haben. (b) nach Umkipp-Plastik

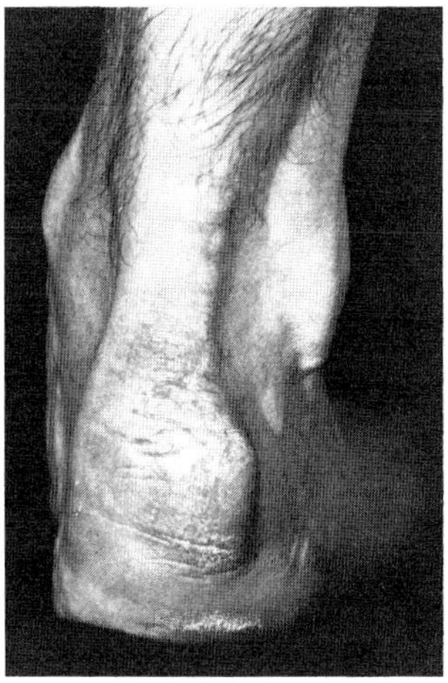

Abb. 502 Bursitis achillea bei Haglundexostose

6. Erkrankungen des Fersenbeins (Bursitis achillea)

Häufig findet man eine Achillobursitis bei gleichzeitiger Haglundexostose (hoher Kalkaneus nach Spitzy). Es handelt sich dabei um eine Varietät des Processus posterior calcanei, wobei der obere Kalkaneuswinkel unvollkommen abgerundet ist und spitz zuläuft (Abb. 502).

Klinisches Bild: Für eine bursogene Genese der Achillodynie spricht vor allem eine diffuse Schwellung und Rötung sowie die Ergußbildung in einem Schleimbeutel (Bursographie). Sehr oft gibt ein Schuhdruck Anlaß zur Entzündung der Bursa subcutanea. Das Röntgenbild zeigt einmal die Variation des Fersenbeins, manchmal lassen sich reaktive Vorgänge am Knochen nachweisen.

Therapie: Zunächst sollte die Behandlung (weiches, nicht drückendes Schuhwerk, dorsale Einlagen von Wildleder und Filzstreifen in der Fersenkappe sowie Erhöhen der Ferse) konservativ erfolgen. Weiter empfehlen sich örtliche antiphlogistische Maßnahmen.

Operative Eingriffe sollten erst durchgeführt werden, wenn konservative Möglichkeiten nicht zum Ziel führen. In Frage kommt die *operative Abtragung der Exostose*, die aber gründlich vorgenommen werden muß, da ansonsten Rezidive häufig sind. Des weiteren muß darauf geachtet werden, daß die Insertion der Achillessehne noch ausreichend erfolgt. Postoperativ empfiehlt sich die Ruhigstellung für 2–3 Wochen im Gehgipsverband in Spitzfußstellung. Anschließend soll noch eine Absatzerhöhung durchgeführt werden.

Nicht durchgesetzt hat sich die Zadecksche (die dorsale obere) Keilosteotomie des Kalkaneus. Mit Hilfe einer stabilen Verschraubung ist sie aber jetzt günstiger durchzuführen.

7. Kalkaneussporn

Unter dem Kalkaneussporn versteht man nach *Sarazin* eine plantare Exostose, die vom medialen Tuberculum den Ausgang nimmt. An dieser Stelle entspringt der zentrale Anteil der Plantarfaszie. Bei der ebenfalls nicht selten vorkommenden Knochenausziehung am dorsalen Kalkaneuspol sollte man von einer dorsalen Exostose sprechen. Sehr oft bestehen, wie Untersuchungen von *Sack* ergaben, beim Fersensporn keine Beschwerden. Nur in 16% konnten typische Spornbeschwerden beobachtet werden, in 41% allgemeine Fersenschmerzen und 43% gaben keine Beschwerden an (*Haglund*). Fersensporne findet man bevorzugt bei älteren Menschen, in 30% sind beide Fersen

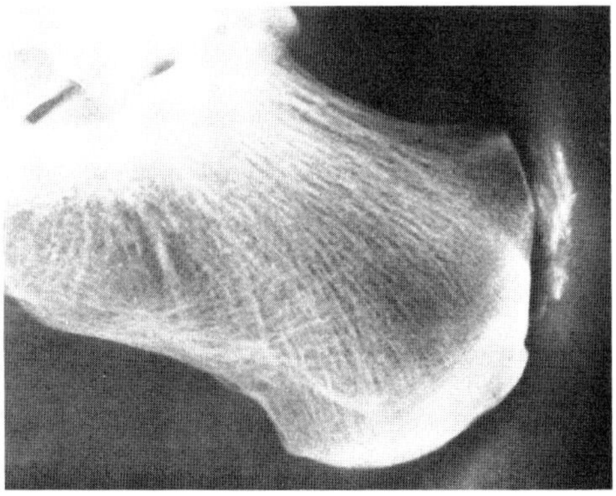
a

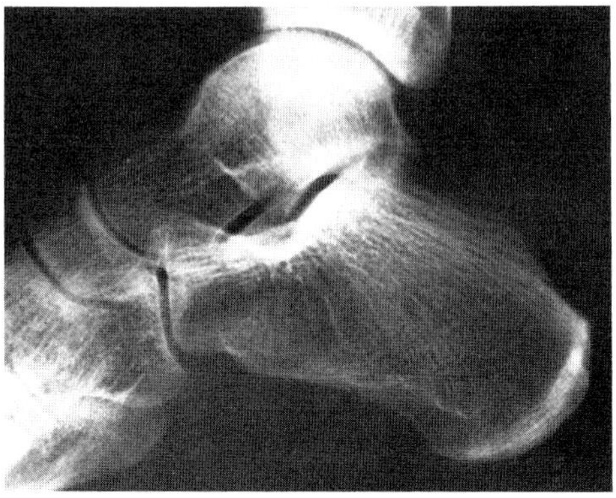
b

Abb. 503 a und b *Bursitis calcarea* bei Haglundexostose. b) nach Bursektomie und Abtragung der Exostose

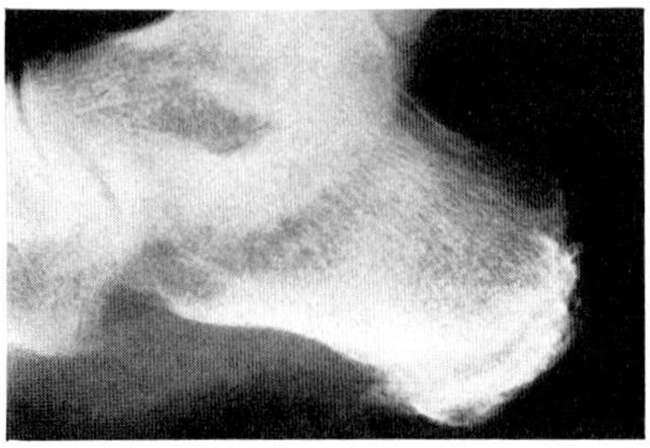
a

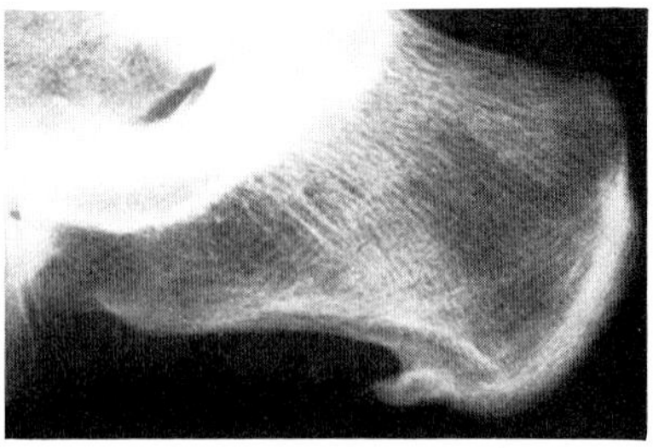
b

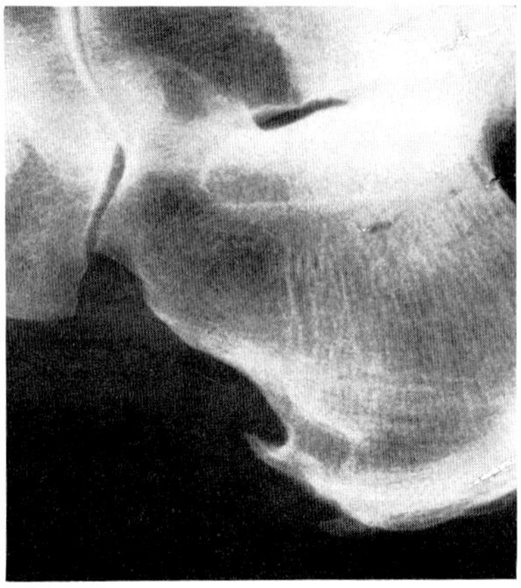
c

Abb. 504 a–c Fersensporn. a) Anfangsstadium, b) späteres Stadium, c) Endstadium

betroffen. Im jugendlichen Alter sind sie oft das erste Zeichen einer Spondylarthritis ankylopoetica, später einer PCP oder Gicht.
Die **Symptome** des plantaren Fersensporns sind charakteristisch. Die Patienten klagen beim Belasten des unbeschuhten Fußes auf hartem Boden an umschriebener Stelle über stechende Schmerzen, die sich auch beim Druck mit dem Finger auslösen lassen. Gelegentlich ist auch das ganze Fersenpolster gereizt. Manchmal kann man tumorartige Verdickungen tasten, die auf Gewebsverdichtungen infolge von entzündlichen Vorgängen im Subkutanschleimbeutel zurückzuführen sind. Selten läßt sich der Sporn direkt tasten, da ja die Fußsohlenhaut und das Fersenpolster ausgesprochen straff ist. Infolge der stechenden Belastungsschmerzen wird der Fuß beim Gehen geschont. Das Gangbild ist dann oft hinkend. Bei längerer Erkrankungsdauer kann die Wadenmuskulatur verschmächtigt sein. Manchmal findet man gleichzeitig einen Plattknickfuß, wie es *Hofmann* ebenfalls schon auffiel. Die „Spornkrankheit" kann gleichzeitig an beiden Füßen zu beobachten sein. Manchmal besteht eine zeitliche Differenz in der Ausbildung der Fersensporne.

Röntgenbefund: Zu Beginn der Beschwerden kann der Sporn noch nicht ausgebildet sein und erst im Lauf von Wochen und Monaten seine endgültige Gestalt (Abb. 504) annehmen.

Therapie: Zunächst konservativ (Einlage mit partieller Hohllegung der Ferse [Locheinlage]), zusätzlich sollen Antiphlogistika gegeben werden und örtlich Salbenverbände bzw. feuchte Verbände Anwendung finden. Sehr oft ist mit Hilfe einer örtlichen Cortison-Injektion die Spornkrankheit zu beeinflussen. Manchmal sind 4–5 Injektionen notwendig. Nur selten ist heute eine operative Behandlung der Fersenspornkrankheit notwendig. Sie kann erfolgen durch eine Plantarfasziententomie, eine Exostosenabtragung, wie sie *Sarazin* und *Brandes* empfohlen haben, aber auch durch eine Rotationsosteotomie nach *Steindler* und *Smith*.

Differentialdiagnostisch denke man bei Fersenschmerzen an gutartige und bösartige Geschwülste, die nicht selten im Bereich des Talus und vor allem Kalkaneus gelegen sind (Abb. 505, 506).

8. Tarsaltunnelsyndrom

Ähnlich wie an der Hand kann es im Bereich des Fußes zu einem Engpaßsyndrom kommen, wobei der N. tibialis infolge einer chronischen Druckwirkung eine Irritation erfahren kann.
Ursächlich kann es im Tarsaltunnel – er wird äußerlich vom Ligamentum laciniatum oder retinaculum flexorum begrenzt – infolge von posttraumatischen Schwellungszuständen, Tendosynovitiden (Abb. 88, Bd. II/1), Gefäßfehlbildungen wie Hämangiome und Weichteiltumoren zur Drucklläsion des N. tibialis kommen.

Klinisches Bild: Im Vordergrund der Beschwerden stehen Mißempfindungen (brennendes Gefühl, manchmal auch Taubheitsgefühl) und wei-

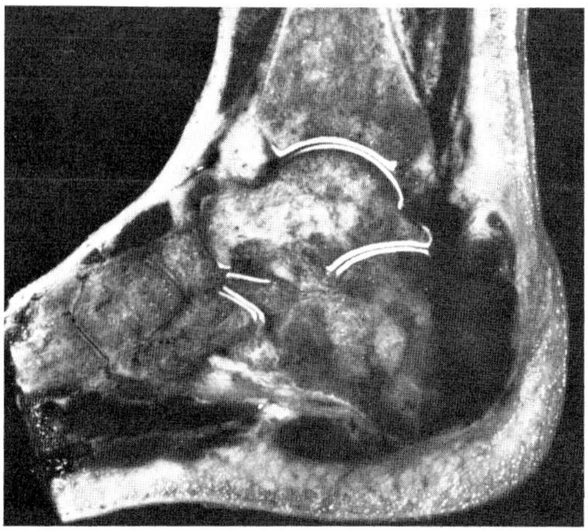

Abb. 505 Ewing Sarkom im dorsalen Anteil des Fersenbeines

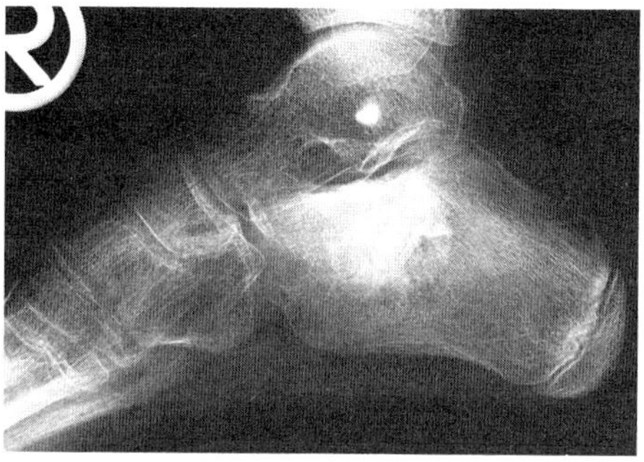

Abb. 506 Osteoid-Osteom im Fersenbein

ter Schmerzen, die eine Belastungsabhängigkeit aufweisen. Die Beschwerden nehmen im Lauf des Tages zu und werden nachts beim Liegen im Bett oft unerträglich. Gelegentlich findet man sogar dystrophische Zeichen der Fußsohle (vermehrtes Schwitzen). Bei der Untersuchung ist der lokale Druckschmerz unterhalb des Innenknöchels richtungsweisend. Beim ausgeprägten Tarsaltunnelsyndrom kann dann eine Verminderung der Nervenleitgeschwindigkeit und im EMG die Schädigung der Intrinsic-Muskulatur des Fußes nachgewiesen werden.

Therapie: Versuch einer Cortisonoid-Injektion ist angezeigt, weiter die Einlagenversorgung. Tritt dann dabei keine Besserung auf, so soll die Durchtrennung des Retinakulum erfolgen und die Beseitigung der lokalen Ursache. Gelegentlich ist die Neurolyse des N. tibialis notwendig, sofern die Einmauerung des Nerven durch Fibrosierung des benachbarten Gewebes im Vordergrund steht.

9. Arthrose der Mittelfußgelenke

Schmerzen im Bereich des Chopartgelenks sind meist durch eine Arthrosis deformans bei einer Plattfußdeformität hervorgerufen. Gelegentlich entsteht sie auch bei einer Überbelastung des Talonavikular-Gelenks bei einer Versteifung des oberen Sprunggelenks (Abb. 507).

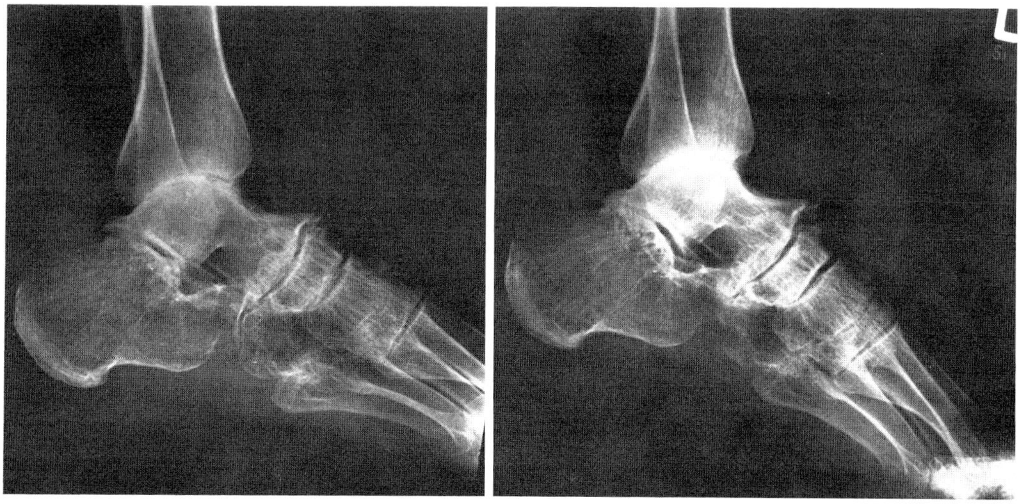

a b

Abb. 507 a und b Hochgradige Arthrose des Talonavicular-Gelenkes mit noch deutlicher abnormer Gelenksbeweglichkeit (schmerzhaft) bei der Bewegung nach dorsal und plantar (Bewegungsaufnahme). Das obere Sprunggelenk ist seit Jahren versteift, weshalb es zur Überbelastung im Talonavicular-Gelenk gekommen ist. Gleichzeitig liegt auch ein Pes planus vor. *Arthrodese angezeigt!*

e) Fußfehlformen

1. Plattfuß

Der Plattfuß (Pes planus, pied plat, flat foot) – meist handelt es sich um einen Knick-Plattfuß – ist gekennzeichnet durch eine mehr oder weniger ausgedehnte Abflachung des Fußgewölbes, wobei festzustellen bleibt, daß die Normalwölbung des Fußes nur begrenzt definiert ist. Wir unterscheiden den *Knick-Plattfuß im Wachstumsalter* vom *Knick-Plattfuß des Erwachsenen*. Abgegrenzt werden muß weiter der angeborene Plattfuß.

Als weitere Formen des Plattfußes ist der paralytische Plattfuß nach Muskellähmungen anzuführen, der spastische Plattfuß, der posttraumatische Plattfuß (Navikularefraktur) und der Plattfuß nach entzündlichen Erkrankungen (Polyarthritis, Tuberkulose, Osteomyelitis).

Verwertbare Statistiken über die Häufigkeit des Vorkommens eines Senk-Knickfußes gibt es nicht. Man ist sich allgemein einig, daß diese Deformität sehr häufig vorkommt und bei der orthopädischen Versorgung große Bedeutung erlangt.

Über die **Entstehung** weiß man, daß pathologische Formveränderungen am Fußskelett beim angeborenen Plattfuß im Vordergrund stehen (vertikal flektierter Talus), weiter sind Verschmelzungen der Fußwurzelknochen und auch eine Hypoplasie des Sustentaculum tali anzuführen. Bei der Entstehung des sogenannten statischen Senk-Knickfußes haben auch anlagemäßig bedingte Bänder- und Muskelschwächen eine Bedeutung. Bei einer Instabilität im Talonavikular-Gelenk gleitet und rotiert der Talus nach medial und kaudal ab. Nachfolgend tritt im Vorfuß eine supinatorische Derotation infolge des Gegendrucks vom Boden ein.

Zu beachten ist weiter, daß beim Plattfuß der M. tibialis anterior immer mehr seitlich der Gelenkachse des unteren Sprunggelenks zu liegen kommt und so als Pronator wirkt. Weiter kann beim Plattfuß ein häufig anzutreffender M. peronaeus tertius ebenfalls eine pronatorische Wirkung aufweisen. Dieser Muskel setzt normalerweise gegabelt an der Basis des Metatarsale 4 und 5 auf der Dorsalseite an. Beim Plattfuß findet man den Muskelansatz jedoch am Metatarsale 5. Der Ansatz kann nach distal verbreitert und verlagert sein. Er wirkt daher nicht nur im Sinne der Pronation, sondern kann im extremen Fall das äußere Längsgewölbe nach unten durchbiegen (*Penners*).

Klinisches Bild: Die Beurteilung des Fußes muß im belasteten und unbelasteten Zustand erfolgen, und zwar von vorn (Valgität des Vorfußes), von medial Abflachung des Längsgewölbes (Planität) und vor allem von dorsal her zur Erkennung der Rückfußvalgität. Fußabdrücke geben Auskunft über die abnorme Belastungszone. Von Interesse ist weiter die Bestimmung des Gewölbeindex aus Gewölbelänge und -höhe, der 10:3 bis 10:3,3 betragen darf (*Bragard*).

Vor allem im Kindesalter können Senk-Knickfüße beschwerdefrei sein. Manchmal werden eine schnellere Ermüdbarkeit und Schmerzen nach längerem Gehen angegeben. Bei Belastung des Fußes zeigt sich ein Valgusknick des Rückfußes. Das mediale Längsgewölbe kann soweit abgeflacht sein, daß der mediale Fußrand vollkommen auf der Unterlage aufliegt (Abb. 508). Es besteht dann immer eine Abduktionsstellung des Vorfußes.

Oft bekommt der Senk-Knickfuß erst einen Krankheitswert, wenn degenerative Veränderungen nach Abschluß des Wachstumsalters hinzukommen. Es kommt dann zur Bewegungsbehinderung, vor allem im unteren Sprunggelenk und

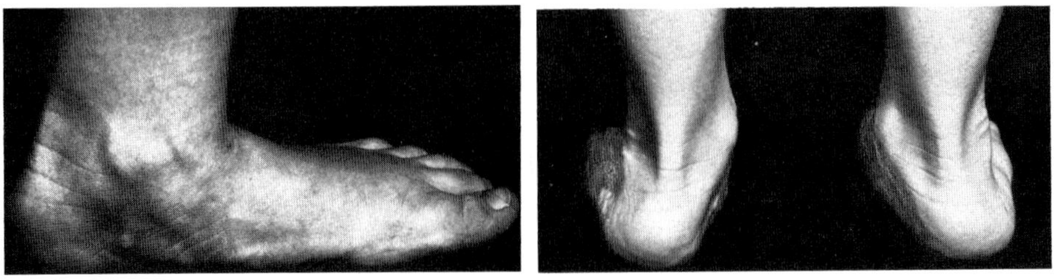

a b

Abb. 508 a und b (7 Jahre). Knickplattfuß. Konservative Maßnahmen (Einlagen und Übungsbehandlung) brachten keine wesentliche Besserung. Operation nach *Niederecker-Penners* indiziert

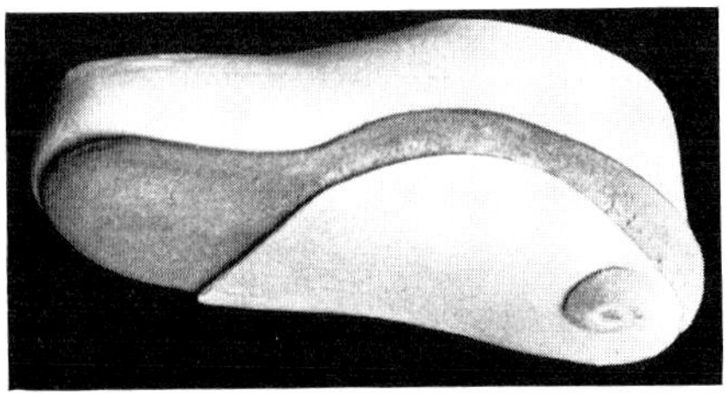

Abb. 509 Lederduraluminium-Walk-Einlage (Detorsion) mit Supinationskeil

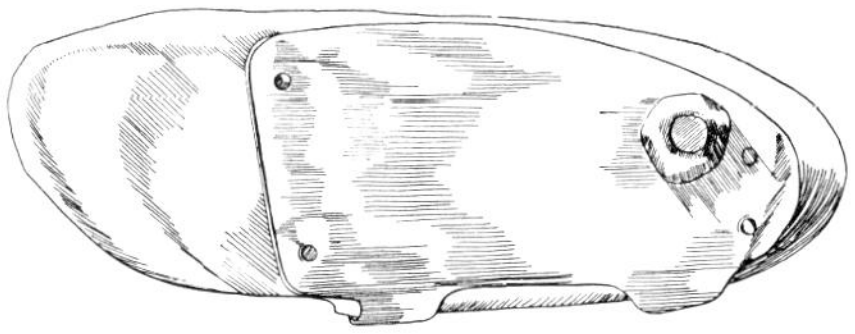

Abb. 510 Randeinlage für Kind von plantar gesehen

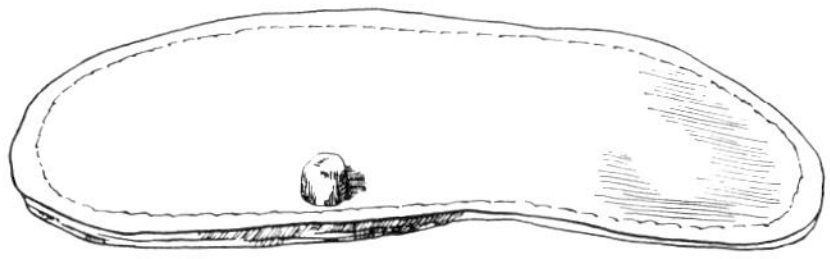

Abb. 511 Übungseinlage nach *Spitzy*

im Chopart-Gelenk (Pes-plano-valgus-Kontraktur). Sehr früh können sich schon infolge einer Überbeanspruchung der Muskulatur schmerzhafte Verhärtungen (Myogelosen) im Bereich des M. gastrocnemius und M. tibialis anterior entwickeln. Das Bestehen eines Spreizfußes führt weiter zur Verspannung der Peronealmuskulatur. Gelegentlich bereiten aber auch schon leichte und lockere Plattfüße starke Beschwerden, was *Hoffa* bereits auffiel, als er angab, daß nicht nur das „plattfüßig sein", sondern das „plattfüßig werden" Beschwerden bereitet.

Radiologisch läßt sich vor allem auf der Belastungsaufnahme der Plattfuß erst endgültig beurteilen. Es zeigt sich ein Tiefstand des Os naviculare. Auf der a.p.-Aufnahme läßt sich die extreme Abduktionsstellung des Vorfußes objektivieren. Im einzelnen kann der *Ristwinkel*, eine Verbindung zwischen der Längsachse des Kalkaneus und der Längsachse des Metatarsale mit dem Zentrum im Os naviculare, bestimmt werden. Er ist abgeflacht und beträgt mehr als 140°. Weiter kann der *Kalkaneusbodenwinkel*, der normalerweise 28° beträgt, beim Knickfuß bis auf 0° zurückgehen, gegebenenfalls sogar negativ werden. Der Durchschnittswert für den *Talusbodenwinkel* liegt normalerweise bei 23° und kann bei schweren Knick-Plattfüßen bis zu 80° ausmachen. Eine weitere wichtige Information, vor allem über den Knickzustand bringt die Messung des *Abstandes zwischen Navikulare und dem Boden* (Abb. 512).
Arthrotische Veränderungen lassen sich durch Gelenkspaltverschmälerung und weiter durch reaktive Vorgänge im Bereich des Knorpel-Knochenübergangs objektivieren.

Differentialdiagnostisch sind spezifische und unspezifische Entzündungen sowie Geschwulstbildungen auszuschließen. Im Wachstumsalter denkt man an den M. Köhler (aseptische Nekrose). Uncharakteristische Fußbeschwerden sollten beim Erwachsenen immer an eine Erkrankung der Gefäße denken lassen (Claudicatio!). Wichtige Einblicke vermittelt dann das Palpieren der Fußpulse.

1.1. Knick-Plattfuß im Wachstumsalter

Prophylaxe und Therapie: Die Prophylaxe hat beim Knick-Senkfuß im Wachstumsalter eine große Bedeutung. Barfußgehen auf rauhem Boden, das Tragen von weiten Schuhen mit Gelenkstützen und eine gezielte Fußgymnastik sind wichtig. *Hohmann* und *Hackenbroch* meinen, daß eine Einlagenversorgung bei bänderschwachen Füßen nicht zu umgehen ist. Sie müssen vor allem am Sustentaculum tali angreifen, ohne allerdings Druckstellen hervorzurufen. Im Kindesalter ist neben einer korrekten Bettung des Fußes mit einer Einlage (Abb. 509, 510) vor allem auf eine aktive Übungsbehandlung zur Kräftigung der Fußmuskulatur zu achten. Dabei haben sich verschiedene Übungen bewährt:

Übungen für die langen Fußmuskeln

Im Stehen:	Wechselseitiger Zehenstand Heben und Senken des Rückfußes mit korrigierter Ferse Stehen auf einem Bein mit bewußt korrigiertem Fuß

Übungen für die kurzen Fußmuskeln

Im Stehen:	Füße mit gleichzeitigem Zehenbeugen nach außen kippen – zurückkehren lassen zur korrigierten Mittelstellung „Raupenbewegung"
Im Sitzen:	Fußsohlen aneinanderdrücken, Längsgewölbe spannen durch Öffnen der beiden Fersen
Gehübung:	„Dackelgang": Gehen auf der Fußaußenkante

Spielerische Fußübungen

Einzelübung:	Greifen und Raffen eines Tuches bzw. Seiles Greifen und Bewegen eines Stäbchens bzw. Steinchens Bewegen eines kleinen Balles Gehen auf einer Linie
Gruppenübung:	Ballspielen: Ball fassen und werfen von einem zum anderen Mit den Zehen Zäpfchen auflesen Seilring bewegen, dabei auf den Fersen stehen

Eine Einlagenversorgung muß kritisch vorgenommen werden. Nach wie vor hat die Übungseinlage von *Spitzy* Bedeutung (Abb. 511).

Sie bestehen aus einer flachen Ledersohle, auf der in Höhe des Längsgewölbes eine Kugel angebracht ist. Sie werden 2mal am Tag für etwa $^1/_2$ Stunde getragen, damit die Füße sich aktiv korrigieren.

Die Einlagen werden grundsätzlich nach einem *Gipsabguß* angefertigt. Der Gipsabguß, wie ihn *Fritz Lange* vor über 60 Jahren angegeben hat, vollzieht sich in folgender Weise:

Der Fuß wird leicht eingefettet, die Tuberositas metatarsi V und Knochen, die abnorm vorspringen, z. B. das Navikulare, werden mit einem Fettstift bezeichnet. Auf den Fußrücken wird ein doppelter, etwa 30 cm langer und 3–4 cm breiter Matratzengurt gelegt zum Schutze des Fußes beim Aufschneiden des Gipsabgusses. Die Gipsbinde wird von der Knöchelgegend an zunächst quer um den Fuß gewickelt bis zu den Zehen, dann folgen einige Längslagen am inneren und äußeren Fußrand; der Rest wird wieder rund um den Fuß geführt. Nun wird mit dem Daumenballen der entsprechenden Hand das Gewölbe durch Streichen des Fußes gehoben und dadurch in den allmählich erstarrenden Gips hineingearbeitet. Bei empfindlichen Patienten darf das Gewölbe nicht sehr hoch herausmodelliert werden, weil sonst die Einlage Druckschmerzen bereitet. Wenn der

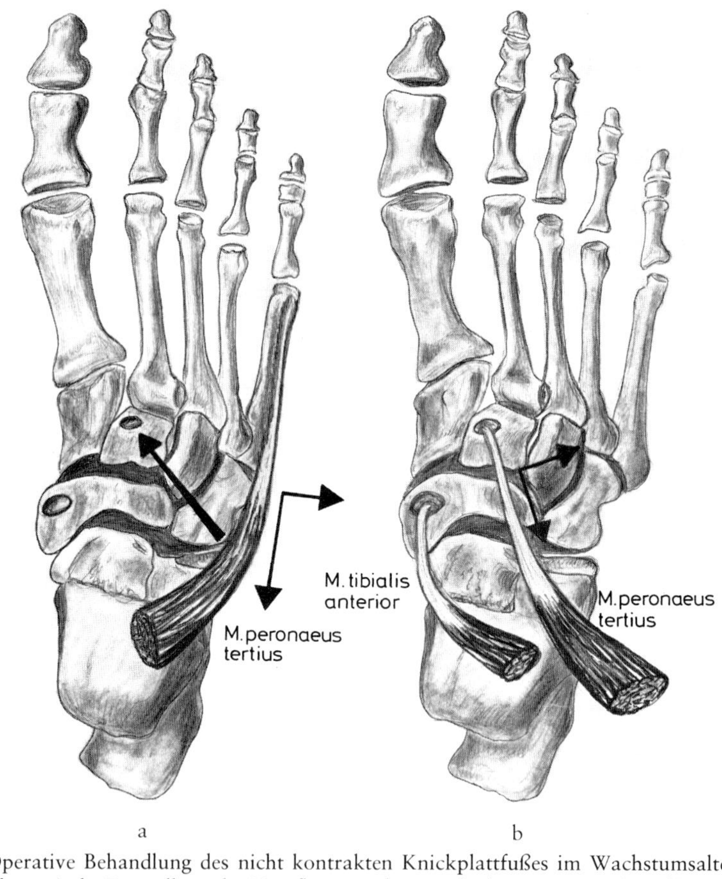

Abb. 512a–i Operative Behandlung des nicht kontrakten Knickplattfußes im Wachstumsalter nach *Niederecker-Penners.* Schematische Darstellung der Verpflanzung des M. tibialis anterior und M. fibularis tertius (a–d). Radiologische Dokumentation des Befundes vor und nach der Operation, wobei eine wesentliche Veränderung des Talusboden ∢ (durchschnittlich 23°) und des Kalkaneusboden ∢(durchschnittlich 28°) erreicht werden konnten. Der operative Eingriff wurde vor mehr als 2 Jahren durchgeführt (Abb. e–i) (Beobachtung von *Penners*)

Gips noch etwas plastisch, aber bereits so weit erhärtet ist, daß das Einsinken des redressierten Fußgewölbes nicht mehr zu befürchten ist, läßt man den Patienten auftreten. Dabei wird ein Druck gegen den Malleolus internus ausgeübt, um die Valgusstellung des Fußes zu verhüten. Auf diese Weise gewinnt man die Form des *korrigierten und belasteten Fußes.*

Der Gipsabguß wird ausgegossen. Die Einlage wird über dem so erhaltenen Positivmodell gearbeitet.

Die Einlagen im Kindesalter sind *Randeinlagen* (Abb. 509). Sie haben eine schiefe Ebene innen. Es ist nur mit solchen Einlagen die Valgität und Planität des Fußes gleichzeitig zu beherrschen. Wenn nach etwa einem Jahr keine deutliche Besserung der Fußform eingetreten ist, werden noch Nachtinnenschienen hinzugenommen.

Ist der Knick-Senkfuß nicht entsprechend zu beeinflussen, so soll *nach dem 6. Lebensjahr* ein operativer Eingriff vorgenommen werden, wie er von *Niederecker* und *Penners* ausgearbeitet wurde.

Durch eine frühzeitige Muskelverpflanzung kann das Knochenwachstum im Bereich des Fußes günstig beeinflußt werden. Ziel des operativen Eingriffes ist es, die im Sinne der Pronation wirkenden Muskeln zu verpflanzen, um erneut ein Gleichgewicht der pronatorisch und supinatorisch wirkenden Muskeln zu bekommen. Durch die Operation läßt sich eine Verbesserung des Kalkaneus-Talus-Bodenwinkels erreichen. Der Zug des Tibialis anterior am Os naviculare läßt das Fußgewölbe höher werden.

Auf *Niederecker* geht eine Operation zurück, die zwischenzeitlich von *Penners* modifiziert wurde, wonach die Verpflanzung der Sehne des Peronaeus tertius auf den Fußrücken und die Sehne des Tibialis anterior transossär auf das Os naviculare verpflanzt werden soll. Gleichzeitig muß eine Raffung der Bänder und der Weichteile am

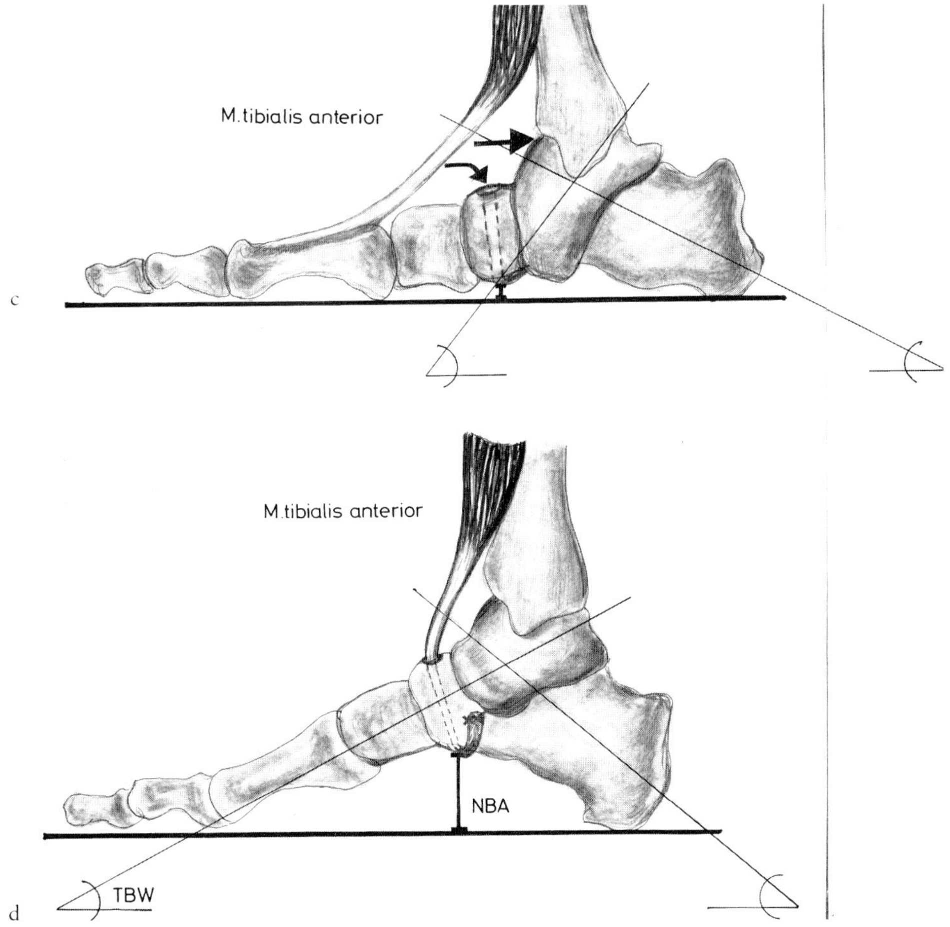

Abb. 512 c–d

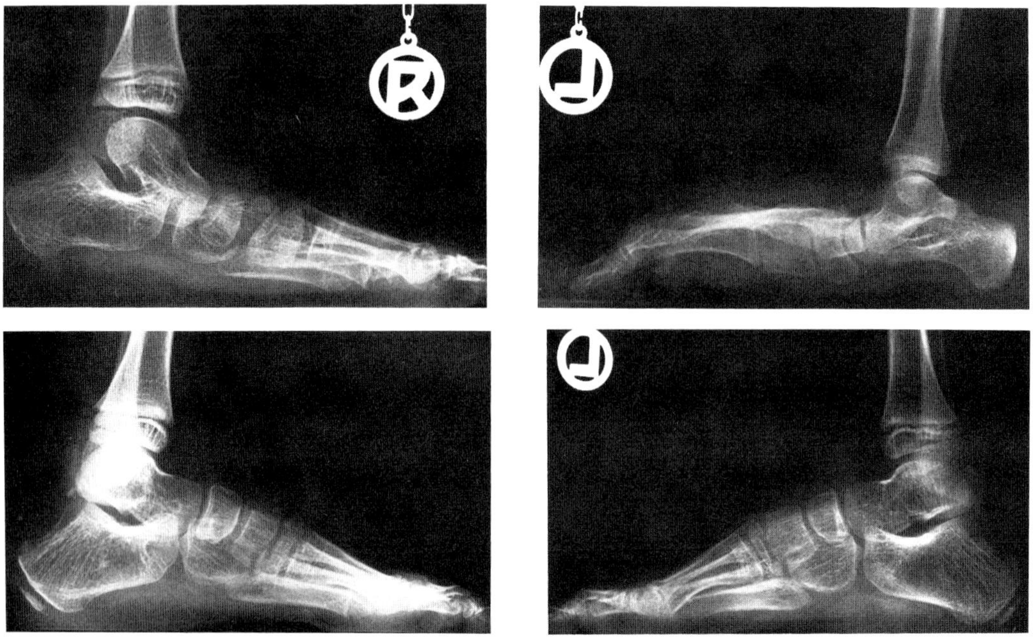

e g f h

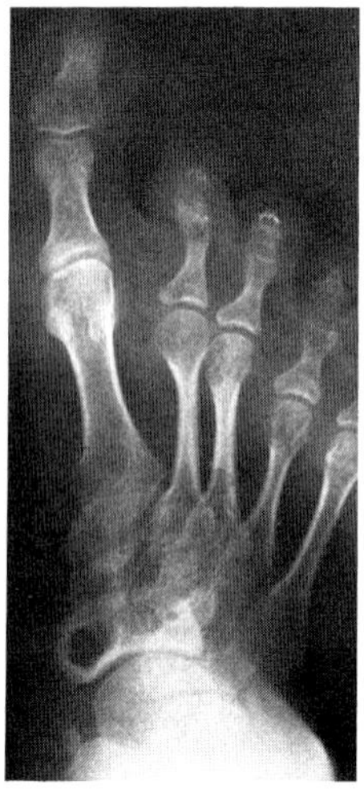

i

Abb. 512 e–i

inneren Knöchel bis zum Cuneiforme I erfolgen sowie eine Z-förmige Achillessehnenverlängerung, bei negativem Kalkaneus-Bodenwinkel und hochstehender Ferse. Wie *Penners* angibt, ist eine Achillessehnenverlängerung nur bei schweren Plattfußdeformitäten notwendig, da es schon allein durch die Verpflanzung der beiden Muskeln, nämlich des Tibialis anterior und des Peronaeus tertius, zum Aufrichten der Ferse kommt.

Die Ergebnisse von *Penners* (Kontrolluntersuchungen bis zu 15 Jahre nach Operation) zeigen, daß der Kalkaneus-Bodenwinkel im Durchschnitt um 25% verbessert werden kann und der Talus-Bodenwinkel um 18% abnimmt. Der Navikular-Bodenwinkel-Abstand nimmt um 47% zu.

Technik (Abb. 512): Über einen medialen Hautschnitt wird eine transossäre Rückverlagerung des M. tibialis anterior durch ein Bohrloch in das Os naviculare vorgenommen. Der spätere röntgenologische Nachweis des Bohrlochs deutet auf eine Funktionstüchtigkeit des rückverpflanzten Tibialis ant. hin (Ausschleifen des Loches durch dauernde Bewegung der Sehne). Es erfolgt eine Kapselbandplastik im Bereich des Ligamentum talonaviculare. Der M. fibularis tertius bzw. quartus wird durchtrennt und auf das Os cuboid verpflanzt. Postoperativ erfolgt eine Ruhigstellung im korrigierenden Gipsverband für 6 Wochen und anschließend eine aktive Übungsbehandlung sowie eine Einlagenversorgung.

1.2. Knick-Plattfuß beim Erwachsenen

Bei der **Therapie** haben orthopädisch-technische Maßnahmen vor allem und dann zusätzlich noch lokale Wärmeapplikationen und eine medikamentöse Beeinflussung der arthrotischen Be-

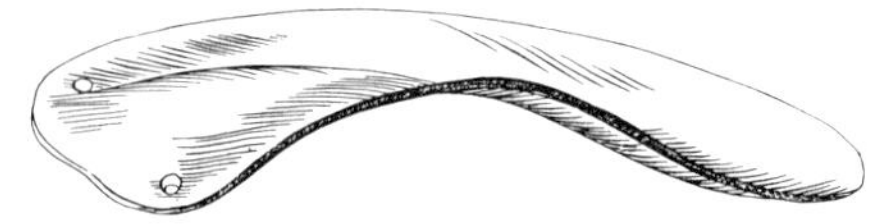

Abb. 513 Plexieinlage

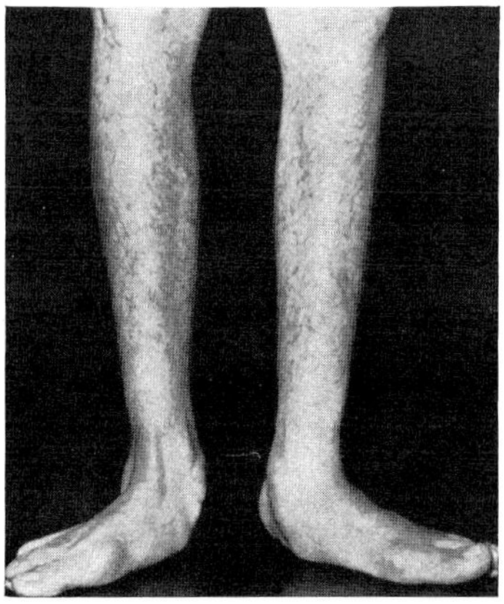

Abb. 514 30jähr. Patient. Plattfuß, Indikation zur Arthrodese

schwerden eine Bedeutung. Unbedingt erforderlich ist eine konsequente Einlagenversorgung (Abb. 513); von der orthopädischen Schuhversorgung will man heute Abstand nehmen, es sei denn beim alten Menschen.

Treten beim Erwachsenen beim Bestehen eines Senk-Knickfußes nicht zu beeinflussende Beschwerden auf oder aber ist nach Wachstumsabschluß die Deformität erheblich, so ist unbedingt zur Operation zu raten (Abb. 514, 515). Dabei muß das subtalare Gelenk, das Talonavikular-Gelenk und das Kalkaneokuboid-Gelenk im allgemeinen versteift werden (Abb. 517). *Imhäuser* und *Steinhäuser* glauben auf eine subtalare Arthrodese verzichten zu können, ein Vorschlag, dem ich mich nicht anschließen kann.

a

b

c

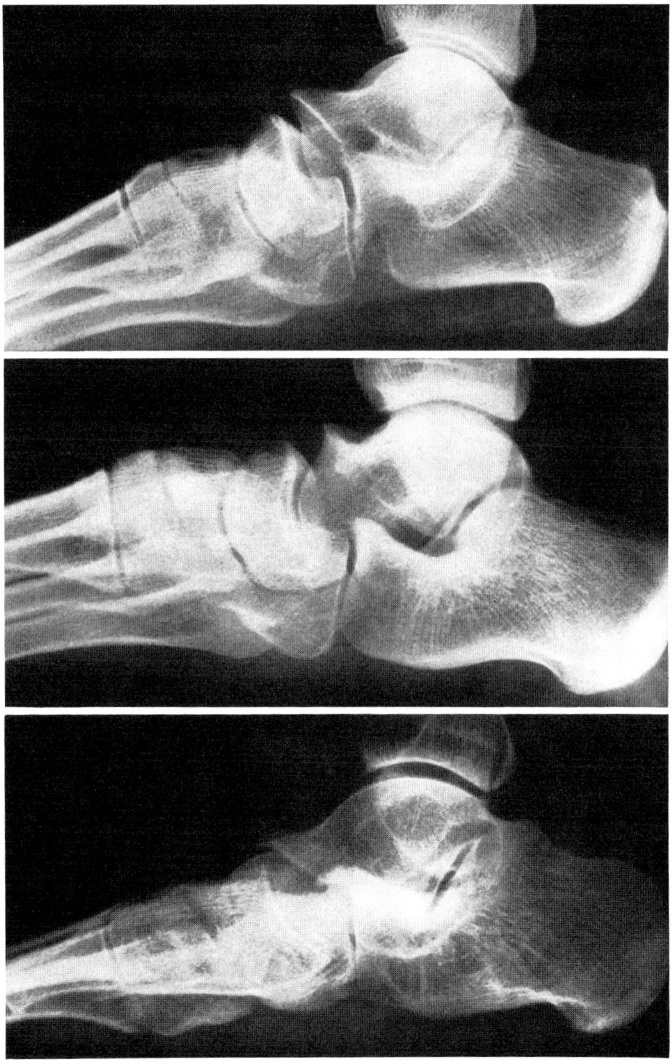

Abb. 515 a–c Verschiedene Formen der Arthrosis deformans beim Plattfuß (Indikation zur Arthrodese!)

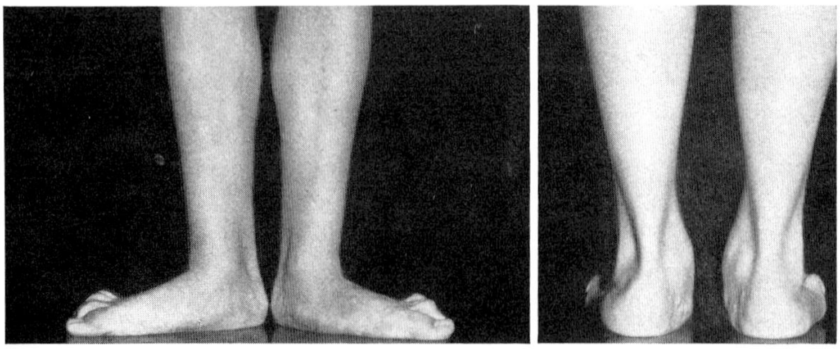

a

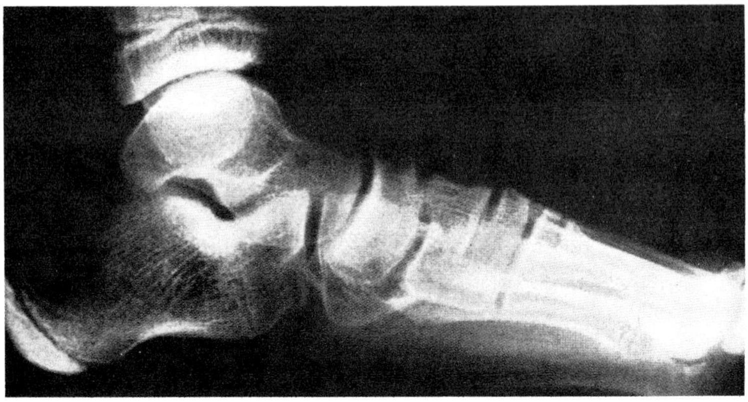

b

Abb. 516 a–b Kontrakter Spreizfuß nach Wachstumsabschluß. Indikation zur Operation gegeben

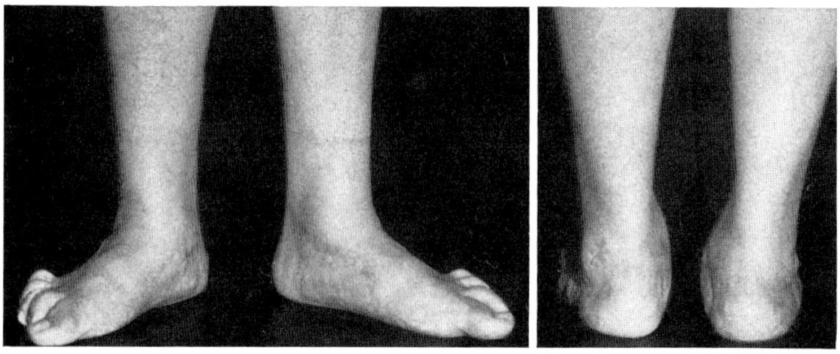

a

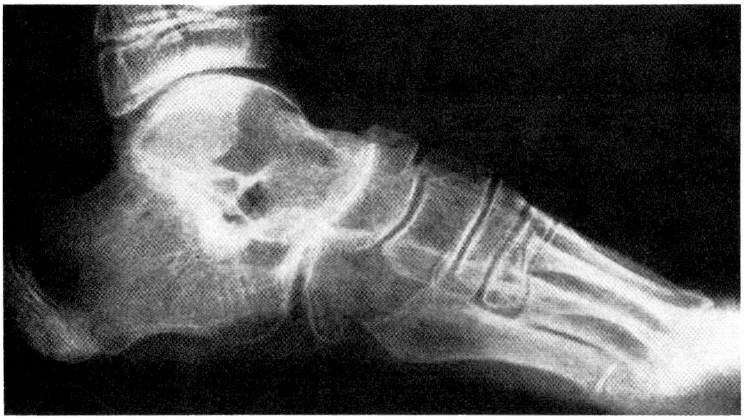

b

Abb. 517 a und b Nach der operativen Korrektur des Fußes (subtalare Arthrodese und Arthrodese des Talonavikulargelenkes und Kalkaneokuboidgelenkes)

Technik: Über einen bogenförmigen lateralen Hautschnitt wird das subtalare Gelenk und das Kalkaneokuboid-Gelenk dargestellt und entknorpelt. Anschließend Darstellen des Talonavikulare-Gelenkes von medial her und Resektion der Gelenkflächen einschließlich des Sustentaculum tali. Das Os naviculare wird nach dorsal gehoben und die Fixierung der Arthrodese erfolgt am besten mit Kirschnerdrähten, da ohnedies eine Ruhigstellung im Gipsverband sinnvoll ist. 2 Wochen nach der Operation versorgen wir die Patienten mit einem Kunststoffgips, der 6 Wochen nach der Operation (Drahtentfernung) zum Gehgips umgearbeitet werden kann. Im allgemeinen dauert der Durchbau der Arthrodese zwischen 10 und 16 Wochen. Anschließend empfiehlt sich zumindest vorübergehend noch eine Einlagenversorgung, wobei auch das Quergewölbe Berücksichtigung finden soll.

1.3. Besonderheiten beim Lähmungsplattfuß

Er entsteht vor allem durch den Ausfall des M. tibialis ant. Bedeutung erlangt weiter der M. tibialis posterior und die kleinen Fußmuskeln (Poliomyelitis).

Therapeutisch soll nach Wachstumsabschluß die subtalare Arthrodese und die Arthrodese des Talonavikular-Gelenks und Kalkaneokuboid-Gelenks durchgeführt werden und die Verpflanzung des M. fibularis brevis auf das Os naviculare.

2. Klumpfuß

Man unterscheidet einen *angeborenen Klumpfuß* (Bd. 1) und einen *erworbenen Klumpfuß* (posttraumatischer Klumpfuß, Lähmungsklumpfuß, neurogener Klumpfuß).
Schlaffe und seltener spastische Lähmungen führen zum erworbenen Klumpfuß. Am häufigsten beobachten wir heute die Peronaeuslähmung im Verlauf eines Bandscheibenvorfalls und einer peripheren Nervenbeeinträchtigung im Bereich des Hüftgelenks (traumatische Hüftluxation mit Ischiadikus-Teilparese) und Nervenbeeinträchtigungen im Bereich des Fibulaköpfchens bei Frakturen, ferner durch Druck bei Gipsverbänden oder aber nach Beeinträchtigung des Nervs bei Operationen. Auch bei lateralen Kniebandläsionen kann es – wenn auch selten – zu einer gleichzeitigen Peronaeuslähmung kommen.

Klinisches Bild: Abhängig vom Ausmaß der Muskellähmung und von der Schienenbehandlung kommt es zu einer mehr oder weniger ausgeprägten Klumpfußverformung mit einer Varuskomponente des Rückfußes, einer Adduktusstellung des Vorfußes und Equinusstellung des Vorfußes bzw. Fußes. Bei einer Lähmung infolge einer Druckwirkung ist mit einer Wiederkehr der Leistungsfähigkeit zu rechnen. Eine intensive Übungsbehandlung ist dann notwendig. Bei einer Durchtrennung des Nervs wird heute regelmäßig eine Interpositionsnaht vorgenommen. Sofern keine Nervenleitfähigkeit erreicht werden kann, soll spätestens nach 2 Jahren eine Peronaeusersatz-Operation durchgeführt werden, die sich in einen ossären und tendinösen Teil gliedert (Abb. 518).

Therapie: Über einen lateralen bogenförmigen Hautschnitt wird über das subtalare Gelenk in das Kalkaneokuboid-Gelenk eingegangen und nachfolgend die Resektion der Gelenkflächen durchgeführt. Von medial her wird jetzt das Talonavikular-Gelenk freigelegt. Erst dann gelingt nach entsprechender ossärer Resektion die endgültige Korrektur. Die Deformierung soll mühelos korrigiert werden können. Die Fixierung der Arthrodese nehmen wir nach wie vor noch mit Kirschnerdrähten vor.
Im weiteren Verlauf der Operation wird jetzt die Sehne des Tibialis posterior am Ansatz abgelöst, von der Wade aus durch ein Fenster in der Membrana interossii auf den Fußrücken gezogen und in Höhe des Os naviculare transossär befestigt. Ruhigstellung im Gipsverband für 10–16 Wochen. Bereits im Gipsverband muß der

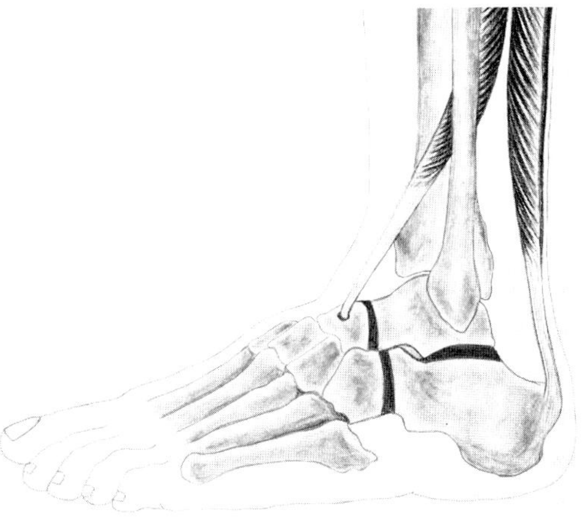

Abb. 518 Schematische Darstellung der Operation eines Lähmungsklumpfußes (subtalare Arthrodese, Arthrodese des Talonavikulargelenkes und das Kalkaneokuboidgelenkes). Gleichzeitig wird der M. tibialis posterior auf das Os naviculare verpflanzt

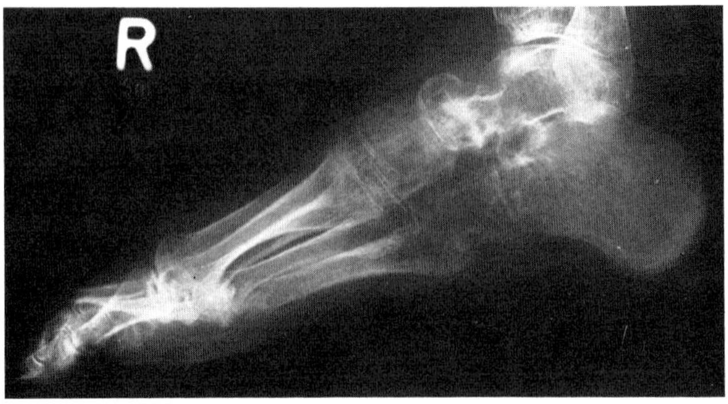

Abb. 519 Zustand nach operativer Rekonstruktion eines Lähmungsspitzklumpfußes

Patient intensive Anspannungsübungen durchführen, um ein Verkleben des verpflanzten M. tibialis posterior zu verhindern.

Die *funktionellen Ergebnisse* nach einer Peronaeusersatz-Operation sind ausgezeichnet. Regelmäßig kann ein Bewegungsausschlag von 20° Plantar- und 20° Dorsalflexion erreicht werden.

Beim *neurogenen Klumpfuß* besteht eine Myelodysplasie. Im Verlauf des Wachstums kommt es zu Störungen des Muskelgleichgewichts und nachfolgenden Hohlfußbildung.

Klinisches Bild: Die Kinder neigen zum Umkippen, die Eltern klagen darüber, daß die Absätze der Schuhe schief abgelaufen werden. Auffällig sind weiter Zirkulationsstörungen (blaurote zyanotische Verfärbung), trophische Störungen können sich einstellen.

Therapeutisch soll im Kindesalter unbedingt versucht werden, mit Einlagen (Abb. 521), gegebenenfalls mit einer Schuhversorgung auszukommen, ggf. sind Weichteiloperationen angezeigt. Nach Wachstumsabschluß empfiehlt sich die Arthrodese des Talonarikular-Gelenks, des Kalkaneokuboid-Gelenks und des Talokalkanear-Gelenks.

Komplikationen: Beim Bestehen von trophischen Störungen besteht die Gefahr der trophischen Geschwürsbildung mit nachfolgender Infektion des Knochens und der Gelenke, weshalb gelegentlich die Amputation nicht zu umgehen ist.

3. Hackenfuß – Pes calcaneus

Der Hackenfuß ist durch den besonderen Tiefstand des Fersenbeins gekennzeichnet. Der Fuß kann maximal nach oben gehoben werden. Die Plantarflexion fehlt. Gleichzeitig kann eine ver-

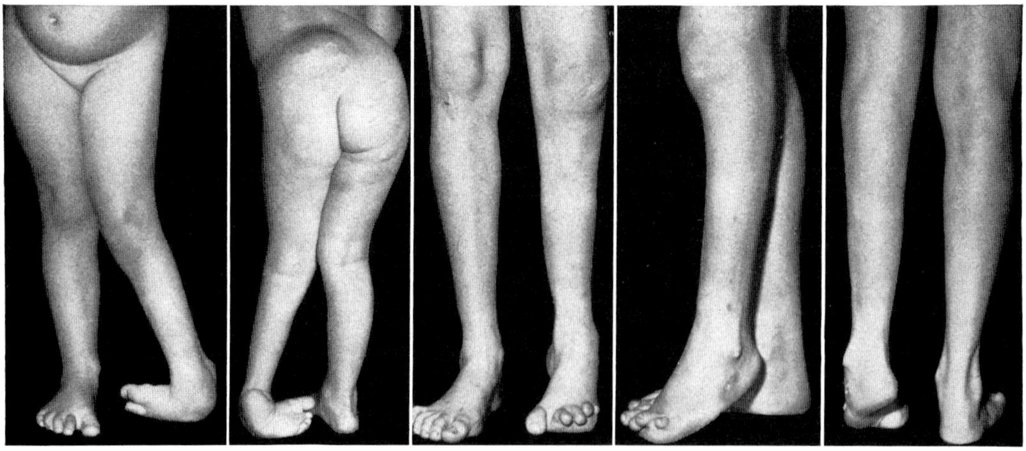

Abb. 520 Neurogener Klumpfuß im Verlaufe der konservativen Behandlung

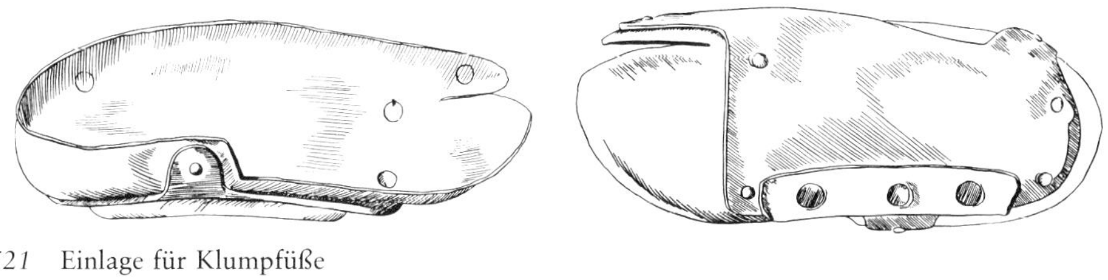

Abb. 521 Einlage für Klumpfüße

mehrte Valgusstellung bestehen. Man spricht dann vom Pes calcaneo valgus.
Die hauptsächliche Ursache des Hackenfußes ist die Poliomyelitis (Abb. 522), wie sie bei uns derzeit nur noch selten vorkommt. Auch der posttraumatische Hackenfuß ist bei uns selten zu sehen.
Therapeutisch kann im Kindesalter die Verlagerung der Peronealsehnen nach *v. Bayer* erfolgen. Nach Wachstumsabschluß muß unbedingt die subtalare Arthrodese unter einer dorsalen Keilentnahme und gleichzeitig die Arthrodese im Chopart-Gelenk erfolgen (umgekehrter Lambrinudi). Bei der Funktionstüchtigkeit des M. tibialis posterior und der Peronealmuskulatur müssen diese Sehnen auf den Kalkaneus verpflanzt werden.

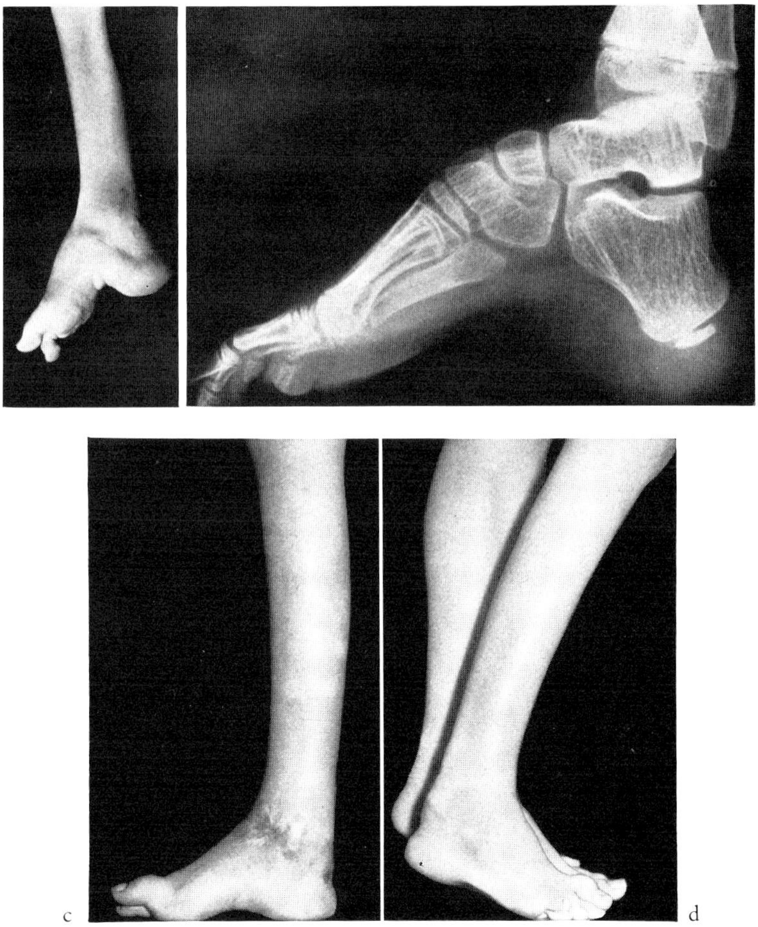

a b c d

Abb. 522 a–d Hackenfuß nach Poliomyelitis. Klinisches Bild (a) und Röntgenbild (b) vor der Operation, Fußform (c) und Leistungsfähigkeit (d, Zehenstand) nach der v. Muraltschen Operation (umgekehrter Lambrinudi)

4. Spitzfuß

Beim Spitzfuß unterscheidet man Spitzfußkontrakturen, wie sie als Folge einer nicht entsprechenden Lagerung der Füße bei längerem Krankheitslager auftreten, paralytische Spitzfüße als Folge einer Poliomyelitis, spastische Spitzfüße und auch traumatische Spitzfüße, wie sie durch Narbenzüge z. B. nach Verbrennungen und anderen Verletzungen in Erscheinung treten.

Therapeutisch müssen Spitzfußkontrakturen unbedingt verhindert werden, was durch eine entsprechende krankengymnastische Übungs- und Lagerungsbehandlung möglich ist. Gelingt dies nicht, so kann durch eine Z-förmige Verlängerung der Achillessehne die Deformität ausgeglichen werden. Beim Lähmungsspitzfuß (Lähmung sämtlicher Fußheber) muß aber ossär durch eine dorsale Keilentnahme im Chopartschen Gelenk die Verformung behoben werden. Regelmäßig führen wir gleichzeitig eine subtalare Arthrodese durch (Operation nach Lambrinudi, Abb. 523). Beim paralytischen Spitzfuß kann gegebenenfalls noch eine Verpflanzung des Tibialis posterior bzw. der Peronealmuskulatur in Frage kommen. Präoperativ ist deshalb eine genaue Erhebung des Muskelbefundes und die Beurteilung der Leistungsfähigkeit noch erhaltener Muskeln unumgänglich notwendig. Als Grundregel gilt beim Lähmungsfuß, daß sich selbst die Verpflanzung von mehr als 50% leistungsgeminderter Fußmuskeln noch lohnt.

5. Spreizfuß

Die Abflachung des Quergewölbes gemeinsam mit der Verbreiterung des Vorfußes gilt als charakteristisches Zeichen des Pes transversus. Im fortgeschrittenen Stadium kann die Vorfußwölbung sogar plantarkonvex verlaufen. Sofern das Gewölbe manuell noch rekonstruiert werden kann, sprechen wir vom nicht kontrakten Spreizfuß. Wir finden den Spreizfuß häufig gemeinsam mit dem Senkfuß oder dem Hohlfuß.

Klinisches Bild: Nur ein Teil der Patienten mit Spreizfüßen haben Beschwerden. Früher oder später kann es aber zur Metatarsalgie kommen, die manchmal schwer zu beeinflussen ist. Die vorspringenden Metatarsalköpfchen 2 und 3 sind vor allem druckschmerzhaft, was besonders im Schuh unangenehm werden kann. Radiologisch läßt sich die Abflachung des Quergewölbes durch eine tangentiale Röntgenaufnahme dokumentieren.

Differentialdiagnostisch muß an eine Spontanfraktur der Metatarsalia (Marschfraktur) gedacht werden und an eine Arthrose des Zehengrundgelenkes nach einer Köhler-Freibergschen Erkrankung. Wenn auch selten, so ist einmal ein Tumor die Ursache einer Metatarsalgie (Abb. 524).

Therapie: Die Behandlung des Spreizfußes wird im allgemeinen konservativ vorgenommen. Eine orthopädisch-technische Versorgung steht im Vordergrund, wobei das Entlasten der druckempfindlichen Stellen ohne Beeinträchtigung der Innervation und Durchblutung erfolgen soll.
Überlastet sind beim Spreizfuß nicht nur die Metatarsalköpfchen 2–4, sondern oft auch das Metatarsale 1 und 5 sowie die deformierten Zehen. Die Übertragung des Körpergewichts auf den Boden und umgekehrt soll daher zuerst einmal vermehrt auf den Rückfuß und Mittelfuß verlagert werden (Erniedrigung des Absatzes). Besteht allerdings eine Hohlfuß- oder Spitzfußkomponente, so muß der Absatz hoch gestaltet werden. Wichtig ist bei der Einlagenversorgung die Appli-

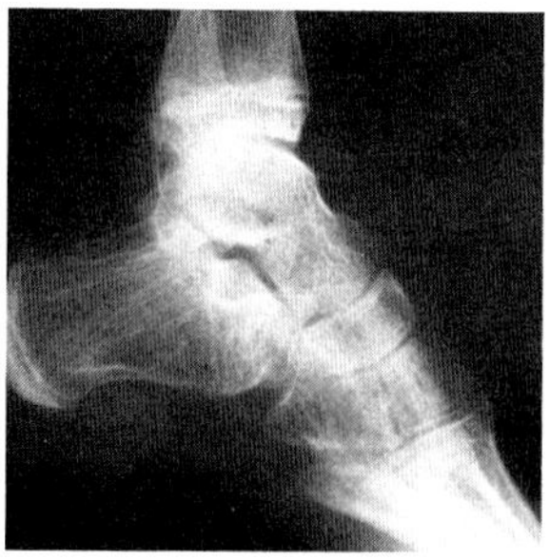
a

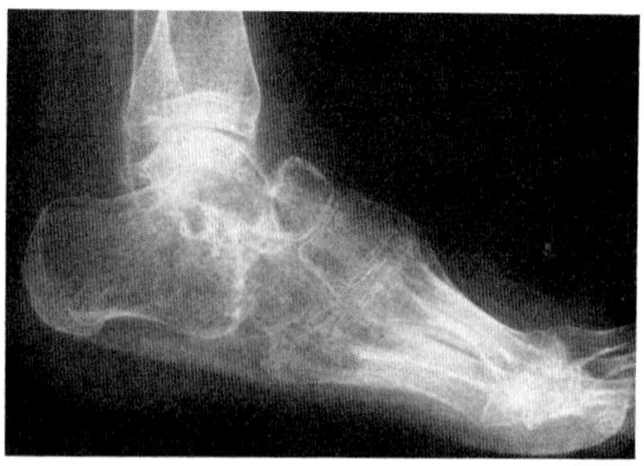
b

Abb. 523 a und b Poliomyelitischer Spitzfuß nach Arthrodese im Talonavikulargelenk, Kalkaneokuboidgelenk und Subtalargelenk kation einer Spreizfußpelotte, gelegentlich wird man auch eine Spreizfußbandage verordnen. Zweckmäßig ist es, dem Patienten mit einem Spreizfuß Schnürschuhe zu empfehlen, um dem Fuß durch etwas zu verändernde Schnürmöglichkeiten einen besseren Halt zu geben.

Ist der Spreizfuß bereits kontrakt, dann ist die Applikation einer Pelotte meist nicht mehr möglich. Es muß dann die Abstützung retrokapital über einen Metatarsalsteg erfolgen. Zu beachten ist allerdings, daß die retrokapitale Abstützung entsprechend dem Verlauf der Metatarsalköpfchen schräg eingebracht werden muß. Hinzuweisen bleibt noch auf die Schmetterlingsrolle, wie sie von *Marquart* empfohlen wurde. Sie entlastet in gezielter Weise die Metatarsalköpfchen 2–4. Am besten ist allerdings, wenn der Orthopädie-Schuhmacher die Brandsohlen bereits dünn schleifen kann, was allerdings einen erheblichen Aufwand bedeutet. Aber auch die Applikation der Schmetterlingsrolle auf der Sohle kann Erleichterung bringen.

Nur ausnahmsweise wird man sich zu einem *operativen Eingriff* beim Spreizfuß entschließen. In Frage kommen eine basisnahe Osteotomie der Metatarsale 2–4, wie sie von *Mau* angegeben wurde. Dabei soll gleichzeitig die

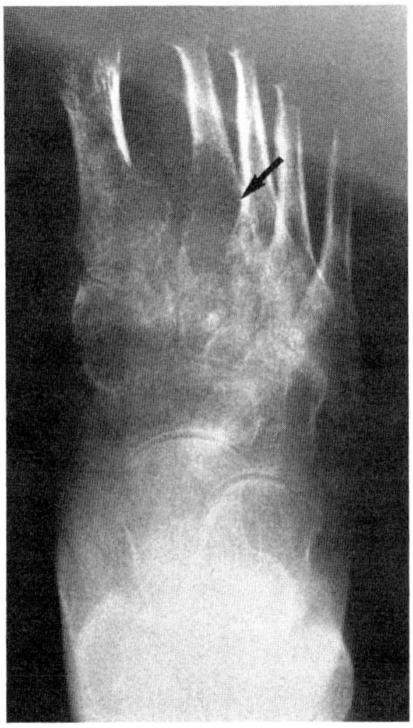
a

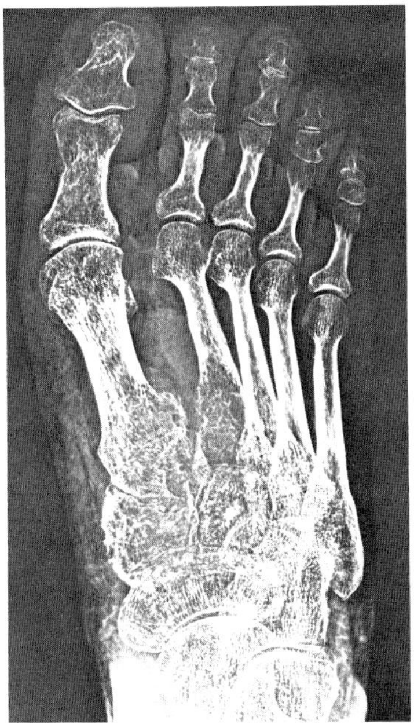
b

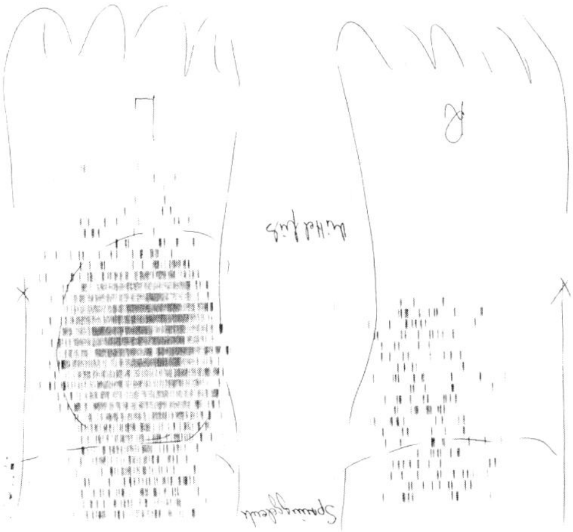
c

Abb. 524 a–c Osteosarkom im Bereich des Mittelfußes. Mehrere Monate erfolgte alio loco eine Spreizfußbehandlung!
Beachte: Strukturveränderungen auf dem Xeroradiogramm besonders deutlich sichtbar (b)! Ausgedehnt sind auf dem Scan Einlagerung von Radionukleiden zu erkennen (c)

Verkürzung der Metatarsalia erfolgen. Selten wird man auch die distale subkapitale Osteotomie durchführen (Abb. 541). Auch kommt bei besonders lockeren Spreizfüßen einmal die Faszienumschlingung in Frage, wie sie von *M. Lange* und neuerdings auch von *Reis* empfohlen wird. Grundsätzlich soll man jedoch mit operativen Eingriffen beim Spreizfuß sehr zurückhaltend sein!

6. Hohlfuß (Pes excavatus)

Kennzeichnend für den Hohlfuß ist die verstärkte Ausprägung des Längsgewölbes. Dabei kann das Metatarsale I extrem steilgestellt und auch proniert sein (Ballenhohlfuß). Gleichzeitig kann dann bei einem ausgeprägten Spreizfuß der 1. Strahl adduziert sein. Sofern zusätzlich eine Subluxation der Zehen im Grundgelenk und eine Beugung im Mittel- und Endgelenk besteht, so spricht man vom Klauenhohlfuß. Zu erwähnen ist noch die Hackenhohlfußdeformität bei einem entsprechenden Tiefstand von Sprungbein und Fersenbein (Abb. 525–527).

Ätiologie: Der Hohlfuß kann durch Muskellähmungen entstehen, wie es früher bei der Poliomyelitis sehr oft der Fall war. Häufig muß der Hohlfuß als idiopathisch angesprochen werden, d.h. wir kennen Einzelheiten über Ursache und Entstehung nicht. Zur Gruppe der idiopathischen Hohlfußdeformierungen rechnet man Veränderungen, die bei einer Spina bifida occulta in Erscheinung treten (*Hackenbroch, Schlegel*). Dabei konnten Zusammenhänge mit einer Myelodysplasie festgestellt werden. Ursächlich haben sakrale Lipome oder aber lumbosakrale Lipome ebenfalls Bedeutung. Der Hohlfuß wird auch bei angeborenen Veränderungen des Kreuzbeins beobachtet. Als charakteristische Hohlfußdeformität gilt der sogenannte „Friedreich-Fuß“, wie er sich bei der Friedreichschen Ataxie in einer zerebellaren oder aber spinalen Form entwickelt. Hierbei stehen degenerative Vorgänge in den Purkinje-Zellen der Kleinhirnrinde und der zugehörigen Markfasern bzw. die Degeneration sensibler Wurzeln und der Hinterstränge des Rükkenmarks im Vordergrund. Gleichzeitig kann die Handmuskulatur befallen sein.

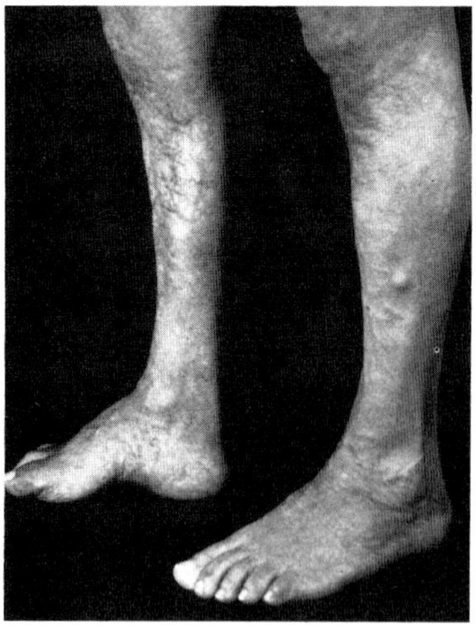

Abb. 525 Hohlfuß

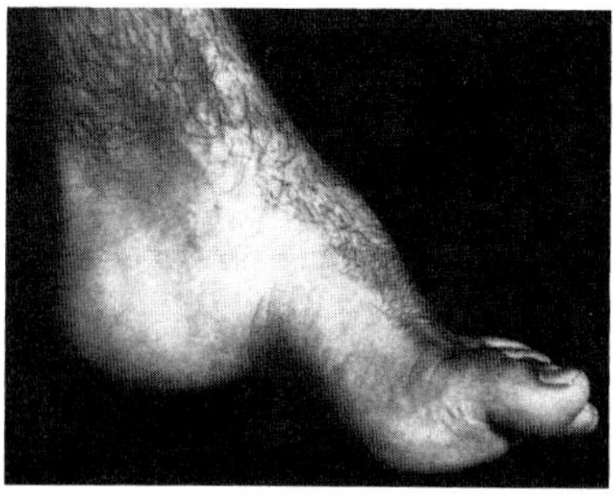

Abb. 526 Ballenhohlfuß mit Spitzfußkomponente

Klinisches Bild: Im Gegensatz zu den meisten anderen Fußfehlformen entwickelt sich der Hohlfuß meist erst in den ersten Lebensjahren. Das erhöhte Längsgewölbe wird vom Patienten meist bemerkt oder von der Schuhverkäuferin als „hoher Rist“ bezeichnet. Der Erwachsene klagt bei geringer Ausprägung der Hohlfußdeformierung oft über ein vermehrtes Umknicken nach außen und auch über Mittelfußbeschwerden. Anders bei der stärkeren Ausprägung des Hohlfußes. Die Patienten kommen dann schon relativ früh mit Beschwerden zur Behandlung. Bei der Untersuchung fällt eine Hohlfußverformung auf, wobei die verschiedenen Fehlwachstumskomponenten mehr oder weniger ausgeprägt sein können (Ballenhohlfuß, Klauenhohlfuß, Hakenhohlfuß). Das Gangbild ist unelastisch. Bei Betrachtung der Fußsohle fallen abnorme Schwielenbildungen über dem 1. Metatarsalköpfchen, über dem 5. Metatarsalköpfchen und der Ferse, vor allem lateral, auf. Abhängig von der Ausbildung von Krallenzehen bestehen Hühneraugenbildungen. Bei der Überprüfung der Beweglichkeit zeigen sich einige Beeinträchtigungen der Mittelfußgelenke und auch der Großzehen-Grundgelenke. Die Plantaraponeurose ist als derber Strang zu tasten.

Therapie: Sofern die Verformung des Fußes nicht erheblich ausgeprägt ist, sollten konservative Maßnahmen in Anwendung gebracht werden, was auch für den Erwachsenen gilt. Die Einlagenversorgung steht dann im Vordergrund. Zu achten ist auf die laterale Erhöhung (schiefe Ebene), um vor allem ein Umknicken zu verhindern.

Bei einer *ausgeprägten Hohlfußverformung* mit entsprechenden Beschwerden ist unbedingt ein operativer Eingriff zu empfehlen. Dabei muß einmal die Varusstellung im subtalaren Gelenk durch eine subtalare Arthrodese mit einer lateralen Keilentnahme erfolgen und weiter die Rekonstruktion des Längsgewölbes am besten durch eine Osteotomie mit einer dorsalen Basis in den Ossa cuneiformia und im Os cuboideum. Weiter ist beim Ballenhohlfuß die Osteotomie des Metatarsale I erforderlich. Gleichzeitig soll die Teno-

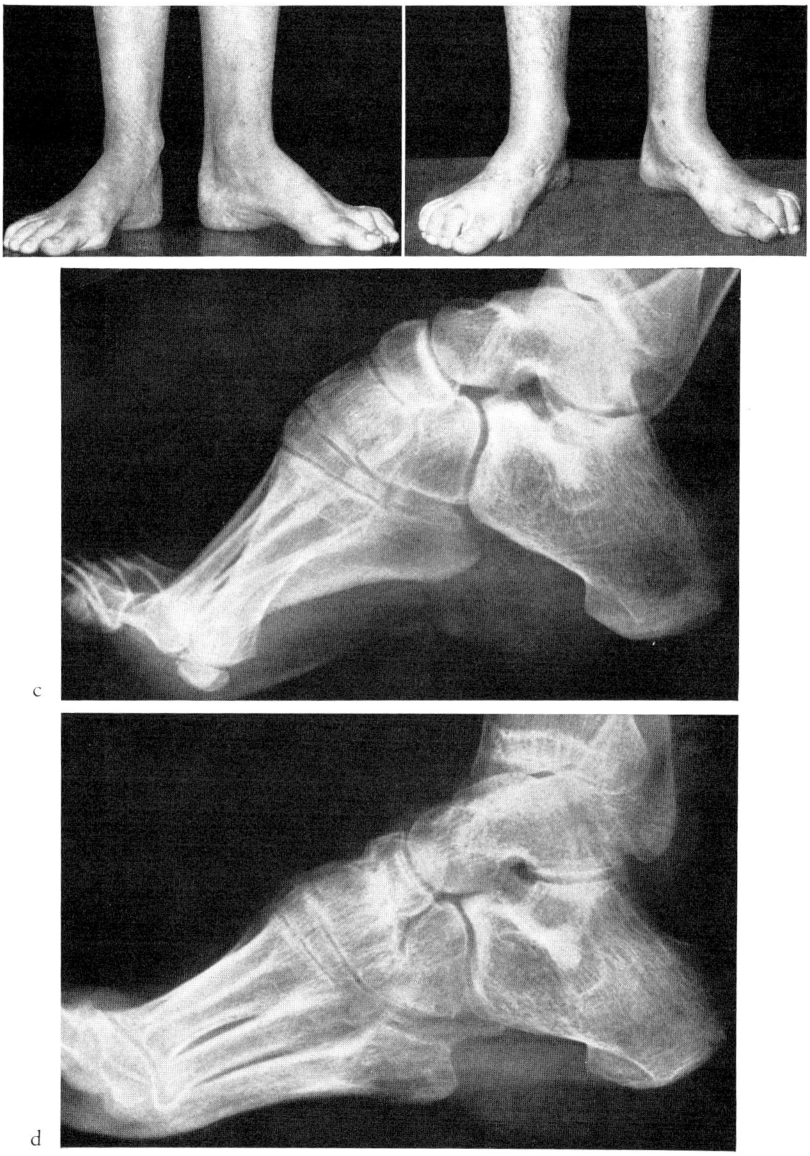

a b c d

Abb. 527a–d Myelodysplastischer Ballenhohlfuß vor (a) und nach Mittelfußosteotomie (b). Gleichzeitig wurde links wegen einer Varusstellung im Rückfuß eine subtalare Arthrodese durchgeführt.

Abb. 527 c und d zeigt das Röntgenbild vor und nach der Mittelfußosteotomie

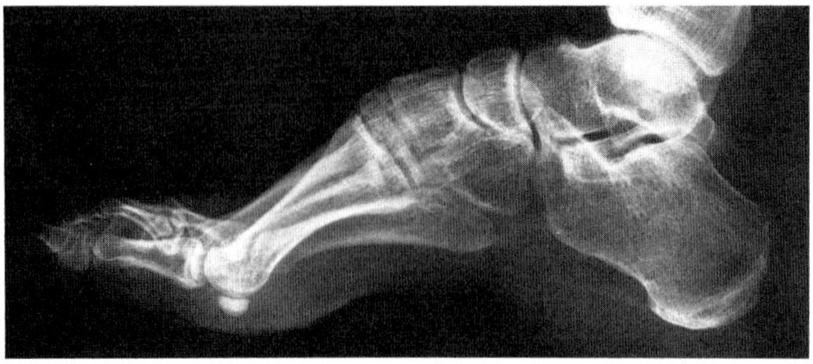

e

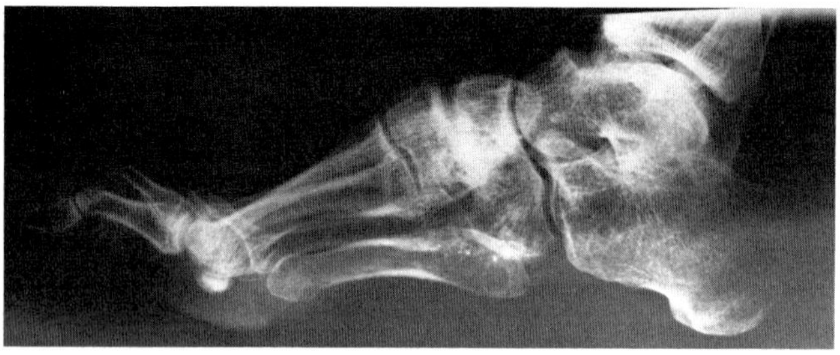

f

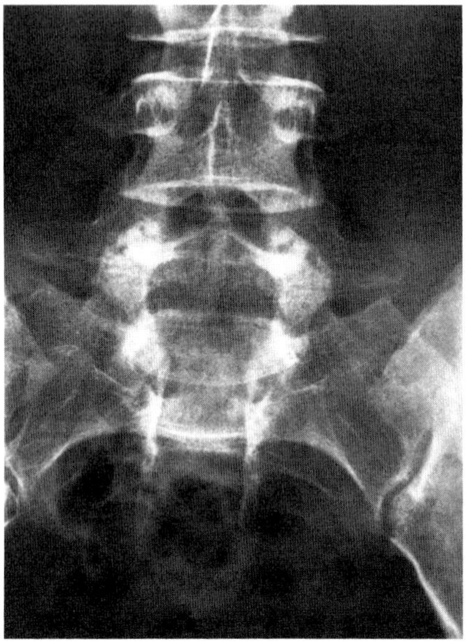

g

Abb. 527e–g Korrektur eines Ballenhohlfußes durch Mittelfußosteotomie (e u. f) Beachte: Spina bifida (g)

tomie der Plantarfaszie erfolgen. Manchmal ist dann noch die operative Beseitigung der Krallenzehen notwendig, was durch Verpflanzung der Extensorlongus-Sehne auf die Basis des Grundgliedes möglich ist (*Görres*) oder aber durch Verpflanzung des Extensor hallucis longus auf die Sehne des Flexor hallucis longus bei gleichzeitiger Endgelenksarthrodese in Neutralstellung.

Während des Wachstumsalters ist bei einer ausgeprägten Progredienz des Hohlfußes eine Weichteiloperation zu empfehlen, wobei die Verpflanzung der Sehne des Extensor hallucis longus in den Bereich der Metaphyse des Metatarsale I vorzunehmen ist (Scherbsche Operation). Dieser Eingriff kann auch an den übrigen Zehen durchgeführt werden.

7. Knickfuß

Der Knickfuß oder Pes valgus ist durch die Valgusstellung des Kalkaneus gekennzeichnet. Bei der Betrachtung des stehenden Fußes von hinten kann die Abweichung der Kalkaneusachse zur Senkrechten relativ leicht geschätzt werden. Werte über 8° werden als leichte, Werte über 12° als schwere Knickfüße eingestuft. Bei schweren Knickfüßen berührt der laterale Fußrand den Boden nur noch schwach. Im Alter von 12–16 Jahren besteht eine ausgesprochene Tendenz, die Knickfußstellung zu verringern. Gleichzeitig erhebt sich der Fuß in seiner Längsstellung. Die Querwölbung flacht häufig ab. Die Einlagenversorgung muß eine Korrektur in Aussicht stellen.

f) Deformierungen des Großzehengrundgelenks

1. Hallux valgus

Als Hallux valgus bezeichnet man eine Fußdeformierung, bei der der 1. Mittelfußstrahl nach medial und die Großzehe nach lateral ausweichen. Die Großzehe kann in Pronationsstellung stehen. Das 1. Mittelfußköpfchen bildet mit der sich medial anlagernden Exostose den klinisch imponierenden schmerzhaften Ballen. Der Hallux valgus ist sehr häufig mit anderen Belastungsdeformitäten vergesellschaftet (Senk-Spreizfuß oder Knick-Plattfuß [Abb. 528 a–d]).

Historisches: Altägyptische Vasenbilder zeigen bereits Darstellungen des Hallux valgus. Seit Anfang des 17. Jahrhunderts haben holländische Maler verschiedentlich den Hallux valgus als Fußdeformität abgebildet (Rubens). Diese Zehendeformität wurde früher, wie die übrigen Zehenleiden (Hammerzehen und Klavus), durch Quacksalber häufiger mit zeremoniellem Aufwand behandelt, was auf den einzelnen Bildern aus jener Zeit gut zu sehen ist. *Foriep* und *Brokar* beschrieben das Krankheitsbild erstmalig 1834, die erste operative Behandlung nach *Reverdin* wurde 1881 mit einer subkapitalen Keilosteotomie des Mittelfußstrahls vorgenommen.
Seither wurde eine Vielzahl von operativen Verfahren angegeben, was auf die besondere Schwierigkeit der operativen Behandlung des Leidens hinweisen dürfte.

Zur **Ätiologie** des Hallux valgus gibt es verschiedene Theorien. *Volkmann* (1856) stellte eine primäre Arthritis in den Vordergrund. Die Vermutung von *Joung* und *Ewald* (1910), daß ein Schaltknochen zwischen der Basis des 1. und 2. Mittelfußstrahls die Ursache für die Zehendeformierung sei, ließ sich nicht bestätigen. *Lerische* (1911) nahm eine tuberkulöse Ätiologie des Hallux valgus an. *Hohmann* (1923) war der Meinung, daß bei einem Knick-Spreizfuß ein verminderter Tonus der Zehenbeuger besteht, wobei dann die Extensoren das Übergewicht gewinnen und eine Einstellung der Großzehe nach lateral erwirken, während der 1. Mittelfußstrahl nach medial ausweicht. Beim Knick-Plattfuß kommt es infolge einer Valgusstellung des Rückfußes zu einer Instabilität im Talonavikular-Gelenk und zum Durchsinken des Fußgewölbes in Abduktion und Pronation des Vorfußes. Dadurch wird eine Verlagerung des Hauptbelastungspunktes auf das 1. Mittelfußköpfchen bewirkt, das somit nach medial ausweicht und sekundär eine Lateralabweichung der Großzehe nach sich zieht. *Hohmann* mißt zunächst dem Schuhwerk nur eine untergeordnete Rolle bei, während der primären Deformität „Senk-Spreizfuß" bzw. „Knick-Plattfuß" und einer anlagemäßig bedingten Bindegewebsschwäche dagegen größte Bedeutung zukommt.
Nach dem derzeitigen Stand der Erkenntnisse sind es verschiedene Faktoren, die bei der Entstehung eines Hallux valgus Bedeutung erlangen,

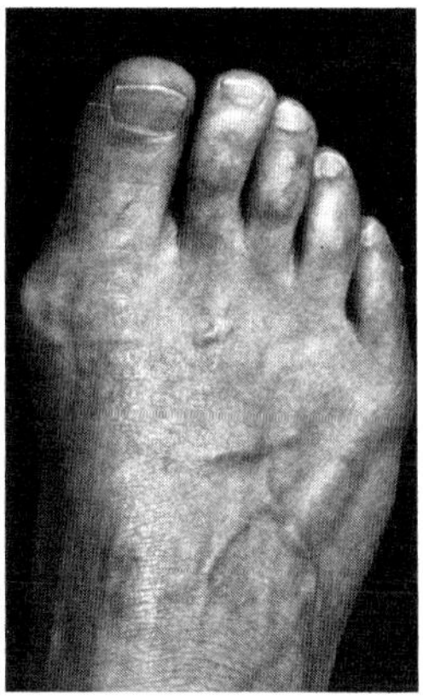
a

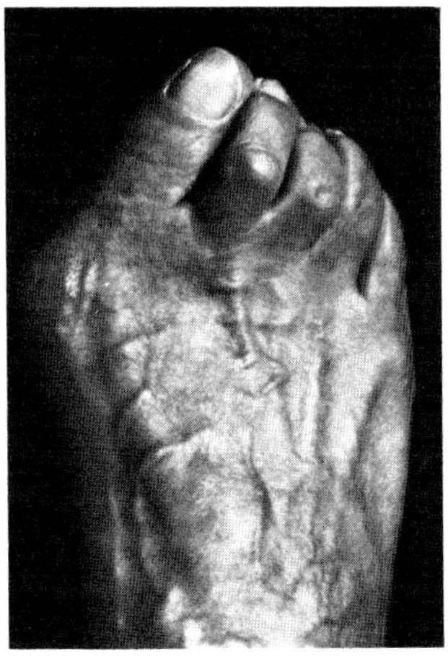
b

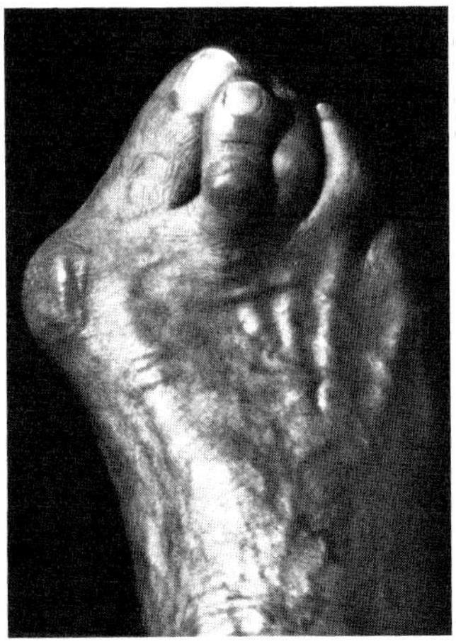
c

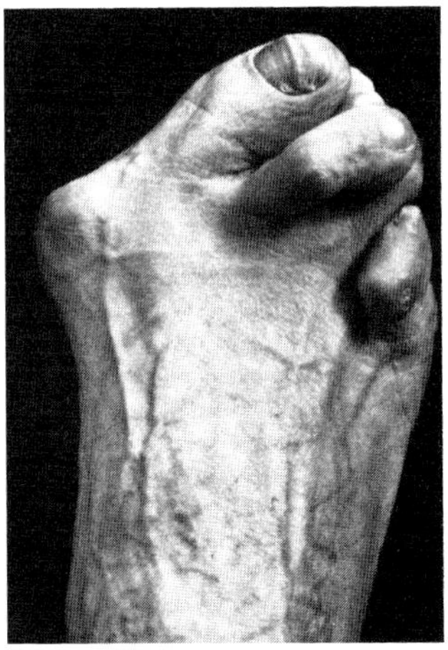
d

Abb. 528 a) Beginnende Hallux-valgus-Bildung. b) ausgeprägte Hallux-valgus-Bildung sowie Hammerzehenbildung. c) Hochgradige Hallux-valgus-Bildung. *Beachte:* Die Großzehe führt zur Dorsalverdrängung der 2. Zehe. d) Hochgradige Hallux-valgus-Bildung mit Überlagerung der Zehen („reitende" Zehen) wobei einmal *kongenitale Anomalien* zu berücksichtigen sind, wie der ausgeprägte Metatarsus varus, der oft mit einer unter der Norm liegenden Länge des 1. Mittelfußknochens und einer übermäßigen Beweglichkeit des Großzehen-Grundgelenks einhergeht. Zu dieser Gruppe gehören auch Patienten mit einer Überlänge der Großzehe und des 1. Mittelfußstrahls.

Weiter hat bei der Entstehung des Hallux valgus eine *Störung des muskulären Gleichgewichts* beim anlagemäßig oder entwicklungsbedingten Senk-Spreizfuß oder Senk-Knickfuß eine Bedeutung. Häufig beobachten wir ein familiär bedingtes Auftreten der Hallux-valgus-Deformität, das schon in der Adoleszenz den Anfang nimmt. Immer wieder mißt man gerade beim Hallux valgus dem Tragen eines nicht entsprechenden Schuhwerks oder aber engen Strümpfen eine Bedeutung bei. Ohne Zweifel kann das Schuhwerk, und bis zu einem gewissen Grad auch Strümpfe, bei der Entstehung des Hallux valgus mitwirken. Der Schuh kann früher oder später schließlich zur Auslösung der Beschwerden Anlaß geben, d.h. der Deformität einen Krankheitswert geben. Bei der Entstehung der Hallux-Deformität sehen wir, neben der lateralen Abwinkelung der Großzehe und des medialen Vorspringens des 1. Mittelfußköpfchen-Mittelfußknochens, was besonders ausgeprägt beim kongenital auftretenden Metatarsus primus varus ist, eine Torsion im Bereich des 1. Strahls. Im Verlauf der Subluxation im Großzehen-Grundgelenk folgt sehr oft eine Weichteilirritation über dem vorstehenden Metatarsalköpfchen. Es kommt zur Schwielenbildung und manchmal sogar zur Exulzeration. Mit zunehmender Abwinkelung der Großzehe läßt sich eine Verlagerung der Sesambeine nach lateral beobachten. Primär oder aber sekundär infolge einer Zunahme der Valgisierung verändert sich die Wirkungsweise der Muskeln, was schließlich weiter zum Fortschreiten der Fehlstellung beitragen kann.

Oft sehen wir schon frühzeitig bei manchmal noch geringen Achsenabweichungen eine Arthrosis deformans im Großzehen-Grundgelenk (Abb. 533 a–d).

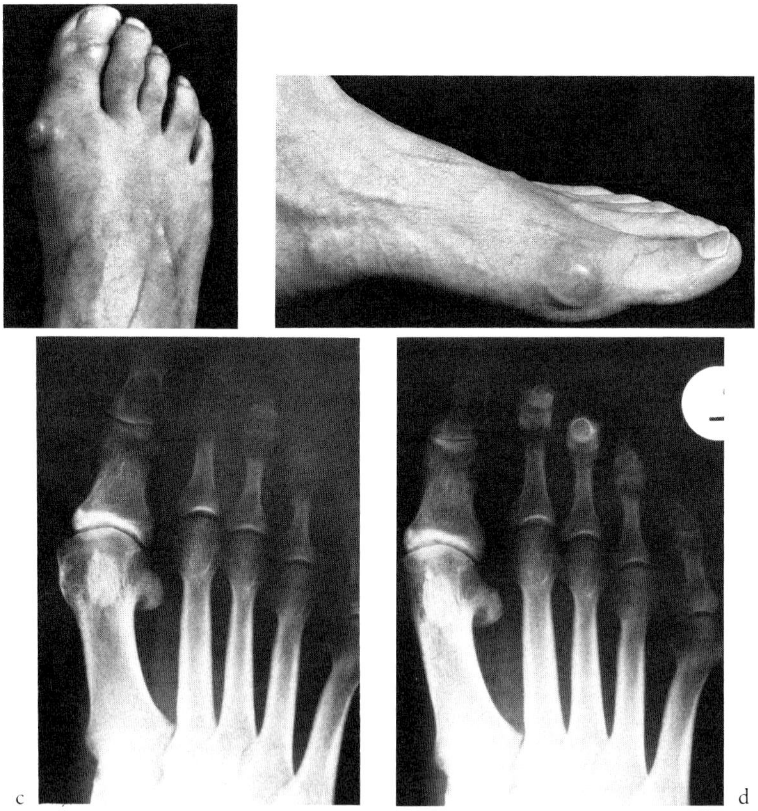

a b c d

Abb. 529 a–d Hallux valgus geringen Ausmaßes mit ausgeprägter „Exostosenbildung am Metatarsalköpfchen". *Beachte:* Seltene Indikation für eine alleinige Abtragung der Exostose *(Schede)*

Inwieweit dabei eine Dysplasie des Großzehen-Grundgelenks bei der Entstehung des Hallux valgus eine Rolle spielt, ist derzeit noch nicht endgültig zu beurteilen.

Klinisches Bild: Unter den Symptomen steht die *Ballenbildung* früher oder später mit Schwielen oder gar Exulzerationen im Vordergrund. Die *abgewinkelte Großzehe* dagegen stört meist nur kosmetisch. Man betrachtet eine Abwinkelung von 10° im allgemeinen als physiologisch. Pathologischerweise kann sie bis zu 90° betragen. Sehr bald führt die laterale Abwinkelung zu einer Beeinträchtigung der 2. Zehe. Auch kommt es meist erst bei einer Abwinkelung von 40° zur Innenrotation der Großzehe. Dabei verlagert sich der Ansatz des M. abductor hallucis mehr nach plantar, wodurch die ursprüngliche Funktion verlorengeht. Auch ändert sich die Wirkungsweise der übrigen Zehenmuskeln wie die des M. extensor hallucis. Er wird wie die Flexoren zum Adduktor! Als beeinträchtigendes Symptom gelten der *Schmerz*, der als Arthroseschmerz zu bezeichnen ist, und weiter die *Bewegungseinschränkung*.

Shine beobachtete bei Barfußgängern nur bei 2% einen Hallux valgus, während bei Schuhträgern männlichen Geschlechts bis zu 16% und beim weiblichen Geschlecht bis zu 48% einen Hallux valgus zeigten. *Sanderlin* und *Freund* beziffern das Vorkommen der häufigsten Zehendeformierung bei den Zivilisationsvölkern mit 25 und 30%. Auffallend ist dabei, daß die höheren Altersgruppen besonders betroffen sind. Das spricht zunächst für die Annahme, daß es sich bei dem Hallux valgus um eine Belastungsdeformität handelt, die unter anderem mit der Verbreitung von modischem Schuhwerk an Häufigkeit und Ausmaß zunimmt. Frauen sind am häufigsten betroffen.

Das klinische Bild des Hallux valgus ist oft durch den schmerzhaften Ballen gekennzeichnet (Abb. 528, 529). Erst in zweiter Linie werden vom Patienten die Achsenabweichungen der Zehe nach lateral und auch die schmerzhafte Bewegungseinschränkung im Großzehen-Grundgelenk als störend empfunden (Abb. 528). Gemeinsam mit dem Hallux valgus findet man in einem hohen Prozentsatz eine Metatarsalgie bei einem bestehenden Senk-Spreiz- bzw. Senk-Knickfuß. Metatarsalgien sind durch die Veränderungen des medialen Stützpunkts (Metatarsale I) zu erklären. Dadurch werden die benachbarten Metatarsalköpfchen, vor allem II und III, als vorderer Fußstützpunkt in Erscheinung treten, also als Folge der supinatorischen Aufbiegung des 1. Strahls. *F. Lange* sprach von einem Pes transverso planus

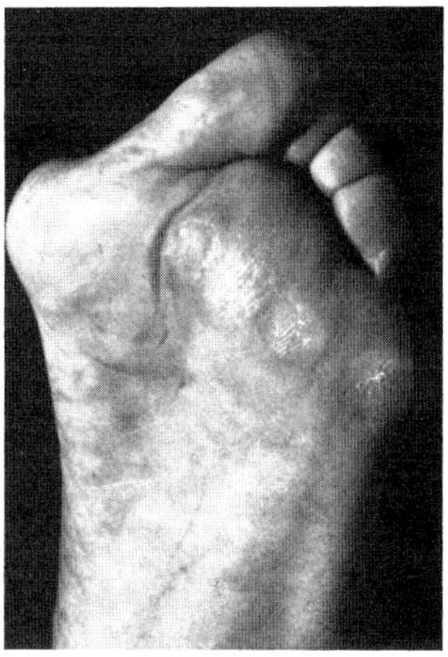

Abb. 530 Typisch abnorme Beschwielung der Fußsohle beim Hallux valgus und Spreizfuß

anterior. Im frühen Stadium können durch einen Fingerdruck von unten her die plantar prominenten Metatarsalköpfchen wieder reponiert werden. Im Verlauf der Spreizfußentwicklung erfolgt aber dann die Kontraktur des eingesunkenen Fußes, wobei die Metatarsalien in ihrer Stellung zueinander fixiert sind (Pes transverso planus contractus). Als Folge der Überlastung der mittleren Metatarsalköpfchen entstehen Schwielen, Klavi und Schmerzen an der Sohle des Vorfußes (Abb. 530).
Häufig wird durch den Schuhdruck eine Bursitis über dem 1. Metatarsalköpfchen hervorgerufen. Die Bursitis kann auf das periartikuläre Gewebe übergreifen und eine ausgedehnte Entzündung hervorrufen. Ulzeration des Schleimbeutels mit nachfolgender Fistelbildung sieht man auch heute noch (Abb. 529).
Der Hallux valgus kann aber auch ohne wesentliche Symptome verlaufen, weshalb eine operative Behandlung nur bei einem Teil der Patienten notwendig wird. Kosmetisch allerdings irritiert der Hallux valgus fast immer.

Röntgenbefund: Das Röntgenbild läßt zunächst die fächerförmige Aufstellung der Mittelfußknochen erkennen, wobei der 1. Mittelfußstrahl besonders tark in Varusstellung ausweicht. Die Großzehe steht in einer typischen Valgusstellung mit einer mehr oder weniger ausgeprägten Luxation im Großzehen-Grundgelenk.
Das Röntgenbild läßt die Fehlstellung der Metatarsalia meßbar erfassen und weiter eine Veränderung bei Belastung objektivieren. Es sollen grundsätzlich zur endgültigen Beurteilung des

Hallux valgus Belastungsaufnahmen angefertigt werden. Man sieht weiter die Verschiebung der Sesambeine, das laterale immer weiter im 1. Metatarsalraum, das mediale unter der Mitte oder lateralen Hälfte des Capitulum metatarsale I. Es muß über die Barriere der plantaren sagittalen Crista hinübergleiten, wobei es sich abschleifen kann. Das Ausmaß der Grundgelenksarthrose ist abhängig von der Dauer der Deformierung. Nicht selten sieht man aber bereits bei einer geringen Abwinkelung bereits ausgeprägte arthrotische Veränderungen im Gelenk (Abb. 536, 537). Radiologisch steht dann die Gelenkspaltverschmälerung infolge des Knorpelabschliffes, subchondrale Zystenbildungen verschiedenen Ausmaßes und auch Osteophytenbildungen als reaktive Vorgänge im Vordergrund. Reaktive Vorgänge sind vor allem bei Hallux rigidus besonders ausgeprägt. Röntgenbilder unter Belastung des Fußes zeigen eine Zunahme der Spreizfußkomponente sowie eine stärkere Abweichung der Großzehen nach lateral.

Differentialdiagnose: Nur ausnahmsweise sind differentialdiagnostische Erwägungen notwendig. Beim Vorliegen entzündlicher Erscheinungen im Bereich des Großzehen-Grundgelenks beachte man, daß Gichtanfälle am häufigsten im Großzehen-Grundgelenk auftreten (Männer!). Auch finden sich im Großzehen-Grundgelenkbereich unspezifische und spezifische Entzündungen (beachte Zeichen der Entzündung). Sehr oft finden sich bei der PCP Deformierungen im Sinne des Hallux valgus. Gleichzeitig bestehen aber dann regelmäßig Entzündungen im Bereich der übrigen Zehengrundgelenke. Regelmäßig zeigt sich ein doppelseitiger Befall.

Therapie: Konservative Maßnahmen im Sinne muskelkräftigender Übungen können bei der Prophylaxe und dann weiter begrenzt auch bei der Therapie des Hallux valgus im jugendlichen Alter Bedeutung erlangen. Gleichzeitig wird man eine Einlagenversorgung mit einer besonderen Ausprägung des Quergewölbes verordnen, um dadurch das Abweichen der Großzehe geringer zu gestalten. Korrigierende Nachtschienen, wie sie von *Schede* empfohlen wurden, werden vom Patienten nur ausnahmsweise noch akzeptiert.

Beim ausgeprägten Hallux valgus des Erwachsenen kann eine Einlagenversorgung die örtliche Verhinderung eines Schuhdrucks und lokale Salbenapplikation Reizzustände verhindern oder aber vorübergehend wieder beheben. Eine entscheidende Beeinflussung der Deformierung ist jedoch mit konservativen Maßnahmen meist nicht zu erreichen, so daß heute praktisch nur noch die operative Behandlung in Frage kommt. Sie ist indiziert,

wenn durch den Hallux valgus eine chronische Irritation im Bereich des Schleimbeutels über dem Epikondylus des Metatarsale I besteht,

wenn eine schmerzhafte Bewegungseinschränkung sowie Behinderung beim Gehen und Stehen vorliegt und

wenn äußerlich eine kosmetische Beeinträchtigung eingetreten ist, die eine besonders aufwendige Schuhversorgung notwendig macht.

2. Operative Therapie des Hallux valgus

Da ursächliche Faktoren und pathologische Veränderungen beim Hallux valgus verschieden sind, muß das therapeutische Vorgehen individuell gestaltet werden. Gegebenenfalls ist eine Kombination von Verfahren anzuwenden, die dann im speziellen Fall besonders aussichtsreich sind. Andererseits spricht die Vielzahl der beschriebenen operativen Methoden für eine relative Unsicherheit, was in der Tat der Fall ist und auch beim Patienten nicht unbekannt blieb.

Zwischenzeitlich konnten wir allerdings mit einigen Methoden ausreichende Erfahrungen sammeln, so daß dem Patienten ein befriedigendes Ergebnis in Aussicht gestellt werden kann. Entscheidend bei der Wahl der verschiedenen Methoden ist das Vorliegen bereits degenerativer Veränderungen im Bereich des Großzehen-Grundgelenkes, die allerdings radiologisch oft im Anfangsstadium schwer zu objektivieren sind. Liegt bereits eine Arthrosis deformans vor, so kann nur eine Arthroplastik (sine-sine-Plastik nach Keller-Brandes oder eine Alloarthroplastik) ein befriedigendes Ergebnis bringen.

2.1. Operative Therapie beim Jugendlichen

Beim Jugendlichen und ausnahmsweise auch beim Erwachsenen – sofern noch keine degenerativen Veränderungen im Großzehen-Grundgelenk vorliegen –, kann die Deformierung mit einem gelenkerhaltenden Weichteileingriff, wie er von McBride und Du Vries empfohlen wird, entscheidend beeinflußt werden. Gegebenenfalls kann der Eingriff mit einer subkapitalen Verschiebeosteotomie (*Hohmann*) oder aber einer Basisosteotomie ergänzt werden.

Das von *McBride* 1928 vorgestellte Prinzip der Operation und die 1965 bekanntgegebene Variation von *Du Vries* besteht darin, durch Ablösen der Sehne des M. adductor hallucis von der Grundphalanx die Reposition der Großzehe zu ermöglichen und damit auch die valgisierende Wirkung der Beuge- und Strecksehnen aufzuheben, die beim Hallux valgus lateral disloziert sind und wie gespannte Bogensaiten die Abweichung der Zehe verstärken. Weiter ist es notwendig, die regelmäßig plantarwärts dislozierte und unwirksam gewordene Abduktorsehne nach Abmeißeln der Pseudoexostose zu reponieren und zusammen mit der medialen Kapsel zu verkürzen, so daß die Großzehe wieder in Normalstellung im Gleichgewicht gehalten werden kann. Weiter soll durch eine Insertion der Adduktorsehne am Metatarsale-I-Köpfchen eine aktive und durch Raffung zwischen den Grundgelenkskapseln der 1. und 2. Zehe eine passive Gegenwirkung gegen die Varusstellung des Os metatarsale I geschaffen werden. Manchmal gelingt erst nach Durchführung einer Basisosteotomie am Metatarsale eine ausreichende Verlagerung des Metatarsale.

Die Hohmannsche Operation als extraartikulärer Eingriff allein (subkapitale Verschiebeosteotomie des Metatarsale, Abtragung der Exostose und Verpflanzung des Abduktor) brachte keine befriedigenden Ergebnisse, weshalb wir sie in der Originalmethode nicht mehr durchführen, sondern als subkapitale Derotations- und Verschiebeosteotomie nach *Johnson* (Abb. 531).

Bei der ebenfalls gelenkerhaltenden Operation nach *McBride* und *Du Vries* wird über einen medialkonvexen plantarwärts gerichteten Bogenschnitt die Pseudoexostose am Metatarsalköpfchen dargestellt und die Gelenkkapsel plattenförmig eröffnet. Anschließend wird die Exostose abgesägt und geglättet (Abb. 532). Danach soll über einen etwa 3 cm langen Hautschnitt dorsolateral die Basis der Grundphalanx I dargestellt werden (cave Gefäßnervenbündel!). Die nahezu quer verlaufende Sehne des M. adductor hallucis wird identifiziert. Sie inseriert an der lateralen Basis der Grundphalanx und ist stets mit dem lateralen Sesambein und der lateralen kurzen Sehne verwachsen. Nach lateral hin teilt sie sich zum Caput transversum und Caput obliqum hin auf. Sie wird vom Knochen und Sesambein getrennt und angeschlungen (Abb. 532). Anschließend gelingt die Korrektur der Großzehe. Manchmal ist eine Inzision der Kapsel lateral notwendig. Die Sehne des M. adductor wird jetzt am Metatarsalköpfchen nach Anlegen eines Bohrlochs vernäht. Des weiteren kann noch eine Raffnaht zwischen der Gelenkkapsel der Metatarsalgelenke I und II eine weitere Stabilisierung bewerkstelligen.

Postoperativ wird im allgemeinen die Ruhigstellung im Verband erfolgen, nur ausnahmsweise wird man eine transartikuläre Fixierung mit einem Kirschnerdraht für 8–10 Tage vornehmen. Anschließend muß eine intensive Übungsbehandlung der Muskulatur erfolgen sowie eine Einlagenversorgung, die eine Hebung des Quergewölbes durch eine vordere Pelotte bewerkstelligt.

2.2. Operative Therapie beim Erwachsenen

Beim Bestehen eines Hallux valgus und einer Arthrose im Großzehen-Grundgelenk ist die Gelenkplastik angezeigt. Die Teilresektion des Großzehen-Grundgelenks und nachfolgende Interpositionsarthroplastik kann einmal durch Re-

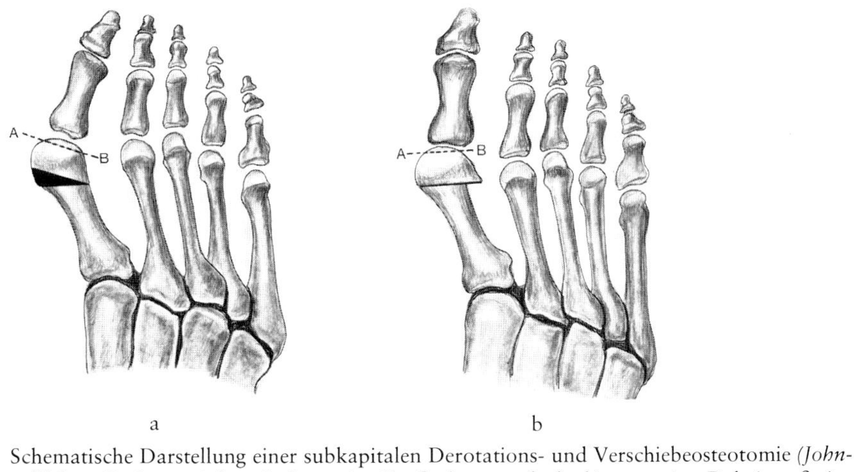

a b

Abb. 531 a und b Schematische Darstellung einer subkapitalen Derotations- und Verschiebeosteotomie (*Johnson*). Sie ist bei jugendlichem Patienten (ohne Arthrose im Großzehengrundgelenk) angezeigt. Dabei muß eine exakte Korrektur durch eine meßbare Keilentnahme und Verschiebung sowie eine Derotation erfolgen; des weiteren kann durch eine dorsale Keilentnahme eine Zunahme der Dorsalflexion erreicht werden. Gleichzeitig kann eine Kapselraffung sowie die Verlagerung des M. abductor erfolgen, wie es von *Hohmann* empfohlen wurde

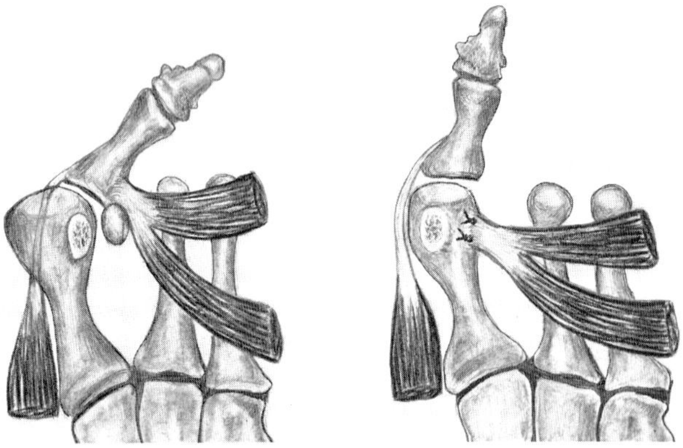

Abb. 532 a und b Schematische Darstellung der Operationsmethode von *McBride* und *duVries* in eigener Modifikation

sektion der Basis der Grundphalanx, wie es von *Keller* (1904) und *Brandes* (1926) angegeben wurde, vorgenommen werden oder aber durch eine Teilresektion des Metatarsalköpfchens nach *Hueter* und *Mayo*. Im eigenen Krankengut wurde in den letzten 10 Jahren nur noch die Debasierung des Grundgliedes vorgenommen, da damit die besseren Ergebnisse erzielt werden können. Bei einer Resektion des Köpfchens traten zum Teil schwer beeinflußbare Belastungsbeschwerden ein, die bei der Debasierung nicht zu beobachten waren. Sehr oft ist nach der Operation eine Verschmälerung des Fußes auch ohne Basisosteotomie zu erreichen, was durch Zunahme der Spannung durch den Adduktor zu erklären ist. Gegebenenfalls muß aber eine Basisosteotomie vorgenommen werden, wobei die Osteotomie mit Kirschnerdrähten oder aber mit einer Kleinfragmentplatte stabilisert wird.

Operationstechnik nach Keller und Brandes in eigener Modifikation: Über einen plantarkonvexen Hautschnitt wird die Exostose und das Großzehen-Grundgelenk freigelegt. Resektion von einem Drittel, maximal der Hälfte der Grundphalanx (also keine Zweidrittel-Resektion!) (Abb. 533–535). Nachfolgend Abtragung der Exostose. Es wirt jetzt die abgelöste Adduktor-Sehne angeschlungen und transossär subcapital fixiert (s. Abb. 532).

Mit einem transartikulären Kirschnerdraht wird die Stellung der Großzehe temporär gesichert, wobei ein Abstand der Gelenkkörper von mehr als 3 mm bestehen soll. Entscheidend ist jetzt eine mediale Interpositionsnaht von Kapselgewebe, wobei gleichzeitig eine Raffung des M. abductor hallucis erfolgt. Manchmal ist eine intraossäre Fixation in einem kleinen, medial distal gelegenen Bohrloch erforderlich. Der transkutane Kirschnerdraht wird zwischen dem 10. und 14. Tag entfernt. Anschließend muß eine intensive Übungsbehandlung der Muskulatur erfolgen. Häufig empfiehlt sich eine Einlagenversorgung.

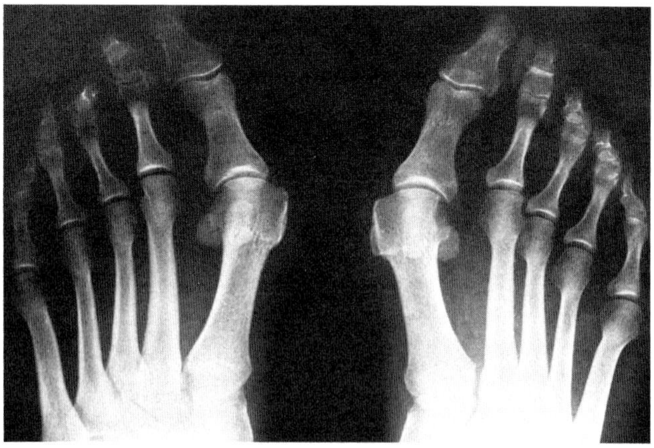

a

Abb. 533 a und b Hallux valgus vor und nach der Operation nach *Keller-Brandes*

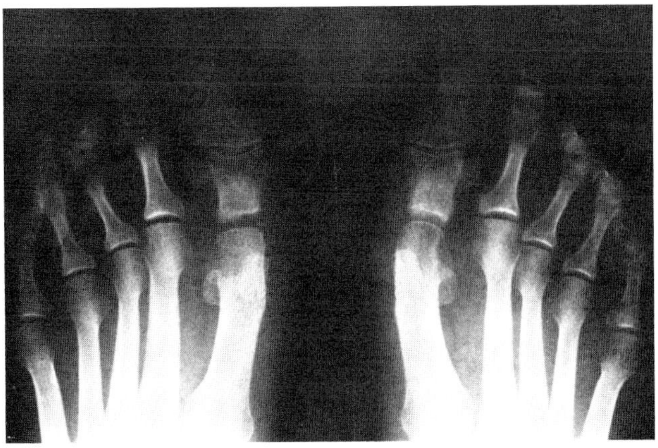

b

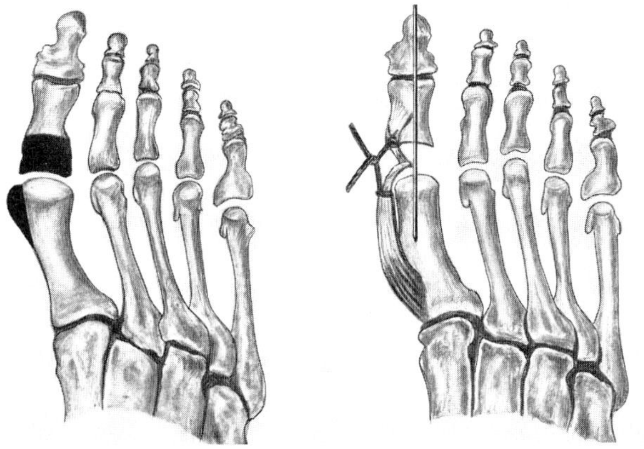

c

Abb. 533 c Schematische Darstellung des operativen Vorgehens

a

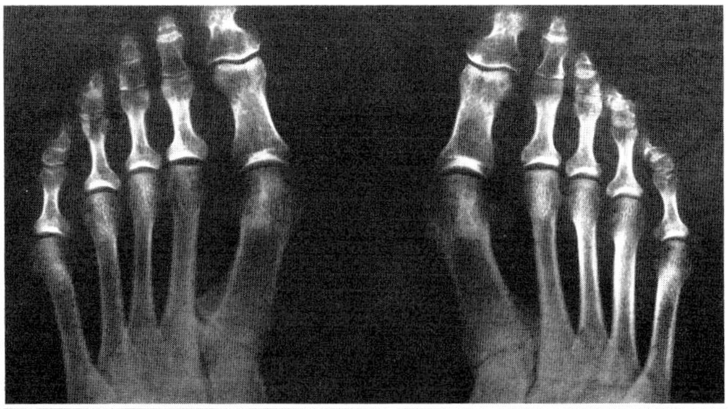

b

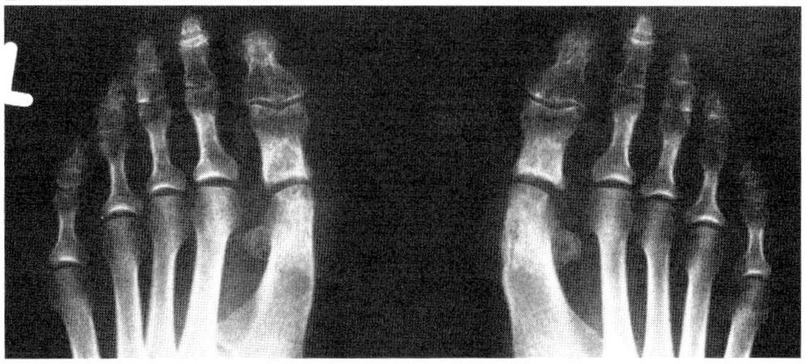

Abb. 534 a und b Hallux valgus vor und 2 Jahre nach der *Keller-Brandes*-schen Operation

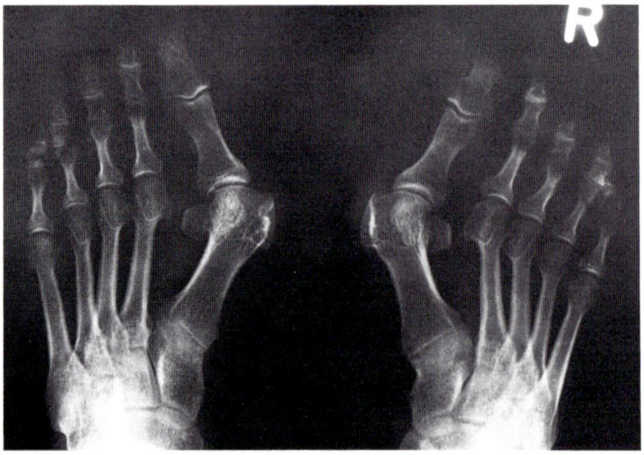

a

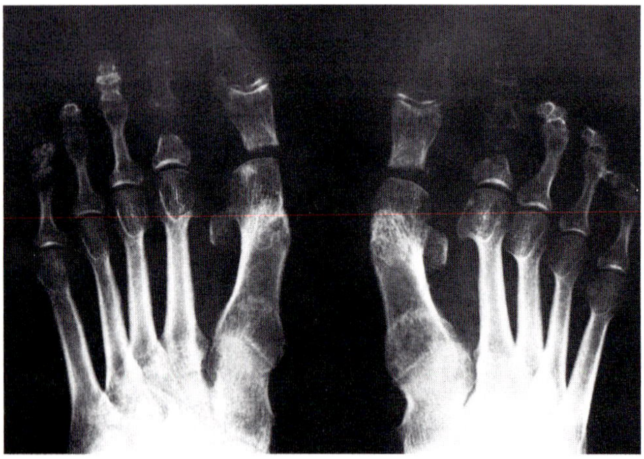

b

Abb. 535 a und b Hallux valgus mit ausgeprägter Spreizfußbildung nach Operation *(Keller-Brandes)* und bogenförmige Basisosteotomie, sowie *Hohmann*sche Operation der 2. Zehe

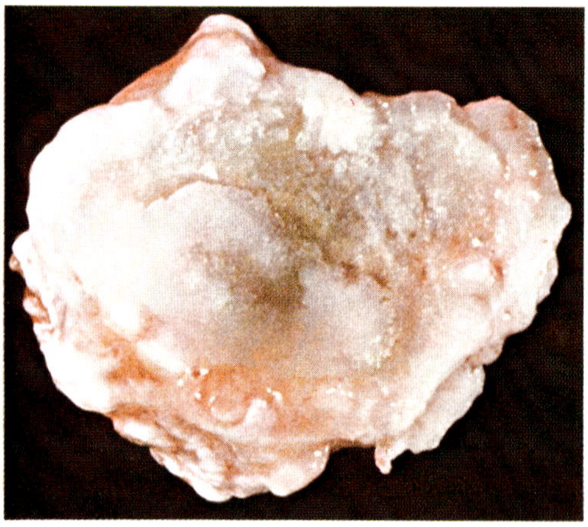

Abb. 536 Gelenkfläche an der Basis des Metatarsale bei einer fortgeschrittenen Hallux-valgus-Arthrose

Bei einer schweren Spreizfußbildung empfiehlt sich eine Basisosteotomie des Metatarsale I. (Abb. 535 u. 538). Auch müssen gelegentlich weiter Zehendeformitäten mit berücksichtigt werden (Abb. 539, 542–545).

Interpositionsarthroplastik am Großzehen-Grundgelenk: Sofern auch die Eindrittel-Resektion der Basis des Grundgliedes eine zu ausgeprägte Verkürzung der 1. Zehe bedingt und auch beim Rezidiveingriff sowie beim Hallux rigidus kann bereits mit gutem Ergebnis ein Silikoninterponat eingebracht werden. Damit lassen sich Verkürzungen vermeiden. Wichtig ist es zu wissen, daß das Interponat ohne Nachteile beim Nichtgelingen der Operation entfernt werden kann. Technisch wird das Interponat über eine Gelenkdarstellung eingebracht, wie sei bei einer

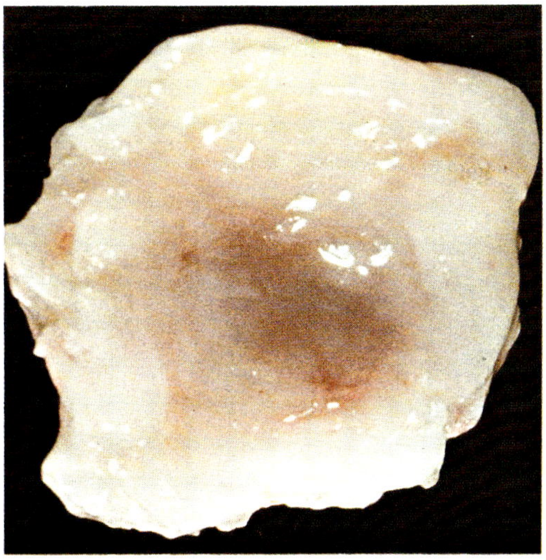

Abb. 537 Neue Gelenkfläche an der Basis des Metatarsale I nach vor 4 Jahren erfolgter Operation nach *Keller-Brandes* (Fibröser Knorpel)

Keller-Brandesschen Operationsmethode erfolgt. Es stehen 5 Größen der Silikoninterponate zur Verfügung. Der Prothesenstiel soll in der Markhöhle fest anliegen, gegebenenfalls muß er gekürzt werden. Nach Reinsertion des gestielten Kapsellappens am Metatarsalköpfchen können zusätzlich Weichteileingriffe, wie Inzision der fibularen Gelenkkapsel und die Verpflanzung der Sehne des M. abductor hallucis durchgeführt werden. Postoperativ ist keine Ruhigstellung im Gipsverband notwendig. Nach einigen Tagen kann bereits mit einer Übungsbehandlung begonnen werden.

Nur ausnahmsweise wird man heute bei der Behandlung des Hallux valgus noch die **Arthrodese** rechtfertigen können. Gelegentlich ist es notwendig, nach nicht geglückten Hallux-valgus-Operationen eine Versteifung durchzuführen. Gleichzeitig kann dann die Arthrodese unter Verlängerung des 1. Strahles erfolgen. Dazu ist allerdings eine Interposition eines Knochens und evtl. eine Plattenosteosynthese notwendig.

Ergebnisse und Prognose: Unbehandelt führt der Hallux valgus häufig zu rezidivierenden Schleimbeutelentzündungen, Schuhdruck und Gehbeschwerden. Im höheren Alter ist die Versorgung mit orthopädischem Schuhwerk sehr oft unumgänglich.

Nach einer operativen Behandlung – z.B. nach der Methode von Brandes – waren 93% der Patienten mit dem Ergebnis zufrieden. Die durchschnittliche Beobachtungszeit betrug 16 Jahre.

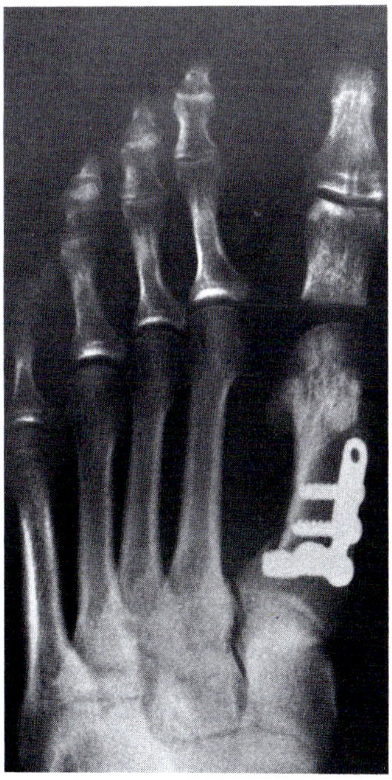

a

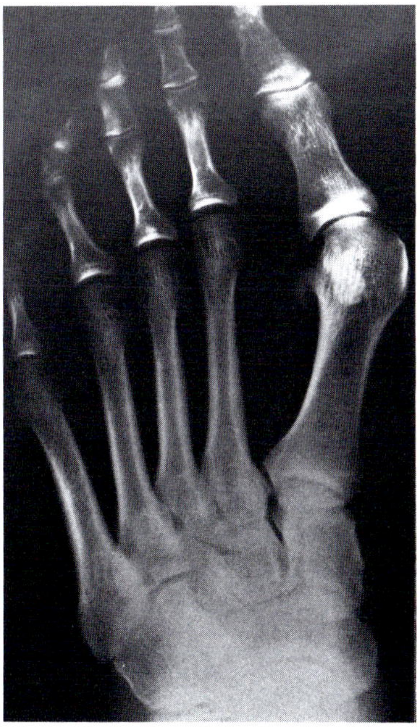

b

Abb. 538 a und b Hallux valgus mit ausgedehnter Spreizfußbildung, weshalb gleichzeitig eine Basisosteotomie vorgenommen wurde.

Beachte: Fixierung mit einer Platte, wobei das letzte Loch der Platte nicht mehr berücksichtigt werden mußte

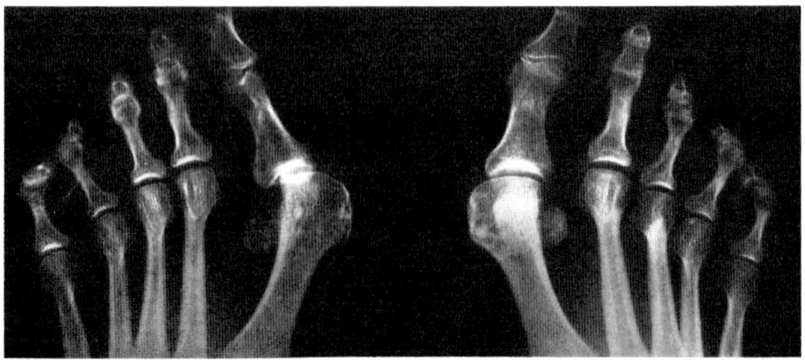

a

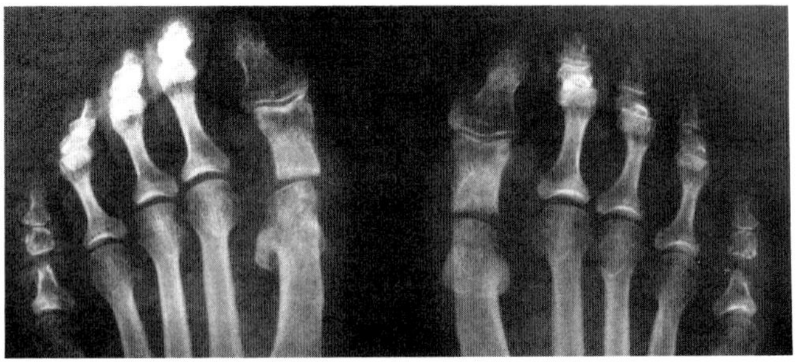

b

Abb. 539 a und b Hallux valgus vor und nach der *Keller-Brandes*schen Operation und *Hohmann*schen Operation der 5. Zehe.
Beachte: Besserung des Spreizfußes ohne Basisosteotomie (Adduktorverpflanzung)

100 Patienten wurden nachuntersucht. Maximal lag die Operation 30 Jahre zurück (*Strauß*), 7% der Nachuntersuchten klagten über Schmerzen im Bereich des Großzehen-Grundgelenks. Die Analyse dieser Patienten ergab, daß es sich bei diesen Beobachtungen um Patienten mit einer ausgeprägten radiologisch nachweisbaren PCP handelte. Die wiederauftretenden Beschwerden sind also weniger auf eine Unzulänglichkeit der Methode zurückzuführen, vielmehr auf die bestehende Systemerkrankung. Bei den übrigen 5% konnte nachgewiesen werden, daß bei einer mangelhaften Technik – wobei entweder zuviel oder zuwenig von der Grundphalanx reseziert wurde – Beschwerden auftraten. Die Operationen brachten in 3% unbefriedigende Ergebnisse. Für eine objektive Beurteilung der Operationsergebnisse sollte das erreichte funktionelle und kosmetische Ergebnis geprüft werden. Es fand sich dabei bei 6,5% der Fälle eine eingeschränkte Dorsalflektion von weniger als 10°. Im Vergleich zu den sehr guten subjektiven funktionellen Ergebnissen waren die kosmetischen Ergebnisse etwas ungünstiger, was allerdings von den Patienten im allgemeinen nicht in den Vordergrund gestellt wird. Nach den von *Reither* aufgestellten Kriterien – erneute Abweichung der Zehen nach lateral, Verkürzung der Zehe und Ausmaß der Dorsalflektion im Großzehengrundgelenk – haben wir bei 13,7% der Patienten kosmetisch ein nicht ganz befriedigendes Ergebnis, wobei die Zehenverkürzung im Vordergrund stand.

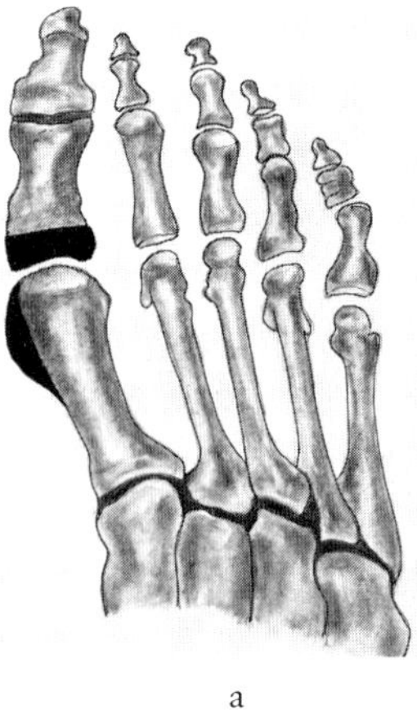

a

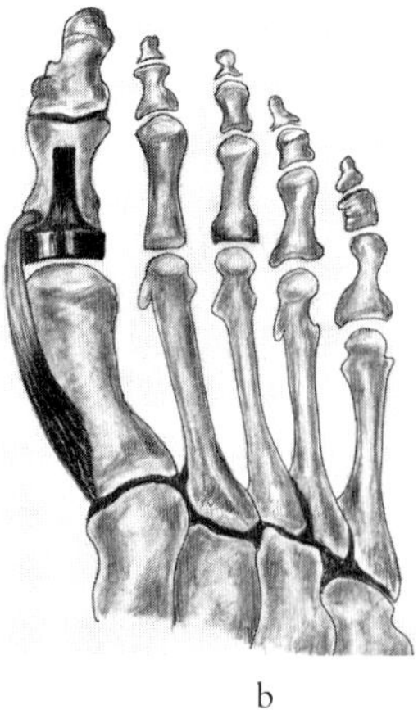

b

Abb. 540 a und b Arthroplastik mit Spaceholder (schematische Darstellung)

Zwischenzeitlich wurde in den letzten 15 Jahren eine veränderte Technik angewendet, Resektion von einem Drittel bis maximal die Hälfte, was zu günstigen kosmetischen Ergebnissen führte. Beobachtungen des eigenen Krankenguts zeigen ähnliche Ergebnisse wie sie am Krankengut von *Brandes* festgestellt werden konnten. Nachteilig bleibt lediglich die Zehenverkürzung. Manchmal kann es zur erneuten Einsteifung kommen, was einen Rezidiveingriff erforderlich macht.

2.3. Komplikationen bei der Hallux valgus-Operation

Bei der Operation kann die lange Zehenbeugersehne durchtrennt werden. Sie muß unbedingt sofort End-zu-End genäht werden, da es ansonsten

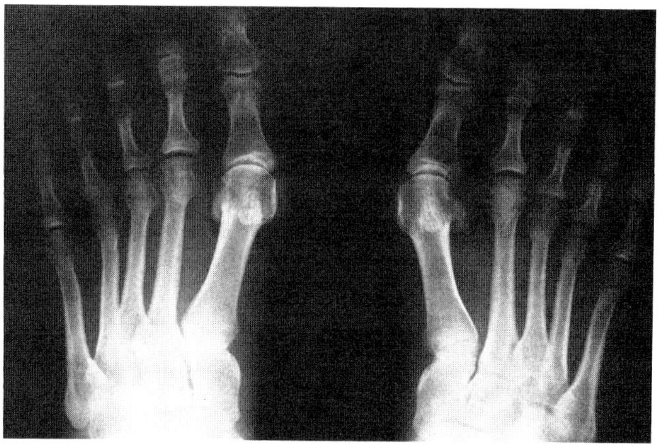

a

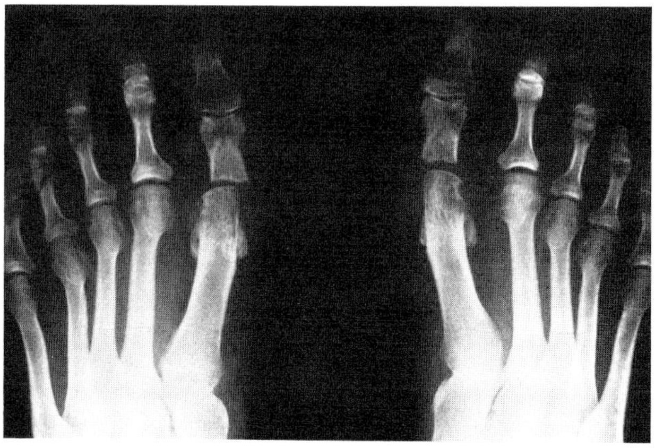

b

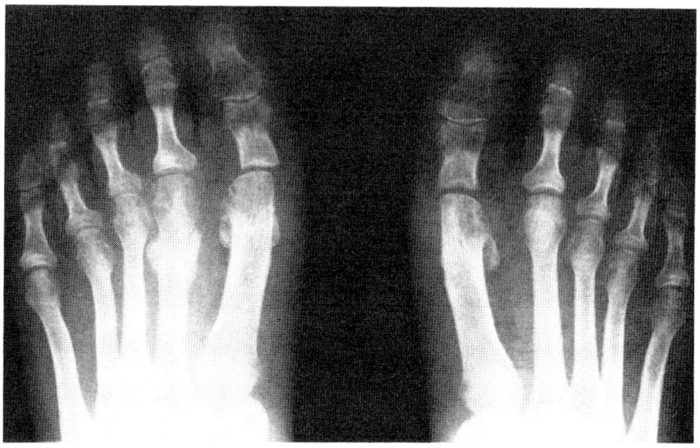

c

Abb. 541 a–f Hallux valgus geringen Grades mit ausgeprägtem Schmerz im Großzehengrundgelenk (Arthrose!) und Metatarsalgien! (a) Nach *Keller-Brandes*scher Operation war der Arthroseschmerz im Großzehengrundgelenk verschwunden. Die Metatarsalgie bestand auch 4 Monate weiter (b). Die Beschwerden wurden trotz Einlagen in den folgenden Monaten noch stärker, weshalb 6 Monate nach der Operation eine Röntgenaufnahme angefertigt wurde. Zu diesem Zeitpunkt zeigte sich dann eine teilweise verheilte Spontanfraktur des 2. Metatarsale (c), später fand sich eine Spontanfraktur auch des 3. Metatarsale. 1 Jahr später dann völlige Beschwerdefreiheit (d).

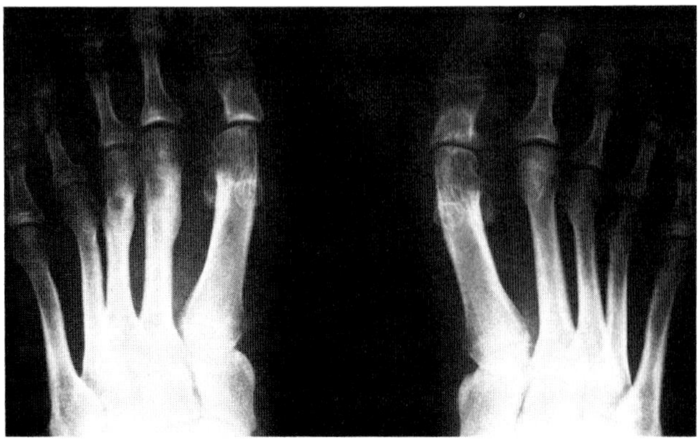

d

Abb. 541 d–f Die Spontanfrakturen waren unter Verkürzung und geringer Dorsaldislokation verheilt. Links dagegen bestand nach wie vor eine erheblich beeinträchtigende Metatarsalgie, weshalb die Patientin unbedingt eine Osteotomie durchgeführt haben wollte (e). Diese führte dann zu einem ebenfalls befriedigenden Ergebnis (f)

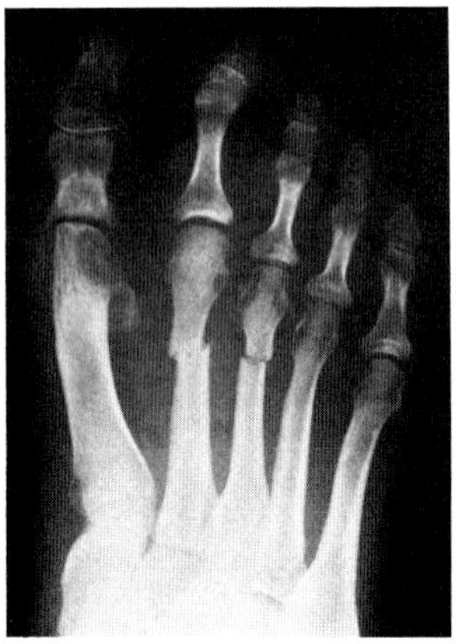

e

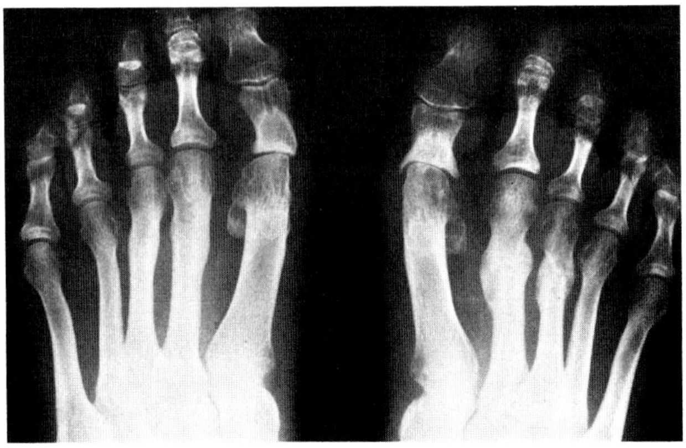

f

zu unangenehmen Kontrakturen in Dorsalflexion kommt. Sie sind später schwer zu beeinflussen. In 0,2% der Patienten sahen wir einen intraartikulären Bruch des Kirschnerdrahtes. Ursache dafür war ein sofortiges Abrollen des Fußes. In keinem Fall wurde nach Distraktion des distalen Drahtanteils das Operationsergebnis negativ beeinflußt. Infektionen konnten im eigenen Krankengut nicht beobachtet werden. Das Operationsergebnis ist zum Teil abhängig von einer entsprechenden Übungsbehandlung. Regelmäßig erhalten wir eine aktive Beweglichkeit von 20/0/20°.

2.4. Spontanfrakturen nach Hallux valgus-Operationen

Selten kommt es nach einer Hallux valgus-Operation (*McBride; Keller-Brandes* und *Hueter-Mayo*) zu Ermüdungsbrüchen im Bereich des 2. und 3. Mittelfußknochens. Das eigene Krankengut kann die Spontanfraktur in 0,2% bei 1000 Operationen aufweisen. Gelegentlich kann es auch zur Fraktur mehrerer Metatarsalia kom-

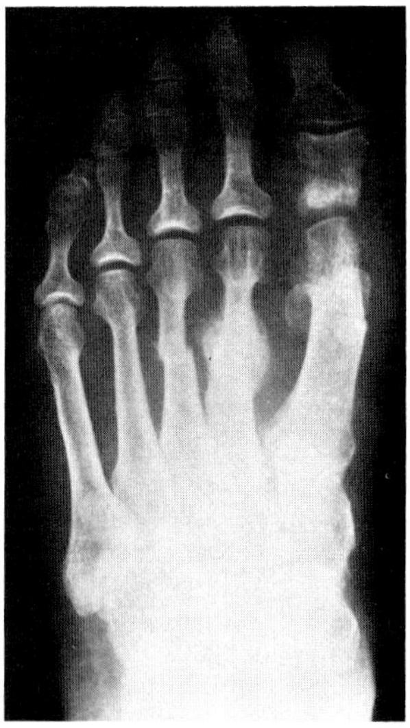

*Abb. 542 Spontanfraktur der Metatarsalia 2 und 3 nach Keller-Brandes*scher *Operation* (vor 4 Monaten). Während die Fraktur am Metatarsale 2 bereits weitgehend konsolidiert ist, besteht am Metatarsale 3 eine frische Spontanfraktur

men. Als Ursache der Fraktur ist die veränderte Belastung nach der Korrektur des Hallux valgus und die Zunahme der Belastung der Metatarsalia anzuführen.

Klinisches Bild: Allgemein kommt es Monate nach der Operation zur Fußschwellung und zunehmenden Schmerzen, die sehr oft nicht endgültig verwertet werden. Auch ist auf der ersten Röntgenaufnahme gelegentlich noch keine Veränderung nachzuweisen, 2–3 Wochen später findet man dann überschüssigen Kallus nach stattgehabter Fraktur (Abb. 541, 542). Die Heilung der Fraktur erfolgt meist spontan, gelegentlich ist es notwendig, einen Unterschenkel-Kunststoffgehgipsverband für 2–3 Wochen anzulegen oder aber eine Einlagenversorgung mit Metatarsalsteg zu verordnen.

a
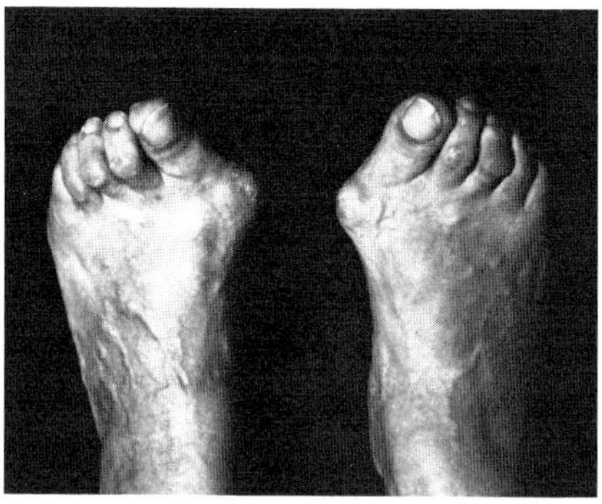

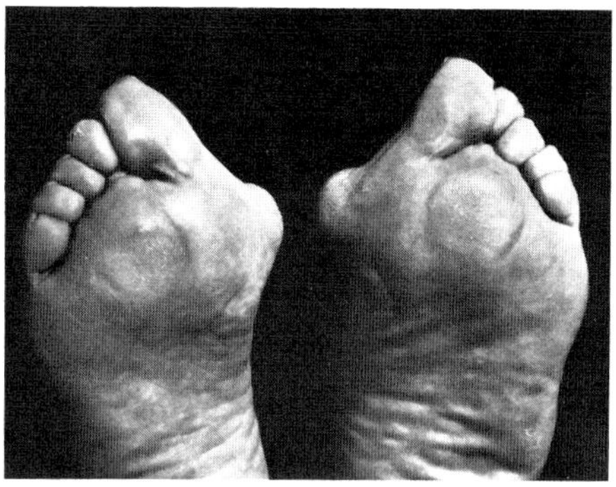
b

c
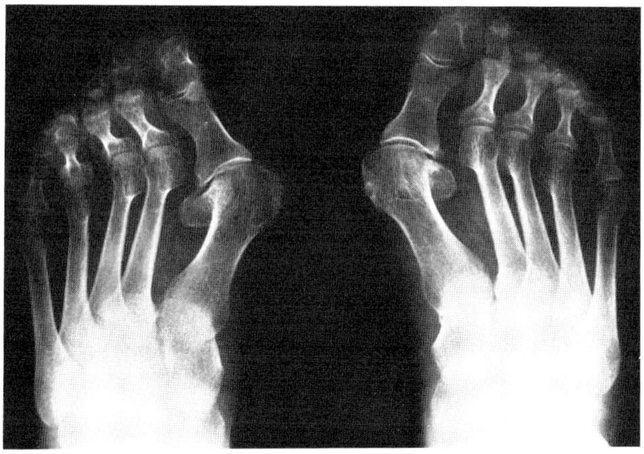

Abb. 543 a–e Hallux valgus und Hammerzehen II-V. Beschwerdefreiheit 1 Jahr nach *Keller-Brandes*scher Operation und *Hohmann*scher Operation

d
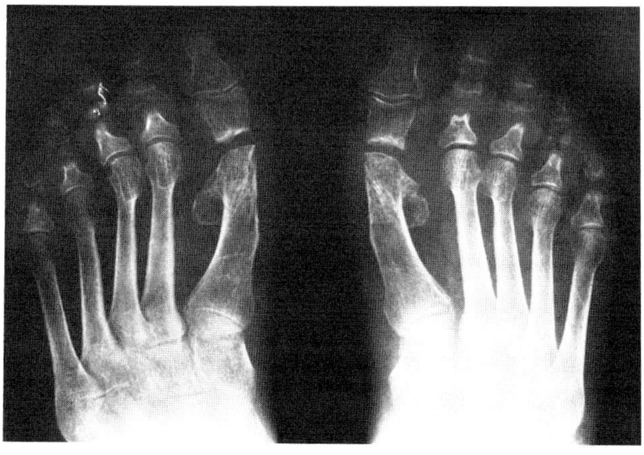

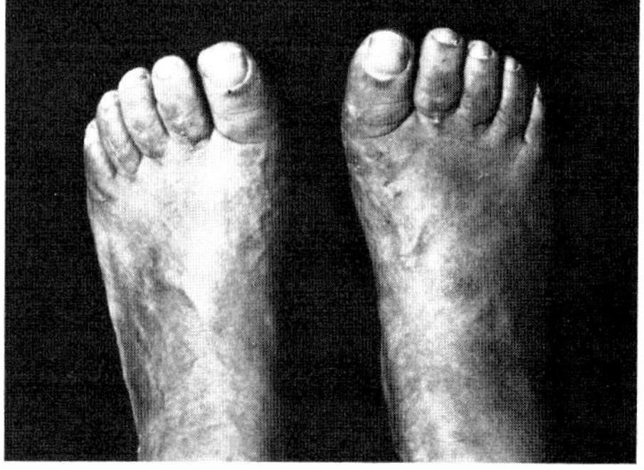
e

2.5. Unbefriedigende Ergebnisse nach Hallux valgus-Operationen

Immer noch kann es zu unbefriedigenden Ergebnissen nach Hallux valgus-Operationen kommen. Als Ursache sind dann im allgemeinen eine nicht entsprechende Indikation der verschiedenen Operationsverfahren oder aber technische Inkonsequenzen anzuführen. Manchmal wurde postoperativ nicht hinreichend gründlich aktiv nachbehandelt. Sehr oft werden dann später Nachoperationen notwendig, die technisch oft Probleme bringen und die Anwendung verschiedener Methoden notwendig machen können (Abb. 546–552).

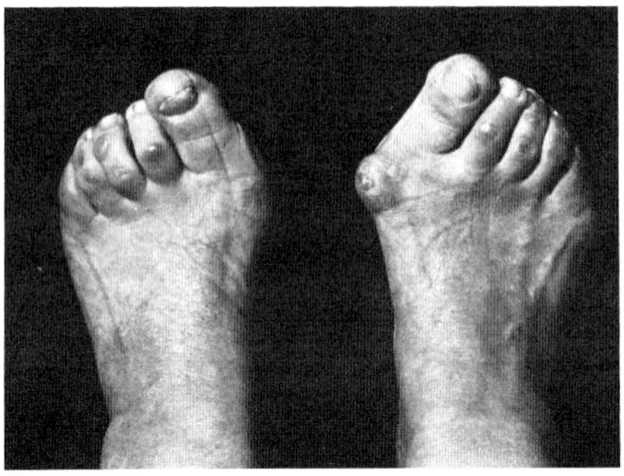
a

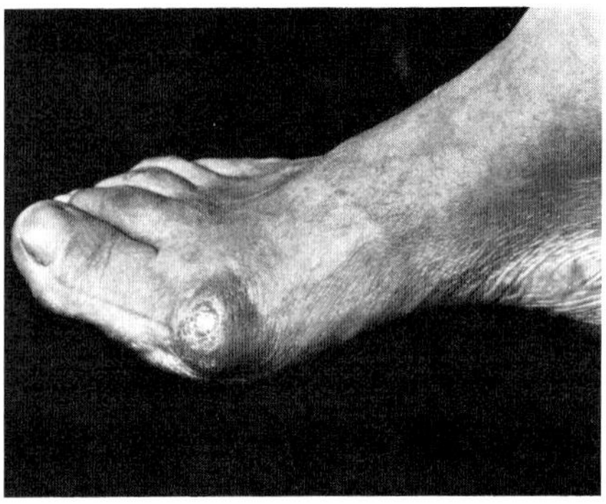
d

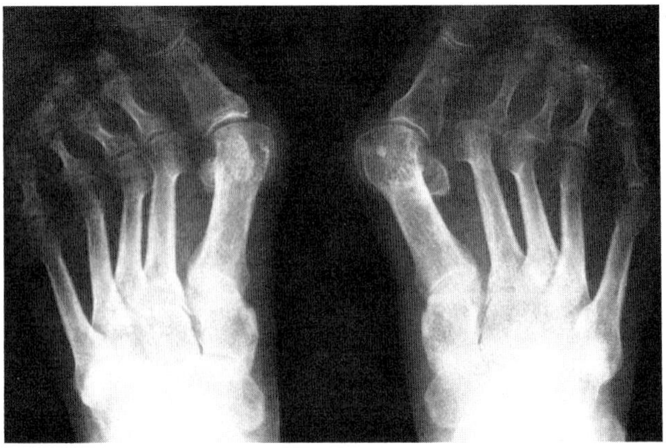
b

Abb. 544 a–e Hallux valgus und Hammerzehe II.–V. mit Luxation im Grundgelenk. *Keller-Brandes*sche Operation am Hallux und *Gocht*sche Operation der II.–V. Zehe. Links wurden Operationen nach *Hohmann* durchgeführt.
Beachte: Rückbildung des Spreizfußes ohne Osteotomie des Metatarsale

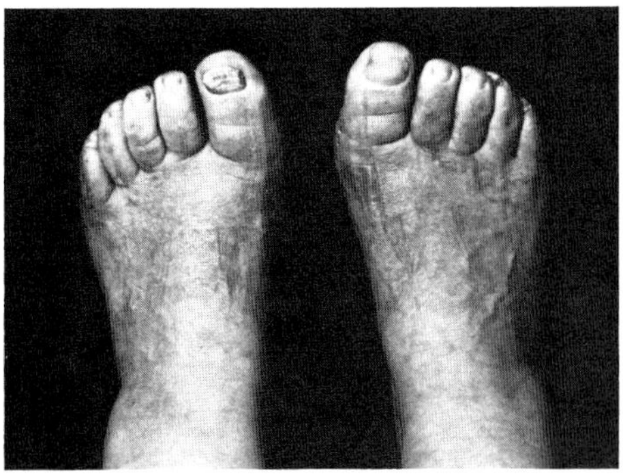
c

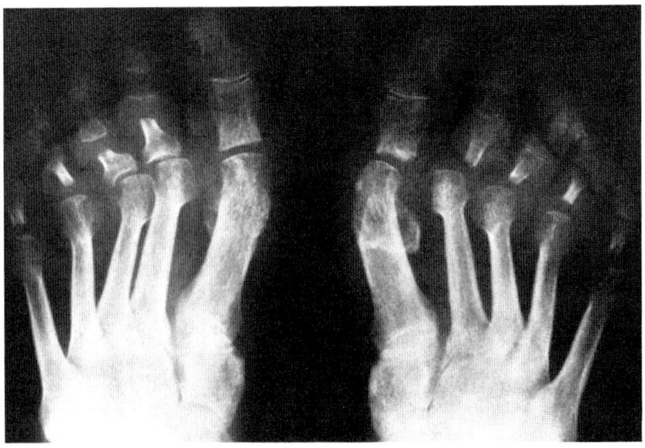
e

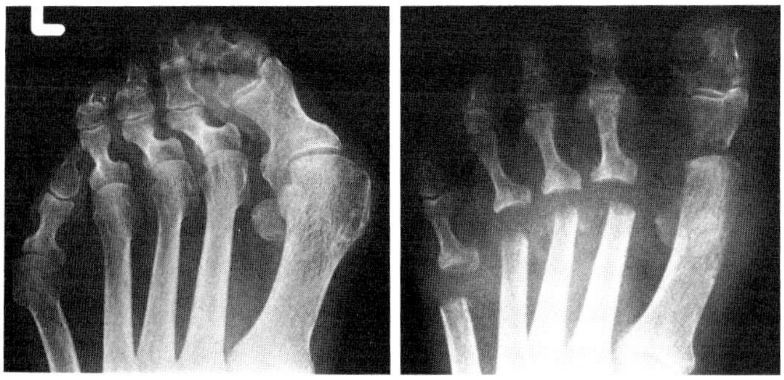

a b

Abb. 545 a und b Hochgradiger Hallux valgus und Hammerzehendeformierung bei einer 70jährigen Patientin. Klinisch bestanden Durchblutungsstörungen, weshalb lediglich eine *Keller-Brandes*sche Operation und Metatarsalköpfchenresektion durchgeführt wurde (ausgezeichnetes Ergebnis)

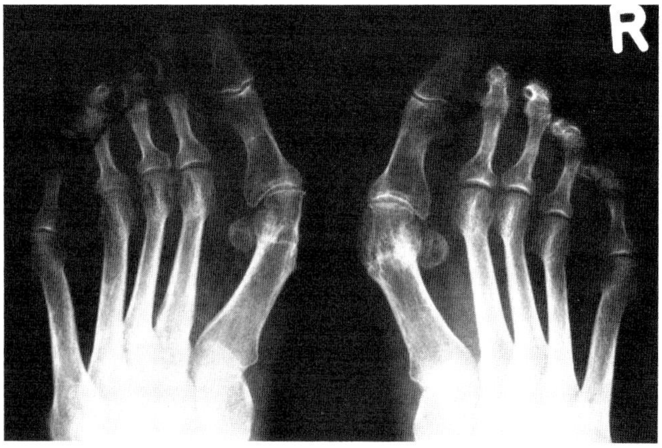

*Abb. 546 Schede*sche Operation konnte zu keiner wesentlichen Besserung führen, da nach wie vor die Deformierung und weiter die Arthrose im Großzehengrundgelenk besteht. *Arthroplastik angezeigt!*

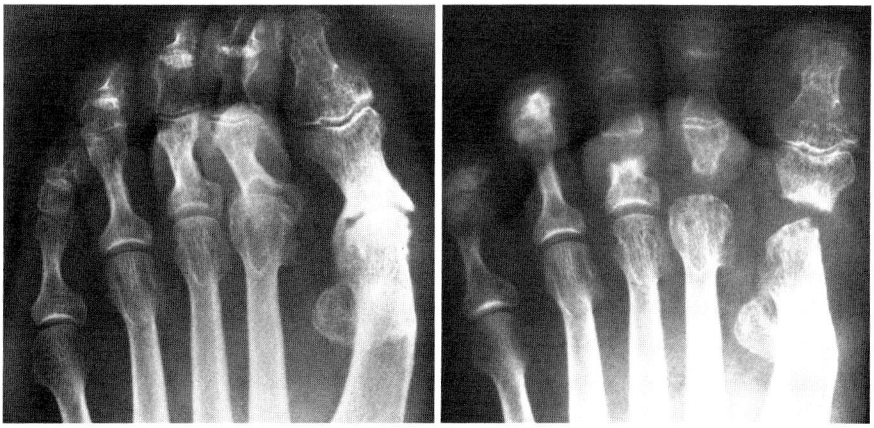

a b

Abb. 547 a und b Sekundäre Korrektur nach Hallux valgus und Hammerzehenoperation. Ungenügende Resektion an der Basis der Großzehe und auch der 2. Zehe. Jetzt nach erneuter *Keller-Brandes*scher Operation mit extremer Verkürzung des Grundgliedes und erneuter Resektion des proximalen Anteiles des Grundgliedes II, sowie *Hohmann*scher Operation an der III. Zehe Beschwerdefreiheit

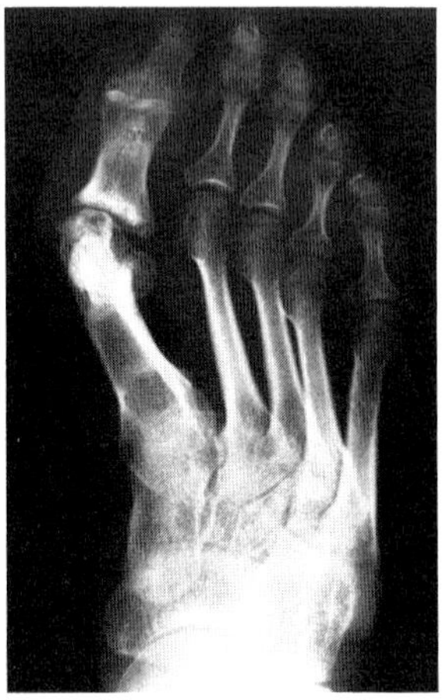

Abb. 548 Unbefriedigendes Ergebnis nach Basisosteotomie und Exostosenabtragung: nicht ausreichende Korrektur bei der Metatarsaleosteotomie und nicht ausreichende Basisresektion

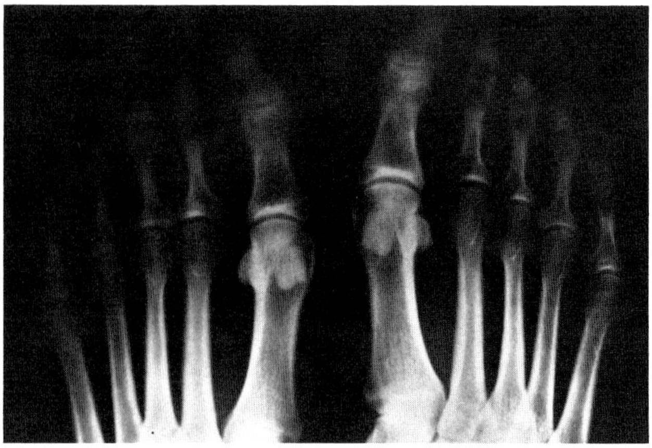

Abb. 549 Die beginnende *Arthrose* bei mäßiger Hallux-valgus-Bildung wurde nach *Hueter-Mayo* operiert (Abb. 550). Eine *Keller-Brandes*sche Operation hätte ein günstigeres Ergebnis bringen können!

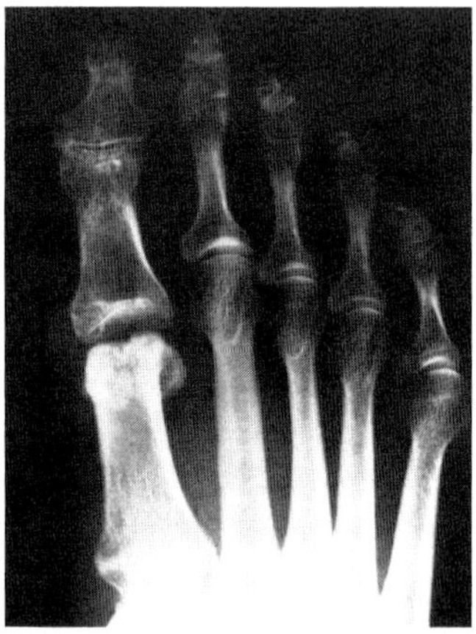

Abb. 550 Unbefriedigendes Ergebnis nach *Hueter-Mayo*scher Operation (Metatarsalgie), aber auch die Beweglichkeit im Großzehengrundgelenk ist erheblich eingeschränkt. Jetzt Besserung nur durch Resektion der Metatarsalköpfchen möglich (II–V)

3. Hallux rigidus

Man versteht darunter eine oft schon im Wachstumsalter beginnende schmerzhafte Einsteifung des Großzehen-Grundgelenks, deren Ursache noch nicht endgültig geklärt ist. Möglicherweise spielen Wachstumsstörungen im Bereich der Grundgliedepiphyse im Sinne der avaskulären Nekrose (*Ribbing; Momberg; Rütt*) mit nachfolgender Gelenkkörperdeformierung im Sinne einer präarthrotischen Deformität eine Rolle. Auch müssen die Vorstellungen von *Nilsonne* diskutiert werden, wonach die Grundgelenke I und II günstigerweise auf gleicher Höhe liegen sollen, um eine gleichmäßige Belastung zu erfahren. Liegt das Großzehen-Grundgelenk dagegen weiter distal als das 2. Zehengrundgelenk, so erfolgt im Großzehengrund eine vermehrte Belastung (81% der Patienten von *Nilsonne*).

Klinisches Bild: Im Vordergrund stehen Schmerzen im Bereich des Großzehen-Grundgelenks. Weiter fällt bald eine Bewegungsbehinderung, vor allem beim Abrollen, auf. Auch tastet der Patient dorsale Exostosen, die vor allem dann im Schuh zur Druckstelle Veranlassung geben.

Radiologisch zeigt sich frühzeitig bereits eine Verschmälerung des Gelenkspalts. Weiter finden sich reaktive Veränderungen, insbesondere dorsal und medial (Abb. 553).

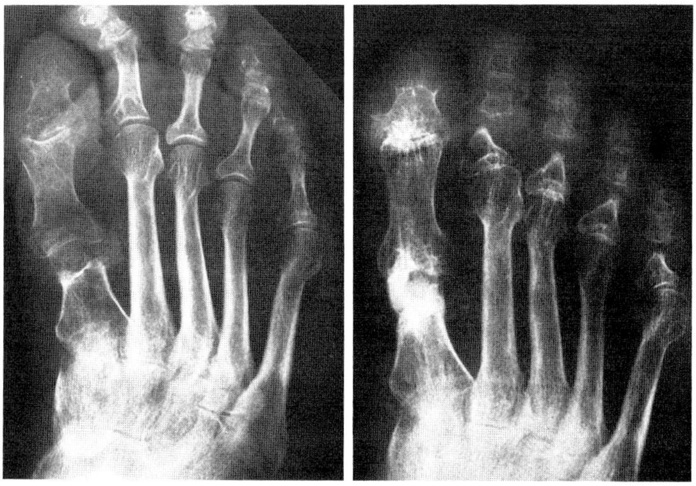

a

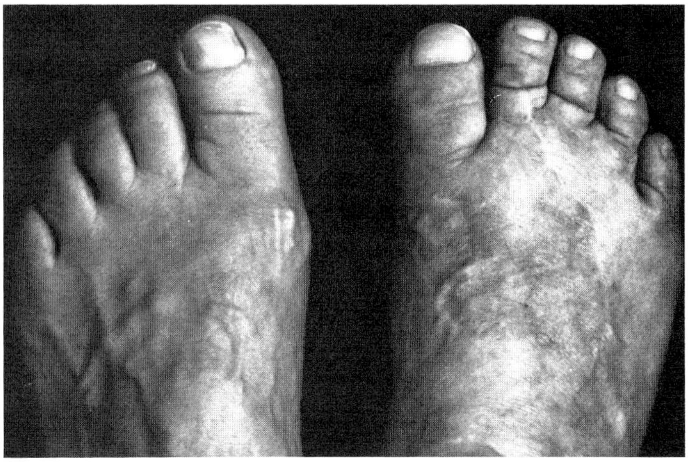

b

Abb. 551 a–c Sekundäre Rekonstruktion nach Hueter-Mayoscher Operation. Eine zu ausgedehnte Resektion des distalen Anteils des Metatarsale I führt zu einer schweren Deformierung, weshalb mit ausgezeichnetem Ergebnis jetzt eine Arthrodese unter Verlängerung durchgeführt wurde und die *Hohmann*sche Operation an der II. bis V. Zehe. Beachte: Endgelenk der Großzehe und Mittelgelenke an den Zehen II–V liegen auf gleicher Höhe!

Differentialdiagnostisch muß vor allem beim männlichen Geschlecht eine Gicht ausgeschlossen werden. Weiter kommen Entzündungen verschiedener Genese und auch Tumoren in Frage.

Therapeutisch empfiehlt sich die Sine-sine-Plastik nach den Richtlinien von *Keller* und *Brandes!* Wir führen sie in eigener Modifikation durch, wobei vor allem auf die Abtragung und auch auf die lateralen Exostosen zu achten ist. Weiter bereitet die Interpositionsplastik manchmal Schwierigkeiten, da beim Hallux rigidus nur wenig Gewebe zur Verfügung steht.
Gerade beim Hallux rigidus empfiehlt sich heute manchmal schon die Einbringung eines Spaceholder, der ja ohne weiteres im Verlauf von Jahren erneuert werden kann, oder aber es kann dann jederzeit noch die Resektionsplastik belassen werden.

4. Hallux varus

Den Hallux varus beobachtet man als angeborene Deformität, gelegentlich sieht man ihn nach Hallux-valgus-Operationen.

Therapeutisch ist im allgemeinen die Osteotomie des Metatarsale angezeigt.

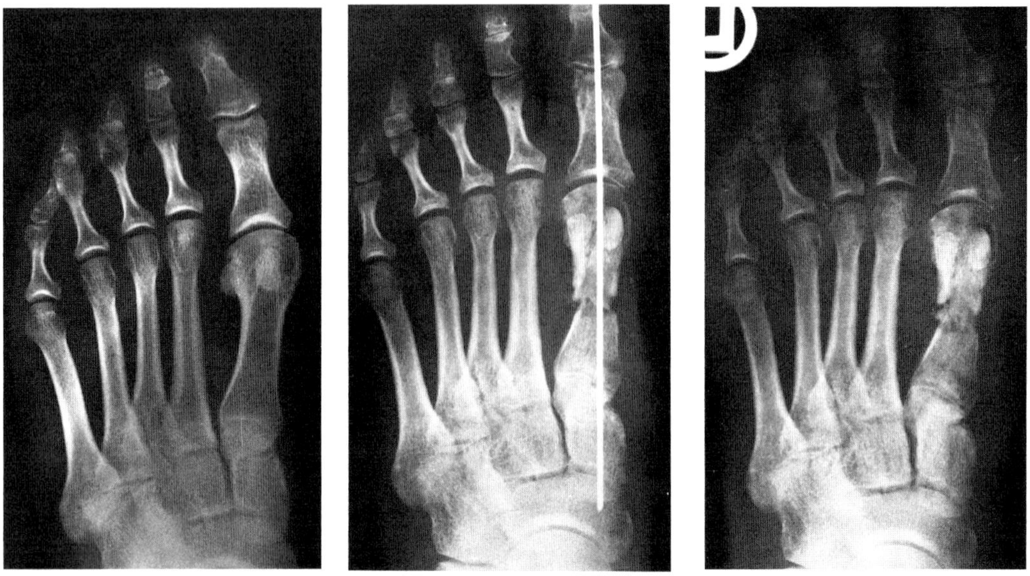

a b c

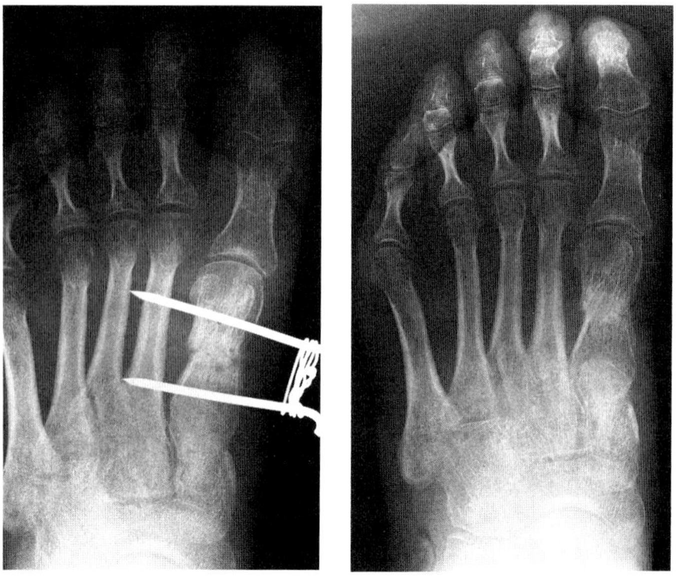

d e

Abb. 552 a–e Osteomyelitis nach Hallux-valgus-Operation. Komplikation bei atypischem Eingriff mit Einsteifung im Großzehengrundgelenk nach Osteomyelitis. Osteotomie in Schaftmitte des Metatarsale I! Wegen einer jetzt bestehenden hartnäckigen Metatarsalgie wird früher oder später die Resektion der Metatarsalköpfchen oder die Verkürzungsosteotomie der Metatarsalia nicht zu umgehen sein

5. Hallux malleus (Klauengroßzehe)

Der Hallux malleus – eine Z-Stellung mit einer Überstreckung im Grundgelenk und Beugung im Endgelenk der Großzehe – wird bei der Polio und dem Ballenhohlfuß beobachtet, weiter nach Verletzungen und Dystrophien. Es kommt zu quälenden Druckstellen dorsal über dem Endgelenk und plantar an der Zehenkuppe.

Therapie: Beim Hallux malleus gilt die Großzehen-Endgelenksarthrodese als Methode der Wahl. Sie wird heute nach der Knorpelresektion mit einer Malleolarschraube nach den Richtlinien der A.O. durchgeführt (Abb. 556 a–c). Dabei ist zu beachten, daß die Arthrodese in einer Valgusstellung von etwa 10° erfolgt, des weiteren muß auch eine Überstreckstellung von 10° angestrebt werden. Nur dadurch läßt sich ein Schuhdruck und eine regelrechte Abrollung erhalten.

a

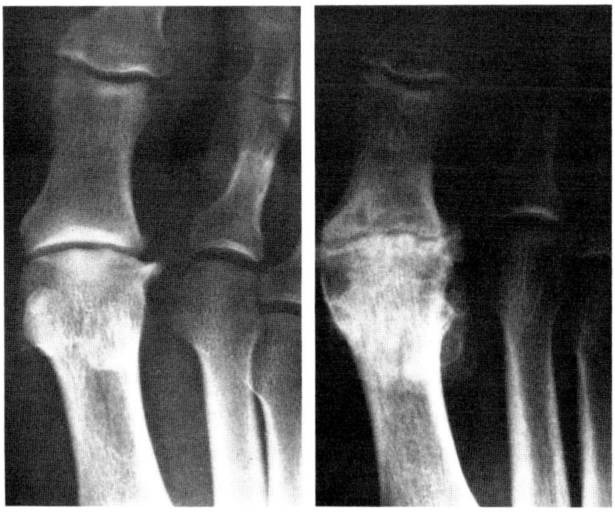

b

Abb. 553 a und b Hallux rigidus. *Beachte:* Entwicklung der degenerativen Veränderungen im Alter zwischen 50 (a) und 60 Jahren (b)

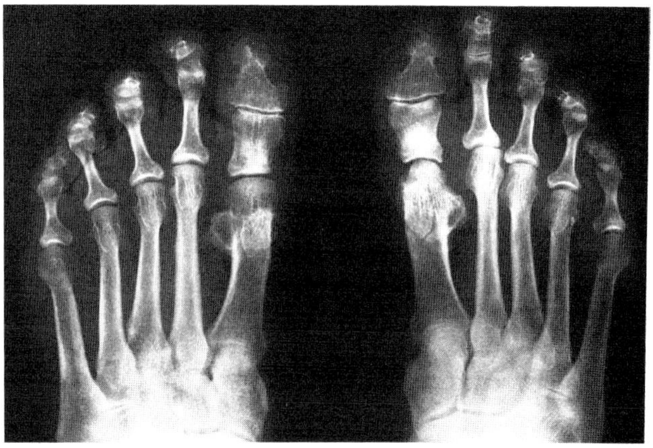

Abb. 554 Spätergebnis 7 Jahre nach Keller-Brandesscher Operation bei Hallux rigidus mit freier Beweglichkeit im Großzehengrundgelenk

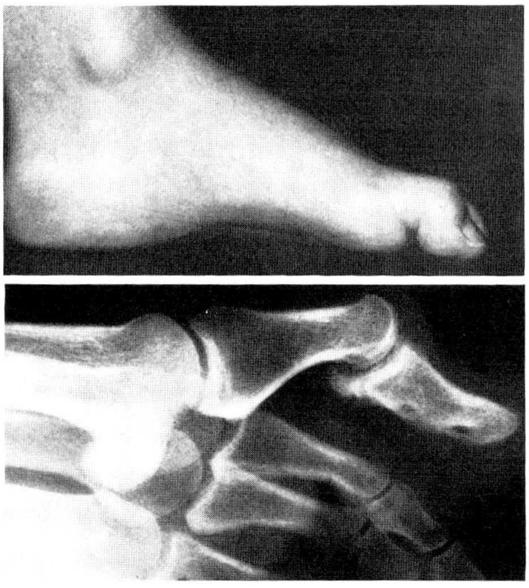

Abb. 555 a und b Hallux malleus

Diese Positionen lassen sich erst nach einer entsprechenden Resektion erreichen. Ist der Hallux malleus Folge einer Lähmung, so muß gleichzeitig eine Sehnenverpflanzung vorgenommen werden (Abb. 566 d u. e).

g) Zehenfehlformen

1. Digitus quintus superductus

Die Adduktus- und Superduktusstellung der 5. Zehe, seltener der 4. und ganz selten der 3. Zehe ist angeboren. Sie wirkt sich äußerst störend aus (Schuhdruck) und bereitet therapeutisch erhebliche Schwierigkeiten. Im Kindesalter soll unbedingt mit Schienen versucht werden, eine Korrektur zu erhalten. Später nach Wachstumsabschluß kann nur eine operative Korrektur Aus-

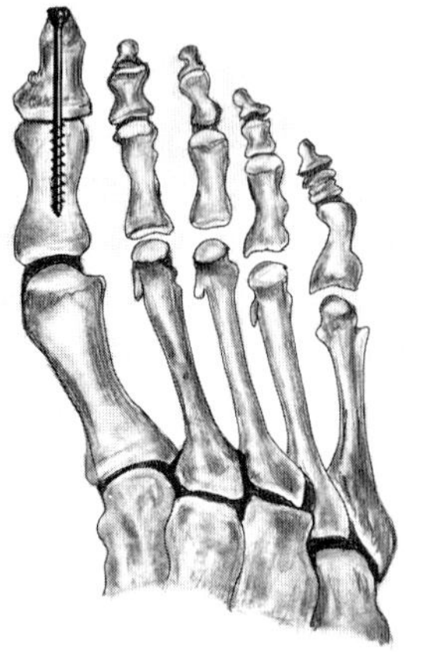
a

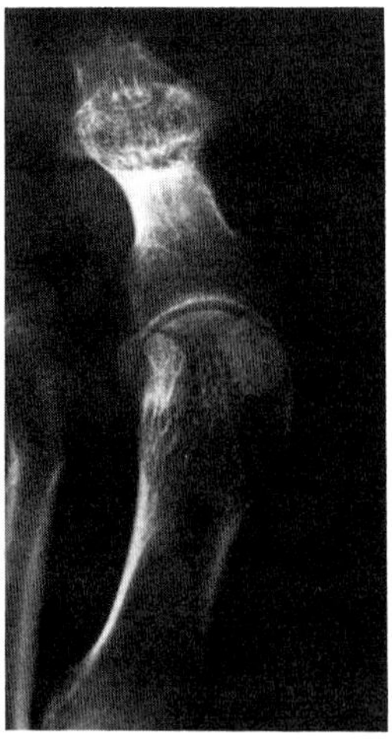
b

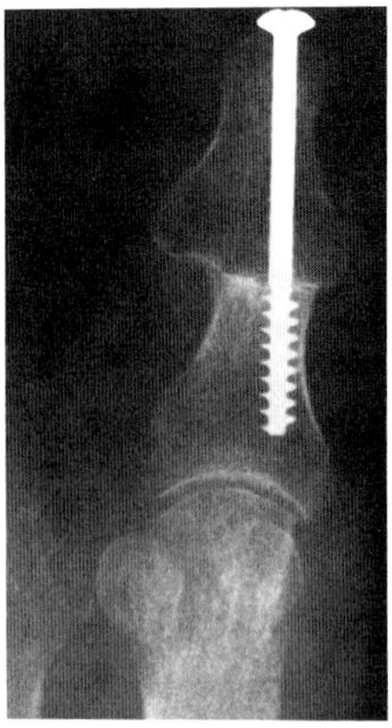
c

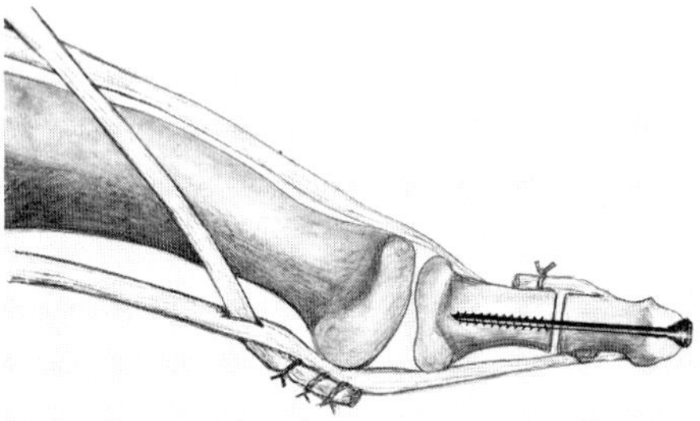
d

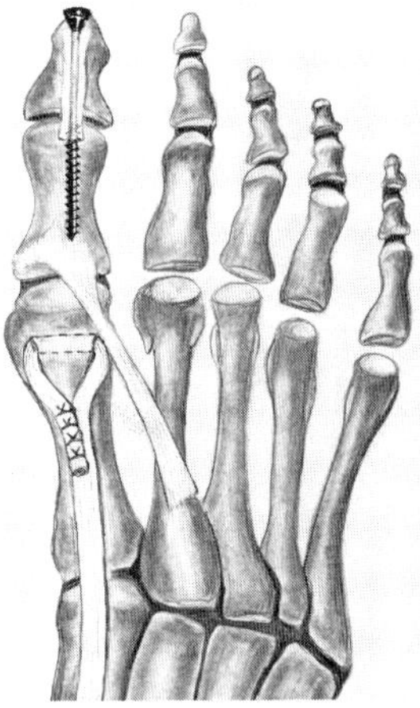
e

Abb. 556a–d Darstellung einer Rekonstruktion des Hallux malleus infolge einer Muskellähmung
a) Technik der Endgelenksarthrodese (schematisch)
b) Röntgenbild vor der Operation
c) Röntgenbild nach Durchbau der Arthrodese
d) Technik nach *Dickson* und *Diverly*. (Bei Großzehenbeugerschwäche empfiehlt sich die Verpflanzung der Sehne des M. extensor hallucis longus auf die Beugesehne, sowie die Endgelenksarthrodese
e) Technik nach *Jones*. Bei einer Fuß- und Zehenheberschwäche wird die Sehne des M. extensor hallucis longus auf das Metatarsale rückverpflanzt. Gleichzeitig wird die Endgelenksarthrodese vorgenommen

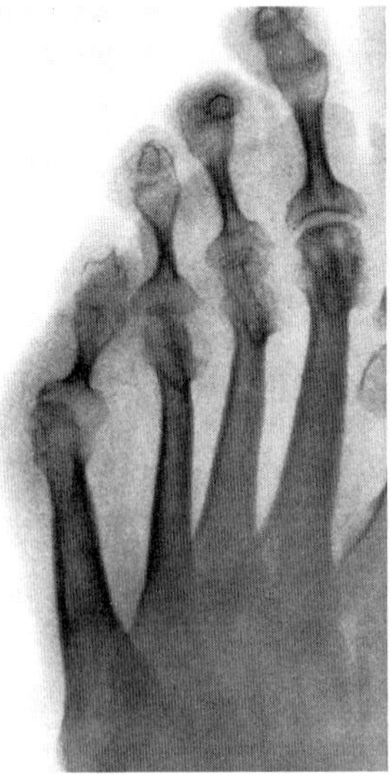
a

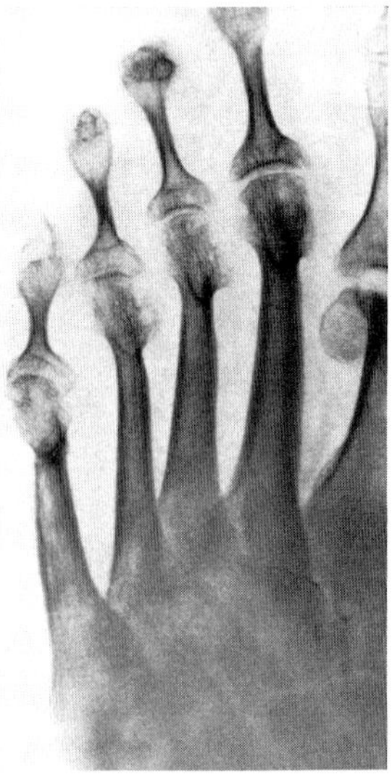
b

Abb. 557 a und b Digitus V superductus vor und nach der Osteotomie

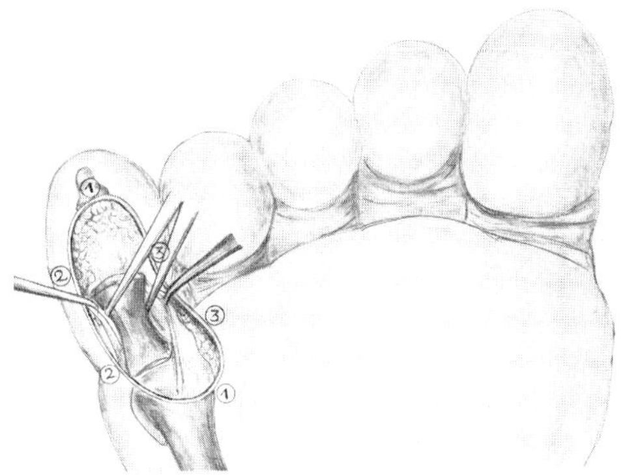

Abb. 558 Digitus V superductus Operation nach *Ruiz-Mora*. Indiziert bei hochgradigen Kontrakturen oder bei Rezidiv-Operationen, wobei entweder die gesamte Grundphalanx entfernt werden kann oder aber die Basis belassen werden kann

sicht auf Erfolg bringen, wobei ossär und kutan vorzugehen ist (Abb. 557, 558).

2. Digitus varus

Varuszehen entstehen meist durch eine einseitige Wachstumsstörung im Bereich der Zehenendgliedepiphyse.

Therapeutisch bringt die operative Korrektur günstige Ergebnisse (Arthrodese im Endgelenk).

3. Hammer- und Krallenzehendeformität

Unter Hammer- und Krallenzehen versteht man Deformitäten, die durch eine Beugekontraktur des Endgelenks und Mittelgelenks und eine mehr oder weniger ausgeprägte Streckkontraktur im Metatarsophalangeal-Gelenk bedingt sind. Von der eigentlichen Hammerzehe sollte gesprochen werden, wenn eine Beugekontraktur des Zehenendgelenks vorliegt. Sie ist selten zu beobachten. *Aber auch die in Beugekontraktur im Mittelgelenk stehende Zehe wird im klinischen Sprachgebrauch regelmäßig als Hammerzehe bezeichnet,* obgleich sie eigentlich als Krallenzehe angesprochen werden müßte (Abb. 559 b). Man spricht also jetzt ganz allgemein von einer Hammerzehe, wenn die Zehenkuppe beim Stand oder besonders beim Abrollen des Fußes aufgrund der Kontraktur in den Zehenmittel- und -endgelenken eine abnorme plantare Berührung erfährt, so daß sich an der Kuppe schmerzhafte Druckstellen ausbilden.

Bei einer zunehmenden Überstreckung und weiter bei der dorsalen Luxation im Zehengrundgelenk kommt es zur ausgedehnten Krallenstellung. Es kommt zu einem zunehmenden Druck auf der Dorsalseite der Grundgliedköpfchen.

Hinzuweisen bleibt noch auf die angeborenen Zehendeformitäten im Sinne einer Hammerzehe, die vorwiegend im Bereich des Zehenendgelenks an der 2. Zehe zu beobachten und als erbliche Deformität aufzufassen ist.

Die erworbenen Hammerzehenbildungen sind meist mit einer krankhaften Fußform in Zusammenhang zu bringen (Spreizfuß, Hallux valgus, Ballenhohlfuß). Entscheidend für die Entwicklung ist die Störung des Muskelgleichgewichts. Therapeutisch hat nur die operative Behandlung Aussicht auf Erfolg. Bei der Planung des operativen Vorgehens ist entscheidend auf die morphologischen und funktionellen Gegebenheiten zu achten, wobei dann je nach Art der Kontrakturstellung verschiedene Verfahren zu wählen sind.

3.1. Endgelenkshammerzehe

Therapie: Über einen dorsalen Hautschnitt Darstellen des Endgelenks und ausreichende Resek-

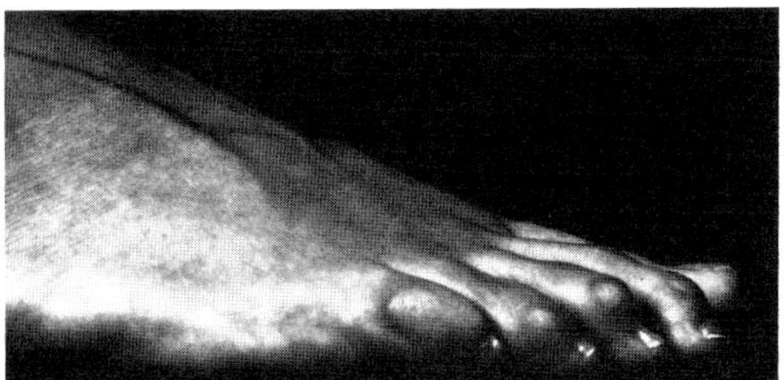

Abb. 559 a Endgelenkshammerzehe

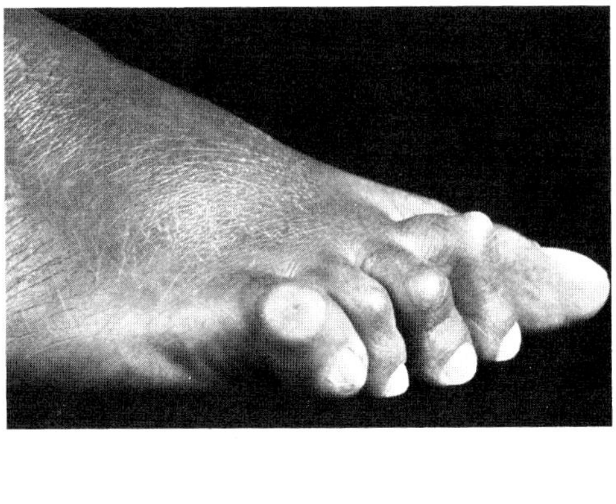

b Mittelgelenkshammerzehen (Krallenzehen)

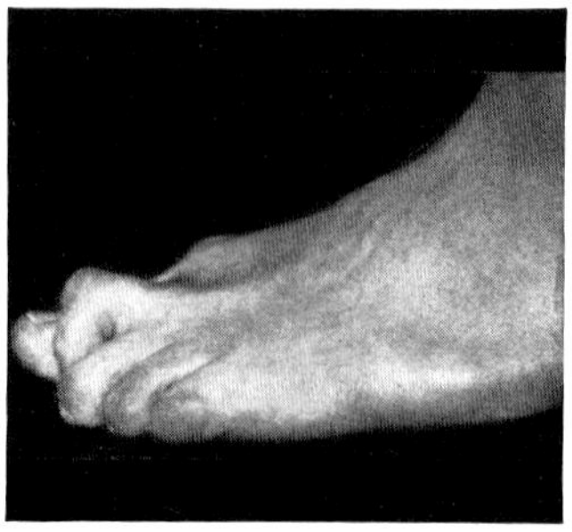

a

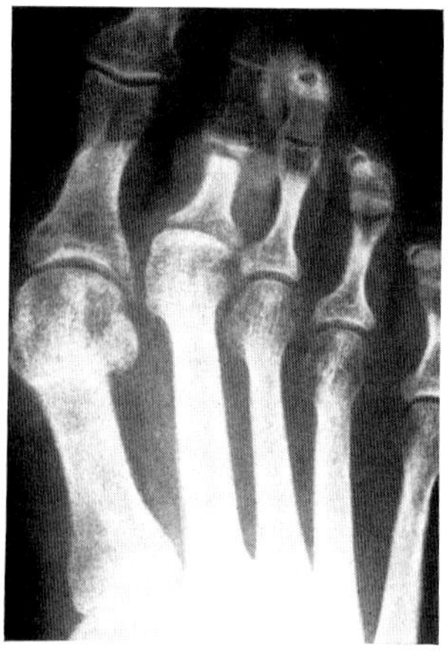

b

Abb. 560 a) Hammerzehe an der 2. Zehe, b) nach *Hohmann*-scher Operation

tion der Knorpelflächen. Temporäre Fixierung des resezierten Endgelenks mit einem Kirschnerdraht und Vernähen der Sehne. Der Fixierungsdraht kann bis zu 6 Wochen belassen werden, anschließend transkutane Entfernung. Zu diesem Zeitpunkt ist dann meist die ossäre, zumindest aber eine fibröse Verklebung erfolgt, die eine bleibende Beseitigung der Hammerzehe zur Folge hat.

3.2. Mittelgelenkshammerzehe

Therapie: Dabei hat sich der von *Hohmann* 1922 angegebene Eingriff durchgesetzt (Abb. 560, 561). Das Ausmaß der Resektion setzt allerdings eine operative Erfahrung voraus, da ein Zuwenig zur Beseitigung der Fehlstellung nicht ausreicht und ein Zuviel aber zur funktionslosen Pendelzehe führen kann. Dieser Eingriff hat seine Indikation, sofern die Luxationsstellung oder Überstreckstellung im Metatarso-Phalangealgelenk durch Verkürzung des Knochens korrigierbar ist. *Lelievre* (1967) kombiniert die Operation nach *Hohmann* mit einer dorsalen und lateralen Kapsulotomie des Grundgelenks und einer Verlängerung der Extensorensehne beim Bestehen einer Luxationsstellung im Grundgelenk. Gelingt es damit nicht, die Kontraktur zu beheben, so muß gegebenenfalls die von *Hofmann* und *Lelievre* empfohlene Metatarsalköpfchen-Resektion im Sinne eines Alignements erfolgen.
Bei der Luxation im Metatarso-Phalangealgelenk kann auch die Methode nach *Gocht-Kreuz*, d.h. die Resektion der proximalen Grundphalanxbasis von dorsal her, angezeigt sein.

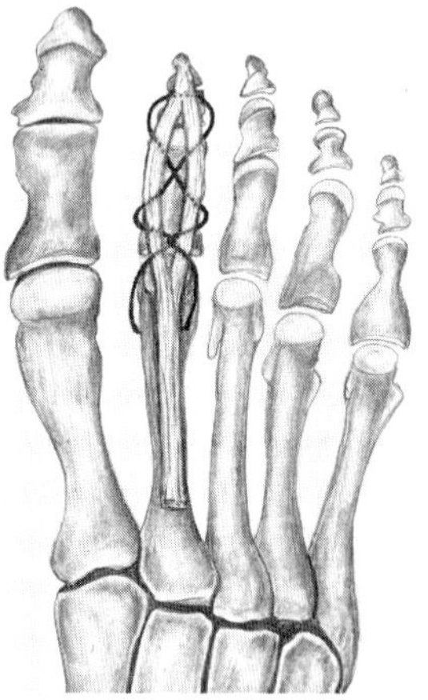

Abb. 561 Typische Hammerzehenoperation nach *Hohmann*: Resektion der distalen Hälfte bis $^{2}/_{3}$ der Grundphalanx und temporäre Drahtfixation. 8-Naht der Sehne

4. Seltene Fehlbildungen und Erkrankungen der Zehen

Unter den seltenen Fehlbildungen ist die Syndaktylie (kutan oder ossär) zu nennen (Abb. 562). Bei Bestehen eines Digitus superductus oder aber einer Hammerzehe ist an eine Brachymetatarsophalangie zu denken (Abb. 563). Zu großen Seltenheiten zählt die Angiokeratomatose, die therapeutisch erhebliche Probleme mit sich bringt (Abb. 564).

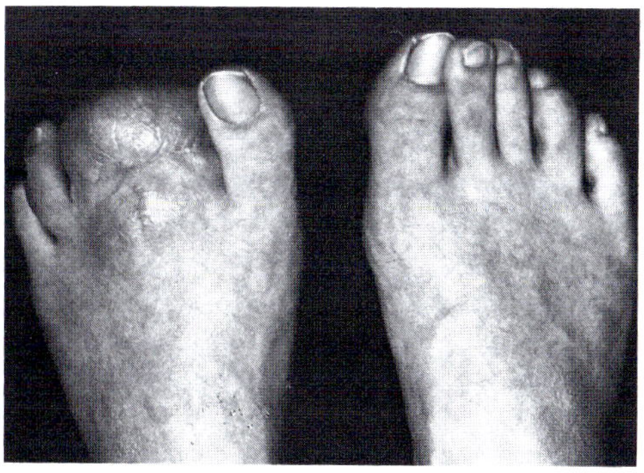

a

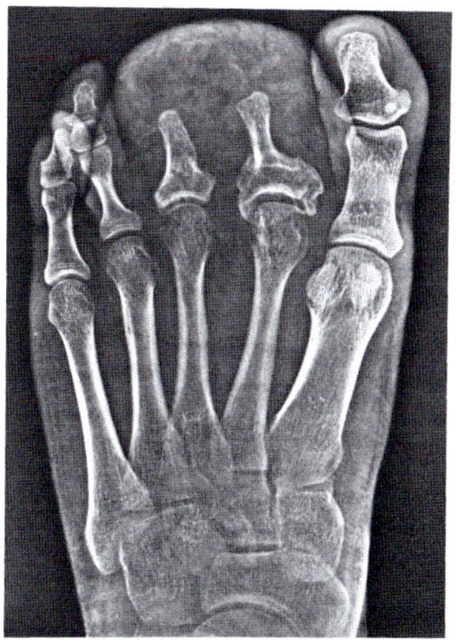

b

Abb. 562 a und b Syndaktylie der 2. und 3. Zehe

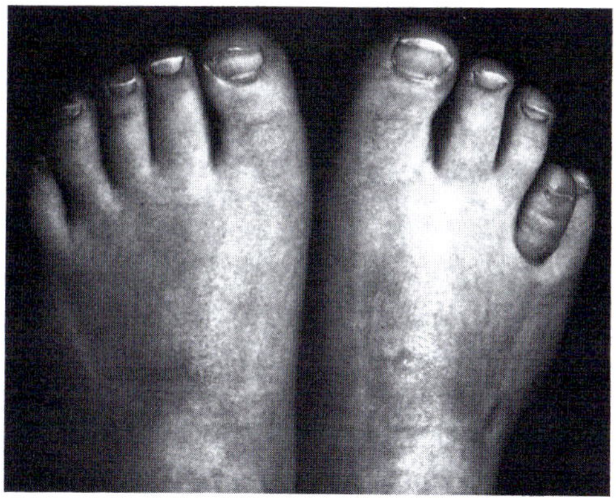

Abb. 563 Digitus IV superductus bei Brachymetatarsalgie

h) Besonderheiten bei der Behandlung des rheumatischen Fußes

Im eigenen Krankengut sind es etwa 30% aller Patienten mit entzündlichen rheumatischen Gelenkleiden, die einen Befall des Fußes aufweisen, und zwar meist im fortgeschrittenen Stadium. Zu den entzündlichen Zeichen gesellen sich dann Deformierungen und Funktionsstörungen. Gelegentlich beobachten wir Tendosynovitiden, wobei es zu einer Engpaßsymptomatik im Sinne eines Metatarsaltunnel-Syndroms kommen kann. Bei der operativen Behandlung kommt die Synovektomie praktisch nur am oberen Sprunggelenk in Frage. In diesem Gelenk können damit gute Ergebnisse erzielt werden. Im Bereich des

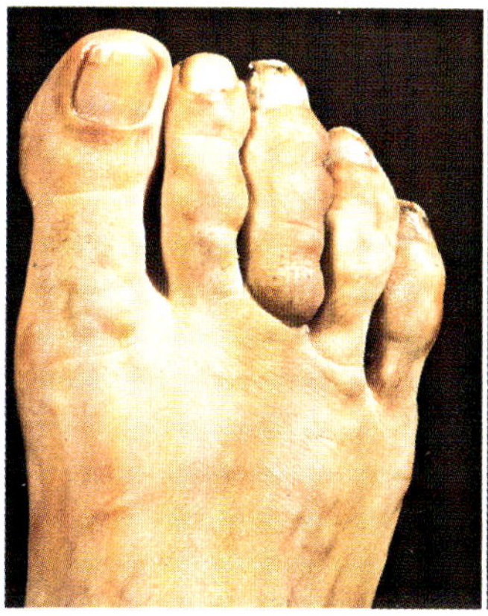

a

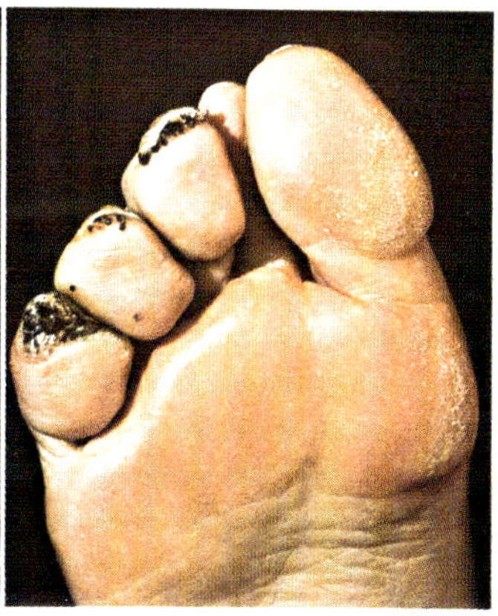

b

Abb. 564 a und b Hammerzehendeformität bei Angiodermatokeratose der 2. bis 4. Zehe

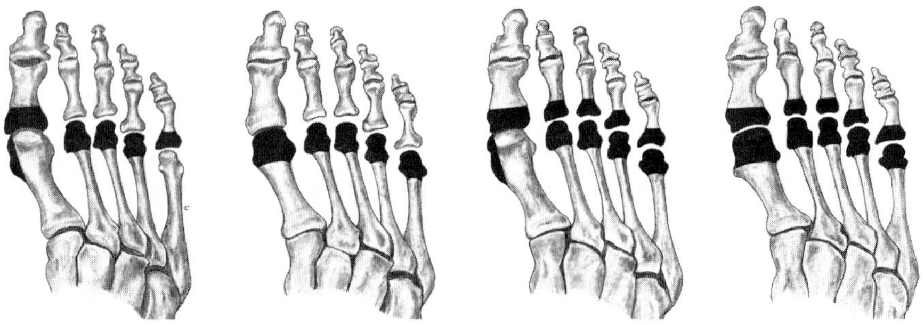

a b c d

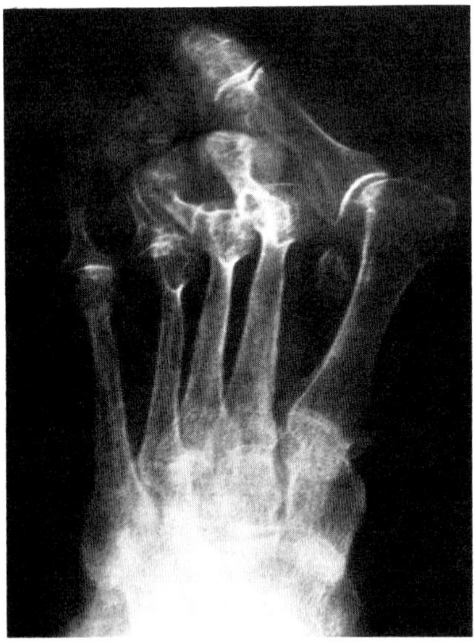

e

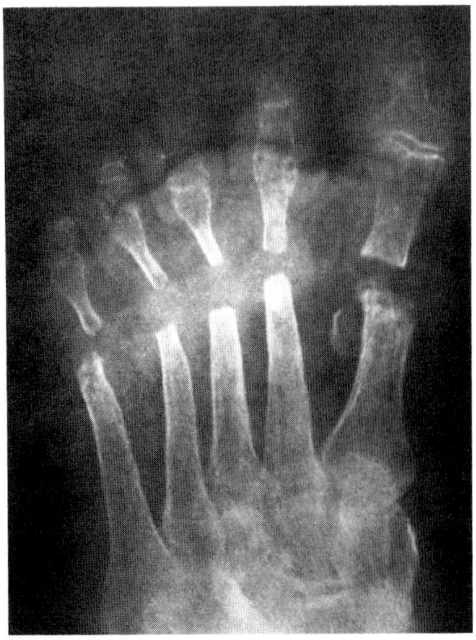

f

Abb. 565 a–f Schematische Darstellung der Rekonstruktionen bei verschiedenen Formen der Kontrakturen und Destruktionen im Bereich der Zehengrundgelenke. Die Indikation erfolgt abhängig vom morphologischen Befund. a) Resektion nach *Michotte* (Resektion der Metatarsalköpfchen 2–4 und *Keller-Brandes*sche Resektion an der 1. und 5. Zehe. Indikation: Beidseits Arthrose. b) Resektion nach *Hoffmann. Indikation: Beidseits PCP. c) Resektion nach Fowler.* Indikation: Beidseits Arthrose. d) Resektion nach *Clayton*. Indikation: Beidseits PCP. e) Schwere polyarthritische Zehendeformierung, vor und (f) nach der *Clayton*schen Operation

Mittelfußes kommen praktisch nur Arthrodesen im subtalaren und im Chopart-Gelenk in Frage, anders im Bereich der Zehengelenke. Es sind mehr als 90% aller Eingriffe am rheumatischen Fuß, die im Vorfußbereich vorgenommen werden müssen. Reine Weichteileingriffe, wie Kapsulotomien, Tenotomien und Synovektomien, haben dort unseres Erachtens keine Bedeutung. Im Vordergrund steht die Resektionsarthroplastik, wobei im allgemeinen nach der Technik von *Clayton* verfahren werden soll, wobei gleichzeitig über einen plantaren Zugang die plastische Exzision der Schwiele erfolgen kann, wie sie von *Clayton* und auch *Tillmann* empfohlen wird. Gleichzeitig gelingt damit eine weitgehende Synovektomie (Abb. 565).
Im Verlauf der postoperativen Behandlung ist regelmäßig eine konsequente Schuh- und Einlagenversorgung notwendig. Die Verordnung einer paßgerechten abstützenden Einlage hat sich bewährt, gegebenenfalls können Abrollhilfen am Schuh angebracht werden. Die Versorgung mit Schienen und Apparaten spielt bei Rheumatikern eine untergeordnete Rolle. Gleichzeitig mit der operativen Behandlung muß eine medikamentöse Basisbehandlung konsequent durchgeführt werden.

i) Dorsale Exostosen (Dorsale Fußhöcker)

Der dorsale Fußhöcker entwickelt sich in Höhe des Gelenks zwischen Cuneiforme I und Metatarsale I, durch einen Schuhdruck kann es zur Schleimbeutelbildung mit Entzündungen, gegebenenfalls Exulzerationen kommen. Radiologisch finden sich arthrotische Veränderungen im Bereich des Metatarsal-Cuneiforme-Gelenks.

Therapeutisch können orthopädisch-technische Maßnahmen (Aufkleben eines Filzringes im Schuh) eine Besserung bringen. Im allgemeinen wird man aber die Exostose abtragen. Dabei ist gelegentlich sogar die Arthrodese im Gelenk zwischen Cuneiforme I und Metatarsale I zu empfehlen. Dies kann am besten durch Implantation eines Spanes aus dem Schienbeinkopf erfolgen sowie eine temporäre Kirschnerdraht-Fixation. Nachteilig bleibt die Ruhigstellung im Gipsverband für 6–8 Wochen. Zu diesem Zeitpunkt ist dann im allgemeinen ein ossärer Durchbau erfolgt. Meist ist aber mit der Abtragung des Hökkers auszukommen.

E. Akzessorische Skelettelemente

I. Akzessorische Skelettelemente im Bereich des Fußes

Als akzessorische Skelettelemente bezeichnet man selbständig vorgebildete, an gesetzmäßiger Stelle liegende kleine knöcherne Elemente. Sie unterscheiden sich gegenüber den „kanonischen Elementen" durch die Inkonstanz ihres Auftretens und die Inkonstanz ihrer Selbständigkeit.

Über die **Entstehung** der akzessorischen Skelettelemente gibt es verschiedene Theorien. Man sprach von atavistischen Rückbildungen. *Bardeleben* findet die Aczessoria schon embryonal angelegt. *Brailsford* bringt sie mit überzähligen Epiphysen in Zusammenhang. Die Abgliederung von regelmäßig angelegten Fußwurzelknochen ist nicht wahrscheinlich. Ohne Zweifel können zusätzliche Skelettgebilde als stammesgeschichtlich vererbte Elemente betrachtet werden. Von Interesse ist weiter, daß sich Akzessoria sekundär auch ohne vorherige knorpelige Anlage im Verlauf des Lebens durch eine funktionell induzierte Metaplasie von Bindegewebe entwickeln können.

Die echten überzähligen Hand- und Fußwurzelknochen sind hyalinknorpelig angelegt. Makroskopisch und auch mikroskopisch unterscheiden sie sich nicht von Wurzelknochen. Sie bestehen aus spongiösem Knochen, die Oberfläche ist mit einer dünnen Schicht Hyalinknorpels überzogen.

Das röntgenologische Erscheinungsbild der akzessorischen Elemente am Tarsus ist mannigfaltig. Uneinheitlich erfolgt die Benennung der Akzessoria. Um ein allgemeines Verständnis zu ermöglichen, empfiehlt es sich, sich an die Erkenntnisse von *Pfitzner* und *Zimmer* zu halten. Der Vollständigkeit halber werden alle zusätzlichen Skelettelemente im Fußbereich abgebildet (Abb. 566) (in Anlehnung an *v. Lanz* und *Wachsmuth*). Klinische Bedeutung, außer differentialdiagnostischer Art, erlangen allerdings nur einige der zusätzlichen Skelettelemente. Für eine exakte Diagnose ist die übersichtliche Abbildung der akzessorischen Skelettelemente am Fuß unumgänglich. Gelegentlich wird es nur durch eine Schichtaufnahme oder eine gezielte Aufnahme nach Durchleuchtungskontrolle möglich sein. Abgegrenzt werden müssen Frakturen und posttraumatische Verkalkungen. Die Anamnese hilft dabei manchmal weiter. Differentialdiagnostische Bedeutung erlangen weiterhin die Sesambeine. Es ist dabei zu beachten, daß die Sesambeine des Fußes immer an der Plantarseite liegen. Sie werden regelmäßig im Bereich der Metatarsalköpfchen gesehen. Die Sesambeine unterhalb des Metatarsalköpfchens I können auch geteilt sein. Ein Os sesamoideum partitum kann manchmal Schwierigkeiten bei der Abgrenzung einer Fraktur bereiten. Vorteilig sind dann frühere Vergleichsaufnahmen. Erkannt werden müssen weiterhin verschiedene Weichteilverknöcherungen oder -verkalkungen (Gefäßverkalkungen, Bandverkalkungen, Muskelverknöcherungen).
Wie die Durchsicht unseres Krankengutes ergab, verlangen vor allem das Os tibiale externum und das Os trigonum gelegentlich eine operative Behandlung.
Der topographischen Lage nach unterscheiden wir im Bereich der sieben Fußwurzelknochen folgende überzählige Fußwurzelknöchelchen.

a) Os trigonum

Beim Menschen kommt das Os trigonum in etwa 10% vor. Das Os trigonum findet man außen, neben dem lateralen Höcker des Processus posterior tali. Es kann einen Durchmesser bis zu 1,5 cm aufweisen. Manchmal sieht man das Os trigonum geteilt. Das Os trigonum kann eine gelenkige Verbindung einmal zum Talus oder aber auch zum Kalkaneus aufweisen.

Klinisches Bild: Es wird über Schmerzen beim Gehen und Stehen geklagt. Häufig findet man terstmalig Schmerzen nach einer stattgehabten Distorsion des Rückfußes. Von Bedeutung mag dabei sein, daß das Ligamentum talo-fibulare posterius am Tuberculum laterale des Processus tali posterior ansetzt. Eine dadurch bedingte Beeinträchtigung des Bandapparates ist denkbar.

Röntgenbefund: Im seitlichen Strahlengang lassen sich im Bereich des Processus tali posterior

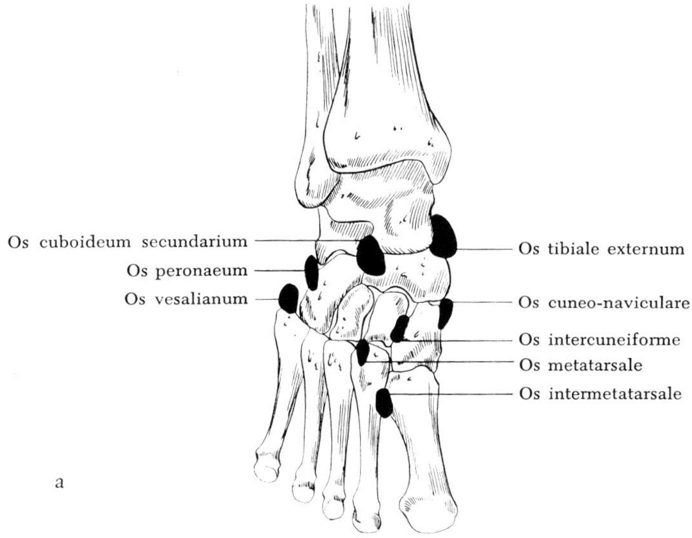

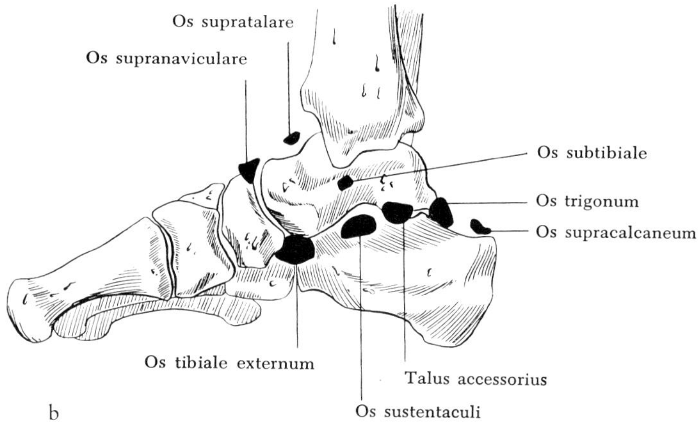

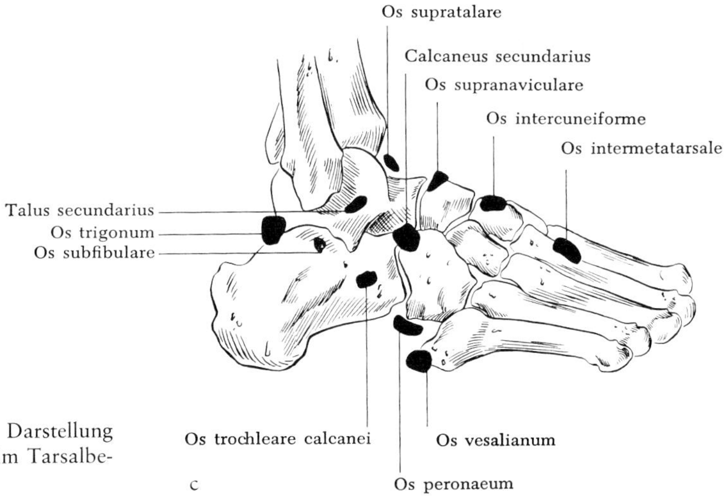

Abb. 566 a–c Schematische Darstellung überzähliger Knochenelemente im Tarsalbereich

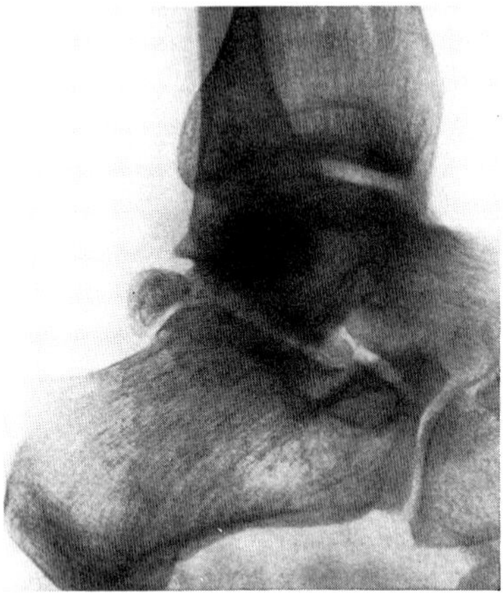

Abb. 567 Os trigonum

verschieden geformte, meist scharf konturierte knöcherne Gebilde von Hirsekorn- bis mehr Erbsgröße vorfinden (Abb. 567). Das Os trigonum zeigt fast immer regelmäßige Knochenstrukturen. Es kann zweigeteilt sein. Auch Frakturen im Bereich des Os trigonum wurden gesehen, desgleichen Luxationen. Zu beachten ist ferner die Fraktur des Processus posterior. Klinisch ist dabei die Irritation der Flexor-hallucis-longus-Sehne meist nachweisbar. Auszuschließen bleiben auch Knochenausrisse aus dem Talus.

Therapie: Sofern geklärt ist, daß die vorgebrachten Beschwerden mit dem Os trigonum in Zusammenhang gebracht werden können, soll zunächst versucht werden, mit konservativen Maßnahmen weiterzukommen. Zu empfehlen ist Einlagenversorgung, Wärmeapplikation, Cortisonsalbeneinreibungen oder aber die Umspritzung des Os trigonum mit Cortison. Die Injektionen müssen gegebenenfalls mehrmals wiederholt werden. Bleiben die Beschwerden trotzdem bestehen, so wird man sich nach einer erfolglosen konservativen Behandlung zu einer operativen Entfernung des Os trigonum entschließen. Über einen seitlichen Hautschnitt wird der Processus tali posterior zwischen der Achillessehne und den Peronealsehnen aufgesucht und in Dorsalflexion des Fußes entfernt.

b) Weitere Akzessoria im Bereich des Talus

Selten findet man ein *Os supratalare.* Es liegt regelmäßig dorsal im Bereich des Talushalses. Es kann zu schmerzhaften Störungen beim Tragen hoher Stiefel Anlaß geben. Verwechslungen mit Ausrissen aus dem Taluskopf oder aber mit einer Talusnase, wie sie als Reaktion nach Kapselirritationen, vor allem bei Fußballspielern, gesehen werden, müssen vermieden werden.
Hinzuweisen bleibt ferner noch auf den Talus accessorius, der von *Pfitzner* an der medialen Gelenkfläche des Talus unter der Mitte des unteren Randes der Gelenkfläche für den Malleolus tibiae gefunden wurde. Verwechslungen mit dem *Os subtibiale* sind möglich. Das Os subtibiale findet sich unterhalb der Spitze des Malleolus tibiae. Es handelt sich dabei wahrscheinlich um einen Nebenkern des Malleolus tibiae, der häufig nach Abschluß des Wachstums eine Verschmelzung mit dem Malleolus erfährt.
Auch ein *Talus secundarius* kann, allerdings selten, an der lateralen Begrenzung der Talusgelenkfläche zu beobachten sein. *Zimmer* fand dabei einmal sogar eine gelenkige Verbindung zwischen Knöchel und Talus. Differentialdiagnostisch ist beim Talus secundarius das *Os subfibulare* auszuschließen. Das Os subfibulare findet sich unterhalb der Außenknöchelspitze. Eine klinische Bedeutung kommt dem Os subfibulare nicht zu (Abb. 568).
Im Bereich des Fersenbeins ist auf den *Calcaneus secundarius*, das *Os sustentaculi* und das *Os trochleare* calcanei hinzuweisen.
Der *Calcaneus secundarius* liegt zwischen dem Processus anterior des Fersenbeins und dem Navikulare. *Francillon* beobachtete den Calcaneus secundarius zusammen mit kontrakten Knickfüßen. Es sind Beobachtungen bekannt, bei denen Schmerzen mit dem Calcaneus secundarius in

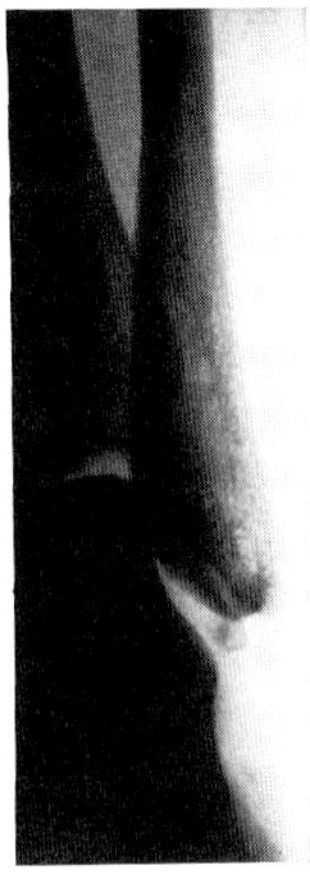

Abb. 568 Os subfibulare

Zusammenhang gebracht werden konnten. Die Entfernung des akzessorischen Knochenelementes brachte dann Beschwerdefreiheit (*Marti*). Differentialdiagnostisch ist besonders auf die Abgrenzung einer Fraktur zu achten.
Das *Os trochleare calcanei*, welches von *Pfitzner* und *Zimmer* näher beschrieben wurde, liegt lateral dem Processus trochlearis meist kappenförmig auf. *Francillon* konnte nachweisen, daß es sich damit um eine Apophyse handelt. Gelegentlich werden Schmerzen im Bereich des Os trochleare calcanei angegeben.
Das *Os sustentaculi* liegt dem Sustentaculum tali dorsal an. Klinisch werden dabei gelegentlich Schmerzen in Verbindung zu bringen sein. Röntgenologisch können arthrotische Veränderungen zwischen dem Os sustentaculi und dem Sustentaculum tali nachgewiesen werden.
Erwähnt werden muß im Bereich des Kalkaneus ferner das akzessorische *Os supracalcaneum*. Es liegt dorsal oben am Fersenbein zwischen dem Processus trochlearis und dem oberen Fersenbeinhöcker. Verwechslungen mit einem Entenschnabelbruch des Fersenbeins oder parossären Verkalkungen sind möglich.

c) Os tibiale externum

Das Os tibiale externum, auch als Os naviculare externum, Os naviculare secundarium, accessory navicular oder Prähallux, liegt dorso-medial über der Tuberositas ossis navicularis und bildet gleichsam eine Vergrößerung der Tuberositas des Os naviculare. Die Verbindung zwischen beiden Knochen kann bindegewebig ausgebildet sein, oder aber das Os naviculare externum kann mit dem Kahnbein zum Os naviculare cornutum verschmelzen. Nach *Sitenco* unterscheidet man vier Formen: Das ossär voll ausgebildete Os naviculare externum, ein kleines rudimentäres Os naviculare externum, ein Konglomerat von einzelnen Knöchelchen und eine knorpelige Form (Abb. 569).

Nach *Francillon* kann das Os naviculare externum auf bindegewebiger faserknorpeliger und auch auf hyalinknorpeliger Grundlage entstehen. Ob es sich um ein Sesambein handelt oder die Entwicklung eines persistierenden Kerns des ursprünglichen Os centrale ist nicht entschieden.

Das in den ersten 10 Lebensjahren in der Sehne des M. tibialis posterior gelegene knorpelige Os naviculare externum wächst später aus der Sehne heraus. Wachstumsschmerzen sind beschrieben. Durch die Einlagerung des Os naviculare externum in die Sehne des M. tibialis posterior wirkt der akzessorische Knochen funktionell als Hypomochleon und leitet die Zugrichtung der Sehne um. Große Ossa navicularia externa können durch die auftretenden Schubkräfte oder aber nach Distorsionen in ihrer Koaleszenz verkantet werden und zu schmerzhaften Arthrosen führen. *Serg* und *Dietrich* haben degenerative Veränderungen des Knorpels beschrieben.

Therapie: Zunächst ist unbedingt die Einlagenversorgung vorzunehmen, beim Bestehen eines arthrotischen Reizzustandes kann die Injektion von Cortison Besserung bringen. Wenn die Beschwerden konservativ nicht zu beheben sind, muß das Os naviculare externum operativ abgetragen (Abb. 571) und die Sehne des Tibialis posterior an die Plantarfläche der Tuberositas navicularis befestigt werden (*Kippner*).

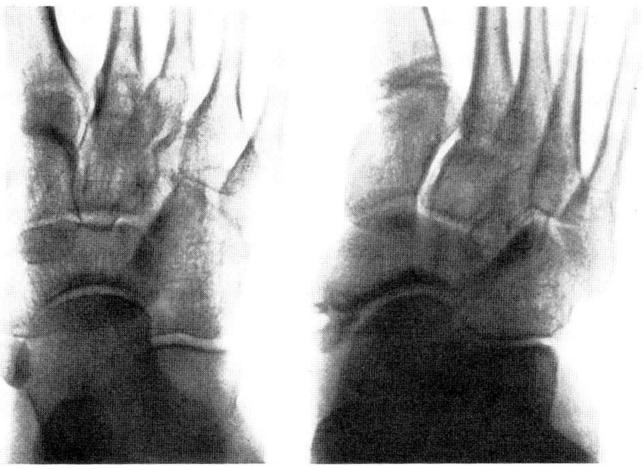

a b

Abb. 569 a und b Verschiedene Formen des Os tibiale externum

d) Weitere Akzessoria im Bereich des Navikulare

Os supranaviculare

Es liegt meist dorsal vom Talonavikulargelenk. Klinisch kann dieser akzessorische Fußwurzelknochen Schmerzen verursachen, insbesondere durch Reizzustände im Talonavikulargelenk.
Röntgenologisch lassen sich vor allem im seitlichen Strahlengang meist keilförmig geformte, bis erbsgroße Knöchelchen unterscheiden. Differentialdiagnostisch ist vor allem auf Frakturen zu achten.

Os cuboideum secundarium

Es liegt nach *Pfitzner* im Winkel zwischen Navikulare, Talus und Kuboid. Eine klinische Bedeutung des Os cuboides secundarium ist nicht bekannt.

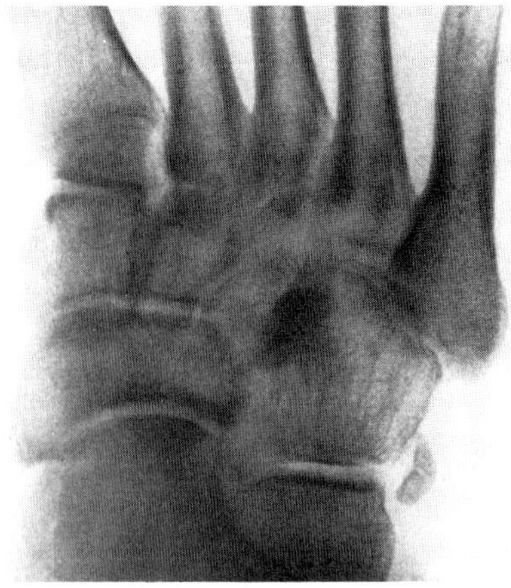

Abb. 570 Os peronaeum

e) Os peronaeum

Bereits *Andreas Vesal* beschrieb das Os peronaeum, das auch als Os peronaeale, als Sesamum peronaeum und im angloamerikanischen Schrifttum als peroneal bone bezeichnet wird.
Im Gegensatz zu anderen Akzessoria ist das Os peronaeum meist nicht hyalinknorpelig vorgebildet. Es entsteht häufig durch Verkalkung und Verknöcherung von Bindegewebe in der langen Peronaeussehne, und zwar an einer Stelle, wo die Sehne einer besonderen funktionellen Belastung ausgesetzt ist. Um das Tuberculum ossis cuboidei verläuft in einem spitzen Winkel die lange Peronaeussehne von der lateralen Fußseite auf die plantare Seite. Dabei entstehen Druck, Zug und Scherkräfte, die Anlaß zur Sehnenverknöcherung geben (*Siecke*). Es gibt aber auch hyalin-knorpelig präformierte Os peronaeale (*Trolle*). Das Os peronaeum wird beim Erwachsenen in etwa 15% gesehen. Die Verknöcherung beginnt selten vor Abschluß der Pubertät. Bei Frauen kann es etwas häufiger gefunden werden. Vermehrt findet man das Os peronaeale ferner bei Klumpfüßen und Hohlfüßen. Häufiger tritt es beidseitig als einseitig auf.

Klinisches Bild: Gelegentlich wird über Schmerzen lateral und plantar im Bereich des Würfel-

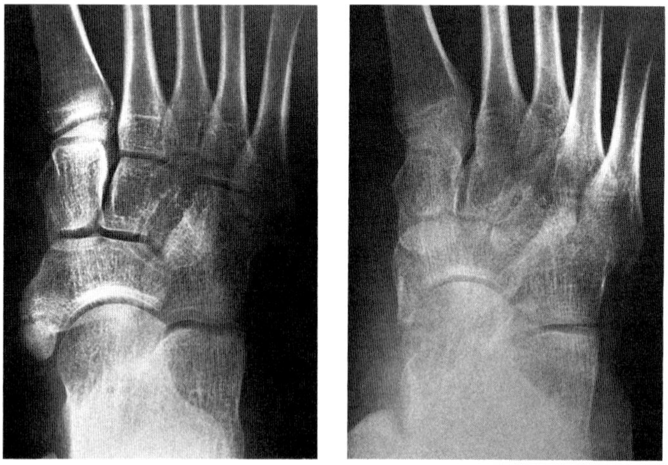

a b

Abb. 571 a und b *Os tibiale externum.* Bereits im Alter von 15 Jahren traten nicht zu beeinflussende Beschwerden im Bereich der Verbindung zwischen Os tibiale externum und Os naviculare auf, weshalb die operative Abtragung durchgeführt wurde. Gleichzeitig erfolgte eine Begradigung des Os naviculare!

beins geklagt, die dann bei näherer Betrachtung mit dem Os peronaeum in Zusammenhang zu bringen sind. Beschwerden treten manchmal auch erst im Anschluß an ein Umknicken des Fußes auf.

Röntgenologisch läßt sich das Os peronaeale beim Jugendlichen als kleines rundliches oder ovales, aber scharf begrenztes Gebilde am Rand des Kuboids in Höhe des Kalkaneokuboidgelenks abbilden (Abb. 570). Das Os peronaeum kann zweigeteilt oder aber mehrgeteilt sein. *Pfitzner* fand eine Synostosierung des Os peronaeum mit dem Kuboid.

Differentialdiagnostisch müssen Frakturen der Tuberositas des Metatarsale V abgegrenzt werden. Auch kann ein Ausriß aus dem Würfelbein zu einer Verwechslung Anlaß geben, desgleichen posttraumatische Bandverkalkungen.

Zu beachten sind auch Möglichkeiten der Verwechslung mit abgelösten arthrotischen Osteophyten, Gefäßverkalkungen oder metaplastischen Weichteilverkalkungen. Verkalkende Peritendinitiden sind in diesem Bereich sicher selten, ebenso eine Bursitis.

Frakturen des Os peronaeum gehören zu den Seltenheiten.

Zu beachten ist in diesem Bereich vor allem das *Os vesalianum.*

Es liegt im Dreieck zwischen Os cuboideum und Metatarsale V, also in unmittelbarer Nachbarschaft zum Os peronaeum. *Johanson* berichtet von einem Patienten, der durch das Os vesalianum heftige Schmerzen hatte, so daß es entfernt werden mußte.

Schließlich sei noch auf das *Os cuneo-naviculare mediale*, das *Os intercuneiforme* zwischen Kuneiforme I und II und das *Os intermetatarsale* zwischen der Basis des I. und II. Mittelfußknochens hingewiesen.

II. Akzessorisches Skelettelement im Bereich der Hüfte

a) Os acetabuli

Lateral am Pfannendach der Hüfte findet man beim Menschen in etwa 5% und doppelseitig in etwa 1% ein selbständiges Os acetabuli, das besser als Os ad acetabuli bezeichnet werden sollte, da andererseits das Os coxae quartum, ein Knochen in der Y-Fuge zwischen Os ilium und Os pubis, so benannt wird. Die Entstehung dieses Os marginis superioris acetabuli ist nicht endgültig geklärt. Man nimmt an, daß es sich als Nebenkern der Pfanne zwischen dem 11. und 20. Lebensjahr entwickelt und meist zwischen dem 20. und 30. Lebensjahr mit der kranialen, dem Darmbein angehörenden Vorwölbung des Pfannenrandes, welches röntgenologisch als Pfannendach bezeichnet wird, verschmilzt.

Das **radiologische** Erscheinungsbild des Os acetabulum ist vielgestaltig (Abb. 572, 573). Es weist sehr oft eine dreieckige Form auf, es kann aber auch oval sein. Die Begrenzung ist scharff die Knochenstrukturen sind regelmäßig. Die

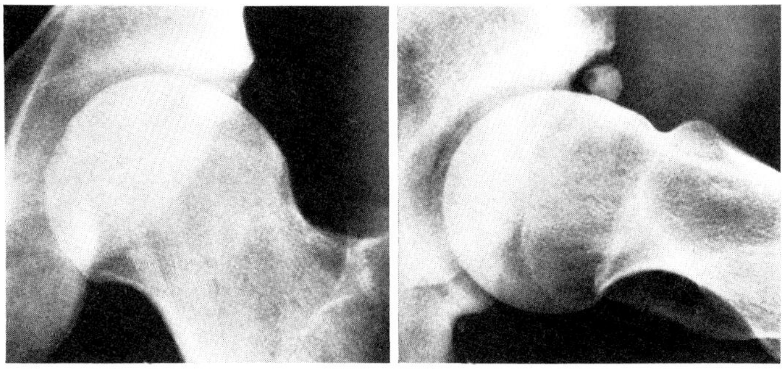

a b

Abb. 572 a und b Os acetabulum in verschiedenen Ebenen (Cave: Verwechslung mit Pfannenabsprengung, vgl. Abb. 574)

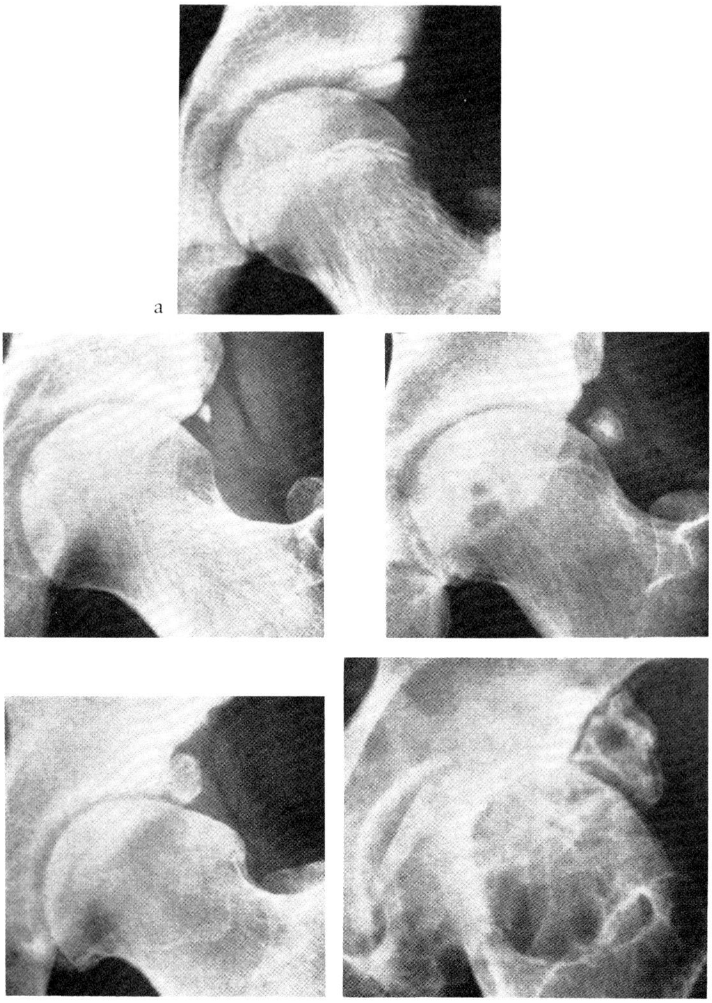

Abb. 573 a Pfannenrandapophyse (kann gelegentlich persistieren; sie bleibt aber im Pfannendach lokalisiert)

Abb. 573 b–e Verschiedene Formen des Os acetabuli (Os ad acetabuli, es ist außerhalb der Pfanne gelegen)

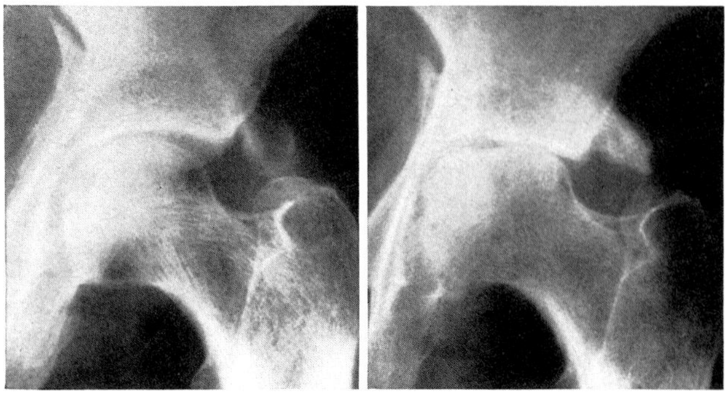

Abb. 574 a und b Pfannenabsprengung bei Hüftluxation (Cave: Verwechslung mit Os acetabuli); a) nach Reposition, b) 3 Monate später

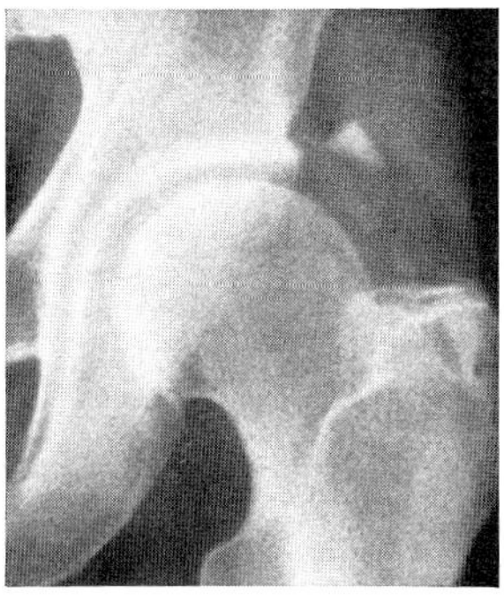

Abb. 575 Traumatische Pfannenabsprengung. Stelle des Pfannenabrisses nicht erkennbar

Größe des Os acetabulum schwankt zwischen Stecknadelkopf und Bohne. Man findet auch Unterteilungen. Das Os acetabulum kann dem Pfannenrand direkt anliegen, es kann aber auch mehr als 5 mm entfernt gelegen sein. Im Alter finden sich gelegentlich zystische Umbauvorgänge.
Eine *klinische* Bedeutung hat das Os acetabulum nur in *differentialdiagnostischer und gutachterlicher Hinsicht* (Abb. 572, 573). Oft wird das Os acetabulum mit einer traumatischen Absprengung in Zusammenhang gebracht. Es bleibt jedoch festzustellen, daß *isolierte Absprengungen der Pfanne ohne traumatische Luxation des Schenkelkopfes nicht vorkommen.* Hüftprellungen oder Verstauchungen, wie sie nicht selten beim Vorliegen eines Os acetabulum angegeben werden, sind also nicht imstande, eine Pfannenrandabtrennung hervorzurufen. Pfannenabrisse sieht man jedoch bei der iliakalen Form der traumatischen Hüftverrenkung (Abb. 574, 575). Bleiben die Fragmente in Fehlstellung, so hat die verformte Hüftpfanne eine Bedeutung als präarthrotische Deformität. Verschiedentlich wird irrtümlicherweise ein Os acetabulum auch als abgesprengte arthrotische Randzacke angeführt. Ferner sind auch Verwechslungen mit freien Gelenkkörpern möglich. Der Vollständigkeit halber bleibt anzuführen, daß selten Verkalkungen der Gelenkkapsel, Tumoren oder postoperative Veränderungen zu einer Fehlbeurteilung Anlaß geben können.

III. Akzessorische Skelettelemente im Bereich der oberen Extremitäten

Für die Klinik haben die Akzessoria der Hand beim Vergleich zu denen des Fußes eine noch wesentlich geringere Bedeutung. Nur selten werden sie als Ursache von Schmerzen Bedeutung erlangen. Häufiger dagegen kann es zu Verwechslungen mit Absprengungen kommen (Abb. 576, 577).

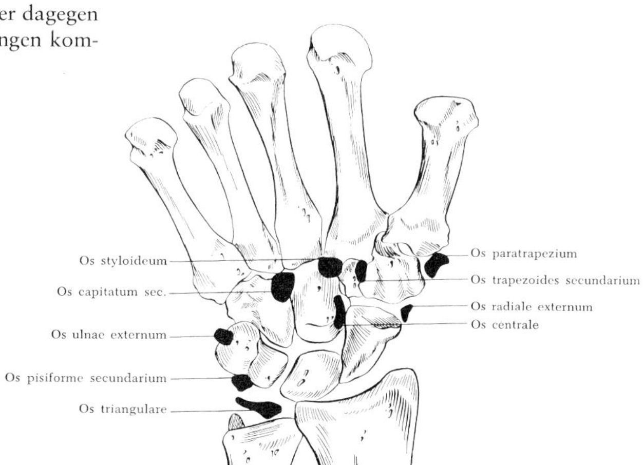

Abb. 576 Schematische Darstellung akzessorischer Skelettelemente

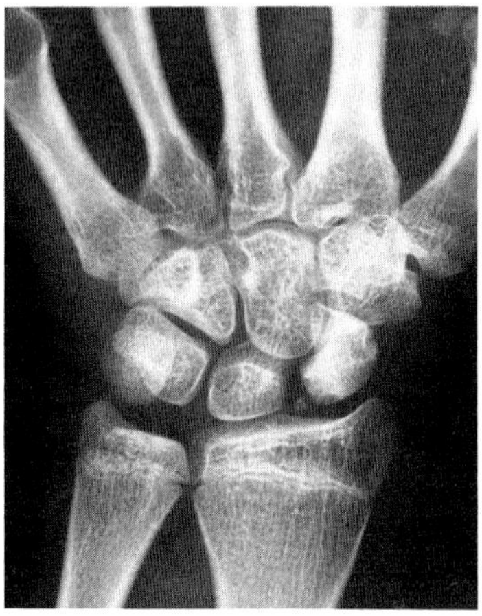
a

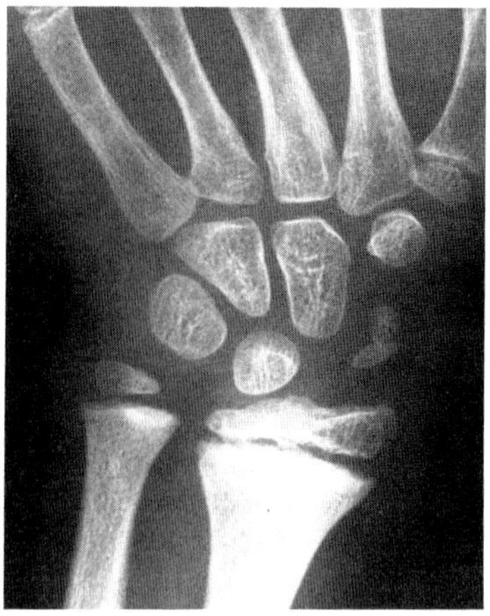
b

Abb. 577 a und b Os naviculare bipartitum

a) Os styloideum

Eines der am häufigsten, aber auch unter 0,5% vorkommenden akzessorischen Knochenelemente im Bereich der Hand ist das Os styloideum. Es liegt an den Basen der Metakarpale II und III, zwischen dem Multangulum minus und dem Os capitatum eingebettet. Verschiedentlich spricht man beim Os styloideum auch vom 9. Handwurzelknochen.
Klinisch führt das Os styloideum meist zur höckerigen Vorwölbung im Bereich der Basis des 2. und 3. Mittelhandknochens. *Böhler* beschreibt den Fall, wo das akzessorische Knochenelement bei einem Pianisten zu einer Irritation der Fingerstrecksehnen führte. Nach der operativen Entfernung trat Beschwerdefreiheit ein.

b) Os radiale externum

Es findet sich an der Radialseite des Os naviculare in unmittelbarer Beziehung zur Tuberositas naviculare. Größere akzessorische Knochen in diesem Bereich können zu einer Beeinträchtigung der Anspreizung und auch zu Beschwerden führen. Die Entfernung ist dann angezeigt.

c) Os centrale carpi

Das Os centrale carpi wurde bereits von *Pfitzner* 7mal gesehen. Der Knochen liegt zwischen dem Navikulare, dem Multangulum minus und dem Kapitatum. Das Os centrale carpi zeigt verschiedene Formen, meist ist es rund, es kann auch geteilt sein (Abb. 578). Selten erlangt es klinische Bedeutung; vor allem dann, wenn es zu Einklemmungserscheinungen kommt. Die operative Entfernung ist in diesem Falle angezeigt. Zu Handgelenksblockierungen führen gelegentlich auch andere akzessorische Skelettelemente, wie das Os epilunatum oder ein Os hypolunatum.
Der Vollständigkeit halber sei noch auf das *Os paratrapezium* medial am Os trapezium, nahe des Karpometakarpalgelenkes I, hingewiesen, auf das *Os trapezoideum secundarium* zwischen Os multangulum majus und minus, auf das *Os ulnare externum*, auf das *Os pisiforme secundarium* und auf das *Os triangulare*. Letzteres wird noch nicht allgemein als echtes phylogenetisch klares akzessorisches Element anerkannt. Diagnostisch muß besonders auf den Abriß des Processus styloides ulnae geachtet werden. Ferner müssen auch Verkalkungen des Meniskus ausgeschlossen werden.

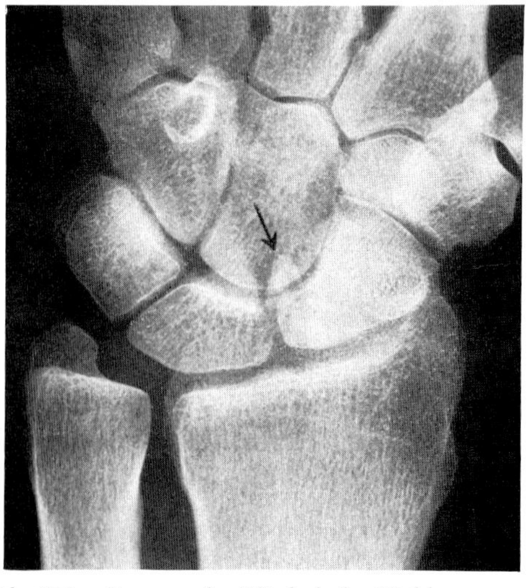

Abb. 578 Os centrale. Wiederholte Einklemmungen (Pfeil)

F. Sesambeine

Zwei Sesambeine *des Fußes* werden regelmäßig unterhalb des Metatarsalköpfchens I angetroffen. Sesambeine finden sich, allerdings inkonstant, auch plantar an den übrigen Mittelfußköpfchen und ganz selten unterhalb der Endgelenke der 1. und 2. Zehe.
Die Ossifikation beginnt bei Mädchen zwischen dem 9. und 10. Lebensjahr und bei Knaben 2 Jahre später.
Kewenter beobachtet an dem meist größeren tibialen Sesambein an der Großzehe, das meist auch etwas mehr körperfern liegt, in mehr als 30% eine Teilung. Auch kann eine Mehrteilung bestehen (Abb. 579). Das fibulare kleinere Knöchelchen ist nur in 2% zweigeteilt.

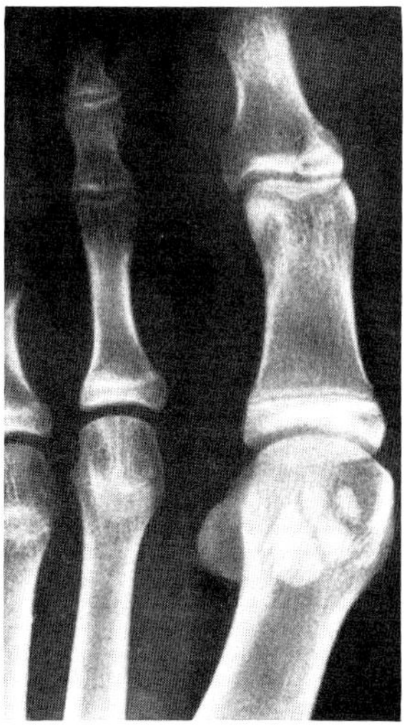

Abb. 579 Viergeteiltes mediales Sesambein unterhalb der Großzehe

Größere Sesambeine weisen eine regelrechte Knochenstruktur auf. Die Konturen sind scharf begrenzt. Sesambeine dürfen nicht mit Kompaktainseln verwechselt werden. Selten können Sesambeine geteilt sein oder frakturieren. Auch findet man destruktive und degenerative arthrotische Veränderungen.
Im Verlauf des Lebens treten bei Fußverformungen an diesen Gebilden Deformierungen auf. Sie sind besonders gut im ventrodorsalen Strahlengang zu sehen. In der Seitansicht haben die Sesambeine eine halbmondförmige Gestalt. Neben arthrotischen Veränderungen kommt es dann auch zu Verlagerungen der Sesambeine.
Selten lassen sich osteochondrotische Prozesse abbilden. Der klinische Verlauf ist gekennzeichnet durch Schmerzen beim Belasten. Manchmal kann auch eine Schwellung bestehen. Radiologisch zeigt sich eine wolkige Struktur im Bereich des Sesambeines. Es kommt zur Fragmentierung. Histologisch finden sich partielle Nekrosen (*M. Lange, W. Müller*).
Auch bakterielle Entzündungen der Sesambeine sind bekannt.
Klinisch kommt den Sesambeinen unterhalb des metatarsalköpfchens vor allem bei der operativen Versorgung des Hallux valgus nach *Hueter-Mayo* Bedeutung zu. Sie übernehmen nach der Resektion des Metatarsalköpfchens die entscheidende Stützfunktion des I. Strahls.

Sesamähnliche Knöchelchen finden sich an der *Hand* im Bereich der Grundphalanx des Daumens nahezu immer, und in mehr als 70% trifft man ein Sesambein am Daumenendgelenk. In 80% liegt weiterhin ein Sesambein an der Basis des Kleinfingergrundgelenks. Gelegentlich lassen sich Sesambeine volar am Metakarpalköpfchen II, III, IV und V nachweisen und auch in Höhe der Endgelenke mit Ausnahme des III. Fingers (*Degen*).

G. Coalitio – Synostose

Eine *coalitio* (coalescere = zusammenwachsen) kann zwischen allen Fußwurzelknochen auftreten. Am häufigsten ist jedoch eine Coalitio calcaneo navicularis sowie die Coalitio talocalcanealis zu beobachten. Weiter folgt die Coalitio zwischen Os cuneiforme und Os cuboid sowie zwischen Os cuneiformia in den Metatarsalknochen. Selten beobachtet man eine Verbindung zwischen Os cuboid und Os naviculare. Diese angeborenen Anomalien können in Form einer Synfibrose, Synchondrose oder Synostose in Erscheinung treten (Abb. 580).

Erstmalig wurde 1800 von *Holl* eine Coalitio zwischen dem Os naviculare und dem Kalkaneus als Ursache eines kongenitalen Plattfußes beobachtet. *Pfitzner, Hohmann, Hayd* und *Niederekker* fanden in 2–5% beim kongenitalen Plattfuß eine Coalitio calcaneonavicularis. Die endgültige Diagnose kann nur anhand des Röntgenbildes erfolgen, wobei eine Schrägaufnahme wichtig ist.

Therapeutisch kann gelegentlich eine Resektion z. B. der Coalitio navicularis zum Rückgang der Beschwerden führen, gelegentlich sind rekonstruktive Maßnahmen im Sinne einer subtalaren Arthrodese nicht zu umgehen.

Synostosen einzelner Skelettelemente auf angeborener Grundlage findet man in verschiedener Form im Bereich der Handwurzel (Abb. 581).

a
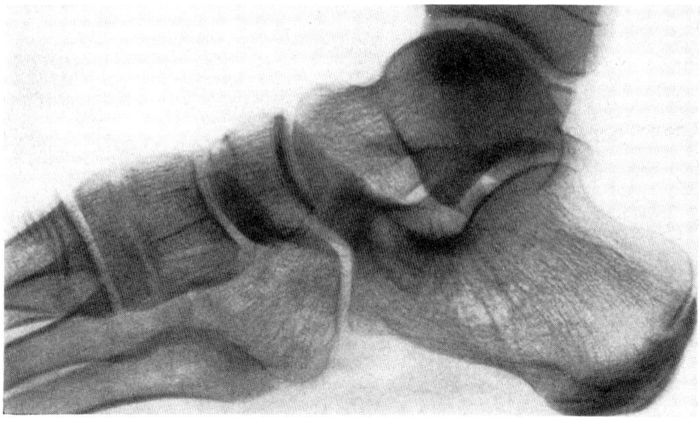

b
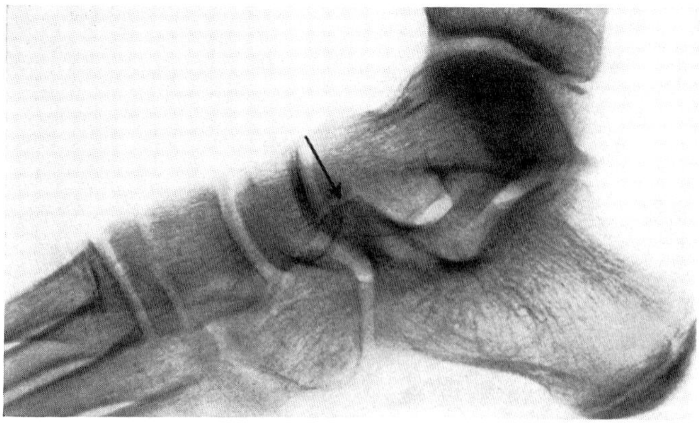

Abb. 580 a und b Coalitio talo-calcaneare. a) Mit 12 Jahren: Spalt noch sichtbar (→), b) mit 15 Jahren: Vollkommene Verknöcherung

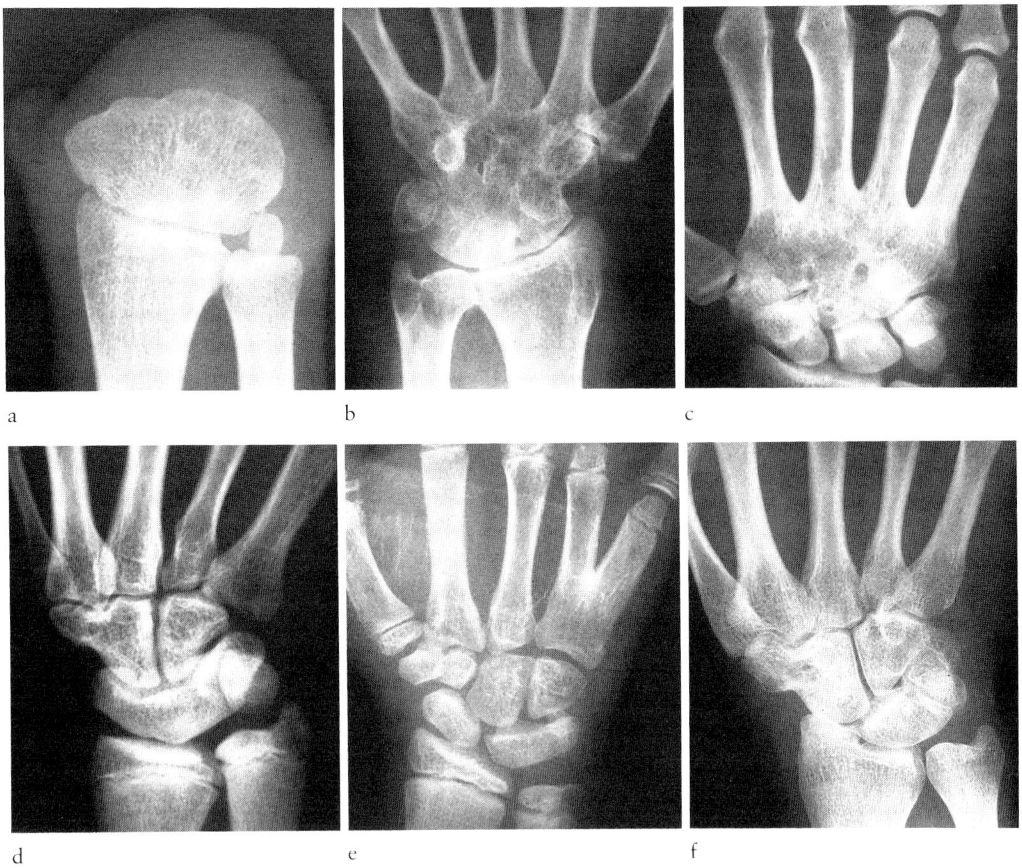

Abb. 581 Verschiedene Formen der Synostosen im Bereich der Handwurzelknochen. a) Vollkommene Verblokkung sämtlicher Handwurzelknochen. b) Vollkommene Synostose der Handwurzelknochen mit Ausnahme des Os pisiforme. c) Verblockung der distalen Handwurzelknochen und Verschmelzung mit den Metacarpalia. d) Verblockung der proximalen Handwurzelknochen. e) Verblockung des Os lunatum und Os triquetrum. f) Partielle Verblockung der distalen und proximalen Reihe

Literatur

A. Wirbelsäule

Abbot, E. G.: Simple, Rapid and Complete Reduction of the Deformity in Fixed Lateral Curvature of the Spine. New York Med. J. 93 (1911) 1217

Abbot, E. G.: The Mechanics of a Plaster Corsett in Lateral Curvature of the Spine. Am. J. Orthop. Surg. 12 (1914) 30

Adkin, E. W.: Spondylolisthesis. J. Bone Jt Surg. 37 B (1955) 48

Alajouanine, T., D. Petit-Dutaillis.: Le nodule fibrocartilagineux de la face posterieure des disques intervertebraux. Press. med. 38 (1930) 1749

Alajouanine, T., R. Thurel: Nouvelle contribution à l'etude de la sciatique chirurgicale. Rev. Neurol. 79 (1947) 52

Albee, F. H.: Meine Verwendung von Knochentransplantation. Verh. Dtsch. Orthop. Ges. 13 (1914) 112

Albee, F. H.: Bone graft for scoliosis. Internat. Med. 66 (1928) 219

Albee, F. H., A. Kushner: The Albee Spine Fusion Operation in the treatment of scoliosis. Surg. Gyn. Obstetr. 66 (1938) 797

Albright, E., E. Bloomberg, P. H. Smith: Postmenopausal osteoporosis. Trans. Ass. Amer. Phys. 55 (1940) 298

Albright, E., E.-C. Reifenstein jr.: Parathyroid Glands and Metabolic Bone Disease. William & Wilkins, Baltimore 1948

Alexander, E. jr.: Significance of the small lumbar spinal canel. J. neurosurg. 31 (1969) 513

Armstrong, J. R.: Lumbar disc lesions, 2. edit. E. S. Livingstone, Edinborough und London 1958

Aufdermaur, M.: Die Spondylosis cervicalis. Die Wirbelsäule in Forschung und Praxis, Nr. 17. Hippokrates, Stuttart 1960

Aufdermaur, M.: Zur Pathogenese der Scheuermannschen Krankheit. D. M. W. 89 (1964) 73

Aufdermaur, M.: Die Scheuermannsche Adoleszentenkyphose. Orthopäde 2 (1973) 133

Baertschi-Rochaix, W.: Migraine cervicale. H. Huber, Bern 1949

Barr, J. S., W. J. Mixter: Posterior protrusions of the lumbar and vertebral discs. J. Bone Jt Surg. 23 (1941) 444

Barré, J. A.: Le syndrome sympathique cervical postérieur. Rev. oto-neuro-ophtal. 4 (1926) 65

Barré, J. A.: Communic. au Congrès d'Oto-Neuro-Ophtalmologique 1925

Barré, Liéon: XXXième Congrès des Neurol. et des Aliénistes de langue franç. (Genève 1926)

Bartelheimer, H., H. J. Maurer: Diagnostik der Geschwulstkrankheiten. Thieme, Stuttgart 1962

Batson, O., zit. n. *H. Walther:* Krebsmetastasen. Basel 1955

Bauer, R.: Die operative Behandlung der Skoliose. H. Huber, Bern 1979

Beaujean, F.: Correction, Dérotation, Spondylodèse intersomatique. Nouveaux implants dans le traitement des scolioses par voie antérieure. Thèse Marseille 1976

Bechterew, W. M. v.: Die Steifigkeit der Wirbelsäule und ihre Verkrümmung als besondere Krankheitsform. Zbl. Neurol. 12 (1893) 426

Beneke, R.: Zur Lehre von der Spondylitis deformans. 69. Vers. Dtsch. Naturf. u. Ärzte Braunschweig 1897

Benini, A.: Einklemmung der lumbalen Nervenwurzel im Recessus lateralis. M. M. W. 119 (1977) 1621

Benini, A.: Ischias ohne Bandscheibenvorfall: Die Einklemmung der lumbalen Nervenwurzel im Recessus lateralis des Spinalkanales. Schweiz. med. Wschr. 106 (1976) 165

Benini, A.: Ischias ohne Bandscheibenvorfall. Huber, Bern/Stuttgart/Wien 1976

Berquet, K. H.: Schulmöbel. F. Dümmler Verlag, Bonn 1971

Bette, H., H. Brückner: Statistische Untersuchung zur Progredienz der Skoliosen. Med. Klin. 53 (1958) 2109

Bette, H.: Über die operative Behandlung der Skoliose. Krankengymn. 10 (1958), 190

Bette, H.: Die Notwendigkeit der operativen Behandlung für progrediente Skoliosen und die speziellen Operations-Indikationen. Verh. Dtsch. Orthop. Ges. 50 (1962) 35

Birkeland, I. W., T. K. F. Taylor: Major vascular injuries in lumbar discsurgery. J. Bone Jt Surg. 51 B (1969) 5

Birnstingl. M.: Subacute bacterial infection in atraumatic arteriovenous fistula. Proc. Royal Soc. Med. 53 (1960) 229

Blau, J. N., V. Logue: Intermittent Claudication of the Cauda Equina, An unusual Syndrome Resulting from Central Protrusion of a Lumbar intervertebral Disc. Lancet 1 (1961) 1081

Blenke, A.: Die Fehlhaltungen und ihre Beziehungen zur Schule. Z. orthop. Chir. 50. Beil.-H. (1928) 33

Bloodgood, J. C.: Diagnosis and treatment of benigne and malignant tumors of bone. Radiology 1 (1920) 147

Blount, W. P.: Operative und nichtoperative Behandlung der Scoliose. Verh. Dt. Ges. Orthop. 50 (1963) 471–475

Blount, W. P., J. H. Moe: The Milwaukee Brace. Williams & Wilkins, Baltimore 1973

Blount, W. P., A. C., Schmidt: Das Milwaukee-Korsett. Verh. Dtsch. Orthop. Ges. 41 (1953) 221

Blount, W. P., A. C. Schmidt: Making the Milwaukee Brace. J. Bone Jt Surg. 40 A (1958) 526–528

Blount, W. P., A. C. Schmidt, E. D. Keever, E. T. Lionoard: The Milwaukee Brace in the operative treatment of scoliosis. J. Bone Jt Surg. 40 A (1948) 511

Bodechtel, G.: Das klinisch-neurologische Bild des

Zervikalsyndroms. Verh. Dtsch. Orthop. Ges. 50 (1962) 148
Bodechtel, G.: Differentialdiagnose neurologischer Krankheitsbilder. 2. Aufl. Thieme, Stuttgart 1963
Böhm, M.: Variation des Rumpfskeletts und ihre klinischen Erscheinungen. Zbl. Chir. 58 (1931) 401
Böhm, M.: Die Varietäten der Wirbelsäule. Röntgenpraxis 1 (1933) 81
Böhmig, R.: Die Blutgefäßversorgung der Wirbelbandscheiben, das Verhalten des intervertebralen Chordasegmentes und die Bedeutung beider für die Bandscheibendegeneration. Arch. klin. Chir. 158 (1930) 374
Böhmig, R.: Über Formanomalien des Nucleus pulposus der Wirbelbandscheiben. Virchows Arch. path. Anat. 280 (1931) 873
Böhmig, R., R. Prevaut: Vergleichende Untersuchungen zur Pathologie und Röntgenologie der Wirbelsäule. Fortschr. Röntgenstr. 43 (1931) 541
Bonnet, C., J. C. Brown et al.: Evaluation of Treatment of Paralytic Scoliosis at Rancho Los Amigos Hospital. J.Bone Jt Surg. 57 A (1975) 206–215
Boop, J.: Posttraumatische Riesenzelltumoren. Fortschr. Röntgenstr. 73 (1950) 239
Bovill, Drazek: An anatomic study of the cervical spine. University of Mich. Med. Bull. 16 (1950) 387
Botztejn: zit. n. *H. Schinz, E. Baensch, E. Friedel, E. Uehlinger:* Lehrbuch der Röntgendiagnostik. Thieme, Stuttgart 1951
Bradford, D. S.: Anterior spinal surgery in the management of Scoliosis: Indications, Techniques, Results. Orthopedics Clin. North Am. 10 (1979) 801–812
Bradford, F. K., S. R. G. Spurling: The intervertebral discs, 2. edit. Ch. C. Thomas, Springfield 1947
Bradford, F. K., S. R. G. Spurling: Die Bandscheibe. Enke, Stuttgart 1955
Bragard, K.: Über das Lasèguesche Zeichen. Münch. med. Wschr. 75 (1928) 387
Brain, W. R., D. Northfield: The neurological manifestation of cervical spondylosis. Brain 75 (1952) 187
Brain, W. R., Russel: Cervical Spondylosis. Ann. Int. Med. 41 (1954) 439
Brailsford, J.: Spondylolisthesis. Brit. J. Radiol. 6 (1933) 666
Braun, W.: Ursache des lumbalen Bandscheibenvorfalles. Hippokrates Verlag, Stuttgart 1969
Brissot: Des scolioses dans les neuralgies sciatiques. Arch. Neurol., Paris 1890
Brocher, E.: Traumatische Wirbelverschiebung in der Lumbosakralgegend. Fortschr. Röntgenstr. 57 (1938) 523
Brocher, E.: La sciatique d'origine vertebrale et nerveuse. Helv. med. Acta 7 (1940) 335
Brocher, J. E. W.: Die Wirbelverschiebung in der Lendengegend. 2. Aufl. Wirbelsäulenleiden und ihre Differentialdiagnose. Thieme, Stuttgart 1959
Brocher, J. E.: Wirbelsäulenleiden und ihre Differentialdiagnose. Thieme, Stuttgart 1962
Brown, B. St., W. F. Tissongton Tatlow: Étude anatomo-radiologique de l'artère vertébrale. Radiology 81 (1963) 80
Brussatis, F.: Neurologische orthopädische Untersuchungen bei Erkrankungen der Lumbosakralregion. Orthop. Praxis 8/VIII (1977) 569
Brussatis, F.: Radikuläre und pseudoradikuläre Syndrome im Lendenwirbelbereich. Med. Welt 28 (1977) 943

Caningiani, Th.: Das Chondrom der Wirbelsäule. Röntgenpraxis 15 (1943) 300
Caspar, W., F. Loew: Mikrochirurgische Operation des lumbalen Bandscheibenvorfalles. D. Ärzteblatt 13 (1977) 863
Clayton, J.: Surgery of the forefoot in rheumatoid arthritis. Clinical Orthopaedics 16 (1960) 36–140
Cloward, R. B.: Verletzungen der Halswirbelsäule und ihre Behandlung durch die Versteifung der Wirbelsäule. Verh. Dtsch. Orthop. Ges. 50 (1962) 200
Cloward, R. B.: Vertebral body-fusion. J. Bone Jt Surg. 36 A (1954) 170
Cloward, R. B.: Surgical treatment of traumatic cervical spine syndroms. Wiederherstellungschirurgie u. Traumat. 7 (1962) 148
Cobb, J. R.: Outline for the study of scoliosis. In: Amer. Acad. Orthop. Surg. Instructional course lectures 5 (1958) 261
Cocchi, U.: Spondylosis deformans und Rheumatismus. Radiol. clin. 19 (1950) 351
Compere, E. L.: The mechanism of injury and orthopaedic treatment of the cervical syndrome. Wiederherstellungschirurgie u. Traumat. 7 (1962) 111
Cotrel, Y., G. Morel: La technique de l'EDF dans la correction des scolioses. Rev. Chir. Orthop. 50 (1964) 59
Cotunio, D.: De Ischiade Nervosa Commentarius. 1764
Coventry, M. B., R. K. Ghormeley, J. W. Kernohan: Intervertebral disc. Its microscopic anatomy and pathology. J. Bone Jt Surg. 27 (1945) 105, 233, 460
Crock, H. V., H. Yoshizawa: The Blood Supply of the Vertebral Column and Spinal Cord in Man. Springer, New York–Wien 1977
Cyran, W.: Prophylaxe und Therapie der Postmenopause-Osteoporose mit Östrogenen. D. Ärzteblatt 8 (1977) 497

Dalicho, W. A.: Die Entwicklung eines Wirbelmyxoms im Röntgenbild. Zschr. Orthop. 87 (1956) 632
Dandy, W. E.: Recent advances in diagnosis and treatment of ruptured intervertebral discs. Ann. Surg. 115 (1942) 514
Dandy, W. E.: Serios complications of ruptured intervertebral discs. J. Amer. Med. Ass. 119 (1942) 474
Daubenspeck, K.: Ein Schlittenextensionsbett. Chirurg. 24 (1953) 335
Dejerine, J.: Semiology des affections du system nerveux. Paris: Masson et Cie. 1914

Dennicke, R.: Zur Lehre von der Spondylitis deformans. 69. Versamml. dtsch. Naturforsch. u. Ärzte, Braunschweig 1897
De Saussure, R. L.: Vascular injury in discsurgery. J. Neurol. Surg. 16 (1959) 222
Du Peloux, J., R. Fauchet, P. Defrenne, P. Stagnara: Plan d'élection des cyphoscolioses. Ann. Méd. Phys. 7 (1964) 1-10
Du Peloux, J., R. Fauchet, B. Faucon, P. Stagnara: Le Plan d'élection pour l'examen radiologique des cypho-scolioses. Rèv. Chir. Orth. 51 (1965) 517–524
Duplay, S.: Über die Periarthritis humeroscapularis und die daraus entstehende Schultersteife. Arch. Gen. med. (1872) 513
Dwyer, A. F.: An anterior Approach to scoliosis. J. Western Pacific Orthop. Ass. 6 (1969) 63–96
Dwyer, A. F., N. C. Newton, A. A. Sherwood: An anterior Approach to Scoliosis. Clin. Orthop. 62 (1969) 192–202

Ehni, G.: Significance of a Small Lumbal Spinal Canal: Cauda Equina Compression Due to Spondylosis. Part 1: Introduction. J. Neurosurg. 31 (1969a) 490
Ehni, G.: Part 4: Acute Compression Artificial – Induced During Operation. J. Neurosurg. 31 (1969b) 507
Ehni, G.: Effects of Certain Degenerative Diseases of the Spine, Especially Spondylosis and Disk Protrusion, on the Neural Contents, Particularly in the Lumbar Region. Historical Account. Mayo Clin. Proc. 50 (1975) 327
Elsberg, C. H.: Diagnose und Lokalisation von Rükkenmarktumoren. Arch. Neurol. Am. 22 (1929) 944
Emminger, E.: Die Gelenkdisci an der Wirbelsäule. H. Unfallhk. 48 (1955) 142
Engelhardt, P.: Liquorzelldifferenzierung. D. Ärzteblatt 45 (1977) 2677
Engelmann, G.: Über das Liegen und Tragen der Kinder und die Häufigkeit der Skoliosen. Wien. klin. Wschr. 27 (1914) 47
Engelmann, G.: Die Rachitis der Wirbelsäule. Z. orthop. Chir. 34 (1914) 225
Engelmann, G.: Zur Ätiologie der habituellen Skoliose. Z. orthop. Chir. 35 (1916) 256
Epstein, J. A. L., J. Malis: Compression of spinal cord and cauda equina in achondroplastic dwarfs. Neurology (Minneap.) 5 (1955) 875
Erlacher, P.: Klinische und diagnostische Bedeutung der Nucleographie. Z. Orthop. 79 (1950) 272
Erlacher, P.: Nucleography. J. Bone Jt Surg. 34 B (1952) 204
Evarts, Ch. M., R. B. Winter, J. E. Hall: Vascular Compression of the Duodenum Associated with the Treatment of Scoliosis. J. Bone Jt Surg. 53 A (1971) 431–444
Eyre-Brook, A. L.: A study of late results from disc operations. Brit. J. Surg. 39 (1952) 289

Falconer, M. A., G. Weddel: Costoclavicular compression of the subclavian artery and veine. Lancet 2 (1943) 539
Farkas, A.: The Pathogenesis of Idiopathic Scoliosis. J. Bone Jt Surg. 36 A (1954) 617
Ferguson, A. B.: The study and treatment of scoliosis. South Med. J. 23 (1930) 116
Fineschi, G., O. Scaglietti: Patologia e clinica dell'ernia posteriore del disco intervertebrale. Edit. Scient. Ist. Ortop. Toscana (Capelli), Firenze 1955
Fineschi, G.: Behandlungsrichtlinien bei den cervicalen Diskushernien. Verh. Dtsch. Orthop. Ges. 50 (1962) 196
Fitzgerald, J. A. W., P. H. Newman: Degenerative Spondylolisthesis. J. Bone Jt Surg. 58 B (1976) 84
Foerster, O.: Die Dermatome. In: Handbuch der Neurologie, Band 5. Springer, Berlin 1936
Forestièr, J., Jaqueline Forestièr: La Spondylarthrite ankylosante. Paris 1951
Fraenkel, F.: Über chronisch ankylosierende Wirbelsäulenversteifung. Fortschr. Röntgenstr. 7 (1904) 62, 11 (1907) 171
Francillon, M. R.: Spondylolisthesis und Unfall. Schweiz. med. Wschr. (1950) 1256
Francillon, M. R.: Spondylolisthesis und Spondylolysis bei Jugendlichen. Medizinische (1953) 451
Frey, G.: Zur operativen Behandlung der Skoliosen. Zbl. Chir. 61 (1943) 220
Frey, E. K.: Zur operativen Behandlung der Skoliose. Zbl. Chir. 62 (1944) 66
Friberg, S.: Spondylolisthesis. Acta chir. Scand. 82 Suppl. 1939
Friberg, S.: Studies on Spondylolisthesis. Acta chir. Scand. 82, Suppl. 55 1939
Frykholm, R.: Deformierungen der Duratasche und Einengung der Durascheide in der Halsregion als Ursache von Wurzelkompression. J. Neurosurg. 4 (1947) 403
Frykholm, R.: Lower cervical vertebrae and intervertebral discs. Surgical Anatomy and Pathology. Acta chir. Scand. 101 (1951) 345
Frykholm, R.: Cervical nerve rout compression resulting from disc degeneration and root-sleeve fibrosis. Clinical investigation. Acta chir. Scand. 160 (1951) 149
Fürmeier, A.: Zur Kasuistik der Hüftlendenstrecksteife. Chirurg 22 (1951) 183, Chirurg 17/18 (1947) 563

Galeazzi, R.: Treatment of scoliosis. J. Bone Jt Surg. 11 (1929) 81
Gatzweiler, W.: Die Spondylochondrose der Halswirbelsäule. Z. Rheumaforsch. 14 (1955) 368
Gill, G. G., J. G. Manning, H. L. With: The surgical treatment of spondylolisthesis without spine fusion. J. Bone Jt Surg. 36 A (1954) 169, 37 A (1955) 493
Gill, G. G., H. L. White: Surgical treatment of spondylolisthesis without spine fusion. Acta. orthop. scand. Suppl. (85). Munksgaard, Copenhagen 1965
Göb, A.: Beeinflussung der A. vertebralis, der Nervenwurzeln und der Begleitgefäße. Z. Orthop. 92 (1959) 40

Götze, H. G.: Die krankengymnastische Behandlung der juvenilen Kyphose. Die Wirbelsäule in Forschung und Praxis. Hippokrates, Stuttgart 60 (1973) 122

Goldstein, L. A.: The Surgical Treatment of Scoliosis. Charles C. Thomas Publisher Springfield, Illinois USA 1959

Goldthwait, J.: The Lumbosacral articulation. An explanation of many cases of „Lumbago", „Sciatica" and „Paraplegia". Boston med. Surg. J. 164 (1911) 365

Groeneveld, H. B.: Symmetrische Erfassung und Definition von Rückenform und Haltung des Menschen. Hippokrates Verlag, Stuttgart 1976

Gruca, A.: Unsere Erfahrung mit der Muskelplastik bei Skoliosen. Verh. Dtsch. Orthop. Ges. 50 (1962) 91

Güntz, E.: Die Kyphose im Jugendalter. Hippokrates Verlag, Stuttgart 1957

Güntz, E.: Über die Zwischenwirbelgelenke. Verh. Dtsch. Orthop. Ges. 28 (1933) 118

Güntz, E.: Zur Röntgendiagnostik der Wirbelsäulenerkrankung. Chirurg. Jahrg. 7 Nr. 22 (1935) 803

Güntz. E.: Haltungsveränderungen der Wirbelsäule bei Erkrankungen der Zwischenwirbelscheiben in ihrer Beziehung zu Rückenschmerzen. Röntgenpraxis 8 (1936) 73

Güntz, E.: Schmerzen und Leistungsstörungen bei Erkrankungen der Wirbelsäule. Enke, Stuttgart 1937

Güntz, E.: Die Kyphose im Jugendalter. Wirbelsäule in Forschung und Praxis. Bd. 2 Hippokrates, Stuttgart 1957

Guiliani, K.: Konservative Behandlung des Bandscheibenprolapses. Verh. Dtsch. Orthop. Ges. 41 (1945) 105

Girard, M. P. F.: Considérations sur la sémiologie neurologique des discopathies cervicales. Rev. oto-neuro-ophth. 1 (1952)

Hall, E., W. Miller, W. D. Stanish: Boston Scoliosis Orthesis – a Refined concept in the Orthotic Management of Scoliosis, with Preleminary Report. J. Bone Jt Surg. 58B (1976) 141

Harrington, P. R.: Treatment of Scoliosis. J. Bone Jt Surg. 44A (1962) 591–610

Harrington, P. R.: The Etiology of Idiopathic Scoliosis. Clinical Orthopaedics 126 (1977) 17–25

Harrington, P. R., J. H. Dickson: An eleven Year Clinical Investigation of Harrington Instrumentation. A Preleminary Report on 578 cases. Clin. Orthop. 93 (1973) 113–130

Hauberg, G.: Zur Differentialdiagnose juveniler Kyphose und unspezifischer Spondylitis. Berliner med. Z. 1950, Heft 25/26

Hauberg, G.: Ursachen und Behandlung der Lendenstrecksteife. Verh. Dtsch. Orthop. Ges. 44 (1956) 444

Head, H.: On disturbances of sensation with special reference to the pain of visceral disease. Brain 17 (1894) 334

Hepp, O.: Ein einfaches und wirksames Reklinationskorsett. Z. Orthop. 81 (1952) 46

Hepp, O.: Ein bewegliches Redressionskorsett für Skoliosen. Z. Orthop. 82 (1952) 303

Hepp, O., H. H. Matthiash: Stoffwechselerkrankungen des Skelettes. In: Hohmann, Hackenbroch, Lindemann: Handbuch der Orthopädie, Bd. 1. Thieme, Stuttgart 1957

Herbert, J. J.: Vertebral osteotomy for kyphosis specially in Marie-Strümpell arthritis. J. Bone Jt Surg. 41 A (1959) 291

Hibbs, R. A.: An operation for progressive spinal deformities. N. Y. Med. J. 93 (1911) 1013

Hibbs, R. A.: Report of 59 cases of scoliosis treated by fusion operation. J. Bone Jt Surg. 6 (1924) 3

Hibbs, R. A., C. J. Risser, A. B. Ferguson: Scoliosis treated by fusion operation; an entirely study of 160 cases. J. Bone Jt Surg. 13 (1931) 91

Hibbs, R. A., C. J. Risser, A. B. Ferguson: Scoliosis treated by Fusion Operation. J. Bone Jt Surg. 23 A (1941) 521–532

Hilpert, P.: Die Lungenfunktion bei Skoliosepatienten. Z. Orthop. 113 (1975) 583–585

Hipp, E.: Die diagnostische Bedeutung der Myelographie bei Kreuz- und Ischiasschmerzen. Z. Orthop. 92 (1960) 25

Hipp, E.: Die Bedeutung der Myelographie bei Bandscheibendiagnostik unter besonderer Berücksichtigung der operativen Indikationsstellung. Verh. Dtsch. Orthop. Ges. 48 (1961) 497

Hipp, E.: Syndrom: Hüftlendenstrecksteife. Z. Orthop. 95 (1961) 17

Hipp, E.: Gleitvorgänge an der Lendenwirbelsäule und Möglichkeiten der Nervenbeeinträchtigung unter besonderer Berücksichtigung der Dysplasie des Wirbelbogens. Z. Orthop. 96 (1962) 378

Hipp, E.: Zur Diagnose des lumbalen Diskusprolapses. Münch. med. Wschr. 105 (1963) 1060

Hipp, E.: Möglichkeiten der radiologischen Erfassung einer Nervenwurzelbeeinträchtigung beim Wirbelgleiten. In: Wirbelsäule in Forschung und Praxis, Bd. 28. Hippokrates, Stuttgart 1964

Hipp, E., S. Trometer: Zur Diagnose der Wirbelmetastasen. Fortschr. Med. 85 (1967) 315

Hirsch, C. H.: Studies on the mechanism of lower back pain. Acta orthop. Scand. 20 (1951) 261

Hirsch, C. H., F. Schajowicz: Studies on structural changes in the lumbar annulus fibrosus. Acta orthop. Scand. 22 (1952) 184

Hirsch, C. H.: The clinical evaluation of sciatica. Acta orthop. Scand. 27 (1958) 211

Hitchcock, H. H.: Spondylolisthesis. Observations on its development, progression and genesis. J. Bone Jt Surg. 22 A (1940) 1

Hohmann, G.: Über die Ursache von Kreuzschmerzen. Münch. med. Wschr. (1931) 1202

Hohmann, G.: Orthopädische Technik. Enke, Stuttgart 1958

Hohmann, G., E. Güntz: Einseitige entzündliche Knochenveränderungen an einzelnen Gelenkfortsätzen der Lendenwirbelsäule als Ursache schwerer Bewegungsstörungen. Z. Orthop. 66 (1937) 115

Hoff, H., F. Fischer, H. Axmann: Über das encephale Syndrom nach Halswirbeltrauma, die sog. Migraine cervicale. Ärztl. Wschr. 6 (1951) 275

Huber, H. J.: Ergebnisse der Skoliosenoperationen. Verh. Dtsch. Orthop. Ges. 50 (1962) 65

Idelberger, K. H.: Unsere bisherigen Kenntnisse von Pathogenese und Ätiologie der Adoleszentenkyphose. Arch. orthop. Chir. 45 (1952) 406

Ingas, B., Th. Krumme: Postoperative Komplikation bei Bandscheibenprolapsoperationen. Z. Orthop. 111 (1973) 565

Inoue, Shunichi: Moiré Topography for the early detection and postoperative Evaluation of Scoliosis. Scoliosis Research Society, Kyoto-Hong-Kong 1977

Jackson, R.: The cervical syndrome. C. C. Thomas, Springfield 1958

Jackson, R.: Die konservative Behandlung bei Verletzungen der Halswirbelsäule. Verh. Dtsch. Orthop. Ges. 50 (1962) 189

Jaeger, F.: Cervicale Bandscheibenschäden und ihre Behandlung. Dtsch. Z. Chir. 276 (1953) 737

James, J. I. P.: Idiopathic Scoliosis. J. Bone Jt Surg. 36 B (1954) 36

James, J. I. P.: Die operative Behandlung der Skoliose. Verh. Dtsch. Orthop. Ges. 50 (1962) 126

James, J. I. P.: The management of infants with scoliosis. J. Bone Jt Surg. 57 B (1975) 422

James, J. I. P., Lloyd-Roberts, G. C., und M. P. Fischer: Der Aufbau der kindlichen Skoliose. Zbl. ges. Kinderhk. 73 (1960) 346

James, J. I. P., G. C. Lloyd-Roberts, H. F. Pilcher: Infantile structural scoliosis. J. Bone Jt Surg. 41 B (1959) 719

Jentschura, G.: Zur Pathogenese der Säuglingsskoliose. Arch. orthop. Chir. 48 (1956) 582

Jentschura, G.: Zur Frühdiagnose der Säuglingsskoliose. Z. Orthop. 88 (1957) 285

Jentschura, G.: Haltungsschäden und Schulsport. Z. Orthop. Bd. 110 (1972) 738

Jesserer, E.: Osteoporose. Wesen, Erkennung, Beurteilung und Behandlung. E. Blaschker, Berlin 1963

Jesserer, H.: Die Involutionsosteoporose. Z. Rheumaforsch. 12 (1953) 261

Jesserer, H. (Hrsg.): Die Fluortherapie der Osteoporose. 8. Arbeitstagung der Forschungsgemeinschaft für Erkrankungen des Bewegungsapparates, Therapiewoche 23 3947. Wien, 1973 a

Jesserer, H.: Die Fluortherapie der Osteoporose. Münch. med. Wschr. 115 (1973 b) 2307

Jesserer, H.: Prinzipien der Osteoporose-Therapie. Fortschr. Med. 95 (1977) 466

Jowsey, D., B. L. Riggs, R. S. Goldsmith, P. J. Kelly, C. D. Arnaud: Effects of prolonged administration of porcine calcitonin in postmenopausal osteoporosis. J. Clin. Endocr. 33 (1971) 752

Jung, A., P. Kehr: Les traumatismes du rachis cervical avec lésions vasculaires. J. Chir. Paris 99 (1970) 127

Jung, A., P. Kehr, M. Hamid: Die Unkoforaminektomie bei Läsionen der Arteria vertebralis und der Zervikalnervenwurzeln. Zschr. f. Orthopädie Bd. 112 (1974) 736

Jung, P. Kehr, J. M. Nuss: Das zerviko-enzephale Syndrom bei Arthrosen und Traumen der Halswirbelsäule. Zschr. f. Orthop. 112 (1974) 729

Junghanns, H.: Spondylolisthesen ohne Spalt im Zwischengelenkstück. Arch. Orthop. und Unfallchir. 29 (1930) 918

Junghanns, H.: Häufigkeit und anatomisches Bild der Spondylosis deformans. Arch. klin. Chir. 166 (1931) 120

Junghanns, H.: Anatomische Grundlagen und Röntgenbilder der Adoleszenten-, Alters- und osteoporotischen Kyphosen. Röntgenpraxis (1932) 97

Junghans, H.: Scheuermannsche Krankheit. Dtsch. med. Wschr. 79 (1954) 89

Junghanns, H.: Das pathologisch-anatomische Bild beim Cervicalsyndrom. Verh. Dtsch. Orthop. Ges. 50 (1962) 142

Kallabis, M.: Funktionelle Behandlung von Rückgratverkrümmungen bei Säuglingen und Kleinkindern mit einer neuartigen Bandage. Orthop. Technik 16 (1964) 15

Kaminski, G., H. M. Walleczek: Psychosoziale Probleme im Umkreis der operativen Skoliosebehandlung. Wirbelsäule i. Forschung u. Praxis 72 (1978) 63–71

Kamprath, R. H.: Möglichkeiten der postmortalen Darstellung des Lumbosacral-Arachnoidalraumes und der klinischen Behandlung. Inaug. Diss. München 1964

Karpf, P. M., K. Zielke: Zur Prognose der idiopathischen Skoliose. Fortschr. d. Medizin 39 (1978) 1945–1946, 1990–1992

Keegan, J. J.: Dermatome hypalgesia associated with herniation of intervertebral disc. Arch. Neurol. Psychiatr. (Chicago) 50 (1943) 67

Keegan, J. J.: Alterations of the lumbar curve related to the posture inseeting. J. Bone Jt Surg. 35 A (1953) 589

Keibel, F., F. Mall: Handbuch der Entwicklungsgeschichte des Menschen. Band 1. Leipzig 1910

Keller, G.: Kapselzerreißungen an den Wirbelgelenken und ihre Bedeutung. Frankf. Z. Pathol. 64 (1953) 531

Keller, G.: Die Bedeutung der Veränderungen an den kleinen Wirbelgelenken als Ursache des lokalen Rückenschmerzes. 1. Auswertung. Z. Orthop. 83 (1953) 219

Keller, G.: 2. Auswertung der histologischen Befunde. Z. Orthop. 83 (1953) 517

Keller, G., J. Kelly, D. L. Hoffmann: Effect of combined therapy with sodium fluorid, vitamin D and calcium in osteoporosis. Amer. J. Med. 53 (1972) 43

Key, J. A.: The conservative and operated treatment of lesions of the intervertebral discs in the lower back. Surgery 17 (1945) 291

Key, J. A.: Treatment of degenerated intervertebral disc. J. Bone Surg. Jt 38 A (1956) 591
Keyes, D. C., E. Compere: The normal and pathological physiology of the nucleus pulposus of the intervertebral disc. J. Bone Jt Surg. 14 (1932) 897
Kirkaldy-Willis, W. H., G. W. D. McIvor: Lumbar Spinal Stenosis. Clin. Orthop. 115 (1976) 2
Koch, W.: Entzündliche Wirbelsäulenerkrankungen. In: Handbuch der Orthopädie (Hohmann, Hackenbroch, Lindemann), Bd. II. Thieme, Stuttgart 1958
Kocher, R.: Psychopharmakologie des Kreuzschmerzes. Notabene medici 8 (1978) 91
Kocher, T. H.: Die Verletzungen der Wirbelsäule, zugleich als Beitrag zur Physiologie des menschlichen Rückenmarkes. Med. Grenzgeb. Med. und Chir. 1 (1896) 415
Köhler, A., E. A. Zimmer: Grenzen des Normalen und Anfänge des Pathologischen im Röntgenbild des Menschen. Thieme, Stuttgart 1967
Kölmel, H. W.: Atlas of cerebrospinal Fluid cells. Springer, Berlin/Heidelberg/New York 1976
Kovacs, A. v.: Röntgendarstellung und Diagnostik der zervikalen Zwischenwirbellöcher. Röntgenpraxis 10 (1938) 479
Krebs, W., H. Wurm: Die Bechterewsche Krankheit. Dresden 1938
Krothe, W.: Extradurale spinale Tumoren. D. Ärzteblatt 29 (1975) 2101
Krumbholz, S., W. Mogross, E. Willenberg, G. Barthel: Operative Behandlung lumbosacraler Wurzeltaschendivertikel. Beitr. Orthop. und Traumatol. 24 (1977) 604
Kunert, W.: Arteria vertebralis und Halswirbelsäule. Die Wirbelsäule in Forschung und Praxis. Hippokrates, Stuttgart 1961
Kunert, W.: Wirbelsäule und innere Medizin, 2. Aufl. Enke, Stuttgart 1975

Lambe, D.: 10. Thesen über Spondylolisthesis. Zbl. Gyn. 9 (855) 52
Lange, Fr.: Lehrbuch der Orthopädie, 3. Aufl. Fischer, Jena 1928
Lange, Marg.: Internistische Beobachtungen bei Skoliosen. Verh. Dtsch. Orthop. Ges. 50 (1962) 47
Lange, M.: Die Wirbelgelenke. 2. Aufl. Enke, Stuttgart 1936
Lange, M.: Die Bedeutung der frühkindlichen rachitischen Knochenveränderungen für das spätere Leben. Münch. med. Wschr. 51 (1937) 2022
Lange, M.: Zum Problem der operativen Behandlung der Skoliose. Z. Orthop. 81 (1952) 179
Lange, M.: Aussprache zum Skoliosenthema. Verh. Dtsch. Orthop. Ges. 41 (1953) 234
Lange, M.: Die Spondylolisthesis. Med. Klin. 51 (1956) 504
Lange, M.: Die versteifenden Wirbelsäulenoperationen, ihr Anwendungsgebiet und ihre Technik. Chirurg. 27 (1956) 412
Lange, M.: Die operative Behandlung der Skoliose. Z. Orthop. 88 (1956) 41 und Med. Klin. 51 (1956) 1817
Lange, M.: Orthopädisch-chirurgische Operationslehre, 2. Aufl. Bergmann, München 1962
Lange, M., E. Hipp: Variationen der Wirbelsäule und deren klinische Bedeutung. Med. Klin. 38 (1962) 1589
Lange, M., Marg. Lange: Der Einfluß innersekretorischer Störungen für die Entstehung typischer Erkrankungen des Skelettsystems, betrachtet vom internistischen wie orthopädischen Standpunkt. Med. Klin. 51 (1956) 1580
Langen, D.: Psychotherapie des Kreuzschmerzes. Notabene medici 8 (1978) 91
Langlotz, M., N. Walker: Radiologische Diagnosen des engen Spinalkanales. Z. Orthop. 115 (1977) 40
Lasègue, C.: Considerations sur la sciatique. Arch. gen. Med. 2 (1864) 558
Leger, W.: Die statischen Bedingungen der Skoliose. Verh. Dtsch. Orthop. Ges. 45 (1957) 98
Lelek, I., G. Csermely: Wirbelechinokokkus. Fortschr. Röntgenstr. 97 (1962) 384
Léri, A.: Études sur les affectiones de la colonne vertébrale. Masson et Cie., Paris 1926
Léri, A., J. A. Lièvre: La medication radio-active (Thorium X) dans le traitement de la spondylose rhizomélique. Soc. méd. hop. 1930
Leriche, R.: Physiologie pathologique et chirurgie des artères. Vol. 1. Masson, Paris 1943
Lewis, D.: Primary giant cell tumors of vertebra. Transact. Amer. Surg. Ass. 42 (1924) 495
Lichtenstein, L.: Bone Tumors. Mosby, St. Louis 1966
Liéou, Y. C.: Syndrome sympathique cervical postérieur et arthrite chronique de la colonne vertebrale cervicale. Étude clinique et radiologique. Thèse, Strasbourg 1928
Lindblom, K.: Anatomische Studien über lumbale Zwischenwirbelscheiben, Protrusionen und Zwischenwirbelbrüche in die Foramina intervertebralia hinein. Acta Radiol. (Stockholm) 22 (1941) 711
Lindblom, K.: Protrusions of disc and nerve compression in the lumbar region. Acta Radiol. (Stockholm) 25 (1944) 195
Lindblom, K.: Lumbar myelography by Abrodil. Acta Radiol. (Stockholm) 27 (1946) 1
Lindblom, K.: Discography of dissecting transosseus ruptures of intervertebral discs in the lumbar region. Acta Radiol. 36 (1951) 12
Lindblom, K.: Technics and results of diagnostic disc. Acta orthop. Scand. 20 (1951) 315
Lindemann, K.: Rundrücken und Adoleszentenkyphose. Z. orthop. Chir. 55 (1931) 76
Lindemann, K.: Über eine eigenartige Form der Wirbelsynostose bei Kyphose im Wachstumsalter. Röntgenpraxis 3 (1931) 267
Lindemann, K., H. Kuhlendahl: Die Erkrankungen der Wirbelsäule. Enke, Stuttgart 1953
Lindemann, K., H. Mau: Die Behandlung der Skoliose. In: Handbuch der Orthopädie Bd. II (Hohmann, Hackenbroch, Lindemann). Thieme, Stuttgart 1958

Lübbe, C.: Die Säuglingsskoliose – ein heilbarer und vermeidbarer Lageschaden. Lehmann, München 1971

Luschka, H.: Die Halbgelenke des menschlichen Körpers. Reimer, Berlin 1858

Luschka, H.: Die Nerven des menschlichen Wirbelkanals. Tübingen 1850

Maass, H.: Operative Behandlung schwerer Skoliosen. Verh. Dtsch. Orthop. Ges. 13 (1914) 367

Mabrey, R. E.: Chordoma. Amer. J. Cancer 25 (1935) 501

Macnab, I.: Spondylolisthesis. J. Bone Jt Surg. 33 B (1950) 325

Marie, P.: Sur la spondylose rhizomélique. Rev. Med. Paris 18 (1898) 285

Matthiass, H. H.: Haltungsschäden und Fehler der Rückenform bei Schulkindern. Grundlagen und Untersuchungsmethodik. Körperbau und Reifung als dispositionelle Faktoren. Habilitationsschrift, Münster 1961

Matthiass, H. H.: Reifung, Wachstum, Wachstumsstörungen des Haltungs- und Bewegungsapparates im Jugendalter. Karger, Basel 1966

Matzdorf, H.: Röntgenuntersuchungen über die Bedeutung der Atlasregion als Krankheitsfaktor. Z. Orthop. 87 (1956) 165

Mau, C.: Die Kyphosis dorsalis adolescentium. Z. orthop. Chir. 46 (1927) 145

Mau, H.: Skoliose und Spondylolisthese. Wirbelsäule in Forschung und Praxis, Bd. 55. Hippokrates, Stuttgart 1972

Mau, H.: Die sogenannte Säuglingsskoliose. D. Ärzteblatt 12 (1974) 865

Mau, H.: Verschraubung und dorsolaterale Versteifung im Lumbosacralabschnitt. Orthop. 112 (1974) 782

Mau, H.: Skoliose und Spondylolyse, -listhese. Z. Orthop. 115 (1977) 803

Mau, H.: Die Behandlung der sogenannten Säuglingsskoliose. Z. Orthop. 115 (1977) 634

Mau, H., E. Gabe: Die sogenannte Säuglingsskoliose und ihre krankengymnastische Behandlung. Thieme, Stuttgart 1962

Mau, H., W. C. Kramer: Grundlagen und Techniken der Skoliosenbehandlung in den USA. Arch. Ortop. Chir. 49 (1957) 231

Mehta, M.: The Rib-Vertebra Angle in the early Diagnosis. Between Resolving and Progressive infantile Scoliosis. J. Bone Jt Surg. 64 B (1972) 230–243

Meier, C., A. Sollmann: Regeneration of cauda equina fibres after transsection and end to end suture. J. Neural. 15 (1977) 81

Meyer-Burgdorff, H.: Spondylolisthesis und Unfall. Arch. orthop. Chir. 29 (1930) 109

Meyer-Burgdorff, H.: Untersuchungen über das Wirbelgleiten. Leipzig 1931

Meyer-Burgdorff, H.: Untersuchungen zur Ätiologie des Wirbelgleitens. Beitr. klin. Chir. 151 (1931) 386

Meyer-Burgdorff, H.: Spondylolisthesis. Zbl. Chir. 11 (1931) 137

Meyer-Burgdorff, H.: Über die Veränderungen der Bandscheiben beim Wirbelgleiten. Z. orthop. Chir. 62 (1935) 120

Meyerding, H. W.: Spondylolisthesis. J. Bone Jt Surg. 13 (1931) 39

Meyerding, H. W.: Low backache and sciatique pain associated with spondylolisthesis and protruded intervertebral disc. J. Bone Jt Surg. 23 (1941) 461

Michel, C. R., M. Onimus, R. Kohler: L'Operation de Dwyer dans le traitement chirurgical des scolioses. Rev. Chir. Orthop. 63 (1977) 237

Moe, J. H., B. R. Winter, D. S. Bradford, J. E. Lonstein: Scoliosis and other Spinal Deformities. W. B. Saunders Company, Philadelphia, London, Toronto 1978

Morscher, E.: Operative Maßnahmen beim Morbus Scheuermann. Die Wirbelsäule in Forschung und Praxis. Hippokrates, Stuttgart 60 (1973) 152

Müller, H.: Über das Vorkommen von Resten der Chorda dorsalis bei Menschen nach der Geburt und über ihr Verhältnis zu den Gallertgeschwülsten am Clivus. Zschr. Rad. Med. 2 (1958) 202

Muralt, v.: Bandscheibenvorfälle bei Sakralisation. Acta orthop. Scand. 18 (1949) 88

Nachemson, A., G. Elfström: A Force indicating Distractor for the Harrington Rod Procedure. J. Bone Jt Surg. 51 A (1969) 1660–1662

Nachemson, A., G. Elfström: Intravital Wireless Telemetry of axial Forces in Harrington Distraction rods Patients with Idiopathic Scoliosis. J. Bone Jt Surg. 53 A (1971) 445–465

Naegeli: Lehrbuch der Nervenleiden. Basel 1894

Neugebauer, F.: Entstehung der Spondylolisthese. Zbl. Gynäk. 5 (1881) 216

Neugebauer, F.: Zur Entwicklungsgeschichte des spondylolisthetischen Beckens. Haller, Dorpat 1882

Neugebauer, F.: Zur Kasuistik des sogenannten spondylolisthetischen Beckens. Arch. Gynäk. 19 (1882) 441

Neugebauer, F.: Ätiologie der sog. Spondylolisthesis. Arch. Gynäc. 20 (1882) 133

Neugebauer, F.: Das neue Breslauer spondylolisthetische Becken. Arch. Gynäc. 35 (1889) 375

Neumann-Neurode: Säuglingsgymnastik. 23. Aufl. Heidelberg: Quelle und Meier 1955

Newman, T. H.: The Etiology of spondylolisthese. J. Bone Jt Surg. 45 B (1963) 36

Nickel, V. L., J. Perry, A. Garret, M. Heppenstall: The Halo. J. Bone Jt Surg. 50 A (1968) 1400–1409

Nordin, B. E. C., J. C. Galagher: Estrogenes. Karger, Basel 1973

O'Brien, J. P.: The Halo-Pelvic Apparatus. Munksgaard, Copenhagen 1975

O'Brien, J. P., A. C. M. C. Yan, A. R. Hodgson: Halo-pelvic Traction: a Technic for Severe Spinal Deformities. Clin. Orthop. 93 (1973) 179–190

Oppenheimer, A.: Diseases affecting the intervertebral foramina. Radiology 28 (1937) 582

Ottolenghi, C. E.: Aspiration biopsy of the spine. Soc. Int. Chir. Orthop. Paris 1966

Pancoast, H. K.: Superior pulmonary sulcus tumor. J. Amer. Med. Ass. 99 (1932) 1391

Paulussen, F., R. Heidmann, M. Eder: Das Ependymom. Med. Welt 44 (1968) 24

Pellin, B., K. Zielke: Scolioses sévères de l'adulte et du grand adolescent. Rev. Chir. Orthop. 60 (1974) 623–633

Pellin, B., K. Zielke: Korrigierender Querstabilisator nach Cotrel – eine interessante Ergänzung des Harrington-Systems. Z. Orthop. 113 B (1975) 880–886

Pellin, B., K. Zielke: Erfahrungen mit der Querstabilisation nach Cotrel beim Harrington-System. Z. Orthop. 114 (1976) 530–532

Pellin, B., K. Zielke, J. Beaujean: Gipslose Extensionsmethoden zur Korrektur und praeoperativen Behandlung der Skoliosen. Z. Orthop. 114 (1976) 510–514

Perry, J., K. L. Nickel, Charles Bonnet: Halo-Button-Traction. Wire Technique of Spine Fusion in Non-Ambulatory Respiratory Patients with Sine Instability. Proceedings of Western Orth. Ass. J. Bone Jt Surg. 50 A (1968) 1059–1060

Pia, H. W.: Der akute lumbale Bandscheibenvorfall. D. Ärzteblatt 7 (1977) 129

Pia, H., W. Tönnis: Diagnose und Therapie cervicaler Bandscheibenschäden. Dtsch. med. Wschr. 78 (1953) 1089

Piskora, H.: Röntgenbeobachtungen an dem Skoliosenmaterial der Orthopädischen Klinik München-Harlaching. Med. Diss. München 1958

Pitzen, P.: Behandlungserfolge mit Peteosthor bei M. Bechterew. Dtsch. med. Wschr. 74 (1949) 1544

Ponseti, J. V.: Die Behandlung der Skoliose. Verh. Dtsch. Orthop. Ges. 50 (1962) 121

Ponseti, J. V., B. Friedmann: Prognosis in idiopathic scoliosis. J. Bone Jt Surg. 32 A (1950) 381

Ponseti, J. V., B. Friedmann: Changes in the scoliotic spine after fusion. J. Bone Surg. 32 A (1950) 751

Puhl, H.: Über Spondylitis infectiosa. Dtsch. Z. Chir. 228 (1930) 172

Queneau, P., J. Dunoier: Resultats des creffes des scolioses. Rev. Chir. orthop. 46 (1960) 576

Rathke, F. W.: Zur Ätiologie des Sitzbuckels bei rachitischer Skoliose. Verh. Dtsch. Orthop. Ges. 45 (1957) 216

Rathke, F. W.: Über jugendliche Osteoporose der Wirbelsäule. Z. Orthop. 89 (1957) 40

Rathke, F. W.: Spezielle Pathogenese der Skoliosen. In: Handbuch der Orthopädie (Hohmann, Hackenbroch, Lindemann) Bd. 2. Thieme, Stuttgart 1958

Rathke, F. W.: Die juvenilen Rückgratverkrümmungen. Thieme, Stuttgart 1961

Reden, L.: Zur Frage über die operative Behandlung schwerer Skoliosen. Vestn. Chir. 4 (1924) 5

Reinhard, U., R. Haasis, P. Hilpert: Spätergebnisse der Lungenfunktion nach Skoliose-Operationen. In Zielke: Skoliose und Kyphose. Hippokrates, Stuttgart 1978 72–75

Reischauer, F.: Über die Begutachtung der Wirbelbandscheibenschäden. Mschr. Unfallhk. 42 (1950) 7

Renaer, M.: Kreuzschmerzen und ihre Differentialdiagnose bei der Frau. Orthopäde I (1972) 165

Riggs, B. L., J. Jowsey, R. S. Goldsmith, P. J. Kelly, D. L. Hoffmann, C. D. Arnaud: Short and long-term effects of estrogen and synthetic anabolic hormone in postmenopausal osteoporosis. J. Clin. Invest 51 (1972) 1659

Risser, J. C.: The application of body cast for the correction of scoliosis. Instructional course lectures 12 (1955) 255

Risser, J. C.: The iliac apophysis. An invaluable sign in the management of scoliosis. Clin. Orthop. 11 (1958) 111–119

Risser, J. C.: Scoliosis past and present. J. Bone Jt Surg. 46 A (1964) 167–199

Risser, J. C., A. B. Ferguson: Scoliosis. Its Prognosis. J. Bone Jt Surg. 18 (1936) 667

Rössler, H.: Gezielte lokale Behandlung cervicaler Irritationssyndrome. Verh. Dtsch. Orthop. Ges. 50 (1962) 223

Roger, M. H.: Le syndrome sympathique cervical postérieur de Barré-Liéou dans les traumatismes du rachis cervical. Rev. oto-neuro-optht. 1 (1952) 32

Roger, H.: Maladies des nerfs periphériques. In: Lannierre, A: Traité de Médicine. Masson, Paris 1949

Rokitansky, C.: Lehrbuch der pathologischen Anatomie. Wien 1855

Roofe, P. G.: Innervation of annulus fibrosus and posterior longitudinal ligament. Arch. Neurol. Psychiatr. 44 (1940) 100

Rosenberg, M. J.: Degenerative Spondylolisthesis. J. Bone Jt Surg. 57 A (1975) 467

Ruge, D., L. L. Wiltse: Spinal Disorders. Lea & Febiger, Philadelphia 1977

Sassaroli, S., S. Urso: Lumbosacral radiculography by means of hydrosoluble contrast media. Piccin, Padua 1974

Sauerbruch, F.: Überlegung zur operativen Behandlung schwerer Skoliosen. Langenbecks Arch. klin. Chir. 12 (1921) 118

Scaglietti, O.: Lombo-artrite e lombo-sciatique. Chir. Organi Mov. 5 (1954) 264

Schede, F.: Experimentelle Studien zum Redressement der Skoliose. Verh. Dtsch. Orthop. Ges. 13 (1914) 319

Schede, F.: Die Operation der Skoliose. Z. orthop. Chir. 46 (1925) 79

Schede, F.: Haltungsverfall und Skoliose. Klin. Wschr. (1927) 39

Schede, F.: Der Skoliosenkeim. Z. orthop. Chir. 49 (1928) 74

Schede, F.: Zur Operation der Skoliose. Langenbecks Arch. klin. Chir. 172 (1930) 775

Schede, F.: Grundlagen der körperlichen Erziehung. Enke, Stuttgart 1954

Scheier, H.: Prognose und Behandlung der Skoliose. Thieme, Stuttgart 1967

Scherb, R.: Sacrum acutum, Sacrum arcuatum, Regio lumbalis fixa als häufige Ursachen von Kreuzschmerzen. Z. orthop. Chir. 50 (1928) 304

Scheuermann, H.: Kyphosis dorsalis juvenilis. Z. orthop. Chir. 41 (1921) 305

Schinz, H., E. Uehlinger: Hypernephrom und seine Knochenmetastasierung. Acta radiol. 14 (1933) 56

Schminke, A., E. Santo: Zur normalen und pathologischen Anatomie der Halswirbelsäule. Zbl. allg. path. Anat. 55 (1932) 369

Schmorl. G.: Die pathologische Anatomie der rachitischen Knochenerkrankungen. Erg. inn. Med. 4 (1909) 403

Schmorl, G.: Über Knorpelknötchen an den Wirbelbandscheiben. Fortschr. Röntgenstr. 38 (1928) 265

Schmorl, G.: Über die Knorpelknötchen an der Hinterfläche der Wirbelbandscheiben. Fortschr. Röntgenstr. 39 (1929) 629

Schmorl, G.: Die Pathogenese der juvenilen Kyphose. Fortschr. Röntgenstr. 41 (1930) 359

Schmorl, G.: Kyphosis adolescentium. Arch. klin. Chir. 168 (1932) 806

Schmorl, G., H. Junghanns: Die gesunde und kranke Wirbelsäule in Röntgenbild und Klinik. Thieme, Stuttgart 1952

Schoen, D.: Spondylnearthrosis apico-arcualis. Fortschr. Röntgenstr. 79 (1953) 226

Schramm, G.: Über isolierte Wirbelgelenkerkrankungen. Verh. Dtsch. Orthop. Ges. 28 (1933) 172

Schulthess, W.: Klinische Beobachtungen über Formverschiedenheiten an 1137 Skoliosen. Z. orthop. Chir. 11 (1903) 62

Schulthess, W.: Die Pathologie der Skoliose. Z. orthop. Chir. 14 (1905) 478

de Sèze, S.: Bréviaire De Rhumatologie. L'Expansion Scientifique Française, Paris 1958

de Sèze, S., Dijon: Röntgenologische Untersuchungen der Dynamik der Halswirbelsäule in der Sagittalebene. Rev. Rheumat. 18 (1951) 3

Sherrington, C. S.: Experiments in examination of the peripheral distribution of the fibres of the posterior roots of some spinal nerves. Phil. Trans. B. 184 (1893) 641, 190 (1898) 45

Sicard, A.: Les sciatiques. Marseille méd. 53 (1916) 2

Sicard, A., E. Leca: Nouveaux documents en faveur de l'origine traumatique de certains spondylolisthesis. Press. med. 68 (1960) 1203

Simons, B.: Röntgendiagnostik der Wirbelsäule. 2. Aufl. Jena 1951

Spitzy, H.: Rachitis und Frühskoliose. Z. orthop. Chir. 14 (1905) 579

Spitzy, H.: Die biologische Stellung des Rundrückens. Verh. Dtsch. Orthop. Ges. 11 (1912) 307

Spitzy, H.: Körperliche Erziehung des Kindes. Springer, Wien 1926

Spitzy, H.: Deformitäten der Wirbelsäule. In: F. Lange: Lehrbuch der Orthopädie, 3. Aufl. Jena 1928

Staffel, F.: Die menschlichen Haltungstypen und ihre Beziehung zu den Rückgratsverkrümmungen. Bergmann, Wiesbaden 1889

Stagnara, P.: Place du treatment pour les scolioses evolutives. Verh. 6. Kongr. internat. Ges. orthop. Chir. und Traumat. 1954, 202. Lilenz, Brüssel 1955

Stagnara, P.: Erfahrungen mit 254 Skoliosenarthrodesen nach Redression. Verh. Dtsch. Orthop. Ges. 50 (1962) 130

Stagnara, P., et. al.: Scolioses majeures de l'adulte superieures à 100°. 183 cas traités chirurgicalement. Rev. Chir. Orthop. 61 (1975) 101–102

Staple, D. W., M. J. Friedenberg: Ilio-iliac arteri-venos Fistula following in the vertebral discsurgery. Clin. 16 (1965) 248

Steinert, R.: Osteochondrosis in the cervical spine. Radiology 65 (1955) 412

Stewart, T.: Vorkommen der Spondylose an der Wirbelsäule der Eskimos. Ref. Mschr. Unfallhk. (1933) 45

Stewart, T. D.: Age incidence of neural arch defects in Alaskan natives. J. Bone Jt Surg. 35 A (1953) 937

Stracker, O.: Zum Cervicalsyndrom. Verh. Dtsch. Orthop. Ges. 50 (1962) 234

Strümpel, A. v.: Bemerkungen über die chronische ankylosierende Entzündung der Wirbelsäule und der Hüftgelenke. Dtsch. Z. Nervenhk. 11 (1897) 338

Stunkat, R., K. Zielke: Technik der VDS-Operation. Wirbelsäule in Forschung u. Praxis 72 (1978) 30–33

Täger, K. H.: Entwicklung des Halswirbelsäulensyndroms. Verh. Dtsch. Orthop. Ges. 50 (1962) 205

Täger, K. H.: Die mikroskopischen Veränderungen an den Wirbelgelenken bei jugendlichen Skoliosen. Z. Orthop. 98 (1964) 258–267

Täger, K. H.: Wirbelmeniskus Z. Orthop. 99 (1965) 439

Taillard, W.: Les spondylolistheses. Masson et Cie., Paris 1957

Taillard, W.: Die Spondylolisthesis. Hippokrates, Stuttgart 1959

Tavernier, L.: Traitement operatoire des scolioses. Press. med. 40 (1932) 1910

Töndury, G.: Beitrag zur Kenntnis der kleinen Wirbelgelenke. Z. Anat. 110 (1940) 568

Töndury, G.: Anatomische Betrachtungen zur Entwicklung des Lendenwirbelsäulen-Kreuzbein-Gebietes mit besonderer Berücksichtigung der Spondylolisthesis. H. Unfallhk. 48 (1955) 124

Töndury, G.: Entwicklungsgeschichte und Fehlformen der Wirbelsäule. Hippokrates, Stuttgart 1958

Tönnis, W.: Zur operativen Behandlung des Cervicalsyndroms. Verh. Dtsch. Orthop. Ges. 50 (1962) 192

Tönnis, W.: Die cervicalen Vertebralsymptome. Thieme, Stuttgart 1955

Tovi, D., R. R. Strang: Thoracic intervertebral disc protrusions. Acta chir. Scand. Suppl. 267 (1960)

Trojan, E.: Eine neue Methode der Skoliosenbehand-

lung nach Dr. Robert Ducroquet, Paris. Z. Orthop. 83 (1952) 64
Trolard, A.: Quelques articulations de la colonne vertébrale. Int. Monat. Anat. u. Physiol. 10 (1893)

Uebermuth, H.: Neue Erkenntnisse der Bandscheibenpathologie zur Entstehung unfallbedingter Protrusionen. Dtsch. Z. Chir. 276 (1953) 455
Uebermuth, H.: Das Lumbalsyndrom im Unfallzusammenhang der Bandscheibenschäden und ihre Auswirkung auf die Intervertebrallöcher. Zbl. Chir. 81 (1956) 1732

Van Gelderen, C.: Ein orthotisches (lordotisches) Kaudasyndrom. Acta psychiat. neurol. scand. 23 (1948) 57
Vauzelle, C., P. Stagnara, P. Jouvinroux: Functional Monitoring of Spinal Cord Activity During Spinal Surgery. Clin. Orthop. 93 (1973) 173–178
Verbiest, H.: Sur certaines formes rares de compression de la queue de Cheval: Hommage à Clovis Vincent. Maloine, Paris 1949
Verbiest, H.: Primaire stenose van het lumbale wervelkanaal bij volwassenen, een nieuw ziektebeel. Ned. T. Geneesk. 94 (1950) 24
Verbiest, H.: A radicular syndrome from developmental narrowing of the lumbar vertebral canal. J. Bone Jt Surg. 36 (1954) 230
Verbiest, H.: Further experiences on the pathological influence of a developmental narrowiness of the bony lumbar vertebral canal. J. Bone Jt Surg. 37 (1955) 576
Vesalius, A.: De Humani Corporis Fabrica. Libri septem, Basileae, per J. Oporinum. 1555
Vietes, H. R.: Two new signs suggestive of cauda equina tumor. Root pain and jugular compression and shifting of the lipoidol shadow on change of posture. New England J. Med. 198 (1928) 671
Virchow, R.: Untersuchungen über die Entwicklung des Schädelgrundes. Berlin 1857
Volhard, E.: Zur Frühdiagnose der Spondylarthritis ankylopoetica. Dtsch. med. Wschr. 73 (1948) 111

Walker, N.: Cauda-equina-Querschnittslähmung nach Hüftalloarthroplastik. Z. Orthop. 112 (1974) 1327
Walker, N., M. Langlotz, M. Meyer: Klinische Zeichen des engen lumbalen Spinalkanales. Z. Orthop. 115 (1977) 47
Walther, H.: Krebsmetastasen. Schwabe, Basel 1948
Wanke, R.: Skalenus-Syndrom, Osteochondrosis cervicalis und Periarthritis humeroscapularis. Verh. Dtsch. Orthop. Ges. 38 (1950) 89
Waugh, T. R.: Intravital Measurements During Instrumental Correction of Idiopathic Scoliosis. Acta Orthop. Scand. Suppl. 93 (1966)
Wenger, D. J., W. P. Bobechko, D. L. Gilday: The spectrum of intervertebral disc space Infection of children. J. Bone Jt Surg. 56 (1978) 10
Willis, T. A.: Anat. variations and roentgenographic appearance of the low back pain, in relation to sciatic pain. J. Bone Jt Surg. 23 (1941) 410
Wiltse, L. L.: Surgical treatment of spondylolisthesis. Clin. Orthop. 35 (1964) 116
Wiltse, L. L., E. H. Widell, D. W. Jackson: The basic lesion in isthmic spondylolisthesis. J. Bone Jt Surg. 57 A (1975) 17
Wiltse, L. L.: Spondylolisthesis: Classification and Etiology. Mosby, St. Louis 1969
Winter, R. B., J.-H. Moe, V. E. Filers: Congenital Scoliosis. A study of 234 patients treated and untreated. J. Bone Jt Surg. 50 A (1965) 15–47
Witt, A. N.: Das Kontrastbild der Degeneration des Discus intervertebralis einschließlich der Spondylosis deformans. Z. Orthop. 81 (1952) 252
Wittek, K.: Operative Behandlungsversuche der Skoliose. Verh. Dtsch. Orthop. Ges. 17 (1922) 226
Woodard, H. Q., N. L. Higinbotham: The correlation between serum phosphatase and roentgenographic type in bone disease. Am. J. Cancer 31 (1937) 221
Wreden, L.: Zur Frage über die operative Behandlung schwerer Skoliosen. Vestn. chir. 4 (1924) 5
Wright, J. S.: The neurovascular syndrom produced by hyperabduction of the arms. Am. Heart J. 29 (1945) 1
Wullstein, L.: Die Skoliose in ihrer Behandlung und Entstehung. Z. Orthop. Chir. 10 (1902) 177–388
Wynne-Davies, R.: Familial idiopathic Scoliosis. J. Bone Jt Surg. 50 B (1967) 24–30
Wynne-Davies, R.: Infantile idiopathic Scoliosis. J. Bone Jt Surg. 57 B (1975) 138–141

Zielke, A. M.: Mobilisationsgymnastik mit Skoliosepatienten in der Halo-Extensionsgruppe. Krankengymnastik 26 (1974) 246–250
Zielke, A. M.: Rehabilitation statt Krüppelbetreuung. Bild d. Wissenschaft 1975
Zielke. A. M.: Praeoperative Mobilisationsgymnastik, Extensionsmethoden und unmittelbare, postoperative Krankengymnastik bei stabilisierenden Wirbelsäulenoperationen. Z. Orthop. 114 (1976) 467–469
Zielke, K.: Skoliose und Kyphose – Operative Behandlung vom vorderen Zugang. Hippokrates, Stuttgart 1978
Zielke, K.: Operative Behandlung kongenitaler Skoliosen mit dem Harrington-System. Wirbelsäule in Forschung und Praxis 72 (1978) 104–110
Zielke, K.: Technique et indications de l'opération V. D. S. Techniques chirurgicales 44 196 (1978) 1–4
Zielke, K.: Comparison of postoperative results with scoliosis operated by the method of either Risser-Hibbs or Harrington. Operative Treatment of scoliosis, Thieme, Stuttgart 1973
Zielke, K.: Konservative prae- und postoperative Behandlung der Skoliose. Technik in der Medizin 3 (1973) 177–180
Zielke, K.: Die operative Behandlung der Skoliose. Technik i. d. Medizin 4 (1974) 14–18
Zielke K.: Die Skoliose und ihre krankengymnastische Behandlung. Krankengymnastik 21 (1969) 509–512
Zielke, K.: Sport und Krankengymnastik. Möglichkei-

ten und Grenzen bei chronischen Wirbelsäulenleiden. Krankengymnastik 22 (1970) 40–44

Zielke, K.: Probleme der Übungstherapie bei Seitverbiegungen der Wirbelsäule. Physikalische Medizin 2 (1971) 102–111

Zielke, K.: Verkürzung des Versteifungsgebietes bei operativer Behandlung der Skoliose durch Anwendung des Harrington Instrumentariums. Intern. Symposium f. Operative Treatment of Scoliosis. Nijmwegen 1971

Zielke, K.: Derzeitiger Stand der operativen Skoliosentherapie. Orthopädie-Technik 31 (1980) 72–76

Zielke, K., A. Berthet: VDS-Ventrale Derotationsspondylodese, vorläufiger Bericht über 58 Fälle. Beitr. Orthop. Traumat. 25 (1978) 85–103

Zielke, K., B. Pellin: Outrigger mit Dynamometer zum Harrington-Instrumentarium. Z. Orthop. 110 (1972) 252

Zielke, K., B. Pellin: Elektronisches Druckmeßgerät für Skolioseoperation nach Harrington. Z. Orthop. 111 (1973) 229–232

Zielke, K., B. Pellin: Das neurologische Risiko der Harrington Operation. Arch. Orthop. Unfallchir. 83 (1975) 311–321

Zielke, K., B. Pellin: Special Instruments for insertion of the Harrington Rod. Orthopaedic Surgery and Traumatology. Excerpta Medica. Amsterdam (1972) 1107–1111

Zielke, K., B. Pellin: Ergebnisse operativer Skoliosen- und Kyphosenbehandlung beim Adolescenten über 18 Jahre und beim Erwachsenen. Z. Orthop. 113 (1975) 157–174

Zielke, K., Pellin B.: Halo-Pelvic-Traction – Minderung ihrer Gefahren durch Vereinfachung der Anwendung. Z. Orthop. 112, 151–154

Zielke, K., B. Pellin: Complementary Instruments and implants for the Harrington System. 4 Symposium on Scoliosis and Kyphosis. Belgrad 1975

Zielke, K., B. Pellin: Operative Treatment of kyphoscoliosis in adults. 4. Symposium on Scoliosis and Kyphosis. Belgrad 1975

Zielke, K, B. Pellin: Die operative Behandlung der Erwachsenenskoliose. Z. Orthop. 114 (1976) 598–604

Zielke, K., R. Stunkat, F. Beaujean: Ventrale Derotationsspondylodese. Arch. orthop. Unfallchir. 85 (1976) 257–277

Zielke, K., R. Stunkat, J. Duquesne, F. Beaujean: Ventrale Derotationsspondylodese. Orth. Praxis 11 (1975) 562–569

Zukschwerdt, L., E. Emminger, F. Biedermann, H. Zettel: Wirbelgelenke und Bandscheibe. 2. Aufl. Hippokrates, Stuttgart 1960

B. Brustkorb und **C. Obere Extremitäten**

Alawneh, I., H. R. Willmen, A. Giovannini: Enchondrom der Hand. Med. Klin. 71 (1976) 957

Arendt, W.: Über das Karpaltunnelsyndrom. Z. Orthop. 91 (1960) 410

Assmus, H., H. Penzholz: Das Carpaltunnel-Syndrom. D. Ärztebl. 25 (1976) 1665

Bankart, A. S. B.: Recurrent dislocation of the shoulder. Brit. med. J. (1923) 1132

Bankart, A. S. B.: The pathology and treatment of recurrent dislocation of the shoulder joint. Brit. J. Surg. 26 (1938)

Becker, E., H. Krahl: Die Tendopathien. Thieme, Stuttgart 1978

Bercovici, S., A. Joachim, S. Chercio: Periarthrete de la hanche. Frev. Rhom. 30 (1963) 452

Biemer, E., W. Duspiva, K. Glas, J. Heiss, E. Herndl, W. Stock, K. Werber, H. Bartels, F. Ingianni, G. Meyer-Busche, H. Schmück: Replantationen peripherer Extremitätenteile (Mikroreplantationen). F. K. Schattauer Verlag, Stuttgart– New York 1979

Biemer E.: Toe Transfer for Thumb and Finger replacement. Excerpta Medica Amsterdam–Oxford 5 (1978) 17

Böhler, L.: Die Technik der Knochenbruchbehandlung. 12.–13. Aufl. Maudrich, Wien 1951

Broca, A., H. Hartmann: Contribution à l'étude de luxation de l'epaule. Bull. Soc. anat. Paris 65 (1890) 312

Brown, A. L., D. Look: Cardiorespiratory studies in pre- and postoperative funnel chest (pectus excavatum). Dis. Chest. 20 (1951) 378

Brüchle, H., P. Brüser, F. Thiele: Tumoren der Hand. Med. Welt 28 (1977) 321

Buck-Gramcko, D.: Operative Behandlung der Daumensattelgelenksarthrose des Daumens. Handchirurgie 4 (1972) 105

Bunnell, St.: Surgery of the hand. 3rd. Ed. Lippincott. Philadelphia und London 1956

Cannon, B. W., J. G. Love: Tardy median palsy; median neuritis; median thenar neuritis amenable to surgery. Surgery 20 (1946) 210

Carr, T. L.: Local Radical Fasciectomy for Dupuytren's Contracture. The Hand. 6 (1976) 1

Chytilova, M.: Kann Proliferation von Bindegewebe ein Ausdruck autoimmuner Krankheit sein. Handchirurg. 1 (1978) 13

Cooney, W. P., E. Y. S. Chao: Biomechanical Analysis of Static Forces in the Thumb during Hand Function. J. Bone Jt Surg. 59-A 1 (1977) 27

Dahlin, D. L., R. E. Cupps, E. W. Jonson jr., J. R. Jonson: Giant Cell Tumour – a Study of 195 cases. Cancer 5 (1970) 1061

Düben, W., D. Gadzaly: In: W. Wachsmuth, A. Wilhelm: Allgemeine und spezielle chirurgische Operationslehre. Springer, Berlin 1972

Duplay, S.: De la periarthritite scapulo-humerale et des raideurs de l'epaule, qui en font le consequence. Arch. gen. Med. 20 (1872) 513

Dupuytren, G.: Rétraction permanente des doigts. Gaz. med. Paris 3 (1832) 41

Dupuytren, G.: Leçons orales de clinique chirurgicale faites à l'Hôtel-Dieu de Paris, Bd. 1. Baillière, Paris 1832

Eden, R.: Zur Operation der habituellen Schulterluxation, unter Mitteilung eines neuen Verfahrens bei Abriß am inneren Pfannenrand. Dtsch. Z. Chir. 114 (1918) 268

Eden, R.: Zur operativen Behandlung der habituellen Schulterluxation. Zbl. Chir. 47 (1920) 1002

Englert, H. M.: Die ganglioplastischen Tumoren oder Gangliome der Hand. Chirurg 44 (1973) 35

Erb: Über eine eigentümliche Lokalisation der Lähmungen im Plexus brachialis. Verh. d. Naturhist. med. Vereins, Heidelberg 1874

Fabricius, J., H. G. Davidsen, A. T. Hansen: Cardiac function in funnel chest. Dan. med. Bull. 4 (1957) 251

Feldmacher, J.: Die Eingriffe bei der Dupuytrenschen Kontraktur. In: W. Wachsmuth, A. Wilhelm (Hrsg.): Allgemeine und spezielle Chirurgie- und Operationslehre. Springer, Berlin/Göttingen/Heidelberg 1972

Froimson, A. J.: Tendon Arthroplasty of the Trapeziometacarpal Joint. Clin. Orthop. 70 (1970) 191–199

Galli, H.: Die hintere wiederholte Schulterluxation. Z. Orthop. 92 (1959) 97

Geroulanos, S., P. Hahnloser, A. Senning: Trichterbrust-Korrektur. Helv. Chir. Acta 41 (1974) 101

Hamperl, H.: Lehrbuch der allgemeinen Pathologie und der pathologischen Anatomie, 26. Aufl. Springer, Berlin/Heidelberg/New York 1965

Hauser, H.: Zur Entstehung der Dupuytrenschen Kontraktur und der Induratio penis plastica. 1. Ätiologische Faktoren, Dupuytrensche Kontraktur und chronische Organkrankheiten, Lokalisationsprobleme. 2. Eigene Untersuchungen. Fortschr. Med. 93, 8 (1975) 355, 93, 9 (1975) 453

Herndron, J. H., R. G. Eaton, J. W. Littler: Carpal-Tunnel Syndrome. J. Bone Jt Surg. 56 A (1974) 1718

Herzog, G.: Über die Pathogenese der meniscalen Ganglien. Virchows Arch. path. Anat. 27 (1941) 307

Hipp, E.: Angiographie bei Knochengeschwülsten. Enke, Stuttgart 1961

Hohmann, G.: Wesen und Behandlung des sog. Tennisellbogens. Münch. med. Wschr. 70 (1933) 250

Hohmann, G.: Zur orthopädischen Behandlung der Dupuytrenschen Fingerkontrakturen. Münch. med. Wschr. 51 (1936) 2088

Hohmann, G.: Über Deutung und Behandlung des schmerzhaften Scapularkrachens. Verh. Dtsch. Orthop. Ges. 32 (1938) 202

Hohmann, G.: Das schmerzhafte Schulterblattkrachen. Z. Orthop. 75 (1944) 171

Hohmann, G.: Hand und Arm. München: J. F. Bergmann 1949

Howard, L. D.: Tumoren der Hand. In: Die Chirurgie der Hand (Bunnel-Böhler). Maudrich, Wien 1959

Hueston, J. T., R. Tubiana: Dupuytren's Disease. Churchill/Livingstone, London 1974

Hybinette, S.: De la transplantation d'un fragment osseux pour remédier aux luxations récidivantes de l'épaule: constatations et resultats opératoires. Acta chir. Scand. 71 (1932) 411

Idelberger, K.: Die Periarthritis humeroscapularis. In: Hohmann, Hackenbroch, Lindemann: Handbuch der Orthopädie, Band 3. Thieme, Stuttgart 1959

Iselin, M.: Chirurgie der Hand. Thieme, Stuttgart 1965

Jaffe, H. L.: Osteoid-Osteoma. Arch. Surg. 31 (1935) 709

Joannovich, J., P. Wilflingseder: Zur Dupuytrenschen Kontraktur. Zschr. Rheumaforsch. 32 (1973) 177

Jung, A., G. Lang, P. Hehr, F. Jung, H. Paternotte: Über die chirurgische Behandlung der Trichterbrust. Die gestielte Umwendeplastik. Z. Orthop. 113 (1975) 830

Keyes, D. C., E. Compere: The normal and pathological physiology of the nucleus pulposus of the intervertebral disc. J. Bone Jt Surg. 14 (1932) 897

Klumpke, A.: Paralysies radiculaires du plexus brachial. Revue de Méd. 5 (1885) 591

Lang, J., K. Viernstein: Degeneration, Riß und Regeneration der Achillessehne. Z. Orthop. 301 (1966) 160

Lang, K.: Beiträge zur Frage der Haltungs- und Brustkorbanomalien in der Schulzeit. Klin. Wschr. 7 (1928) 1283

Lange, Fr.: Lehrbuch der Orthopädie. G. Fischer, Jena 1928

Lange, M.: Die Behandlung der irreparablen Trapeziuslähmung. Langenbecks Arch. klin. Chir. 217 (1951) 437

Lange, M.: Orthopädisch-Chirurgische Operationslehre. 2. Aufl. J. F. Bergmann, München 1962

Langloh, N.: Karpaltunnel-Syndrom. Fortschr. d. Med. 94 (1976) 136

Langloh, N. D., R. L. Linscheid: Recurrent and Unrelieved Carpal-tunnel Syndrome. Clinical Orthopaedics 83 (1972) 41

Lanz, T. v., W. Wachsmuth: Praktische Anatomie I/3, Arm. 2. Aufl. Springer 1959

Lester, E. W.: Funnel chest and allied deformities of the thoracic cage. J. thorac. Surg. 19 (1950) 507

Lexer, E.: Die Dupuytrensche Fingerkontraktur. In: Wiederherstellungschirurgie. Band 2. J. A. Barth, Leipzig 1931

Lichtenstein, L.: Bone Tumors. 2nd Ed. Mosby Comp., St. Louis 1959

Marie, P., Ch. Foix: N. Rev. neur. 26 (1913) 647

Mason, M. L.: Tumors of the hand. Surg. Gyn. and Obstet. 64 (1937) 129

McCash, Ch. R.: The open palm technique in Dupuytrens contracture. Brit. J. Plas. Surg. 17 (1964) 271

Millesi, H.: Die Dupuytrensche Kontraktur. Handchirurgie, Sonderheft 1, (1970) 3

Mittelmeier, H.: Die Geschwülste des Sehnengleitgewebes. Z. Orthop. 93 (1960) 385

Mittelmeier, H.: Die operative Behandlung der therapieresistenten Insertionstendopathien. Beitr. orthop. Traumat. 22 (1975) 61

Mumenthaler, M.: Die neurogene Ätiologie der Dupuytrenschen Kontraktur. Handchirurgie 1 (1978) 7

Munk, F.: Zur Differentialdiagnose der Arthritis genuina sicca von der Arthritis infectiosa exsudativa chronica und ihre Behandlung. Dtsch. med. Wschr. 51 (1925)

Naef, A. P.: Le traitement chirurgical du thorax en entonnoir. Ann. Chir. 30 (1954) 616

Nigst, H.: Die Dupuytrensche Kontraktur. Ther. Umsch. 28 (1971) 818

Nitsche, F.: Über die Stylopathia ulnae. Z. Orthop. 98 (1964) 65

Nowak, H.: Die erbliche Trichterbrust. Dtsch. med. Wschr. 62 (1936) 203

de Palma, A. F.: Surgery of the shoulder. J. Bone Jt Surg. 37 B (1955) 721

Palmer, L., W. Widin: The bone block method for recurrent dislocation of the shoulder joint. J. Bone Jt Surg. 30 B (1948) 53

Phalen, G. S.: The Carpal-Tunnel Syndrome. Seventeen Year's Experience in Diagnosis and Treatment of Six Hundred Fifty-four Hands. J. Bone Jt Surg. 48 A (1966) 211

Platt, H.: Cystes of long bones and hands and feet. Brit. J. Surg. 18 (1930) 1

Poigenfürst, J.: Die Entfernung des Os multangulum maius bei Arthrose des Sattelgelenkes. Zeitschrift für Orthopädie 95 (1962) 212

Posch, J. L.: Tumors of the hand. J. Bone Jt Surg. 38 A (1956) 517

Putti-Platt: siehe *Osmond-Clarke, H.:* The Putti-Platt operation. J. Bone Jt Surg. 30 B (1948) 19

Rauffer, L. v., J. Tonak: Derzeitiger Stand der chirurgischen Therapie beim malignen Melanom an der Hand. Chir. Praxis 23 (1977/78) 447

Reil, P.: Die operative Behandlung der Daumensattelgelenksarthrose Plast. Chir. 1 (1977) 37

Reischauer, F.: Untersuchungen über den lumbalen und cervicalen Wirbelbandscheibenvorfall. Thieme, Stuttgart 1949

Robbins, H.: Anatomical study of the median nerve in the carpal-tunnel and etiologies of the carpal-tunnel syndrome. J. Bone Jt Surg. 45 A (1963) 953

Rodrigo, J. J., J. J. Niebauer, R. L. Brown, J. R. Doyle: Treatment of dupuytren's contracture. J. Bone Jt Surg. 58 A 3 (1976)

Sakellarides, H. T.: Dupuytren's contracture of the hand and its surgical correction by limited fasciectomie. Acta Orthop. Belg. 38, Fasc. (1972) 1

Scaglietti, O., B. Calandriello: Über die habituelle Schulterverrenkung. Wiederherstellungschir. und Traum. 4 (1957) 6

Schaub, F., T. Wegmann: Elektrokardiographische Veränderungen bei Trichterbrust. Cardiologia, Basel 24 (1954) 39

Scheer, R.: Intrasternale Phlebographie. Die venösen Durchblutungsverhältnisse im Sternumbereich bei Trichterbrust nach gestielter Umwendeplastik. Chirurg. 12 (1957) 550

Schinz, H. R.: Primäre Knochengeschwülste. In: Schinz, Baensch, Friedl, Uehlinger: Lehrbuch der Röntgendiagnostik, Band 1, Skelett. Thieme, Stuttgart 1952

Schneider, H.: Die Abnutzungserkrankungen der Sehnen und ihre Therapie. Thieme, Stuttgart 1959

Schneider, H., V. Corradini: Aufbrauchveränderungen der oberen Extremitäten. Z. Orthop. 84 (1954) 278, 333

Schneider, P. G.: Sportverletzungen und Sportschäden an Schulter- und Ellbogengelenken. Z. Orthop. 110 (1972 a) 519

Schneider, P. G.: Der Tennis-Ellbogen. Diagnostik 5 (1972 b) 448

Seemen, H. v.: Die Operation der Palmarkontraktur. Dtsch. Z. Chir. 246 (1936) 693

Skoog, T.: Plastic Surgery. Thieme, Stuttgart 1974

Sonntag, W., K. Paulini: Untersuchungen zur Pathogenese der Fibromatose der Palmaraponeurose. Z. Orthop. 111 (1976) 764

Stack, H. G.: Die Anatomie der Faszienschichten der Interdigitalräume und ihre Bedeutung für die Dupuytrensche Kontraktur. Handchirurgie 1 (1970) 3

Stellbrink, G.: Arthroplastiken der PIP-Gelenke. Resektionsplastiken und Alloplastiken mit den PIP Prothesen „St. Georg". Der Orthopäde 2, 1 (1973) 44

Stellbrink, G.: Arthroplastik des Handgelenkes. Der Orthopäde 2, 1 (1973) 48

Stutzer, H., H. W. Buchholz: Operative Behandlung der Coxarthrose bei Caissonkrankheit. Monatsschr. f. Unfallheilk. 76 (1973) 524

Swanson, A.: Disabling Arthritis at the Base of the Thumb. J. Bone Jt Surg. 54 A 3 (1972) 456–471

Tenner, R., E. Engelbrecht: Das künstliche Hüftgelenk aus röntgenologischer Sicht. Sonderdruck Fortschr. auf dem Gebiet der Röntgenstrahlen und der Nuklearmedizin. 120, 1 (1974) 11

Tubiana, R.: Considerations histologique et anatomique sur la maladie de Dupuytren. Handchirurgie, 1 (1970) 4

Wahren, H.: The use of a tibial graft as a retrosternal support in funnelchest surgery. Z. Orthop. 82 (1952) 128

Watson-Jones, R.: Note on recurrent dislocation of the shoulder joint. J. Bone Jt Surg. 30 B (1948) 49

Wehner, W.: Korrektur der Trichterbrust. Zbl. Chirurg. 97 (1972) 1239

Wenzel, M.: Ergebnisse der kompletten Palmaraponeu-

rosenexstirpation bei Dupuytrenscher Kontraktur. Wien. klin. Wschr. 62 (1950) 352
Willert, H. G., P. Puls: Die Reaktion des Knochens auf Knochenzement bei der Alloarthroplastik der Hüfte. Arch. orthop. Unfall-Chir. 72 (1972) 33
Willert, H. G., A. Schreiber: Unterschiedliche Reaktionen von Knochen- und Weichteillager auf autopolymerisierende Kunststoffimplantate. Z. Orthop. 106 (1969) 231
Willital, G. H., R. Schwandner, H. Feustel: Die operative Korrektur der Trichterbrust. D. Ärzteblatt 40 (1975) 2751
Willital, G. H., H. Meier, R. Schwandner: Operative Korrekturmöglichkeiten der Trichter- und Kielbrust. Langenbecks Arch. Chir. 345 (1977) 173
Witt, A. N., H. Rettig: Unterarm und Hand. In: Hohmann, Hackenbroch, Lindemann: Handbuch der Orthopädie, Band 3. Thieme, Stuttgart 1959
Woltmann, H. W.: Neuritis associated with acromegaly. Arch. Neurol. Psychiat. 45 (1961) 680
Wright, J. S.: The neurovascular syndrom produced by hyperabduction of the arms. Am. Heart J. 29 (1945) 1

Yamaguchi, D. M., P. R. Lipscomb, E. H. Soule: Carpal-tunnel Syndrome. Minn. Med. 48 (1965) 48

Zachary, R. P.: Thenar palsy due to compression of the median nerve in the carpal tunnel. Surg. Gynec. Obst. 81 (1945) 213
Zippel, J.: Arthroplastik des Schultergelenkes. Der Orthopäde 2, 1 (1973) 107

D. Untere Extremitäten

Albert, E., G. Keller: Meniscusganglion. Z. Orthop. 83 (1953) 228
Andreesen, R.: Über Verkalkungen der Knorpelzwischenwirbelscheibe des Kniegelenkes. Bruns. Beitr. Klin. Chir. 158 (1933) 75
Andreesen, R.: Meniskusbeschädigungen. Ergebn. Chir. 30 (1937) 24

Badgley, C. E.: Displacement of the upper femoral epiphyses. J. Am. med. Ass. 92 (1929) 350
Badgley, C. E.: Operative therapy of the slipped upper femoral epiphyses. J. Bone Jt Surg. 30 (1948) 19
Bandi, W.: Chondromalacia patellae und femoropatellare Arthrose. Helv. chir. Acta Suppl. 11 (1972)
Baumgartl, F.: Das Kniegelenk: Springer, Berlin/Göttingen/Heidelberg 1964
Beiler, K.: Meniscusverkalkungen beider Kniegelenke auf nicht traumatischer Grundlage. Mschr. Unfallheilk. 40 (1938) 118
Berent, F.: Beiträge zur Pathologie der Kreuz-Darmbein-Fugen. Arch. orthop. Chir. 32 (1933) 642
Bernbeck, R.: Die angeborenen und erworbenen Beckendeformitäten. In: Hohmann, Hackenbroch, Lindemann: Handbuch der Orthopädie, Bd. II. Thieme, Stuttgart 1958
Blauth, W.: Zur Kniegelenk-Totalprothese nach Walldius. Z. Orthop. 109 (1971) 417
Blauth, W.: Bauprinzipien einer neuen Kniegelenk-Totalprothese. Z. Orthop. 113 (1975) 527
Blauth, W., M. Mann: Medialversetzung der Tuberositas tibiae und gleichzeitige Vorverlagerung. Z. Orthop. 115 (1977) 252–255
Blauth, E., W. Skripicz, G. Bontemps: Kniegelenksprothetik. Z. Orthop. 115 (1977) 665
Boitzy, A., H. Zimmermann: Komplikationen bei Totalprothesen der Hüfte. Arch. Orthop. Unfall-Chir. 66 (1969) 192
Brailsford, J. F.: The radiology of bones and joints. Baltimore 1948
Brandes, M.: Zur Behandlung der Coxa vara. Verh. Dtsch. Orthop. Ges. 17 (1922) 266
Brandes, M.: Behandlung der Coxa vara mit Resektion des Trochanter major. Verh. Dtsch. Orthop. Ges. 24 (1929) 80
Brandes, M.: Zur operativen Therapie des Hallux valgus. Zbl. Chir. 56 (1929) 2434
Brandes, M., Horeyseck: Ergebnisse der Resektion am Trochanter major femoris bei Coxa vara. Verh. Dtsch. Orthop. Ges. 37 (1950) 310
Breitenfelder, H.: Zur Therapie der Coxa vara adolescentium. Z. Orthop. 78 (1949) 185
Breitenfelder, H.: Ergebnisse der Nagelung bei Epiphyseolysis capitis femoris anhand von 22 Fällen. Verh. Dtsch. Orthop. Ges. 40 (1952) 286
Breitner, H.: Familien- und Sippenuntersuchungen bei Protrusio acetabuli. Dissert. Heidelberg 1956
Breus-Kolisko: Die pathologischen Beckenformen. Deuticke, Leipzig 1910
Buchholz, H. W.: Technik und Anwendungsmöglichkeiten der totalen Endoprothese für das Hüftgelenk. Langenbecks Arch. Chir. 325 (1969) 777
Buchholz, H. W.: Die Remobilisation der ankylosierten Hüftgelenke bei der Spondylitis ankylopoetica mit der totalen Endoprothese. Sonderdruck aus Ankylosierende Spondylitis. Dtsch. Ges. f. Rheumatologie, Bd. 1. Steinkopf, Darmstadt 1969
Buchholz, H. W.: Tiefe Infektionen nach alloplastischem Hüftgelenkersatz. Langenbecks Arch. Chir. Springer 334 (1973)
Buchholz, H. W., H. Engelbrecht: Über die Depotwirkung einiger Antibiotika bei Vermischung mit dem Kunstharz-Palacos. Der Chirurg 41 (1970) 511
Buchholz, H. W., E. Engelbrecht, A. Siegel: Totale Sprunggelenksendoprothese Modell „St. Georg". Chirurg, 44. 5 (1973) 241
Buchholz, H. W., A. Siegel: Erfahrungen mit Refobacin-Palacos in der Prothesenchirurgie. Act. traumatol. Thieme 3 (1973) 233
Buchholz, H. W., E. Strickle: Gleitreibverhalten von künstlichen Hüftgelenken mit Kunststoffpfanne. Der Chirurg 43. (1972) 453
Bunje, H.: Calcification of articula cartilage. J. Bone Jt Surg. 38 B (1956) 874

Charnley, J.: Arthroplasty of the hip. A new Operation. Lancet II (1961) 1129

Charnley, J.: A biochemical analysis of the use of cement to anchor the femoral head prothesis. J. Bone Jt Surg. 47 B (1965) 354
Charnley, J.: Low friction arthroplasty of the hip joint. J. Bone Jt Surg. 53 B (1971) 149
Charnley, J. Eftekhar, N.: Postoperative infection in total prosthetic replacement arthroplasty of the hip joint. Brit. J. Surg. 56 (1969) 641
Charry, R.: La Reséction-Angulation De La Hanche. Deren & Cie., Paris 1964
Chiari, K.: Pelvic osteotomy for hip-subluxation. J. Bone Jt Surg. B 52 (1970) 174
Christopher, F. A.: Textbook of Surgery. Saunders, Philadelphia/London 1954
Clinton, L., M. D. Compere: Correction of deformity and prevention of aseptic necrosis in late cases of slipped femoral epiphyses. J. Bone Jt Surg. 32 A (1950) 351
Cocchi, U.: Erbschäden mit Knochenveränderungen. In: Schinz, Baensch, Friedl, Uehlinger: Lehrbuch der Röntgendiagnostik, 5. Aufl. Thieme, Stuttgart 1952
Cockett, F. B.: The pathology and surgery of the veins of the lower limb. Livingstone, London 1956
Coley, B. R.: Neoplasma of Bone. Hoeber, New York 1949
Cotta, H.: Ein Beitrag zur Verkalkung des Ligamentum iliolumbale. Arch. orthop. Unfall-Chir. 56 (1964) 277
Cotta, H., W. Becker: Eine elektroskopische Studie am Ganglion. Arch. Orthop. Unfall-Chir. 65 (1969) 193
Cotta, H., K. P. Schulitz: Komplikationen der Hüftalloarthroplastik durch periartikuläre Gewebereaktionen. Arch. orthop. Unfall-Chir. 69 (1970) 39
Cyriax, J.: Treatment by manipulation and massage. In: Textbook of Orthopaedic Medicine. Vol. II 7th Ed. ed by Cassel, London 1965

Dahmen, G.: Elektronenmikroskopische Befunde bei der Meniskusdegeneration. Arch. Orthop. 53 (1962) 620
Dahmen, G.: Differentialdiagnostische und therapeutische Möglichkeiten bei ausstrahlenden vertebragenen Beschwerden. Med. Mschr. 19 (1965) 556
Dahmen, G.: Physiologische und pathologische Veränderungen des Bindegewebes. Ergebn. Chir. Orthop. 51 (1968) 37
Dahmen, G.: Physiologische und pathologische Veränderungen des Gelenkknorpels. Hippokrates, Stuttgart 41 (1970) 284
Dahmen, G.: Tendopathien, Tendovaginopathien und Bursopathien. Münch. med. Wschr. 44 (1973) 1945
Dinkel, L.: Änderung des Fußskelettes beim Diabetes mellitus. Fortschr. Röntgenstr. 110 (1969) 323
Draenert, K., J. Ruidigier: Histomorphologie des Knochen-Zement-Kontaktes. Chirurg 49 (1978) 276
Drehmann, G.: Ätiologie und Therapie der Coxa vara adolescentium. Zbl. Chir. 36 (1909) 311

Ebner, A.: Ein Fall von Ganglion am Kniegelenksmeniscus. M. W. 51 (1904) 1737
Engelbrecht, E.: Die Schlittenprothese, eine Teilprothese bei Zerstörung im Kniegelenk. Der Chirurg, 42. Jhg. H. 11 (1971) 510–514
Engelbrecht, E.: Die operativen Behandlungsmöglichkeiten bei der Kniegelenksarthrose. Sonderdruck Hamburger Ärzteblatt Jhg. 26 Nr. 10 (Oktober 1972)
Engelbrecht, E.: Alloplastischer Ersatz bei Ellengelenkszerstörungen. Unfallheilk. 114 (1972) 118–119
Englert, M.: Nachuntersuchungsergebnisse von Swanson-Fingergelenksendoprothesen und den St. Georger Modellen. Handchirurgie 1 (1973)
Erikson, I., U. Erikson, H. Johannson, G. Larsson, S. Olerud: Late haemorrhage produced by arterial erosion following orthopaedic surgery. Injury 3 (1971) 104
Exner, G.: Beinlängendifferenzen D. Ärzteblatt 36 (1977) 2171

Farbre, J.: Ödeme und ihre Behandlung. Documenta Geigy, Acta clinica 1 (1961)
MacFarland, B. L.: Displacement osteotomy of femur. J. Bone Jt Surg. 37 B (1955) 722
Feldaker, M., E. A. Hines, R. R. Kierland: Livedo reticularis with summer ulcerations. Arch. Dermat. Syph. Chicago 72 (1955) 3137
Felsenreich, F.: Osteosynthese frischer und veralteter Epiphysenlösungen der Hüfte. Chirurg. 8 (1936) 247
Fischer, H.: Die Behandlung der Thrombophlebitis. Med. Klin. 30 (1910) 1172
Francillon, M. R.: Zur Histogenese accessorischer Skelettelemente. Z. Orthop. 59 (1933) 13
Francillon, M. R.: Beitrag zur Klinik und Röntgenologie inkonstanter Skelettelemente des Fußes. Dtsch. med. Wschr. 29 (1934) 1097
Francillon, M. R.: Les ostéotomiés dans le traitement de la coxarthrose. Rev. Orthop. 45 (1959) 755
Francillon, M. R., H. U. Debrunner: Orthopädie und Coxarthrose. Doc. Rheum. Geigy, Basel 13 (1957)
Ford, L. D., L. A. Gelula: Streßfracture of the mittle metatarsels following the Keller-operation. J. Bone Jt Surg. 59 a (1977) 117
Fowler, A. W.: A method of forefoot reconstructions. J. Bone Jt Surg. 41 B (1959) 507–13
Freemann, M. A. R. et al.: Total Replacement of the knee using the Freemann-Swanson knee prothesis. Clin. Orthop. 94 (1973) 153
Fürmaier, A.: Behandlungsergebnisse der Coxa vara epiphysarea. Z. Orthop. 78 (1949) 462
Fürmaier, A.: Beitrag zur Mechanik der Patella und des Gesamtkniegelenkes. Arch. orthop. Unfall-Chir. 46 (1953) 78
Furey, J. G.: Plantar Fasitis. J. Bone Jt Surg. 57 A (1975) 672

Glogowski, G.: Histologische Befunde bei der Ostitis condensans ili. Arch. orthop. Chir. 51 (1960) 440
Gluck, Th.: Die Invaginationsmethode der Osteo- und Arthroplastik. Wien, klin. Wschr. 33 (1890) 732

Gocht, H., R. Key: Die Hammerzehe. Soc. Med. 5 (1932) 130
Groh, H.: Der Meniskusschaden. Enke, Stuttgart 1954
Gschwend, N.: Involutionsosteoporose und Hüftgelenk. Arch. orthop. Unfall-Chir. 56 (1964) 543
Guilleminet, M.: Traitement chirurgicale de la coxa vara congénitale. Lyon. chir. 37 (1942) 350
Guilleminet, M., R. Faysse: Le traitement de la coxa vara essentielle des adolescents et ses résultats. Wiederherstellungschir. und Traum. 5 (1960) 74
Guinard, U.: Tumeur solide ecchondrome du menisque externe du genou. Bull soc. nat. Chir. (Paris) 61 (1935) 943

Hackenbroch, M.: Die Arthrosis deformans der Hüfte. Thieme, Stuttgart 1943
Hackenbroch, M.: Der Hohlfuß. Ergebn. Chir. Orthop. 17 (1954) 457
Hackenbroch, M.: Zur Ätiologie der Arthrosis deformans. Medizinische (1956) 447
Hackenbroch, M.: Die Arthrosis deformans des Hüftgelenkes. Verh. Dtsch. Orthop. Ges. 44 (1957) 28
Hackenbroch, M.: Zur normalen und pathologisch-veränderten Mechanik des Hüftgelenkes. In: Hohmann, Hackenbroch, Lindemann: Handbuch der Orthopädie, Bd. IV/1. Thieme, Stuttgart 1961
Hackenbroch, M.: Der Hohlfuß, seine Entstehung und Behandlung. Springer, Berlin 1962
Hackenbroch, M. H.: Ist die modifizierte McMurraysche Verschiebeosteotomie heute noch berechtigt. Arch. orthop. Unfall-Chir. 68 (1970) 308
Hackenbroch, M. H.: Beitrag zur Ätiologie der Coxarthrose. Arch. Orthop. traumatic. Surg. 95 (1979) 275
Haglund, P.: Beitrag zur Klinik der Achillessehne. Z. orthop. Chir. 49 (1928) 49
Hauser, E. D. W.: Total tendon transplantant for slipping patella. Surg. Gynec. Obstet. 66 (1938) 199
Harmon, B.: Degenerative Calcification in cartilage of the knee. J. Bone Jt Surg. 26 (1944) 838
Hartung, F.: Über Ganglienbildung am medialen Gelenksmeniscus. Arch. orthop. Unfall.-Chir. 47 (1955) 149
Henrichson, A.: Meniscusverkalkung im Röntgenbild. Röntgenpraxis 4 (1932) 403
Hepple, K. G., M. R. Cammarn: Diabetic neuropathy with spontaneous peritalar fracture-dislocation. J. Bone Jt Surg. 48 A (1966) 177
Herzog, G.: Über die Pathogenese der meniscalen Ganglien. Virchows Arch. path. anat. 307 (1941) 27
Hipp, E.: Gefäßversorgung des Hüftkopfes. Verh. Dtsch. orthop. Ges. 49 (1961) 290
Hipp, E.: Erkrankungen der Gliedmaßengefäße. Med. Klin. 57 (1962) 1593
Hipp, E., K. Liebermeister, M. Schnitzler, K. Linke: Der Gelenkersatz. Schattauer, Stuttgart 1979
Hipp, E., W. Mang, P. M. Karpf, K. Dränert, H. Krösbacher: Arthroplastik des oberen Sprunggelenkes Fortschritte d. Med. 17 (1979) 2005
Hoffa, A.: Über Röntgenbilder nach Einblasung von Sauerstoff in das Kniegelenk. Berl. Klin. Wschr. 43 (1906) 28
Hoffa, A.: Lehrbuch der orthopädischen Chirurgie, 7. Aufl. Enke, Stuttgart 1925
Hoffman, Phil: An operation for severe grades of contracted of clawed toes. Amer. J. Surg. 9 (1911) 441
Hofmeister, F.: Coxa vara. Beitr. klin. Chir. 12 (1894) 245
Hofmeister, F.: Zur Pathologie und Therapie der Coxa vara. Beitr. klin. Chir. 21 (1898) 299
Hohmann, G.: Die Technik der Hammerzehenoperation. Arch. orthop. Unfall-Chir. 20 (1922) 415
Hohmann, G.: Zur Hallux-valgus-Operation. Zbl. Chir. 51 (1924) 230
Hohmann, G.: Dupuytrensche Kontraktur an beiden Händen und Füßen. Z. Orthop. 73 (1942) 45
Hohmann, G.: Fuß und Bein. Bergmann, München 1952
Hohmann, G.: Klinische Bedeutung der inkonstanten Skelettelemente der Ossa accessoria. In: Hohmann, Hackenbroch, Lindemann: Handbuch der Orthopädie, Bd. IV/2. Thieme, Stuttgart 1961
Hohmann, G.: Orthopädische Technik. Enke, Stuttgart 1958
Hohmann, G.: Zur konservativen und operativen Behandlung der Koxarthrose. Dtsch. med. Wschr. 84 (1959) 336
Howorth, M. B.: Epiphyseodesis. J. Bone Jt Surg. 36 A (1954) 555
Hübner, H.: Meniskusschaden. Chirurg 12 (1940) 76
Huggler, A. H.: On Modification of total Prothesis. Wiederherstellungschir. u. Traum. 11 (1969) 63
Huggler, A. H.: Die Alloarthroplastik des Hüftgelenkes mit Femurschaft- und Totalendoprothesen. Thieme, Stuttgart 1968
Huke, B., M. Sperling, M. Steinhäuser: Der Überdehnungsriß von Gefäßen als Komplikation alloarthroplastischer Operationen. Arch. orthop. Unfall-Chir. 85 (1976) 171

Illi, F. W.: Wirbelsäule, Becken und Chiropraxis. Haug, Ulm 1953
Imhäuser, G.: Die Pfannenbodendicke bei der Protrusio acetabuli und der Hüftverrenkung. Z. Orthop. 76 (1947) 251
Imhäuser, G.: Zur Versteifung führende Hüfterkrankungen in der Pubertät. Verh. Dtsch. Orthop. Ges. 40 (1952) 268
Imhäuser, G.: Zur Pathologie und Therapie der jugendlichen Hüftkopflösung. Z. Orthop. 88 (1957) 3
Imhäuser, G.: Die traumatischen und entzündlichen Erkrankungen sowie die Geschwülste im Bereich des Beckenringes. In: Hohmann, Hackenbroch, Lindemann: Handbuch der Orthopädie, Bd. II. Thieme, Stuttgart 1958
Imhäuser, G.: Die intrapelvinen Vorragungen des Hüftpfannenbodens. In: Hohmann, Hackenbroch, Lindemann: Handbuch der Orthopädie, Bd. II. Thieme, Stuttgart 1958

Imhäuser, G.: Die jugendliche Hüftkopflösung bei steilem Schenkelhals. Z. Orthop. 89 (1958) 547

Imhäuser, G.: Über das Wesen der Epiphysendislokation am koxalen Femurende und ihre operative Behandlung. Wiederherstellungschir. und Traumat. 5 (1960) 203

Johannson, S.: Os vesalianum pedis. Z. orthop. Chir. 42 (1922) 301

Judet, J.: Hüftgelenksplastiken mit Endoprothesen. Verh. Dtsch. Orthop. Ges. 44 (1957) 116

Judet, J., R. Judet: The use of an artificial femoral head for arthroplasty of the hip joint. J. Bone Jt Surg. 32 B (1969) 166

Jakoby, E.: Erfahrungen bei Meniscusverletzungen beim Scheibenmeniscus und Meniscusganglion. Arch. orthop. Unfall-Chir. 46 (1954) 290

Karpf, M., K. Thoden, E. Gebert, W. Berger: Elektromyographische Veränderungen bei temporärer Tourniquet-Ischämie beim Menschen. Langenbecks Arch. Chir. Suppl. Chir. Forum 1975

Karpf, M., U. Ludwig, W. Beck: Periphere Nervenläsionen beim prothetischen Hüftgelenkersatz. Orthop. Praxis XII. (1976) 675

Kehr, H.: Ergebnisse und Erfahrungen bei Hüftgelenksplastiken mit Totalprothese. Mschr. Unfallheilk. 76 (1973) 49

Kewenter, Y.: Die Sesambeine des 1. Metatarsophalangealgelenkes des Menschen. Acta orthop. Scand. Suppl. 2 (1936)

Key, J. A.: Epiphyseal coxa vara for displacement of the capital epiphyses of the femur in adolescence. J. Bone Surg. 8 (1926) 53

Key, J. A.: Slipped upper femoral epiphyses. J. Bone Jt Surg. 30 A (1948) 29

Kippner, F. C.: Praehallux. J. Bone Jt Surg. 11 (1929) 831

Koch, W.: Erstbeobachtungen einer habituellen doppelseitigen Hüftgelenksluxation. Z. Orthop. 114 (1976) 314

Kocher, T. H.: Über Coxa vara. Eine Berufskrankheit der Wachstumsperiode. Dtsch. Z. Chir. 38 (1894) 520

Kocher, T. A.: Coxa vara. Dtsch. Z. Chir. 40 (1895) 411

Köhler, A., E. A. Zimmer: Grenzen des Normalen und Anfänge des Pathologischen im Röntgenbild des Skelettes, 10. Aufl. Thieme, Stuttgart 1956

Krahl, H.: Die Apophyseolysis ossis ischii. Z. Orthop. 111 (1973) 210

Krahl, H., R. Plaue: Sehnenrupturen nach Cortisoninjektionen. Med. Sport 11 (1971) 264

Kreuz, L.: Die Hammerzehe und ihre Operation nach Gocht. Arch. orthop. Unfall-Chir. 21 (1923) 459

Kroese, A., A. Mollerud: Traumatic aneurysm of the common femoral artery after hip endoprothesis. Acta orthop. scand. 46 (1975) 119

Krogius, A.: Zur operativen Behandlung der habituellen Luxation der Patella. Zbl. Chir. 31 (1904) 254

Laarmann, A.: Ganglien der Kniegelenksmeniscen und des benachbarten Gewebes. Arch. Orthop. Unfall-Chir. 67 (1970) 187

Lahm, S. J.: Tarsaltunnelsyndrome. J. Bone Jt Surg. 49 B (1967) 87

Lange, Fr.: Genu valgum. In: Wullstein-Wilms Lehrbuch der Chirurgie. 4. Aufl. Fischer, Jena 1913

Lange, Fr.: Lehrbuch der Orthopädie. 3. Aufl. Fischer, Jena 1928

Lange, Fr.: Die Behandlung der Schenkelhalsbrüche. Münch. med. Wschr. 79 (1932) 1562

Lange, M.: Die blutige Behandlung des Plattfußes in der Münchner Klinik. Verh. Dtsch. Orthop. Ges. 26 (1931) 358

Lange, M.: Die Arthrodese im unteren Sprunggelenk zur Behandlung schwerer Fußverbildungen, insbesondere des Platt- und Klumpfußes. Chirurg 6 (1934) 569

Lange, M.: Der Plattfuß als soziales Problem, seine Diagnose und Behandlung. Münch. med. Wschr. 82 (1935) 1875

Lange, M.: Die Deformitäten der Extremitäten. In: Wullstein-Wilms Lehrbuch der Chirurgie. Fischer, Stuttgart 1951 und 1956

Lange, M.: Die Arthrodesen. Wien. med. Wschr. 105 (1955) 256

Lange, M.: Operationen am Fuß. In: Bier-Braun-Kümmel, Chirurgische Operationslehre. Bd. VI. 1958

Lange, M.: Orthopädisch-Chirurgische Operationslehre. 2. Aufl. Bergmann, München 1962

Lanz, T. v., W. Wachsmuth: Praktische Anatomie I/4, Bein und Statik. Springer, Berlin/Göttingen/Heidelberg 1938

Lehmann, H. J., D. P. Pretschner: Experimentelle Untersuchungen zum Engpaßsyndrom peripherer Nerven. Dtsch. Z. Nervenheilk. 188 (1965) 308

Leu, H. J.: Zur Differentialdiagnose und Nosologie der arteriellen Ulcera. Zbl. Phlebologie 2 (1963) 193

Lexer, E.: Die gesamte Wiederherstellungschirurgie. Bd. II. Barth, Leipzig 1931

Lichtenstein, L.: Bone Tumors. Mosby, St. Louis 1959

Liechti, R.: Die Arthrodese des Hüftgelenkes und ihre Problematik. Springer, Berlin/Heidelberg/New York 1974

Lindemann, K.: Familiäre Beobachtungen von Protrusio acetabuli. Verh. Dtsch. Orthop. Ges. 44 (1956) 426

Lorenz, A.: Über den Abriß der Kopfkappe. Verh. Dtsch. Orthop. Ges. 8 (1909) 365

Mabrey, R. E.: Chordoma; study of 150 cases. Am. J. Cancer 25 (1935) 501

Mach, J., J. Hasch: Zur Diagnostik und Therapie der Chondropathia patellae. Beitr. Orthop. und Traumatol. (1974) 23–26

MacIntosh, D. L.: Hemiarthroplasty of the knee using a space occupying prosthesis for painful varus and valgus deformities. J. Bone Jt Surg. 40 A (1958) 1431

MacIntosh, D. L., G. A. Hunter: The use of the hemiarthroplasty prosthesis for advanced osteoarthritis and rheumatoid arthritis of the knee. J. Bone Jt Surg. 54 B (1972) 244

Mallory, Th., H.: Rupture of the common iliac vein from reamic the acetabulum during total hip replacement. J. Bone Jt Surg. 54 A (1972) 276

Mandl, F.: Beobachtungen und Ergebnisse bei 400 Meniscusoperationen. D. Z. Chir. 239 (1933) 580

Mannitza v. Bazan, U., A. Erhardt: Hohlfuß, Differentialdiagnose und Therapie. Orthop. Praxis. 11 (1977) 826

Marquardt, W.: Die Klinik und Röntgenologie der angeborenen enchondralen Verknöcherungsstörungen. Röntg.-Fortschr. 71 (1949) 511 und 794

Marti, T.: Die Skelettvarietäten des Fußes. Huber, Bern 1947

Martorell, F.: Ulceres des jambes d'origine neuro-vasculaire. Masson, Paris 1953

Masshoff, W., U. Schultz-Ehrenburg: Studien über die Natur der Meniscusganglien. Z. Orthop. 112 (1974) 369

Mau, H.: Wesen und Bedeutung der enchondralen Dyostosen. Thieme, Stuttgart 1958

May, R., R. Nissl: Die Phlebographie der unteren Extremität. Thieme, Stuttgart 1959

Mayer, O.: Über das gehäufte Vorkommen von Sesambeinen am Fuß und Mitteilung eines praktisch wichtigen Falles. Röntgenpraxis 7 (1935) 316

McKee, G. K.: Artificial hip joint. J. Bone Jt Surg. 33 B (1951) 465

McKee, G. K.: Development of total prosthetic replacement of the hip. Clin. orthop. 72 (1970)

McKee, G. K., J. Watson-Farrar: Replacement of the arthritic hips by the McKee-Farrar prosthesis. J. Bone Jt Surg. 48 B (1966) 245

McKeever, D. C.: Tibia plateau prosthesis. Clin. Orthop. 18 (1960) 86

McMurray, T. P.: Osteoarthritis of the hip joint. Brit. J. Surg. 22 (1935) 716

McMurray, T. P.: Osteotomy of femur with internal fixation in treatment of osteoarthritis. J. Bone Jt Surg. 38 B (1956) 595

Milch, H.: The „pelvis support" osteotomy. J. Bone Jt Surg. 23 (1941) 581

Milch, H.: Resection of the femoral neck with pelvic support osteotomy for ankylosis of the hip. Surg. Gynec. Obst. 13 (1943) 55

Milch, H.: The resection angulation operation for the hip joint disabilities. J. Bone Surg. 37 A (1955) 699

Mittelmeier, H., L. Singer: Anatomische und histologische Untersuchungen von Arthroplastikgelenken mit Plexiglas-Endoprothesen. Arch. orthop. Unfall-Chir. 48 (1957) 519

Mittelmeier, H.: Gewebereaktionen bei der Alloarthroplastik des Hüftgelenkes. Archiv klin. Chir. 306 (1964) 163

Mohing, W.: Arthrosis deformans des Kniegelenkes. Springer, Berlin/Heidelberg 1966

Moore, A. T.: The self-locking metal hip prothesis. J. Bone Jt Surg. 39 A (1957) 811

Moorton, G. Thomas: A. peculiar affection of the fourth metatarso-phalangeal articulation. Am. J. med. Sc. 1876

Müller, E.: Über die Verbiegung des Schenkelhalses im Wachstumsalter. Beitr. klin. Chir. 4 (1888) 137

Müller, E.: Sehnentransplantation und Verhalten der Sehnen beim Plattfuß. Zbl. Chir. 30 (1903) 40

Müller, E.: Über die operative Behandlung des Plattfußes. Verh. Dtsch. Orthop. Ges. 4 (1905) 25

Mueller, M. E.: Die hüftnahen Femurosteotomien. Thieme, Stuttgart 1957

Mueller, M. E.: Die Verwendung von Kunstharzen in der Knochenchirurgie. Arch. orthop. Unfall-Chir. 54 (1962) 513

Mueller, M. E.: Kunstharze in der Knochenchirurgie. Helv. chir. Acta 30 (1963) 121

Mueller, M. E.: Les prostheses totales dans la chirurgie de la hanche. Rev. Chir. orthop. 49 (1963) 273

Mueller, M. E.: Total hip protheses. Clin. Orthop. 72 (1970) 46

Mueller, M. E.: Die hüftnahen Femurosteotomien. Thieme, Stuttgart 1971

Mueller, M. E.: Der derzeitige Stand der Totalprothese des Hüftgelenkes. Z. Orthop. 112 (1974) 933

Mueller, M. E., M. Allgöwer, H. Willenegger: Manual der Osteosynthese-AO Technik. Springer, Berlin/Heidelberg/New York 1977

Mueller, M. E., R. Meary, J. M. Thomine: La resection dans le traitement des tumeurs des os. Rev. Chir. orthop. 52 (1966) 611

Münnich, A.: Verbreiterung und osteolytische Aufhellungen im Bereich der Ileosakralgelenke. Z. Orthop. 90 (1958) 178

Murray, Pat. M., A. B. Drought, C. Kory Ross: Walking patterns of normal men. J. Bone Jt Surg. 46 A (1964) 335–360

Mutter, K., K. F. Schlegel: Zur Ätiologie der Coxarthrose. Z. Orthop. 113 (1975) 402

Niederecker, K.: Der Plattfuß. Enke, Stuttgart 1959

Niederecker, K.: Zur Plattfußoperation. Verh. Dtsch. Orthop. Ges. 47 (1960) 450

Niederecker, K.: Die entzündlichen, nicht tuberkulösen Erkrankungen des Hüftgelenkes und seiner Umgebung. In: Hohmann, Hackenbroch, Lindemann: Handbuch der Orthopädie, Bd. IV/1. Thieme, Stuttgart 1961

Nigst, P.: Über einen Tumor des Meniscus medialis. Schweiz. Med. Wschr. 63 (1933) 880

Oest, O.: Die kniegelenksnahe Korrekturosteotomie. Orthop. Praxis 6 (1970) 102

Oest, O.: Roentgenologische Beinachsenbestimmung. Z. Orthop. 111 (1973) 497

Oest, O.: Die Achsenfehlstellung als praearthrotische Deformität für das Kniegelenk und die röntgenologische Beinachsenbeurteilung. Unfallheilkunde 81 (1978) 629

Oest, O., W. Frank: Die Achsenfehlstellung als praearthrotische Deformität für das Kniegelenk. Z. Orthop. 112 (1974) 632

Oestern, H.: Spontanverkalkungen der Meniscen des Kniegelenkes. Langenbecks Arch. Klin. Chir. 260 (1948) 532

Ollerenshaw, R.: The development of cysts in connection with the externo semilunar cartilage of the knee joint. Brit. J. Surg. 8 (1921) 409

Otto, P. W.: Seltene Beobachtung zur Anatomie, Physiologie und Pathologie, gehörig zur Sammlung, Berlin 1824

Pauwels, F.: Neue Richtlinien für die Behandlung der Koxarthrose. Langenbecks Arch. klin. Chir. 289 (1958) 378 und Verh. Dtsch. Orthop. Ges. 48 (1961) 332

Pauwels, F.: Gesammelte Abhandlungen zur funktionellen Anatomie des Bewegungsapparates. Springer, Berlin 1965

Pauwels, F.: Atlas zur Biomechanik der gesunden und kranken Hüfte. Springer, Berlin/Heidelberg/New York 1973

Pfeil, E.: Meniskusläsion und Alter. Z. Orthop. (1967) 308

Pfitzner, W.: Die Variationen im Aufbau des Fußskelettes. Verh. Anat. Ges. 6 (1896) 245

Phemister, D. B.: Cysts of the externo semilunar cartilage of the knee. J. Amer. Med. Ass. 80 (1923) 593

Pitzen, H.: Coxa vara epiphysarea; Epiphyseolyse in der Früh- und Spätbehandlung. Wiederherstellungschir. und Traumat. 5 (1960) 243

Pitzen, H.: Plattfuß und Entzündung im Chopartschen Gelenk. Z. orthop. Chir. 52 (1930) 569

Pitzen, H.: Die Behandlung der Coxa vara. Verh. Dtsch. Orthop. Ges. 24 (1930) 39

Pitzen, H.: Plattfuß. Münch. med. Wschr. 79 (1932) 1299

Pitzen, H.: Die operative Behandlung der Coxa vara. Chirurg. 2 (1939) 97

Pitzen, H.: Die operative Umformung des koxalen Femurendes bei der Coxa vara congenita mit einer Pseudarthrose. Z. Orthop. 79 (1950) 386

Pitzen, H.: Aussprache zur Epiphyseolysis capitis femoris. Verh. Dtsch. Orthop. Ges. 40 (1952) 292

Piulachs, P.: Ulcers of the leg. C. C. Thomas, Springfield 1956

Podlaha, J., M. Schulz: Arterielle Embolie nach Hüftgelenkersatz. Chirurg 46 (1975) 423

Postel, H., D. v. Torklus: Tarsaltunnelsyndrom. M. W. 117 (1975) 157

Rabel, C. R. H.: Orthopädie des Fußes. Enke, Stuttgart 1975

Ratschow, M.: Angiologie. Thieme, Stuttgart 1959

Rotter, H.: Die konservative Behandlung des varikösen Symptomenkomplexes. Verh. Dtsch. Orthop. Ges. 50 (1962) 360

Roux, E.: Luxation habituelle de la rotule. Traitement operative. Rev. Chir. (Paris) 8 (1888) 682

Rüther, H.: Ursachen und Behandlung der jugendlichen Hüftkopflösung. Enke, Stuttgart 1954

Sack, G. M.: Über den Calcaneussporn. Rö. Praxis 4 (1932) 1958

Salama, R., M. Stavorovsky, A. Lellin, S. L. Weissmann: Femoral artery injurycomplicating total hip replacement. Clin. orthop. 89 (1972) 143

Sarazin, R.: Beiträge zur Entstehung und Behandlung des Calcaneussporns. D. Z. Chir. 102 (1909) 399

Saxl, S.: Der dorsale Knochenhöcker am 1. Keilbein-Mittelfußknochengelenk. Z. orthop. Chir. 59 (1933) 582

Schede, F.: Die Operation des Plattfußes. Z. orthop. Unfall-Chir. 50 (1929) 124

Schlegel, K. F.: Spina bifida occulta und Klauenhohlfuß (über Entstehung und causale Behandlung des sog. idiopathischen Hohlfußes). Chir. Orthop. 46 (1954) 268

Schliack, H., D. Stille: Biomechanik peripherer Nervenläsionen. 3. Neurol. 200 (1972) 165

Schneider, P. G.: Das Grazilissyndrom. Die Osteonecrosis pubica posttraumatica. Z. Orthop. 98 (1964) 43

Schneider, P. G.: Orthopädische Probleme des Leistungssportes. Münch. med. Wschr. 112 (1970) 453

Schneider, P. G.: Die operative Behandlung der Achillodynie. Sportarzt 12 (1975) 275

Schuchardt, E., A. D. Boerke, K. Wietfeld: Die diabetische Arthropathie. Orthop. Praxis. 118 (1977) 852

Schulitz, K. P.: Tendoperiostosen im Bereich der Hüfte. Die Periarthritis coxae. Z. Orthop. 106 (1969) 110

Semlitsch, M., A. Vogel, H. G. Willert: Kombination moderner Mikroanalysemethoden zur Untersuchung von Gelenkendoprothesenabrieb im Bindegewebe der Gelenkkapsel. Acta Medicotechn. 19 (1971) 38

Shiers, L. G. P.: Arthroplasty of the knee. J. Bone Jt Surg. 42 B (1960) 31

Siecke, H.: Beitrag zur Genese des Os peroneum. Z. Orthop. 98 (1964) 358

Sigg, K.: Varizen, Ulcus cruris und Thrombose. Springer, Berlin/Göttingen/Heidelberg 1962

Sigg, K.: Ursachen und Entstehung des Ulcus cruris. Wien. med. Wschr. 113 (1963) 643

Sikuda, P. F.: Der Hohlfuß. Therapiewoche 27 (1977) 930

Smillie, J. S.: Injuries of the knee joint. Livingstone, Edinburgh 1946

Smillie, J. S.: The congenito discoid-meniscus. J. Bone Jt Surg. 30 (1948) 671

Smith-Petersen, M. N.: Arthroplasty of the hip. A new method. J. Bone Surg. 21 (1939) 269

Smith-Petersen, M. N.: Evolution of mould arthroplasty of the hip joint. J. Bone Jt Surg. 30 B (1948) 59

Spitzy, H.: Der pes planus. Z. orthop. Chir. 12 (1904) 777

Springorum, P. W.: Der Begriff der Meniskusverletzung. Z. Orthop. 98 (1964) 177

Stehr, L.: Über die Arthrosis deformans der Ileosakralgelenke. Röntgenpraxis 8 (1936) 518
Steindler, A., A. R. Smith: Spurs of the os calcis. Surgery 66 (1938) 603
Stracker, O.: Digitus quintus superductus pedis. Verh. Dtsch. Orthop. Ges. 23 (1928) 339
Stucke, K.: Der Fersenschmerz. Thieme, Stuttgart 1956
Sunderland, S.: Nerves and nerve injuries. Livingstone, Edinburgh 1968
Suren, E. G., J. R. Mellmann, K. H. Leitz: Gefäßkomplikationen beim alloplastischen Hüftgelenkersatz. Arch. orthop. Unfall-Chir. 85 (1976) 217–224

Thomsen, W.: Fuß, Schuh und Einlage als biologisches Problem. Hippokrates, Stuttgart. 17 (1939)
Thorn, G. W.: Zyclical edema. Am. J. Med. 23 (1954) 507
Tobler, T.: Zur Kenntnis der Meniscustumoren. Bruns. Beitr. Klin. Chir. 140 (1927) 545
Trolle, D.: Accessory bones of the human foot. Einar Munksgaard, Kopenhagen 1948

Viernstein, K., H. Galli: Meniskusverletzung – Meniskusschaden. Z. Orthop. 98 (1964) 177
Vogler, E.: Arteriographisch nachweisbare Veränderungen am Gefäßsystem beim Ulcus cruris. Zbl. Phlebologie 2 (1963) 64
Voss, C.: Die temporäre Hängehüfte. Ein neues Verfahren der operativen Behandlung der Coxarthrose und anderer deformierender Hüfterkrankungen. Verh. Dtsch. Orthop. Ges. 43 (1956) 351
Voss, C.: Coxarthrose. Die temporäre Hängehüfte. Med. Welt (1956) 954

Wagner, H.: The total joint surface replacement in hip joint. Arch. f. Orthop. u. Unfall-Chir. 82 (1975) 101–106
Wagner, W.: Über Meniskusverkalkung: Röntgenpraxis 5 (1933) 188
Wahlig, H., H. W. Buchholz: Experimentelle und klinische Untersuchungen zur Freisetzung von Gentamycin aus einem Knochenzement. Der Chirurg. 43. Jhg. H. 10 (Oktober 1972) 441–445
Walldius, B.: Arthroplasty of the knee joint employing an acrylic prosthesis. Acta orthop. scand. 23 (1953) 121
Walldius, B.: Prosthetic replacement of the knee joint. J. Bone Jt Surg. 50 B (1968) 221
Watson-Jones, R., W. C. Robinson: Arthrodesis of osteoarthritic hip joint. J. Bone Jt Surg. 38 B (1956) 353
Weber, B. G.: Total hip replacement with rotation-endoprothesis. Clin. Orthop. 72 (1970b) 79
Weber, B. G.: Die Rotations-Totalendoprothese des Hüftgelenkes. Z. Orthop. 107 (1970) 304
Weber, B. G., G. Stuehmer, R. Meierhans: Sterile Operationsboxen. Z. Orthop. 109 (1971) 803
Weidenreich, F.: Der Menschfuß. Z. Morph. Anthrop. 22 (1921) 51
Wiberg, G.: Roentgenographic and anatomic studies on the femoropatellan joint. Acta orthop. Scand 12 (1941) 319
Wiberg, G.: Epiphysenlösung am Hüftgelenk. Schweiz. med. Wschr. 84 (1954) 1020
Wiberg, G.: Kollumosteotomie in fortgeschrittenen Fällen von Epiphyseolysis capitis femoris. Z. Orthop. 95 (1962) 456
Wichtl, O.: Tuberculum interkondylicum quartum tibiae. Röntgenpraxis 13 (1941) 397
Williams, J. L.: Gas in the symphysis pubis during and following pregnancy. Am. J. Roentgenol. 73 (1955) 403
Wilson, P. D.: Coxa vara epiphysarea. J. Bone Jt Surg. 31 A (1941) 21
Witt, A. N.: Zur Problematik der Hüftversteifung. Z. Orthop. 80 (1951) 559
Witt, A. N., Cotta: Die orthopädische Behandlung der Arthrosis deformans, insbesondere des Hüftgelenkes. Med. Klin. 56 (1961) 995
Witt, A. N.: Zum Problem des Knochenersatzes durch Endoprothesen. Z. Orthop. 91 (1959) 193
Witt, A. N.: Der derzeitige Stand der Alloarthroplastik. Langenbecks Arch. klin. Chir. 309 (1965) 1
Witt, A. N., M. H. Hackenbroch, W. R. Hepp: Zur Operationstechnik der Hüftarthroplastik. Arch. orthop. Unfall-Chir. 69 (1970) 148
Witt, A. N., M. H. Hackenbroch, W. R. Hepp: Die Implantation von Totalendoprothesen am Hüftgelenk unter erschwerten lokalen Bedingungen. Arch. orthop. Unfall-Chir. 72 (1972) 289
Wolke, K.: Über Meniscus- und Gelenkknorpelverkalkungen. Acta. Radiol. Stockh. 16 (1935) 577

Young, H. H.: Use of hinge vitallium prosthesis for arthroplasty of the knee. Preliminary Report. J. Bone Jt Surg. 45 A (1963) 1627

Zadeck, J.: An operation for the cure of achillobursitis. A. J. Surg. 43 (1939) 542
Zadeck, J.: Repair of old rupture of the tendoachilles by means of fascia lata. J. Bone Jt Surg. 22 (1940) 1070
Zukschwerdt, L., E. Emminger, F. Biedermann, H. Zettel: Wirbelgelenk und Bandscheibe. 2. Aufl. Hippokrates, Stuttgart 1960

Sachregister